Pschyrembel

Gynäkologie und Geburtshilfe

3., überarbeitete Auflage

Herausgegeben von
Prof. Dr. med. Thomas Römer
Prof. Dr. med. Ekkehard Schleußner
Prof. Dr. med. habil. Dr. h.c.
Wolfgang Straube

DE GRUYTER

Herausgeber:

Prof. Dr. med. Thomas Römer
Klinik für Gynäkologie und Geburtshilfe
Evangelisches Krankenhaus Köln-Weyertal
Weyertal 76
50931 Köln

Prof. Dr. med. habil. Dr. h.c. Wolfgang Straube
Blumenweg 5
18057 Rostock

Prof. Dr. med. Ekkehard Schleußner
Klinik für Frauenheilkunde und Geburtshilfe
Universitätsklinikum Jena
Friedrich-Schiller-Universität
Bachstr. 18
07743 Jena

Auflagenchronik

1. Auflage (1987): Pschyrembel-Redaktion
unter Leitung von Christoph Zink
2. Auflage (1999): Thomas Römer;
Wolfgang Straube

ISBN 978-3-11-915915-9

Library of Congress Cataloging-in-Publication Data
A CIP catalog record for this book has been applied for at the Library of Congress.

Bibliografische Information der Deutschen Nationalbibliothek
Die Deutsche Nationalbibliothek verzeichnet diese Publikation in der Deutschen Nationalbibliografie; detaillierte bibliografische Daten sind im Internet über https://portal.dnb.de abrufbar.

Wichtiger Hinweis:
Der Verlag hat für die Wiedergabe aller in diesem Buch enthaltenen Informationen (Programme, Verfahren, Mengen, Dosierungen, Applikationen usw.) mit Autoren und Herausgebern große Mühe darauf verwandt, diese Angaben genau entsprechend dem Wissensstand bei Fertigstellung des Werkes abzudrucken. Trotz sorgfältiger Manuskriptherstellung und Korrektur des Satzes können Fehler nicht ganz ausgeschlossen werden. Autoren bzw. Herausgeber und Verlag übernehmen infolgedessen keine Verantwortung und keine daraus folgende oder sonstige Haftung, die auf irgendeine Art aus der Benutzung der in dem Werk enthaltenen Informationen oder Teilen davon entsteht.

Einbandabbildung: Hemera/Thinkstock
Druck und Bindung: Offizin Andersen Nexö Leipzig GmbH

♾ Gedruckt auf OpakoMatt, alterungsbeständig.

FSC MIX
Papier aus verantwortungsvollen Quellen
FSC® C012425
www.fsc.org

Printed in Germany
www.degruyter.de

Vorwort

13 Jahre nach Publikation der 2. Auflage ist neben dem regelmäßig erscheinenden umfassenden Klinischen Wörterbuch nunmehr die 3. Auflage des Pschyrembel Gynäkologie und Geburtshilfe fertig gestellt worden. Die Herausgeber der 2. Auflage freuen sich, mit Herrn Prof. Schleußner, Ordinarius für Geburtshilfe in Jena, einen kompetenten Mitherausgeber gefunden zu haben, der für den Bereich der Pränatalmedizin und Geburtshilfe verantwortlich zeichnet.

Die schnelle Entwicklung in unserem Fachgebiet machte es erforderlich, das Wörterbuch aktuell zu überarbeiten und mit neuem Bildmaterial auszustatten. In dem letzten Jahrzehnt haben Innovationen auf dem Gebiet der operativen Gynäkologie bis hin zu minimal-invasiv durchführbaren endoskopisch-onkologischen Eingriffen weiter an Bedeutung gewonnen. Eine moderne Frauenklinik ohne hysteroskopische und laparoskopische Eingriffe wäre nicht mehr denkbar. In der Onkologie, sowohl bei Mamma- als auch Genitalkarzinomen, konnten durch neue Therapieverfahren und verbesserte operative Techniken die Überlebenschancen für die betroffenen Frauen weiter verbessert werden. Die Pränataldiagnostik wurde weiter optimiert. In der Geburtshilfe hat die Rückbesinnung auf Entbindungsmöglichkeiten vor einer Sectio uns dazu veranlasst, auch viele der traditionellen geburtshilflichen Handgriffe (oft mit Grafiken) in das Wörterbuch wieder aufzunehmen. Auch die im Laufe des letzten Jahrzehnts hinzugekommenen neueren Verfahren der Reproduktionsmedizin haben Eingang in das Wörterbuch gefunden. In der gynäkologischen Endokrinologie bieten ganz neue Substanzgruppen, z. B. Rezeptormodulatoren, neue Therapieoptionen bei vielen Krankheitsbildern. Das Wörterbuch spiegelt in allen Bereichen den aktuellen medizinischen Stand weitestmöglich wider. Gleichzeitig wurden bewusst auch historische Begriffe, z. B. zu älteren Operationsverfahren, belassen, damit auch jüngere Kollegen in diesem Nachschlagewerk noch die Bedeutung dieser historischen Begriffe finden können. Stichwörter aus den Bereichen der Neonatologie, Pädiatrie, Andrologie, Urologie und Rechtsmedizin, die in enger Beziehung zu unserem Fachgebiet stehen, ergänzen die umfangreiche Stichwortsammlung.

Ein Wörterbuch für das gesamte Fachgebiet zu erstellen, ist eine Herausforderung, zeigt aber auch sowohl die Vielfältigkeit als auch die Zusammengehörigkeit unseres Fachgebietes. Eine Aufgabe des Buches bleibt es damit auch, die Notwendigkeit des Zusammenhalts unseres Faches zu demonstrieren. Für die 3. Auflage des Pschyrembel Gynäkologie und Geburtshilfe wurden viele Stichwörter spezifisch überarbeitet und zahlreiche neue Einträge und neue Abbildungen ergänzt. Das Wörterbuch enthält jetzt über 4000 Stichwörter mit mehr als 370 Abbildungen und 130 Tabellen.

Wir danken unseren Mitarbeitern, die uns bei dem Projekt unterstützten. Unser Dank gilt dem De Gruyter Verlag, insbesondere Frau Dr. Mailahn, für ihre innovative Koordination des Gesamtprojektes. Wir wünschen dem Wörterbuch eine weite Verbreitung.

Köln, Jena und Rostock im Juni 2012 Die Herausgeber

Redaktion

Dr. med. Miriam Mailahn

E-Mail: pschyrembel@degruyter.com

Autoren

Dr. med Friederike Götz
Klinik für Frauenheilkunde und Geburtshilfe
Universitätsklinikum Jena
Friedrich-Schiller-Universität
Bachstr. 18
07743 Jena

Dr. med. Dorit Kraemer
Klinik für Gynäkologie und Geburtshilfe
Evangelisches Krankenhaus Köln-Weyertal
Weyertal 76
50931 Köln

Prof. Dr. med. Thomas Römer
Klinik für Gynäkologie und Geburtshilfe
Evangelisches Krankenhaus Köln-Weyertal
Weyertal 76
50931 Köln

Prof. Dr. med. Ekkehard Schleußner
Klinik für Frauenheilkunde und Geburtshilfe
Universitätsklinikum Jena
Friedrich-Schiller-Universität
Bachstr. 18
07743 Jena

Prof. Dr. med. habil. Dr. h.c. Wolfgang Straube
Blumenweg 5
18057 Rostock

Hinweise zur Benutzung

Alphabetische Ordnung

Die Stichwörter sind in alphabetischer Reihenfolge geordnet. Die Umlaute ä, ö und ü werden eingeordnet wie ae, oe und ue sowie ß wie ss.

Küstner-Zeichen
Kugelzange

Dabei bleiben Zahlen, Bindestriche und Leerzeichen unberücksichtigt, ebenso Indizes und Exponenten.

17-Hydroxykortikosteroide unter **H**

Griechische Buchstaben werden in der Regel ausgeschrieben, wenn sie fester Bestandteil des Stichworts sind.

Beta-HCG unter **B**

Eine Ausnahme bilden Begriffe, für die eine festgelegte (z. B. chemische) Nomenklatur gilt.

17α-Hydroxyprogesteron unter **H**

Vorsilben von Eigennamen werden bei der alphabetischen Sortierung berücksichtigt.

McRobert-Manöver unter **M**

Stichwörter, die aus Adjektiv und Substantiv bestehen, sind unter dem Substantiv zu finden.

intrauterine Adhäsionen unter **A**

Nur wenige feststehende Begriffe finden sich unter dem Adjektiv.

Akutes Abdomen unter **A**

Abkürzungen

siehe Abkürzungsverzeichnis Seite XIII.

Quellen der Abbildungen

Soweit zu Abbildungen Quellen genannt werden, finden sich Quellennummern in eckigen Klammern, die in einem Verzeichnis am Ende des Buchs aufgelöst werden (siehe Seite 477).

Sonderzeichen

Neben den üblichen mathematischen Symbolen und Sonderzeichen werden in dem anatomischen Wortnest Musculus folgende Symbole verwendet:

* Muskelursprung
←--→ Verlauf des Muskels zwischen Ursprung und Ansatz

Griechisches Alphabet

groß	klein	Name	Aussprache
Α	α	Alpha	a
Β	β	Beta	b
Γ	γ	Gamma	g
Δ	δ	Delta	d
Ε	ε	Epsilon	e
Ζ	ζ	Zeta	z
Η	η	Eta	e
Θ	θ, ϑ	Theta	th
Ι	ι	Jota	i
Κ	κ	Kappa	k
Λ	λ	Lambda	l
Μ	μ	My	m
Ν	ν	Ny	n
Ξ	ξ	Xi	x
Ο	ο	Omikron	o
Π	π	Pi	p
Ρ	ϱ	Rho	r
Σ	σ, ς	Sigma	s
Τ	τ	Tau	t
Υ	υ	Ypsilon	y
Φ	ϕ, φ	Phi	ph
Χ	χ	Chi	ch
Ψ	ψ	Psi	ps
Ω	ω	Omega	o

Dukt|ek|tasie *f*: Erweiterung eines Ganges; i.e.S. eines Milchgangs (Ductus* lactiferi) ...

Wortteiltrenner

Betonungszeichen:
(unter Vokal oder Diphthong)
untergesetzter Strich: betonte lange Silbe
untergesetzter Punkt: betonte kurze Silbe

Genus

A|bort: (lat. abortus Fehlgeburt, Frühgeburt) *m*: (engl.) *abortion*; Fehlgeburt; vorzeitige Beendigung der Schwangerschaft* durch ...

etymologische Angaben:
Erklärung der ursprünglichen Bedeutung der Wortteile bei fremdsprachiger Herkunft

Hystero|skopie (engl.) *hysteroscopy*; diagn. u. operative Verf. zur Inspektion der Cavitas ...

Sind in einem Stichwort fremdsprachiger Herkunft keine etymologischen Angaben verzeichnet, finden sie sich entweder

Hyster|ek|tomie (gr. ὑστέρα) Gebärmutter); *f*: (engl.) *hysterectomy*; syn. Uterusexstirpation; (Teil-)Entfernung des Uterus* ...

im alphabetisch ersten Stichwort mit diesem Wortteil und/oder

-skopie Wortteil mit der Bedeutung Umschau, Spähen; von gr. σκοπία.

in einem dem Wortteil entsprechenden Stichwort

Pschyrembel-Zeichen (Willibald P., Gyn., Gebh., Autor, Berlin, 1901–1987): (engl.) *Pschyrembel's sign*; sog. Stock-Tuch-Zeichen; unsicheres Schwangerschaftszeichen* mit ...

biographische Angaben bei Eponym

englische Übersetzung

Ad|häsionen, intra|uterine *f pl*: (engl.) *intrauterine adhesions*; syn. Asherman-Fritsch-Syndrom; partielle od. totale Synechien* im Bereich des Zervikalkanals u. der Cavitas uteri durch Bildung bindegewebiger, z.T. vaskularisierter Narbenzüge; **Urs.:** meist iatrogen (98 %) durch intrauterinen Eingriff (v.a. forcierte Kürettage*; auch nach Myomenukleation*, Metroplastik* od. Schnittentbindung*); selten inf. missed* abortion, Endometritis* od. Genitaltuberkulose*; **Sympt.:** Infertilität ...

Synonym

Definition

Gliederung entsprechend der medizinischen Systematik

EGFR: Abk. für (engl.) ***e**pidermal **g**rowth **f**actor **r**eceptor*; syn. ERBB (erbB), ERBB1 (erbB1), HER1; monomeres integrales Membranprotein mit Tyrosinkinaseaktivität (s. Tyrosinkinase-Rezeptoren); Rezeptor für EGF*; Genlocus 7p12.3–p12.1; **klin. Bedeutung: 1.** (path.) s. Onkogene (Tab. dort); **2.** (pharmak.) Hemmung von EGFR durch Zytostatika* i. w. S. (Panitumumab, Erlotinib, Cetuximab, Lapatinib*; vgl. Trastuzumab). Vgl. HER2.

Verweise

Symbol für Pschyrembel Klinisches Wörterbuch (hinter einem Verweis): markiert einen Verweis auf ein Stichwort, das in Pschyrembel Klinisches Wörterbuch zu finden ist

Siehe-Verweis:
verweist an inhaltlich passender Stelle auf ein Stichwort mit weiterführenden Informationen

Verweis im Fließtext mit Asterisk (*)

Vergleiche-Verweis:
verweist auf allgemeinere inhaltliche Bezüge

Abkürzungen

Medizinisch gebräuchliche Abkürzungen, die im folgenden Verzeichnis nicht aufgeführt sind, finden sich als Stichworteinträge. Adjektive auf -isch und -lich werden in der Regel abgekürzt.

A

a	annus (Jahr)
A:	Abfluss (Lymphknoten)
A.	Arteria
Aa.	Arteriae
Abb.	Abbildung
Abk.	Abkürzung
ätiol.	ätiologisch
Ätiol.	Ätiologie
allg.	allgemein
Allg.	Allgemeines
anästh.	anästhesiologisch
Anästh.	Anästhesiologie, Anästhesiologe
anat.	anatomisch
Anat.	Anatomie, Anatom
androl.	andrologisch
angeb.	angeboren
angiol.	angiologisch
anschl.	anschließend
ant. (antt.)	anterior, -ius (anteriores, -a)
anthrop.	anthropologisch
Anw.	Anwendung
art.	arteriell
asc.	ascendens

B

Bact.	Bacterium
bakt.	bakteriell
Bakt.	Bakterium
bakteriol.	bakteriologisch
Bakteriol.	Bakteriologie, Bakteriologe
bes.	besonders
best.	bestimmt
betr.	betreffend
Bez.	Bezeichnung
Biochem.	Biochemie, Biochemiker
biol.	biologisch
Biol.	Biologie, Biologe
bzgl.	bezüglich
bzw.	beziehungsweise

C

ca.	circa
Chem.	Chemie, Chemiker
chir.	chirurgisch
Chir.	Chirurgie, Chirurg
comm.	communis

D

d	dies (Tag)
dd	differentialdiagnostisch
DD	Differentialdiagnose
degen.	degenerativ, degeneriert
dermat.	dermatologisch
Dermat.	Dermatologie, Dermatologe
desc.	descendens
dext. (dextt.)	dexter, -tra, -trum (dextri, -ae, -a)
d. h.	das heißt
diagn.	diagnostisch
Diagn.	Diagnose, Diagnostik
Dim.	Diminutivum
dors. (dorss.)	dorsalis, -e (dorsales, -ia)

E

E:	Einzugsgebiet (Lymphknoten)
embryol.	embryologisch
Embryol.	Embryologie, Embryologe
endokrin.	endokrinologisch
Endokrin.	Endokrinologie, Endokrinologe
entspr.	entsprechend
Entw.	Entwicklung
Entz.	Entzündung
epidemiol.	epidemiologisch
Epidemiol.	Epidemiologie, Epidemiologe
Erkr.	Erkrankung
Err.	Erreger
evtl.	eventuell
ext. (extt.)	externus, -a, -um (externi, -ae, -a)

F

f	femininum
F:	Funktion (Muskeln)
fam.	familiär
Fam.	Familie
franz.	französisch
funkt.	funktionell

G

gastroenterol.	gastroenterologisch
gastrol.	gastrologisch
Gastrol.	Gastrologie, Gastrologe
geb.	geboren
gebh.	geburtshilflich
Gebh.	Geburtshilfe, Geburtshelfer
Gen.	Genitiv

Genet.	Genetik, Genetiker
ggf.	gegebenenfalls
gr.	griechisch
gyn.	gynäkologisch
Gyn.	Gynäkologie, Gynäkologe

H

h	hora (Stunde)
H:	Hilfsstrukturen
hämat.	hämatologisch
Hämat.	Hämatologie, Hämatologe
histol.	histologisch
Histol.	Histologie, Histologe

I

I:	Innervation (Muskel)
i. d. R.	in der Regel
i. e. S.	im engeren Sinne
immun.	immunologisch
Immun.	Immunologie, Immunologe
Ind.	Indikation
inf. (inff.)	1. (anat.) inferior, -ius (inferiores, -a); 2. infolge
Inf.	Infektion
Inkub.	Inkubationszeit
innerh.	innerhalb
insbes.	insbesondere
Insuff.	Insuffizienz
int.	1. (anat.) internus; 2. internistisch
Int.	Internist
Intox.	Intoxikation
i. R.	im Rahmen
i. S.	im Sinne
i. w. S.	im weiteren Sinne

K

kardiol.	kardiologisch
Kardiol.	Kardiologie, Kardiologe
Komb.	Kombination
Kompl.	Komplikation
Konz.	Konzentration

L

L:	Lage
lat. (latt.)	1. (anat.) lateralis, -e (laterales, -ia); 2. lateinisch
li.	links
Lj.	Lebensjahr
Lok.	Lokalisation

M

m	masculinum
max.	maximal, maximus
Math.	Mathematik, Mathematiker
med. (medd.)	1. (anat.) medialis, -e (mediales, -ia); 2. medizinisch
Med.	Medizin, Mediziner
Meth.	Methode
mikrobiol.	mikrobiologisch
Mikrobiol.	Mikrobiologie, Mikrobiologe
Mio.	Million
min	Minute
Min.	Minute
mind.	mindestens
Mon.	Monat
morphol.	morphologisch
Morphol.	Morphologie
Mrd.	Milliarde

N

n	neutrum
Nachw.	Nachweis
neurol.	neurologisch
Neurol.	Neurologie, Neurologe
Nl.	Nodus lymphoideus (Lymphknoten)
Nll.	Nodi lymphoidei
Nr.	Nummer

O

o. a.	oder anderes, oder anderem
oberh.	oberhalb
od.	oder
onkol.	onkologisch
op.	operativ
ophth.	ophthalmologisch
Ophth.	Ophthalmologie, -loge
org.	organisch
orthop.	orthopädisch
Orthop.	Orthopädie, Orthopäde
otol.	otologisch
Otol.	Otologie, Otologe

P

päd.	pädiatrisch
Päd.	Pädiatrie, Pädiater
Pat.	Patient
path.	pathogenetisch
Path.	Pathogenese
pathol.	pathologisch
Pathol.	Pathologie, Pathologe
pathophysiol.	pathophysiologisch
Pathophysiol.	Pathophysiologie
pharmak.	pharmakologisch
Pharmak.	Pharmakologie, Pharmakologe
pharmaz.	pharmazeutisch
Pharmaz.	Pharmazie, Pharmazeut
physik.	physikalisch
physiol.	physiologisch
Physiol.	Physiologie, Physiologe
pl	Plural
post. (postt.)	posterior, -ius (posteriores, -a)
prof.	profundus
progn.	prognostisch
Progn.	Prognose
proktol.	proktologisch
Proph.	Prophylaxe

psychol. psychologisch
Psychol. Psychologie, Psychologe

Q

qual. qualitativ
quant. quantitativ

R

radiol. radiologisch
Radiol. Radiologie, Radiologe
re. rechts
rel. relativ
rezidiv. rezidivierend
Rö. Röntgen, Röntgenbild, Röntgenbefund
röntg. röntgenologisch
Röntg. Röntgenologie, Röntgenologe

S

s Sekunde
s. 1. sive, seu (oder); 2. siehe
S: Sammelgebiet (Venen)
S. Seite
s. a. siehe auch
sek. sekundär
Sek. Sekunde
serol. serologisch
Serol. Serologie
sin. (sinn.) sinister, -tra, -trum (sinistri, -ae, -a)
Sing. Singular
s. o. siehe oben
sog. sogenannt
soziol. soziologisch
spez. speziell
Std. Stunde
s. u. siehe unten
sup. (supp.) superior, -ius (superiores, -a)
superf. (superff.) superficialis (superficiales, -ia)
Sympt. Symptom, Symptomatik
syn. synonym

T

Tab. Tabelle
Temp. Temperatur
Ther. Therapie
therap. therapeutisch
toxikol. toxikologisch
Toxikol. Toxikologie, Toxikologe

U

u. und
u. a. 1. unter anderem; 2. und anderes
UAW unerwünschte Arzneimittelwirkung
unterh. unterhalb
urol. urologisch
Urol. Urologie, Urologe
Urs. Ursache
usw. und so weiter
u. U. unter Umständen

V

V: Versorgungsgebiet (Arterien, Venen)
v. a. vor allem
V. a. Verdacht auf
Verf. Verfahren
versch. verschieden
Verw. Verwendung
veterin. veterinärmedizinisch
Veterin. Veterinärmedizin
vgl. vergleiche
virol. virologisch
Virol. Virologie, Virologe
Vork. Vorkommen

W

Wo. Woche

Z

z. B. zum Beispiel
zool. zoologisch
Zool. Zoologie, Zoologe
z. T. zum Teil
zus. zusammen
Zus. Zusammenhang
zw. zwischen
zytol. zytologisch
Zytol. Zytologie, Zytologe

A

A.: (anat.) Abk. für **A**rteria.

A-: auch An-; Wortteil mit der Bedeutung Un-, -los, -leer; von gr. ἀ (privativum).

Aa.: (anat.) Abk. für **A**rteriae; s. Arterien.

AAR: Abk. für **A**ntigen*-**A**ntikörper-**R**eaktion.

Abbruch|blutung: (engl.) *withdrawal bleeding*; (gyn.) Auftreten einer uterinen Blutung inf. Abstoßung des Endometriums* (Lamina functionalis) durch Absinken der Östrogen- u./od. Progesteronkonzentration (sog. Hormonentzugsblutung); **Vork.:** bei anovulatorischem Zyklus*, nach Verabreichung weibl. Sexualhormone u. bei Extrauteringravidität*; i. w. S. stellt die Menstruation* eine physiol. A. dar. Vgl. Durchbruchblutung.

ABCD-Syn|drom *n*: Abk. für partieller **A**lbinismus*, schwarze (**b**lack) Haarlocke, Störung der Z(**c**)ell-Migration der Neurozyten des Darms u. Schwerhörigkeit (**d**eafness); autosomal-rezessiv erbl. (Genlocus 13q22, Mutation im Endothelin-B-Rezeptor-Gen EDNRB) Erkr., ggf. allelisch mit Waardenburg-Syndrom; **Progn.:** Tod wenige Tage nach Geburt.

ABC-Schema *n*: (engl.) *ABC schema*; nach Priorität geordnete 3 Schritte der Basismaßnahmen der Reanimation (Abk. BLS für engl. Basic Life Support) bei Neugeborenen* (nach European Resuscitation Council bei Kindern einschließl. Neugeborenen); **1. A**irway (Atemwegsmanagement): Freimachen der Atemwege; **2. B**reathing (Belüftung der Lungen): Beatmung durch Atemspende; **3. C**irculation (Kreislauf): Herzdruckmassage; anders als CAB-Schema, da neonataler Herz-Kreislauf-Stillstand i. d. R. durch Asphyxie* bedingt.

Ab|dominal|beschwerden, funktionelle: (engl.) *functional abdominal complaints*; auch funktionelles Magen-Darm-Syndrom; Bez. für Bauchbeschwerden, für die sich kein pathol.-anat. Substrat an den intraabdominalen Organen nachweisen lässt; **Vork.:** eine der häufigsten gastrointestinalen Störungen, teilweise als Somatisierungsstörung od. i. R. von Neurose od. Depression auftretend; s. Reizdarmsyndrom; Dyspepsie, funktionelle. Vgl. Funktionsstörung, somatoforme autonome.

Ab|dominal|gravidität *f*: s. Extrauteringravidität.

A-Bild-Methode *f*: (engl.) *A-scan*; A-Methode; Form des Impulsechoverfahrens der Ultraschalldiagnostik*.

Ab|latio (lat. das Entfernen, Wegschaffen) *f*: **1.** Amputation, Abtragung; z. B. A. mammae; **2.** Amotio, Ablösung; z. B. A. retinae.

Ab|latio mammae *f*: s. Mastektomie.

Ab|latio placentae *f*: vorzeitige Plazentalösung*.

Abnabelung: (engl.) *cord clamping*; asept. Durchtrennung der Nabelschnur* nach der Geburt* handbreit vom kindl. Nabel entfernt, nachdem vorher beiderseits der Schnittstelle abgebunden bzw. abgeklemmt wurde; **Einteilung:** (nach Zeitpunkt) **1.** Sofortabnabelung unmittelbar nach Entwicklung des Kindes; Ind.: Morbus* haemolyticus fetalis; **2.** Frühabnabelung nach ca. 1–1,5 Min.; i. d. R. bei reifem Kind; **3.** Spätabnabelung nach ca. 5 Min. (nach Übertritt des Plazentarestbluts), Steigerung des neonatalen Bluthämoglobingehalts um bis zu 30 % möglich; Ind.: Anämierisiko bei Frühgeborenen u. Mehrlingen.

ABNull-Erythro|blastose *f*: s. ABNull-Inkompatibilität; Morbus haemolyticus neonatorum.

ABNull-In|kompati|bilität (lat. patibilis erträglich) *f*: (engl.) *AB0 incompatibility*; syn. AB0-Inkompatibilität, ABNull-Erythroblastose; Unverträglichkeit versch. Blutgruppen des ABNull-Blutgruppensystems; **klin. Bedeutung: 1.** Urs. von immun. bedingten schweren Transfusionszwischenfällen, hervorgerufen durch entspr. Isoagglutinine des Empfängers bei Fehltransfusion (z. B. Empfänger der Blutgruppe 0 mit Alloagglutinin Anti-A erhält Erythrozytenkonzentrat der Blutgruppe A); **2.** in der Schwangerschaft mögl. Urs. eines Morbus* haemolyticus neonatorum inf. Sensibilisierung der Mutter gegenüber abweichenden kindl. Blutgruppenantigenen (am häufigsten in Form einer 0/A-Inkompatibilität).

Ab|ort (lat. abortus Fehlgeburt, Frühgeburt) *m*: (engl.) *abortion*; Fehlgeburt; vorzeitige Beendigung der Schwangerschaft* durch spontane (Spontanabort*) od. künstl. herbeigeführte (Schwangerschaftsabbruch*) Ausstoßung des Fetus mit Gewicht <500 g vor Eintritt der extrauterinen Lebensfähigkeit (i. d. R. vor 24 + 0 SSW); **Einteilung: I.** nach Zeitpunkt; **1.** Frühabort: bis 12. SSW; **2.** Spätabort: ab 12. SSW; **II.** nach Erscheinungs-

A

Abort
Übersicht zur Terminologie

Bezeichnung	Definition
Einteilung nach Zeitpunkt	
Frühabort	bis 12. SSW
Spätabort	ab 12. SSW
Einteilung nach Erscheinungsform	
typischer Abort	
Abortus* imminens	drohender Abort mit vaginaler Blutung oder Wehen bei noch intakter Embryonalanlage und geschlossenem Zervikalkanal
Abortus* incipiens	beginnender, nicht aufzuhaltender Abort mit vaginaler Blutung und zervixwirksamen Wehen
abgelaufener Abort	
einzeitiger Abort (syn. vollständiger Abort, Abortus completus)	unter Ausstoßung des Eis in toto mit Embryo, Amnionsack und Chorionhülle; i. d. R. früher Frühabort
zweizeitiger Abort (syn. unvollständiger Abort, Abortus incompletus)	unter geburtsähnlicher Ausstoßung von Fetus und Plazenta, von der häufig Teile in utero verbleiben, mit Blasensprung und wehenartigen Schmerzen; i. d. R. Spätabort
atypischer Abort	
missed* abortion (verhaltener Abort)	Retention einer abgestorbenen unreifen Frucht
Einteilung nach Induktion	
Spontanabort*	ohne äußere Einwirkung
Abort, artifizieller	absichtlich herbeigeführter Schwangerschaftsabbruch*
Einteilung nach klinischem Verlauf	
afebril	ohne Fieber
febril (Abortus* febrilis)	fieberhafter Abort, septischer Abort

form; **1.** typisch: **a**) Abortus* imminens; **b**) Abortus* incipiens; **c**) abgelaufener A.; einzeitig (syn. vollständiger A., Abortus completus; i. d. R. früher Frühabort unter Ausstoßung des Eis in toto mit Embryo, Amnionsack u. Chorionhülle) od. zweizeitig (syn. unvollständiger A., Abortus incompletus; i. d. R. Spätabort unter geburtsähnl. Ausstoßung von Fetus u. Plazenta, von der häufig Teile in utero verbleiben, mit Blasensprung u. wehenartigen Schmerzen); **2.** atypisch: verhaltener A. (s. missed abortion); **III.** nach klin. Verlauf: afebril od. fieberhaft (septischer Abort*); terminolog. Übersicht: s. Tab.; keine standesamtl. Meldepflicht. Vgl. Frühgeburt; Lebendgeburt; Totgeburt.

Ab|ort, arti|fizieller *m*: Schwangerschaftsabbruch*.

Ab|ort, habitueller *m*: (engl.) *habitual abortion*; Abortus habitualis; mind. dreimaliges Vork. eines Spontanaborts*; **Formen: 1.** primärer h. A.: ≥3 Aborte* ohne ausgetragene Schwangerschaft*; **2.** sekundärer h. A.: ≥3 Aborte, unterbrochen durch Geburt*; **Urs.:** u. a. genet., endokrin. od. immun. (vgl. Spontanabort); in ca. 50 % nicht zu diagnostizieren; **Diagn.: 1.** Vaginalsonographie (Uterusfehlbildung, Myoma uteri); **2.** humangenet. Untersuchung der Eltern (z. B. balancierte Translokation*); **3.** Ausschluss endokrin. Urs. (Hypo- od. Hyperthyreose, Diabetes mellitus, Corpus*-luteum-Insuffizienz); **4.** Immundiagnostik (Antiphospholipid*-Syndrom, Lupus erythematodes); **5.** Thrombophiliediagnostik, v. a. APC*-Resistenz (Faktor-V-Mutation), Prothrombinmutation, Antithrombin-Mangel, Protein*-S- u. Protein*-C-Mangel, Homocysteinämie*; diskutiert werden weitere Faktoren, z. B. Lipoprotein (a), Protein Z, Anzahl zytotox. T-Zellen u. natürlicher Killerzellen; **Ther.:** je nach Urs., z. B. op. Korrektur von Uterusfehlbildungen, Antikoagulanzien (Acetylsalicylsäure, Heparin), evtl. Immunglobuline (Off-Label-Use).

Ab|ort|in|duktion (lat. inductio Hineinführen) *f*: (engl.) *induced abortion*; Einleitung eines Schwangerschaftsabbruchs* mit Abortiva*.

Ab|ortiva *n pl*: (engl.) *abortifacients*; Sammelbez. für Arzneimittel u. Substanzen, die zum Schwangerschaftsabbruch* führen; **Vertreter:** Wehenmittel (meist Prostaglandine*, seltener Instillation hyperton. Lösung), Progesteron-Antagonist (z. B. Mifepriston*), Folsäure-Antagonist Methotrexat*.

Ab|ortiv-Ei: (engl.) *blighted ovum*; syn. Mole; entwicklungsgestörte befruchtete Eizelle ohne entwicklungsfähige embryonale Strukturen; **Vork.:** häufiger bei männl. Embryonalanlage (m : w = 1,29 : 1); **Urs.:** **1.** endogene Faktoren (genet. bedingte Schäden, z. B. Chromosomenaberration*); **2.** exogene Faktoren (u. a. Schäden inf. von Implantationsstörung, Intoxikation, Infektion, ionisierende Strahlen); **Formen:** **1.** A.-E. mit fehlender Embryonalanlage (Windmole*); **2.** A.-E. mit abgestorbener Embryonalanlage (missed* abortion); **Einteilung:** nach Bayer (klin. kaum noch gebräuchlich); **1.** Embryonalmole: fehlgebildete Embryonalanlage; **2.** Windmole: fehlende Embryonalanlage; **3.** Blutmole: abgestorbene Embryonalanlage mit Umblutung; **4.** Fleischmole: Blutmole mit bindegewebiger Umbildung der Einblutung; **5.** Blasenmole*; **Ther.:** Kürettage.

Ab|ort|psychose *f*: (engl.) *post abortion psychosis*; Bez. für psychische Störung nach (Spontan-)Abort* od. Schwangerschaftsabbruch*; i. e. S. organisch bedingte Psychose. Vgl. Wochenbettpsychose.

Ab|ort, septischer *m*: (engl.) *septic abortion*; generalisierte Verlaufsform des Abortus* febrilis.

Ab|ort, tubarer *m*: s. Tubargravidität.

Ab|ortus *m*: s. Abort.

Ab|ortus cervicalis *m*: (engl.) *cervical abortion*; seltener, durch einen rigiden Muttermund (z. B. nach narbigen Veränderungen) verhaltener Abort*; vgl. missed abortion.

Ab|ortus criminalis *m*: gesetzeswidriger Schwangerschaftsabbruch*.

Ab|ortus febrilis *m*: (engl.) *febrile abortion*; fieberhafter Abort*; **Formen:** **1.** unkomplizierter A. f.: lokale Endometriuminfektion; **2.** komplizierter A. f. mit Adnexitis*; **3.** sept. Abort mit Bakteriämie, Pelveoperitonitis, diffuser Peritonitis* u. Gefahr eines septischen Schocks*; als putrider A. f. mit Gasbildung.

Ab|ortus habitualis *m*: habitueller Abort*.

Ab|ortus im|minens *m*: (engl.) *imminent abortion*; drohender bzw. bevorstehender Abort* mit vaginaler Blutung od. Wehen bei noch intakter Embryonalanlage u. geschlossenem Zervikalkanal; **Ther.:** Bettruhe, ggf. Progesterongabe.

Ab|ortus in|cipiens *m*: (engl.) *incipient abortion*; beginnender, nicht aufzuhaltender Abort* mit vaginaler Blutung u. zervixwirksamen Wehen.

Ab|ortus spontaneus *m*: s. Spontanabort.

Ab|ort, verhaltener *m*: s. missed abortion.

Ab|rasio (lat. abradere, abrasus abkratzen) *f*: (engl.) *abrasion*; Abschabung, Ausschabung; s. Kürettage.

Ab|rasions|zyto|logie *f*: (engl.) *abrasion cytology*; zytol. Untersuchung von Zellen, die durch Bürstenbiopsie* gewonnen wurden. Vgl. Zytodiagnostik.

Ab|rasio uteri *f*: s. Kürettage.

Ab|ruptio graviditatis (lat. abruptio das Abreißen) *f*: s. Schwangerschaftsabbruch.

Ab|ruptio placentae *f*: vorzeitige Plazentalösung*.

Abstammungs|begutachtung: (engl.) *determination of parentage*; Bez. für gerichtsmed. Verfahren zur Klärung der biol. Abstammung (Mutterschafts-, Vaterschaftsfeststellung) durch vergleichende genet. Untersuchung; **Prinzip:** biostatist. Auswertung von STR-Polymorphismen (Abk. STR für engl. short tandem repeat; Mikrosatelliten; s. Marker, genetische) durch DNA*-Fingerprint-Methode (Abb. dort); ersetzt weitgehend Blutgruppengutachten u. HLA-Typisierung. Verf. geregelt durch Richtlinien der Bundesärztekammer u. des Robert Koch-Instituts.

Abstillen: (engl.) *weaning*; Übergang vom Stillen* zur Beikost; wegen der Vorteile der Ernährung mit Muttermilch* für den Säugling möglichst nicht vor dem 5. Lebensmonat; ggf. unter Anw. prolaktinhemmender Substanzen (Dopamin*-Rezeptor-Agonisten, z. B. Bromocriptin, Cabergolin, Lisurid, Metergolin); **Formen:** **1.** primäres A.: Unterdrückung der Laktation* vor deren Einsetzen; **2.** sekundäres A.: Unterdrückung einer bestehenden Laktation, meist als schrittweiser Übergang zur Beikost; **Ind.:** **1.** kindlich: später Abort od. postnatal verstorbenes Kind, best. obligate Medikation od. Infektionskrankheit der Mutter, angeb. Stoffwechselstörung des Kindes; **2.** mütterlich: Allgemeinerkrankung, Brusterkrankung od. -anomalie, Wunsch der Mutter. Vgl. Abstilldyspepsie; Säuglingsernährung.

Abstrich: (engl.) *smear*; Entnahme von Untersuchungsmaterial von Haut- u. Schleimhautoberflächen od. Wunden zur mikrobiol. od. zytol. Diagnostik; vgl. Zytodiagnostik.

Ab|szess (lat. abscessus Eitergeschwür) *m*: (engl.) *abscess*; Ansammlung von Eiter in einem nicht vorgebildeten, sondern durch Gewebeeinschmelzung (Verflüssigung einer Nekrose) entstandenen abge-

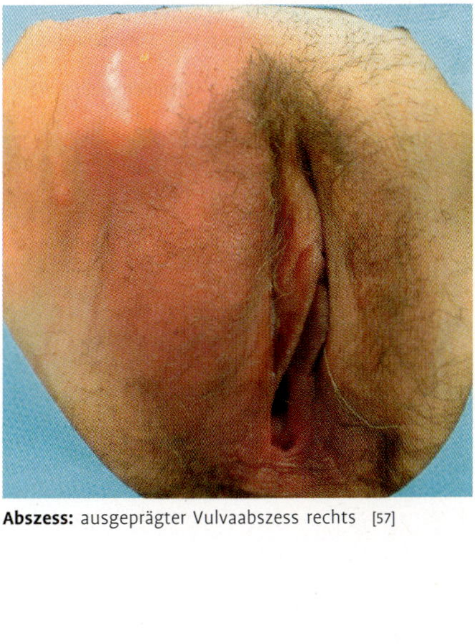

Abszess: ausgeprägter Vulvaabszess rechts [57]

schlossenen Gewebehohlraum; i. d. R. innerhalb von 4 Wo. oft von bindegewebiger Abszessmembran umgeben; **Urs.:** vorwiegend Weichteilentzündung von Haut u. Unterhaut, Durchwanderung von Eitererregern durch Hohlorgane od. bei Perforation, postoperativ, postentzündl., posttraumat.; **Err.:** meist Staphylo- od. Streptococcus, Escherichia coli; häufig Mischinfektion; **Lok.:** meist nahe der Körperoberfläche (s. Abb.), seltener intrakorporal; **Sympt.:** typ. Entzündungszeichen, Fluktuation, pulssynchroner Klopfschmerz, ggf. spontane Perforation u. Eiterentleerung; **Ther.:** ovaläre Exzision, Entfernung der Abszessmembran, Antiseptika, Wundspülung, ggf. Inzision mit Gegeninzision u. Drainage; **DD:** tuberkulöser, sog. kalter A. (ohne Rötung u. lokale Überwärmung), infizierte Zyste, erweichender Tumor; im klin. Sprachgebrauch werden häufig auch abgekapselte Empyeme als A. (z. B. subphrenischer Abszess, Douglas*-Abszess) bezeichnet. Vgl. Senkungsabszess; Empyem; Phlegmone.

Ab|szess, retro|mammärer *m:* (engl.) *retromammary abscess;* hinter der Brustdrüse zwischen den Blättern der Fascia superficialis u. Fascia profunda lokalisierter Abszess*; s. Mastitis (Abb. dort). Vgl. Bardenheuer-Bogenschnitt.

Abtreibung: s. Schwangerschaftsabbruch.

Abwehr|spannung: (engl.) *muscular defense;* syn. (franz.) défense musculaire, Bauchdeckenspannung; Leitsymptom bei Akutem* Abdomen; reflektor. fortschreitende u. auch dauerhafte, zunächst lokal auf den Ort der Erkr. beschränkte, später auch generalisierte ständige Kontraktion der Bauchdeckenmuskulatur; palpator. brettharte Bauchdecke bzw. gummiartig bei retroperitonealer Urs. des Akuten Abdomens (vgl. Pankreatitis, akute); **Pathophysiol.:** peritoneale Reizung bewirkt Erregung der afferenten somatosensiblen Fasern des Reflexbogens u. damit als Reizantwort Erregung der efferenten motor. Fasern; **Sympt.:** gekrümmtes Laufen, Anziehen der Beine im Liegen zur Schmerzentlastung. Vgl. Peritonitis; Peritonismus.

AC: Abk. für (engl.) ***a****bdominal* ***c****ircumference;* s. Fetometrie.

A|cardius *m:* (engl.) *acardius;* nicht lebensfähiger Zwilling ohne eigenes Herz; häufig assoziiert mit weiteren frühembryonalen Störungen (z. B. VATER*-Assoziation, Sirenomelie, Holoprosenzephalie*); **Häufigkeit:** ca. 1 % aller eineiigen Zwillinge; 1 : 35 000 Geburten; **Formen: 1.** Holoacardius: vollständiges Fehlen des Herzens; **2.** Hemiacardius: teilweises Fehlen des Herzens.

AChE-Test *m:* (engl.) *acetylcholinesterase test;* Bestimmung von **A**cetyl**ch**olin**e**sterase im Fruchtwasser (Referenzbereich: 3 U/l) durch Polyacrylamid-Gelelektrophorese; **Ind.:** Verdacht auf kindl. Dysrhaphiesyndrom*, v. a. Anenzephalie* od. Spina* bifida aperta: erhöhte Konz. von Acetylcholinesterase im Fruchtwasser; vgl. Alphafetoprotein.

Achsel|lymph|knoten: (engl.) *axillary glands;* Nodi lymphoidei axillares; **1.** Nll. apicales: medial der V. axillaris bis in die Spitze der Axilla; **E:** Brustdrüse, sonstige A.; **A:** Truncus lymphaticus subclavius od. jugularis od. direkt in den Venenwinkel; **2.** Nll. humerales (syn. Nll. latt.): an der A. axillaris; **E:** Arm; **3.** Nll. subscapulares (syn. Nll. postt.): an der A. subscapularis; **E:** hintere Brust-, Schulter- u. Nackengegend; **4.** Nll. pectorales (syn. Nll. antt.): am seitl. Rand des M. pectoralis major; **E:** Brustdrüse, vordere u. seitl. Rumpfwand bis zum Nabel; **5.** Nll. centrales: im Axillafettkörper; **E:** Arm, sonstige Achsellymphknoten; **A:** Nll. apicales; **klin. Bedeutung:** z. B. bei Mammakarzinom* (s. Sentinel-Lymphknoten); **Einteilung:** in die Regionen Level I–III (s. Abb.).

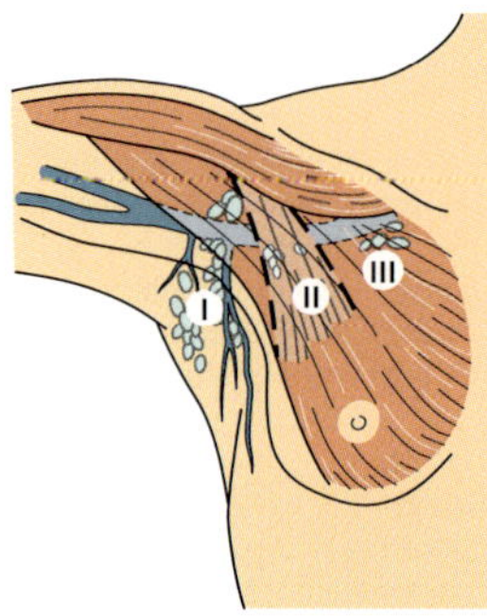

Achsellymphknoten: nach Level I-III getrennte Lymphknotenregionen; Level I: alle Lymphknoten lateral des M. pectoralis minor; Level II: alle Lymphknoten hinter M. pectoralis minor; Level III: alle Lymphknoten medial des M. pectoralis minor

A|ciclo|vir (INN) *n:* (engl.) *aciclovir;* Virostatikum; Nukleosidanalogon, das die virusspezif. DNA-Polymerase nach Aktivierung durch die virale Thymidinkinase hemmt; **Ind.:** Infektion mit Herpes-simplex- od. Varicella-Zoster-Virus; **Kontraind.:** Nierenfunktionsstörung, Stillzeit; **UAW:** Magen-Darm-Störung, Hautausschlag, gelegentl. leichter Anstieg von Harnstoff- u. Kreatininkonzentration im Blut; Nierenschäden bei schneller i. v. Gabe.

Acne (gr. ἀκμή Spitze, Blüte) *f:* s. Akne.

Acne con|globata *f:* s. Acne vulgaris.

Acne cosmetica *f:* (engl.) *acne cosmetica;* nach lang dauernder Anw. zu fetthaltiger Kosmetika (v. a. Nachtcreme) bei Frauen jenseits des Altersgipfels der Acne* vulgaris entstehendes akneiformes Exanthem mit kleinen, dicht stehenden Komedonen, v. a. im Gesicht; vgl. Acne venenata.

Acne neo|natorum *f:* (engl.) *neonatal acne;* Neugeborenenakne; Akne* des Neugeborenen; **Häufigkeit:** ca. 20 % der Neugeborenen; **Vork.:** meist Jungen; **Path.:** erhöhte Empfindlichkeit kindl. Talgdrüsen gegenüber maternalen Androgenen sowie erhöhte fetale Androgensynthese; **Klin.:** Komedonen, Papeln, Pusteln v. a. im Bereich der Wangen, meist mild u. 2–4 Wo. postnatal auftretend; **Progn.:** Spontanheilung in Wo. bis Monaten. Vgl. Acne vulgaris; Acne infantum.

Acne vulgaris *f*: (engl.) *common acne, simple acne*; in der Pubertät (selten später) auftretende, gelegentlich bis zum 30. Lj. anhaltende Hautkrankheit, bei der es an den talgdrüsenreichen Hautbezirken (Gesicht, Nacken, Brust, Rücken) durch Talgdrüsenhyperplasie u. eine Verhornungsstörung der Follikel zu deren Verstopfung mit Bildung von Komedonen (für A. v. typische Effloreszenzen) kommt; **Formen: 1.** Acne comedonica: Auftreten von offenen u. geschlossenen Komedonen (s. Abb. 1); **2.** Acne papulopustulosa: Übergang zu entzündl. Pusteln u. Papeln (Ruptur des Haarkanals od. der Talgdrüse); s. Abb. 2; **3.** Acne conglobata (syn. Acne nodulocystica): schwerste Form der A. v. mit großen entzündl. Knoten, Abszessen, Fisteln, tiefen Narben u. Keloiden, auch an Extremitäten u. Gesäß; Männer sind häufiger betroffen als Frauen. **4.** Sonderformen: z. B. Acne fulminans, kindl. A. v. (Acne* neonatorum; Acne infantum); **Path.:** Zusammenwirken von genet. Disposition (vermutl. polygener Erbgang), Seborrhö, best. Bakt. (Propionibacterium acnes, Propionibacterium granulosum u. Propionibacterium avidum), hormonalen Einflüssen (insbes. Androgen) u. Immunreaktion auf Entzündungsreize; **Ther.:** (pharmak.) **1.** top.: Benzoylperoxid, Retinoid (Adapalen, Isotretinoin, Tretinoin) od. Azelainsäure ggf. in Komb. mit Antibiotikum (z. B. Erythromycin, Clindamycin); **2.** ggf. system.: antibiot. (in Komb. z. B. mit top. Ther. durch Benzoylperoxid, Retinoid od. Azelainsäure) durch Tetracycline (Doxycyclin, Minocyclin, Tetracyclin) od. Erythromycin; Isotretinoin (cave: teratogen); bei Frauen v. a. orale hormonale Kontrazeptiva: Ethinylestradiol in Komb. z. B. mit Cyproteron, Chlormadinon, Dienogest od. Drospirenon. Vgl. Arthritis, Akne-assoziierte.

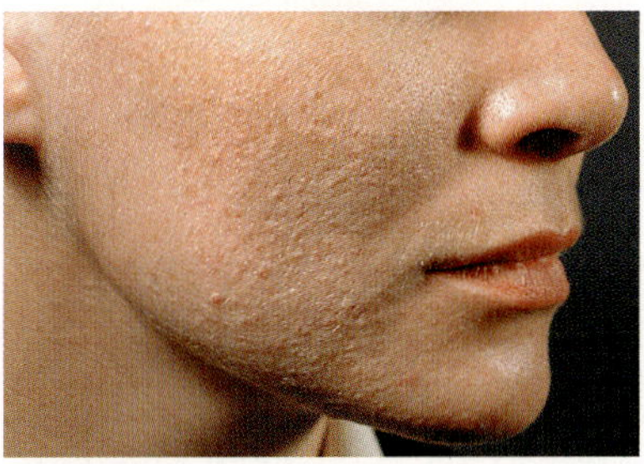

Acne vulgaris Abb. 1: Acne comedonica [1]

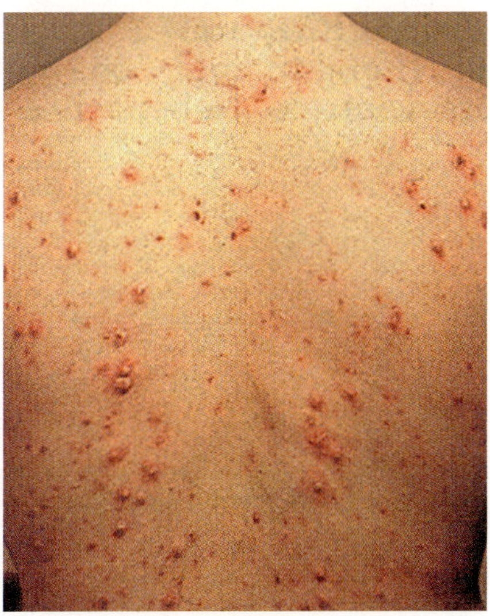

Acne vulgaris Abb. 2: Acne papulopustulosa [1]

Actaea racemosa *f*: (engl.) *Black bugbane*; früher Cimicifuga racemosa, Traubensilberkerze, Wanzenkraut; Staude aus der Fam. der Hahnenfußgewächse, deren Wurzelstock u. anhängende Wurzeln Triterpenglykoside mit östrogenartiger Wirkung enthalten; **Verw.:** als Extrakt bei prämenstruellen, dysmenorrhoischen u. klimakterisch bedingten Beschwerden.

ACTH-Stimulations|test (lat. stimulare anstacheln, antreiben) *m*: (engl.) *ACTH stimulation test*; Bez. für dynamischen Funktionstest der Nebennierenrinde (Abk. NNR); **Prinzip:** Bestimmung von Cortisol bzw. Kortikoidmetaboliten (v. a. 17α-Hydroxyprogesteron*) im Blut unmittelbar vor u. nach Stimulation der NNR durch i. v. synthet. ACTH (Tetracosactid), meist als Kurztest über 60 Min.; **Ind.: 1.** Ausschluss einer Nebennierenrindeninsuffizienz: fehlender Cortisolanstieg bei primärer Insuffizienz bzw. Atrophie i. R. lang anhaltender sekundärer Insuffizienz; **2.** i. R. der Diagn. eines adrenogenitalen Syndroms*: v. a. bei heterozygotem 21β-Monooxygenasemangel (late-onset AGS) überschießend ansteigendes 17α-Hydroxyprogesteron.

Actino|mycin D *n*: Dactinomycin*.

Ad-: auch App-, Acc-, Akk-; Wortteil mit der Bedeutung hinzu, nach; von lat. ad.

ADAM-Kom|plex *m*: Kurzbez. für (engl.) ***a**mniotic **d**eformity, **a**dhesions, **m**utilations complex*; s. Schnürfurchen, amniotische.

Ad|aptation, post|natale *f*: (engl.) *postnatal adaptation*; syn. extrauterine Adaptation; Anpassung des Neugeborenen* an das extrauterine Leben (Homöostase) mit plötzl. Übernahme der Plazentafunktionen durch funkt. noch unreife Organe; umfasst kardiorespirator. Adaptation (Atmung u. Umstellung des Blutkreislaufs), Wärmeregulation (neonatale Wärmebildung wegen noch fehlender Fähigkeit zum Muskelzittern nahezu ausschließl. über braunes Fettgewebe; Wärmeverlust über in

Relation zum Körpergewicht 2–3-fach bzw. bei Frühgeborenen mit Körpergewicht von 1000 g 4-fach größere Körperoberfläche als bei Erwachsenen), Nahrungsaufnahme, Stoffwechsel u. Ausscheidungsfunktion; **klin. Bedeutung: 1.** physiol. neonatale Befunde: u. a. passagere Gewichtsabnahme (in ersten 3–5 Tagen postnatal bis zu 10 % des Geburtsgewichts*), transitor. Hypoglykämie, passagere Hypokalzämie (inf. physiol. fetalen Hypoparathyroidismus), Ahaptoglobinämie, Neugeborenenglukosurie*, physiol. Hyperbilirubinämie* des Neugeborenen; **2.** postnatale Adaptationsstörungen: z. B. Atempausen (s. Atemstillstand), Tachypnoe, Hypothermie* (vgl. Poikilothermie), Ernährungsstörung des Säuglings, (pathol.) Hypoglykämie*, renal (nicht respirator. Azidose, hypertone Dehydratation), transitor. neonatale Tyrosinämie, Neugeborenentetanie*, Morbus* hämorrhagicus neonatorum; vgl. Frühgeborenes; **3.** Primärprävention eines Morbus* haemorrhagicus neonatorum durch Vitamin-K-Substitution, einer Rachitis* durch Vitamin-D-Substitution (s. Calciferole). Vgl. Reflexe, frühkindliche; Zustandsdiagnostik des Neugeborenen.

Add-back-Therapie *f*: Bez. für zusätzl. Gabe von Östrogen, Gestagen, Östrogen-Gestagen-Kombination od. Tibolon bei Langzeitanwendung von GnRH*-Rezeptor-Agonisten zur Verminderung der hypoöstrogenen UAW (Hitzewallungen, Osteoporose). Durchführung simultan zur GnRH-Therapie oder versetzt (Beginn im 2. Behandlungsmonat).

Addison-Krankheit (Sir Thomas A., Klin., London, 1793–1860): (engl.) *Addison's disease*; sog. Bronzehautkrankheit; primäre chron. Nebennierenrindeninsuffizienz; **Ätiol.:** meist (75 %) Autoimmunreaktion gegen NNR-Zellen (organspezifische Autoimmunkrankheit), auch NNR-Infektion (Tuberkulose, AIDS), Arteriitis, Karzinommetastase od. primär maligne NNR-Tumoren, Hämochromatose, Amyloidose, Adrenoleukodystrophie, NNR-Blutung (hämorrhag. Diathese) od. andere Urs.; **Pathophysiol.:** primäre Nebennierenrindeninsuffizienz mit vermehrter Ausschüttung von ACTH inf. verminderter negativer Rückkopplung auf die CRH-Sekretion; **Klin.:** Müdigkeit u. Schwäche (Adynamie), Übelkeit, Erbrechen, Gewichtsverlust, Hyperpigmentierung von Haut u. Schleimhäuten (s. Abb.), Vitiligo, orthostat. Hypotonie mit Kollapsneigung, Herzrhythmusstörungen (Tachykardie), Muskelkrämpfe od. Lähmungen, Atemstörungen (Hyperventilation), Apathie, Verwirrtheit (u. a. Bewusstseinsstörungen, Konvulsionen, Halluzinationen, u. U. org. Psychose), Muskelschwund; bei der Frau verminderte Sekundärbehaarung u. Libidoverlust durch Androgenmangel, Amenorrhö; gelegentlich abdominale Schmerzen, Salzhunger, Diarrhö, Obstipation; **Kompl.:** Addison-Krise; **Diagn.:** Cortisolkonzentration im Serum sowie Ausscheidung von Cortisol u. Aldosteron im Harn vermindert, ACTH-Konz. im Serum u. Plasmareninaktivität erhöht, Ketoazidose; normozytäre Anämie, Leukopenie, Eosinophilie u. Lymphozytose; im EKG Zeichen der Hyperkaliämie, im EEG zerebrale Dysfunktion; Nachweis der NNR-Insuffizienz durch ACTH*-Stimulationstest; **Ther.:** Substitution der fehlenden Kortikoide u. Elektrolyte.

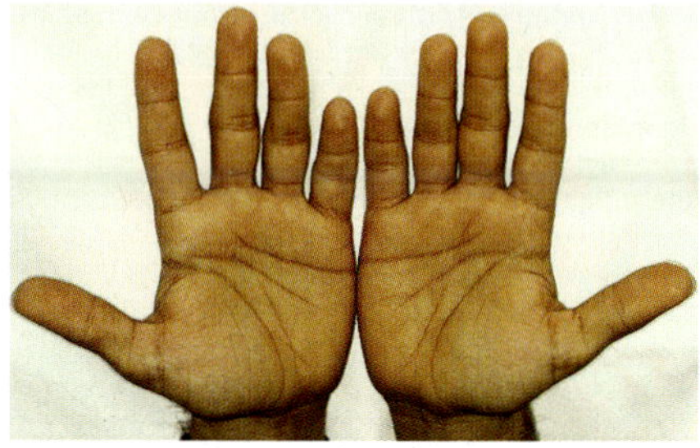

Addison-Krankheit: typ. Hyperpigmentierung der Handinnenflächen u. der Handlinien [49]

Aden-: Wortteil mit der Bedeutung Drüse; von gr. ἀδήν, ἀδένος.

Adeno|akanthom *n*: (engl.) *adeno-acanthoma*; syn. Adenokankroid; veraltete Bez. für ein primäres, gut differenziertes Adenokarzinom* des Endometriums mit squamöser (plattenepithelialer) Differenzierung (s. Endometriumkarzinom).

Adeno|fibrom *n*: (engl.) *adenofibroma*; benigner Mischtumor mit epithelialen u. mesenchymalen Anteilen, evtl. mit zyst. Ausweitung von epithelialen Elementen u. Bildung von serösem od. muzinösem Sekret (Kystadenofibrom); **Vork.:** v. a. in Ovar (s. Ovarialtumoren) u. Mamma (s. Mammatumoren), selten im Uterus (von Zervixschleimhaut od. Endometrium ausgehend).

Adeno|hypo|physe *f*: s. Hypophyse.

Adeno|kankroid *n*: Adenoakanthom*.

Adeno|karzinom *n*: (engl.) *adenocarcinoma*; von Drüsen- od. Schleimhautepithelien ausgehender maligner, glandulär differenzierter Tumor; **Vork.:** zylinderzellhaltige Schleimhäute, z. B. Lungenkarzinom, Magenkarzinom, kolorektales Karzinom, Gallengangkarzinom, Uteruskarzinom (Endometriumkarzinom*, selten Zervixkarzinom*); exokrine Drüsen, z. B. Prostatakarzinom, Mammakarzinom*, Karzinom der Speicheldrüsen (s. Speicheldrüsentumoren); seltener endokrine Drüsen; **Pathol.:** Nachahmung der drüsigen Struktur des Ausgangsgewebes, ggf. mit Lichtungen, Sekret- u. Schleimproduktion (extrazellulär: muzinöses A., intrazellulär: Siegelring-A.) sowie Expression von Hormon-Rezeptoren (z. B. Östrogen- u. Progesteron-Rezeptoren beim Mammakarzinom) od. Antigenen (z. B. PSA beim Prostatakarzinom*); **Progn.:** abhängig vom Differenzierungsgrad (s. Tab.).

Adeno|kystom *n*: s. Kystadenom.

Adenokarzinom Differenzierungsgrad nach UICC-Klassifikation		
Differenzierungsgrad	Morphologie	Prognose[1]
G1 (hoch differenziert)	Tumor ahmt das normale Drüsengewebe weitgehend nach; drüsenähnlich wachsende Tumorzellverbände zeigen Lichtungen mit Schleimbildung; Einzelzellen können den normalen, polar differenzierten Drüsenepithelien zytologisch sehr ähnlich sein	meist langsames Wachstum mit langen Überlebenszeiträumen und relativ später Metastasierung
G2 (mittelgradig oder mäßig differenziert)	nur noch angedeutete Drüsenbildungen, Schleimbildung nur fokal entwickelt; Tumorzellen mit deutlicher Atypie	zwischen G1 und G3
G3 (gering oder schlecht differenziert)	drüsige Genese des Tumors meist kaum noch erkennbar; solide, unstrukturierte Tumorzellformationen mit hoher zytologischer Atypie	meist schnelles Wachstum, frühe Metastasierung und damit schlechte Prognose

[1] im Einzelfall starke Abweichungen möglich; individuelle Beurteilung erforderlich

Adenom *n*: (engl.) *adenoma*; Epithelioma adenomatosum; vom Epithelgewebe endokriner u. exokriner Drüsen od. der Schleimhäute (z. B. des Magen-Darm- u. Respirationstrakts) ausgehendes, primär benignes Neoplasma, das maligne entarten kann (Adenokarzinom*, Adenosarkom*); z. T. Hormon produzierend, z. B. benigne gastroenteropankreatische neuroendokrine Tumoren), Prolaktinom*; **Formen: 1.** solides A. mit kompakter Wuchsform, häufig von endokrinen Organen (z. B. Nebenschilddrüsen*, pankreatischen Inseln i. S. eines Insulinoms) ausgehend; **2.** tubuläres A.: enthält mit Epithelgewebe ausgekleidete Kanäle; Vork. z. B. als Polyp des Magen-Darm-Trakts; **3.** trabekuläres A.: enthält solide, balkenförmig angeordnete Epithelstränge; Vork. z. B. bei adenomatösen Nebennierenrindentumoren; **4.** follikuläres A. mit Bildung von Follikeln; Vork. z. B. als autonomes Schilddrüsenadenom; **5.** A. mit Ausbildung unterschiedl. flüssigkeits- od. schleimgefüllter Hohlräume; Vork. v. a. als Kystadenom* des Ovars; **6.** Fibroadenom* mit Wachstum des Bindegewebes; Vork. v. a. in der weibl. Brust; **7.** villöses A. mit Ausbildung zottiger Epithelproliferationen, bes. im Colon; **8.** tubulo-villöses A.: Mischform aus tubulärem u. villösem A.; **9.** pleomorphes A. der Speicheldrüse als Mischform aus Stroma u. Epithelkomponenten. Vgl. Myxadenom; Adenofibrom; Cystosarcoma phylloides; Adenom-Karzinom-Sequenz.

Adenomatose der Mamille *f*: (engl.) *nipple duct adenomatosis*; seltene benigne Veränderung der Mamille (benignes Adenom) mit Rötung, Epitheldefekten, Sekretion u. Krusten; häufig auf Areola mammae übergreifend; Mamille im Ganzen rundlich verdickt; **DD:** Paget*-Krankheit, Ekzem, Psoriasis.

Adeno|myom *n*: (engl.) *adenomyoma*; seltener benigner Mischtumor aus glattem Muskel- u. Drüsengewebe; **Vork.:** z. B. als Variante des Myoma* uteri.

Adeno|myo|matose *f*: (engl.) *adenomyomatosis*; Adenomyose* in Myomknoten.

Adeno|myose *f*: (engl.) *adenomyosis*; syn. Adenomyosis uteri; früher Endometriosis genitalis interna; ektope, diffuse od. umschriebene Ansiedlung von endometrialen Drüsen u. umgebendem Stroma im reaktiv hypertrophierten Myometrium; Auftreten bes. zwischen 35. u. 50. Lj.; meist fehlendes Ansprechen auf Progesteron*; **Ätiol.:** unklar, vermutlich Dislokation basalen Endometriums inf. Hy-

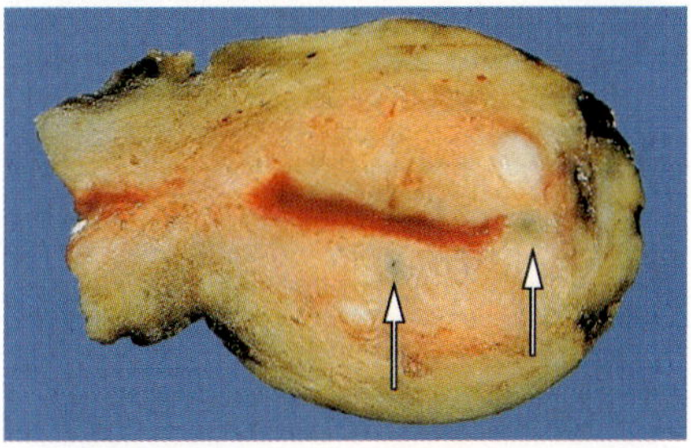

Adenomyose Abb. 1: Hysterektomiepräparat [55]

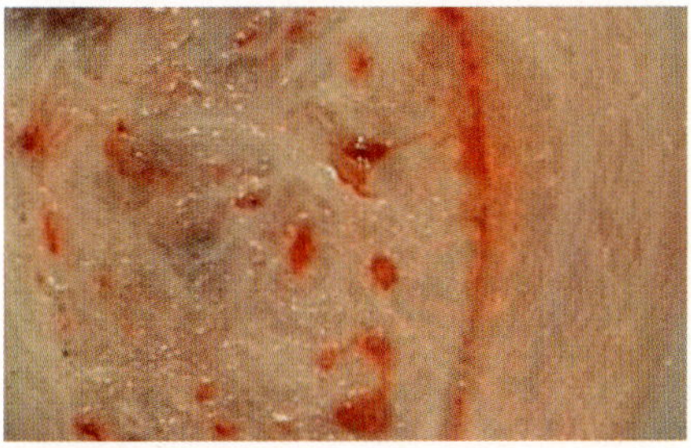

Adenomyose Abb. 2: Schnittpräparat [55]

A

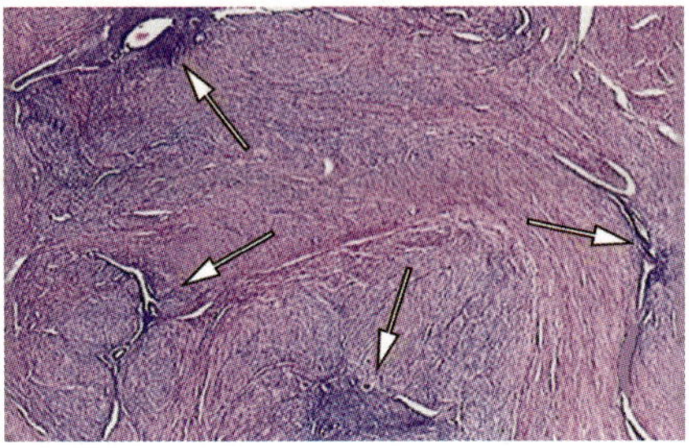

Adenomyose Abb. 3: Histologie (Endometriumdrüsen, zytogenes Stroma, reaktive Myometriumhyperplasie) [55]

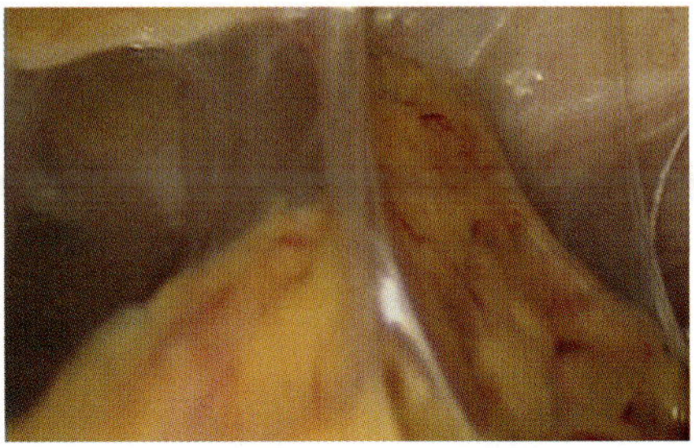

Adhäsion: netzartige A. der vorderen Bauchwand nach Schnittentbindung (Laparoskopie) [57]

per- u. Dysperistaltik des Uterus sowie inf. erhöhten intrauterinen Drucks; **Pathol.:** s. Abb. 1, Abb. 2 u. Abb. 3; **Vork.:** **1.** nach Endometriumablation*; **2.** in Komb. mit Myoma* uteri; **3.** als histol. Nebenbefund bei anderweitig begründeter Hysterektomie; **Sympt.:** meist asymptomatisch; evtl. Uterusvergrößerung, Menorrhagie, Dysmenorrhö, Sterilität; **Diagn.:** bimanuelle Untersuchung*, Vaginalsonographie*, MRT; **Ther.:** kausal nicht mögl.; meist Hysterektomie, evtl. unter Belassung der Ovarien; alternativ Gestagene, hormonale Kontrazeptiva, lokal Gestagen (Levonorgestrel) freisetzendes Intrauterinpessar*.

Adeno|sarkom *n*: (engl.) *adenosarcoma*; maligner Mischtumor aus atyp. Drüsengewebe u. ähnlich wie beim Spindelzellsarkom aufgebautem Stroma; **Vork.:** z. B. im Endometrium* od. als Nephroblastom in der kindl. Niere.

Adenose, sklerosierende *f*: (engl.) *sclerosing adenosis*; syn. Adenosis Schimmelbusch; Sonderform der Mastopathie* mit Überwiegen der Hyperplasie der Acinusepithelien, der kleinen Ausführungsgänge u. Myoepithelien bei auf die Läppchen begrenzter Zellproliferation; Zystenbildung nur diskret od. fehlend.

Adenosis *f*: **1.** (engl.) *adenosis*; syn. Adenopathie; Drüsenerkrankung, z. B. Whipple-Krankheit; **2.** (hämat.) CLL; **3.** (dermat.) Lymphadenosis cutis benigna Bäfverstedt; **4.** (gyn.) obsolete Bez. für Endometriose*.

Adenosis Schimmelbusch (Curt Sch., Chir., Berlin, 1860–1895) *f*: (engl.) *Schimmelbusch's disease*; sklerosierende Adenose*.

Ad|häsion *f*: **1.** (engl.) *adhesion*; Anhaftung; (physik.-chem.) Haftung fester Stoffe od. Flüssigkeiten an festen Stoffen bzw. Haftung einzelner Moleküle an Phasengrenzflächen aufgrund molekularer Anziehungskräfte; **2.** (pathol.) narbige bindegewebige Verwachsung (Bride) od. fibrinöse Verklebung zwischen Organsystemen, deren äußere Schichten mit seröser Haut überzogen sind (Peritoneum*, Pleura, Perikard); **Urs.:** Entzündung, Trauma, Operation (s. Abb.), Tumor; **Kompl.:** mechan. Ileus; org. Dysfunktion (z. B. kardial bei Accretio pericardii); **3.** (hämat.) Anhaftung der Thrombozyten an endothelfreien bzw. -fremden Flächen (bes. an kollagenen Fasern); s. Thrombozytenaggregation; **4.** (bakteriol.) Anhaftung von Bakt. an Epithelzellen als 1. Schritt einer Kolonisation od. Infektion; vgl. Adhäsine; **5.** (immun.) syn. Immunadhärenz; **6.** Anhaftung adhärenter Zellen (z. B. Monozyten, Makrophagen) an Glas- u. Plastikoberflächen; im Gegensatz zu Zellen, die in Suspension bleiben.

Ad|häsionen, intra|uterine *fpl*: (engl.) *intrauterine adhesions*; syn. Asherman-Fritsch-Syndrom; partielle od. totale Synechien* im Bereich des Zervikalkanals u. der Cavitas uteri durch Bildung bindegewebiger, z. T. vaskularisierter Narbenzüge; **Urs.:** meist iatrogen (98 %) durch intrauterinen Eingriff (v. a. forcierte Kürettage*; auch nach Myomenukleation*, Metroplastik* od. Schnittentbindung*); selten inf. missed* abortion, Endometritis* od. Genitaltuberkulose*; **Sympt.:** Infertilität, Sterilität, Hypomenorrhö* od. Amenorrhö* (Amenorrhoea traumatica), Dysmenorrhö*, chron. Unterbauchschmerz; **Diagn.:** Hysterosalpingographie*, Hysteroskopie* (s. Abb.); Ultraschalldiagnostik nur bei schweren Adhäsionen aussagekräftig; **Ther.:** hysteroskop. Adhäsiolyse, ggf. unter laparoskop. Kontrolle; abhängig vom Schweregrad (nach ESGE, s. Tab.): Grad I–II: Dissektion mit Mikroschere; Grad III–IV: elektrochir. Dissektion od. Laserchi-

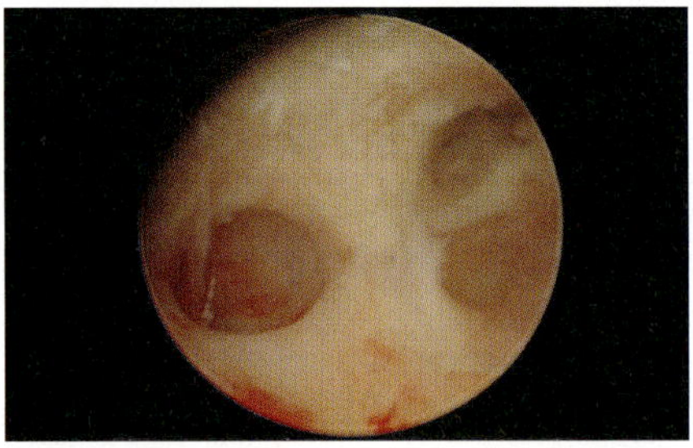

Adhäsionen, intrauterine: medianer Adhäsionsstrang verlegt rechtes Tubenostium, linkes Tubenostium frei (Hysteroskopie) [54]

Adhäsionen, intrauterine
Klassifikation der European Society for Gynaecological Endoscopy (Abk. ESGE)

Grad	hysteroskopischer Befund
I	dünne, zarte Adhäsionen, leicht mit dem Schaft des Hysteroskops zu durchtrennen, Tubenwinkel unauffällig
II	einzelne solide Adhäsionen in verschiedenen Bereichen des Cavum uteri, die Uteruswände verbinden; Tubenostien einsehbar; Adhäsionen mit dem Hysteroskopschaft nicht durchtrennbar
II A	stenosierende Adhäsionen nur im Bereich des inneren Muttermunds, oberes Cavum uteri normal
III	multiple solide Adhäsionen in verschiedenen Bereichen, einseitiger Verschluss des Tubenwinkels
III A	ausgedehnte Vernarbung des Cavum uteri mit Amenorrhö oder ausgeprägter Hypomenorrhö
III B	Kombination von III und III A
IV	ausgedehnte solide Adhäsionen mit Verwachsungen von Uterusvorder- und -hinterwand und Verschluss beider Tubenwinkel

rurgie; Ultima Ratio: abdominale Metroplastik*; **Proph.:** strenge Indikationsstellung für intrauterine Eingriffe u. ggf. präoperative Antibiotika- u. postoperative Östrogengabe; Post*-abortion-Hysteroskopie; Rezidivprophylaxe durch hormonale Nachbehandlung mit Östrogen-Gestagen-Kombinationspräparat, Einlage eines Intrauterinpessars*.

Adipo|necrosis sub|cutanea neo|natorum *f*: (engl.) *pseudosclerema, subcutaneous fat necrosis*; entzündl. bedingte subkutane Fettgewebenekrose* bei Neugeborenen an Körperstellen, die bes. Druck ausgesetzt sind, evtl. auch nach Trauma od. Asphyxie; **Klin.:** schmerzlose plattenartige, mit rötl. Oberhaut verbackene Induration in Subkutis; meist spontane Rückbildung; **Kompl.:** u. U. vital bedrohl. Hyperkalzämie. Vgl. Pannikulitis.

Adipos|algie *f*: Dercum*-Krankheit.

Adipositas (lat. ądeps, ądipis Fett) *f*: (engl.) *adiposity*; syn. Obesität, Obesitas; über Normalmaß hinausgehende Vermehrung des Körperfetts mit Body*-mass-Index (Abk. BMI) ≥30 kg/m² (WHO; Erwachsene) bzw. >97. alters- u. geschlechtsspezif. BMI-Perzentil (Kinder, Jugendliche; s. Body-mass-Index, Abb. 2 dort); Risikofaktor für metabol. u. kardiovaskuläre Kompl. (s. u.), insbes. bei abdominaler A. (s. unter Einteilung); **Epidemiol.:**

Häufigkeit in Deutschland u. a. Industrieländern kontinuierlich zunehmend, auch unter Kindern u. Jugendlichen

Prävalenz in Deutschland bei Männern ca. 18 % (Übergewicht: ca. 60 %), bei Frauen ca. 20 % (Übergewicht: ca. 43 %), bei Kindern u. Jugendlichen (3.–17. Lj.) mit Lj. zunehmend, insgesamt ca. 6 % (>97. alters- u. geschlechtsspezif. BMI-Perzentil; Übergewicht: ca. 15 %, >90. alters- u. geschlechtsspezif. BMI-Perzentil) bei zunehmendem Ausmaß der A. (extreme A.: >99,5. alters- u. geschlechtsspezif. BMI-Perzentil); **Einteilung: 1.** Schweregrade (nach WHO): s. Body-mass-Index (Tab. dort); **2.** abdominale A. bei Taillenumfang ≥88 cm (Frauen) bzw. ≥102 cm (Männer); **Ätiol.:** multifaktoriell; meist Lebensstil (z. B. Hyperalimentation, Bewegungsmangel) u. familiäre Disposition; auch erblich (z. B. Prader*-Willi-Syndrom od. Bardet-Biedl-Syndrom), endokrin. (z. B. Hypothyreose*), UAW (z. B. Glukokortikoide*); **Kompl.:** häufig als metabolisches Syndrom; **1.** metabol.: **a)** pathol. oraler Glukosetoleranztest* (Tab. dort) bzw. Diabetes* mellitus Typ 2; **b)** sekundäre Hyperlipoproteinämie bzw. Dyslipidämie i. e. S.; **c)** Hyperurikämie; **2.** kardiovaskulär: Arteriosklerose, art. Hypertonie, Mikroalbuminurie, Herzinsuffizienz, arterielle Verschlusskrankheit, z. B. KHK, Akutes Koronarsyndrom, Schlaganfall; **3.** Hämostase: Hyperkoagulabilität bei verminderter Fibrinolyse*; **4.** weitere: Fettleber, Cholelithiasis, erhöhter intraabdominaler Druck mit sekundärer gastroösophagealer Refluxkrankheit u. erhöhtem Aspirationsrisiko (s. Aspiration), Varikose, Schlafapnoesyndrom, restriktive Ventilationsstörung, Arthrose, erhöhtes Malignomrisiko (Frauen: Endometrium, Zervix, Ovarien, Mamma, Niere, Colon; Männer: Prostata, Colon, Gallenblase, Pankreas, Leber, Niere, Ösophagus); **Ther.: 1.** Basistherapie: Reduktion der Kalorienzufuhr, Erhöhung körperl. Aktivität, Verhaltenstherapie; **2.** ggf. pharmak. (Antiadiposita), chir. (s. Adipositaschirurgie); **Prävention:** Gewichtsstabilisierung (bzw. -senkung) durch Ernährungsberatung (ausgewogene Energiebilanz) u. regelmäßig körperl. Aktivität (Ausdauertraining). Vgl. Leptin; Hunger; Essstörungen.

Adipositas-Oligo|menor|rhö-Par|otis-Syn|drom (gr. μήν Monat) *n*: (engl.) *adiposity oligomenorrhea parotid gland syndrome*; Kurzbez. AOP-Syndrom; kombiniertes Auftreten von Adipositas* u. Oligomenorrhö* mit bilateraler, rezidiv., nichtinfektiöser Parotisschwellung; häufig zusätzl. rezidiv., intermittierende Hyperthermien (AHOP-Syndrom) u. a. endokrine Störungen (Hypogenitalismus); **Urs.:** idiopath. Störung der Regio infundibularis des Hypothalamus, auch posttraumatisch od. tox. bedingt u. nach Meningoenzephalitis.

Adiposo|gigantismus (gr. γίγας, γίγαντος Riese) *m*: (engl.) *adiposogenital puberal obesity*; konstitutio-

A

nelle Adipositas; progn. benigne Sonderform der Adipositas* im Kindes- u. Jugendalter, gekennzeichnet durch überdurchschnittl. Körperlänge u. -gewicht bei normaler Genitalentwicklung.

Ad|nexe (lat. adnectere, adnexus anknüpfen) *m pl*: (engl.) *adnexa, appendages*; Anhänge; **1. weibliche** A.: Tuben u. Ovarien; **2. männliche** A.: Prostata u. Bläschendrüse, i. w. S. auch Hoden, Nebenhoden u. Samenleiter.

Ad|nex|ek|tomie *f*: (engl.) *adnexectomy*; syn. Salpingoophorektomie; op. Entfernung eines Eileiters mit dem zugehörigen Ovar.

Ad|nexitis *f*: (engl.) *adnexitis*; meist beidseitig auftretende Entz. von Eileiter (Salpingitis*) u. Eierstock (Oophoritis*); zu den pelvic* inflammatory diseases gehörend.

Ad|nex|tumor *m*: (engl.) *adnexal tumor*; veraltete Bez. für entzündl. od. echte Geschwulst des Eileiters bzw. des Eierstocks; vgl. Salpingitis; Ovarialtumoren.

Adoleszenz *f*: (engl.) *adolescence*; zeitlich nicht einheitl. definierter Lebensabschnitt* zwischen (Beginn od. Ende) der Pubertät* u. dem Erwachsenenalter.

Ad|option (lat. adoptio Annahme) *f*: (engl.) *adoption*; Annahme als Kind (§§ 1741–1772 BGB); nimmt ein Ehepaar ein Kind an od. nimmt ein Ehegatte ein Kind des anderen Ehegatten an, so erlangt das Kind die rechtl. Stellung eines gemeinschaftl. Kindes der Ehegatten, in anderen Fällen erlangt das Kind die rechtl. Stellung eines Kindes des Annehmenden (§ 1754 BGB). Voraussetzungen einer A. u. ihr formeller Ablauf sind gesetzl. festgelegt.

Ad|ren|arche (lat. ren, renis Niere; gr. ἀρχή Anfang) *f*: (engl.) *adrenarche*; Beginn vermehrter Androgenproduktion in der Nebennierenrinde (Abk. NNR) während der Pubertät* mit Wachstum der Achsel- u. Pubesbehaarung; bei Mädchen fast ausschließlich durch rel. schwache NNR-Androgene, bei Jungen vorwiegend durch testikuläre Androgene bedingt. Vgl. Gonadarche.

-ämie: Wortteil mit der Bedeutung Blut; von gr. αἷμα, αἵματος.

Äthinyl|östradiol *n*: Ethinylestradiol*.

AFI: Abk. für Amniotic*-fluid-Index.

A|fibrino|gen|ämie *f*: (engl.) *afibrinogenemia*; Fehlen von Fibrinogen im Blut; **Formen: 1. kongenitale** A. (sehr selten); Ätiol.: autosomal-rezessiv erbl. Mutation (Genlocus 4q28) im FGA-, FGB- od. FGG-Gen, konsekutiv fehlende od. hochgradig verminderte Fibrinogensynthese; schwere Hämophilie* i. w. S.; **2. erworbene** A.: inf. erhöhten Fibrinogenverbrauchs (Hyperfibrinolyse*, z. B. bei Verbrauchskoagulopathie*) od. unzureichender Fibrinogensynthese (Leberinsuffizienz); **Klin.:** hämorrhag. Diathese; bei kongenitaler A. häufig intrauteriner Fruchttod, postnatal verlängerte Nabelschnurblutung, verstärkte Verletzungsblutung u. Menstruation, auch (Schleim-)Haut- sowie spontane intrazerebrale Blutung, selten Gelenkblutung; **Diagn.:** (laborchem.) Fibrinogen im Plasma fehlend od. nur in Spuren nachweisbar; pathol. Blutgerinnungstests (TPZ, PTZ, PTT); bei kongenitaler A. Nachweis molekulargenet.; **Ther.:** Substitution (primär durch Fibrinogenkonzentrat, sekundär durch Plasmatransfusion); vgl. Gerinnungsfaktor; Bluttransfusion; Blutkonserve. Vgl. Hypofibrinogenämie; Dysfibrinogenämie.

AFP: Abk. für **A**lpha**f**eto**p**rotein*.

AFS-Score: veraltete Bez. für rASRM-Score; s. Endometriose (Tab. dort).

After|loading-Verfahren: (engl.) *afterloading technique*; sog. Nachladetechnik; Verf. der interstitiellen u. intrakavitären Strahlentherapie*, bei dem die Strahlenquelle über zuvor platzierte Applikatoren temporär in den Körper eingebracht wird; **Prinzip:** Einlegen eines od. mehrerer leerer schlauchförmiger Applikatoren in das zu bestrahlende Körperteil u. anschl. automat. Einbringen des Radionuklids (meist Iridium-192); durch schrittweise Fortbewegung der Strahlenquelle gezielte Bestrahlung des Tumors mit geringer Belastung des umliegenden Gewebes bei gegenüber der Brachytherapie* mit Radium erhebl. verbessertem Strahlenschutz für das beteiligte Personal; **Ind.:** Tumoren in der Kopf-Hals-Region, an Ösophagus, Bronchien, Rektum; Anal-, Zervix-, Uterus-, Vaginal- u. Prostatakarzinome, Weichteilsarkome, Rekanalisierung endobronchial stenosierender Tumoren.

Ag: **1.** (immun., serol.) Abk. für **A**nti**g**en*; **2.** (chem.) Symbol für Silber.

AGA: Abk. für (engl.) ***a**ppropriate for **g**estational **a**ge*; s. Neugeborenes.

A|galaktie *f*: (engl.) *agalactia*; syn. Alaktie; fehlende Milchsekretion während der Laktationsperiode*; **Vork.:** sehr selten, bei Anlage- u. Entwicklungsstörung der Mamma od. Störung im Hypothalamus-Hypophysen-System (z. B. Sheehan*-Syndrom); **DD:** scheinbare A. (Hypogalaktie*) inf. fehlenden Saugreizes.

Agar|dif|fusions|test (lat. diffundere, diffusus ausgießen, verbreiten) *m*: **1.** (engl.) *agar diffusion method*; (serol.) Test mit Präzipitationsreaktion von Antigen-Antikörper-Komplexen, bei dem Agar als Trägersubstanz verwendet wird; vgl. Immundiffusion; **2.** (bakteriol.) s. Antibiogramm.

Agar|dilutions|test (lat. diluere, dilutus verdünnen, ausspülen) *m*: (bakteriol.) s. Antibiogramm.

A|genesie *f*: (engl.) *agenesis*; vollständiges Fehlen einer Gewebe- od. Organanlage als früheste u. schwerste Form einer Hemmungsfehlbildung*.

A|genie (gr. γένειον Kinn) *f*: (engl.) *agenia*; Fehlen eines od. beider Unterkieferäste bzw. -bögen; vgl. Otozephalie.

A|gnathie (gr. γνάθος Kinnbacken) *f*: (engl.) *agnathia*; veraltete Bez. für das Fehlen des Ober- u./od. Unterkiefers; s. Agenie.

Agni casti fructus *m*: s. Mönchspfeffer.

-agoga: Wortteil mit der Bedeutung leitend, veranlassend; von gr. ἀγωγός.

A|gonad̥ismus *m*: (engl.) *agonadism*; seltene, wahrscheinl. häufig autosomal-rezessiv erbl. Erkr. mit Fehlen der Gonaden bei meist normalem weibl. äußerem Genitale; **Vork.**: eigenständig od. Teil einer übergeordneten Erkr., z. B. **1. A. mit multiplen inneren Fehlbildungen**: **a)** 46,XY- bzw. 46,XX-Karyotyp: A. mit pulmonaler Hypoplasie, Hypoplasie der Pulmonalarterie, Omphalozele*, Zwerchfellhernie, Dextrokardie; **b)** 46,XY-Karyotyp: A. mit renaler Agenesie, Omphalozele, Malrotation* des Colons, Kleinwuchs, Hypodontie, kurzem Hals, Skoliose, Hüftdysplasie, geistiger Retardierung u. normalem weibl. äußeren Genitale; **2. testikuläres Regressionssyndrom** mit A. (syn. familiäre Anorchie, XY gonadale Dysgenesie). Vgl. Gonadendysgenesie.

AGS: Abk. für **a**drenogenitales **S**yndrom*.

AHG-Test *m*: Kurzbez. für **A**nti**h**uman**g**lobulin-Test; s. Antiglobulintest.

Ahlfeld-Zeichen (Johann F. A., Gyn., Marburg, 1843–1929): **1.** (engl.) *Ahlfeld's sign*; Nabelschnurzeichen* zur Feststellung der spontanen Plazentalösung; **Prinzip:** Vorrücken des an der Grenze der Vulva angelegten Nabelschnurclips mit fortschreitender Lösung; Plazentalösung bei ca. 10 cm Entfernung zwischen Vulva u. Clip; **2.** klin. nicht mehr angewendetes unsicheres Schwangerschaftszeichen* mit Kontraktion des Uterus bei gyn. bimanueller Untersuchung.

Ahorn|sirup|krankheit: (engl.) *maple syrup urine disease (Abk. MSUD)*; syn. Leucinose; autosomal-rezessiv erbl. Stoffwechselstörung (Häufigkeit <1 : 100 000) im Abbau der 3 verzweigtkettigen Aminosäuren Leucin, Isoleucin u. Valin (Verzweigtketten-α-Ketosäuren-Dehydrogenasemangel); **Ätiol:** Mutation in einem der die 4 Untereinheiten der Verzweigtketten-α-Ketosäuren-Dehydrogenase kodierenden Gene (Untereinheiten u. Genloci: E1α: 19q13.2; E1β: 6q14.1; E2: 1p21.2; E3: 7q31.1); **Pathol.:** Status spongiosus der Substantia alba aufgrund defekter Myelinisierung; **Klin.:** bereits im Neugeborenenalter Trinkschwäche, Erbrechen, Muskelhypotonie, Opisthotonus, Atemstörungen, epilept. Anfälle bis zum Koma; **Diagn.:** stark erhöhte Konz. von Leucin, Isoleucin, Valin u. Allo-Isoleucin sowie der dazugehörigen Ketosäuren in Blut u. Urin (typischer, durch die Ketosäuren bedingter u. an Ahornsirup erinnernder Uringeruch); Neugeborenen*-Screening empfohlen u. Pränataldiagnostik* möglich; **Ther.:** lebenslange Diät mit verminderter Zufuhr von verzweigtkettigen Aminosäuren.

Ahumada-Syn|dro̱m (Juan Carlos A. Sotomayor, Gyn., Buenos Aires, 1890–1976) *n*: syn. Argonz-Ahumada-Castillo-Syndrom; s. Galaktorrhö-Amenorrhö-Syndrom.

AID: Abk. für (engl.) ***a**rtificial **i**nsemination **d**onor*; s. Insemination.

AIDS: Abk. für (engl.) ***a**cquired **i**mmune(o) **d**eficiency **s**yndrome;* erstmals 1981 beschriebenes Krankheitsbild, das durch eine ausgeprägte zelluläre Immunschwäche mit rezidiv. Infektionskrankheiten (Infektion mit opportunistischen Erregern u. Parasiten) sowie spezif. Malignomen wie Kaposi-Sarkom u. Lymphomen gekennzeichnet ist; ausgelöst wird zelluläre Immunschwäche durch neuro- u. lymphotrope Viren HIV-1 u. HIV-2 (s. HIV); AIDS entspricht klin. Stadium C der HIV*-Erkrankung (CDC-Klassifikation).

AIH: **1.** Abk. für (engl.) ***a**rtificial **i**nsemination **h**usband*; s. Insemination; **2.** Abk. für **a**uto**i**mmune **H**epatitis.

AIS: **1.** (gebh.) Abk. für **A**mnion**i**nfektions**s**yndrom*; **2.** (traumatolog.) Abk. für (engl.) ***A**bbreviated **I**njury **S**cale;* **3.** Abk. für **A**rzt**i**nformations**s**ystem; s. Praxisverwaltungssystem.

Ak: **1.** auch AK; (immun.) Abk. für **A**nti**k**örper*; **2.** (biochem.) Abk. für **A**denylat**k**inase.

Akanth-: auch Acanth-; Wortteil mit der Bedeutung Stachel, Dorn; von gr. ἄκανθα.

Akantho̱sis n̥igricans *f*: (engl.) *acanthosis nigrans*; Sammelbez. für klin. ähnl. Hauterkrankungen unterschiedl. Ätiol. mit Hyperpigmentierung u. Papillomatose bes. an Achseln, Nacken (s. Abb.), Genitoanalbereich, Ellenbeugen u. Kniekehlen; oft auch hypertrophe Veränderungen an Handinnenflächen (sog. tripe palms); **Formen: 1. A. n. benigna: a)** als UAW von Östrogenen, Nicotinsäureester u. a.; **b)** bei versch. endokrinen Störungen, z. B. Insulinresistenz; **c)** als unregelmäßig-dominant erbl. Erkr. od. in Zus. mit anderen Fehlbildungssyndromen (Bloom-Syndrom, Dysostosis craniofacialis, Prader*-Willi-Syndrom, Leprechaunismus*, Berardinelli*-Seip-Syndrom u. a.) auftretend; **2. A. n. maligna:** paraneoplastisches Syndrom* bei Adenokarzinomen bes. im Bereich des Abdomens (90 %); meist mit der Tumorentwicklung synchron verlaufendes Auftreten im Erwachsenenalter, Befall auch der Handteller, Fußsohlen u. Mundschleimhaut; Rückbildung nach Entfernung des Tumors; **Path.:** Überproduktion von od. Überempfindlichkeit gegen IGF; **Diagn.:** Anamnese, labordiagn. Bestimmung von Blutzucker, CEA* u. Alphafetoprotein*; röntg. u. endoskop. Untersuchung des Magen-Darm-Trakts, Laparotomie, Bronchoskopie; **Ther.:** Behandlung der zu-

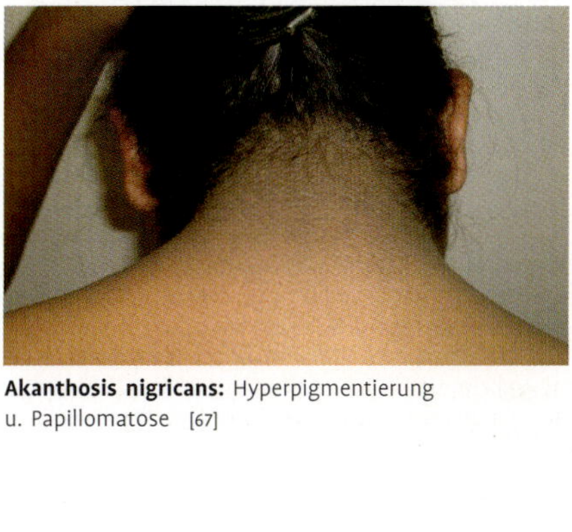

Akanthosis nigricans: Hyperpigmentierung u. Papillomatose [67]

grunde liegenden Erkr.; symptomat. mit Retinoiden. Vgl. Pseudoacanthosis nigricans.

A|kinesie, fetale *f*: (engl.) *fetal akinesia*; verringerte bzw. fehlende fetale Bewegung inf. Störung zentraler, spinaler od. muskulärer Strukturen; **Ätiol.**: Chromosomenaberration*, neuromuskuläre u. zentrale Krankheiten, exogene Noxen; **Sympt.**: Oligohydramnion od. Hydramnion, postnatal Gelenkfehlstellung bzw. -versteifung, Lungenhypoplasie mit Asphyxie*, Gesichtsdysmorphie. Vgl. Arthrogryposis-multiplex-congenita.

A|kino|spermie *f*: Nekrozoospermie*.

Ạkne *f*: (engl.) *acne*; Acne; i. e. S. Acne* vulgaris; i. w. S. versch. Erkrankungen der Talgdrüsenfollikel mit Sekretions- u. Verhornungsstörungen, nachfolgender Entz. u. evtl. Vernarbung.

A|kranie *f*: (engl.) *acrania*; angeborenes vollständiges od. partielles Fehlen des Neurocraniums; **Vork.**: z. B. bei sog. parasitärem Zwilling (s. TRAP-Sequenz). Vgl. Anenzephalie.

Akro|megalie *f*: (engl.) *acromegaly*; ausgeprägte selektive Vergrößerung der Akren nach dem Wachstumsalter; **Ätiol.**: Überproduktion von Somatotropin (STH) in den eosinophilen, seltener chromophoben Zellen des Hypophysenvorderlappens (Abk. HVL) meist durch HVL-Adenome, gelegentl. reine Zellhyperplasie; auch ektope STH-Produktion i. R. eines paraneoplastischen Syndroms*; **Klin.**: charakterist. Vergröberung der Gesichtszüge inf. vermehrten Wachstums insbes. von Gesichtsweichteilen u. -skelett (Nase, Ohren, Jochbeine, Supraorbitalränder, Ober- u. insbes. Unterkiefer, Lippen u. Zunge), Fehlbiss, Vergrößerung der Extremitätenakren u. des Kehlkopfs (tiefe kloßige Stimme), Gelenkknorpelwucherungen (Arthrosen), Viszeromegalie, Zunahme der Hautdicke, Hypertrichose, euthyreote Struma diffusa sowie endokrine Störungen (herabgesetzte Glukosetoleranz od. instabiler Diabetes mellitus, Abnahme von Libido u. Potenz, selten Amenorrhö, Galaktorrhö), in ca. 20–30 % der Fälle path. unklare art. Hypertonie; häufig Kopf- u. Gliederschmerzen (im Bereich der langen Röhrenknochen), Parästhesien an den Händen (Karpaltunnelsyndrom) u. Hyperhidrose; bei HVL-Adenom evtl. im Spätstadium Panhypopituitarismus durch Verdrängung von Hypophysengewebe od. Chiasmasyndrom; **Diagn.**: Nachweis eines Hypophysenadenoms (MRT, CT); Nachw. der erhöhten STH-Konz. im Blut, die durch orale Glukosebelastung nicht supprimiert werden kann, IGF-I erhöht, Überprüfung der anderen Hypophysenhormone; **Ther.**: **1.** mikrochir. transsphenoidale selektive Adenomexstirpation (Ther. der Wahl); **2.** Strahlentherapie*: interstitielle od. stereotakt. Strahlentherapie, fraktionierte konventionelle Hochvolttherapie; **3.** pharmak. mit Somatostatinanaloga (z. B. Octreotid), ggf. kombiniert mit Dopamin*-Rezeptor-Agonisten (in 30–50 % Senkung der STH-Konz. im Blut durch Bromocriptin z. B.); Pegvisomant s. c.; **4.** Korrektur des Fehlbisses durch kieferorthop. Operation u. der Wachstumsüberschüsse des Gesichtsskeletts durch Korrekturosteotomie u. plast. Gesichtschirurgie; **Progn.**: unbehandelt insbes. durch zerebro- u. kardiovaskuläre Kompl. deutl. eingeschränkte Lebenserwartung. Vgl. Polyadenomatose-Syndrome; MEN-Syndrome.

Akro|zephalo|poly|syn|daktylie-Syn|drome *n pl*: (engl.) *acrocephalopolysyndactyly syndromes*; Sammelbez. für eine Gruppe von Fehlbildungssyndromen, die durch Akrozephalie, Polydaktylie u. Syndaktylie gekennzeichnet sind; vgl. Akrozephalosyndaktylie-Syndrome.

Aktivine *n pl*: (engl.) *activins*; der TGF-β-Superfamilie zugehörige, in Gonaden, Hypophyse u. Plazenta gebildete parakrine Wachstumsfaktoren; **Grundstruktur**: dimere Glykoproteine aus 2 (mit denen der Inhibine* identischen) Beta-Untereinheiten (βA, βB); **Formen**: **1.** Homodimer: Activin A (βAβA), Activin B (βBβB); **2.** Heterodimer: Activin AB (βAβB); **Wirkung**: Stimulierung der Synthese u. Sekretion von FSH* (im Gegensatz zu Inhibinen ohne Einfluss auf LH*-Biosynthese); beteiligt an Regulation des Ovarialzyklus*.

Aku|punktur (lat. ạcus Nadel; pụngere stechen) *f*: (engl.) *acupuncture*; chinesische Originalbezeichnung Zhen, d. h. Nadelstechen u. Räuchern (Moxibustion); aus der Traditionellen Chinesischen Medizin (Abk. TCM) stammende Therapiemethode (ca. 20 versch. Techniken), bei der an charakterist. Punkten der Körperoberfläche an Meridianen entlang Akupunkturnadeln unterschiedlich tief eingestochen werden, wodurch sog. energetische Störungen innerh. des Organismus ausgeglichen bzw. einzelne Organsysteme angeregt od. gedämpft werden sollen; TCM unterscheidet 14 Meridiane mit 361 Hauptakupunkturpunkten, die histol. eine Anhäufung rezeptiver Hautelemente (wie Merkel-Tastscheiben, Meissner-Tastkörperchen) aufweisen; klassische A. setzt an TCM orientierte Diagn. u. Vorstellung von Krankheit voraus; neuere Interpretationen verstehen A. als lokalen Reiz mit reflexiver Wirkung entspr. neurophysiol. Grundlagen; **Anw.**: bei Schmerzsyndromen u. funktionellen Erkr. mit Störungen vegetativer Regelvorgänge; in der Geburtshilfe zur Geburtsvorbereitung, zur Schmerzlinderung in der Eröffnungsperiode, zur postpartalen Uteruskontraktion u. Behandlung schwangerschaftsinduzierter Ödeme. Vgl. Elektroakupunktur.

Akutes Ab|domen (lat. abdomen Bauch) *n*: (engl.) *acute abdomen*; syn. Akuter Bauch; akut einsetzende bzw. rasch zunehmende abdominale Sympt. bei meist vital bedrohl. Erkr. im Bereich der Bauchhöhle;

klinischer Notfall

A

Akutes Abdomen
Differentialdiagnose akuter abdominaler Symptome nach ihrer Lokalisation

Lokalisation	Erkrankung (Auswahl)
Oberbauch	
rechts	Appendizitis, Abszess (perinephritisch, subhepatisch oder subphrenisch), Cholelithiasis, Cholezystitis, Gallenblasenperforation, Ulkusperforation, Pankreatitis, Nierenbeckenstein, Pyelitis, Leberruptur, Stauungsleber, Pleuritis, Pleuropneumonie
Mitte	Ulkusperforation, Pankreatitis, Ösophagusperforation, Magenvolvulus, Akutes Koronarsyndrom, Pleuritis, Pleuropneumonie,
links	Abszess (perinephritisch oder subphrenisch), Milzinfarkt oder -ruptur, Pankreatitis, Nierenbeckenstein, Pyelitis, Akutes Koronarsyndrom, Pleuritis, Pleuropneumonie
Unterbauch	
rechts	Adnexitis, Appendizitis, Enteritis regionalis Crohn, Gallenblasenperforation, Hodentorsion, Invagination, inkarzerierte Hernie, Lymphadenitis mesenterica, Meckel-Divertikel, stielgedrehte Ovarialzyste, Psoasabszess, Tubargravidität, Ureterstein
Mitte	Bauchaortenaneurysma, mechanischer Ileus, Mesenterialinfarkt
links	Adnexitis, Hodentorsion, inkarzerierte Hernie, stielgedrehte Ovarialzyste, Psoasabszess, Rektosigmoidkarzinom, Sigmadivertikulitis, Tubargravidität, Ureterstein
diffus	
	diffuse Peritonitis, Hämoperitoneum, hämolytische Krise (z. B. Sichelzellenanämie), Urämie, diabetisches Koma, Laktatazidose, familiäres Mittelmeerfieber

Klin.:

Leitsymptome:
1. heftiger Bauchschmerz
2. Abwehrspannung
3. Peristaltikstörung: Übelkeit, Erbrechen, Meteorismus, Störung der Darmentleerung u. Darmfunktion (Diarrhö, Paralyse); cave: Ileus
4. Kreislaufstörung; cave: Schock

Schmerzen u. Abwehrspannung* lokalisiert od. diffus (Peritonismus), bei viszeralem Schmerz (dumpf, kolikartig intermittierend, diffus; Vork.: z. B. Spasmen abdominaler Hohlorgane u. Dehnung des Peritoneum viscerale) motor. Unruhe u. deutlich ausgeprägte vegetative Reaktion bzw. Schonhaltung u. -atmung bei somat. Schmerz (scharf, brennend, kontinuierlich, lokalisierbar; Vork.: Reizung des Peritoneum parietale bei Entz., Trauma, Embolie u. a.); Verschlechterung des AZ, evtl. mit Fieber; zusätzl. Sympt. je nach Urs. des A. A.; **cave:** Schock (hypovolämisch bzw. septisch), Ileus (paralytisch bzw. gemischt), diffuse Peritonitis* (somat. Schmerz); typ. Sympt. können z. T. auch fehlen, abhängig z. B. von Lebensalter u. Begleiterkrankung bzw. Arzneimittelwirkungen. **Urs.:** topograph. Einteilung: s. Tab.; path. Einteilung: **1.** abdominal: **a)** Entz.: meist akute Appendizitis od. akute Cholezystitis (vgl. Akute Galle), neonatal: nekrotisierende Enterokolitis*; **b)** Obstruktion: z. B. mechan. Ileus od. akute Nephrolithiasis; **c)** Perforation: gastrointestinal z. B. bei gastroduodenalem Ulkus od. Divertikulitis; **d)** vaskulär (Thrombose, Embolie, Blutung): z. B. akuter Mesenterialgefäßverschluss od. Ruptur eines abdominalen Aortenaneurysmas; **e)** Trauma: Perforation bzw. Ruptur, z. B. Leberruptur, Milzruptur od. Aortenruptur; **2.** extraabdominal lokalisiert, z. B. thorakal (Akutes Koronarsyndrom, Lungenembolie u. a.); **3.** metabolisch (Urämie, Addison-Krise, ketoazidotisch diabetisches Koma, akute intermittierende Porphyrie u. a.), toxisch (z. B. Blei-Intoxikation), i. R. von Infektionen (z. B. Mononucleosis infectiosa), hämolytischer Krise, systemischer Vaskulitis (z. B. systemischer Lupus erythematodes, Polyarteriitis nodosa) u. a.; **Diagn.:** einschließl. dd Abklärung der Urs., schnellstmöglich; **1.** klin.: Lok. typischer Sympt. (s. Peritonismus; s. Tab.; Ausstrahlung: s. Head-Zonen), Schmerzqualität (z. B. typ. Kolik bei Choledocholithiasis), Patientenalter (z. B. Invagination od. Dünndarmvolvulus bei Säuglingen) u. Vorerkrankung (z. B. Diabetes mellitus, Ehlers-Danlos-Syndrom) bzw. evtl. Schwangerschaft (cave: atyp. Appendixlage inf. Verlagerung des Caecums; s. Appendicitis in graviditate); spez. körperl. Untersuchung (z. B. Murphy-Zeichen; Psoaszeichen, bei akuter Appendizitis positiv zus. mit positivem Blumberg-Zeichen, Rovsing-Zeichen, Obturatoriuszeichen u. a.; Kehr*-Zeichen; empfindl. Boas-Druckpunkt); **2.** labordiagn.: Nachweis von Entzündungsparametern (BSG beschleunigt, CRP-Konz. im Blut erhöht; vgl. Akute-Phase-Reaktion) einschließl. Blutbild sowie Bestimmung von Laktat (BGA), Glukose, Elektrolyten, Kreatinin (Nierendiagnostik), Gerinnungsparametern, Enzymdiagnostik (z. B. erhöhte Serumkonzentration von Lipase bei akuter Pankreatitis) im Blut u. Urinstatus; **3.** apparativ: Ultraschalldiagnostik*, Röntgendiagnostik (Abdomenübersicht, Thorax), CT (ggf. CT-Angiographie), EKG u. a.; **4.** ggf. op. Exploration; **Ther.:** stets dringlich; je nach Urs. meist primär op. (cave: Blitzeinleitung erforderlich), ggf. primär intensivmed.-internistisch (z. B. akute Pankreatitis ohne Komplikation).

Ak|zeleration (lat. accelerare beschleunigen) *f*: **1.** (engl.) *acceleration*; (anthrop.) Beschleunigung der körperl. Entwicklung bei Kindern mit Zunahme der Endgröße bei beiden Geschlechtern; in Mitteleuropa durchschnittl. Zunahme der Körperlänge* um 5–10 cm seit ca. 150 Jahren (**Wachstumsakzeleration**, kollektive Wachstumsbeschleunigung), in den letzten Jahren stagnierend; meist in Verbindung mit dem um 1–2 Jahre früheren Eintritt der Pubertät* (**Entwicklungsakzeleration**) in industrialisierten Ländern; **Urs.:** u. U. veränderte Ernährung u. erhöhte vegetative, endokrine u. zerebrale Reaktionsbereitschaft aufgrund von Einflüssen des städt. Lebens; **2.** (gebh.) in Abhängigkeit von Wehen (**periodische A.**) od. Kindsbewegungen auftretende Steigerung der fetalen Herzfrequenz im CTG* um mind. 15/min über Basalfrequenz*.

A|laktie *f*: Agalaktie*.

Albinismus (lat. albus weiß) *m*: (engl.) *albinism*; Sammelbez. für angeb. Störungen in der Biosynthese der Melanine; **Einteilung: 1. okulokutaner A.** (Abk. OCA): generalisierte, gänzl. mangelnde (Typ IA) od. mild ausgeprägte Hypopigmentierung von Haut, Haaren u. Iris; Prävalenz: 1:20 000; fast ausschließl. autosomal-rezessiver Erbgang; 14 Unterarten bekannt; **a) Typ I:** Mutation im Tyrosinase codierenden TYR-Gen (Tyrosinase-negativ; Genlocus 11q14–q21) ohne (Typ IA) od. mit (Typ IB) erhaltener Tyrosinase-Restaktivität; **b) Typ II** (syn. Albinoidismus): Genlocus 15q11.2–q12 (Tyrosinase-positiv); **c) Typ III:** Mutation von Tyrosinase-assoziiertem-Protein-1 (TYRP1-Gen; Genlocus 9p23); **d) Typ IV:** Mutation im MATP-Gen (Genlocus 5p13.2); Häufigkeit von Typ I u. II etwa gleich u. zusammen >99 % der Fälle; Sympt.: weißblonde Kopf- u. Körperbehaarung, hellrosa Haut u. Beteiligung der Augen; Typ IA: völliges Fehlen von Melanin u. Hautpigmentierung mit starker UV-Empfindlichkeit (Gefahr für Sonnenbrände, Lichtalterung, Hauttumoren), schwere Augensymptomatik, Sehnervschäden; bei Typ IB mildere Sympt., bei Typ IB u. Typ II dunkelt die Haut im Lauf der Jahre nach. Typ II (wie Typ IV): Nystagmus, reduzierte Sehkraft, Iris blaugrau bis lichtbraun, Haarfarbe (weiß, goldblond od. rot) dunkelt mit dem Alter nach, Hautfarbe dagegen weniger. Durch Sonnenexposition wird die Haut fleckig. Typ III: partieller A., Nystagmus, Strabismus, Haut ist weniger betroffen, retinale Pigmente sind vorhanden; Ther.: UV-Prophylaxe; rel. milde Hautsymptomatik bei Chediak-Higashi-Syndrom, Hermansky-Pudlak-Syndrom, Prader*-Willi-Syndrom; **2. okularer A.** (Abk. OA): angeb. Störung in der Melaninbiosynthese mit Melaninmangel v. a. in den Augen; X-chromosomal assoziierte Vererbung mit unterschiedl. Formen (OA-Typ I: Mutation im OA1-Gen mit Genlocus Xp22.3, OA-Typ II: Mutation im OA2-Gen mit Genlocus Xp11.4–p11.23; A.-Taubheit-Syndrom: Xq26.3–q27.1) sowie autosomal-rezessive Vererbung (Genlocus 6q13–q15); Sympt.: hellblaue od. rötl. Iris (Pigmentmangel von Retina u. Iris), Unterentwicklung der Macula lutea, Lichtscheu, Nystagmus u. verminderte Sehschärfe, erhöhter Anteil von im Chiasma opticum kreuzenden Sehnervenfasern, Störung im stereoskop. Sehen; Ther.: UV-Prophylaxe der Augen.

Albuginea (lat. albugo weißer Fleck) *f*: Kurzbez. für Tunica* albuginea.

Album-: Wortteil mit der Bedeutung das Weiße, Eiweiß; von lat. albumen.

Alcock-Kanal (Thomas A., Chir., London, 1784–1833; lat. canalis Kanal): (engl.) *Alcock's pudendal canal*; syn. Canalis pudendalis; Duplikatur der Fascia obturatoria in der Seitenwand der Fossa* ischioanalis; enthält die Vasa pudenda interna u. den N. pudendus. Vgl. Fascia pelvis.

Aldo|steron *n*: (engl.) *aldosterone*; 11β,18-Epoxy-18,21-dihydroxy-4-pregnen-3,20-dion; wichtigstes physiol. Mineralokortikoid der Nebennierenrinde.

Aldosteron-Ant|agonist (gr. ἀνταγωνιστής Gegner) *n*: (engl.) *aldosterone antagonist*; kompetitiver Hemmstoff von Aldosteron* am intrazellulären Mineralokortikoid-Rezeptor; **Wirkung:** (mit endogener Aldosteronkonzentration korrelierend) als mildes Diuretikum u. als Antihypertensivum durch Hemmung der natriumretinierenden u. kaliuretischen Wirkung von Aldosteron* am spätdistalen Tubulus u. an kortikalen Abschnitten der Sammelrohre; **Vertreter:** Spironolacton*, Kaliumcanrenoat; rel. selektiver A.-A.: Eplerenon; **Ind.:** Herzinsuffizienz od. Hyperaldosteronismus; **Kontraind.:** u. a. Niereninsuffizienz, Hyperkaliämie, Hypovolämie; **UAW:** u. a. Hyperkaliämie (daher im Allg. Komb. mit Thiazid- od. Schleifendiuretika), orthostat. Dysregulation, antiandrogen (z. B. Gynäkomastie).

Alexander-Adams-Operation *f*: nicht mehr gebräuchl. op. Verf. zur Lagekorrektur des Uterus ohne Eröffnen der Bauchhöhle. Vgl. Antefixatio uteri.

-algie: auch -algesie; Wortteil mit der Bedeutung Schmerz, Leid; von gr. ἄλγος.

Algo|pareunie (gr. πάρευνος Bettgefährte) *f*: Dyspareunie*.

A|libidinie *f*: s. Appetenzstörungen, sexuelle.

Alk|apton|urie (gr. ἅπτειν erfassen) *f*: (engl.) *alkaptonuria*; autosomal-rezessiv erbl. Anomalie des Aminosäurestoffwechsels (Genlocus 3q21–q23 mit vielen Mutationen); androtrope Erkr., bei der inf. verminderter od. fehlender Aktivität der Homo-

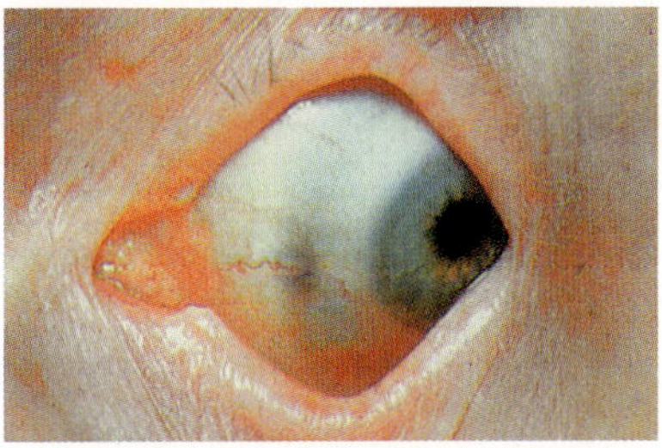

Alkaptonurie: Pigmentablagerungen in der Sklera [31]

gentisinat-1,2-dioxygenase (Abk. HGD) der Abbau von Tyrosin nur bis zur Homogentisinsäure erfolgt, die dann als ein bräunliches od. bläuliches Pigment im Bindegewebe abgelagert u. vermehrt im Urin ausgeschieden wird; **Häufigkeit:** regional unterschiedlich; 1:20 000–250 000; **Sympt.:** bei Säugling u. Kleinkind dunkle Verfärbung der Windel; Pigmentablagerung in bradytrophem Gewebe (Ochronose) führt initial zu schwärzl. Verfärbung von Nase, Ohren u. Augen (Lidknorpel, Sklera, Hornhautrandgebiete; s. Abb.); >30. Lj. inf. Degeneration der Gelenkknorpel Schwellung u. Bewegungseinschränkung der großen Gelenke u. der Wirbelsäule sowie Verkalkungen der Aorten- u. Mitralklappe u. der Koronararterien mit Aortenklappendilatation; Schweiß kann Bekleidung verfärben. **Diagn.:** heller, frischer Harn, der sich nach Alkalizusatz od. an frischer Luft dunkelbraun färbt; erhöhte Homogentisinsäure-Spiegel im Urin; **Ther.:** tyrosinarme Kost; Ascorbinsäure; 2-(2-Nitro-4-Trifluoromethylbenzoyl)-1,3-Cyclohexanedion (Abk. NTBC) zur Blockierung der Synthese von Homogentisinsäure.

Alkohol|embryo|feto|pathie *f*: (engl.) *alcohol embryofetopathy*; syn. embryofetales Alkoholsyndrom, Embryofetopathia alcoholica; Embryofetopathie* inf. mütterl. Alkoholkonsums in der Schwangerschaft; **Häufigkeit:** geschätzt 1–5:1000 Neugeborene; **Klin.:** intrauterine u. postnatale Wachstumsretardierung, Mikrozephalie, Schädelfehlbildung, typische Fazies mit breitem, kurzem Nasenrücken, kurzen Lidspalten, verstrichenem hohem Philtrum, schmalem Lippenrot u. Mandibularhypoplasie (s. Abb.), Ptosis, statomotor. u. geistige Retardierung mit bleibendem Intelligenzdefizit; häufig auch angeb. Herzfehler*, Fehlbildungen an Skelett, Genitale u. inneren Organen (Fibrose), selten Hirsutismus*.

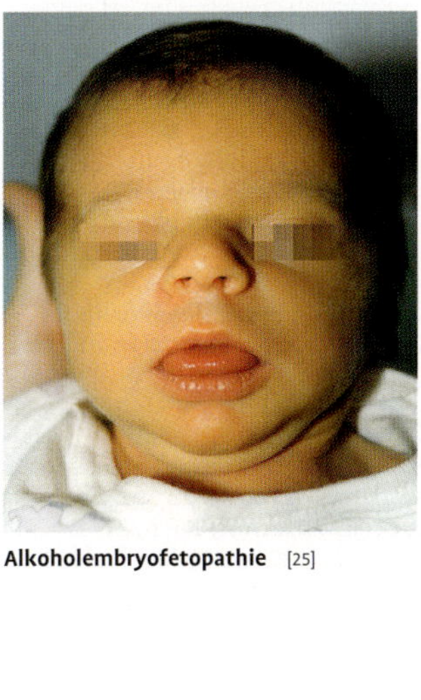

Alkoholembryofetopathie [25]

Alkohol|feto|pathie *f*: s. Alkoholembryofetopathie.

Alkohol|syn|drom, embryo|fetales *n*: Alkoholembryofetopathie*.

Allantois (gr. ἀλλᾶς, ἀλλᾶντος Wurst, Ballon) *f*: (engl.) *allantois*; (embryol.) etwa am 16. Tag entstehende blinde Ausstülpung des intraembryonalen Anteils des Dottersacks* in den Haftstiel am kaudalen Ende des Embryos, die sich z. T. zur embryonalen Kloake entwickelt; wird mit Vergrößerung der Blase zum Urachus*; aus den im Haftstielmesenchym entstehenden Allantoisgefäßen gehen die Plazentagefäße hervor.

Allen-Doisy-Test (Edgar A., amerikan. Endokrinologe, 1892–1943; Edward D., amerikan. Biochemiker, 1893–1986) *m*: (engl.) *Allen-Doisy test*; syn. Vaginalverhornungstest; nicht mehr angewendetes Verf. zur qualitativen u. semiquantitativen Bestimmung von Östrogenen; **Prinzip:** Östrogengabe bewirkt Verhornung des Vaginalepithels bei kastriertem weibl. Nagetier (Ratte, Maus); Abstrich positiv bei Nachw. von verhornten, kernlosen Oberflächenepithelzellen ohne Leukozyten.

Allen-Masters-Syn|drom (Willard M. A., Gyn., St. Louis, 1904–1993; William H. M., Gyn., St. Louis, 1915–2001) *n*: (engl.) *Allen-Masters syndrome*; Bez. für durch Schwangerschaft u. Geburt entstandene peritoneale Einrisse des Lig. latum uteri; **Sympt.:** abdominale u. Kreuzschmerzen, Dysmenorrhö*, Dyspareunie*.

Allo|im|mun|thrombo|zyto|penie, neo|natale und fetale *f*: (engl.) *neonatal and fetal alloimmune thrombocytopenia*; Thrombozytopenie inf. Inkompatibilität von fetalem u. mütterl. HPA-System; **Pathophysiol.:** Sensibilisierung der Mutter vor der 18. SSW mit IgG-Antikörperbildung (in 80 % Anti-HPA-1a, in 15 % Anti-HPA-5b); diaplazentarer Übertritt der IgG-Antikörper u. Abbau der fetalen Thrombozyten; Blutungsneigung beim Fetus (fetale Alloimmunthrombozytopenie, Abk. FAIT) bzw. Neugeborenen (neonatale Alloimmunthrombozytopenie, Abk. NAIT); **Häufigkeit:** Inzidenz klin. manifester Fälle: 1:2000 (–5000); **Klin.:** petechiale Blutungen, evtl. mit Ekchymosen u. Hämatomen (v. a. an mechan. belasteten Stellen), Melaena* neonatorum, blutige Aspiration (keine Hepatosplenomegalie); cave: intrazerebrale Blutung; u. U. bereits pränatal; **Diagn.:** Thrombozytopenie (Blutbild), thrombozytenspezif. Antikörper (z. B. MAIPA-Assay); **Ther.:** **1.** pränatal: bei Thrombozyten <30 000/μl Gabe von kompatiblem Thrombo-

A

zytapheresekonzentrat, Blutbestrahlung u. Ausschluss einer Zytomegalie-Virus-Infektion des Spenders (Zielwert: 300 000/μl); **2.** postnatal: bei Verdacht auf intrazerebrale Blutung bzw. Thrombozyten <30 000/μl Gabe von kompatiblen mütterl. od. homologen Thrombozyten, ggf. Immunglobuline.

Alopecia andro|genetica (gr. ἀλωπεκία Fuchsräude, Haarausfall) *f*: (engl.) *androgenetic alopecia*; Alopezie* inf. Haarverlusts (telogenes Effluvium) im Bereich der Kopfhaut aufgrund einer polygen erbl. erhöhten Androgenempfindlichkeit der Haarfollikel (erhöhte Anzahl der Androgen-Rezeptoren) bzw. einer Erhöhung des freien Testosterons im Blut; **Formen: 1. männl. Typ:** Beginn im frühen Erwachsenenalter, u. U. bereits in der Pubertät (Alopecia praematura), beiderseits frontotemporal; anfangs schnelle, später verlangsamte Ausdehnung über den Scheitelbereich u. Entstehung einer männl. Glatze (Calvities) mit Aussparung eines hinteren, seitl. Haarkranzes; **2. weibl. Typ:** Beginn später als beim Mann, meist nach dem Klimakterium; diffuse Lichtung im Scheitelbereich mit Aussparung eines frontalen Haarstreifens; **Ther.:** bei Männern: **1.** lokal Minoxidil in 5 %iger Lösung, 17α-Estradiol; **2.** system. 5α-Reduktase(Typ II)-Hemmer, z. B. Finasterid; **3.** u. U. Haartransplantation od. Reduktionsplastik der unbehaarten Kopfhaut; bei Frauen: **1.** lokal östrogenhaltige Haarwässer, 17α-Estradiol, Minoxidil in 2 %iger Lösung; **2.** system. Kombination aus Östrogenen u. Antiandrogenen.

Alopecia a|trophicans *f*: Pseudopelade* Brocq; s. Pseudopelade.

Alopecia climacterica *f*: (engl.) *climacteric alopecia*; Alopezie* durch Ausfall der Kopfhaare (telogenes Effluvium) bei Frauen im Klimakterium inf. hormonaler Veränderungen; vgl. Alopecia androgenetica.

Alopecia hereditaria *f*: (engl.) *patternal alopecia*; autosomal-dominant od. -rezessiv erbl. kongenitale Alopezie* od. meist totales Effluvium während der Kindheit; **Vork.:** als isolierter Defekt (z. B. Alopecia universalis congenita, syn. generalisierte Atrichie*, Genlocus 8p21.2), i. R. versch. Ektodermaldysplasie-Syndrome od. anderer genet. Krankheiten (u. a. Verhornungsstörungen, Hormonstoffwechselstörungen, Aplasia cutis congenita).

Alopecia post|partualis *f*: (engl.) *postpartum alopecia*; Alopezie* inf. Haarausfalls (telogenes Effluvium) 2–4 Mon. nach der Entbindung als Folge eines während der Schwangerschaft verminderten Haarwechsels; i. d. R. spontane Normalisierung nach einigen Monaten.

Alopecia prae|matura *f*: s. Alopecia androgenetica.

Alopezie *f*: (engl.) *alopecia*; Alopecia; Kahlheit als Folge eines vermehrten Haarausfalls (Effluvium capillorum); **Urs.: 1.** erbl.: Alopecia* hereditaria; **2.** erworben: pharmak. bzw. tox. induziert (s. Alopecia medicamentosa), hormonale Veränderungen (Alopecia climacteria, Alopecia postpartualis), Infektionskrankheiten (Mykosen, nekrotisierender Zoster, u. a.); **Einteilung:** nach Morphol. u. Pathophysiol.; **1.** herdförmige A.; **a)** vernarbend, z. B. bei Lichen ruber planus, Sarkoidose, Sclerodermia circumscripta, Lymphom; Endzustand: sog. Pseudopelade* Brocq; **b)** nichtvernarbend, z. B. Alopecia mechanica, Alopecia areata; **2.** diffuse A., z. B. telogenes Effluvium, Alopecia* androgenetica; **Diagn.:** Haarwurzelstatus, Phototrichogramm. Vgl. Atrichie.

Alpha-1-Anti|trypsin|mangel: (engl.) *alpha$_1$-antitrypsin deficiency*; syn. Laurell-Eriksson-Syndrom, Protease-Inhibitor-(Pi-)Mangel; autosomal-rezessiv erbl. Stoffwechselstörung inf. Polymorphismus des Protease-Inhibitors (s. Pi-System) Alpha-1-Antitrypsin (Pi^{ZZ}, Pi^{SZ}; Genlocus 14q32.1 mit sehr vielen Mutationen); **Häufigkeit:** 1 : 2500–5000; **Pathol.:** Proteolyse des Gewebes durch Proteasen v. a. aus neutrophilen Leukozyten; **Klin.:** bei schwerem A.-1-A. (meist Pi^{ZZ}) Hepatopathie mit Cholestase im Neugeborenenalter; in 10 % der Fälle Leberzirrhose im Kindesalter (infantile Leberzirrhose); bei Erwachsenen: obstruktives panlobuläres Lungenemphysem (bei Rauchern früher als bei Nichtrauchern), Hepatopathie mit späterer Leberzirrhose u. Entartungsneigung zum Leberzellkarzinom; Assoziation mit Vaskulitis u. Pannikulitis (s. Panniculitis nodularis non suppurativa febrilis et recidivans); **Ther.:** Tabakrauchinhalation vermeiden, Alpha-1-Antitrypsin-Substitution (Lunge), Leber- bzw. Lungentransplantation.

Alpha|feto|protein *n*: (engl.) *alpha fetoprotein*; Abk. AFP; einkettiges Glykoprotein (M_r ca. 70 000), das im Dottersack, in fetalen endodermalen Geweben u. Leber u. in Zellen des Verdauungstrakts (auch im Erwachsenenalter) produziert wird u. in der Serumelektrophorese mit der Alpha-1-Fraktion wandert; biol. HWZ 4–5 Tage; im fetalen Serum ab 4. SSW nachweisbar, Übertritt in Fruchtwasser durch fetalen Urin; physiol. erhöhte Serumkonzentration während Schwangerschaft (Schwangerschaftsprotein*) u. bei Säuglingen; **Bestimmung:** Immunoassay; **klin. Bedeutung: 1.** (während Schwangerschaft) pathol. erhöhte mütterl. Serumkonzentration bei fetalem Dysrhaphiesyndrom*; verminderte Serumkonzentration evtl. Hinweis auf fetales Down*-Syndrom (vgl. Triple-Test); **2.** (schwangerschaftsunabhängig) erhöhte Serumkonzentration bei Lebererkrankung (u. a. Hepatitis, Leberzirrhose, primäres Leberzellkarzinom), Keimzelltumor* (s. Tumormarker). Vgl. AChE-Test.

Alport-Syn|drom (Arthur C. A., Arzt, Südafrika, 1880–1959) *n*: (engl.) *Alport's syndrome*; syn. hereditäre Nephritis; X-chromosomal-dominant (85 %; Genlocus Xq22.3: COL4A5-Genmutation), autosomal-rezessiv (Genlocus 2q36–q37: COL4A3- od. COL4A4-Genmutation) od. selten autosomal-dominant erbl. Krankheit; **Klin.:** Hämaturie, Proteinurie, progressive Niereninsuffizienz, bilaterale Innenohrschwerhörigkeit, selten auch Augenfehlbildungen (Lenticonus anterior, Katarakt, Fundus albipunctatus); **Pathol.:** Glomerulopathie mit lamellierten, unregelmäßig verbreiterten Basalmembranen (Innenohr, Glomerula der Nieren) aufgrund fehlgebildeter Kollagenfasern Typ IV; **Diagn.:** Haut-, ggf. Nierenbiopsie; **Progn.:** v. a. bei Männern häufig terminale Niereninsuffizienz; **DD:** s. Makrothrombozytopenie, MYH9-assoziierte.

Alström-Syn|drom (Carl-Henry A., Psychiater, Stockholm, 1907–1993) *n*: (engl.) *Alström's syndrome*; sehr seltener, autosomal-rezessiv erbl. Symptomenkomplex mit fortschreitender atypischer Netzhautdegeneration, Innenohrtaubheit, Adipositas*, Hyperlipoproteinämie, Nierenfunktionsstörung u. Diabetes* mellitus.

Alvarez-Wellen (Walter C. A., Arzt, Minnesota, 1884–1978): s. Schwangerschaftswehen.

A|mastie *f*: (engl.) *amastia*; syn. Aplasia mammae; angeborenes ein- od. beidseitiges Fehlen der Brustdrüse bei fehlerhafter Entw. der Milchleiste*, evtl. kombiniert mit Fehlen der Mamille (Athelie); Menstruationszyklus* u. Konzeptionsfähigkeit sind normal; vereinzelt bei Müttern u. Töchtern in dominanter Erbfolge über mehrere Generationen beobachtet. Vgl. Hypomastie.

Amaurose, ek|lamptische *f*: (engl.) *eclamptic amaurosis*; Erlöschen des Sehvermögens als seltene Komplikation bei eklampt. Anfall (s. Eklampsie); **Urs.:** vermutl. generalisierter Arteriolenspasmus im ZNS.

Ambi|sexualität *f*: s. Bisexualität.

A|melie *f*: s. Dysmelie.

A|menor|rhö (gr. μοναт Monat) *f*: (engl.) *amenorrhea*; Ausbleiben der Menstruation*; **Formen: 1. physiologische** A. vor der Menarche, während Schwangerschaft u. Laktation (sog. Laktationsamenorrhö*) u. nach der Menopause; **2. pathologische** A.: **a)** primäre A.: Nichteintreten der Menstruation über das vollendete 15. Lj. hinaus; zu einem Drittel bedingt durch chromosomale Anomalien (z. B. Turner*-Syndrom, Swyer*-Syndrom, Trisomie* X), zu zwei Drittel durch org. Störungen wie genitale Fehlbildungen (Gynatresie*), Gonadendysgenesie*, Ovarialhypoplasie* u. Intersexualität*; **b)** sekundäre A.: Ausbleiben der Menstruation über einen Zeitraum von 3 Zykluslängen bei Oligomenorrhö sowie von mehr als 3 (–6) Mon. nach vorherigem normalem Verlauf des Menstruationszyklus* ohne Vorliegen einer Schwangerschaft; meist funktionelle Störung inf. hypothalamisch-hypophysärer Dys- od. Unterfunktion mit konsekutiver Ovarialinsuffizienz; **Urs.: 1.** zentral bedingt; **a)** hypothalamische A.: meist psychogen-psychoreaktiv inf. psychosomat. Funktionsstörungen bzw. Erkr. mit Hemmung der Gonadotropinfreisetzung (z. B. Notstandsamenorrhö, Anorexia* nervosa, Scheinschwangerschaft), auch rein funktionell bedingt (z. B. postpartale Amenorrhö*, Oversuppression-Syndrom nach Beendigung hormonaler Kontrazeption, Chiari*-Frommel-Syndrom), selten org. Ursache (z. B. Hirntumor, Entz., Trauma, Kallmann*-Syndrom); **b)** hypophysäre A.: i. d. R. organisch bedingt (z. B. Prolaktinom* u. a. Hypophysentumoren, Sheehan*-Syndrom); **2.** ovariell: funktionell (z. B. Ovarialinsuffizienz*) od. org. bedingt (z. B. Ovarialhypoplasie*, Ovarialtumoren*, polyzyst. Ovarien*); **3.** uterin: z. B. bei Uterusfehlbildung, intrauterinen Adhäsionen*; **4.** i. R. anderer Erkrankungen, insbes. der Nebennierenrinde (v. a. Addison*-Krankheit, adrenogenitales Syndrom*, Nebennierenrindentumor), Schilddrüse (Hypothyreose* u. Hyperthyreose*) u. bei Diabetes* mellitus; auch i. R. schwerer konsumierender Allgemeinerkrankungen; **5.** arzneimittelinduziert (in-

Amenorrhö Tab. 1
Diagnose und Ätiologie nach WHO

WHO-Gruppe	Diagnose	Ätiologie
I	hypogonadotrope Amenorrhö	hypothalamohypophysäre Insuffizienz
II	hypothalamohypophysäre Dysregulation (Amenorrhö, anovulatorische Oligomenorrhö)	Rückkopplungsstörung polyzystisches Ovarialsyndrom
III	hypergonadotrope Amenorrhö	Ovarialinsuffizienz, Gonadendysgenesie (chromosomal), hyposensitive Ovarien
IV	normogonadotrope Amenorrhö	Endometriumstörung, kongenitale Anomalien, intrauterine Adhäsionen
V	hyperprolaktinämische Amenorrhö	hypophysäres Prolaktinom, funktionell, pharmakologisch
VI	hyperprolaktinämische Amenorrhö	unbekannt (psychisch)
VII	hypogonadotrope Amenorrhö	hypothalamohypophysäre Insuffizienz infolge Tumor

A

Amenorrhö
Diagnostik und Therapie
Tab. 2

WHO-Gruppe	Gestagentest	Östrogen-Gestagen-Test	FSH	LH	Prolaktin	Therapie kausal	symptomatisch
I	negativ	positiv	niedrig bis normal	niedrig bis normal	normal	Gonadotropine, GnRH-Pumpe, Antiöstrogene	Östrogen-Gestagen-Zweiphasentherapie
II	positiv	positiv	normal	normal[1]/ erhöht[2]	normal	Antiöstrogene, GnRH-Pumpe, Kombination mit Gonadotropinen	evtl. Östrogen-Gestagen-Kombination; ggf. Spontanheilung
III	negativ	positiv	stark erhöht	mäßig erhöht	normal	evtl. Gonadotropine (wenn Follikel vorhanden)	Östrogen-Gestagen-Substitution
IV	negativ	negativ	normal	normal	normal	operativ, hochdosiert Östrogene	hochdosiert Östrogene, Östrogen-Gestagen-Zweiphasentherapie
V	negativ	positiv	niedrig bis normal	niedrig bis normal	erhöht	Prolaktinhemmer (Dopamin-Rezeptor-Agonisten), evtl. Operation	evtl. Östrogen-Gestagen-Substitution
VI	negativ	positiv	niedrig bis normal	niedrig bis normal	erhöht	Prolaktinhemmer (Dopamin-Rezeptor-Agonisten)	
VII	negativ	positiv	niedrig bis normal	niedrig bis normal	normal	Operation, Gonadotropine, GnRH-Pumpe	evtl. Östrogen-Gestagen-Substitution

[1] bei Rückkopplungsstörung;
[2] bei polyzystischem Ovarialsyndrom

tentionell od. UAW): z. B. durch Hormonpräparate, Phenothiazine, Reserpin, Sulpirid; **Einteilung:** nach WHO, s. Tab. 1; **Diagn.:** gyn. Untersuchung einschließlich Vaginalsonographie*, hormonale Diagn. zur Abklärung der endokrinen Urs. mit Gestagentest*, Östrogentest, Östrogen*-Gestagen-Test, Clomifentest* u. a. Stimulationstests, ggf. Bestimmung der Sexualhormone u. von Prolaktin im Serum; **Ther.:** s. Tab. 2; in Abhängigkeit von Urs. ggf. Östrogen-Gestagen-Substitution, Ovulationsinduktion*, stimulierende Ther. mit Gonadotropinen, Psychotherapie bzw. Behandlung der Grunderkrankung.

A|menor|rhoea traumatica *f*: s. Adhäsionen, intrauterine.

A|menor|rhö-Galaktor|rhö-Syn|drom *n*: s. Galaktorrhö-Amenorrhö-Syndrom.

A|menor|rhö, post|partale *f*: (engl.) *postpartum amenorrhea*; persistierendes Ausbleiben der Menstruation* über mehrere (meist >6) Mon. nach der Geburt als evtl. Zeichen einer Regulationsstörung des hypothalam.-hypophysären Regelkreises od. inf. intrauteriner Adhäsionen*; vgl. Chiari-Frommel-Syndrom; Sheehan-Syndrom; Amenorrhö.

Ametho|pterin *n*: Methotrexat*.

Amin|kolpitis *f*: s. Vaginose, bakterielle.

Amino|gluthet|imid (INN) *n*: (engl.) *aminogluthetimide*; nicht mehr im Handel befindl. Aromatase*-Hemmer der 1. Generation; **Wirkung:** u. a. Hemmung der adrenalen Steroidhormon-Synthese (funkt. Adrenalektomie).

Amnion (gr. ἀμνίον Schafhaut, Haut um die Leibesfrucht) *n*: (engl.) *amnion*; (embryol.) im Stadium der zweiblättrigen Keimscheibe* zwischen Trophoblast* u. Ektoderm entstehende Zellschicht, die zusammen mit Ektoderm des Keims die Amnionhöhle bildet; stülpt sich während der weiteren Embryogenese von dorsal nach ventral über späteren Embryo u. bildet so innerste der Eihäute*; Amnionzellen sezernieren Fruchtwasser*.

Amnion|flüssigkeit: s. Fruchtwasser.

Amnion|in|fektions|syn|drom *n*: (engl.) *amniotic infection syndrome*; Abk. AIS; syn. Chorioamnionitis; unspezif. Infektion der Fruchthöhle, Plazenta, Eihäute u. evtl. des Fetus während Schwangerschaft od. Geburt; **Vork.:** bes. bei vorzeitigem Blasensprung u. protrahiertem Geburtsverlauf; **Ätiol.:** aszendierende Infektion aus Geburtswegen v. a. mit aeroben u. anaeroben Bakt. (v. a. E. coli, Streptococcus faecalis, betahämolysierende Streptokokken, Mycoplasma*, selten Chlamydien, Gonokokken); **Sympt.:** Fieber u. Leukozytose, Anstieg des CRP, fötid riechendes Fruchtwasser; bei Erkr. des Kindes (nicht regelmäßig) fetale Tachykardie*; **Kompl.:** Puerperalfieber* u. Gefährdung des Neugeborenen (evtl. Allgemeininfektion bis Sepsis; u. U. frühkindlicher Hirnschaden*); **Ther.:** i. v. Antibiotika, engmaschige Kontrolle der Vital- u. Laborparameter der Mutter u. CTG; ggf. Beendigung der Schwangerschaft (vor 22. SSW Schwangerschaftsabbruch; ab extrauteriner Lebensfähigkeit Schnittentbindung, ggf. nach vorheriger Lungenreifeinduktion*).

Amnion|in|fusion (lat. infundere, infusus hineingießen) *f*: (engl.) *amnioinfusion*; Auffüllen eines Anhydramnions* mit physiol. Kochsalzlösung durch transabdominale Amniozentese*; **Ind.:** **1.** Verbesserung der Untersuchungsbedingungen für Pränataldiagnostik*; **2.** Versuch der Vermeidung von Gelenkversteifungen u. Lungenhypoplasie des Fetus; **3.** Ausschluss eines vorzeitigen Blasensprungs* (Farbstoff markiert).

Amnion|in|fusions|syn|drom *n*: Fruchtwasserembolie*.

Amnionitis *f*: (engl.) *amnionitis*; entzündl. Veränderung des Amnions bei Amnioninfektionssyndrom*.

Amnion|nabel: s. Nabelanomalie.

Amnion|punktion *f*: Amniozentese*.

Amnio|skop *n*: (engl.) *amnioscope*; durch Vagina u. partiell eröffneten Zervikalkanal eingeführtes röhrenförmiges Instrument aus Metall od. Kunststoff, ggf. mit Lichtquelle; **Anw.:** **1.** zum kontrollierten Eröffnen der Fruchtblase unter der Geburt (Amniotomie*); **2.** zur Fetalblutuntersuchung* sub partu; **3.** historisch zur Amnioskopie*.

Amnio|skopie *f*: (engl.) *amnioscopy*; Fruchtwasserspiegelung; historisches Verf. zur opt. Beurteilung des Fruchtwassers* am unteren Eipol durch die intakten Eihäute mit einem durch Vagina u. Zervix eingeführten Amnioskop; ersetzt durch CTG* u. Doppler*-Sonographie.

Amniotic-fluid-In|dex (lat. index Anzeiger) *m*: (engl.) *amniotic fluid index*; Abk. AFI; Maß zur Beurteilung der Menge an Fruchtwasser* im letzten Drittel der Schwangerschaft; **Bestimmung:** Addition der sonographisch bestimmten ventro-dorsalen Ausdehnung des jeweils größten Fruchtwasserdepots in den 4 Quadranten der Cavitas uteri; **Referenzbereich:** 8–18 cm; Hydramnion*: >18 cm, Oligohydramnion*: 5–8 cm, Anhydramnion*: <5 cm. Vgl. Fruchtwasserdiagnostik.

Amnio|tomie *f*: (engl.) *amniotomy*; sog. Blasensprengung; vaginale Eröffnung der Fruchtblase* mit Spezialinstrument od. Klemme; **Ind.:** Geburtseinleitung od. -beschleunigung, unter der Geburt zur Beurteilung des Fruchtwassers* (z. B. Verfärbung, Blutbeimengung), vor intrauterinem Eingriff; **Kompl.:** Nabelschnurvorfall (wenn fetaler Kopf noch nicht fest im Becken), Amnioninfektionssyndrom*. Vgl. Amnioskop.

Amnio|zentese *f*: (engl.) *amniocentesis*; syn. Amnionpunktion; Fruchtwasserpunktion; Punktion der Amnionhöhle zur Gewinnung von Fruchtwasser*; meist transabdominal (durch die Bauchdecken der Mutter, s. Abb.) od. transzervikal (bei Geburtsbeginn durch den Zervikalkanal); **Ind.:** **1.** (diagn.) zur Fruchtwasserdiagnostik* i. R. der Pränataldiagnostik* ab 15. SSW; ggf. auch Frühamniozentese vor 15. SSW mit erhöhtem Komplikationsrisiko (s. u.); **2.** (therap.) **a)** Amnioninfusion*; **b)** Entlastungspunktion, z. B. bei Hydramnion* od. fetofetalem Transfusionssyndrom*; **Kompl.:** Abort (Risiko ca. 0,01 %), vorzeitiger Blasensprung, vaginale Blutung, Infektion; Verletzung des Fetus.

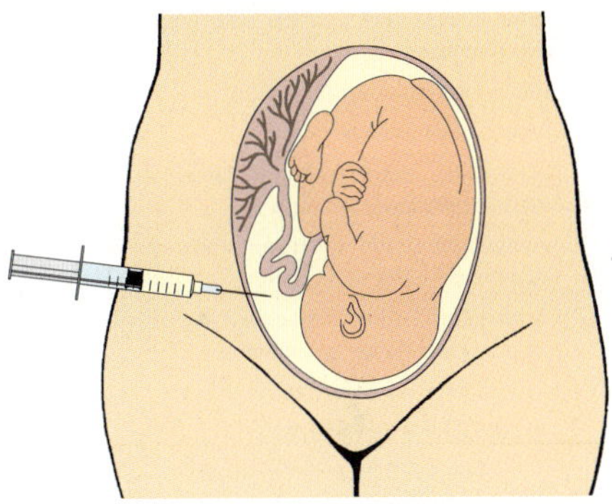

Amniozentese: transabdominaler Zugang

An-: auch A-; Wortteil mit der Bedeutung Un-, -los, -leer; von gr. ἀ (privativum).

Anabolika (gr. ἀναβάλλειν aufwerfen) *fpl*: (engl.) *anabolics*; Substanzen, die eine positive Stickstoffbilanz erzielen u. Wachstumsprozesse beschleunigen; **Einteilung:** **1.** A. i. e. S.: von Androgenen* abgeleitete (anabole) Steroide*, z. B. Nandrolon, Metenolon, Prasteron (häufig zum Muskelaufbau missbraucht: s. Doping); **2.** Aromatase*-Hemmer; **3.** Betasympathomimetika, z. B. Clenbuterol; **Ind.:** anabole Steroide in Deutschland nur bei aplastischer Anämie zugelassen; **Kontraind.:** Schwangerschaft, Prostatakarzinom, Leberfunktionsstörung; **UAW:** Virilisierung bei Frauen, Hodenatrophie u. Azoospermie bei Männern, Leberfunktionsstörung, Aggressivität.

An|ämie (gr. ἀν- -los, -leer; αἷμα Blut) *f*: (engl.) *anemia*; sog. Blutarmut; Verminderung der Hämoglobinkonzentration im Blut unter den altersentspre-

Anämie Tab. 1
Definition nach WHO

Patientengruppe	Hämoglobinwert
Kinder	
6 Monate bis 6. Lj.	<11 g/dl
7–14 Lj.	<12 g/dl
Erwachsene	
Männer >15 Jahre	<13 g/dl
Frauen >15 Jahre	<12 g/dl
Schwangere	<11 g/dl

Anämie Tab. 2
Einteilung nach der Pathogenese

Anämien durch übermäßigen Blutverlust

- akute Blutungsanämie
- chronische Blutungsanämie

Anämien infolge verminderter oder ineffektiver Erythrozytopoese

- hypochrome mikrozytäre Anämien
  - Eisenmangelanämie
  - Anämie bei Eisentransportstörungen durch Atransferrinämie
  - Anämie bei Eisenverwertungsstörungen (sideroachrestische Anämie)
  - Anämie bei Eisenwiederverwertungsstörungen infolge chronischer Krankheiten
- normochrome normozytäre Anämien
  - hypoproliferative Anämie
    - Anämie bei Nierenerkrankungen (renale Anämie)
    - Anämie bei Endokrinopathien (Myxödem) und Hypophysenunterfunktion
    - Anämie bei Eiweißmangel (Eiweißmangelanämie)
  - hypoplastische oder aplastische Anämie
  - Anämie bei Erkrankungen des hämatopoetischen Systems
  - megaloblastäre Anämien
    - Anämie durch Vitamin-B_{12}-Mangel (perniziöse Anämie)
    - Anämie durch Folsäuremangel (Behandlung mit Folsäure-Antagonisten)
  - Anämie durch Ascorbinsäure-Mangel
  - Anämie bei chronischer Erkrankung (Abk. ACD für engl. anemia of chronic disease)

Anämien infolge übermäßigen Erythrozytenabbaus (hämolytische Anämien)

- hämolytische Anämien durch vorwiegend extraerythrozytäre Störungen
  - Anämie infolge Hyperaktivität des Monozyten-Makrophagen-Systems
  - Anämie infolge Hypersplenismus, Splenomegalie
  - immunhämolytische Anämie
    - immunologisch bedingte hämolytische Anämie
    - autoimmunhämolytische Anämie
      - durch Wärmeantikörper
      - durch Kälteantikörper
        - Kälteagglutininkrankheit
        - paroxysmale Kältehämoglobinurie
  - Anämie infolge mechanischer Schädigungen der Erythrozyten
    - traumatische hämolytische Anämie (mikroangiopathische hämolytische Anämie)
    - Hämolyse durch Infektionserreger
- hämolytische Anämien durch vorwiegend intraerythrozytäre Defekte
  - Anämien durch Veränderungen an der Erythrozytenmembran
    - angeborene Erythrozytenmembrandefekte
      - erythropoetische Porphyrie
      - hereditäre Sphärozytose
      - hereditäre Elliptozytose
    - erworbene Erythrozytenmembrandefekte
      - Stomatozytose
      - Anämie infolge Hypophosphatämie
      - paroxysmale nächtliche Hämoglobinurie (durch Komplementaktivierung)
  - Anämien infolge Störungen des Erythrozytenstoffwechsels bei angeborenen Erythrozytenenzymopathien
    - Defekte der Glykolyse
    - Defekte des Pentosephosphatwegs (Glukose-6-phosphat-Dehydrogenasemangel)
  - Anämien durch genetische Hämoglobinvarianten und Hämoglobinsynthesestörungen (Hämoglobinopathien)
    - Sichelzellenanämie
    - Hämoglobin-C-Krankheit
    - Hämoglobin-S-C-Krankheit
    - Hämoglobin-E-Krankheit
    - Thalassämien
      - Hämoglobin-S-Betathalassämie

chenden u. geschlechtsspezif. Referenzbereich (s. Tab. 1); häufig mit Verminderung von Erythrozytenzahl u./od. Hämatokrit (s. Blutbild), i. R. der A.-Diagnostik gleichzeitige Bestimmung aller 3 Parameter (nicht immer gleichsinnig verändert); cave: Hämoglobinkonzentration im Blut bei A. mit akutem starkem Blutverlust initial z. T. falsch hoch, bei hypertoner Dehydratation falsch hoch (Pseudoglobulie), bei Hydrämie falsch niedrig (Pseudoanämie); **Einteilung: 1.** nach Morphol. u. Hämoglobingehalt: durch Berechnung der Erythrozytenindizes (MCV, MCH, MCHC) in mikro-, normo- od. makrozytär, hypo-, normo- od. hyperchrom; ergibt in Verbindung mit Retikulozytenzahl Hinweis auf Path.; **2.** nach Ätiol.: z. B. Mangelanämie, posthämorrhag. A., Schwangerschaftsanämie*, Anämie bei chron. Erkrankung; **3.** nach Path.: s. Tab. 2; **Klin.:** bei akuter Entw. (z. B. Blutverlust) Sympt. des Schocks; bei chron. Entw. oft langsam progredienter Verlauf mit Leistungsbeeinträchtigung, Müdigkeit, Depression, Ruhe- u. Belastungsdyspnoe, Tachykardie, großer Pulsamplitude u. funkt. systol. Herzgeräusch, selten Angina pectoris, Claudicatio intermittens u. Zeichen einer Herzinsuffizienz inf. reduzierten art. Sauerstoffgehalts (anäm. Hypoxie); vgl. Sauerstoffkapazität.

An|ämie, fetale *f*: (engl.) *fetal anemia*; intrauterine Anämie des Fetus; **Urs.:** Blutgruppeninkompatibilität* (Rh-, ABNull-Inkompatibilität), Blutverlust inf. fetomaternalem od. fetofetalem Transfusionssyndrom*, Pränatalinfektion (z. B. Parvovirus B19, Zytomegalie-Virus); **Kompl.:** bei schwerer f. A. (Hb <8g/dl) Hydrops fetalis; **Diagn.:** Bestimmung der Blutgruppenantikörper; Ultraschalldiagnostik (fetale Aszites, Hydrops fetalis); Doppler-Sonographie der fetalen A. cerebri media (erhöhte max. Blutflussgeschwindigkeit); Chordozentese* (Hb-Bestimmung); **Ther.:** ggf. Bluttransfusion per Chordozentese (transfusionpflichtige Anämie ab Anstieg der Blutflussgeschwindigkeit in der A. cerebri media um das 1,5-fache des Medians); >34.–35. SSW Entbindung.

Anal-: Wortteil mit der Bedeutung zum After gehörend, den After betreffend; von lat. anus.

Anal|a|tresie (gr. ἄτρητος ohne Öffnung) *f*: s. Fehlbildung, anorektale.

Anal|ek|zem *n*: (engl.) *anal eczema*; akute bis chron. Dermatitis im Analbereich, meist mit Juckreiz; **Urs.:** Hämorrhoiden mit Begleitproktitis, Candidose, Analprolaps, Proktitis, Analfistel, chron. Enteritis, Enterobiasis, Kontaktallergie gegen Salben u. a.; prädisponierend ist auch ein besonders tief eingezogener Anus. **Ther.:** Behandlung der Urs., Analhygiene, Analfalte trocken halten; **DD:** u. a. Psoriasis, extramammäre Paget*-Krankheit.

Anal|falten, hyper|trophe: s. Marisken.

Anal|fistel *f*: (engl.) *anal fistula*; syn. Fistula ani; Anorektalfistel; **Einteilung: 1.** in komplette A. (führt von der Darmschleimhaut zur äußeren Haut) u. inkomplette A. mit nur einer Mündung, als äußere (Mündung nach der Hautseite) od. innere Fistel (Mündung nur nach der Schleimhautseite); **2.** in subkutane, intersphinktäre sowie ischio- u. pelvirektale A. (s. Abb. 1 u. 2); **Urs.:** meist proktodeale Infektion mit perianalem Abszess, seltener Enteritis regionalis Crohn, Colitis ulcerosa, Diabetes mellitus; **Sympt.:** Nässen, Pruritus ani, Inkontinenz; **Diagn.:** Sondierung, Fisteldarstellung, Rektoskopie; **Ther.:** op., falls mögl. einzeitige Fistelspaltung bzw. -exzision, ggf. sog. Setong-Ligatur zur Gewährleistung des Sekretablaufs. Vgl. Darmfistel; Goodsall-Regel.

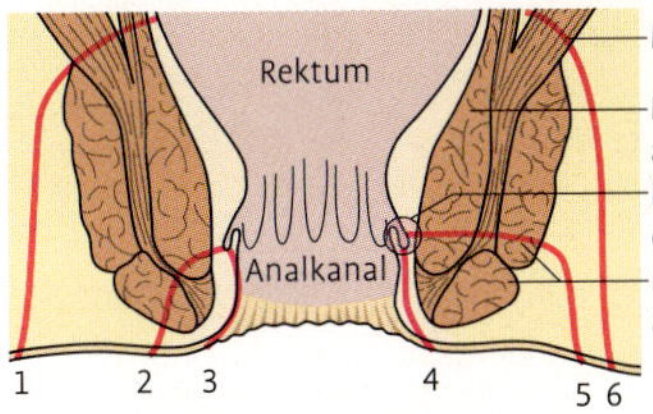

Analfistel Abb. 1: 1: komplette pelvirektale (extrasphinktäre) A.; 2: komplette intermuskuläre (intersphinktäre) A.; 3: komplette subkutane A.; 4: inkomplette subkutane A.; 5: komplette ischiorektale (transsphinktäre) A.; 6: inkomplette pelvirektale A.

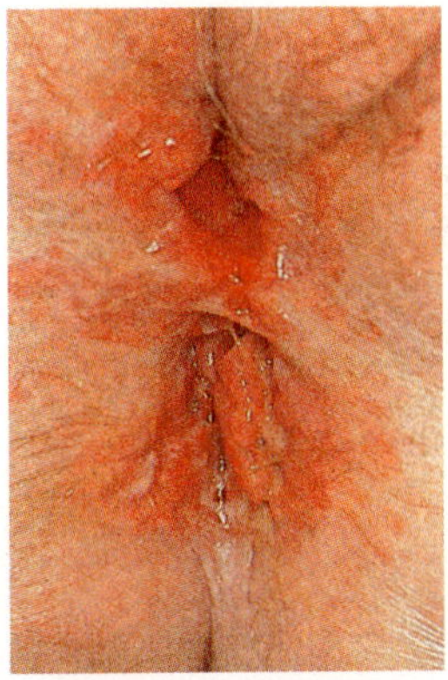

Analfistel Abb. 2 [1]

Anal|prolaps *m*: (engl.) *anal prolapse*; Vorfall der Analschleimhaut; **Urs.:** Hämorrhoiden* 3. u. 4. Grades, Analsphinkterschwäche, mangelnde Fixation der Analhaut auf dem Schließmuskel; **Klin.:** Schleimhautvorfall mit typ. radiärer Schleimhautfältelung (s. Abb.), Pruritus ani, Stuhlinkontinenz; **Ther.:** bes. im Kindesalter Sklerosierungstherapie, sonst Hämorrhoidektomie. Vgl. Rektumprolaps.

Anal|pruritus (lat. prurire jucken) *m*: s. Pruritus ani.

Anal|rhagaden (gr. ῥαγάς, ῥαγάδος Riss) *fpl*: (engl.) *anal fissures*; oberflächl., strichförmige, meist radiär zum Anus verlaufende, oft schmerzende, bren-

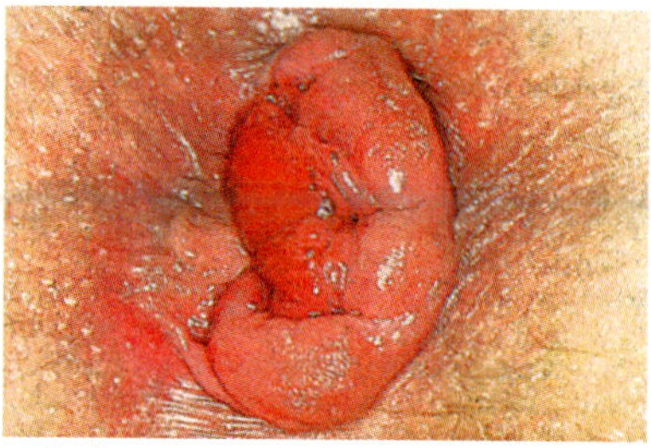

Analprolaps [1]

nende u. juckende Epitheldefekte; nicht selten in Komb. mit Analekzem, Hämorrhoiden od. Pilzinfektionen (v. a. Candidose); **DD:** Analfissur.

Anal|stenose *f*: s. Fehlbildung, anorektale.

Anal|verkehr: (engl.) *anal sex*; anogenitaler Geschlechtsverkehr* mit Einführen des Penis in den Anus.

Ana|mnese (gr. ἀνάμνησις Erinnerung) *f*: (engl.) *anamnesis*; Krankengeschichte; Vorgeschichte einer Erkrankung; ermöglicht zusammen mit klin. Untersuchung in ca. 70 % Stellung der Diagnose; **Formen: 1.** Eigenanamnese: Erhebung durch Gespräch mit Pat.; **2.** Fremdanamnese: Erhebung indirekt, z. B. durch Gespräch mit Angehörigen des Pat.; **Einteilung:** nach zeitl. Ablauf (möglichst standardisiert, um möglichst alle krankheitsrelevanten Informationen zu erhalten); z. B. **1.** allgemeine Patientendaten (z. B. Alter); **2.** aktuelle Symptome: Lokalisation (ggf. Ausstrahlung), Qualität, Intensität, Beginn, Verlauf, Begleitzeichen, beeinflussende Faktoren; **3.** Organsysteme (systemat.): kardiovaskulär, respirator., gastrointestinal, urogenital, Immunsystem, Blutgerinnung (s. Blutungsanamnese), Nervensystem, u. a.; **4.** Arzneimittel (sog. Arzneimittelanamnese); **5.** spez. Vorgeschichte: z. B. Krankheiten, Op., Unfälle;; gynäkologische Anamnese (Menarche, Menopause, Menstruationszyklus, Schwangerschaften); **6.** Familienanamnese (z. B. Krankheiten in Verwandtschaft); **7.** Sozialanamnese, Arbeitsanamnese (Beruf, Schichtdienst u. a.). Vgl. Prämedikation; Allgemeinmedizin.

Ana|plasie *f*: (engl.) *anaplasia*; Übergang höher differenzierter Zellen in weniger differenzierte; vgl. Metaplasie; Prosoplasie.

Anastrozol (INN) *n*: (engl.) *anastrozole*; Aromatase*-Hemmer p. o.; **Ind.:** Mammakarzinom* bei Frauen in der Postmenopause: bei fortgeschrittenenem Mammakarzinom u. bei nicht fortgeschrittenem, Östrogen-Rezeptor-positivem Mammakarzinom (adjuvante Ther., auch nach Vorbehandlung mit Tamoxifen); **Kontraind.:** schwere Leber- u. Nierenfunktionsstörung, Prämenopause, Schwangerschaft u. Stillzeit; **UAW:** u. a. Hitzewallungen, Verringerung der Knochendichte bzw. Osteoporose.

Andro-: Wortteil mit der Bedeutung Mann; von gr. ἀνήϱ, ἀνδϱός.

Andro|blastom *n*: (engl.) *androblastoma*; seltener, aus unreif gebliebenem bzw. männl. angelegtem Keimepithel hervorgehender Keimstrangtumor; z. T. hormonproduzierend, überwiegend Androgene* (ca. 10–20 % der A.), seltener Östrogene*; **Vork.:** v. a. zwischen 20. u. 30. Lj., nur 10 % nach 45. Lj.; **Lok.:** Hoden, Ovar (meist einseitig); **Einteilung:** nach Ursprungsgewebe in Leydig-Zelltumoren, Sertoli-Zelltumoren, Sertoli-Leydig-Zelltumoren; **Pathol.:** von sexuell differenzierten Zellen des Gonadenstromas (Leydig-Zwischenzellen, Sertoli-Zellen, Thekazellen, luteinisierte u. enzymaktive Stromazellen) ausgehend; versch. Reifegrade; gut differenzierte Formen bestehen aus tubulär angeordneten Sertoli-Zellen mit dazwischenliegenden Gruppen großer amphophiler Zellen ähnl. Leydig-Zwischenzellen; in ca. 10 % Reinke*-Kristalle nachweisbar; maligne Entartung v. a. undifferenzierter Formen möglich (ca. 10 % der A.); **Sympt.:** abhängig von Hormonproduktion; bei Hyperandrogenämie Virilisierung* weibl. Pat., bei Jungen evtl. Pseudopubertas* praecox (v. a. bei Leydig-Zelltumoren); bei Sertoli-Zelltumoren meist Hyperöstrogenismus; bei Sertoli-Leydig-Zelltumoren in 50–80 % Virilisierung (bei hoch differenzierten Tumorformen seltener als bei weniger differenzierten); **Ther.:** op. Entfernung (bei Frauen unter Erhalt von Uterus u. kontralateralem Ovar); **Progn.:** bei wenig differenziertem Tumor in 7–27 % lokales Rezidiv u./od. Metastasen; **DD:** adrenogenitales Syndrom*. Vgl. Ovarialtumoren; Hodentumoren.

Andro|gene *n pl*: (engl.) *androgens*; Sammelbez. für männl. Sexualhormone* (C19-Steroidhormone*), v. a. Testosteron (höchste Serumkonzentration) u. seine Metaboliten 5α-Dihydrotestosteron (wirksame Form), Androstendion u. Androsteron; im Blut zu ca. 98 % an SHBG* gebunden; physiol. HWZ ca. 12 Min.; **Biosynthese:** in Hoden (Leydig-Zwischenzellen), Nebennierenrinde u. in kleiner Menge im Ovar; **Regulation:** durch LH* (s. Hormon-Rezeptoren, Hypothalamus-Hypophysen-System); **Abbau:** zu 80 % in der Leber sowie in Haut u. Prostata; renale Ausscheidung v. a. in Form der 17-Ketosteroide* Androsteron* u. Etiocholanolon bzw. nach Glukuronierung, bei Kindern in sulfatierter Form; **Wirkung:** s. Tab.; **klin. Bedeutung:** s. Hyperandrogenämie; Androgenmangel: s. Hypogonadismus; Altershypogonadismus des Mannes.

Andro|genisierung: (engl.) *androgenisation*; Sammelbez. für Folgen verstärkter Wirkung von Androgenen*; **Urs.:** erhöhte periphere Umsetzung von Androgenvorstufen, Sensitivität der Zielorgane, Androgenbiosynthese in Ovar u. Nebennierenrinde, verminderte Androgenbindung an Serumproteine, iatrogener Einfluss, Doping; **Klin.:** Virilisierung*, Makulinisierung, Defeminisierung*; s. Tab.; **Diagn.:** Bestimmung von Testosteron u. DHEAS

Androgene
Physiologische Wirkungen

Funktion, Organ	Wirkung
Stoffwechsel	allgemein: anabole Wirkung durch vermehrte Nukleinsäure- und Proteinsynthese in Zielorganen: Stimulation spezifischer Stoffwechselleistungen
männliches Genitale	Beeinflussung der Ausbildung von Penis, Samenleiter, Samenblase und Prostata Förderung bestimmter Stadien der Spermatogenese
Haut, Haare	Ausbildung des virilen Behaarungstyps (bei Frauen evtl. Hirsutismus) Beeinflussung von Acne vulgaris u. a. Hauterkrankungen
Skelett	in niedriger Dosis: Proliferation des epiphysären Knorpels, Förderung des Längenwachstums in höherer Dosis: Schluss der Epiphysenfugen und Kalzifizierung
Zentralnervensystem	Rückkopplung auf die hypophysäre Gonadotropinsekretion
Enzyme	Expression geschlechtsspezifischer Enzymmuster in verschiedenen Organen und Beeinflussung der Differenzierung des Sexualzentrums in der Embryonalperiode und postnatal

Androgenisierung
Formen

Defeminisierung
- Sterilität
- anovulatorische Zyklen
- dysfunktionelle Blutung
- Amenorrhö
- Uterusatrophie
- Mammaatrophie

Maskulinisierung
- Seborrhö
- Akne
- Hirsutismus
- Alopezie
- leichte Stimmveränderungen

Virilisierung
- Hirsutismus
- Klitorishypertrophie
- Muskelhypertrophie
- männliche Sprech- und Singstimme
- Glatzenbildung
- männliche Gesichtszüge
- männlicher Habitus

(s. Dehydroepiandrosteron) im Serum zum Ausschluss von androgenproduzierenden Tumoren od. adrenogenitalem Syndrom*; **Ther.:** symptomat. mit Antiandrogenen*.

Andro|gen|re|sistenz (lat. resistere widerstehen) *f*: (engl.) *androgen insensitivity syndrome (Abk. AIS)*; früher testikuläre Feminisierung; Form der sexuellen Differenzierungsstörung* mit normalem XY-Karyotyp; **Ätiol.:** Mutation des Androgen-Rezeptor-Gens (Genlocus Xq11–q12); **Formen: 1. komplette A.** (Abk. CAIS für engl. complete androgen insensitivity syndrome; syn. Hairless-woman-Syndrom): vollständige Resistenz der Androgen-Rezeptoren in den Endorganen bei normaler Testosteronkonzentration im Serum; Klin.: weibl. Habitus mit normaler Brustentwicklung, weibl. äußerem Genitale (blind endende Vagina, Fehlen von Uterus, Tuben u. Ovar) u. fehlender Sekundärbehaarung; Abdominal- od. Inguinalhoden ohne Spermatogenese; häufig Leistenhernie; psych. Geschlecht weiblich; **2. partielle A.** (Abk. PAIS für engl. partial androgen insensitivity syndrome; syn. Reifenstein-Syndrom): Entw. eines intersexuellen Genitales mit Hypospadie, kleinen Hoden u. Hodenatrophie durch inkomplette Resistenz der Androgen-Rezeptoren; in der Pubertät Ausbildung einer Gynäkomastie, spärliche Sekundärbehaarung.

Andro|gynie *f*: (engl.) *androgyny*; (sexol.) auf beide Geschlechter anwendbare Bez. für eine uneindeutig gemischte Ausprägung von Merkmalen, die als typ. männlich bzw. weiblich gelten;
(klin.) veraltete Bez. für Vorhandensein des weibl. Genitale* u. der sekundären Geschlechtsmerkmale* bei Individuen mit männl. chromosomalem Geschlecht; Gegensatz: Gynandrie; vgl. Differenzierungsstörung, sexuelle.

Andro|logie *f*: (engl.) *andrology*; Männer(heil)kunde; Lehre von Bau u. Funktion des männl. Genitales, hauptsächl. in Bezug auf die Zeugungs- u. Fortpflanzungsfähigkeit u. deren Störungen; androl. Untersuchung umfasst Sexualanamnese, Beurteilung des Körperbaus u. Behaarungsmusters, morphol. u. funktionelle Untersuchung der Genitalorgane, Bestimmung der Basiswerte von Testosteron, LH u. FSH sowie evtl. dynam. Hormontests, Spermauntersuchung*, Karyogramm* mit Bestimmung des Kerngeschlechts u. Hodenbiopsie* mit histol. Untersuchung.

Andro|stendion *n*: (engl.) *androstenedione*; 4-Androsten-3,17-dion; schwach androgenes Steroidhormon*, das in geringer Menge in Nebennierenrinde u. Ovar durch Reduktion von Dehydroepiandrosteron* entsteht; kann im peripheren Fettgewebe, bes. bei primärem polyzystischem Ovarialsyndrom*, im Klimakterium* u. durch best. Karzinome zu Estron* metabolisiert werden. Vgl. Androgene.

Andro|steron *n*: (engl.) *androsterone*; 3α-Hydroxy-5α-androstan-17-on; Metabolit beim Abbau von Testosteron*; vgl. Androgene.

Andro|tropie *f*: (engl.) *androtropism*; syn. Androtropismus; gehäuftes Vork. bestimmter Krankheiten u. (erbl.) Syndrome bei Männern; vgl. Gynäkotropie.

An|e|jakulation *f*: Aspermie*.

An|enzephalie *f*: (engl.) *anencephaly*; schwerstes Form des Dysrhaphiesyndroms* mit Akranie* u. Fehlen od. Degeneration von Teilen des Gehirns inf. ausbleibenden Verschlusses des Neuralrohrs in der Gehirnregion (Neuroporus anterior); fast immer kombiniert mit Spaltbildung im Zervikalbereich; wegen fehlender Reflexmechanismen für den Schluckakt meist Hydramnion* in den letzten beiden Schwangerschaftsmonaten; **Häufigkeit:** ca. 1:1000 Lebendgeborene; Gynäkotropie*; **Progn.:** Lebenserwartung wenige Stunden bis Tage.

An|eu|ploidie *f*: (engl.) *aneuploidy*; Abweichung vom euploiden Chromosomensatz (s. Euploidie), bei der einzelne Chromosomen nicht in normaler Anzahl vorhanden sind (numerische Chromosomenaberration*); **Formen:** z. B. Nullisomie (Fehlen eines homologen Chromosomenpaars), Monosomie*, Trisomie*; **klin. Bedeutung:** wichtiger Parameter in morphol. Tumordiagnostik (DNA-Zytophotometrie); häufige Ursache von Aborten u. kongenitalen Fehlbildungen.

angeboren: (engl.) *inborn*; zum Zeitpunkt der Geburt vorhanden (kongenital*, konnatal*).

Angelman-Syn|drom (Harry A. A., Päd., Birkenhead, 1915–1996) *n*: (engl.) *Angelman's syndrome*; neurogenet. Krankheitsbild mit psychischer u. motorischer Entwicklungsverzögerung u. angeborener Intelligenzstörung; **Ätiol.:** in 60–80 % der Fälle Deletion im proximalen Abschnitt des langen Arms des mütterl. Chromosoms 15 (Genlocus 15q11.2–q13); in 6 % Imprinting-Mutationen, in 5 % UBE3A-Gen-Mutationen, in 1 % paternale Disomien*, in 1 % chromosomale Strukturanomalien; in 20 % keine nachweisbaren Störungen des Erbguts; **Häufigkeit:** 1:15–20 000 Neugeborene; **Sympt.:** fehlende Sprachentwicklung, steifer, breitbeiniger Gang, verminderter Muskeltonus, unmotiviertes Lachen, Epilepsie, Mikrozephalie, Schädel- u. Gesichtsdysmorphien, evtl. Optikusatrophie od. Pigmentstörungen von Choroidea u. Iris; **Diagn.:** im EEG charakterist. Muster von großamplitudigen Spike-wave-Komplexen; **Ther.:** symptomatisch. Vgl. Prader-Willi-Syndrom; Imprinting, genomisches.

Angio-: auch Angi-; Wortteil mit der Bedeutung Gefäß; von gr. ἀγγεῖον.

Angst-Spannung-Schmerz-Syn|drom *n*: (engl.) *fear-tension-pain syndrome*; Modell zur Erklärung von Gebärstörungen durch den Zusammenhang zwischen Angst, Spannung u. Schmerz; **Prinzip:** Spannung inf. verstärkter Angst führt muskulär zu Verkrampfung, vegetativ zu Atmungsstörungen u. Vasokonstriktion u. affektiv zu Überempfindlichkeit (Circulus vitiosus); der dadurch verstärkt auftretende Schmerz kann Verzögerung u. Komplikationen der Geburt bedingen.

An|hydr|amnion *n*: (engl.) *anhydramnion*; verminderte Menge des Fruchtwassers* (Amniotic*-fluid-Index <5 cm) in der Schwangerschaft; **Urs.:** v. a. vorzeitiger Blasensprung; selten beeinträchtigte od. insuffiziente uterine plazentare Durchblutung mit Wachstumsretardierung, schwere fetale Niereninsuffizienz od. Nierenagenesie.

Ani|lingus (lat. lingere lecken) *m*: (engl.) *anilinction*; veraltete Bez. für oroanalen Sexualkontakt*.

An|iso|gamie (gr. γαμεῖν heiraten) *f*: (engl.) *anisogamy*; Fortpflanzung durch morphol. ungleiche Gameten*; vgl. Isogamie.

Aniso|mastie *f*: seitendifferente Größe od. Form der Mamma*. Vgl. Mammaanomalie.

An|iso|zytose *f*: **1.** (engl.) *anisocytosis*; (zytol.) Vielgestaltigkeit des Zytoplasmaleibs; häufiges Merkmal maligner Tumoren; vgl. Tumorzellen; **2.** (hämat.) Vorhandensein unterschiedl. großer Erythrozyten im Blutausstrich als unspezif. Zeichen einer gestörten Erythrozytopoese; Vork. bei vielen Anämien*.

Ankylo|daktylie *f*: (engl.) *ankylodactyly*; syn. hereditäre Ankylose; angeb. Versteifung der Finger od. Zehen (sehr selten auch größerer Gelenke) in Streckstellung (Geradfingerigkeit) inf. Aplasie od. Hypoplasie der Gelenke; **Vork.:** meist symmetr. in den Interphalangealgelenken III–V (auch mit Ankylose der Gehörknöchelchen, humero-radialer Synostose u. mandibulärer Ankylose), bei Jugendlichen Synchondrosen, nach der Pubertät Synostosen; symptomat. bei Arthrogryposis*-multiplex-congenita.

An|nex (lat. annectere anknüpfen, verbinden) *m*: (engl.) *annex*; Anhang; s. Adnexe.

An|omalie (gr. ἀνωμαλία Ungleichheit) *f*: (engl.) *anomaly*; Unregelmäßigkeit, von der Regel abweichend.

An|orchie *f*: (engl.) *anorchia*; angeb. Fehlen von Hodengewebe od. dessen Residuen bei genet. männl.

Individuen mit normal entwickeltem äußerem Genitale; **Häufigkeit:** bilaterale A. ca. 1:20 000, unilaterale A. ca. 1:5000; **DD:** Retentio testis abdominalis (s. Maldescensus testis); vgl. HCG-Test. Vgl. Testesagenesie; Hodenatrophie.

An|orexia nervosa (gr. ἀνορεξία ohne Appetit sein) *f*: (engl.) *anorexia nervosa*; auch Magersucht, Pubertätsmagersucht; Essstörung* mit beabsichtigtem, selbst herbeigeführtem Untergewicht; **Einteilung: 1.** restriktive A. n.: Gewichtsverlust (u. U. vital bedrohl. Kachexie) ausschließl. durch Einschränkung der Nahrungszufuhr u./od. verstärkte körperliche Aktivität; **2.** A. n. mit zusätzlichen Gewichtsreduktionsmethoden (Purging); **3.** A. n. mit bulimischen Attacken (Bulimarexie): eingeschränkte Nahrungszufuhr unterbrochen durch sog. objektive Essattacken, Gewichtszunahme vermieden durch gewichtsreduzierende Maßnahmen; selten nach vorbestehender Bulimia* nervosa; **Epidemiol.:** Lebenszeit-Prävalenz in westl. Industrieländern 0,3–1 % (Frauen) bzw. 0,03–0,1 % (Männer), Altersgipfel: 10.–25. Lj.; **Ätiol.:** multifaktoriell; Krankheitsbeginn meist mit kalorienreduzierter Diät, führt bei genet.-biol. Vulnerabilität in Interaktion mit Umweltfaktoren zur Erkrankung; **Klin.:** extrem langsames u. auffälliges Essverhalten (Meiden kalorienreicher Speisen), Rituale beim Essen; Einengung des Denkens auf Körpergewicht, Kalorienzählen u. Vermeidung einer Gewichtszunahme; häufig nahrungsbezogene Zwangsgedanken u. Zwangshandlungen, z. B. Horten von Nahrungsmitteln, z. T. auch komorbide, nicht essensbezogene Zwangsstörung; exzessive Gewichtskontrolle; Körperschemastörung; blasse, trockene, raue Haut, Haarausfall, Lanugobehaarung, Bradykardie, arterielle Hypotonie, Durchblutungsstörungen der Akren, Akrozyanose, Obstipation, Leukopenie, Wachstumsstopp, Osteopenie u. ggf. Osteoporose; Amenorrhö über mind. 3 aufeinander folgende Zyklen (nicht bei pharmak. Hormonsubstitution), Libidoverlust, ausbleibende Brustentwicklung, Körpergewicht unter 85 % der Norm (10. Perzentile des altersbezogenen Body*-mass-Index bzw. BMI $\leq$17,5 kg/m^2, gültig ab 16. Lj.; s. Abb.); bei frühem präpuberalem Beginn ggf. Ausbleiben der Pubertät u. Kleinwuchs; soziale Folgen: zunehmende Vernachlässigung anderer Lebensbereiche bei gleichzeitigem Versuch, in Schule od. Beruf weiter gute Leistungen zu erbringen; soziale Isolation; **Kompl.:** u. a. Hypokaliämie od. Hypomagnesiämie mit u. U. lebensbedrohlichen Herzrhythmusstörungen (bei Erbrechen), epileptische Anfälle, Kollaps, Niereninsuffizienz (hypokaliämische Nephropathie), Dehydratation bei Einschränkung der Trinkmenge, Hyponatriämie bei extrem erhöhten Trinkmengen u. Erbrechen, Perikarderguss, Infektanfälligkeit, Hepatopathie, Peroneusparese; **Diagn.:** klinischer Befund; strukturiertes diagn. Interview, Fragebögen; **Ther.:** Gewichtsrestitution, Psychotherapie (v. a. Verhaltenstherapie, Verbesserung der sozialen Kompetenz, Bewältigung von interpersonellen Konflikten), bei jüngeren Pat. Einbeziehung der Familie; **Progn.:** Langzeitverlauf (>10 Jahre): Letalität 5–15 %, Übergang in andere Essstörung möglich; günstigerer Krankheitsverlauf bei frühem Beginn u. unmittelbar einsetzender Ther.; häufig andere psychische Störungen im Verlauf; **DD:** somat. Erkrankungen, Depression mit Gewichtsabnahme inf. Appetitlosigkeit, Psychosen mit reduzierter Nahrungsaufnahme aufgrund eines Vergiftungswahns.

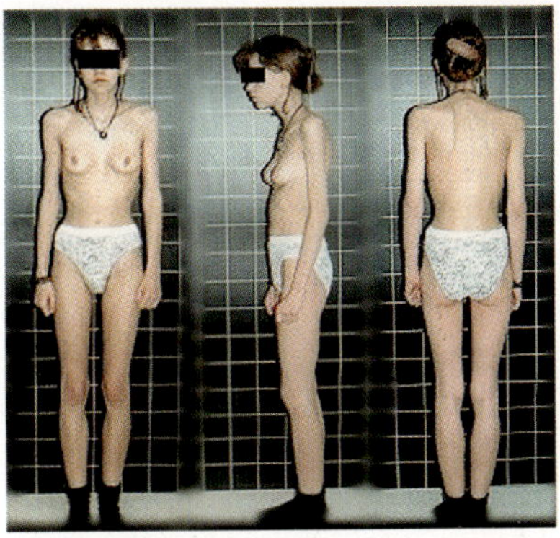

Anorexia nervosa: 16-jähriges Mädchen mit deutlicher Kachexie (BMI 16,4 kg/m^2) [51]

An|orexie *f*: (engl.) *anorexia*; Herabsetzung des Triebs zur Nahrungsaufnahme. Vgl. Inappetenz.

An|orgasmie *f*: (engl.) *anorgasm, preorgasm*; sexuelle Funktionsstörung* mit Fehlen des Orgasmus* bei Geschlechtsverkehr od. Masturbation; **Vork.:** v. a. bei Frauen; **Formen: 1.** primäre (besteht seit jeher) u. sekundäre (später entstandene) A.; **2.** vollständige u. situative A. (besteht nur in best. Situationen, z. B. als koitale A. nur bei Geschlechtsverkehr); **Ther.:** Sexualpsychotherapie*.

Anpassungs|störung, post|natale: s. Adaptation, postnatale.

ANS: Abk. für **A**tem**n**ot**s**yndrom* des Neugeborenen.

Anschluss|re|habilitation (lat. habilis passend, tauglich) *f*: (engl.) *postacute rehabilitation*; Anschlussheilbehandlung (Abk. AHB); Bez. für von Trägern der Gesetzlichen Rentenversicherung od. Krankenversicherung zu erbringende med. Leistungen der Rehabilitation bei best. Erkr. im Anschluss an eine Krankenhausbehandlung; Einleitung erfolgt bereits im Krankenhaus; Beginn spätestens 14 Tage nach Krankenhausaufenthalt.

Ante-: Wortteil mit der Bedeutung vor, vorn; von lat. ante.

Ante|fixatio uteri (lat. antefixus vorn befestigt) *f*: (engl.) *uterine antefixation*; nicht mehr gebräuchl. op. Verf. zur Korrektur einer Retroflexio uteri (s. Flexio uteri) bei Sterilität od. Dysmenorrhö; **For-**

A

men: **1.** Alexander*-Adams-Operation; **2.** Webster*-Baldy-Franke-Operation.

Ante|flexio uteri (lat. flectere biegen) *f*: s. Flexio uteri.

Ante|positio uteri *f*: s. Positio uteri.

Ante|versio-ante|flexio uteri (lat. vertere, versus drehen; flectere biegen) *f*: (engl.) *anteversion-anteflexion of the uterus*; Bez. für die physiol. Lage des Uterus im Becken; s. Uteruslagen.

Ante|versio uteri *f*: s. Versio uteri.

Anthra|zykline *n pl*: (engl.) *anthracyclines*; Antibiotika aus Kulturen von Streptomyces peuceticus mit antineoplastischen (zytostat.) Eigenschaften; z. B. Daunorubicin, Doxorubicin*, Idarubicin, Epirubicin*, Aclarubicin, Mitoxantron*; **UAW:** u. a. Kardiotoxizität; vgl. Zytostatika.

Anti-: Wortteil mit der Bedeutung gegen, entgegen; von gr. ἀντί.

Anti|andro|gene *n pl*: (engl.) *antiandrogens*; Wirkung von Androgenen* an den Erfolgsorganen hemmende Substanzen; z. B. Cyproteron*, Flutamid* u. Bicalutamid; **Ind.:** Androgenisierung der Frau; beim Mann Pubertas* praecox, Prostatakarzinom; Mann-zu-Frau-Transsexualität; bei Straftätern zur (reversiblen) Dämpfung des Sexualtriebs (sog. chem. Kastration*) nach erfolgloser Sozio- u. Psychotherapie.

Anti|baby|pille: s. Kontrazeption, hormonale.

Anti|bio|gramm *n*: (engl.) *antibiotic sensitivity pattern*; Ergebnis bakteriol. Untersuchungsmethoden zur Resistenzbestimmung von Bakterien; **Formen: 1.** Reihenverdünnungstest, Agardilutionstest: Lösen von Chemotherapeutika bzw. Antibiotika in unterschiedl. Konz. in festen od. flüssigen Nährmedien, die mit einer definierten Keimzahl beschickt werden; Auswertung durch Vergleich mit einem Kontrollmedium, das keine Chemotherapeutika bzw. Antibiotika enthält, zur Bestimmung von minimaler Hemmkonzentration u. minimaler bakterizider Konzentration; **2.** Breakpoint-Methode: Reihenverdünnungstest mit nur 3–4 Antibiotikakonzentrationen, die im Bereich der Resistenzgrenze liegen; **3.** Agardiffusionstest, Hemmhoftest: Aufbringen von Chemotherapeutika bzw. Antibiotika in Form von imprägniertem Filterpapier (Blättchentest) auf Nährböden, die mit Bakterien beschickt wurden; bei Empfindlichkeit der Err. Bildung von Hemmhöfen (Größe korreliert mit Empfindlichkeit der Err.) um aufgelegte Filterpapierblättchen (s. Abb.). Vgl. Resistenz; Untersuchungsmethoden, bakteriologische.

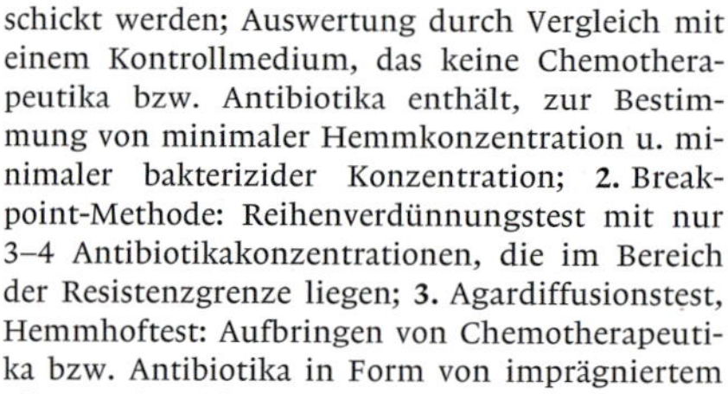

Antibiogramm: Agardiffusionstest: 1: qualitativ; 2: quantitativ. Der Teststreifen enthält ein zu prüfendes Antibiotikum in aufsteigender Konzentration. [68]

Anti|biotika|pro|phylaxe (gr. φυλάττειν behüten, beschützen) *f*: (engl.) *antibiotic prophylaxis*; prophylakt. Gabe von Antibiotika; cave: strenge Indikationsstellung wegen Gefahr der Entwicklung einer Resistenz; **Anw.:** z. B. zur Prävention lokaler postoperativer Infektionen (Nosokomialinfektion) kurzzeitig perioperativ, meist als einmalige Gabe (sog. single shot), in Abhängigkeit von individuellem (z. B. Immunsuppression) u. op. Risiko (z. B. Implantation einer alloplastischen Gefäß- od. Gelenkprothese); zur Endokarditisprophylaxe in Risikosituationen (s. Endokarditis); zur Meningitisprophylaxe bei Kontaktpersonen (s. Neisseria meningitidis); in der Geburtshilfe (s. Neugeborenensepsis, Blasensprung). Vgl. Chemoprophylaxe.

Anti-D-Im|mun|globulin (lat. immunis frei, verschont, unberührt, rein; globulus Kügelchen) *n*: (engl.) *anti-D immunoglobulin*; auch Anti-Rh-D-Serum; Hyperimmunglobulin (Humanpräparat), das gegen Rhesusfaktor D gerichtete Antikörper (v. a. IgG) enthält; **Anw.: 1.** Anti*-D-Prophylaxe bei Schwangerschaft mit Rhesus-Inkompatibilität; **2.** Ther. der Autoimmunthrombozytopenie (ITP) bei Rh-positiven Individuen.

Anti-D-Pro|phylaxe (gr. φυλάττειν behüten, beschützen) *f*: (engl.) *anti-D-prophylaxis*; sog. Rhesus-Desensibilisierung; Verhinderung der Rhesus-Sensibilisierung einer Rh-negativen Frau durch parenterale (i. m. od. i. v.) Verabreichung von Anti*-D-Immunglobulin; **Prinzip:** Blockierung der D-Antigene der in mütterl. Kreislauf eingeschwemmten kindl. Erythrozyten durch Anti-D-Antikörper zur Verhinderung der Basisimmunisierung der Mutter bei Rhesus*-Inkompatibilität, die bei erneuter Rhesus-inkompatibler Schwangerschaft wegen des Booster-Effekts zu Anti-D-bedingter Schädigung eines Rh-positiven Kindes (s. Morbus haemolyticus fetalis; Morbus haemolyticus neonatorum) führen kann; **Ind.: 1.** prophylakt. in 28.–30. SSW (routinemäßig nach Mutterschafts*-Richtlinien bei negativem Anti-D-Nachweis in 24.–27. SSW); **2.** innerh. von 72 Std. nach Geburt des Rh-positiven Kindes; bei fetomaternaler Transfusion* entspr. geschätzter Menge des transfundierten fetalen Bluts; auch bei Extrauteringravidität*, nach Schwangerschaftsabbruch*, Abort*, Frühgeburt*, Amniozentese*, Chorionbiopsie*, Chordozentese*, nach Wendung* sowie bei fehlerhafter, Rhesus-inkompatibler Bluttransfusion. Vgl. Rhesus-Blutgruppensystem.

Anti|epi|leptika-Embryo|feto|pathie *f*: (engl.) *antiepileptics embryofetopathy*; Fehlbildungssyndrom* durch Exposition des Fetus gegenüber Antiepileptika (z. B. Hydantoine, Phenobarbital, Carbamazepin, Trimethadion, Valproinsäure); Fehlbildungsrate ca. verdoppelt, v. a. bei Komb. mehrer Anti-

A

epileptika; **Sympt.:** angeborener Herzfehler, urogenitale Fehlbildung; Dysrhaphiesyndrome*, z. B. Meningomyelozele (bis zu 20-mal häufiger; v. a. unter Valproinsäure u. Carbamazepin), Lippen-Kiefer-Gaumenspalte; flache Nasenwurzel, tiefer Haaransatz, Hypertelorismus; Handfehlbildungen (kurze Fingerendglieder, kleine Nägel); intrauterine u. frühkindl. Wachstumsretardierung; bei Valproinsäure-Embryofetopathie außerdem neurokognitive Entwicklungsstörung, Intelligenzminderung (v. a. Beeinträchtigung sprachl. Fähigkeiten); **Proph.:** präkonzeptionelle Umstellung auf antiepilept. Monotherapie in niedrigst möglicher Dosierung u. Beginn einer Folsäureprophylaxe; möglichst Vermeidung von Hydantoinen u. Valproinsäure.

Anti|fibrino|lytika *n pl*: Fibrinolyse*-Inhibitoren.

Anti|gen *n*: (engl.) *antigen*; Abk. Ag; Substanz, die von einem Organismus als fremd od. eigen erkannt wird u. eine spezif. Immunantwort* (Bildung von Antikörpern* od. spez. T-Lymphozyten) bzw. eine Immuntoleranz (Selbstantigen) auslöst; verfügt i. d. R. über mehrere antigene Determinanten (Epitope), die mit den induzierten Immunprodukten reagieren (z. B. Antigen*-Antikörper-Reaktion od. Interaktion des über MHC-Moleküle präsentierten antigenen Peptids mit dem spez. T-Zell-Antigen-Rezeptor). Vgl. Hapten; Alloantigen; Allergen.

Anti|gen-Anti|körper-Re|aktion *f*: (engl.) *antigen-antibody reaction*; Abk. AAR; Anlagerung des Paratops eines Antikörpers* (Abk. Ak) an das Epitop des Antigens* (Abk. Ag), das seine Bildung induziert hat, od. an ein Ag mit ähnl. Struktur (Kreuzreaktion); **1.** primäre AAR: schnelle, reversible, nichtkovalente Bindung über Wasserstoffbrücken durch elektrostat. u. Van-der-Waals-Kräfte sowie hydrophobe Interaktionen; **2.** sekundäre AAR: bei Bivalenz von Ag u. Ak Entstehung von irreversiblen, unlösl. Immunkomplexen, die i. d. R. die Elimination des Ag induzieren, z. B. durch Präzipitation, Agglutination, Opsonierung, Immobilisation od. Lyse von Zellen u. Mikroorganismen, durch Aktivierung von Komplement u. Stimulation der Phagozyten des Monozyten-Makrophagen-Systems. **Klin. Bedeutung:** AAR als Prinzip diagn. Tests (vgl. Immunoassay) zur Bestimmung der Konz. eines Antigens od. Antikörpers.

Anti|gen, carcino|em|bryonales *n*: CEA*.

Anti|gene, familiäre *n pl*: (engl.) *private antigens*; auch private od. infrequente Antigene; Alloantigene auf Erythrozyten, die selten (nur bei einzelnen Individuen od. in Familien) vorkommen; z. B. erbl. Blutgruppenantigene, die keinem der bekannten Blutgruppensysteme zugeordnet werden können; **klin. Bedeutung:** können nach Bluttransfusion sowie bei Schwangerschaft Bildung von Antikörpern induzieren, die u. U. Transfusionszwischenfälle od. Morbus* haemolyticus neonatorum u. Totgeburten verursachen können.

Anti|gene, onko|fetale *n pl*: s. Tumorantigene.

Anti|gene, Tumor-assoziierte *n pl*: s. Tumorantigene.

Anti|gestagen (lat. gestare tragen) *n*: (engl.) *antigestagen*; Progesteron- u. Glukokortikoid-Rezeptoren kompetitiv hemmende Substanz (Mifepriston*, Ulipristal*), die sich von 19-Norsteroiden ableitet.

Anti|globuline (lat. globulus Kügelchen) *n pl*: (engl.) *antiglobulins*; gegen (art)fremde Serumglobuline gerichtete Antikörper*; i. e. S. Antikörper gegen Immunglobuline; **klin. Bedeutung:** u. a. indirekte Hämagglutination (z. B. im Antiglobulintest*), indirekter Immunfluoreszenztest.

Anti|globulin|test *m*: (engl.) *Coombs' test*; Test nach Coombs, Mourant u. Race, Antihumanglobulin-Test (Abk. AHG-Test); serol. Verf. zum Nachweis von gegen humane Erythrozyten gerichteten inkompletten Antikörpern (inkomplette Hämagglutinine) durch Antiglobuline*, die gegen die beteiligten Antikörper (Abk. Ak) gerichtet sind; **Formen:** s. Abb.; **1.** direkter A.: Agglutination von Patientenerythrozyten nach Zusatz von Antiglobulinen als Nachw. von bereits an die Erythrozytenoberfläche gebundenen Ak (z. B. bei hämolyt. Anämie, Morbus haemolyticus neonatorum; Spezifizierung inkompletter Antikörper durch entspr. Antiglobuline mögl.); **2.** indirekter A.: unter Verw. von zunächst mit Patientenserum od. -plasma (od. Eluat aus einer Antikörperelution) inkubierten Testerythrozyten (Sensibilisierung mit Ak) zum Nachw. zirkulierender (bzw. eluierter) Ak (Ausflockung der sensibilisierten Testerythrozyten mit AHG-Serum), z. B. bei Rh-sensibilisierter Mutter, i. R. des Majortests bei Kreuzprobe* od. Spezifizie-

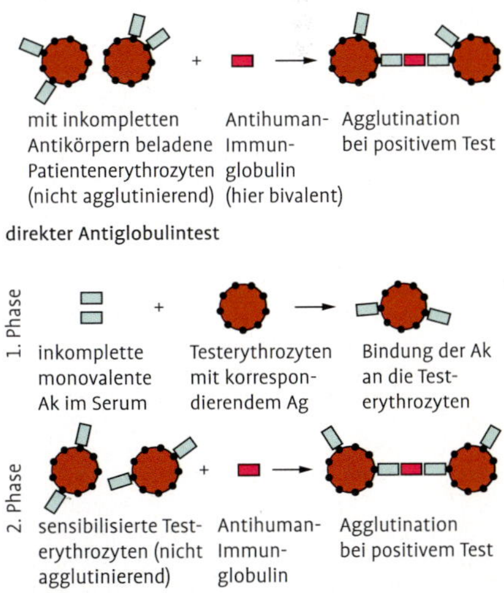

Antiglobulintest: Abk. Ak für Antikörper; Abk. Ag für Antigen

rung von bereits nachgewiesenen Ak. Vgl. Gelzentrifugationstest.

Anti|hormone *n pl*: (engl.) *antihormones*; natürl. od. synthet. Antagonisten der Hormone, die Hormon*-Rezeptoren blockieren od. hemmen; z. B. Aldosteron*-Antagonisten, Antiandrogene*.

Anti|human|globulin (lat. globulus Kügelchen) *n*: Abk. AHG; s. Antiglobulintest.

Anti|körper: (engl.) *antibodies*; Abk. Ak; nach ihrer Funktion, mit entspr. Antigen* spezif. (selektiv) zu reagieren (Antigen*-Antikörper-Reaktion), lautende Bez. für Immunglobuline*; besitzen 1 (monovalente Ak), 2 (bivalente Ak, z. B. IgG) bis 10 (sog. multivalente Ak, z. B. IgM) Antigenbindungsstellen; **Funktion:** als Träger der spezif. humoralen Immunität v. a. Bindung von fremden (v. a. pathogene Mikroorganismen) u. körpereigenen Antigenen (z. B. Tumorzellen) mit Neutralisation (Präzipitationsreaktion) z. B. von Toxinen u. Viren, Agglutination od. Lyse korpuskulärer Antigene durch Aktivierung von Komplement od. Stimulation der Phagozytose durch Opsonierung der Antigene sowie Freisetzung biol. wirksamer Mediatoren aus aktivierten Mastzellen (durch zytophile Ak); **klin. Bedeutung: 1.** (path.) Allergie vom Soforttyp, Immunkomplexkrankheit, Autoimmunkrankheit (vgl. Autoantikörper), Abstoßungsreaktionen nach Transplantation, Transfusionszwischenfall, Morbus* haemolyticus fetalis, Morbus* hamolyticus neonatorum; **2.** (diagn.) z. B. Antikörpernachweis bei Infektionskrankheit; **3.** (therap.) s. Immuntherapie; Antikörper, monoklonale. Vgl. Antiserum.

Anti|körper|such|test *m*: (engl.) *antibodies detection test*; Methode zum Nachw. kompletter u. inkompletter irregulärer Blutgruppenantikörper* im Serum, die für Transfusionszwischenfälle od. die Entstehung eines Morbus* haemolyticus fetalis bzw. Morbus* haemolyticus neonatorum relevant sein können; **Formen:** s. Kolloidtest, Enzymtest, Antiglobulintest; bei positivem Ergebnis Antikörperdifferenzierung durch Prüfung der Reaktion mit best. Erythrozytenantigenen; **Anw.:** v. a. vor Bluttransfusionen, in der Schwangerenvorsorge. Vgl. Kreuzprobe.

Anti|konzeption *f*: s. Kontrazeption.

Anti-Müller-Hormon (Johannes P. M., Physiol., Anat., Berlin, 1801–1858) *n*: (engl.) *anti mullerian hormone*; Abk. AMH; in Granulosazellen* synthetisiertes Hormon, das während der fetalen sexuellen Differenzierung die Ausbildung der Müller*-Gänge bei männlichen Individuen verhindert; **klin. Bedeutung:** Bestimmung i. R. der Fertilitätsdiagnostik (Korrelation der AMH-Konzentration mit reifungsfähigen Eizellen u. Funktion der Ovarien sowie mit dem Lebensalter; Werte zyklusunabhängig; Einschränkung ovarieller Funktion kann durch AMH-Bestimmung noch vor FSH-Anstieg nachgewiesen werden); Vork. erhöhter AMH-Konzentration bei polyzystischem Ovarialsyndrom*.

Anti|östro|gene *n pl*: (engl.) *antiestrogens*; Östrogen-Rezeptor-Antagonisten; hemmen Wirkung der Östrogene* an den Erfolgsorganen durch partielle (Tamoxifen*, Toremifen) od. vollständige (Fulvestrant*) Blockade des Östrogen-Rezeptors sowie zusätzl. durch Verhinderung der Bindung von 2 Östrogen-Rezeptoren untereinander u. Beschleunigung des Östrogen-Rezeptor-Abbaus; **Ind.:** Mammakarzinom*; **UAW:** Hitzewallung, Übelkeit, vaginale Blutung, Thromboembolie. Vgl. Hormon-Rezeptoren.

Anti|phospho|lipid-Syn|drom *n*: (engl.) *antiphospholipid syndrome*; Abk. APS; syn. Antikardiolipin-Syndrom; eigenständiges od. bei Kollagenosen (v. a. bei systemischem Lupus erythematodes) vorkommendes Krankheitsbild (meist bei jungen Frauen) mit Auftreten von Antiphospholipid-Antikörpern; **Sympt.:** habituelle Aborte (inf. Plazentainfarkt, nach 10. SSW), art. u. venöse Verschlusskrankheiten, rezidiv. Thromboseneigung (Hypertonie, Schlaganfall, Lungenembolie, Herzinfarkt, Niereninsuffizienz, Beinvenenthrombose, Migräne, psychiatr. Störungen, Epilepsie, Demenz), Hautveränderungen (Livedo racemosa, Raynaud-Syndrom, Purpura, Ekchymosen, periunguale Splitterblutungen, Ulcus cruris, periphere Gangrän); vom Gefäßverschluss ist bei Rezidiven meist der gleiche Abschnitt (arteriell od. venös) betroffen; **Diagn.:** Kriterien (mind. 1 klin. u. 1 Laborkriterium) zur Diagnosestellung: s. Tab.; positiver Anticardiolipin-Antikörper-Test in 20 % konkordant mit Lupus-Inhibitor (verlängerter aPTT auf >50 Sek.), 40 % mit falsch positivem VDRL*-Test; evtl. weitere auffällige Anomalien sind meist SLE bedingt; Kontrolle der pathol. Laborparameter im Abstand von 12 Wo.; **Sonderform:** Sneddon-Syndrom; **Ther.:** lebenslange Thromboseprophylaxe mit oralen Antikoagulanzien nach Gefäßverschluss; bei akuten Verschlüssen Thrombolyse; bei primären Erkr. Glukokortikoide u. a. Immunsuppressiva (nicht auf Dauer); bei habituellem Abort

Antiphospholipid-Syndrom
Diagnosekriterien

Klinik

- venöse Thrombosen
- arterielle Thrombosen
- habituelle Aborte (Plazentainfarkte)
- Spätaborte

Laborbefund

- Lupus-Inhibitor (verlängerte partielle Thromboplastinzeit)
- Antikardiolipin-Antikörper (IgG, IgM) u./od. Anti-β2-GPI-Antikörper (IgG, IgM); Nachweis mindestens 2-mal im Abstand von 12 Wochen

ASS kombiniert mit Heparin*. Vgl. Thrombophilie; Faktor-XII-Mangel.

Anti-Rh-Serum *n*: Anti*-D-Immunglobulin.

An|urie *f*: (engl.) *anuria*; Harnausscheidung unter 100 ml/24 h (häufig nach Oligurie); **Urs.: 1.** pathol.: **a)** prärenal: z. B. Schock, Exsikkose, Hypovolämie, Crush-Syndrom der Niere; **b)** renal (echte A.): z. B. Glomerulopathie, akute Pyelonephritis*, hypertensive Schwangerschaftserkrankung*, Intoxikation (z. B. mit Quecksilber); **c)** postrenal: bei Obstruktion der Ureteren (sog. falsche A.); **2.** physiol.: am ersten Lebenstag des Neugeborenen (in Zus. mit postpartaler Adaptation, keine Ther. erforderlich); **Klin.:** Retention harnpflichtiger Substanzen, Entw. einer Urämie; Störungen im Elektrolythaushalt, Säure-Basen-Haushalt (Hyperkaliämie mit Herzrhythmusstörungen) u. Wasserhaushalt (Überwässerung mit Lungenödem); Gerinnungsstörung (hämorrhagische Diathese), allg. Mattigkeit, Durst, trockene, bräunl. Zunge, Foetor uraemicus, Kopfschmerz, Meteorismus, Übelkeit, Erbrechen, Somnolenz; bei Normalisierung der Harnausscheidung i. d. R. passager Polyurie; **Diagn.:** Messung der Harnausscheidung, Blasenkatheterisierung, Ultraschalldiagnostik (Harnstauung, Form- u. Größenveränderung der Nieren); **Progn.:** abhängig von Urs. u. Verlauf (insbes. akutes Nierenversagen od. chron. Niereninsuffizienz).

Anzeige|recht: (engl.) *right to disclose*; Recht des Arztes, z. B. im Rahmen des Krebsregistergesetzes* unter Befreiung von der Schweigepflicht*, Krankheitsfälle u. relevante Daten an die registerführende Stelle zu übermitteln, sofern der Pat. unterrichtet wurde u. nicht widerspricht; ausnahmsweise darf die Unterrichtung des Pat. über die Übermittlung der Daten unterbleiben, solange zu erwarten ist, dass dem Pat. dadurch gesundheitl. Nachteile entstehen könnten. Vgl. Offenbarungspflicht; Selbstbestimmungsrecht.

AOP-Syn|drom *n*: Kurzbez. für **A**dipositas*-**O**ligomenorrhö-**P**arotis-Syndrom.

APC-Re|sistenz (lat. resistere widerstehen) *f*: (engl.) *APC resistance*; Kurzbez. für Resistenz gegen **a**ktiviertes **P**rotein **C**; autosomal-dominant erbl. Thrombophilie;

häufigster genet. bedingter Risikofaktor für die Entw. von Thromboembolien

Ätiol.: in >95 % Faktor-V-Leiden-Mutation: Transition von Guanin zu Adenin am Codon 1691 (1691G-A) des Faktor-V-Gens (Genlocus 1q24.2), in der Folge Aminosäureaustausch von Arginin zu Glutamin (R506Q-Punktmutation) im Faktor V (Proakzelerin) der Blutgerinnung; **Häufigkeit:** Prävalenz 3–8 %; Träger der Faktor-V-Leiden-Mutation in Europa: ca. 5 % heterozygot, 0,05–0,5 % homozygot; **Pathophysiol.:** verminderte proteolyt. Inaktivierbarkeit des Faktors Va durch aktiviertes Protein C; **Klin.:** sehr häufig familiär (60 %) u. in Schwangerschaft auftretende Thrombose*, Thromboembolie; habituelle Aborte*; thromboembol. Risiko bei heterozygoter Faktor-V-Leiden-Mutation 5–10-fach, bei homozygoter 50–100-fach erhöht; ca. 2-fach erhöhtes Abortrisiko; erhöhtes Risiko auch für plazentabedingte Schwangerschaftskomplikationen (Präeklampsie, interauterine Wachtsumsretardierung*, vorzeitige Plazentalösung*); **Diagn.:** PCR; **Ther.:** Thromboseprophylaxe*: niedermolekulares Heparin perioperativ, post partum, bei Immobilisierung od. Flugreise u. evtl. zur Prophylaxe von Schwangerschaftskomplikationen (umstritten); ggf. symptomat. (bei Thrombose od. Thromboembolie). Vgl. Protein-C-Mangel.

Apert-Syn|drom (Eugène A., Päd., Paris, 1868–1940) *n*: (engl.) *Apert's syndrome*; den Akrozephalosyndaktylie-Syndromen zugeordneter autosomal-dominant erbl. Fehlbildungskomplex (Genlocus 10q26, Mutationen im FGFR2-Gen); **Häufigkeit:** 1 : 130 000 Neugeborene; **Sympt.:** Turmschädel inf. prämaturer Synostose der Koronarnähte, multiple Gesichtsdeformierung (flache Orbitae mit Exophthalmus, Hypertelorismus, Gaumenspalte), komplexe Syndaktylie* an Händen (oft Löffelhände) u. Füßen (s. Abb.) mit Synostose, Symphalangismus, Brachydaktylie*; oft gemeinsame Fingernägel; Intelligenzminderung (in 80 %; IQ bei op. Schädeldekompression vor dem 1. Lj. >70 bei 50 % der Kinder gegenüber 7 % bei späterer Op.); **Ther.:** op. Schädelnahtsprengung, Syndaktylietrennung, sekundäre Stellungskorrektur der Finger u. Großzehe.

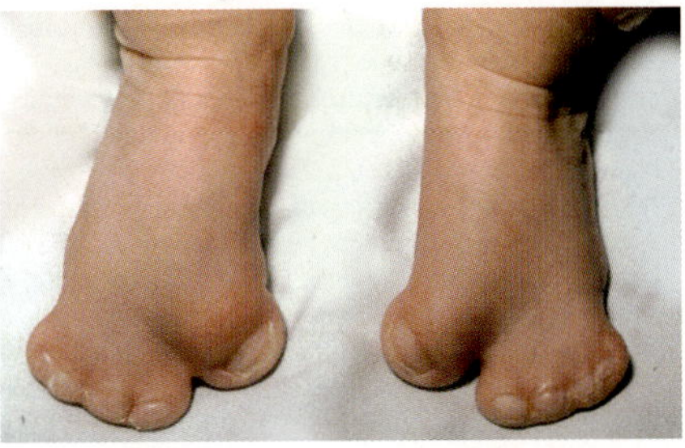

Apert-Syndrom: totale Syndaktylie der Füße [37]

Apertura pelvis inferior (lat. apertura Öffnung) *f*: (engl.) *pelvic outlet*; syn. Beckenausgang; längsovale Öffnung, begrenzt durch Os coccygis, Arcus pubicus, Ligg. sacrotuberalia; muskulär durch den Beckenboden* verschlossen.

Apertura pelvis superior *f*: (engl.) *pelvic inlet*; querovaler Beckeneingang, begrenzt durch die Linea terminalis.

Apfelsinen|schalen|haut: s. Orangenschalenhaut.

Apgar-Schema (Virginia A., Chir., Anästh., New York City, 1909–1974) *n*: (engl.) *Apgar score*; Punkteschema zur (nicht invasiven) Beurteilung der

A

Apgar-Schema

Kriterium	Bewertung[1] 0 Punkte	1 Punkt	2 Punkte
Atembewegungen	keine	flach, unregelmäßig	gut, Schreien
Puls	nicht wahrnehmbar	langsam (<100)	>100
Grundtonus (Muskeltonus)	schlaff	wenige Beugungen der Extremitäten	aktive Bewegung
Aussehen (Kolorit)	blau, blass	Körper rosa, Extremitäten blau	vollständig rosa
Reflexerregbarkeit	keine Reaktion	Schrei	kräftiger Schrei

[1] Punktsumme (Apgar-Index) wird 1, 5 u. 10 Minuten nach der Geburt bestimmt:
9–10 Punkte pro Erhebungszeit: optimal (lebensfrisch);
<7 Punkte: Depressionszustand* des Neugeborenen

neonatalen Vitalität unmittelbar nach der Geburt (s. Tab.); Bez. mnemotechnisch als Abk. für bewertete Vitalitätszeichen **A**tmung, **P**uls, **G**rundtonus, **A**ussehen, **R**eflexe; bei Frühgeborenen nur eingeschränkt verwendbar; keine Korrelation zur späteren neurol. Entwicklung. Vgl. Depressionszustand des Neugeborenen; Zustandsdiagnostik des Neugeborenen.

Aphrodisiaka (gr. ἀφροδίσιος die sinnliche Liebe betreffend) *n pl*: (engl.) *aphrodisiacs*; den Sexualtrieb u. die Potenz stärkende Mittel.

A|plasia uteri *f*: (engl.) *uterine aplasia*; syn. Uterusaplasie; angeb. Fehlen des Uterus inf. fehlender Anlage (Uterusagenesie) od. Hemmungsfehlbildung der Müller-Gänge; immer in Komb. mit Vaginalaplasie (s. Fehlbildung, vaginale) bei meist normalen Ovarien (Mayer*-von-Rokitansky-Küster-Hauser-Syndrom). Vgl. Uterusfehlbildung.

A|plasie *f*: (engl.) *aplasia*; Bez. für das angeborene Fehlen eines Gewebes od. einer Organanlage od. für eine vorhandene Gewebe- od. Organanlage mit ausgebliebener Entwicklung; vgl. Agenesie; Atresie.

Apo-: Wortteil mit der Bedeutung Ab-, Weg-; von gr. ἀπό.

Apo|plexia uteri *f*: (engl.) *uterine apoplexy*; Einblutung in die Uteruswand; **Formen: 1.** symptomarme Rissblutung in der Basal- od. Myometriumschicht des Uterus in der Postmenopause*; evtl. Ausbreitung in Beckenbindegewebe (Apoplexia uteroparametrica); Urs.: wahrscheinl. permanente Hypoperfusion des senilen Uterus, die zu passiver Hyperämie führt u. mit Ausmaß der Stenose der A. uterina assoziiert ist; **2.** Couvelaire*-Syndrom.

Apo|plexie, utero|plazentare *f*: Couvelaire*-Syndrom.

Apo|ptose *f*: (engl.) *apoptosis*; sog. programmierter Zelltod; Zelluntergang, der im Gegensatz zur Nekrose durch genet. Informationen der betroffenen Zelle selbst ausgelöst u. reguliert wird; wird durch versch. Mechanismen ausgelöst, z. B. durch Bindung von TNF*-α od. Fas-Liganden an entspr. Rezeptoren u. anschl. Aktivierung von Zytochrom c u. Caspasen; Regulation durch hemmende (z. B. Bcl-2-Proteine) u. fördernde Faktoren (z. B. Bax-Proteine); **Funktion:** physiol. Grundlage einer geregelten Embryogenese* (Absterben überflüssiger Organanlagen), Gewebehomöostase (Schutz vor Neubildungen) u. Funktion des Immunsystems (Auslösung von A. bei Zielzellen durch zytotox. T-Lymphozyten u. natürl. Killerzellen).

Appendicitis in graviditate *f*: (engl.) *appendicitis in graviditate*; Appendizitis in der Schwangerschaft; **Häufigkeit:** ca. 1:1000 Schwangerschaften; **Sympt.:** Akutes Abdomen; cave: häufig verdeckte Sympt. u. Fehlen der typ. lokalisierten Abwehrspannung inf. Verlagerung der Appendix im Verlauf der Schwangerschaft bis in rechten Oberbauch (s. Abb.); **Diagn.:** v. a. Ultraschalldiagnostik; cave: laborchem. Entzündungsparameter (Leukozytose,

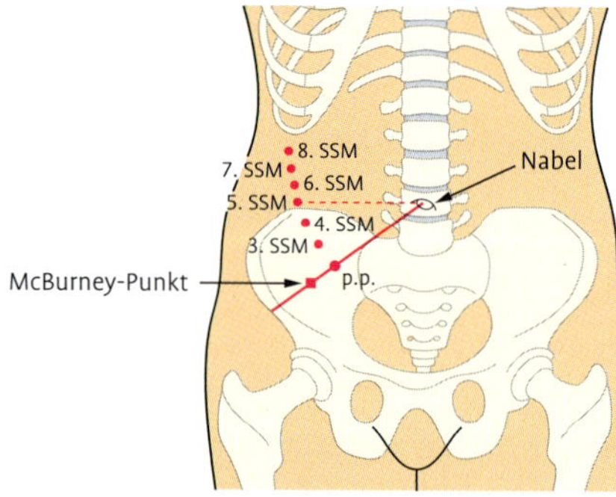

Appendicitis in graviditate: Verlagerung der Appendix während der Schwangerschaft u. im Wochenbett; SSM: Schwangerschaftsmonat; p. p.: postpartal

Linksverschiebung) ungeeignet, da wärend der Schwangerschaft ohnehin verändert; **Ther.:** op.; wegen Risiko der Perforation mit diffuser Peritonitis häufig Laparotomie, in der Frühschwangerschaft ggf. zusätzl. (gaslose) Laparoskopie; **DD:** in der Frühschwangerschaft v. a. Extrauteringravidität*; später Stieldrehung der Adnexe, latente Uterusruptur, Pyelonephritis, Uretersteine.

Ap|petenz|störungen, sexuelle: (engl.) *sexual desire disorders*; sog. sexuelle Lustlosigkeit, früher Libidostörung, veraltet Alibidinie; seit mind. 6 Mon. anhaltende od. wiederkehrende sexuelle Funktionsstörung* mit Minderung der sexuellen Appetenz; **Einteilung: 1.** allgemeiner od. situativer (z. B. gegenüber best. Partnern od. Formen sexuellen Handelns) Mangel od. Verlust an sexuellen Phantasien u. Verlangen nach sexueller Aktivität u. psych. Leidensdruck; **2.** sexuelle Aversion bzw. Sexualangst mit ausgeprägtem Widerwillen gegen best. od. jede Form von sexueller Aktivität, evtl. mit Sympt. einer Panikstörung u. ausgeprägter Vermeidung sexueller Aktivität; vgl. Phobie; **Vork.:** v. a. bei Frauen; **Ätiol.:** körperl. Erkrankungen (z. B. ausgeprägter Hypogonadismus*), Wirkungen chem. Substanzen (z. B. Cyproteron), Depression (bei allg. sexuellem Appetenzmangel od. -verlust), Partnerschaftsprobleme, negative sexuelle Erfahrungen, andere sexuelle Funktionsstörungen; **Ther.:** Psychotherapie, Paartherapie; ggf. als Adjuvans Antidepressiva od. (bei ausgeprägter sexualphobischer Symptomatik) Tranquilizer.

Aquä|dukto|plastie (lat. aqueductus Wasserleitung) *f*: (engl.) *aqueductal plasty*; endoskop. Stentanlage zwischen 3. u. 4. Hirnventrikel zur Wiederherstellung der Liquorpassage; **Ind.:** Hydrozephalus* bei Aquäduktstenose.

Arabin-Pessar (Hans A., Gyn., Siegen, 1920–1990) *n*: (engl.) *Arabin's pessary*; Pessar* aus weichem Kunststoff; **Anw.:** v. a. als Würfelpessar zur Behandlung des Descensus* uteri et vaginae, als Urethrapessar bei leichtem Deszensus u. Harninkontinenz; ggf. auch als Cerclage-Pessar bei Zervixinsuffizienz*; vgl. Pessarbehandlung (Abb. dort).

Arachno|daktylie *f*: (engl.) *arachnodactyly*; sog. Spinnenfingerigkeit; im Verhältnis zu Handteller bzw. Fußsohle überproportional lange u. dünne Finger bzw. Zehen; **Vork:** i. R. genetischer Syndrome (z. B. Marfan*-Syndrom, kongenitale kontrakturelle Arachnodaktylie) u. als isolierte familiäre Besonderheit.

Arborisations|phänomen *n*: Farnkrautphänomen*.

Arcus pubicus (lat. Arcus Bogen) *m*: (engl.) *pubic arch*; Schambogen; der von den Rami inferiores des Schambeins gebildete stumpfe Winkel (90–100°) des weibl. Beckens; vgl. Angulus subpubicus; Schambogenweite.

Arcus tendineus fasciae pelvis *m*: (engl.) *tendinous arch of pelvic fascia*; Verstärkungszug der Fascia* pelvis, in dem Gefäße die Beckenwand verlassen.

Arcus tendineus musculi levatoris ani *m*: (engl.) *tendinous arch of levator ani*; Sehnenzug von der Symphyse zur Spina ischiadica; dient Teilen des Musculus* levator ani als Ursprung.

Areola mammae (lat. areola kleiner Hof) *f*: (engl.) *mammary areola*; Brustwarzenhof; gerunzelte, pigmentierte Umgebung der Mamille*; durch Glandulae areolares (apokrine, merokrine u. Talgdrüsen) aufgeworfene, 10–15 im Kreis angeordnete kleine Erhebungen (Tubercula areolae), die während der Laktation* die Haut vermehrt befeuchten u. einfetten.

Areolitis *f*: (engl.) *areolitis*; Entz. der Areola mammae; Auftreten meist im Puerperium*, ggf. bei Scabies*; **DD:** Entz. der Montgomery*-Drüsen, Paget*-Krankheit, Ekzem, Psoriasis.

Argentum|katarrh (gr. καταρρεῖν herabfließen) *m*: (engl.) *silver conjunctivitis*; auch Silberkatarrh; spontan heilende, chem. bedingte Konjunktivitis des Neugeborenen als Folge der Credé*-Prophylaxe; **DD:** bakt. Konjunktivitis. Vgl. Blennorrhö.

Argentum nitricum *n*: s. Silbernitrat.

Argonz-Ahumada-Castillo-Syn|drom (J. Ar., Arzt, Argentinien; Juan Carlos Ah. Sotomayor, Gyn., Buenos Aires, 1890–1976; Enrique B. del C., Endokrin., Mendoza, 1897–1969) *n*: (engl.) *del Castillo syndrome*; idiopathische Form des Galaktorrhö*-Amenorrhö-Syndroms.

Arias-Stella-Phänomen (Javier A.-S., Pathol., Peru, geb. 1924) *n*: (engl.) *Arias-Stella phenomenon*; Bez. für atypische Zellkernveränderungen (Hyperchromasie, Pleomorphismus, gesteigerte Mitoseaktivität, Hypertrophie) in hoch sezernierendem Drüsenepithel des Endometriums als Folge einer erhöhten Gonadotropinstimulation; gelegentl. Verwechslung mit Karzinomzellen; **Vork.:** bei Abort* bzw. intrauterinem Fruchttod* mit Weiterproliferation des Trophoblasten, Extrauteringravidität*, Trophoblasttumoren* od. nach Gonadotropintherapie.

Arm|lösung: (engl.) *arm delivery*; gebh. Verf. bei Beckenendlage* zur Entw. eines od. beider Arme bei vaginaler Entbindung; **Formen:** Müller*-Armlösung, Lövset*-Armlösung, klassische Armlösung*, Bickenbach*-Armlösung.

Arm|lösung, klassische: (engl.) *classic arm delivery*; gebh. Verf. zur Entw. der Schultern u. Arme bei vaginaler Entbindung aus Beckenendlage*; **Prinzip:** s. Abb.; vgl. Manualhilfe.

Arm|ödem *n*: s. Lymphödem; Paget-von-Schrötter-Syndrom.

Arm|plexus|lähmung: (engl.) *brachial plexus paralysis*; sog. Brachialislähmung; Lähmung durch Läsion des Plexus brachialis; **Urs.:** z. B. Geburtstrauma (erhöhtes Risiko bei fetaler Makrosomie und Schulterdystokie*, insbes. bei Gestationsdiabetes*), Unfall (häufig bei Motorradfahrern), Schlüsselbeinfraktur, Röntgenbestrahlung wegen Mammakarzinom u. a. Tumoren; **Formen: 1.** obere A. (syn. Erb- od. Duchenne-Erb-Lähmung, C 5–C 6): Lähmung von Abduktion u. Außenrotation im

A

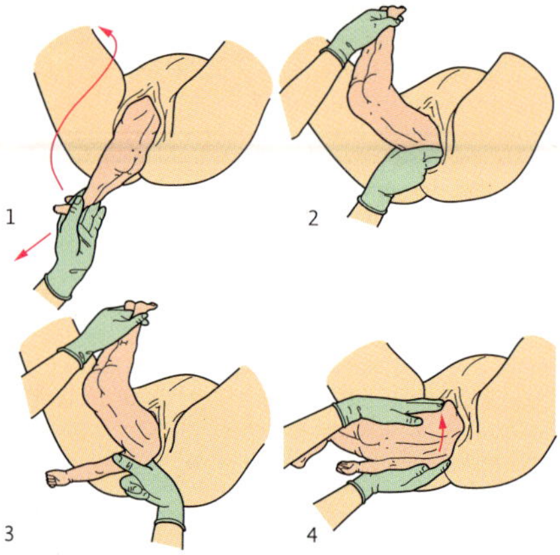

Armlösung, klassische: 1: Erfassen der Füße des bis zu den Schultern geborenen Kindes u. kräftiges Strecken des Kindes bodenwärts; 2: kräftiges Hineinschieben der Beine in die entsprechende Schenkelbeuge; 3: Schienen des Oberarms mit mindestens 2 Fingern u. Herausstreifen durch wischende Bewegung über die Brust; 4: stopfende Bewegungen u. Drehung um 180°, um den vorderen Arm nach hinten in die Kreuzbeinhöhle zu bringen (anschl. analoge Entwicklung) [12]

Schultergelenk, Flexion im Ellenbogengelenk u. Sensibilitätsstörung über dem M. deltoideus u. an der Radialseite des Unterarms; erweiterte obere A. (C 5–C 7): zusätzl. Lähmung von Flexion u. Extension im Ellenbogen u. der Finger sowie Dorsalextension der Hand; **2.** untere A. (syn. Klumpke- od. Déjerine-Klumpke-Lähmung, C 8–Th 1): Lähmung der Fingerbewegungen u. Sensibilitätsstörung an der Ulnarseite des Unterarms, evtl. kombiniert mit Horner-Syndrom. Vgl. Kofferath-Syndrom.

Arm|vorfall: (engl.) *arm prolapse*; Vorfall eines Arms unter der Geburt nach Blasensprung; **Vork.:** häufiger bei Mehrgebärenden u. bei Querlage* (Abb. 2 dort), selten bei Schädellage (s. Abb.); **Ther.:** i. d. R. sekundäre Schnittentbindung; selten Reposition mögl. (cave: Gefahr der Uterusruptur od. Kindsverletzung).

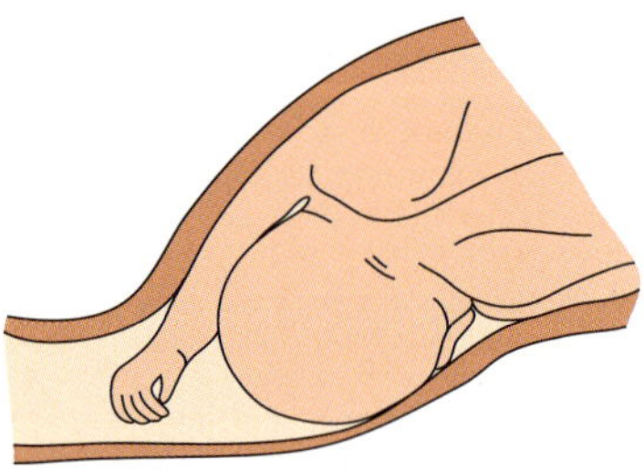

Armvorfall: Vorfall des rechten Arms bei I. Schädellage

Arm|vorliegen: (engl.) *low lying arm*; (gebh.) regelwidrige Lage von Arm od. Hand neben bzw. vor vorangehendem Kindsteil bei noch nicht gesprungener Fruchtblase (s. Abb.); vgl. Armvorfall.

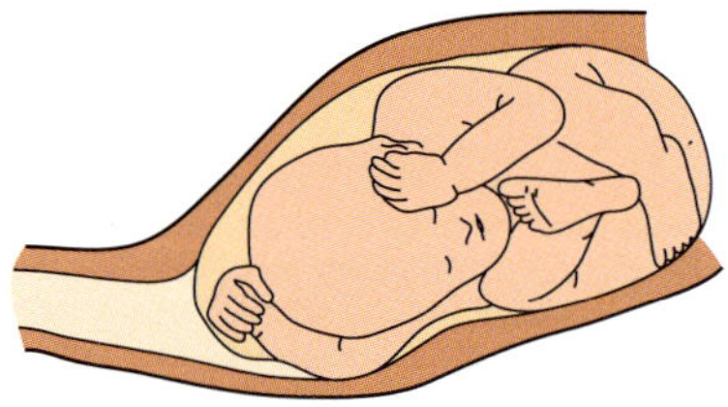

Armvorliegen: Vorliegen des rechten Arms bei I. Schädellage

Arndt-Schulz-Gesetz (Rudolf A., Psychiater, Greifswald, 1835–1900; Hugo Sch., Pharmak., Greifswald, 1853–1932): (engl.) *Arndt-Schulz law*; sog. biol. Grundgesetz, wonach kleine Reize fördern, große hemmen u. größte lähmen.

Aromatase-Hemmer: (engl.) *aromatase inhibitors*; Substanzen, die durch Hemmung der Aromatase die Östrogenbiosynthese unterbinden u. damit als Antiöstrogene* (endokrin wirksame Zytostatika*) wirken; **Vertreter:** A.-H. der 3. Generation: Anastrozol*, Letrozol*, Exemestan* (steroidal); **Ind.:** Mammakarzinom*.

Arrheno|blastom *n*: (engl.) *arrhenoblastoma*; veraltete Bez. für Androblastom* im Ovar.

Arteri-: Wortteil mit der Bedeutung Schlagader; von gr. ἀρτηρία.

Arteria ovarica *f*: (engl.) *ovarian artery*; Ursprung: Pars abdominalis aortae; Verlauf: retroperitoneal auf dem M. psoas major schräg abwärts, Ureter u. A. iliaca ext. überkreuzend; im Lig. latum uteri zum Eierstock; Anastomosen mit A. uterina; Äste: Rr. unterici, Rr. tubarii; Versorgungsgebiet: Ovar, Tuba uterina.

Arteria pudenda externa profunda *f*: (engl.) *deep external pudendal artery*; Ursprung: A. femoralis; Verlauf: durch den Hiatus saphenus; Äste: Rr. labiales bzw. scrotales antt.; Versorgungsgebiet: äußeres Genitale.

Arteria pudenda externa super|ficialis *f*: (engl.) *superficial external pudendal artery*; Urspung: A. femoralis; Verlauf: durch den Hiatus saphenus; Versorgungsgebiet: äußeres Genitale.

Arteria umbilicalis *f*: (engl.) *umbilical artery*; syn. Nabelarterie; paarig angelegte Arterie, die im fetalen Kreislauf das Blut zur Plazenta führt (s. Blutkreislauf, pränataler; Abb. dort); Ursprung: A. iliaca int.; obliteriert nach der Geburt partiell (Pars occlusa) zur Chorda arteriae umbilicalis; Pars patens bleibt arteriell durchströmt (Äste: A. ductus deferentis, Rr. ureterici, Aa vesicales supp.); Versorgungsgebiet: (Pars patens) Harnblasenscheitel,

Harn- u. Samenleiter. Vgl. Nabelschnur; Zustandsdiagnostik des Neugeborenen.

Arteria uterina *f*: (engl.) *uterine artery*; Ursprung: A. iliaca int.; Verlauf: in der Basis des Lig. latum uteri zur Cervix uteri, geschlängelt am seitlichen Uterusrand aufwärts; Äste: Rr. helicini, Rr. vaginales, R. ovaricus, R. tubarius; Versorgungsgebiet: Uterus, Ovar, Tuba uterina, Vagina.

Arteria vaginalis *f*: (engl.) *vaginal artery*; Ursprung: A. iliaca int.; Verlauf: an der Cervix uteri; Versorgungsgebiet: oberer Bereich der Scheide.

Arthro|gryposis-multiplex-con|genita (lat. multiplex vielfach; genitus geboren) *n*: (engl.) *congenital multiple arthrogryposis*; Abk. AMC; Gruppe erbl. od. sporadisch auftretender Erkr. mit angeb., meist symmetr. Gelenkfehlstellungen u. -versteifungen; **Vork.:** **1.** intrauterine Hypokinesie-Sequenz; **2.** Amyoplasia congenita; **3.** fetale Akinesie*; **4.** kongenitale Muskeldystrophie*; **5.** Werdnig-Hoffmann-Krankheit; **6.** oto-palato-digitales Syndrom; **7.** Arthrogryposis distalis (Abk. DA): **a)** Typ 1 (syn. distale Arthrogryposis multiplex congenita Typ 1, Abk. AMCD 1); Ätiol.: autosomal-dominant erbl. Mutation im TPM2-Gen (codiert für Beta-Tropomyosin, Genlocus 9p13.2–p13.1); **b)** Typ 2 A (syn. Dysplasia cranio-carpo-tarsalis); **c)** Typ 2 B (syn. Freeman-Sheldon-Syndrom-Variante, AMCD Typ 2 B); Ätiol.: autosomal-dominant erbl. Mutation im TNNT2- (codiert für Troponin I, Genlocus 11p15.5) od. TNNT3-Gen (codiert für Troponin T3, Genlocus 11p15.5); **d)** Typ 3 (syn. Gordon-Syndrom); **e)** Typ 7 (syn. Hecht-Syndrom, Trismus-Pseudokamptodaktylie-Syndrom); Ätiol.: autosomal-dominant erbl. Mutation im MYH8-Gen (Genlocus 17p13.1); **f)** Typ 8 (syn. autosomal-dominantes, multiples Pterygium-Syndrom); **g)** Typ 9 (syn. kongenitale kontrakturelle Arachnodaktylie); **h)** autosomal-rezessiv erbl. DA mit Hypopituitarismus, fazialen Anomalien u. geistiger Retardierung; **i)** autosomal-rezessiv od. X-chromosomal erbl. DA mit charakterist. Gesicht u. Hydronephrose*; **j)** X-chromosomal erbl. AMCD (syn. letale infantile spinale Muskelatrophie); Ätiol.: Mutation mit Genlocus Xp11.3–q11.2; vgl. Muskelatrophie, spinale.

Arthro|pathia ovari|priva () *f*: (engl.) *ovariprival arthropathy*; vermutl. hormonal bedingte Arthropathie der Iliosakralgelenke bei Ausfall der Ovarialfunktion; **Vork.:** meist im Klimakterium* od. nach Ovarektomie; **Progn.:** bei Ausheilung Ankylose.

Ascher-Syn|drom (Karl W. A., Ophth., Cincinnati, 1887–1971) *n*: (engl.) *Ascher syndrome*; sehr seltenes Fehlbildungssyndrom mit gemeinsamem Auftreten von Blepharochalasis, Doppellippe, chron. Lippenödem u. (meist euthyreoter) Struma; fraglich genet. Ursache; meist sporadisch auftretend.

Aschheim-Zondek-Schwangerschafts|re|aktion (Selmar A., Gyn., Berlin, Paris, 1878–1965; Bernhard Z., Gyn., Jerusalem, 1891–1966) *f*: (engl.) *Aschheim-Zondek pregnancy test*; Abk. AZR; veraltetes Verf. zur sicheren Frühdiagnose einer Schwangerschaft durch Nachw. der Wirkung des bei vorliegender Schwangerschaft mit dem Urin ausgeschiedenen HCG* auf infantile weibl. Mäuse. Vgl. Schwangerschaftstest.

Ascites (gr. ἀσκίτης Bauchwassersucht) *m*: s. Aszites.

A|semie *f*: Aspermie*.

Asherman-Fritsch-Syn|drom (Joseph G. A., Gyn., Tel-Aviv, geb. 1889; Heinrich F., Gyn., Breslau, 1844–1915) *n*: intrauterine Adhäsionen*.

A|spermie *f*: (engl.) *aspermia*; syn. Asemie, Anejakulation; fehlende Ejakulation trotz Orgasmus; **Urs.:** neurofunktionelle od. org. Störung, z. B. bei Läsion der sympath. Innervation des Genitales durch radikale Tumorchirurgie im kleinen Becken (abdominoperineale Rektumamputation, radikale Zystoprostatektomie, retroperitoneale Lymphadenektomie) od. bei retrograder Ejakulation*.

A|sphyxie (gr. ἀσφυξία Aufhören des Pulsschlags) *f*: (engl.) *asphyxia*; Atemstillstand* (Apnoe) mit konsekutivem Herz-Kreislauf-Stillstand; Ind. zur sofortigen Reanimation; **Vork.:** u. a. Rauchgasintoxikation, Ertrinken, perinatal als fetale (vgl. Fetal Distress; Azidose, fetale) od. neonatale A. (vgl. Depressionszustand des Neugeborenen).

A|spiration (lat. aspirare anhauchen) *f*: **1.** (engl.) *aspiration*; (physik.) Ansaugen von Gasen od. Flüssigkeiten (z. B. mit Injektionsspritze); **2.** (klin.) Eindringen flüssiger od. fester Stoffe (v. a. Mageninhalt, Blut, Fremdkörper; vgl. Fremdkörperaspiration) in die Atemwege während der Inspiration; **Urs.:** unzureichende Schutzreflexe (v. a. Husten- u. Schluckreflex); **Vork.:** **a)** Bewusstseinsstörung, Dysphagie, gastroösophageale Refluxkrankheit, Regurgitation, Erbrechen; **b)** als Kompl. einer Anästhesie; v. a. durch Regurgitation von Mageninhalt während der Einleitung einer Narkose mit erhöhtem **Aspirationsrisiko**: z. B. Notfall-Op., unzureichende präoperative Nahrungs- u. Flüssigkeitskarenz, Störung der gastrointestinalen Motilität (Refluxkrankheit; Hiatushernie; Ileus, Peritonitis u. a. Formen des Akuten* Abdomens), Erhöhung des intraabdominalen Drucks (Schwangerschaft ab 2. Trimenon, hochgradige Adipositas), schwere Blutung im HNO-Bereich; vgl. PONV; **Klin.:** asymptomat. (stille A.) od. symptomat. (Husten, Dyspnoe); **Kompl.:** Verlegung der Atemwege (Obstruktion), respiratorische Insuffizienz, Aspirationspneumonie, Mendelson-Syndrom, ARDS; **Proph.:** (anästh.) s. Aspirationsprophylaxe. Vgl. Bolusobstruktion; Fruchtwasseraspiration.

A|spirations|bi|opsie *f*: (engl.) *aspiration biopsy*; Biopsie* mit Gewinnung von Zellmaterial durch Aspiration* nach Punktion (Feinnadelbiopsie*) bzw. Sondierung des entspr. Gewebes bzw. Organs (Saugbiopsie).

A|spirations|kürettage *f*: (engl.) *aspiration curettage*; nach dem Prinzip der Saugkürettage* mit einer Aspirationskürette durchgeführte Kürettage der Cavitas uteri zu diagn. Zwecken; kann ohne Narkose u. Dilatation des Zervikalkanals ambulant

A

ausgeführt werden; **Nachteil:** fehlende Lokalisationsmöglichkeit, z. B. bei Karzinomen u. unvollständiger Kürettage; vorherige Hysteroskopie* erhöht die Treffsicherheit. Vgl. Strichkürettage.

A|spirati̲ons|pro|phylaxe (gr. φυλάττειν behüten, beschützen) *f*: (engl.) *aspiration prophylaxis*; (anästh.) Bez. für (im Allg. präoperative) Maßnahmen zur Vermeidung einer Aspiration* bzw. Milderung deren Folgen; **Formen: 1.** präoperative Nahrungs- u. Flüssigkeitskarenz (ausgenommen wenige Schlucke Wasser ohne Kohlensäure zur Prämedikation), ggf. Verschieben elektiver Op; **2.** bei erhöhtem Aspirationsrisiko (s. Aspiration) zusätzl.: **a)** Prämedikation mit flüssigem Antazidum (Schnittentbindung), Histamin-H_2-Rezeptoren-Blocker (z. B. Ranitidin), Protonenpumpen-Hemmer (z. B. Pantoprazol) od. Prokinetikum (Metoclopramid), evtl. Antiemetika; **b)** Anti-Trendelenburg-Lagerung; **c)** Absaugen des Mageninhalts vor Narkose über Magensonde (cave: Regurgitationsleitschiene, daher vor Narkoseneinleitung entfernen); **d)** Regionalanästhesie (Aspirationsrisiko niedriger als bei Narkose) bzw. Intubationsnarkose mit Blitzeinleitung od. Einleitung mit fiberopt. Intubation des wachen Pat. (s. Narkose); cave: Extubation nur bei sicheren Schutzreflexen.

A|spirati̲ons|zytologie *f*: Punktionszytologie*.

As|similati̲ons|becken: (engl.) *assimilation pelvis*; durch Einbeziehung des letzten Lumbal- bzw. des ersten Sakralwirbels entstandene Beckenanomalie*; Grundlage des Trichterbeckens*.

A|stheno|zoo|spermi̲e (gr. ζῷον Lebewesen) *f*: (engl.) *asthenospermia*; herabgesetzte Beweglichkeit der Spermien: <50 % Spermatozoen mit progressiver Beweglichkeit (Kategorie a u. b nach WHO) u. <25 % Spermatozoen mit Motilität der Kategorie a; s. Spermauntersuchung (Tab. dort).

A|syn|kliti̲smus (gr. συγκλίνειν zusammenliegen) *m*: (engl.) *asynclitism*; (gebh.) Einstellung (s. Kindslage) mit Lateralflexion des kindl. Schädels (Scheitelbeineinstellung) als Anpassungsvorgang bei engem Becken*; **Formen: 1.** regelrechter vorderer A. (Naegele-Obliquität): leichter Grad einer Vorderscheitelbeineinstellung; bei Mehrgebärenden häufig; bei Beckenanomalie bessere Chance für vaginale Geburt; **2.** vorderer A. (verstärkte Naegele-Obliquität): Vorderscheitelbeineinstellung; **3.** regelrechter hinterer A. (Litzmann-Obliquität): leichter Grad einer Hinterscheitelbeineinstellung; selten; Gefahr der verzögerten Eröffnung, Einklemmung der Muttermundlippe u. a.; **4.** hinterer A. (verstärkte Litzmann-Obliquität): Hinterscheitelbeineinstellung; bei hochgradig verengtem Becken stellt sich u. U. das hintere Scheitelbein als Leitstelle ein; bedingt geburtsunmögliche Kindslage, da u. a. Scheitelbein u. Schulter hinter der Symphyse festhaken können. Vgl. Synklitismus.

Aszi̲tes (gr. ἀσκίτης Bauchwassersucht) *m*: (engl.) *ascites*; Ascites; syn. Hydrops abdominis; Ansammlung von Flüssigkeit in der freien Bauchhöhle; **Urs.:** Störung des Gleichgewichts zwischen portalem Blutdruck u. Lymphproduktion sowie Lymphabstrom u. kolloidosmotischem Druck; **Einteilung:** entspr. dem Albumingradienten (Abk. AG), der sich aus der Differenz zwischen Serum- u. Aszitesalbuminkonzentration ergibt; **1.** A. mit AG ≥1,1 g/dl; **a)** bei vaskulärer Genese bei portaler Hypertension (syn. portaler A.); **b)** bei erniedrigtem onkotischem Druck bei Hypalbuminämie (Malabsorption, Malnutrition); **2.** A. mit AG <1,1 g/dl maligner (z. B. bei Peritonealkarzinose*, Pseudomyxom*, Meigs*-Syndrom) od. entzündl. Genese (z. B. bei Tuberkulose, Chlamydien- od. Gonokokkeninfektion, eosinophiler Gastroenteritis, biliärer Erkrankung, Vaskulitis, Pankreatitis u. eitriger Peritonitis*) sowie bei extremem Eiweißverlust (z. B. nephrotisches Syndrom); **3.** Sonderformen: **a)** Bakteriaszites mit AG ≥1,1 g/dl ohne wesentl. Entzündungsreaktion (<250 Granulozyten/mm^3) als Kompl. bei portalem A.; **b)** spontan bakterielle Peritonitis mit AG ≥1,1 g/dl u. Entzündungsreaktion (>250 Granulozyten/mm^3); häufige Kompl. bei portalem A.; **c)** A. bei Peritonealdialyse; **d)** chylöser A. (s. Abb. 1) meist inf. einer Lymphfistel od. Trauma; Cholaskos inf. Galleleckage; **e)** hämorrhagischer A. durch Einblutung in vorbestehenden A. bei Peritonealkarzinose, Tuberkulose, Gerinnungsstörungen, Verletzungen; **Diagn.:** Messung des zunehmenden Bauchumfangs (s. Abb. 2); Perkussion (Dämpfung) u. Ultraschall-

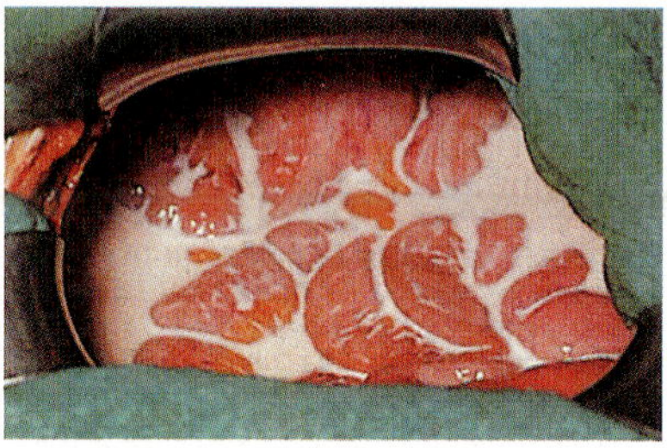

Aszites Abb. 1: chylöser A. (Operationssitus) [9]

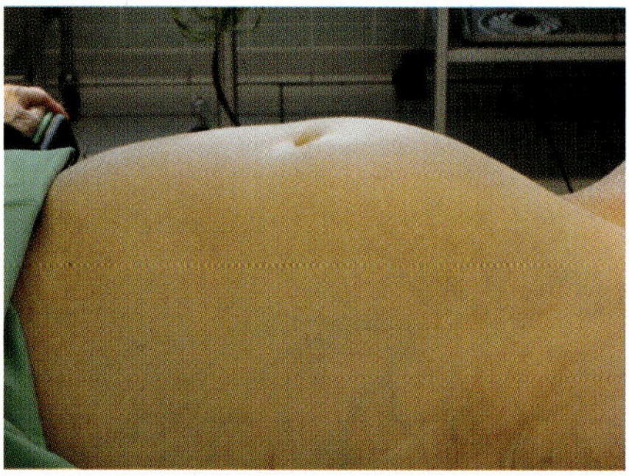

Aszites Abb. 2: ausgeprägter A. bei Ovarialkarzinom [57]

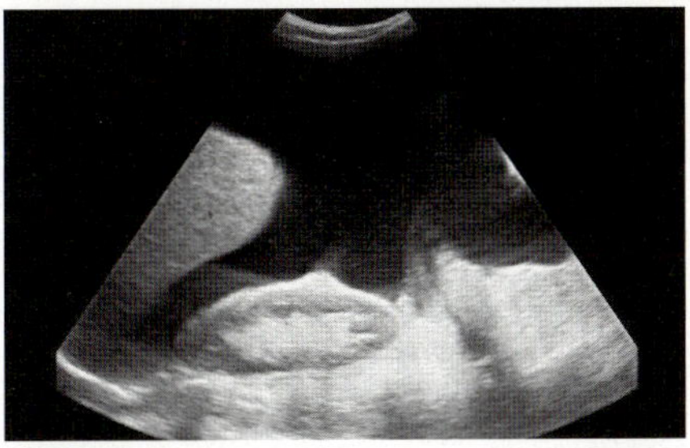

Aszites Abb. 3 [48]

diagnostik* (s. Abb. 3; auch zum Nachweis kleiner Aszitesmengen); evtl. Parazentese (Bauchpunktion) zur Bestimmung des Proteingehalts sowie zytol. u. mikrobiol. Diagn.; **Ther.**: je nach Form u. Klin.; bei Leberzirrhose Kochsalz- u. Flüssigkeitsrestriktion, eiweißhaltige Kost, Spironolacton (ggf. in Komb. mit Schleifendiuretika), bei therapierefraktärem portalem od. rezidivierendem A. Anlage eines transjugulären intrahepatischen portosystemischen Shunts, alternativ therap. großvolumige Parazentese (Aszitespunktion) mit Volumenersatz durch Albumin od. Kolloidlösung; ggf. Lebertransplantation.

Atavismus (lat. atavus Vorfahre) *m*: (engl.) *atavism*; spontanes Auftreten von phylogenet. frühen Formbildungen (starke Körper- u. Gesichtsbehaarung, Polymastie, Uterus duplex, Uterus bicornis usw.) als Folge des Erbgangs entspr. den Mendel-Gesetzen od. durch Mutationen; vgl. Degeneration.

A|taxia tele|angi|ectatica (gr. ἀταξία Unordnung) *f*: (engl.) *ataxia teleangiectasia*; syn. Louis-Bar-Syndrom; zu den Phakomatosen zählende, autosomal-rezessiv erbl. Erkr. mit Defekt von Reparatursystemen der DNA u. erhöhter spontaner Chromosomenbrüchigkeit; **Ätiol.**: Mutation des sog. ATM-Gens, Genlocus 11q23.3; **Häufigkeit:** 1:50 000 Lebendgeborene; Genfrequenz 1,4 %; **Klin.**: früh beginnende progrediente zerebellare Sympt. u. extrapyramidale Sympt. (insbes. Störung des Gangbilds u. des Sprechens; wichtiges Frühsymptom: Augenbewegungsstörungen, z. B. okulare Apraxie, internukleäre Ophthalmoplegie, Fixationsnystagmus); okulokutane kapilläre vaskuläre Malformation (Teleangiektasien), Pigmentflecken, Polyneuropathie, kombinierter Immundefekt mit Immunglobulinmangel (Serum- u. sekretor. IgA; IgE, IgG) u. Störung der zellvermittelten Immunität inf. eines Defekts der T-Helferzellen; Lymphome; **Kompl.**: häufig rezidiv. Sinusitiden u. bronchopulmonale Infektion mit Ausbildung von Bronchiektasen u. respirator. Insuffizienz; Prädisposition zu malignen Tumoren (bei Heterozygoten 5-mal häufiger als bei Gesunden); bei Frauen fakultativ Ovarialinsuffizienz, Hypogenitalismus u. Disposition für Dysgerminom*; **Diagn.**: erhöhte Konz. von Alphafetoprotein* (95 % der Fälle) im Serum u. Hypogammaglobulinämie (IgG u. IgE bei ca. 90 %, IgA bei ca. 60 % der Fälle); bei einigen Pat. Anti-IgA-Autoantikörper nachweisbar; MRT (Kleinhirnatrophie); Nachw. der erhöhten zellulären Radiosensitivität im In-vitro-Assay (cave: Röntgenuntersuchungen vermeiden); **Ther.**: konsequente antibiot. Behandlung bakt. Infektionen, evtl. Substitution von Immunglobulinen; Physiotherapie; ggf. symptomat. Ther. von Koordinationsstörung (z. B. Amantadin, Fluoxetin), zerebellarem Tremor (Clonazepam, Gabapentin) od. extrapyramidaler Symptome (z. B. L-Dopa, Dopamin-Rezeptor-Agonisten, Anticholinergika); **Progn.**: bei initial normaler Intelligenz zunehmende geistige Retardierung; Tod meist zwischen 20. u. 30. Lj.; **Prävention:** genetische Beratung*.

A|taxie, episodische *f*: (engl.) *episodic ataxia*; Abk. EA; seltene autosomal-dominant erbl. degenerative Ataxie mit paroxysmaler Symptomatik; **Formen:** 6 Typen bekannt (EA-1–6), häufigste Formen: Typ 1 (EA-1; Kaliumkanal-Genmutation mit Genlocus 12p13) u. Typ 2 (EA-2; Calciumkanal-Genmutation mit Genlocus 19p13); **Klin.**: **1.** Typ 1: Dauer der Ataxie-Episoden sehr kurz (Sek. bis Min.), provozierbar (z. B. durch Schreck, körperl. Aktivität) u. mit zunehmendem Alter seltener; Myokymien (Gesicht, Hand) im ataxiefreien Intervall nachweisbar; **2.** Typ 2: Dauer der Ataxie-Episoden länger (15 Min. bis mehrere Tage) als bei Typ 1 u. häufig zusammen mit Schwindel, Übelkeit u. Erbrechen; provozierbar (Stressoren, körperl. Aktivität); zusätzl. in ca. 50 % der Fälle Migräne, selten Epilepsie; im Intervall fast immer Nystagmus, im Verlauf leichtes, progredientes zerebellares Syndrom möglich; **Diagn.**: Molekulargenetik; EMG (bei EA-1 spontane repetitive Entladungen), cMRT (bei EA-2 z. T. Atrophie des Vermis cerebelli); **Ther.**: Provokationsfaktoren vermeiden; Acetazolamid (Off-Label-Use; bei EA-2 besser wirksam als bei EA-1); 4-Aminopyridin (individueller Heilversuch).

A|taxie, spino|zerebellare *f*: (engl.) *spinocerebellar ataxia (Abk. SCA)*; früher autosomal-dominante zerebellare Ataxie (Abk. ADCA), veraltet Nonne-Pierre-Marie-Krankheit; autosomal-dominant erbl. progrediente degenerative Ataxie mit Kleinhirnatrophie u. ggf. extrazerebellarer Beteiligung; **Ätiol.**: bisher 30 versch. Genloci beschrieben (SCA 1–8, SCA 10–28), bei 17 SCA-Formen verantwortl. Gene lokalisiert bzw. Mutationen identifiziert, v. a. Trinukleotid-Repeat- (z. B. bei SCA 3 verlängertes Cytosin-Adenin-Guanin-Repeat, >60-mal), z. T. auch Ionenkanalerkrankungen; bei unbekanntem Gendefekt z. T. Verwendung der veralteten Bez. ADCA; häufigste Formen: SCA 1, 2, 3 u. 6; **Klin.**: Erkrankungsbeginn bei SCA 1, 2 u. 3 meist im 3., bei SCA 6 im 5. Lebensjahrzehnt; neben Ataxie häufig auch extrazerebellare Sympt.: **1.** SCA 1: Pyramidenbahnzeichen, Neuropathie u. Dysphagie; **2.** SCA 2: Sakkadenverlangsamung u.

A

Neuropathie; **3.** SCA 3 (Machado-Joseph-Krankheit): Pyramidenbahnzeichen, Ophthalmoplegie, periphere Neuropathie, Dystonie, Restless-Legs-Syndrom, Inkontinenz, Hohlfußbildung; **4.** SCA 6: fast rein zerebellar, Migräne; **5.** SCA 7: Retinadegeneration; **6.** SCA 17: Dystonie, Demenz; **Diagn.:** cMRT (Atrophie von Kleinhirn u. Hirnstamm in unterschiedlichem Ausmaß), molekulargenet. (v. a. SCA 1–3, 6 u. 17); **Ther.:** ursächlich nicht mögl.; symptomat. z. B. Physiotherapie, Logopädie, Pharmakotherapie (z. B. bei Spastik, Restless-Legs-Syndrom).

ATD: Abk. für **a**bdominaler **T**ransversal**d**urchmesser; s. Fetometrie.

Atem|not|syn|drom des Neu|geborenen *n:* (engl.) *infant respiratory distress syndrome (Abk. IRDS)*; syn. neonatales Atemnotsyndrom; Bez. für alle mit Zyanose*, Dyspnoe od. Tachypnoe einhergehenden Zustände des Neugeborenen; klin. häufig syn. mit Surfactantmangel*-Syndrom inf. primären Surfactantmangels der unreifen neonatalen Lunge; **Urs.:** Erkr. des Respirationstrakts (z. B. Surfactantmangel*-Syndrom, Wet*-lung-Syndrom, Fruchtwasser- bzw. Mekoniumaspiration, Pneumothorax, Pneumonie, bronchopulmonale Dysplasie*, Wilson*-Mikity-Syndrom), Zwerchfellhernie, Phrenikuslähmung, Choanalatresie, angeb. Herzfehler, zerebrale Störungen u. a.; **Sympt.:** Tachypnoe (Atemfrequenz >60/min), Dyspnoe, Zyanose, Einziehungen des Thorax u. Abdomens, Nasenflügeln, exspirator. Stöhnen. Vgl. Depressionszustand des Neugeborenen; Hyperoxietest; ARDS.

Atem|still|stand: (engl.) *respiratory arrest*; Sistieren des Atemgasflusses an Nase u. Mund; führt zu Hypoxie, Hyperkapnie u. Zyanose*; funktioneller A. bei Schnappatmung; **Urs.: 1.** obstruktiv: Verlegung der Atemwege z. B. bei Fremdkörperaspiration; **2.** zentral: Atemlähmung z. B. iatrogen bei Narkose; **3.** Komb. (obstruktiv u. zentral); **4.** neonatale Unreife: Atempausen (idiopath. Apnoe) insbes. Frühgeborener*; **Ther.:** sofortiges Freimachen u. Freihalten der Atemwege sowie Beatmung (bei fehlenden Hilfsmitteln als Atemspende) i. R. der Reanimation (s. Abb.); Frühgeborene mit klin. relevanten Atempausen (konsekutiv Bradykardie u. Hypoxämie): taktile Stimulation (v. a. von Fußsohlen u. Rücken; auch prophylakt.), Bauchlage mit 15° Oberkörperhochlagerung, Coffein system. u. CPAP* (nasal). Vgl. Asphyxie; Atmungstypen; Hypopnoe; Schlafapnoesyndrom.

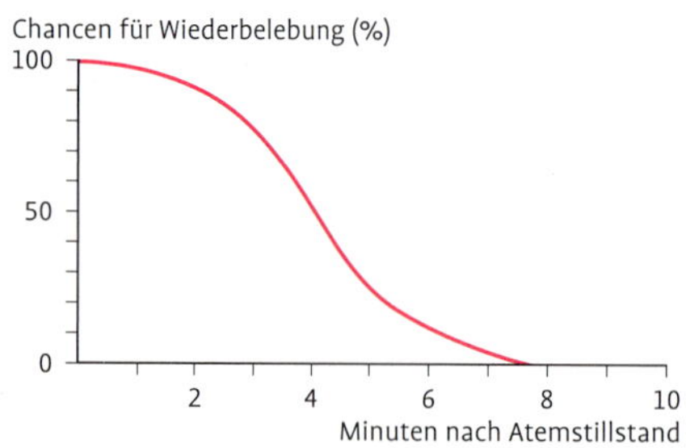

Atemstillstand: Erfolgschancen einer Reanimation nach Atemstillstand in Abhängigkeit von der Dauer des Atemstillstands

A|thelie (gr. θηλή Brustwarze) *f:* s. Amastie.

ATNR: Abk. für **a**symmetrisch **t**onischer **N**acken**r**eflex*.

A|tonia uteri (gr. ἀτονία Abspannung, Schlaffheit) *f:* Uterusatonie*.

Ato|pobium vaginae *n:* (engl.) *Atopobium vaginae*; grampositives kokkoides unbewegl. sporenloses u. obligat anaerobes Stäbchenbakterium (vgl. Bakterienklassifikation); **Vork.:** im Vaginalsekret bei bakterieller Vaginose* (nicht Bestandteil der physiol. Scheidenflora*); wegen natürl. Resistenz gegen Metronidazol häufig Grund für Therapieversagen bei bakterieller Vaginose.

Atosiban (INN) *n:* (engl.) *atosiban*; Oxytocin*-Antagonist, der als Oxytocinanalogon kompetitiv myometriale u. deziduale Oxytocin-Rezeptoren hemmt; **Ind.:** vorzeitige Wehentätigkeit; s. Tokolyse.

A|tresie (gr. ἄτρητος ohne Öffnung) *f:* **1.** (engl.) *atresia*; angeborener Verschluss von Hohlorganen od. natürl. Körperöffnungen, z. B. Gynatresie*, Darmatresie*, Ösophagusatresie*, Choanalatresie*, Gallengangatresie*; **2.** physiol. Untergang von in die Entw. eingetretenem, nicht zur Ovulation gelangendem Follikel im Ovar; vgl. Eizelle.

A|tresie, hymenale *f:* s. Fehlbildung, vaginale.

A|tresie, jejunale *f:* (engl.) *apple peel syndrome*; autosomal-rezessiv erbl. Erkr. mit mesenterialer Atresie, Obliteration der A. mesenterica superior u. Verschlingung des distalen Darmes um die marginale Arterie.

A|tresie, multiple in|testinale *f:* (engl.) *multiple intestinal atresia*; autosomal-rezessiv erbl. Fehlbildungssyndrom mit multiplen Blindverschlüssen u. Stenosen im Verdauungstrakt sowie Hydramnion*; **DD:** jejunale Atresie*, Megazystis-Mikrokolon-Hypoperistalsis-Syndrom.

A|trichie *f:* (engl.) *atrichia*; angeb. Fehlen der Haare; vgl. Alopezie.

AU: 1. Abk. für **A**rbeits**u**nfähigkeit; **2.** Abk. für **A**bdomen**u**mfang; s. Fetometrie.

Aufbewahrungs|frist: (engl.) *period for safekeeping*; gesetzlich festgelegter Zeitraum, innerhalb dessen Daten nicht vernichtet werden dürfen; ergibt sich für Krankengeschichten u. a. ärztliche Aufzeichnungen aus § 10 Absatz 3 der (Muster)Berufsordnung u. beträgt 10 Jahre (nach Abschluss der Behandlung), es sei denn, eine längere A. ist nach ärztl. Erfahrung geboten od. nach anderen (gesetzl.) Bestimmungen wie der Röntgen- u. der Strahlenschutzverordnung (30 Jahre nach der letzten Strahlenbehandlung, 10 Jahre nach der letzten Untersuchung) vorgeschrieben. A. enthalten ferner das Infektionsschutzgesetz* (10 Jahre für Behandlungsunterlagen) u. die Betäubungsmittel-Verschreibungsverordnung (3 Jahre für Teil III des ausgefertigten u. die Teile I–III des fehlerhaft ausgefertigten Betäubungsmittelrezepts); weitere A. sind landesrechtl. od. einrichtungsspezif. festgelegt. Bei gleichzeitiger Geltung mehrerer Vorschriften gilt die längste Aufbewahrungsfrist. Vgl. Dokumentationspflicht.

Aufklärungs|pflicht: (engl.) *obligation to inform*; ethische u. rechtliche Verpflichtung des Arztes zur Information u. Aufklärung des Pat. über alle relevanten Umstände seiner Erkr. u. ihrer Behandlung aus therap. u. rechtl. Gründen (§ 8 (Muster)Berufsordnung); Pflicht zur **Aufklärung über therap. Maßnahmen u. diagn. Verfahren** (od. Sicherungsaufklärung) ergibt sich aus der ärztl. Fürsorgepflicht; der Arzt muss dem Pat. erläutern, welche Besonderheiten mit seiner Erkr. verbunden sind u. welche Maßnahmen zu ihrer Beseitigung ärztlicherseits u. seitens des Pat. erforderl. sind, um drohende Schäden von ihm abzuwenden. Von der therap. Aufklärung zu unterscheiden ist die im Interesse der verfassungsrechtl. gewährleisteten Entschlussfreiheit des Pat. liegende **Selbstbestimmungsaufklärung:** Die Erfüllung der A. ist Voraussetzung für die Wirksamkeit der Einwilligung* in den ärztl. Eingriff, von deren Vorliegen die Rechtmäßigkeit des Eingriffs abhängt (s. Körperverletzung). Ohne ausreichende Aufklärung ist ein Eingriff auch bei Einwilligung des Pat. rechtswidrig, weil dieser eine sinnvolle Entscheidung nur treffen kann, wenn er über deren Bedeutung u. Tragweite hinreichend aufgeklärt worden ist. Ein sog. therap. Privileg hat die Rechtsprechung bislang nicht anerkannt; ein Unterlassen der Aufklärung wird vielmehr nur dann für zulässig gehalten, wenn die ernste Gefahr eines schweren seel. od. körperl. Schadens besteht. Der Umfang der A. richtet sich nach deren Zweck, dem Pat. eine abwägende Wahrnehmung seines Selbstbestimmungsrechts* zu ermöglichen; die A. bezieht sich mithin nicht nur auf die Risiken des „Ob", sondern auch auf das „Wie" des Eingriffs: Sie muss z. B. den Hinweis auf erhebl. Schmerzen einschließen. Der Pat. muss ggf. über mehrere, konkret zur Wahl stehende Behandlungsmöglichkeiten u. deren Für u. Wider unterrichtet werden. Generell ergibt sich die Intensität der A. aus den Umständen des Einzelfalls; maßgebend sind dabei die Schwere der Auswirkungen, ferner die sachl. u. zeitl. Notwendigkeit des Eingriffs, die allg. Bekanntheit der Eingriffsumstände u. -folgen, der Bildungs- u. Erfahrungsstand sowie die Sprachkenntnisse des Patienten (ggf. Dolmetscher). Die Vermittlung eines im Großen u. Ganzen zutreffenden Bildes von Schwere u. Risiko reicht aus, wenn der Pat. dadurch in die Lage versetzt wird, weitere Informationen gezielt abzufragen. Nicht die prozentuale Komplikationsdichte eines mit einer Therapie verbundenen Risikos entscheidet letztl. über das Ausmaß der A., sondern die Bedeutung, die dieses Risiko für den Pat. haben kann. Auch bei einer vital indizierten Therapie, bei der ein Risiko selten ist u. sich bei Nichtanwendung der Therapie krankheitsbedingt voraussichtl. mit höherer Wahrscheinlichkeit verwirklichen wird, kann daher eine A. bestehen, wenn das Risiko im Falle seiner Verwirklichung den Pat. schwer belastet u. trotz seiner Seltenheit für den Eingriff spezifisch, für den Laien überraschend ist. Eine erhöhte A. gilt insbes. bei diagn. Eingriffen ohne therap. Eigenwert. Bes. Maßgaben gelten im Bereich der sog. Neulandmedizin. Will der Arzt keine allseits anerkannte Standardmethode, sondern eine relativ neue u. noch nicht allgemein eingeführte Methode mit neuen, noch nicht abschließend geklärten Risiken anwenden, so hat er den Pat. auch darüber aufzuklären u. darauf hinzuweisen, dass unbekannte Risiken zurzeit nicht auszuschließen sind. Der Arzt muss schließlich wissen, dass ihn im Haftpflichtprozess die Beweislast dafür trifft, dass der Pat. genügend aufgeklärt worden ist; Versäumnisse bei der therap. Aufklärung hat indessen grundsätzl. der Pat. nachzuweisen. Der Arzt hat so frühzeitig wie möglich u. außer in Not- u. Sonderfällen, jedenfalls so rechtzeitig aufzuklären, dass der Pat. noch im Besitz seiner Erkenntnisfähigkeit ist u. ihm bis zum Eingriff eine unter Berücksichtigung der konkreten Umstände ausreichende Bedenkzeit zur Abwägung der für u. gegen den Eingriff sprechenden Gründe u. zur Wahrung seiner Entscheidungsfreiheit bleibt. Weitere bes. Informations- u. Auskunftspflichten ergeben sich für den Arzt u. U. im Hinblick auf wirtschaftl. Bewandtnisse u. in Zus. mit der Datenverarbeitung (s. Auskunftsanspruch). Bei begründetem Verdacht eigener Fehler mit nicht nur unwesentl. Folgen trifft den Arzt nach vordringender Rechtsauffassung eine Offenbarungspflicht*, die i. d. R. mit dem Ende des Vertragsverhältnisses entfällt; nachträglich hat er dagegen nur dann zu informieren, wenn dem unwissenden Pat. schwere Gesundheitsgefahren drohen.

Aufrichtungs|re|flex *m*: (engl.) *righting reflex*; syn. Righting-Reflex; frühkindlicher Reflex* (bis 6. Lebensmonat): durch plötzl. Druck auf Fußsohle bzw. Berührung in ihrer gesamten Fläche ausgelöste Streckung aller Gelenke des entspr. Beins (Stehbereitschaft) bei gleichzeitiger Knie- u. Hüftbeugung des anderen; dadurch Schreitphänomen*.

Aufwach|temperatur (lat. tempera̲tura Wärme, Wärmemischung) *f*: Basaltemperatur*.

Ausfluss: (engl.) *vaginal discharge*; Fluor; i. e. S. Fluor* genitalis.

Auskunfts|anspruch: (engl.) *right to demand information*; Recht des Pat. auf Auskunft über Inhalte ihn betreffender Krankenunterlagen, einhergehend mit Einsichtsrecht* in die ihn betreffenden Krankenunterlagen; besteht bei EDV-gestützter u. auch bei manueller Patientendokumentation, sofern die Patientendaten auf einheitl. u. gleichartig aufgebauten Karteikarten erfasst werden,

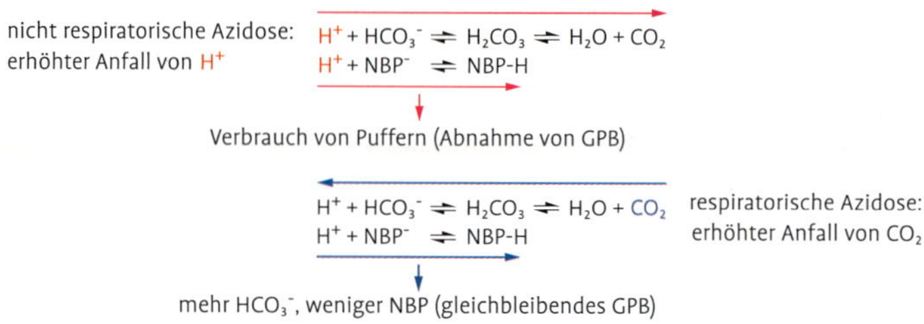

Azidose: respiratorische Azidose durch Erhöhung des CO_2-Partialdrucks: Gleichgewicht verschiebt sich in Richtung HCO_3^- u. H^+, entstehende Protonen werden ausschließlich durch Nicht-Bicarbonat-Basen (NPB) gepuffert, so dass die Gesamtpufferbasen (GPB) gleich bleiben; Protonen nichtflüchtiger Säuren bei **nicht respiratorischer Azidose** werden von beiden Puffersystemen abgefangen, so dass die GPB sinken.

nach den geltenden Datenschutzgesetzen (vgl. u. a. §§ 19, 34 Bundesdatenschutzgesetz BDSG). Rechtsgrundlage ist das Selbstbestimmungsrecht* des Pat. sowie eine vertragliche Nebenpflicht aus dem Behandlungsvertrag. Die Auskunftspflicht umfasst insbes. die Tatsache der Datenspeicherung u. den Inhalt der gespeicherten Daten, ferner die Herkunft u. Empfänger der Daten sowie den Zweck der Speicherung. Für Sozialdaten (s. Sozialdatenschutz) folgt der A. des Versicherten gegenüber dem speichernden Sozialversicherungsträger aus § 83 SGB X. Vgl. Datenschutz.

Ausschabung: s. Kürettage.

Ausscheidungs|uro|graphie *f*: s. Urographie.

Austastung: (engl.) *palpation*; Palpation* des Abdomens od. von Körperhöhlen ohne Sichtkontrolle; z. B. rektale od. vaginale Untersuchung.

Austausch|trans|fusion (lat. transfusio das Hinübergießen) *f*: (engl.) *exchange transfusion*; Bluttransfusion mit dem Ziel der Entfernung schädigender Bestandteile im Blut durch dessen weitgehenden Ersatz mit Spenderblut; **Prinzip:** Einwegmethode (Blutzufuhr u. -entnahme im Wechsel aus dem gleichen, meist venösen Gefäß) od. Zweiwegmethode (kontinuierl. Blutentnahme aus einem anderen Blutgefäß); **Ind.:** **1.** v. a. perinatal: **a)** Morbus* haemolyticus fetalis mit Hydrops; **b)** pathol. Hyperbilirubinämie* des Neugeborenen (meist bei Morbus* haemolyticus neonatorum) mit Zeichen einer progredienten akuten Bilirubinenzephalopathie (s. Kernikterus) od. bei Überschreiten der Phototherapiegrenze um 10 mg/dl bzw. bei Überschreiten der Phototherapiegrenze um 5 mg/dl nach unzureichendem Therapieerfolg einer Phototherapie*; cave: sehr untergewichtige Frühgeborene (engl. very low birth weight, Abk. VLBW); **2.** evtl. auch bei schwerer Intoxikation, Infektion, Transfusionszwischenfall, hepat. Koma od. Hyperleukozytose. Vgl. Plasmapherese.

Austreibungs|peri|ode *f*: s. Geburt.

Austreibungs|phase *f*: **1.** (kardiol.) s. Systole; **2.** syn. Austreibungsperiode; (gebh.) s. Geburt.

Austreibungs|wehen: s. Wehen.

Auto-: Wortteil mit der Bedeutung selbst, unmittelbar; von gr. αὐτός.

Auto|erotik (gr. ἔρως Liebe) *f*: (engl.) *autoerotism*; auf den eigenen Körper gerichtete sexuelle Aktivität, bei der sexuelle Stimulation u. Befriedigung ohne Beteiligung anderer Personen erfolgen, z. B. Masturbation*.

Aut|opsie *f*: Sektion*.

Auto|somen *n pl*: (engl.) *autosomes*; Bez. für alle Chromosomen*, die keine Geschlechtschromosomen (Gonosomen*) sind u. in somatischen Zellen in 2 Kopien vorliegen (eine von der Mutter u. eine von dem Vater); **Formen:** beim Menschen 22 homologe Autosomenpaare, die sich durch Lage des Zentromers u. Vorhandensein od. Fehlen von Satelliten unterscheiden lassen (vgl. Karyogramm, Abb. dort).

Axis pelvis *m*: Führungslinie* des Beckens.

AZ: Abk. für **Allgemeinzustand**.

Azidose *f*: (engl.) *acidosis*; syn. Azidämie; Störung im Säure-Basen-Haushalt mit Abfall des art. pH unter 7,36; Ausmaß abhängig von Kompensationskapazität (Gegenregulation zur Verhinderung einer Entgleisung); **Formen: 1. nicht respirator.** (metabol.) A.: negative Basenabweichung* mit Abfall von Pufferbasen u. Standardbicarbonat (u. aktuellem Bicarbonat); **Urs.:** **a)** Additionsazidose: vermehrte Zufuhr od. Produktion von Säuren im Stoffwechsel (nicht respirator. A. i. e. S.), z. B. Ketoazidose, Laktatazidose; **b)** Subtraktionsazidose: vermehrter Basenverlust (Bicarbonat durch Galle- od. Pankreasfisteln, Diarrhö, Ileus u. a.); **c)** renale A. (Retentionsazidose): Einschränkung der renalen Wasserstoffionenelimination (Nierenversagen, renal-tubuläre Störung); **d)** pharmak. (u. a. Salicylate, Diuretika), Drogen (Alkohol, Methanol, Glykol); **e)** Verteilungsazidose: hyperkaliäm. A. durch Austausch von H^+ aus dem intrazellulären Raum gegen K^+ inf. von extrazellulärem Kaliumüberschuss; **f)** Verdünnungsazidose (Dilutionsazidose) durch unphysiol. hohe Zufuhr an neutralen Lösungen u. damit rel. Verminderung der Bicarbonatkonzentration im Blut; **g)** Transfusionsazidose durch Bluttransfusion (v. a. Massivtransfusion bei reduzierter Kompensationskapazität) mit Erythrozytenkonzentrat; **Kompensation:** s. Abb.; respirator. (schnell) durch Hyperventilation zur Begrenzung der pH-Abweichung über vermehrte pulmonale CO_2-Elimination u. Reduktion des art. pCO_2; **Klin.:** vertiefte Atmung (Kussmaul-Atmung), Blutdruckabfall, Schock u. a.; **2. respirator.** A.: Hyperkapnie durch Hypoventilation; **Urs.:** u. a. zentrale Atemdepression, Behinderung der Ventilation (z. B. bei Rippenserienfrakturen, neuromuskulären Erkr.), Pickwick-Syndrom, Lungenkrankheit mit Störungen der pulmonalen Diffusion; **Kompensation:** nicht respirator. (langsam) durch vermehrte renale Bicarbonatresorption bei chron. respirator. A. (benötigt 1–2 Tage zur max. Wirksamkeit) u. damit positiver Basenabweichung*; **Klin.:** Zyanose*, Dyspnoe, Tachykardie u. a.; **3. kombinierte** A.: Zusammenwirken respirator. u. nicht respirator. Faktoren (z. B. Hypoventilation u. Nierenversagen); art. pCO_2 erhöht, Basenüberschuss negativ; **Diagn.:** art. BGA, Säure-Basen-Status; **Ther.:** **1.** nicht respirator. A.: Puffersubstanzen (Natriumbicarbonat, Tris-Puffer) i. v.; cave: (Rebound-)Alkalose, daher nur teilweise pH-Korrektur; **2.** respirator. A.: Steigerung der Ventilation, bei akuter respirator. A. ggf. kontrollierte Beatmung, bei chron. Störungen (z. B. inf. obstruktiver Ventilationsstörungen) v. a. Bronchospasmolyse, Sekretolyse.

Abschätzung des Bedarfs an Pufferbasen zur Korrektur einer nicht respirator. Azidose:

1. Bicarbonatbedarf (mmol) = negative Basenabweichung (mmol/l) × 0,3 × kg Körpergewicht
2. Trispufferbedarf (ml) = negative Basenabweichung × kg Körpergewicht

vgl. Azidose, fetale; Alkalose.

Azidose, fetale *f*: (engl.) *fetal acidosis*; syn. intrauterine Azidose; durch Fetalblutuntersuchung* nachweisbare fetale Azidose* (pH ≤7,20; Präazidose: pH >7,20 u. <7,25; Normazidität: pH ≥7,25); absolute Ind. für operative Entbindung*; Hinweis auf f. A. z. B. durch Minderung fetaler Bewegungen u. pathol. CTG-Befund (fehlende Oszillation, fehlende Akzeleration, Dezeleration, fetale Tachykardie, fetale Bradykardie); **Formen:** **1.** respiratorische f. A.: Hyperkapnie durch eingeschränkte CO_2-Abgabe; **2.** nicht respiratorische f. A.: Stimulation des anaeroben, glykolyt. Stoffwechsels (Laktatazidose) od. sog. Leihazidose bei maternaler (z. B. Keto-)Azidose; **3.** kombinierte (respiratorische u. nicht respiratorische) f. A.: bei fetaler Asphyxie; **Vork.:** verminderte Versorgung des Fetus mit Sauerstoff vor u. während der Geburt; s. Hypoxämie, fetale. Vgl. Nabelarterien-pH-Wert.

Azidose, post|partale *f*: (engl.) *postpartal acidosis*; Azidose* des Neugeborenen nach der Geburt*; entsteht u. a. durch Anfall von sauren Valenzen aus unter der Geburt minderdurchbluteten Geweben u. ist i. d. R. bis 2 Std. nach Geburt kompensiert. Vgl. Depressionszustand des Neugeborenen.

A|zoo|spermie (gr. ζῷον Lebewesen) *f*: (engl.) *azoospermia*; Fehlen reifer Spermien im Sperma; s. Spermauntersuchung (Tab. dort).

B

Babinski-Zeichen (Joseph F. B., Neurol., Paris, 1857–1932) *n*: (engl.) *Babinski sign*; Dorsalextension der Großzehe mit gleichzeitiger Plantarflexion u. Spreizung der 2.–5. Zehe bei Bestreichen des lateralen Fußrands; **Vork.:** s. Pyramidenbahnzeichen; Reflexe, frühkindliche.

Babkin-Re|flex (Boris Petrovich B., russ. Neurol., 1877–1950) *m*: Hand*-Mund-Reflex.

Baby Blues: s. Dysphorie, postpartale.

Bacill-: auch Bazill-; Wortteil mit der Bedeutung Stäbchen; von lat. bacillus.

Baer-Hand|griff (Joseph L. B., Gyn., Chicago, 1880–1954): (engl.) *Baer's method*; (gebh.) Handgriff zum Herauspressens der gelösten Plazenta* durch Verkleinerung des Bauchraums; heute vielfach durch kontrollierten Zug an der Nabelschnur (Cord traction) ersetzt; **Prinzip:** Geburtshelfer rafft beidhändig die Bauchdecke in der Mittellinie, so daß die physiol. Rektusdiastase ausgeglichen wird u. eine breite Längsfalte entsteht; **Ind.:** Unterstützung der Ausstoßung der Plazenta nach der Geburt, peripartale Blutung* bei Uterusatonie*.

Bag-Technik *f*: (engl.) *bag method*; (gyn.) Verf. zur Bergung von z. B. Ovarialtumoren* i. R. laparoskop. Operationen mit einem Kunststoffbeutel, um eine Streuung von Tumorzellen zu vermeiden. **Anw.:** v. a. bei Ovarialtumoren unklarer Dignität; **Durchführung:** Platzieren des abgesetzten Tumors im sog. Endobag u. Entfernung aus der Bauchhöhle durch die Einstichstelle der Arbeitstrokare; ggf. unter Anw. eines Bauchdeckenspreizers od. Abpunktion des Tumors, bis sich dieser im Endobag bergen lässt.

Bakri-Ballon *m*: s. Uterustamponade.

Bakt-: auch Bact-; Wortteil mit der Bedeutung Stab, Stock; von gr. βακτηρία.

Bakterien|flora (lat. Flora römische Blumengöttin) *f*: (engl.) *bacterial flora*; physiol. Besiedlung der Körperoberfläche (Standort- u. Anflugflora der Haut) sowie best. Körperhöhlen (Mundhöhle, Nasen-Rachen-Raum) bzw. Hohlorgane (Jejunum, Ileum, Colon, Urethra, Vagina) des gesunden Makroorganismus mit versch. Mikroorganismen; in der Mehrzahl apathogene Bakterien, aber auch pathogene Keime, die unter best. Voraussetzungen (z. B. Veränderung der natürl. Standortbedingungen, Schwächung des Wirtsorganismus, Antibiotikatherapie) selektiert werden können; **Bedeutung:** Schutz- u. Barrierefunktion (sog. Kolonisationsresistenz), Stimulierung unspezif. Abwehrfaktoren; vgl. Bifidusflora; Darmbakterien; Darmflora; Hautflora; Mundflora; Scheidenflora.

Bakteri|urie *f*: (engl.) *bacteriuria*; Ausscheidung von Bakt. im Harn; **Vork.:** v. a. bei Harnwegsinfektion*; signifikant ab Keimzahlen $>10^5$/ml (bei Spontanurin mögl. bakterielle Kontamination des physiol. sterilen Blasenurins durch Bakterienflora* von Urethra od. äußerem Genitale); **Diagn.:** Harnuntersuchung*, bei bakterieller Zersetzung des Harns häufig Trübung, unangenehmer Geruch (scharf, fade); Antibiogramm*; ungefähre Keimzahlbestimmung mit Eintauchnährboden möglich (s. Eintauchverfahren); **Ther.:** **1.** bei asymptomatischer B. i. d. R. nur Steigerung der Diurese durch erhöhte Trinkmenge; in Schwangerschaft u. bei geplanter schleimhauttraumatisierender Intervention im Harntrakt (z. B. Urethrozystoskopie) wegen Gefahr aszendierender Infektion (v. a. Pyelonephritis*) gezielte Suche nach asymptomatischer B. u. ggf. Antibiotikatherapie; **2.** bei klin. Manifestation Antibiotikatherapie (s. Harnwegsinfektion). Vgl. Harngewinnung.

Baldy-Franke-Operation (John M. B., Gyn., Philadelphia, 1860–1934) *f*: s. Webster-Baldy-Franke-Operation.

Balken|a|genesie *f*: (engl.) *callosal agenesis*; syn. Agenesis corporis callosi, Balkenmangel; angeb. vollständiges od. teilweises Fehlen des Corpus callosum; **Ätiol.:** meist sporadisch, manchmal autosomal-dominant od. X-chromosomal-rezessiv erbl.; **Vork.:** häufig assoziiert mit weiteren Fehlbildungen des Gehirns, z. B. bei Meningomyelozele*, i. R. einer septooptischen Dysplasie od. eines Aicardi-Syndroms; **Sympt.:** variabel; epilept. Anfälle, Koordinationsstörungen, evtl. geistige Retardierung; bei isolierter B. häufig symptomlos; **Diagn.:** MRT (s. Abb.), Schädelsonographie.

Ballard-Score *m*: (engl.) *Ballard score*; Punktsystem zur Ermittlung des Gestationsalters auf Basis des neuromuskulären Entwicklungsstatus beim Neugeborenen (Prüfung der Position u. Flexionsmöglichkeit der Extremitäten) in Komb. mit phys. Reifebewertung (Haut, Lanugobehaarung, plantare

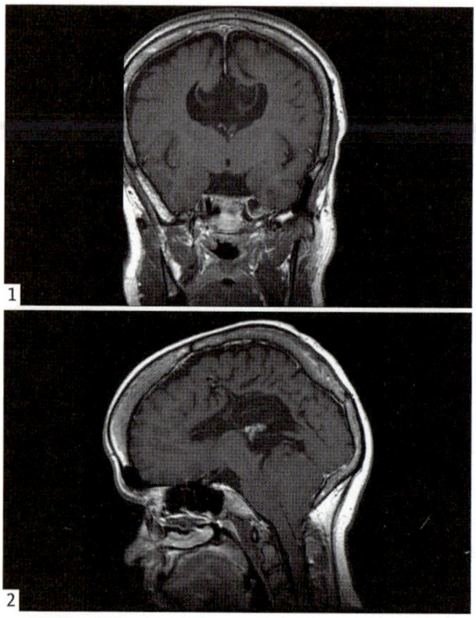

Balkenagenesie: MRT: 1: koronar, 2: sagittal [26]

Falten, Mamillen, Augen u. Ohren, äußeres Genitale); Bestimmung aufwendiger (u. für Frühgeborene belastender) als die Bestimmung nach übrigen Reife-Scores (vgl. Reifezeichen des Neugeborenen); **Prinzip:** Zuordnung jedes Untersuchungsergebnisses der 12 Kategorien zu einem Punktwert (–1 bis 5); Punktsumme ergibt geschätzte Schwangerschaftsdauer (20.–44. SSW).

Ballon|ko|agulation *f*: (engl.) *balloon coagulation*; Verf. zur Endometriumablation* durch intrauterines Einbringen eines ballonförmigen Einmalkatheters, der über Wärmeentwicklung zu Koagulation des Endometriums führt; Vorteil gegenüber Endometriumresektion*: ohne Narkose ambulant durchführbar; Nachteil: hohe Kosten der Einmalkatheter, nicht bei Uterusfehlbildung einsetzbar.

Ballon|vagino|skop *n*: (engl.) *balloon vaginoscope*; Vaginoskop, über das eine aufblasbare Manschette gezogen ist; **Anw.:** v. a. in der Kindergynäkologie zur Darstellung der Portio od. Entfernung intravaginaler Fremdkörper.

Ballottement (franz. Hin- u. Herschütteln, -rollen) *n*: (engl.) *ballottement*; tastbare Beweglichkeit eines in flüssigkeitsgefülltem Raum eingeschlossenen festen Körpers; z. B. sog. tanzende Patella bei Kniegelenkerguss od. kindl. Kopf vor der Geburt bei Anw. des 3. Leopold*-Handgriffs.

Bamberger-Zange (Heinrich von B., Int., Würzburg, 1822–1888): (engl.) *Bamberger's forceps*; Geburtszange* mit automatischer Begrenzung der Anpresskraft u. Fixierung der Zangenlöffelweite; Parallelzange (s. Abb.).

Bandl-Kon|traktions|ring (Ludwig B., Gyn., Wien, Prag, 1842–1892): (engl.) *Bandl's ring*; aufgrund

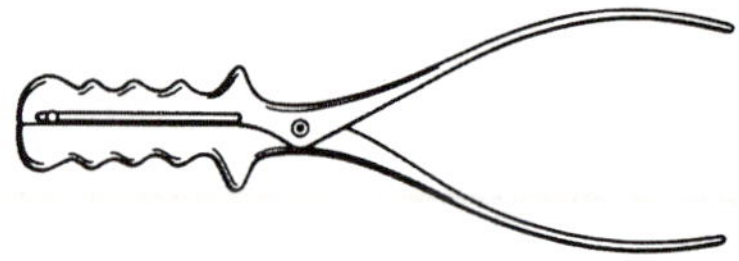

Bamberger-Zange

starker Kontraktion des oberen Uterinsegments entstehender, häufig durch die Bauchdecke sichtbarer Wulst auf der Grenze zum unteren Uterinsegment; Emporsteigen des B.-K. zeigt drohende Uterusruptur* an.

Bardenheuer-Bogen|schnitt (Bernhard B., Chir., Köln, 1839–1913): (engl.) *Bardenheuer's incision*; halbkreisförmiger Hautschnitt etwas oberh. der submammären Falte zur Freilegung eines durch Mastitis* bedingten retromammären Abszesses mit postop. kosmet. günstigen Narben; vgl. Schnittführung.

Barr-Körper (Murray L. B., Anat., Ontario, 1908–1995): X*-Chromatin.

Bartholin-Ab|szess (Caspar B., Anat., Kopenhagen, 1655–1738) *m*: s. Bartholinitis.

Bartholin-Drüsen (Caspar B., Anat., Kopenhagen, 1655–1738): (engl.) *Bartholin's glands*; syn. Glandulae vestibulares majores; 2 kleine, tubulöse, muköse Drüsen im unteren Drittel der großen Labien; Sekretdrüsen für das Vestibulum vaginae; Ausführungsgänge münden auf der Grenze zwischen unterem u. mittlerem Drittel der kleinen Labien; B.-D. entsprechen Cowper-Drüsen beim Mann (Glandulae bulbourethrales). Vgl. Genitale.

Bartholinitis (Caspar B., Anat., Kopenhagen, 1655–1738) *f*: (engl.) *bartholinitis*; Entz. der Bartholin*-Drüsen u. ihrer Ausführungsgänge; **Vork.:** v. a. zwischen 20.–30. Lj.; **Klin.:** lokale Schmerzen, Schwellung, Rötung, selten Fieber; Ausbildung eines bis hühnereigroßen Empyems (Eiteransammlung im Drüsengang) bzw. Bartholin-Abszesses (Ausbreitung in die Umgebung) im unteren Drittel der großen od. kleinen Schamlippe durch entzündl. Verklebung des Ausführungsgangs; meist einseitig; bei chronisch rezidiv. B. Entwicklung einer Bartholin*-Zyste; **Err.:** meist polymikrobiell (Staphylococcus aureus, Escherichia coli, Chlamydia* trachomatis, Anaerobier), selten primäre Infektion mit Neisseria* gonorrhoeae; **Ther.:** Marsupialisation*; Antibiotika nur bei Gonokokken-Nachweis; **DD:** Furunkel.

Bartholin-Zyste (Caspar B., Anat., Kopenhagen, 1655–1738) *f*: (engl.) *Bartholin's cyst*; Retentionszyste* inf. Sekretansammlung im Ausführungsgang der Bartholin-Drüse (Pseudozyste); Endzustand einer Bartholinitis*; **Vork.:** meist während der Geschlechtsreife; **Sympt.:** meist einseitige, im unteren Drittel der großen, vorwiegend aber der kleinen Labie lokalisierte, kugelige, mobile, prallelastische u. nicht druckdolente Schwellung bis zu Hühnereigröße.

Bei einer Schwellung der Bartholin-Drüse in der Postmenopause muss ein Karzinom ausgeschlossen werden.

Ther.: einfache Inzision (hohe Rezidivquote), Inzision u. Einlage eines kurzen Ballonkatheters bzw. Streifens; klassische chir. Therapie (Marsupialisation*).

Bartter-Syn|drom (Frederic B., Endokrin., Bethesda, 1914–1983) *n*: (engl.) *Bartter syndrome*; seltene, autosomal-rezessiv erbl. Funktionsstörung der Nieren, die sich als hypokaliämisch-alkalotische Salzverlust-Tubulopathie mit sekundärem Hyperaldosteronismus manifestiert; **Ätiol.:** versch. Defekte transmembranaler Ionentransporter an den distalen Tubuluszellen im dicken Teil der aufsteigenden Henle-Schleife; **Formen: Typ I:** antenatales B.-S.; Genlocus 15q15–q21.1; Defekt des Na^+-K^+-$2Cl^-$-Cotransporters; **Typ II:** antenatales B.-S.; Genlocus 11q24–25; Defekt des passiven K^+-Transporters; **Typ III:** klassische Erwachsenenform; Genlocus 1p36; Defekt der passiven Cl^--Transporter (ClC-Ka u. ClC-Kb) an der basolateralen Membran der distalen Tubuluszellen; **Typ IV:** infantiles B.-S. mit Taubheit; Genlocus 1p31; Defekt in einer essentiellen Untereinheit (sog. Barttin) der passiven Cl^--Transporter ClC-Ka u. ClC-Kb an der basolateralen Membran der distalen Tubuluszellen u. an der die Endolymphe begrenzenden Membran des Innenohrs; **Klin.:** hypokaliämische Alkalose mit Salzverlustniere (Na^+-, Ka^+-, Ca^{2+}-, Mg^{2+}-, NH_4^+-Ionen); Polyurie, Polydipsie; hyperreninämischer Hyperaldosteronismus mit Aktivierung des Kallikrein-Kinin-Systems u. Synthesesteigerung der Prostaglandine* (PGE_2); antenatal: Hydramnion*; **Histol.:** Hyperplasie des juxtaglomerulären Apparats; **Ther.:** supportiv; Indometacin zur Suppression der gesteigerten Prostaglandinsynthese. Vgl. Pseudo-Bartter-Syndrom; Gitelman-Syndrom; Renin-Angiotensin-Aldosteron-System.

Basal|frequenz (gr. βάσις Schritt, Grundlage; lat. frequentia Häufigkeit) *f*: (engl.) *baseline rhythm*; auch Basisfrequenz; Mittelwert der fetalen Herzfrequenz außerhalb der Wehe; **Referenzbereich:** 110–150/min. Vgl. CTG; Tachykardie, fetale; Bradykardie, fetale.

Basal|membran (lat. membrana zarte Haut) *f*: **1.** (engl.) *basement membrane*; (histol.) lichtmikroskop. homogenes Häutchen als Grenzfläche zwischen Epithelien od. Endothelien u. Bindegewebe (Grundhäutchen); elektronenmikroskop. in 2–3 Schichten geteilt; Aufbau v. a. aus Kollagen (Typ IV), Glykoproteinen (Laminin, Fibronektin, Entaktin) u. sauren Proteoglykanen (Heparansulfat); **2.** (engl.) *basal membrane*; (ophth.) Lamina basalis; spezialisierte, bes. dicke Membranen im Bulbus oculi; **a)** Descemet-Membran (12 μm dick) als B. des Hornhautendothels; **b)** Linsenkapsel (15–20 μm) als B. des Linsenepithels; **c)** Teile der Bruch-Membran (s. Choroidea).

Basal|platte: s. Plazenta.

Basal|temperatur (lat. temperatura Wärme, Wärmemischung) *f*: (engl.) *basal temperature*; Abk. BT; syn. Aufwachtemperatur, Morgentemperatur; nach dem Erwachen vor dem Aufstehen vaginal, rektal od. oral gemessene Körpertemperatur der Frau mit typ. Schwankungen; Anstieg um ca. 0,4–0,6 °C etwa einen Tag nach der Ovulation als Zeichen des sog. thermogenet. Effekts des Progesterons* (bei 10–15 % der Frauen nicht nachweisbar), gleichbleibende Erhöhung in der Sekretionsphase des Menstruationszyklus* u. Abfall kurz vor der Menstruation* mit niedrigem Niveau in der Proliferationsphase (biphasischer Zyklus; s. Abb.); globaler, unsicherer Parameter zur Diagn. u. Ther. von Zyklusstörungen* u. Sterilität* (s. Zyklus, anovulatorischer, Abb. dort) u. Voraussetzung für die Temperaturmethode* zur Konzeptionsverhütung (als alleinige Methode zum Zyklusmonitoring ungeeignet); bei Ausfall der Menstruation u. fehlendem Temperaturabfall ist mit großer Wahrscheinlichkeit eine Schwangerschaft eingetreten. Vgl. Kalendermethode.

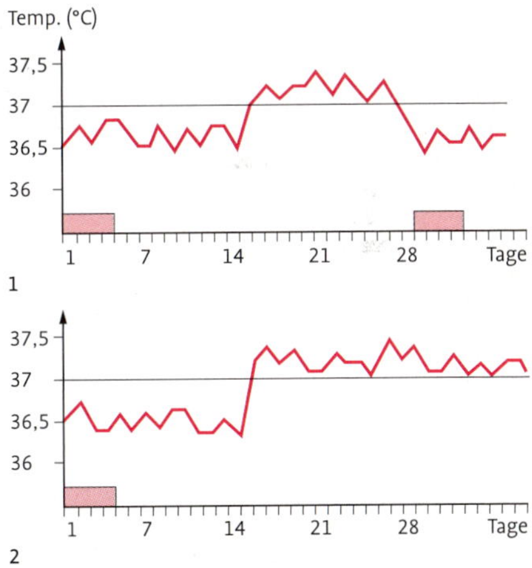

Basaltemperatur: 1: normaler Verlauf, 2: Verlauf bei Schwangerschaft

base excess (engl. Basenüberschuss): Abk. BE; s. Basenabweichung.

Basen|abweichung *f*: (engl.) *base excess (Abk. BE)*; syn. Basenüberschuss; überschüssiger Basengehalt der Extrazellulärflüssigkeit in mmol/l; **Bestimmung:** (ermittelt unter vollständiger Sauerstoffsättigung u. CO_2-Partialdruck von 5,3 kPa bzw. 40 mmHg bei 37 °C durch Titration mit starker Säure od. Base auf pH 7,4) meist rechner. bei Ermittlung des Säure-Basen-Status; **Referenzbereich:** ±3 mmol/l; **klin. Bedeutung:** wichtiger Parameter zur Bestimmung nicht respirator. Faktoren bei Störungen im Säure-Basen-Haushalt (s. Alkalose; Azidose). Vgl. Standardbicarbonat.

B

Basis|frequenz (lat. frequentia Häufigkeit) *f*: s. Basalfrequenz.

Bauch|decken|a|plasie-Syn|drom *n*: Prune*-belly-Syndrom.

Bauch|decken|spannung: s. Abwehrspannung.

Bauch|fell|entzündung: s. Peritonitis.

Bauch|hoden: s. Maldescensus testis.

Bauch|höhlen|schwangerschaft: s. Extrauteringravidität.

Bauch|presse: (engl.) *abdominal press*; Zusammendrücken des Bauchinhalts durch Kontraktion der Bauchmuskeln bei festgestelltem Zwerchfell (inspirator. geblähte Lunge, Schluss der Stimmritze) zur Unterstützung der Austreibung des Inhalts der abdominalen Hohlorgane (Darm, Harnblase, Uterus).

Bauch|schnitt: Laparotomie*.

Baudelocque-Durch|messer (Jean-Louis B., Geburtshelfer, Paris, 1746–1810): (engl.) *Baudelocque's diameter*; syn. Conjugata externa; Distanz zwischen Symphyse u. Dornfortsatz des 5. Lendenwirbels (s. Beckenmaße).

Bauer|phänomen *n*: frühkindlicher Reflex* (1. Lebensmonat): Kriechbewegungen in Bauchlage bei Druck auf die Fußsohlen. Vgl. Schreitphänomen.

Baumm-Hand|griff: (engl.) *Baumm's maneuvre*; Handgriff zur Abschätzung der gebh. relevanten Beckenmaße* anhand der Distanz der Zeigefinger nach beidhändigem Umgreifen der Darmbeinschaufeln.

B-Bild-Methode *f*: (engl.) *B-mode*; Verfahren der Ultraschalldiagnostik* zur Darstellung zweidimensionaler Ultraschallbilder.

BE: **1.** Abk. für **B**rot**e**inheit; **2.** Abk. für **B**ecken**e**ndlage*; **3.** Abk. für **B**ethesda-**E**inheit; s. Bethesda-Test; **4.** Abk. für (engl.) ***b**ase **e**xcess*; s. Basenabweichung.

Becken: (engl.) *pelvis*; Pelvis; Knochenring aus unpaarigem Os* sacrum u. paarigem Os coxae; **Anat.:** Verbindung von Os sacrum u. Os coxae über die nahezu unbewegl. Articulatio sacroiliaca u. der beiden Ossa coxae über die Symphysis pubica; nach kranial über Apertura* pelvis superior zur Bauchhöhle offen, nach kaudal (Apertura pelvis inferior) durch muskulären Beckenboden* verschlossen; **Einteilung: 1.** Pelvis major (großes Becken); oberhalb der am Promontorium ossis sacri beginnenden u. nach vorn zum Tuberculum pubicum der Symphyse verlaufenden Linea terminalis; **2.** Pelvis minor (kleines Becken); nach kranial begrenzt durch Linea terminalis, nach kaudal durch Apertura pelvis inferior; **klin. Bedeutung:** z. B. **1.** (gebh.) s. Beckenmaße (Abb. dort); Beckenanomalien; **2.** (orthop.) s. Beckenschiefstand; **3.** (unfallchir.) s. Beckenfrakturen.

Becken|achse: s. Führungslinie des Beckens.

Becken|anomalie *f*: (engl.) *pelvic anomaly*; von der Norm abweichende Form des (weiblichen) Beckens*; **Formen:** s. Abb.; **1.** allg. verengtes Becken; z. B. infantiles bzw. juveniles Becken, Zwergbecken (Kleinwuchs), viriles, androides Becken, hohes Assimilationsbecken*; **2.** gerade verengtes Becken; z. B. plattes Becken (bei Rachitis, Osteomalazie), Wirbelgleitbecken (spondylolisthet. Becken); **3.** allg. verengtes u. plattrachitisches Becken (Komb. von 1. u. 2.); **4.** schräg verengtes Becken; z. B. bei Koxitis, Skoliose, Rachitis, Luxation, Naegele*-Becken, Klaudikationsbecken, (einseitig) ankylot. od. ostitisch-synostotisches Becken; **5.** quer verengtes Becken; z. B. Robert-Becken (beidseitige Ankylose der Iliosakralgelenke), Protrusionsbecken; **6.** unregelmäßig verengtes Becken; z. B. bei Osteomalazie, Osteodystrophie, Exostosen, Frakturen, Rachitis*; **7.** Trichterbecken*, Verengung im Beckenausgang bei infantilem Becken, virilem Becken, Kyphose. Vgl. Michaelis-Raute; Beckenmaße; Becken, enges.

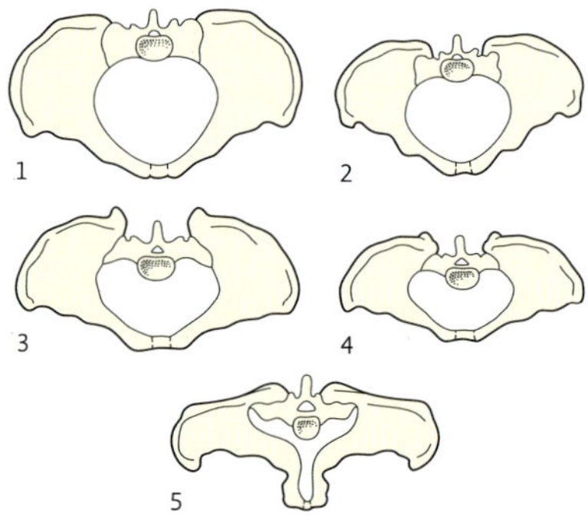

Beckenanomalie: 1: normales Becken; 2: allgemein verengt; 3: gerade verengt; 4: allgemein verengt u. plattrachitisch; 5: unregelmäßig verengt

Becken|ausgang: (anat.) Apertura* pelvis inferior.

Becken|austastung: (engl.) *pelvis exploration*; vaginale innere Austastung des kleinen Beckens mit Zeige- u. Mittelfinger; **Prinzip:** Prüfung der Erreichbarkeit des Promontoriums (Verkürzung der Conjugata vera), der Anat. des Steißbeins, der Symphyse u. der Spinae ossis ischii sowie der Weichteilbeschaffenheit.

Becken|binde|gewebe: (engl.) *pelvic connective tissue*; Bindegewebepfeiler, die von der seitl. Beckenwand zu den Beckenorganen ziehen u. Blutgefäße u. Nerven heranführen: Paracystium (zur Harnblase), Paracolpium (zur Scheide), Parametrium* (zur Gebärmutter), Paraproctium (zum Rektum).

Becken|boden: (engl.) *pelvic floor*; muskulöser Verschluss des Beckenausgangs (s. Abb.); gebildet durch Diaphragma pelvis (Musculus* levator ani, M. coccygeus) u. M. transversus perinei superficia-

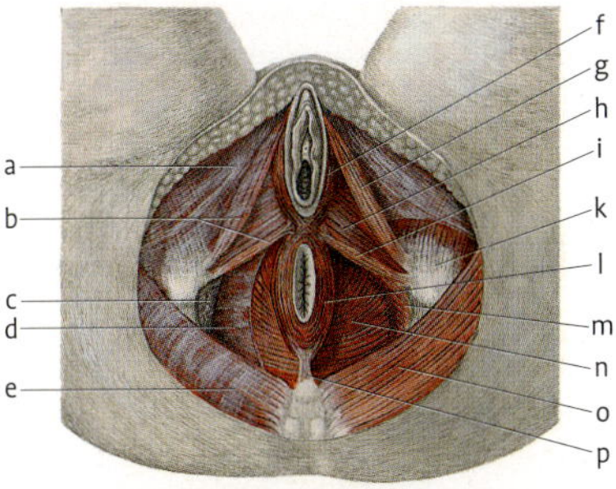

1

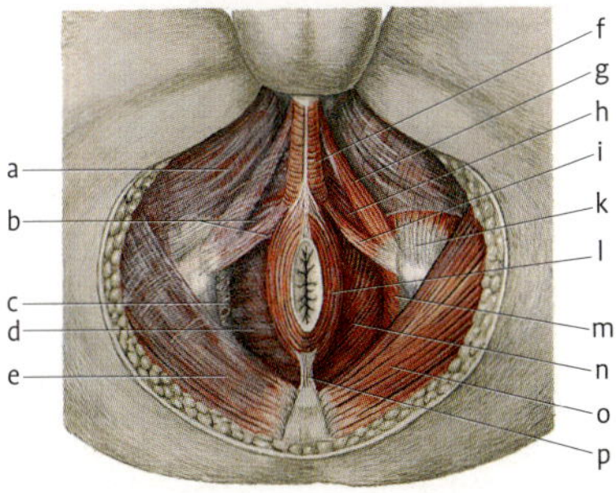

2

Beckenboden: Muskulatur der Frau (1) u. des Mannes (2), vom Damm aus gesehen; in der linken Bildhälfte jeweils die Faszien; a: Fascia lata; b: Fascia diaphragmatis urogenitalis inferior; c: Fascia obturatoria mit Alcock-Kanal; d: Fascia diaphragmatis pelvis inferior; e: Fascia glutea; f: M. bulbospongiosus; g: M. ischiocavernosus; h: M. transversus perinei profundus; i: M. transversus perinei superficialis; k: M. semitendinosus u. M. biceps femoris; l: M. sphincter ani externus; m: M. obturatorius internus; n: M. levator ani; o: M. gluteus maximus; p: Ligamentum anococcygeum [2]

lis sowie quergestreiftem M. transversus perinei profundus (beim Mann) bzw. glatten M. compressor urethrae u. M. sphincter urethrovaginalis (bei der Frau), die sich von kaudal dem Spalt zwischen Mm. levatores ani (Levatortor: Durchtritt von Darm, Harn- u. Geschlechtswegen) anlagern. Vgl. Saccus subcutaneus perinei; Compartimentum superficiale perinei; Saccus profundus perinei.

Becken|boden|training: (engl.) *pelvic floor exercise*; Spannungs- u. Entspannungsübungen der Beckenbodenmuskulatur; auch in Komb. mit Biofeedback (Beckenboden-EMG-Kontrolle) od. Elektrostimulation (Vaginal- od. Rektalelektrode); **Anw.: 1.** prophylaktisch vor u. nach Geburt; **2.** bei Op. im Beckenbereich; **3.** unterstützend bei Belastungs*- u. Dranginkontinenz*.

Becken|durch|messer: s. Beckenmaße.

Becken|dys|tokie *f*: s. Dystokie; Beckenmaße.

Becken|ebenen: (engl.) *pelvic planes*; Ebenen des (weiblichen) Beckens* (s. Abb.); vgl. Beckenmaße.

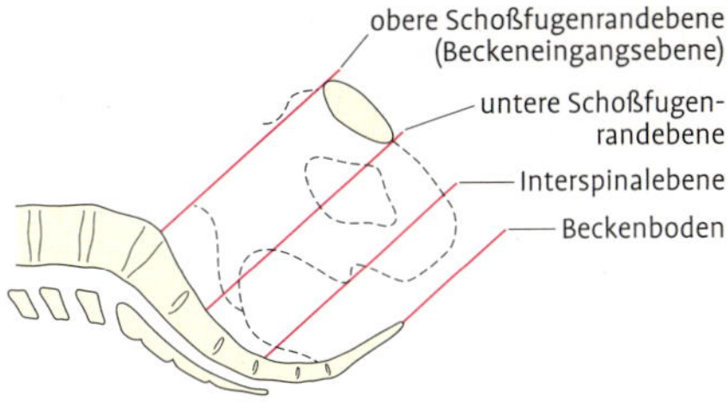

Beckenebenen: Parallelebenen nach Hodge

Becken|eingang: Apertura* pelvis superior; s. Beckenebenen (Abb. dort).

Becken|end|lage: (engl.) *breech presentation*; Abk. BE; Kindslage*, bei der das Beckenende vorausgeht; **Einteilung:** (nach vorangehendem Kindsteil*) reine Steißlage, Steiß-Fuß-Lage, Fußlage, Knielage; **Häufigkeit:** 3–5 % aller Termingeburten; **Ätiol.:** Ausbleiben der kindl. Drehung in utero, Frühgeburt, Uterus-, Weichteil- u. Beckenanomalien, Zwillingsschwangerschaft, tief sitzende Plazenta (s. Placenta praevia); **Diagn.: 1.** Beckenbeurteilung: manuelle Beckenaustastung, alternativ MRT des Beckens; **2.** fetale Beurteilung mit Ultraschalldiagnostik: Schätzgewicht, Kopfumfang, fetale Proportionen, Lage der Nabelschnur (Umschlingung um Hals od. Körper), Lage der Beine (ausgestreckt bei reiner Steißlage, angehockt bei Steiß-Fuß-Lage od. unterhalb des Steißes); **Ther.: 1.** Versuch der äußeren Wendung* (Erfolgsquote ca. 26–44 % bei Erstgebärenden, 71–80 % bei Mehrgebärenden); Komplikation: selten kurzzeitige Bradykardien od. Dezelerationen (notfallmä-

Beckenendlage Indikationen zur Schnittentbindung
primäre Schnittentbindung (absolute Indikation)
Frühgeburt vollendete 27.–34. SSW, Erstgebärende ab 24 + 0 SSW
intrauterine (asymmetrische) Wachstumsretardierung <10. Gewichtsperzentile
vollkommene oder unvollkommene Fußlage
sonographisch geschätztes Kindsgewicht <1800 g oder >3800 g
primäre Schnittentbindung (relative Indikation)
Wunsch der Schwangeren
Verdacht auf fetomaternales Missverhältnis (enges Becken)
vorzeitiger Blasensprung
dorsoposteriore Stellung
sekundäre Schnittentbindung (absolute Indikation)
Entbindungsnotwendigkeit vor Durchschneiden des Steißes

ßige Schnittentbindung erforderl.); **2.** Entbindung: **a)** vaginal bei fehlender spezif. Kontraind. (z. B. fetale Wachstumsretardierung, Makrosomie, Fußlage); assistierte Spontangeburt (Geburtsposition: Rückenlage, halbsitzend od. im Vierfüßlerstand), Anw. von Manualhilfen*; selten (Geburt des zweiten Zwillings) manuelle Extraktion*; Kompl.: Nabelschnurvorfall, Extremitätenvorfall, protrahierte Geburt; **b)** Schnittentbindung*; primär bei Kontraind. für vaginale Entbindung, sekundär z. B. bei protrahiertem Geburtsverlauf (Ind. s. Tab.).

Becken, enges: (engl.) *narrow pelvis*; Pelvis angusta; (gebh.) bezogen auf die Kopfgröße des Kindes zu geringe Beckenmaße* der Mutter; häufig Urs. regelwidriger Geburten (s. Geburtshindernis); evtl. durch Roederer*-Kopfeinstellung kompensierbar; **Formen: 1.** funktionell e. B. durch kindl. Kopfgröße u. -form; **2.** anatomisch e. B. durch mütterl. Beckenanomalie*. Vgl. Missverhältnis, fetomaternales.

Becken|lymph|knoten: (engl.) *pelvic lymph nodes*; Sammelgebiete u. Abfluss: s. Abb.; **klin. Bedeutung:** bei malignen Tumoren des weibl. Genitale.

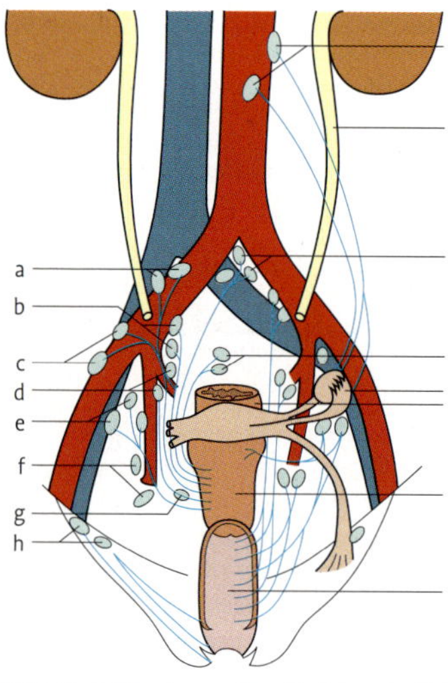

Beckenlymphknoten: a, b, c: Nodi lymphoidei (Abk. Nll.) iliaci communes, Nll. iliaci interni, Nll. iliaci externi; d: Nll. gluteales superiores; e: Nll. interiliaci; f: Nll. gluteales inferiores; g: Nl. parauterinus; h: Nll. inguinales superficiales; i: Nll. lumbales; k: Nll. subaortici; l: Nll. sacrales

Becken|maße: (engl.) *pelvic measurements*; Maße des (weiblichen) Beckens*; **Einteilung:** s. Abb.; **1. äußere B.:** Maße des großen Beckens, geben Hinweise auf die Verhältnisse im gebh. wichtigen kleinen Becken; **a)** Distantia interspinosa (Abstand der beiden Spinae iliacae posteriores superiores), 25–

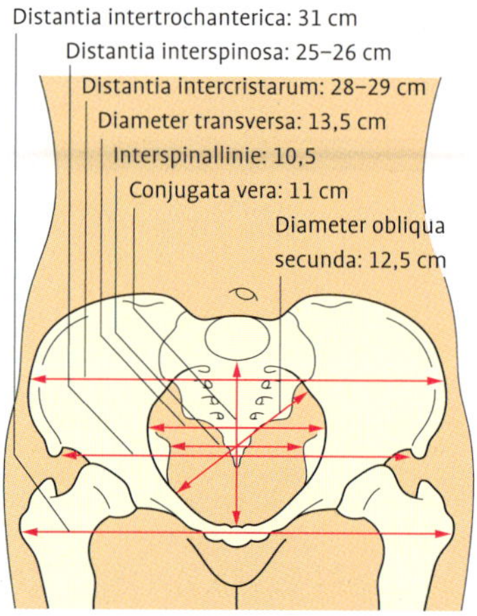

Beckenmaße

26 cm; **b)** Distantia intercristarum (größter Abstand der Cristae iliacae), 28–29 cm; **c)** Distantia intertrochanterica (Abstand der Trochanteren), ca. 31 cm; **d)** Conjugata externa: Diameter Baudelocque (oberer Rand der Symphyse bis letzter Lendenwirbeldorn), 18–21 cm; **2. innere B.: a)** Conjugata anatomica (Promontorium bis Symphysenoberrand), 11–12 cm; **b)** Conjugata vera (engste Stelle zwischen Promontorium u. Symphyse), 11 cm; **c)** Conjugata diagonalis (Verbindungslinie vom untersten Rand der Symphyse u. Promontorium), ca. 13 cm; **d)** Diameter obliqua (schräger Beckendurchmesser) zwischen Articulatio sacroiliaca u. Eminentia iliopubica der Gegenseite, 12,5 cm; Diameter obliqua prima (I) von rechts hinten nach links vorn, Diameter obliqua secunda (II) von links hinten nach rechts vorn (s. Kindslage, Abb. 2 dort); **e)** Diameter transversa (größter Abstand zwischen beiden Lineae terminales; s. Becken), 13,5 cm; **f)** Diameter transversa der Beckenenge (Interspinallinie), 10,5 cm; **g)** gerader Durchmesser (Interspinalebene zw. Steißbeinspitze u. Schambogenwinkel), 9,5 cm; bei Elevation des Os* coccygis bis 11,5 cm; **Bestimmung:** äußere B. mit Hilfe des Beckenzirkels; innere B. durch MRT; **klin. Bedeutung:** abhängig vom Verhältnis zu Kopfmaßen* des Fetus evtl. mechan. Störung des Geburtsverlaufs (sog. Beckendystokie); bei Conjugata vera <8,5 cm i. d. R. Vorliegen eines absoluten Missverhältnisses von Fetus zu Becken u. Indikation zur primären Schnittentbindung. Vgl. Becken, enges; Geburtshindernis.

Becken|neigung: s. Inclinatio pelvis.

Becken|niere: (engl.) *pelvic kidney*; im Becken lokalisierte Niere (pelvine Dystopie), häufig als (fehlgebildete) Einzelniere, evtl. mit atyp. Gefäßversorgung, meist aber ausreichender Funktion; oft in Komb. mit genitalen Fehlbildungen (z. B. Mayer*-

von-Rokitansky-Küster-Hauser-Syndrom); **Ätiol.:** fehlender embryonaler Aszensus; beide Nieren können zur sog. Kuchenniere verschmelzen; **Kompl.:** Entz., Hydronephrose*, Nephrolithiasis, bei Frauen evtl. Geburtshindernis. Vgl. Nierenfehlbildungen.

Becken|ring|lockerung: (engl.) *widening of pelvic ligaments*; Lockerung des Beckenrings im Bereich der Symphyse* u. der Iliosakralgelenke; **Vork.:** 1. physiol.: hormonal bedingt in der Schwangerschaft als natürl. Vorbereitung auf die Geburt*; 2. pathol.: s. Symphysensprengung.

Becken|venen|thrombose (lat. vena Röhrchen, Kanal) *f*: (engl.) *iliac vein thrombosis*; ein- od. beidseitige Thrombose* der großen Beckenvenen (V. iliaca); **Urs.:** aszendierende Oberschenkelvenenthrombose, Kompression od. Wandinfiltration durch Tumor (z. B. Lymphknotenmetastase), paraneoplastisch, Beckenvenensporn, Vena*-cava-inferior-Syndrom od. Einschwemmung thromboplastinhaltigen Materials bei Entbindung (aus Plazenta u. Dezidua); **Sympt.:** leichte Blaufärbung, Schwellung des Oberschenkels, Spontan- u. Druckschmerz des betroffenen Beins, Druck- u. Völlegefühl im Unterbauch; evtl. Miktions- u. Defäkationsstörungen, Mahler-Zeichen, erhöhte Temperatur; **Kompl.:** schnelles Thrombenwachstum deszendierend in die V. femoralis (bis zur Phlegmasia coerulea dolens) u. (weniger häufig) aszendierend in die V. cava inferior, Lungenembolie, postthrombotisches Syndrom; **Diagn.:** serol. Bestimmung der D-Dimere, FKDS, Phlebographie (selten indiziert); CT; **Ther.:** Bettruhe, sofortige Heparinisierung* bzw. Antikoagulation, ggf. Thrombolyse (strenge Indikationsstellung); bei erfolgloser Lyse od. Kontraind. venöse Thrombektomie, evtl. mit Korbhenkel-Shunt (s. Palma-Operation).

Becker-Muskel|dys|trophie (Peter E. B., Humangenet., Göttingen, 1908–2000) *f*: (engl.) *Becker's muscular dystrophy*; X-chromosomal-rezessiv erbl. Form der progressiven Muskeldystrophien inf. Mangel an Dystrophin (Genlocus Xp21.2); **Klin.:** proximal betonte Muskelschwäche mit Beginn zwischen 5. u. 20. Lj. u. langsamer Progredienz, Verlust der Gehfähigkeit meist zwischen 20. u. 40. Lj.; evtl. schwere Kardiomyopathie; leicht verkürzte Lebenserwartung.

Béclard-Knochen|kern (Pierre A. B., Chir., Paris, 1785–1825): (engl.) *Béclard's nucleus*; distaler Epiphysenkern des Femurs, der ab Anfang des 9. Fetalmonats im Röntgenbild nachweisbar ist u. bei mind. 5 mm Durchmesser als sicheres forensisches Reifezeichen* des Neugeborenen gilt; auch sonograph. nachweisbar; verzögerte Entw. u. a. bei konnataler Hypothyreose*. Vgl. Ossifikationskern.

Bednar-Parrot-Pseudo|para|lyse (Alois B., Päd., Wien, 1816–1888; Joseph Marie P., Päd., Paris, 1839–1883) *f*: (engl.) *Bednar-Parrot pseudoparalysis*; ein- od. beidseitige, schmerzhafte Bewegungseinschränkung bzw. Lähmungserscheinungen an Beinen od. Armen inf. syphilitischer Osteochondritis, Periostitis bzw. Osteomyelitis sofort nach der Geburt bei intrauterin erworbener Syphilis* connata.

Bedside-Test (engl.): Kontrolle (Bestätigung der labormed. ermittelten) Blutgruppe des ABNull-Blutgruppensystems von Empfängerblut (u. Spenderblut fakultativ) unmittelbar vor einer Transfusion erythrozytenhaltiger Blutkonserven (i. d. R. Erythrozytenkonzentrate) direkt am Empfänger(bett) zur Vermeidung einer Verwechslung; meist mit kommerziell erhältl. Testkit (sog. Identitätskarte; Dokumentation des Ergebnisses in Patientenakte). Vgl. Kreuzprobe; Point-of-care-Diagnostik.

Befruchtung: (engl.) *fertilisation*; Fecundatio; Verschmelzung haploider Geschlechtszellen (Spermium u. Eizelle*) zu diploider Zygote*; i. e. S. Verschmelzung der Gametenkerne (Konjugation, Karyogamie); nach Imprägnation (aktives Eindringen des Spermiums in das Ei) vollendet der Kern der Eizelle die 2. Reifeteilung mit Ausstoßung eines Polkörpers (s. Abb.); der Spermienkopf wandelt sich zum Vorkern um. Nach der Konjugation liegt die entwicklungsfähige Zygote mit diploidem Chromosomensatz vor.

Befruchtung, extra|korporale: s. In-vitro-Fertilisation; ICSI; ZIFT; Embryotransfer.

Behandlung, palliative: (engl.) *palliative treatment*; lindernde Behandlung im Gegensatz zur kurativen Behandlung; z. B. bei schmerzhaften Sympt. im Verlauf unheilbarer Krankheiten; vgl. Palliativmedizin.

Behandlungs|pflicht: (engl.) *obligation to treat*; Einschränkung der Behandlungsfreiheit des Arztes; u. a. die Verpflichtung, gemäß § 323 c StGB in Notfällen zu helfen u. aufgrund besonderer gesetzl. Bestimmungen Maßnahmen im Interesse der Allgemeinheit durchzuführen, z. B. diagn. Maßnahmen zur Bekämpfung übertragbarer Krankheit (nach § 26 Infektionsschutzgesetz) sowie Entnahme einer Blutprobe (nach § 81 a StPO od. § 372 a ZPO). Daneben trifft den Vertragsarzt mit der Zulassung zur Teilnahme an der vertragsärztl. Versorgung auch die Pflicht zur Behandlung von Sozialversicherten nach den Vorschriften des Vertragsarztrechts (Umkehrschluss aus § 13 Absatz 6 bzw. Absatz 7 der Bundesmantelverträge). Damit trägt er allerdings nicht die Pflicht, alle Kassenpatienten, die zu ihm kommen, zu behandeln; eine gewünschte Behandlung kann er jedoch nur in begründeten Fällen ablehnen, etwa bei Überlastung. Ähnliches wie für die Behandlungsübernahme gilt für die Weiterbehandlung. Nach erfolgter Behandlungsübernahme (eine telefon. Konsultation ist hierfür u. U. bereits ausreichend) kann den Arzt eine Besuchspflicht treffen. Für **Krankenhäuser** besteht nach den Krankenhausgesetzen der Bundesländer i. R. ihrer planerischen Aufgabenstellung u. Leistungsfähigkeit eine allg. Aufnahme- u. Versorgungspflicht, sofern bei einem Pat. stationäre Behandlungsbedürftigkeit vorliegt. Die nach § 108 SGB V zugelassenen Kliniken sind darüber

B

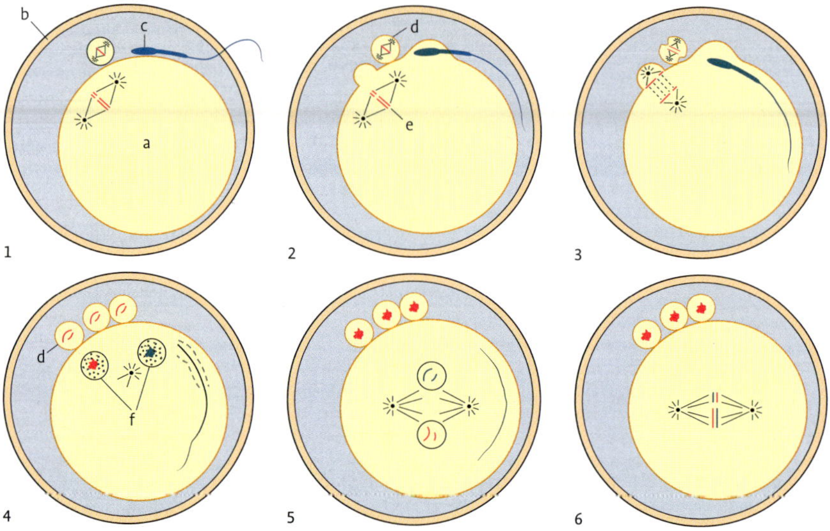

Befruchtung: 1–2: Imprägnation; 3: 2. Reifeteilung; 4: Bildung der Vorkerne; 5: Konjugation; 6: Einleitung der 1. mitotischen Teilung; a: Eizelle; b: Zona pellucida; c: Spermium; d: Polkörper; e: Teilungsspindel; f: männl. u. weibl. Vorkern

hinaus i. R. ihres Versorgungsauftrags zur ambulanten u. stationären Krankenhausbehandlung (i. S. von § 39 Absatz 1 SGB V) sozialversicherter Personen verpflichtet.

Bein|venen|thrombose (lat. vena Röhrchen, Kanal) *f*: (engl.) *phlebothrombosis of the leg*; (oberflächl.) Thrombophlebitis od. (tiefe) Phlebothrombose; s. Thrombose.

Bei|schlaf: **1.** (engl.) *cohabitation*; Koitus*; **2.** (jurist.) eingeschränkt verwendet für das (auch unvollständige) Eindringen des Penis in die Vagina, nicht unbedingt mit Ejakulation.

BEL: Abk. für **B**ecken**e**nd**l**age*.

Belastungs|in|kontinenz *f*: (engl.) *stress incontinence*; auch Stressinkontinenz, Sphinkterinkompetenz; unwillkürlicher Harnabgang bei intraabdominaler Druckerhöhung (z. B. körperl. Anstrengung) ohne spürbaren Harndrang; häufigste Form der weibl. Harninkontinenz*; **Urs.:** Insuffizienz des Verschlussmechanismus der Urethra inf. intrinsischer Muskelschwäche, Hormonmangels bzw. Insuffizienz der Beckenbodenmuskulatur; **Einteilung:** in Schweregrade, s. Tab.; **Diagn.:** **1.** Anamnese u. klin. Untersuchung, z. B. Provokationstest (Husten, Pressen, Lagewechsel), Windeltest, Bonney*-Probe; **2.** Harnuntersuchung, Restharnbestimmung; ggf. Ultraschalldiagnostik; **3.** urol. Funktionsdiagnostik, z. B. Urethradruckprofil*, Zystomanometrie*, Uroflowmetrie*; Prüfung von Blasensensitivität u. Verschlussmechanismus der Harnröhre in Füllphase, dd Ausschluss einer Detrusorhyperaktivität od. infravesikalen Obstruktion; **Ther.:** therap. Stufenplan: s. Abb. 1; **1.** primär konservativ (außer bei Komb. mit ausgeprägtem Descensus* uteri et vaginae); u. a. Beckenbodentraining*, Vaginalkonen, Elektrostimulation, ggf. Gewichtsreduktion; pharmak.: Duloxetin, evtl. lokale Östrogentherapie; **2.** op.; **a)** Schlingenoperation*; v. a. alloplastische, suburethrale Schlingenoperation mit spannungsfreier Einlage von Polypropylene-Bändern (TVT, TOT, TVT-O); **b)** Kolposuspension*; i. d. R. offen operativ (Burch-Cowan-Operation); **c)** transurethrale submuköse Unterspritzung der Urethra; lokale Injektion sog. Bulking Agents (z. B. bovines Kollagen, Silikonpartikel-Kohlenstoff-Perlen, Dextranomer-Hyaluronsäure-Kopolymer, Polyacrylamid-Hydrogel); s. Abb. 2; **d)** Stammzelltherapie (experimentell; Anw. i. R. klin. Studien): Ersatz der Muskulatur um die Harnröhre durch lok. Applikation autologer Myoblasten u. Fibroblasten; Durchführung: Entnahme von Muskelfasern durch Muskelbiopsie am Oberarm u. Anlegen einer Zellkultur von Myoblasten u. Fibroblasten; transurethrale Injektion

Belastungsinkontinenz
Klinische Einteilung in Schweregrade

Grad	Klinik
I	Harnverlust bei schwerer Belastung, z. B. Husten und Niesen
II	Harnverlust bei leichter Belastung, z. B. Aufstehen und Gehen
III	Harnverlust in Ruhe

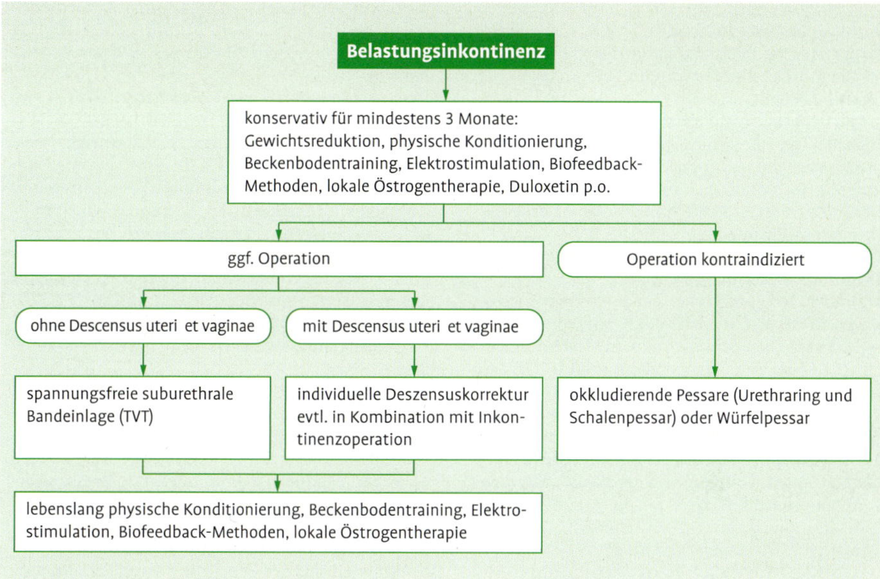

Belastungsinkontinenz Abb. 1: therapeutischer Stufenplan

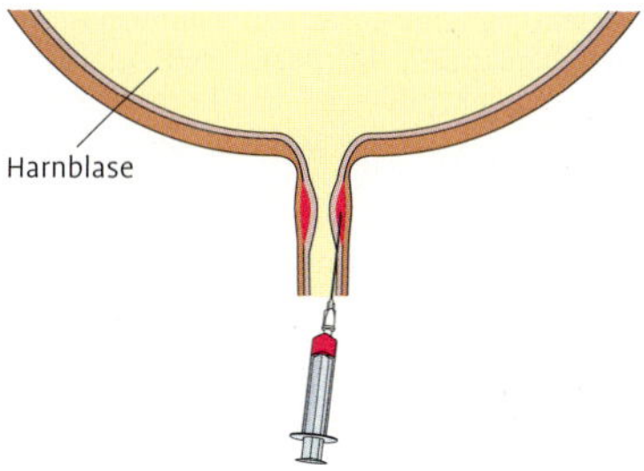

Belastungsinkontinenz Abb. 2: transurethrale submuköse Unterspritzung der Urethra mit sog. Bulking agents

der Myoblasten (Regeneration des Rabdosphinkters) u. Fibroblasten (Rekonstruktion der Urethralschleimhaut) in die Umgebung der Harnröhre; **e)** Implantation eines artifiziellen Sphinkters (Ultima Ratio).

Benzyd|amin (INN) *n*: (engl.) *benzydamine*; topisches Antiphlogistikum; **Ind.:** z. B. als Lösung zur Vaginalspülung zur symptomat. Kurzzeittherapie bei akuter Kolpitis*.

Berardinelli-Seip-Syn|drom (W. B., Endokrin., Rio de Janeiro, 1903–1956; M. S., Päd., Oslo, geb. 1921) *n*: (engl.) *congenital lipoatrophic diabetes*; syn. progressive Lipodystrophie; autosomal-rezessiv erbl., hormonal-metabolische Erkr. (Genloci 9q24.3 u. 11q13, Mutationen im AGPAT2-Gen u. BSCL2-Gen) mit hypothalamischer bzw. hypophysärer Störung; **Klin.:** Manifestation im frühen Kindesalter; Hochwuchs mit athlet. Konstitution, Akromegalie u. Muskelhypertrophie; polyzystische Ovarien, Hyperlipidämie, Lipodystrophie, Hepatosplenomegalie, akzelerierte Knochenentwicklung, insulinresistenter, aketotischer Diabetes mellitus mit Acanthosis nigricans; **DD:** Leprechaunismus*.

Beratung, genetische: (engl.) *genetic counselling*; Beratungsprozess zwischen: **1.** Eltern u. Arzt für Humangenetik (od. eines anderen speziell qualifizierten Arztes) mit dem Ziel, den Eltern eine individuelle Hilfe bei der Entscheidung zu bieten, bei einem Risiko für das gewünschte Kind entweder auf eigene Kinder zu verzichten (ggf. eine heterologe Insemination* vornehmen zu lassen bzw. ein Kind zu adoptieren) od. das Risiko zu akzeptieren; **2.** einem Arzt für Humangenetik (od. einem anderen speziell qualifizierten Arzt) u. einer Person, in deren Verwandtschaft genet. Krankheiten bekannt sind od. vermutet werden, um herauszufinden, ob sie selbst eine genet. Krankheit bekommen kann; unter Berücksichtigung familienanamnest. Daten bzgl. angeb. Fehlbildungen, genet. Krankheiten, nichterbl. Krankheitsbilder, der Mendel-Gesetze, der exakten bzw. empir. Erkrankungswahrscheinlichkeiten, der Prognose v. a. seltener Krankheitsbilder, der möglichen diagn. u. ggf. mögl. (häufig geringen) therap. Maßnahmen sind insbes. die Vielzahl der genet. Krankheiten (zurzeit sind ca. 16 000 monogenetische Krankheitsbilder bekannt) u. die unterschiedliche soziale u. med. Situation der zu Beratenden (z. B. Herkunft, Überzeugungen, Ausbildung u. Qualifikation, Religionszugehörigkeit, Vorurteile, aber auch fortgeschrittenes Alter u. a.) in Betracht zu ziehen. Vgl. Risikofamilien, genetische; Pränataldiagnostik; Präimplantationsdiagnostik; Blutsverwandtschaft.

Bernhardt-Formel (Martin B., Neuropathol., Berlin, 1844–1915): (engl.) *Bernhardt's formula*; veraltete Formel zur Berechnung der Obergrenze des Normalgewichts*: Körperlänge multipliziert mit mittlerem Brustumfang dividiert durch 240; vgl. Body-mass-Index; Taillenumfang; Körpergewicht; Broca-Formel.

Beschneidung: s. Zirkumzision; Klitoridektomie.

Bestrahlung: s. Strahlentherapie.

Bestrahlung, iso|zentrische: (engl.) *isocentric radiation*; Form der Strahlentherapie* mit konstantem Abstand zwischen Strahlenfokus u. festem Punkt im Pat., der bei Teilchenbeschleunigern i. d. R. 1 m beträgt.

Betäubung: s. Lokalanästhesie; Narkose.

Beta-HCG *n*: β-HCG; Kurzbez. für Beta-**h**umanes **C**horion**g**onadotropin; aus 145 Aminosäuren bestehende spezif. Untereinheit des HCG*; terminales Abbauprodukt (Harn): β-Core-Fragment (Dipeptid aus Aminosäure 6–40 u. 55–92). Vgl. Tumormarker; Schwangerschaftstest.

Bethesda-Klassifikation *f*: s. Papanicolaou-Abstrich (Tab. dort).

Betreuung: (engl.) *care*; Bez., die nach dem Betreuungsgesetz seit dem 1.1.1992 an die Stelle von Entmündigung, Vormundschaft u. Pflegschaft über Volljährige getreten ist; die Bestellung eines Betreuers kommt gemäß § 1896 BGB grundsätzl. nur für Volljährige in Betracht, die aufgrund einer psych. Störung od. einer körperl., geistigen od. seel. Behinderung ihre Angelegenheiten ganz od. teilweise nicht besorgen können; sie erfolgt auf Antrag od. von Amts wegen durch das Betreuungsgericht. Umfang u. Dauer der B. bestimmen sich nach dem konkret Erforderlichen; die Bestellung eines Betreuers im Aufgabenkreis der Gesundheitsbetreuung wird dabei insbes. dann notwendig sein, wenn beim Betroffenen wegen der oben genannten gesundheitlichen Defizite die Einsicht in die Behandlungsbedürftigkeit fehlt. Die Angelegenheiten des Betreuten sind vom Betreuer so zu besorgen, wie es dessen Wohl entspricht, wobei den Wünschen u. Fähigkeiten des Betreuten soweit als möglich u. zumutbar zu entsprechen ist. Dem Betreuer kommt die Stellung eines gesetzl. Vertreters zu (§ 1902 BGB); auf die Geschäftsfähigkeit des Betreuten hat die Betreuung grundsätzl. keinen Einfluss. Fehlt einem leidenden od. kranken Betreuten die natürl. Einwilligungsfähigkeit (s. Einwilligung), so willigt der Betreuer, sofern dessen Aufgabenkreis die Gesundheitsbetreuung umfasst, in die erforderlichen diagn. u. therap. Maßnahmen ein. Begründen diese die ernstl. od. konkrete Gefahr, dass der Betreute aufgrund der Maßnahmen stirbt od. einen schweren od. länger dauernden gesundheitl. Schaden erleidet, so bedarf die Einwilligung des Betreuers nach § 1904 BGB der Genehmigung des Vormundschaftsgerichts. Bes. Vorschriften gelten für die Sterilisation* u. die Unterbringung eines Betreuten.

Betreuungs|gesetz: (engl.) *Substitute Decisions Act*; Abk. BtG; „Gesetz zur Reform des Rechts der Vormundschaft u. Pflegschaft für Volljährige" vom 12.9.1990 (BGBl. I S. 2002), in Kraft getreten am 1.1.1992; regelte Voraussetzungen der Betreuung, Aufgaben u. Stellung des Betreuers, Unterbringungsverfahren u. Tätigkeit der Betreuungsbehörden. **Hinweis:** Das BtG wurde nach Umsetzung aller Übergangsvorschriften durch Artikel 11 des Gesetzes vom 19.4.2006 (BGBl. I S. 866) mit Wirkung zum 25.4.2006 aufgelöst. Das materielle Betreuungsrecht ist geregelt in den §§ 1896–1908i BGB.

Bewegungs|bestrahlung: (engl.) *moving field irradiation*; Strahlentherapie* mit bewegl. Strahlenquellen, deren emittierte Strahlenbündel sich im Tumorgebiet treffen bei Schonung des umgebenden Gewebes; **Formen:** z. B. Pendel- od. Rotationsbestrahlung.

BFNE: Abk. für **b**enigne **f**amiliäre **n**eonatale **E**pilepsie; s. Neugeborenenkrämpfe.

Bi-: Wortteil mit der Bedeutung zweifach, doppelt; von lat. bis.

Bickenbach-Arm|lösung (Werner B., Gyn., München, 1900–1974): (engl.) *Bickenbach's arm delivery*; (gebh.) Handgriff zur Entw. der Schultern u. Arme i. R. der Manualhilfe* bei Beckenendlage*; Komb. von klassischer Armlösung* zur Entw. des hinteren Arms u. Müller*-Armlösung zur Entw. des vorderen Arms.

Bi|fido|bacterium (bifidus) *n*: (engl.) *Bifidobacterium*; syn. Bifidusbakterien; Gattung grampositiver, unbewegl., sporenloser, überwiegend anaerober Stäbchenbakterien der Familie Bifidobacteriaceae; Ähnlichkeit mit Corynebakterien; spalten Kohlenhydrate unter Bildung von Essig- u. Milchsäure im Verhältnis 3 : 2; 11 Species; zur Normalflora von Intestinaltrakt, Appendix u. Vagina bzw. zur Muttermilch gehören B. bifidum (früher Lactobacillus bifidus), B. adolescentis, B. breve, B. longum u. B. infantis; keine Pathogenität. Vgl. Bifidusflora.

Bi|fidus|flora (Flora römische Blumengöttin) *f*: (engl.) *bifidus flora*; traditioneller Name für intestinale Arten von Bifidobacterium*, die in allen Altersstufen des Menschen einen quantitativ großen Anteil der bakteriellen Darmflora bilden; bei muttermilchernährtem Säugling ist Bifidobacterium infantis neben Bifidobacterium bifidum vorherrschend; Stuhl von mischkosternährten Kindern u. Erwachsenen enthält vorwiegend Bifidobacterium longum. Vgl. Bakterienflora.

Bili-: Wortteil mit der Bedeutung Galle, Gallenflüssigkeit; von lat. bilis.

Bili|rubin (lat. ruber rot) *n*: (engl.) *bilirubin*; Abbauprodukt des Häms; **Formen: 1.** unkonjugiertes (syn. indirektes) B.: wasserunlösl., daher im Blut reversibel an Albumin gebunden; entsteht durch

Reduktion aus Biliverdin (s. Gallenfarbstoffe); **2.** konjugiertes (syn. direktes) B.: Bilirubindiglukuronid (wasserlösl.); entsteht durch hepat. Glukuronidierung (nach Bindung an Ligandin od. Z-Protein) durch mikrosomale UDP-Glukuronyltransferase (vgl. Glukuronide); wird durch aktiven Transport biliär sezerniert; Abbau im Colon durch Darmbakterien zu Mesobilirubin, Urobilinogen, Urobilin, Sterkobilinogen u. Sterkobilin; bei länger bestehender Hyperbilirubinämie z. T. kovalente Bindung an Albumin (Deltabilirubin) mit stark verlängerter Eliminationskinetik; ≤20 % des B. bzw. der B.-Metabolite gelangen in enterohepatischen Kreislauf; z. T. renal eliminiert (Urobilinogen); **Bestimmung: 1.** (Blut) **a)** direkt durch Spektrophotometrie bei 2 Wellenlängen (um evtl. vorhandenes Hämoglobin auszuschließen) bei Neugeborenen (später interferieren im Plasma vorhandene Carotine); **b)** Diazoreaktion; Prinzip: B. ergibt mit diazotierter Sulfanilsäure einen Azofarbstoff mit Indikatoreigenschaften (rot bei neutralem, blau bei alkalischem pH); konjugiertes B. u. Deltabilirubin reagieren sofort (daher Bez. direktes B.), unkonjugiertes B. erst nach Zusatz eines Akzelerators (z. B. Methanol od. Coffein/Natriumacetat); **2.** (transkutan) direkte Photometrie zur Bestimmung von unkonjugiertem B. u. konjugiertem B.; **Referenzbereich:** (Blut) **1.** Erwachsene: s. Referenzbereiche; **2.** Neugeborene: max. 18 mg/dl (95. Perzentil) bzw. 20 mg/dl (98. Perzentil); vgl. Hyperbilirubinämie des Neugeborenen; **klin. Bedeutung:** s. Ikterus; Hyperbilirubinämie; Bilirubinurie.

Bili|rubin|en|zephalo|pathie *f*: s. Kernikterus.

Billings-Ovulations|methode (John u. Evelyn B., Ärzte, Australien) *f*: (engl.) *Billings' method*; syn. Zervixschleimmethode; Meth. der natürlichen Kontrazeption* durch Beobachtung des Zervixschleims* zur Bestimmung fruchtbarer (Beginn fadenziehender Schleimabsonderung bis 4 Tage nach deren Höhepunkt) u. unfruchtbarer Tage innerh. des Menstruationszyklus*; bei alleiniger Anw. unzuverlässig (s. Pearl-Index, Tab. dort).

Bio-: Wortteil mit der Bedeutung Leben, Lebensvorgänge; von gr. βίος.

Bi|opsie *f*: (engl.) *biopsy*; Entnahme einer Gewebeprobe am Lebenden u. a. durch Punktion mit einer Hohlnadel, unter Anw. spez. Instrumente (Zangen, Stanzinstrumente, Biopsiesonden, Bürsten, Schlingen u. a.) od. operativ mit dem Skalpell (Probeexzision*); B. kann ungezielt (sog. Blindpunktion) od. gezielt unter Ultraschall- od. Röntgenkontrolle (CT) bzw. i. R. einer Endoskopie od. Laparoskopie* durchgeführt werden (Vorteil: makroskop. Organbeurteilung mit Auffinden verdächtiger Bereiche, geringeres Blutungsrisiko); z. B. Feinnadelbiopsie*, Knipsbiopsie*, Stanzbiopsie*, Aspirationsbiopsie*, Bürstenbiopsie*, transbronchiale Zangenbiopsie, als endoskopische Polypektomie. Das gewonnene biopt. Material kann histol., zytol. (Punktionszytologie*), immunhistol. (z. B. bei Nieren- od. Mammabiopsie*), histochem. (z. B. bei Muskelbiopsie) od. gentechnolog. (z. B. bei Chorionbiopsie*) untersucht werden. Vgl. Kürettage.

BIP: (gebh.) Abk. für **bi**parietaler Durchmesser*.

Bi|sexualität *f*: (engl.) *bisexuality*; auch Ambisexualität; Bez. für sexuelle Orientierung* auf u. sexuelle Aktivität mit Partnerinnen od. Partnern beider Geschlechter ohne deutliche Präferenz eines Geschlechts; wahrscheinl. biographisch frühe Entstehung; Bewusstwerden nach der Pubertät; **Häufigkeit:** im Vergleich zu heterosexueller od. homosexueller Orientierung eher selten; **Ätiol.:** unklar; genet. Faktoren sehr wahrscheinl. von Bedeutung. Vgl. Homosexualität; Heterosexualität.

Bishop-Score *m*: (engl.) *Bishop's score*; gebh. Index zur progn. Beurteilung des Geburtsverlaufs; **Prinzip:** vaginale Untersuchung mit Beurteilung von Position, Länge u. Konsistenz der Portio, Muttermundweite u. Höhe der kindl. Leitstelle* anhand einer Punkteskala von 0–3; s. Tab.; vgl. Cervix-Score.

Bishop-Score
Kriterien und Beurteilung

Kriterium	Punkte
Länge der Portio	
≥2 cm	0
1 cm	1,5
0 cm	3
Konsistenz der Portio	
rigide	0
mittel	1,5
weich	3
Stellung der Portio	
weit hinten	0
gering hinten	1
zentral	2
Muttermundweite	
geschlossen	0
1 cm geöffnet	1
2 cm geöffnet	2
≥3 cm geöffnet	3
Höhe der kindlichen Leitstelle	
2 cm über Interspinalebene	0
1 cm über oder in Interspinalebene	1
2 cm unter Interspinalebene	2

Beurteilung: Bishop-Score von 10–15: Korrelat für Wehenbereitschaft, rasche Zervixreifung, gute Ansprechbarkeit auf Oxytocin

B

Bis|phosphonate *n pl*: (engl.) *bisphosphonates*; pharmak. Substanzgruppe mit struktureller Ähnlichkeit zur Pyrophosphorsäure; reichern sich in Knochenmatrix an u. werden während des Abbauprozesses von Osteoklasten aufgenommen; **Wirkung:** Hemmung der Reifung u. Funktion von Osteoklasten u. damit der Knochenresorption; **Vertreter:** Alendronsäure, Clodronsäure, Etidronsäure, Ibandronsäure*, Risedronsäure, Zoledronsäure; **Ind.:** Knochentumor, Hyperkalzämie, Ostitis deformans Paget, Osteoporose* (cave: selten atyp. Femurfraktur als UAW, insbes. bei Anw. >5 Jahre; durch Prävention osteoporot. Frakturen insgesamt Nutzen-Risiko-Verhältnis günstig).

Bitter|salz: Magnesiumsulfat*.

Blase: **1.** (engl.) *bulla*; (dermat.) Bulla; **2.** (engl.) *bladder*; (anat.) Kurzbez. für Harnblase*; vgl. Gallenblase; Fruchtblase.

Blasen|a|tonie (gr. ἀτονία Abspannung, Schlaffheit) *f*: (engl.) *atonic bladder*; veraltete Bez. für mit herabgesetztem Blasenmuskeltonus einhergehende unterschiedliche urodynam. Entitäten; umfasst Detrusorareflexie u. Harnverhalt im akuten Stadium einer Blasenlähmung*. Vgl. Blasenentleerungsstörung.

Blasen|auslass|obstruktion (lat. obstruere, obstructus verstopfen) *f*: (engl.) *bladder outlet obstruction (Abk. BOO)*; Behinderung des Urinflusses am Übergang von Harnblase zur Urethra (sog. Blasenauslass); **Urs.:** Veränderungen von Blasenhals (s. Blasenhalsstenose), Schließmuskel (Detrusor-Sphinkter-Dyssynergie) od. Prostata, v. a. im Rahmen des benignen Prostatasyndroms als BPO (Abk. für engl. benign prostatic obstruction); **Klin.:** s. Blasenentleerungsstörung.

Blasen|auto|matie (gr. αὐτόματος aus eigenem Antrieb) *f*: s. Reflexblase.

Blasen|auto|nomie (gr. αὐτόνομος selbständig) *f*: s. Blasenlähmung.

Blasen|di|vertikel (lat. diverticulum Abweg, Abweichung) *n*: (engl.) *bladder diverticulum*; sackartige Ausstülpung der Harnblasenwand mit reduziertem M. detrusor vesicae od. nur der Harnblasenschleimhaut (Pseudodivertikel; z. B. Uretermündungsdivertikel) mit versch. weiten Verbindungen zum Harnblasenlumen; **Urs.:** **1.** idiopath.; **2.** erworbene Harnblasenwandschwäche inf. mechan. Blasenentleerungsstörung* (Striktur der Urethra, Blasenhalsstarre, chron. Prostatitis, benignes Prostatasyndrom), postoperativ durch ungenügenden Verschluss der Harnblasenmuskulatur od. narbigen Zug benachbarter Organe (postoperativ od. posttraumatisch); **3.** selten kongenital, z. B. Blasenscheiteldivertikel (Reste des Urachus); **Klin.:** oft asymptomatisch; evtl. Harnwegsinfektionen, seltener Harnstrahlabschwächung, zweizeitige Miktion; bei Uretermündungsdivertikel oft in Komb. mit vesikoureterorenalem Reflux; **Kompl.:** Restharnbildung, Steinbildung, Kompression von Ureter od. Urethra; **Diagn.:** Palpation, Ultraschalldiagnostik, Zystoskopie, Miktionszystourethrographie, retrograde Zystographie (s. Abb.); **Ther.:** bei Beschwerden op. Entfernung; **DD:** Balkenblase mit divertikelähnlichen Veränderungen der Harnblasenwand.

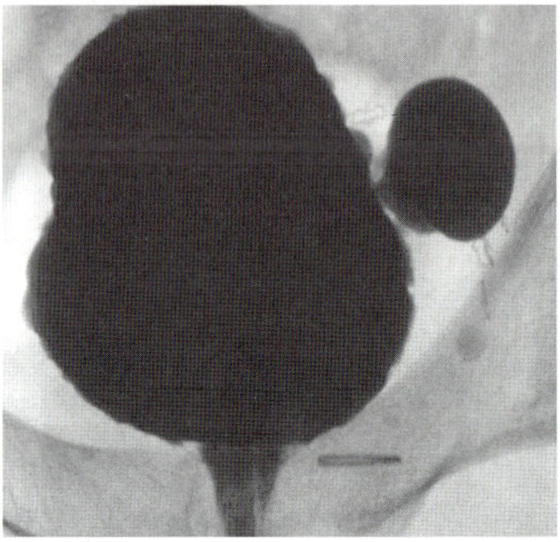

Blasendivertikel: B. der linken Seitenwand (retrograde Zystographie) [62]

Blasen|drainage (franz. drainage Entwässerung) *f*: (engl.) *bladder drainage*; künstl. Harnableitung bei persistierender od. passagerer Blasenentleerungsstörung* mit transurethralem od. suprapubischem Blasenkatheter*.

Blasen|druck: (engl.) *bladder pressure*; Innendruck der Harnblase, hervorgerufen durch Abdominaldruck u. Druck des M. detrusor vesicae; s. Zystomanometrie.

Blasen|dys|funktion (Functio) *f*: (engl.) *bladder dysfunction*; Sammelbez. für Blasenspeicher-* u. Blasenentleerungsstörung*.

Blasen|ek|strophie (gr. ἐκστρέφειν herausdrehen) *f*: (engl.) *bladder exstrophy*; Blasenspalte, Spaltblase; seltene Entwicklungsstörung der Genitalhöcker u. der Kloakenmembran mit konsekutiver Spaltbildung der Bauchwand zwischen Nabel u. Genitale, des knöchernen Beckens (klaffende Symphyse), der Harnblase u. des stark verkürzten, dorsal flektierten Penis (Epispadie*) bzw. der Klitoris u. der kleinen Labien; offen liegende Blasenplatte, die sich nicht zum Hohlorgan verschlossen hat u. Teil der Bauchdecke ist (s. Abb.), Urethra ist eine offene Rinne; **Vork.:** evtl. zusammen mit weiteren Fehlbildungen (z. B. Retentio testis, Inguinalhernie, anorektale Fehlbildung, persistierende Kloake); **Häufigkeit:** 1 : 10 000–50 000 Lebendgeburten; Androtropie (m : w = 2 : 1); **Ther.:** Blasenaufbauplastik mit Harnröhren- u. Sphinkterrekonstruktion, Penisaufbau, Becken- u. Bauchdeckenverschluss (ein- od. mehrzeitig); alternativ mit primärer hoher Harnableitung (Conduit od. katheterisierbarer Pouch). Vgl. Blasenfehlbildungen; Epispadie-Ekstrophie-Komplex.

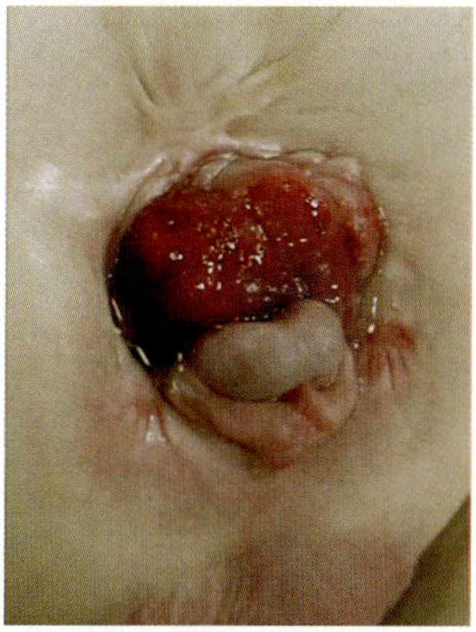

Blasenekstrophie: männlicher Säugling mit offen liegender Blasenplatte u. epispadem Genital [17]

Blasen|ek|topie (gr. τόπος Ort) *f*: (engl.) *ectopy of the bladder*; Ektopia vesicae; Blasenfehllage; für Blasenekstrophie* typ. Muskel- u. Skelettdefekt mit tief stehendem u. lang gezogenem Nabel u. Blasenverlagerung unter die Bauchhaut, jedoch ohne Defekt am unteren Harntrakt.

Blasen|endo|metriose (gr. μήτρα Gebärmutter) *f*: (engl.) *endometriosis of the bladder*; Endometriose* der Harnblase*; **Sympt.:** zykl. Hämaturie, Dysurie; **Diagn.:** Zystoskopie* mit Biopsie, transvaginale od. transabdominale Sonographie (Ausschluss Harnstau), selten MRT; **Ther.:** operativ (Exzision der Endometrioseherde, ggf. Teilzystekomie) u./od. Pharmakotherapie; s. Endometriose.

Blasen|entleerungs|störung: (engl.) *voiding dysfunction*; Sammelbez. für Miktionsstörungen mit bezüglich Blasendruckentwicklung, Koordination, Sensorik u./od. Effektivität der Entleerung gestörter Funktion des unteren Harntrakts mit Dysurie*, Harnverhalt* u. Bildung von Restharn*; **Einteilung: 1.** Detrusor-vesicae-bedingte B.: inf. myogener, neurogener, psychogener od. idiopath. Detrusorhypokontraktilität; **2.** blasenauslassbedingte B.: z. B. bei mechan. (z. B. Harnröhrenenge) od. funktioneller (z. B. Detrusor-Sphinkter-Dyssynergie) Obstruktion od. benignem Prostatasyndrom (s. Blasenauslassobstruktion); **3.** Mischformen.

Blasen|entzündung: s. Zystitis.

Blasen|eröffnung: Amniotomie*.

Blasen|fehl|bildungen: (engl.) *malformations of the urinary bladder*; angeb. Fehlbildungen der Harnblase; **Formen: 1.** Blasenekstrophie*; **2.** Blasenektopie*; **3.** Blasenfistel*; **4.** Doppel- od. Sanduhrblase (Vesica duplex od. Vesica partita), Harnblase mit vollkommener od. unvollkommener Scheidewand; **5.** Aplasie bzw. Agenesie der Harnblase, sehr selten.

Blasen|fistel *f*: (engl.) *bladder fistula*; Verbindung zwischen Harnblase u. Körperoberfläche (äußere B.) od. anderen Hohlorganen (innere B.); **Vork.: 1.** (selten) angeboren, z. B. als Urachusfistel od. Fissura vesicalis superficialis; **2.** erworben inf. Trauma, Entz., Tumor od. nach Op.; vgl. Urogenitalfistel, Darmfistel; **3.** therap. i. R. künstlicher Harnableitung*; vgl. Blasenpunktion, suprapubische.

Blasen|hirn: Hydranenzephalie*.

Blasen|in|kontinenz *f*: s. Harninkontinenz.

Blasen|katheter (gr. καθετήρ Sonde) *m*: (engl.) *bladder catheter*; Instrument zur künstl. Harnableitung* aus der Harnblase; **Ind.: 1.** therap.: Harnretention, Spülbehandlung (über zusätzl. Kanal des B.); **2.** diagn.: z. B. Restharnbestimmung; perioperative bzw. intensivmed. Flüssigkeitsbilanzierung; **Formen:** s. Abb.; **1. transurethraler** B.: **a)** Katheter zum Einmal- bzw. intermittierenden Katheterismus mit abgerundeter, gerader od. gebogener Spitze aus Gummi od. PVC, mit od. ohne Hydrogelbeschichtung; **b)** Katheter zur temporären od. permanenten Ableitung (sog. Dauerkatheter, Blasenverweilkatheter) mit selbsthaltendem, aufblasbarem Ballon (Foley-Katheter) aus Latex (meist beschichtet; cave: Latexallergie) od. Silikon; **2. suprapubischer** B. zur temporären od. permanenten Ableitung (suprapubischer Fistelkatheter) mit od. ohne selbsthaltenden Ballon aus Polyurethan, Silikon od. Latex; auch selbstaufrollender Pigtail-Katheter (vgl. Blasenpunktion, suprapubische; Abb. dort); Einführung in die Harnblase über suprapubische Blasenpunktion*; **Kompl.:** z. B. Katheterfieber; präventiv: Beachtung von Aseptik bzw. Antiseptik, Wechselintervallen u. Regeln der Harnableitung (Verw. von geschlossenen Schlauch-Beutel-Systemen mit Rückschlagventil u. Bodenablass), Intimpflege.

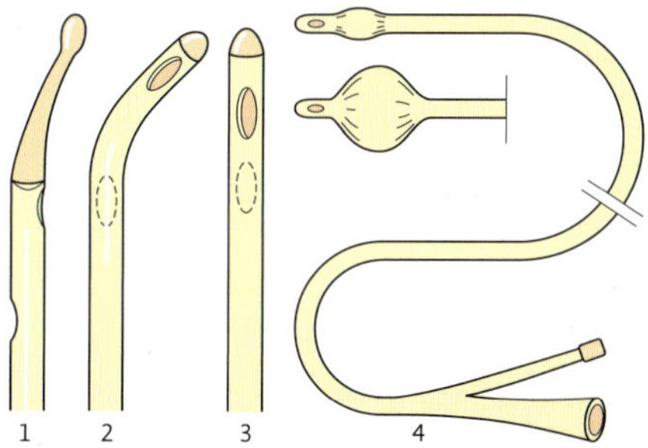

Blasenkatheter: Katheterspitzenform: für den Mann: 1: Tiemann-Katheter; 2: Mercier-Katheter; für die Frau: 3: Nélaton-Katheter; 4: Ballonkatheter; Katheterlänge entspr. Verwendungszweck; Katheterstärken: 6–26 Charrière

Blasen|lähmung: (engl.) *vesical paralysis*; partielle od. vollständige Lähmung der Harnblasenmuskulatur inf. Querschnittläsion des Rückenmarks;

B

Urs.: Läsion im sakralen Miktionszentrum (S 2–S 4), in Cauda equina od. Plexus hypogastricus inferior inf. Trauma, Bandscheibenvorfall, Rückenmarktumor, Querschnittmyelitis od. nach radikaler Tumorchirurgie im kleinen Becken; **Klin.:** im akuten Stadium (spinaler Schock) Schockblase mit Harnverhalt (veraltet Blasenatonie); nach 6–12 Wo. je nach Höhe der Querschnittläsion Reflexblase* (veraltet Blasenautomatie, sog. obere Läsion oberh. S 2) od. persistierende Blasenareflexie (veraltet Blasenautonomie, sog. untere Läsion im sakralen Miktionszentrum in S 2–S 4) od. bei inkomplettem Querschnitt teilweise B. mit Detrusorhypokontraktilität.

Blasen|mole (lat. mola verunstalteter Embryo) *f*: (engl.) *cystic mole*; Mola hydatiformis; auch Traubenmole; partielle od. komplette hydropisch-ödematöse Degeneration der Chorionzotten der Plazenta* unter Umwandlung in bis traubengroße u. traubenförmig angeordnete, mit heller Flüssigkeit gefüllte Bläschen (s. Abb.) bei gleichzeitiger Proliferation des Zyto- u. Synzytiotrophoblasten unterschiedl. Ausprägung (Form der Trophoblasttumoren*); ggf. Entw. einer **destruierenden** B. (Chorioadenoma* destruens) bei Persistenz der physiol. auf die Phase der Nidation begrenzten invasiven Eigenschaften des Trophoblasten*; **Ätiol.:** **1.** komplette B.: Befruchtungsstörung inf. kernloser Eizelle u. Verdoppelung des eingedrungenen Chromosomensatzes od. durch Eindringen von 2 Spermien; Fetus u. Plazenta entsprechen komplett väterl. Transplantat mit entspr. immun. Reaktionen des mütterl. Organismus; zytogenetisch meist 46,XX-Chromosomensatz, selten 46,XY; **2.** partielle B. (Partialmole): in über 90 % Triploidie (Karyotyp 69,XXX, 69,XXY, selten 69,XYY), zwei Drittel des Genoms stammen vom Vater (sog. androgenetischer Ursprung); **Pathol.:** **1.** komplette B.: erhebliche Abradatmenge, blasig vergrößerte Chorionzotten mit apfelsinenscheibenartigem Aspekt, histol. hydropisch vergrößerte, blasig aufgetriebene Chorionzotten, subtrophoblastär schmaler Bindegewebesaum mit avaskulärem, schmalem Stroma; **2.** partielle B.: histol. große, aber auch schmale Zottendurchmesser mit fibrosiertem, hypovaskularisiertem, gelegentl. hydropisch degeneriertem Zottenstroma, Zottenblasen wechselnder Größe, intravillöse Epithelintravaginate od. endovillöse Trophoblasteinschlüsse, fokale Trophoblasthyperplasie mit Ausbildung einer Zähnelung der Zottenoberfläche; **Klin.:** gegenüber der Norm vergrößerter Uterus (Fundusstand*), bei kompletter B. Fehlen kindl. Herztöne u. Kindsbewegungen, uterine Blutungen, evtl. Abgang von Bläschen, evtl. Zeichen hypertensiver Schwangerschaftserkrankung*, bei etwa einem Drittel Ausbildung von Luteinzysten*; **Kompl.:** Übergang einer kompletten B. in gestationsbedingte trophoblastäre Neoplasie (Abk. GTN), z. B. Chorionkarzinom*; **Diagn.:** sonographisch poröse, meist vergrößerte Plazenta, fehlende (komplette B.) od. unterschiedl. schwer fehlgebildete (partielle B.) Embryonalanlage, begleitende Ovarialzysten*, Metastasen in Leber u. Nieren; laborchem. evtl. erhöhte Konzentration von Beta*-HCG in Serum u. Harn (abhängig von der Menge des Molengewebes; bei kompletter B. hohe persistierende Werte); **Ther.:** **1.** partielle B.: Kürettage u. sequentielle Beta-HCG-Kontrolle alle 2–3 Wo. für 3–6 Mon.; bei persistierender HCG-Erhöhung ggf. erneute Kürettage unter sonographischer Kontrolle; **2.** komplette B.: vollständige Uterusentleerung, z. B. durch prostaglandininduzierte Ausstoßung u. nachfolgende Aspirationskürettage* od. Kürettage unter sonograph. Kontrolle; cave: Risiko der Uterusperforation od. von Nachblutungen; bei starker Nachblutung i. v. Gabe von Oxytocin* u. Erythrozytenkonzentrat, bei lebensbedrohl. Blutung Hysterektomie als Ultima Ratio; Nachsorge: (hormonale) Kontrazeption* für 1 Jahr u. regelmäßige Beta-HCG-Kontrollen; Kontrollintervall: nach Kürettage alle 2–3 Wo., bei Normwerten monatlich für 1 Jahr; bei gering erhöhten persistierenden Werten (bis 1500 IU/l) erneute Kürettage; Diagnosekriterien für GTN nach B.: 4 od. mehr HCG-Werte mit Plateaubildung über mind. 3 Wo., Anstieg der HCG-Werte von 10 % od. mehr bei 3 od. mehr Kontrollen über mind. 2 Wo., histol. Nachweis eines Chorionkarzinoms od. persistierende HCG-Werte über 6 Mon. nach Molenausräumung.

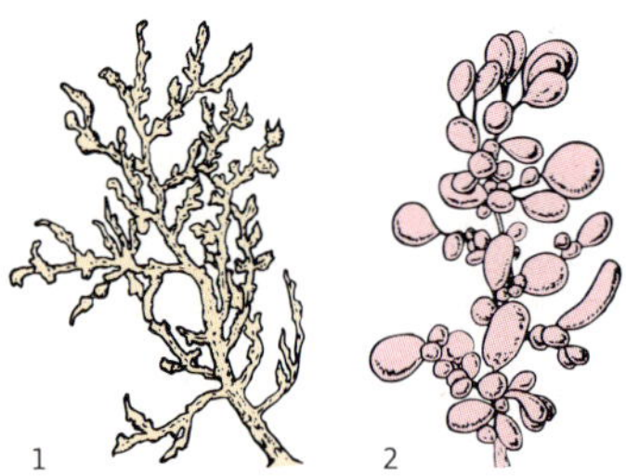

Blasenmole: 1: normales Zottenbäumchen; 2: entartetes Zottenbäumchen bei B.

Blasen|punktion, supra|pubische (lat. punctio Einstich) *f*: (engl.) *suprapubic bladder puncture*; Punktion der Harnblase durch die Bauchdecke; **Prinzip:** nach Ermittlung des Blasenstands (palpable Harnblase, u. U. Ultraschallkontrolle) Desinfektion u. ggf. Lokalanästhesie der Einstichstelle; Einstich mit Kanüle od. Trokar (10–12 Charr) senkrecht zur Bauchdecke (s. Abb.); **Ind.:** **1.** (diagn.) zur (sterilen) Harngewinnung; **2.** (therap.) als Entlastungspunktion bei Harnverhalt, zur künstlichen Harnableitung* (Dauerdrainage mit über das Lumen der Hohlnadel eingeführtem Blasenkatheter*) bei Harnabflussbehinderung unterhalb der Harnblase od. zur Harnblasenspülung; ggf. postoperativ (z. B. nach erweiterter Hysterektomie od. Blasenteilresektion); **Kontraind.:** ungenügend gefüllte Harnblase, Narben im Unter-

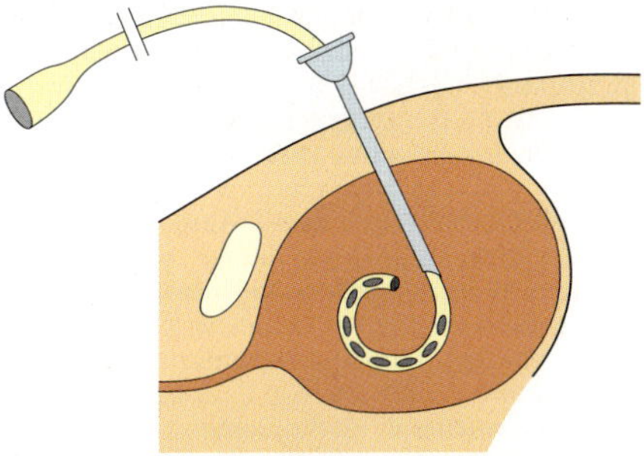

Blasenpunktion, suprapubische: Punktion 1–2 Querfinger vom oberen Rand der Symphyse im rechten Winkel zur Bauchdecke; Durchführung bei gefüllter Harnblase, so dass die Peritonealfalte nach kranial gleitet

bauch, Frühschwangerschaft, Blutungsneigung, Harnblasenkarzinom (Gefahr von Impfmetastasen), ausgeprägter Aszites.

Blasen|scheiden|fistel *f*: syn. Fistula vesicovaginalis; s. Urogenitalfistel.

Blasen|speicher|störungen: (engl.) *urine storage disorders*; Sammelbez. für Störungen der Speicherfunktion der Harnblase inf. Harnblasenveränderungen; **Urs.:** Hypersensitivität (überaktive Blase*), Detrusorhyperaktivitität (autonome Detrusoraktionen), Hypokapazität (Schrumpfblase) od. insuffizienter Kontinenzapparat inf. mechan. Schädigung des M. sphincter urethae externus, funkt. od. neurogener Störung, Descensus* uteri et vaginae, (selten) extraurethrale Inkontinenz, z. B. bei vesikovaginaler Fistel (s. Urogenitalfistel); vgl. Harninkontinenz.

Blasen|spiegelung: s. Zystoskopie.

Blasen|sprengung: s. Amniotomie.

Blasen|sprung: (engl.) *rupture of the fetal membranes*; (gebh.) Zerreißen der Eihäute* mit nachfolgendem Abfließen des Fruchtwassers*; **Einteilung: 1.** nach Zeitpunkt: **a)** rechtzeitiger B.: (regelrecht) am Ende der Eröffnungsperiode (s. Geburt); **b)** frühzeitiger B.: während der Eröffnungsperiode; **c)** vorzeitiger B.: vor Wehenbeginn (vor 37. SSW als früher vorzeitiger B. bezeichnet); Urs.: u. a. vorzeitige Zervixreifung, Hydramnion, Mehrlingsschwangerschaft, iatrogen; Diagn.: Nachweis von IGFBP-1 (Abk. für Insulin-like growth factor-binding protein 1; in hoher Konz. im Fruchtwasser vorliegend) im Scheidensekret (Schnelltest); Kompl.: erhöhtes Risiko für Nabelschnurvorfall u. Amnioninfektionssyndrom*; Maßnahmen: ggf. Antibiotikaprophylaxe bis zur Geburt, Lungenreifeinduktion* u. Tokolyse* bis zur 34. SSW; Vorgehen in Abhängigkeit von Schwangerschaftsdauer: s. Tab.; **d)** verspäteter B.: während der Austreibungsperiode; **2.** nach Lage; **a)** hoher B. (oberh. des unteren Eipols); **b)** doppelter (zweizeitiger B., Einriss am unteren Eipol nach hohem B.); **DD:** sog. falscher B. (vorübergehende, wieder verklebende Ruptur des Chorions bei Erhalt des Amnions, max. Flüssigkeitsabgang 30 ml). Vgl. Vorwasser.

Blasensprung
Maßnahmen bei vorzeitigem Blasensprung

Zeitpunkt (SSW)	Maßnahmen
<20 + 0	ggf. Schwangerschaftsabbruch; abwarten, wenn von Patientin gewünscht; bei Oligo- oder Anhydramnion Aufklärung über schlechte Prognose
20 + 0 bis 23 + 6	abwartendes Verhalten und Infektionsparameterkontrolle; ggf. Antibiotikatherapie; keine Tokolyse und Lungenreifeinduktion; bei manifestem Amnioninfektionssyndrom ab 23. SSW Entbindung
24 + 0 bis 33 + 6	engmaschige Infektionsparameterkontrolle, Antibiotikaprophylaxe; ggf. Tokolyse, Lungenreifeinduktion und Entbindung
34 + 0 bis 37 + 0	Geburtseinleitung und Antibiotikaprophylaxe
>37 + 0	Geburtseinleitung und Antibiotikaprophylaxe, wenn Blasensprung >12 Std. zurückliegend

Blasen|tamponade *f*: (engl.) *vesical tamponade*; vollständige Ausfüllung der Harnblase durch geronnenes Blut mit Verstopfung des Blasenausgangs; **Urs.:** Blutung aus Harnblase, oberen Harnwegen od. Prostata; **Sympt.:** akuter Harnverhalt; **Ther.:** Absaugen der Blutgerinnsel durch weitlumigen Katheter od. Resektoskopschaft.

Blase, über|aktive: (engl.) *overactive bladder (Abk. OAB)*; Abk. ÜAB; früher Reizblase; zu den somatoformen autonomen Funktionsstörungen gehörender Symptomenkomplex aus Pollakisurie*, imperativem Harndrang u. Nykturie mit od. ohne Dranginkontinenz* bei Abwesenheit von Harnwegsinfektion u. lokalen pathol. Faktoren; **Diagn.:** Anamnese mit Miktionsprotokoll, körperl. Untersuchung u. Ausschluss der DD; **Ther.:** Blasentraining, Beckenbodentraining* in Komb. mit Elektrostimulation, Biofeedback; pharmak.: Anticholinergika, Östrogen (top.); Off-Label-Use (bei Therapieresistenz): Botulinumtoxin-A (transurethrale Injektion in Detrusor); **DD:** Zystitis, Blasenstein, Descensus* uteri et vaginae, Blasenkarzinom.

Blast-: auch Blasto-; Wortteil mit der Bedeutung Spross, Trieb; von gr. βλαστός.

Blastem (gr. βλάστημα Keim) *n*: (engl.) *blastema*; indifferentes Keimgewebe aus teilungsfähigen Stammzellen, aus dem sich in der Embryonalentwicklung od. bei Regenerationsvorgängen differenziertes Gewebe bildet.

Blasto|genese *f*: (engl.) *blastogenesis*; Keimentwicklung; (embryol.) Entwicklung der Zygote* u. Blastozyste* zwischen 1. u. 15. Gestationstag, d. h. bis zum Beginn der Embryogenese*; vgl. Morula.

Blastom *n*: (engl.) *blastoma*; echte Geschwulst i. S. eines eigenständigen, ungehemmten Wachstums von körpereigenem Gewebe od. organismusfremdem, parasitärem Gewebe.

Blasto|meren (gr. μέρος Teil) *fpl*: (engl.) *blastomeres*; (embryol.) durch Furchung* der Zygote* entstehende Zellen; teilen sich äquatorial u. meridional ohne Wachstum u. werden so bei jeder Teilung kleiner; das Plasma/Kern-Verhältnis verschiebt sich zugunsten der Kerne.

Blasto|pathie *f*: (engl.) *blastopathy*; intrauterine Entwicklungsstörung der Frucht in den ersten 2 Wo. nach Konzeption; führt i. d. R. zu tief greifenden Fehlbildungen des Keims, unvollständigen Teilungen (z. B. Doppelfehlbildung*) od. Frühabort; Restitutio ad integrum durch hohes Reparationsvermögen möglich.

Blasto|zyste *f*: (engl.) *blastocyst*; Keimblase, die sich etwa am 4. Tag nach Befruchtung aus der Morula* bildet; Blastozystenhöhle, äußere Zellschicht (Trophoblast*) u. innere Zellmasse (Embryoblast*) können unterschieden werden; außen liegt die Zona* pellucida (s. Abb.).

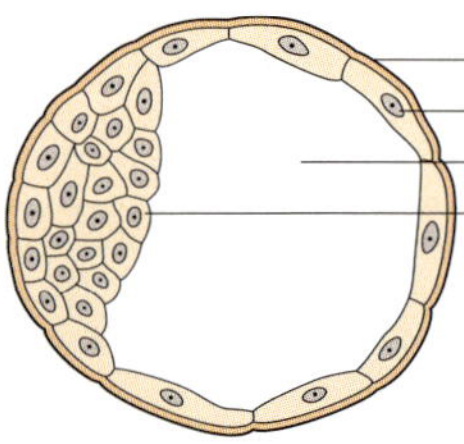

Blastozyste: Struktur etwa am 4. Tag der Entwicklung

Blasto|zystose *f*: (engl.) *blastocystosis*; Infektion mit Blastocystis hominis, bes. i. R. einer HIV*-Erkrankung; **Übertragung:** fäkal-oral durch kontaminiertes Wasser, bes. in trop. Regionen; **Sympt.:** Diarrhö, abdominale Schmerzen, Gewichtsverlust, Obstipation, Blähungen; **Ther.:** Metronidazol, Iodoquinol, Furazolidon.

Blenn-: Wortteil mit der Bedeutung Schleim; von gr. βλέννος.

Blennor|rhoea neo|natorum *f*: Gonoblennorrhö*.

Bloch-Sulzberger-Syn|drom (Bruno B., Dermat., Basel, Zürich, 1878–1933; Marion Baldur S., Dermat., New York, 1895–1983) *n*: Incontinentia* pigmenti.

blue baby (engl. blue blau): s. Zyanose.

Blut|armut: s. Anämie.

Blut|austausch: s. Austauschtransfusion.

Blut|fluss|messung: s. Doppler-Sonographie.

Blut|gruppen: (engl.) *blood groups*; erbl., meist stabile strukturelle Eigenschaften (antigene Determinanten) von Blutbestandteilen, die aufgrund eines genet. Polymorphismus bei Individuen bzw. Gruppen (z. B. Familien, ethnische Gruppen) unterschieden u. mit Hilfe spezif. Antikörper nachgewiesen (Blutgruppenbestimmung*) werden können; i. e. S. Blutgruppenantigene* auf der Oberfläche von Erythrozyten (s. Tab.), i. w. S. auch erbl. polymorphe Serumproteine (Serumgruppen*), intrazelluläre Komponenten (v. a. Enzymgruppen) u. Membran-assoziierte Glykoproteine (HLA*-System); **klin. Bedeutung: 1.** Transfusions- u. Transplantationsmedizin: zur Vermeidung von Transfusionszwischenfällen bzw. primärer Transplantatabstoßung Prüfung der Kompatibilität der B. des Spenders mit der des Empfängers vor jeder Bluttransfusion u. Transplantation (in abnehmender Bedeutung insbes. ABNull-, Rhesus-, Kell-, Kidd- u. Duffy-B.); **2.** Geburtshilfe: Morbus haemolyticus fetalis bzw. Morbus haemolyticus neonatorum bei Blutgruppeninkompatibilität zwi-

Blutgruppen
Übersicht der Blutgruppensysteme (definiert v. a. durch Lokalisation von Allelen auf einem Genort); nach International Society for Blood Transfusion (Abk. ISBT), 2004

Name	Abkürzung	proteinbasiert (P) kohlenhydratbasiert (KH)
ABNull-Blutgruppensystem	AB0	KH
MNSs*-Blutgruppensystem	MNS	P
P-Blutgruppensystem	P1	KH
Rhesus*-Blutgruppensystem	RH	P
Lutheran*-Blutgruppensystem	LU	P
Kell*-Blutgruppensystem	KEL	P
Lewis*-Blutgruppensystem	LE	KH
Duffy*-Blutgruppensystem	FY	P
Kidd*-Blutgruppensystem	JK	P
Diego-Blutgruppensystem	DI	P

Name	Abkürzung	proteinbasiert (P) kohlenhydratbasiert (KH)
Yt-Blutgruppensystem	YT	P
Xg*-Blutgruppensystem	XG	P
Scianna-Blutgruppensystem	SC	P
Dombrock-Blutgruppensystem	DO	P
Colton-Blutgruppensystem	CO	P
Landsteiner-Wiener-Blutgruppensystem	LW	P
Chido-Rogers-Blutgruppensystem	CH/RG	P
H-Blutgruppensystem	H	KH
Kx-Blutgruppensystem	XK	P
Gerbich-Blutgruppensystem	GE	P
Cromer-Blutgruppensystem	CROM	P
Knops-Blutgruppensystem	KN	P
Indian-Blutgruppensystem	IN	P
Ok-Blutgruppensystem	OK	P
Raph-Blutgruppensystem	RAPH	P
John-Milton-Hagen-Blutgruppensystem	JMH	P
I-Blutgruppensystem	I	KH
Globosid-Blutgruppensystem	GLOB	KH
Gill-Blutgruppensystem	GIL	P
Rhesus-assoziiertes Glykoprotein	RHAG	P

schen einer Schwangeren u. ihrem ungeborenen Kind (s. ABNull-Inkompatibilität; Rhesus-Inkompatibilität); **3.** Autoantikörper gegen eigene Blutgruppenantigene (Autohämagglutinine, Autohämolysine) als path. Faktor autoimmun. bedingter hämolyt. Anämien; **4.** forensisches Blutgruppengutachten* zur Abstammungsbegutachtung* u. Spurenanalyse; **5.** für genet. u. anthrop. Untersuchungen.

Blut|gruppen|anti|gene *n pl*: (engl.) *blood group antigens*; sog. Blutgruppenmerkmale; genet. determinierte, auf der Zellmembran von Erythrozyten (häufig auch anderen Blut- u. Gewebezellen) lokalisierte makromolekulare Substanzen (Proteine, Glykolipide, Glykoproteine) mit spezif. antigenen Eigenschaften, die durch serol. Methoden nachweisbar u. für die einzelnen Blutgruppen* charakteristisch sind; Blutgruppenantigen tragende Moleküle haben physiol. unterschiedliche Funktionen, z. B. Rezeptoren für die Bindung von Viren, Bakterien od. Parasiten, Zelladhäsionsmoleküle od. Transporterproteine. Vgl. Leukozytenantigene; Thrombozytenantigene.

Blut|gruppen|anti|körper: (engl.) *blood groups antibodies*; gegen Blutgruppenantigene* gerichtete Alloantikörper; **Vork.:** **1.** als **reguläre** Antikörper des ABNull-Blutgruppensystems die sog. natürlichen Isoagglutinine Anti-A u. Anti-B; **2.** als **irreguläre** Antikörper, die inf. Immunisierung v. a. durch Blutgruppen-inkompatible Bluttransfusionen u. Schwangerschaften gebildet werden; z. B. Anti-D, Anti-M, Anti-N, Anti-K, Anti-IK(a), Anti-Fy(a). Als irreguläre ABNull-B. werden auch Anti-A_1 (relativ häufig im Serum bei Blutgruppe A_2 u. A_2B) u. Anti-H (selten bei Blutgruppe A_1, A_1B u. B) bezeichnet. **Klin. Bedeutung:** B. können Transfusionszwischenfälle u. Morbus haemolyticus neonatorum verursachen; vor einer Bluttransfusion müssen v. a. irreguläre B. durch Kreuzprobe* erfasst bzw. durch Antikörpersuchtest* nachgewiesen werden, i. R. einer Schwangerschaft erfolgt serol. Schwangerenvorsorge.

Blut|gruppen|bestimmung: (engl.) *typing of the blood*; (dokumentationspflichtige) Bestimmung von Blutgruppen* durch serol. Nachw. der Blutgruppenantigene* durch spezif. Testseren od. Testreagenzien (z. B. Lektine, Phythämagglutinine); **Prinzip:** (ABNull-Blutgruppensystem) meist Agglutinationsreaktion im Milieu physiol. Kochsalzlösung (s. Abb.) unter gleichzeitiger Prüfung auf Vorhandensein der nicht korrespondierenden Isoagglutinine Anti-A bzw. Anti-B im Serum mit Hilfe von Testerythrozyten der Blutgruppe A_1, A_2 u. B (sog. Serumkontrolle od. umgekehrte Typisierung; Negativkontrollen mit 0-Testerythrozyten bzw. AB-Testserum obligat); Nachw. irregulärer Blutgruppenantikörper* im Serum durch Antikörpersuchtest*. Vgl. Kreuzprobe; Bedside-Test.

Blut|gruppen|gutachten: (engl.) *analysis of blood groups*; nur noch selten angewendetes Verf. zur Abstammungsbegutachtung* od. Spurenanalyse

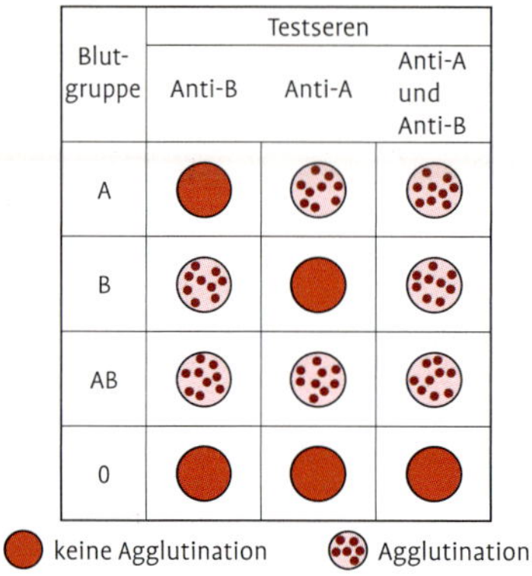

Blutgruppenbestimmung: Bestimmung der ABNull-Blutgruppen mit Testseren

anhand von Blutgruppeneigenschaften; wegen höherer Genauigkeit weitgehend durch Analyse des genetischen Materials mit DNA*-Fingerprint-Methode ersetzt.

Blut|gruppen|in|kom|patibilität (lat. compati mitleiden, zusammen ertragen) *f*: (engl.) *blood group incompatibility*; Unverträglichkeit von Spender- u. Empfängerblutgruppe; vom Empfänger gebildete Antikörper richten sich gegen Antigene der Spendererythrozyten; z. B. ABNull*-Inkompatibilität, Rhesus*-Inkompatibilität.

Blut|kreis|lauf, prä|nataler: (engl.) *prenatal blood circulation*; intrauteriner Blutkreislauf des Kindes; wird nach der Geburt i. R. der kardiorespiratorischen postnatalen Adaptation* u. durch Verschluss von Ductus arteriosus u. Foramen ovale innerh. weniger Std. postnatal in Lungen- u. Körperkreislauf getrennt; **Prinzip:** s. Abb.; in der Plazenta oxygeniertes Blut gelangt über V. umbilicalis u. Ductus* venosus Arantii, z. T. durch den Pfortaderkreislauf, in V. cava inferior u. re. Vorhof, wo es sich mit dem aus der V. cava superior kommenden Blut vereinigt; von dort gelangt der größten Teil durch das offene Foramen ovale in li. Vorhof u. li. Kammer zur Aorta, von wo es sich über die Karotiden zum Kopf, die Aorta descendens zur unteren Körperhälfte u. die Nabelarterien (Aa. umbilicales) zurück zur Plazenta verteilt. Das in die re. Herzkammer gelangte Blut läuft über den Truncus pulmonalis zu einem kleinen Teil in die Lungen u. zum größten Teil durch den Ductus arteriosus (Botalli) ebenfalls in die Aorta. **klin. Bedeutung:** Persistenz des p. B. im Bereich der Lungenstrombahn bei neonataler pulmonalarterieller Hypertonie (PPHN*).

Blut|mole (lat. mola verunstalteter Embryo) *f*: (engl.) *blood mole*; veraltete Bez. für Abortiv*-Ei mit abgestorbener Embryonalanlage mit Umblutung.

Bluts|verwandtschaft: (engl.) *consanguinity*; syn. Konsanguinität; Gemeinsamkeit von Erbfaktoren;

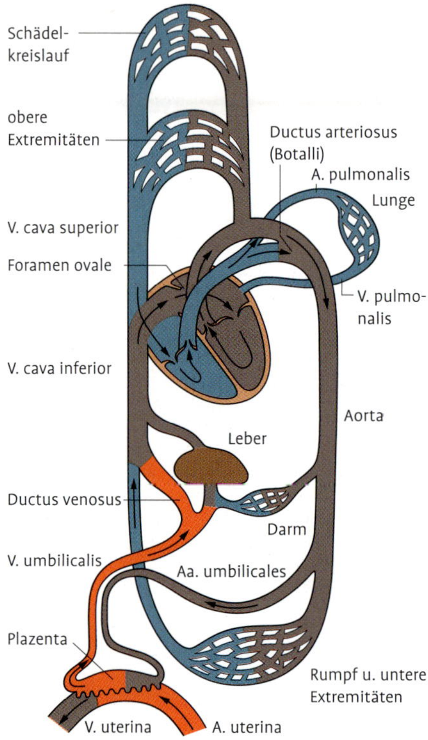

Blutkreislauf, pränataler

Einteilung: 1. Grades zwischen Eltern u. Kindern bzw. Geschwistern; **2. Grades** zwischen Onkeln, Tanten u. Neffen, Nichten bzw. Halbgeschwistern; **3. Grades** zwischen Cousins u. Cousinen; **klin. Bedeutung:** erhöhtes Risiko für Intelligenzminderung od. Fehlbildung bei Kindern blutsverwandter Eltern, insbes. bei B. 1. Grades (>50 %; bei B. 2. u. 3. Grades um 4 % bzw. 2 % zusätzlich zum normalen Risiko von 4 % erhöht).

Blut|trans|fusion, fetale *f*: (engl.) *intrauterine blood transfusion*; intra- od. transuterine Bluttransfusion von 0-Rh-negativem Spenderblut; **Formen: 1.** intravasale Transfusion in Vena* umbilicalis über Chordozentese*; **2.** transabdominale Transfusion in die freie Bauchhöhle des Fetus; Rh-negative Erythrozyten, die durch Rh-Antikörper der Mutter nicht zerstört werden können, gelangen über peritonealen Lymphabfluss in Blutbahn des Fetus; **Ind.:** Verdacht auf fetale Anämie* bei Morbus* haemolyticus fetalis (z. B. inf. Rhesus*-Inkompatibilität) od. bei Infektion mit Parvovirus B19.

Blutung, an|ovulatorische: s. Abbruchblutung.

Blutung, a|tonische: Bez. für peripartale Blutung* bei Uterusatonie*.

Blutung, a|zyklische: s. Metrorrhagie.

Blutung, dys|funktionelle: (engl.) *dysfunctional bleeding*; durch hormonale Störungen (in Hypothalamus*, Hypophyse* od. Ovarien) verursachte uterine Blutung; **Vork.:** v. a. bei Follikelpersistenz*, im Klimakterium*, als sog. juvenile Blutung*.

Blutung, funktionelle: normale Menstruation*; s. Eumenorrhö.

Blutung, intra|kranielle geburts|traumatische: (engl.) *perinatal cerebral hemorrhage*; sog. geburtstraumatische Hirnblutung; traumat. intrakranielle Blutung (subdural, subarachnoidal, intraventrikulär, intrazerebral) von Neugeborenen (v. a. Frühgeborenen*) als Geburtstrauma* (Tentoriumriss*); **Klin.:** v. a. Atemstörung (pathol. Atmungstypen, u. U. Atemstillstand*, Asphyxie*) u. Zeichen der Hirndrucksteigerung; **DD:** pränatale Hirnblutung u. a. Hirnschaden, z. B. inf. intrauteriner Infektion od. fetaler Alloimmunthrombozytopenie. Vgl. Depressionszustand des Neugeborenen.

Blutung, juvenile: (engl.) *juvenile bleeding*; unregelmäßig auftretende, häufig lang andauernde u. sehr starke uterine Blutung bei jungen Mädchen inf. ovarieller Dysfunktion (Follikelpersistenz*) in den ersten Jahren nach der Menarche*; vgl. Zyklus, anovulatorischer.

Blutung, klimakterische: (engl.) *climacteric bleeding*; während des Klimakteriums* auftretende uterine Blutung, in der Prä- u. frühen Postmenopause oft als dysfunktionelle Blutung* bei anovulatorischem Zyklus* inf. einfacher Hyperplasie; dd u. bes. bei Wiederauftreten nach der Menopause ist org. Ursache auszuschließen (Zervixkarzinom*, Endometriumkarzinom*, Myom*, Polyp*, Endometritis*).

Blutung, peri|partale: (engl.) *peripartal hemorrhage (Abk. PPH)*; nach Geburt od. Abort über die normale Nachgeburtsblutung* hinausgehende Blutung; **Urs.:** Uterusatonie*, Verletzung der Geburtswege, Plazentareste* od. Plazentalösungsstörung*; Gerinnungsstörung, Koagulopathie; **Diagn.:** Messung des Blutverlusts (cave: häufig unterschätzt); klin. Untersuchung (Uterustonus), Ultraschalldiagnostik (Plazentareste, Uterusruptur); Spekulumeinstellung (Geburtsverletzung); laborchem. Gerinnungsdiagnostik; Stufenplan: s. Tab.; **Ther.:** Erstmaßnahmen: Harnblase entleeren, Uterusmassage u. bimanuelle Uteruskompression; Oxytocin od. Carbetocin i. v. (Off-Label-Use); ggf. Bluttransfusion, Fibrinogengabe, Kreislaufstabilisation, intensivmed. Überwachung, Uterustamponade; Ther. der Ursache.

Blutung, peri|ventrikuläre: (engl.) *periventricular hemorrhage*; syn. subependymale Blutung; neonatale intrakranielle Blutung in die Substantia alba im Bereich um die Hirnventrikel (germinale Matrix) inf. funkt. Unreife (Fragilität) subependymaler Blutgefäße bei Frühgeborenen*; **Kompl.:** sekundär Einbruch in Hirnventrikel (Ventrikelblutung) u. parenchymatöse Hirnsubstanz, hämorrhag. Infarkt, Hydrozephalus u. a.; **Klin.:** asymptomatisch (Abbau über sonograph. darstellbare periventrikuläre Zyste); bei Kompl. je nach Schweregrad Zeichen einer Hirndrucksteigerung; **Diagn.:** zerebrale Ultraschalldiagnostik mit Graduierung (Grad I: p. B. ohne Blut intraventrikulär; Grad II: Blutvolumen intraventrikulär <50 % des Ventrikelvolumens; Grad III: Blutvolumen intraventrikulär ≥50 % des Ventrikelvolumens) u. zusätzl. morphol. Befunddeskription (Echogenitätsvermehrung der parenchymatösen Hirnsubstanz mit Angabe von Lok. u. Größe; u. U. Ventrikelerweiterung u. a.). Vgl. Hirnschaden, frühkindlicher.

Blutung, post|menstruelle: (engl.) *postmenstrual bleeding*; vaginale Zusatzblutung im Anschluss an die eigentl. Menstruation*; Darstellung im Kaltenbach-Schema: s. Zusatzblutungen; **Urs.: 1.** hormonal, z. B. Östrogenmangel bei Zyklusbeginn, verzögerte Rückbildung des Corpus* luteum; **2.** organisch, z. B. bei Myoma* uteri, Endometritis*, Endometriose*, Endometriumkarzinom*, Korpuspolyp* sowie bei mangelhafter Regeneration des Endometriums (z. B. nach wiederholter Kürettage*) u. bei Muskelschwäche mit ungenügender Blutstillung bei Uterushypoplasie.

Blutung, prä|menstruelle: (engl.) *premenstrual bleeding*; Vorblutung; bis zu 10 Tage vor Beginn der eigentl. Menstruation* einsetzende, meist leichte Blutung (Schmierblutung) aus den Spiralarterien des Endometriums; Darstellung im Kaltenbach-Schema: s. Zusatzblutungen; **Urs.:** meist Corpus*-luteum-Insuffizienz im Prämenstruum; vorzeitiger Rückgang der Östrogenbildung; **Diagn.:** bei Verdacht auf org. Ursache fraktionierte Kürettage*.

B-Lynch-Naht: (engl.) *B-Lynch's suture*; Kompressionsnaht bei Uterusatonie*; **Prinzip:** sog. Hosenträgernaht, s. Abb.; Vorgehen (unter ständiger bimanueller Kompression u. Fadenspannung): **1.** Hysterotomie (offene Querinzision des unteren Uterinsegmentes, falls nicht bereits erfolgt bei Schnittentbindung); **2.** Einstechen der Nadel auf der Ventralseite rechts unterhalb der Hysterotomie, Ausstechen rechts oberhalb der Hysterotomie; **3.** Fadenführung über den Fundus 3–4 cm medial des Eileiterabganges u. Einstechen auf der Rückseite auf Höhe des Ventraleinstiches; **4.** Horizontalführung des Fadens nach links u. Ausstich auf der Rückseite; **5.** Zurückführen des Fadens über den Fundus; **6.** erneuter Einstich oberhalb der Hysterotomie und Ausstich kaudal links wie rechts; **7.** Knüpfen des gespannten Fadens kaudal der Hysterotomie; bei Sistieren der Blutung Verschluss der Hysterotomie.

Bochdalek-Hernie (Vincent A. B., Anat., Prag, 1801–1883; lat. hernia Bruch) *f*: (engl.) *Bochdalek's hernia*; Zwerchfellhernie* mit Bruchpforte im (meist linken posterolateral gelegenen) Bochdalek-Dreieck;

> häufigste Form der Zwerchfellhernie

B

Blutung, peripartale
Diagnostischer und therapeutischer Stufenplan (nach PPH-Konsensus-Gruppe)

Stufe	Maßnahmen
Stufe 1 (Dauer max. 30 Minuten ab Diagnosestellung): vaginale Blutung >500 ml nach vaginaler Entbindung oder >1500 ml nach Schnittentbindung	allgemein i. v. Zugang Volumengabe Bluttransfusion vorbereiten Blasenkatheter manuelle Uteruskompression Diagnostik Blutverlust messen klinische Untersuchung (Uterusatonie?) Plazentainspektion (Plazentareste?) Spekulumeinstellung (Trauma?) laborchemische Gerinnungsdiagnostik (Gerinnungsstörung?) Ultraschalldiagnostik (Hämatom, Plazentareste?) Pharmakotherapie Oxytocin oder Carbetocin i. v. (Off-Label-Use) bei moderat persistierender Blutung evtl. Misoprostol rektal (Off-Label-Use)
Stufe 2 (Dauer maximal 60 Minuten nach Diagnosestellung): anhaltende schwere Blutung, Patientin kreislaufstabil	allgemein Op-Vorbereitung Diagnostik Ultraschalldiagnostik oder Nachtastung zum Ausschluss einer Uterusruptur manuelle Nachtastung oder Kürettage bei Verdacht auf Plazentareste Pharmakotherapie Sulproston i. v. ggf. Tranexamsäure (vor Fibrinogengabe) ab Gesamtblutverlust >1500 ml Fibrinogengabe; evtl. gefrorenes Frischplasma, Erythrozytenkonzentrat
Stufe 3: therapierefraktäre schwere Blutung oder hämorrhagischer Schock	intensivmedizinische Überwachung, Kreislaufstabilisierung Uterustamponade (Ballon- oder Streifentamponade)
Stufe 4: persistierende Blutung	bei Kreislaufinstabilität Blutstillung (Laparotomie, Gefäßklemmen, Kompression) und Kreislaufstabilisierung; evtl. aktiviertes Eptacog alfa (rekombinanter Faktor VIIa; Off-Label-Use) bei Kreislaufstabilität definitive Therapie (z. B. Uteruskompressionsnaht, Gefäßligatur, therapeutische Embolisation oder Hysterektomie)

Vork.: insbes. neonatal; im Erwachsenenalter selten; **Klin.:** bereits intrauterin Verlagerung von Darm-, Milz- u. Leberteilen in den Thorax; Kompressionsatelektase, Verdrängung von Herz u. Mediastinum auf die Gegenseite u. pulmonale Entwicklungsstörung (Lungenhypoplasie) in der Folge, postnatal symptomatisch als Atemnotsyndrom* des Neugeborenen (selten beim Kleinkind); **Diagn.:** klin. (z. B. Auskultation) u. apparativ (z. B. Röntgendiagnostik: s. Abb. 1 u. 2; sonographisch auch pränatal: s. Abb. 3); **Ther.:** intensivmed. symptomat. (Beatmung, pharmak. Kreislaufstabilisierung u. a.), bei klin. Stabilisierung op. Korrektur (Zwerchfellverschluss, ggf. mit Patch).

Body-mass-In|dex (engl. body mass index Körper-Gewichts-Index) *m*: Abk. BMI; syn. Quetelet-Index; Verhältniszahl zur Beurteilung des Körpergewichts*; **Bestimmung:** durch Berechnung:

$$\text{BMI} = \frac{\text{Körpergewicht [kg]}}{(\text{Körperlänge [m]})^2}$$

od. mit Hilfe eines Nomogramms (s. Abb. 1); **Referenzbereich:** alters- u. geschlechtsabhängig; **1.** junge Erwachsene: nach WHO zwischen 18,5 u.

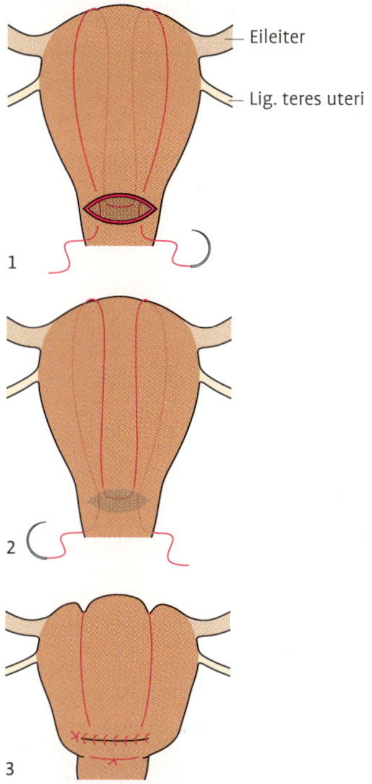

B-Lynch-Naht: 1: Hysterotomie u. Fadenverlauf auf der Vorderwand des Uterus; 2: Fadenverlauf auf der Hinterwand; 3: Ansicht von ventral mit liegender Naht u. verschlossener Hysterotomie [58]

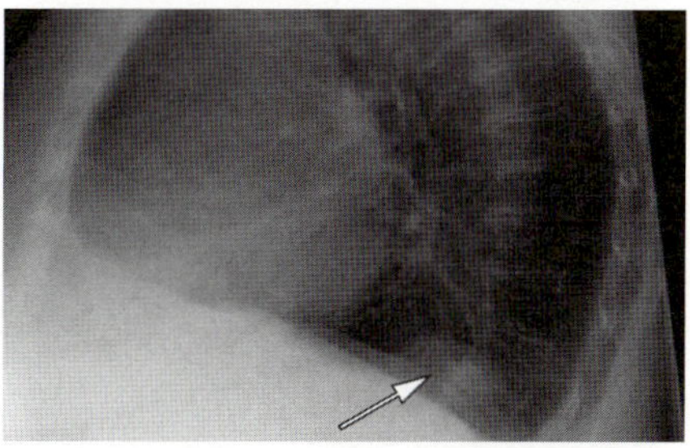

Bochdalek-Hernie Abb. 1: Röntgen-Thorax-Aufnahme im seitl. Strahlengang [26]

<25 kg/m² (s. Tab.); cave: zunehmende BMI-Grenzwerte in hohem Lebensalter (z. B. sind bereits BMI-Werte unter 20 kg/m² im Alter progn. ungünstig u. als Untergewicht zu werten); **2.** Kinder u. Jugendliche: zwischen 10. u. 90. alters- u. geschlechtsspezif. Perzentil* (s. Abb. 2); vgl. Adipositas (Epidemiol.). Vgl. Taillenumfang; Taille-Hüft-Quotient.

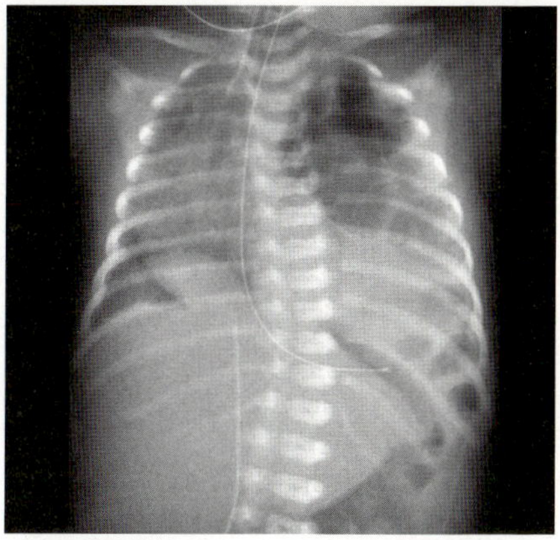

Bochdalek-Hernie Abb. 2: linksseitige Bruchpforte mit Verlagerung von Darmschlingen in Thorax sowie Verdrängung von Trachea u. Herz nach rechts; Röntgen-Thorax-Aufnahme im a.-p. Strahlengang [15]

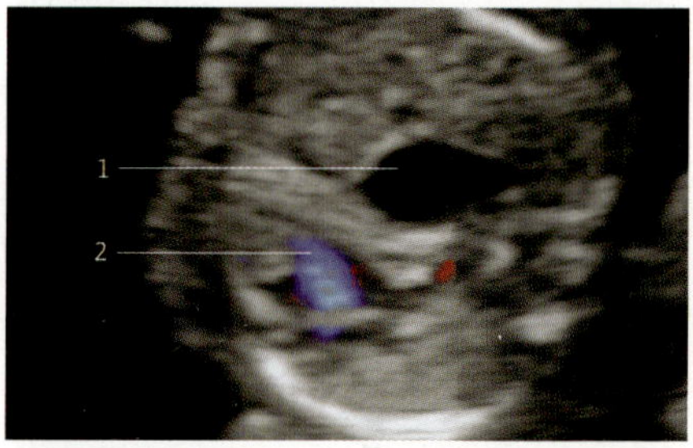

Bochdalek-Hernie Abb. 3: diaphragmale Bruchpforte im Transversalschnitt (pränatale Ultraschalldiagnostik); Magen (1) u. Herz (2) in einer Ebene sichtbar wegen gastraler Verlagerung nach kranial (oberhalb des Zwerchfells) [60]

Bolus|toko|lyse *f*: s. Tokolyse.

Bonney-Probe (William Francis Victor B., Gyn., London, 1872–1953): (engl.) *Bonney's test*; syn. Marshall-Bonney-Test; orientierender klin. Test bei Belastungsinkontinenz*; **Prinzip:** Anheben der Blasenhalsregion mit in die Fornix vaginae eingeführten gespreizten Fingern od. gestieltem Tupfer; Test positiv, wenn auf diese Weise unwillkürlicher Harnabgang unter Provokation (z. B. Husten) verhindert wird; **Anw.:** Abschätzung des Risikos einer larvierten Harninkontinenz vor u. nach op. Therapie bei Descensus* uteri et vaginae u. Indikationsstellung einer Kolposuspension*.

Borderline-Tumor *m*: (engl.) *borderline carcinoma*; klin. Bez. für einen nichtinvasiven Tumor mit potentieller Malignität; z. B. Kystadenom*, das von atypischem, jedoch einer (noch) intakten Basal-

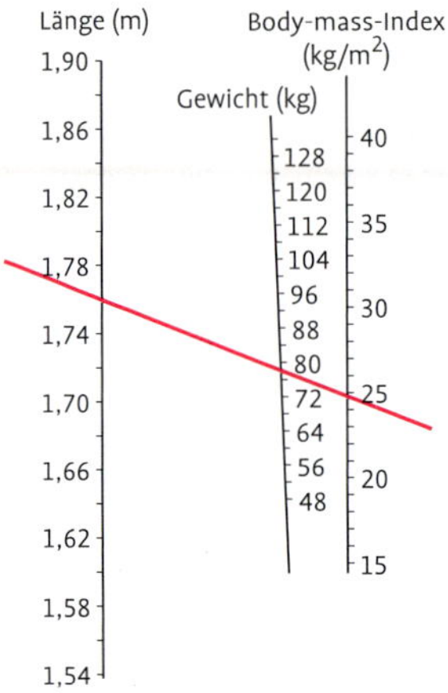

Body-mass-Index Abb. 1: Nomogramm zur Ermittlung des BMI durch Verlängerung der Geraden, die sich durch Körperlänge u. -gewicht ergibt

membran aufsitzendem Epithel ausgekleidet ist. Vgl. Präkanzerose; Carcinoma in situ.

Botallismus *m*: Bez. für mit postpartalem Persistieren fetaler Kreislaufverhältnisse einhergehende angeb. Herzfehler*, z. B. offenes Foramen ovale od. persistierender Ductus arteriosus.

Bougierung (franz. bougie Kerze): (engl.) *bougienage*; Aufdehnen u. Weiten narbiger Strikturen u. tumorbedingter Verengungen bzw. Verlegungen von Hohlorganen unter Verw. konisch zulaufender, flexibler Kunststoffstäbe, von Ballonkathetern (sog. pneumatische B.) od. starren Metallstäben; vgl. Hegar-Stift.

Bowen-Karzinom (John T. B., Dermat., Boston, 1857–1941) *n*: (engl.) *Bowen's carcinoma*; aus der Bowen*-Krankheit hervorgegangenes Karzinom* mit infiltrierendem, destruierendem Wachstum u. Potential zu lymphogener Metastasierung; vgl. Plattenepithelkarzinom.

Body-mass-Index
Einteilung in Unter-, Normal- und Übergewicht bei jungen Erwachsenen (WHO-Klassifikation)

Kategorie	BMI (kg/m²)	
Untergewicht	<18,5	
Normalgewicht	18,5	- <25
Übergewicht	≥25	
Präadipositas	25	- <30
Adipositas	≥30	
Grad I	30	- <35
Grad II	35	- <40
Grad III (Adipositas per magna)	≥40	

Bowen-Krankheit (John T. B., Dermat., Boston, 1857–1941): (engl.) *Bowen's disease*; syn. Morbus Bowen; veraltete Bez. für Carcinoma* in situ der Epidermis mit histol. zahlreichen Kern- u. Zellatypien; **Ätiol.:** berufl. od. iatrogene Arsenexposition, UV-Licht, evtl. Humanpapillomaviren (s. Papillomavirus) sowie sporadisch; **Klin.:** über Jahre langsam, dann sehr schnell u. invasiv wachsender, scharf begrenzter, ein bis mehrere Zentimeter großer, entzündl. geröteter Herd mit psoriasiformer Schuppung bes. an Stamm, Gesicht, Hand- u. Fingerrücken, auch an der Schleimhaut; Übergang in invasives Bowen-Karzinom mit Metastasierungsneigung; häufig zus. mit internen Tumoren auftretend; **Ther.:** Exzision im Gesunden, Kryotherapie, photodynamische Therapie, lokale Zytostatikatherapie, Strahlentherapie. Vgl. VIN.

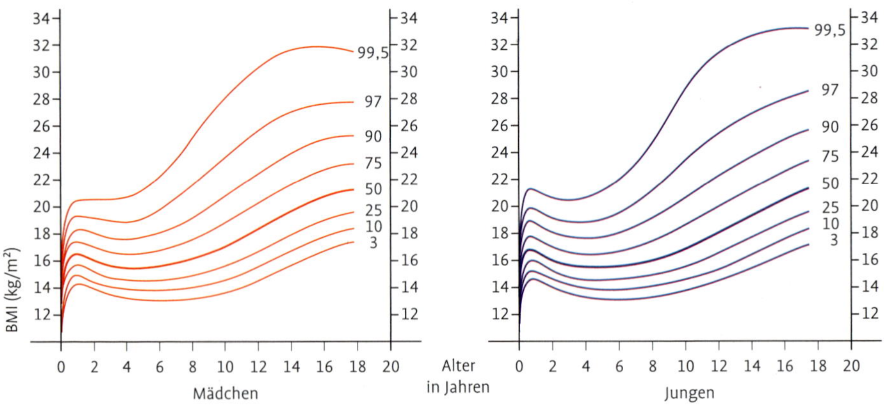

Body-mass-Index Abb. 2: alters- u. geschlechtsspezif. Perzentile

BPD: **1.** Abk. für **b**roncho**p**ulmonale **D**ysplasie*. **2.** (gebh.) Abk. für **b**i**p**arietaler **D**urchmesser*.

BPP: Abk. für **b**io**p**hysikalisches **P**rofil*.

Bracht-Hand|griff (Erich F. B., Gyn., Berlin, 1882–1969): (engl.) *Bracht's maneuver*; (gebh.) Handgriff der Manualhilfe* bei Entw. der Beckenendlage*; **Prinzip:** Umfassen des Rückens u. Zusammenhalten der hochgeschlagenen Beine des schon geborenen Teils des Kindes, gleichzeitig kräftiger Druck von oben u. rotierendes Führen des Körpers um die Symphyse auf den Bauch der Mutter (s. Abb.); Entw. von Armen u. Kopf häufig ohne weitere Manualhilfe möglich.

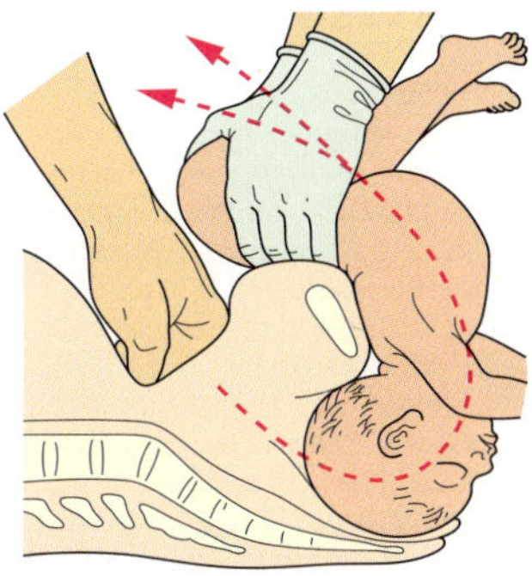

Bracht-Handgriff [12]

Brachy-: Wortteil mit der Bedeutung kurz, klein; von gr. βραχύς.

Brachy|daktylie *f*: (engl.) *brachydactyly*; Oberbegriff für autosomal-dominant erbl. Verkürzungen einzelner od. mehrerer Finger od. Zehen, meist seitensymmetrisch; **Vork.:** isoliert od. in Komb. mit Fehlbildungen anderer Organe; **Einteilung:** in mehrere Typen (A1–6, B–E) mit versch. weiteren Deformationen der Phalangen: **Typ A1** (syn. Typ Farabee): Mutation im IHH-Gen (Genlocus 2q33–q35) u. BDA1B-Gen (Genlocus 5p13.3–p13.2); Phänotyp: Kleinwuchs, B., hypoplast. Mittelphalangen, gelegentl. terminaler Symphalangismus, kurze proximale Phalangen des 1. Fingers; **Typ A2** (syn. Typ Mohr-Wriedt, Brachymesophalangie II): Mutation im BMPR1B-Gen (Genlocus 4q23–q24); Phänotyp: normaler Wuchs, B., hypoplast. Mittelphalangen des Zeigefingers u. der 2. Zehe, radiale Abweichung des Zeigefingers distal, Klinodaktylie des 5. Fingers, radiol. Delta-Phalanx; **Typ A3:** normaler Wuchs, B., hypoplast. Mittelphalangen des 5. Fingers mit Klinodaktylie, Klinomikrodaktylie, rhomboide/trianguläre mittlere Phalangen des 5. Fingers; **Typ A4:** normaler Wuchs, B., hypoplast. Mittelphalangen, Brachymesophalangie des 2. u. 5. Fingers, fehlende Mittelphalangen der 4. Zehen, Pes* equinovarus; **Typ A5:** normaler Wuchs, generalisierte Nageldysplasie, B., fehlende Mittelphalangen, verdoppelte terminale Phalangen des Daumens; **Typ A6** (syn. Osebold-Remondini-Syndrom): Kleinwuchs, mesomale Extremitätenverkürzung, kurze, breite, verbogene Finger, hypoplast. od. fehlende Mittelphalangen der Finger u. Zehen, radiale Deviation der terminalen Phalanx des Zeigefingers, fusioniertes Os hamatum mit Os capitatum; **Typ B1:** Mutation im ROR2-Gen (Genlocus 9q22); Phänotyp: hypoplast. od. fehlende terminale Mittelphalangen, Symphalangismus, milde Syndaktylie, deformierte Daumen u. Großzehen; **Typ C** (syn. Typ Haws): Mutationen im GDF5-Gen (Genlocus 20q11.2); Phänotyp: Madelung-Deformität, eingeschränkte Flexion der distalen Interphalangealgelenke, B., dysproportionierte Verkürzung des 2. u. 3. Fingers, kurze 2. u. 3. Mittelphalangen, Hypersegmentierung der proximalen u. mittleren 2. u. 3. Fingerphalangen, Polydaktylie, Klinodaktylie des 5. Fingers, kurze 1., 4. u. 5. Metacarpalia, Valgus-Varus-Stellung der Füße; allelisch mit Chondrodysplasie* Typ Grebe, fibularer Hypoplasie mit komplexer B. (syn. Du-Pan-Syndrom) u. akromesomaler Dysplasie Typ Hunter-Thompson; **Typ D:** Mutation im HOXD13-Gen (Genlocus 2q31–q32); Phänotyp: ähnl. Typ E, B., kurze, breite distale Phalangen von Daumen u. Großzehe; **Typ E:** Mutation im HOXD13-Gen (Genloci 2q37 u. 2q31–q32); Phänotyp: ähnl. Typ D, mäßiger Kleinwuchs, B., kurze Metacarpalia, variable kurze Metatarsalia, rundes Gesicht, multipel zusammenstehende Zähne, gerade, kurze Claviculae; radiol. nicht vom Pseudohypoparathyroidismus zu unterscheiden.

Brachy|menor|rhö (gr. μήν, μηνός Monat) *f*: (engl.) *brachymenorrhea*; verkürzte u. meist schwache (Hypomenorrhö*) Menstruation* über wenige Stunden bis 1,5 Tage; vgl. Zyklusstörungen.

Brachy|therapie *f*: (engl.) *brachytherapy*; Verf. der Strahlentherapie* mit präziser gezielter Applikation von ionisierender Strahlung auf kurze Entfernung bei optimaler Schonung umliegender Gewebe; **Ind.:** **1.** Tumor (kurativ od. palliativ): interstitielle Strahlentherapie meist mit temporären od. permanenten Implantaten (Seeds); **2.** (kardiol.) In-Stent-Restenose: intrakoronar mit i. R. der PCI (Reintervention, Re-PCI) gezielt eingeführter Strahlenquelle; **Einteilung:** **1.** nach Dosisleistung in LDR (Abk. für engl. low dose rate; 0,4–2 Gy/h), MDR (Abk. für engl. middle dose rate; 2–12 Gy/h) u. HDR (Abk. für engl. high dose rate; >12 Gy/h); **2.** nach Strahlungsart u. verwendeten Radionukliden (^{125}I, ^{103}Pd, ^{192}Ir, ^{133}Cs, ^{60}Co).

Brady|kardie, fetale *f*: (engl.) *fetal bradycardia*; (mit CTG* nachweisbare) niedrige fetale Herzfrequenz (Basalfrequenz* <110/min >3 Min. andauernd); **Einteilung:** **1.** leichte f. B. (suspekt): Basalfrequenz 100–110/min; bei Persistenz Ind. zur Fetalblutuntersuchung*; **2.** schwere f. B. (pathol.): Basalfrequenz <100/min; erfordert sofortige operative Entbindung*; **Vork.:** schwere fetale Beeinträchtigung (Fetal* Distress mit fetaler Hypoxämie* u.

fetaler Azidose*) z. B. durch vorzeitige Plazentalösung* od. lang dauernde Nabelschnurkomplikation*; auch als konstante f. B. durch Herzfehler (z. B. mit AV-Block) od. maternale Autoantikörper (z. B. bei systemischem Lupus erythematodes); **Ther.:** intrauterine Reanimation*; ggf. sofortige Schnittentbindung*. Vgl. Tachykardie, fetale.

Braxton-Hicks-Kontraktionen (John B.-H., Gyn., London, 1825–1897) *fpl*: s. Schwangerschaftswehen.

BRCA-Gen: Abk. für (engl.) ***b**reast **c**ancer gene*; Tumorsuppressorgen, dessen Mutation mit erhöhtem Erkrankungsrisiko v. a. für Mammakarzinom assoziiert ist; **Formen: 1.** BRCA1-Gen; Genlocus 17q21; Mutationsträgerinnen erkranken bis zum 50. Lj. zu 50 %, bis zum 75. Lj. zu 85 % an Mammakarzinom*; Risiko für Entw. eines Ovarialkarzinoms ebenfalls deutlich erhöht (Lebenszeitmorbidität 36–46 %); männl. Mutationsträger kann Konduktor sein, ohne selbst ein erhöhtes Mammakarzinomrisiko zu haben; **2.** BRCA2-Gen; Genlocus 13q12–13; Mammakarzinomrisiko für Mutationsträgerinnen ähnlich erhöht wie bei BRCA1-Gen-Mutation, Lebenszeitmorbidität für Ovarialkarzinom 10–27 %; bei männl. Mutationsträger ebenfalls erhöhtes Mammakarzinomrisiko.

Brenner-Tumor (Fritz B., Pathol., Frankfurt, 1877–1969) *m*: (engl.) *Brenner tumor*; dem Granulosazelltumor* verwandter, i. d. R. (95 %) benigner, meist einseitiger, evtl. endokrin aktiver Ovarialtumor* (Östrogenbildung); **Histol.:** urothelähnliche Zellen u. Walthard*-Zellinseln gemischt mit faserreichem Stroma.

Broca-Formel (Pierre P. B., Chir., Anthropol., Paris, 1824–1880): (engl.) *Broca's formula*; syn. Broca-Index; veraltete Formel zur orientierenden Bestimmung des Normalgewichts* bei Erwachsenen (in kg): Körperlänge (in cm) minus 100; nur bei mittlerer Größe u. mittlerem Fettanteil geeignet. Vgl. Body-mass-Index; Taillenumfang; Taille-Hüft-Quotient.

Bromo|criptin (INN) *n*: (engl.) *bromocriptine*; Dopamin*-Rezeptor-Agonist (halbsynthet. Ergotalkaloid*-Derivat) mit hoher Affinität zu D_2-Rezeptoren (s. Dopamin-Rezeptoren); **Wirkung:** Hemmung der Sekretion von Prolaktin u. bei Akromegalie* von STH; **Ind.:** Abstillen*, Galaktorrhö*-Amenorrhö-Syndrom, Mastitis*, Prolaktinom*, Akromegalie* (zur zusätzl. Ther.), Parkinson-Syndrom (zus. mit Levodopa); **UAW:** bei hoher Dosis u. a. Übelkeit u. Erbrechen, Appetitlosigkeit, Kopfschmerz, Schwindel, Müdigkeit, bei Langzeittherapie gelegentl. Durchblutungsstörungen in Zehen u. Fingern.

Bronze-Baby-Syn|drom *n*: (engl.) *bronze baby syndrome*; Bez. für dunkle, grau-braune Verfärbung der Haut, die bei Neugeborenen mit direkter Hyperbilirubinämie (Erhöhung des konjugierten Bilirubins durch z. B. Cholestasesyndrom od. Hepatitis) während der Phototherapie* auftreten kann.

Brunschwig-Operation *f*: (engl.) *Brunschwig's operation*; op. Verf. bei stark fortgeschrittenem Genitalkarzinom mit Exenteration* des kleinen Beckens, Implantation der Ureteren in den Darm u. Anlage eines Enterostomas.

Brust|drüse: (engl.) *mammary gland*; Glandula mammaria; (anat.) s. Mamma.

Brust|drüse, ak|zessorische: s. Mamma, akzessorische.

Brust|drüsen|entzündung: s. Mastitis.

Brust|im|plantat (lat. plantatus gepflanzt) *n*: s. Mammaimplantat.

Brust|krebs: s. Mammakarzinom.

Brust|lymph|knoten: (engl.) *thoracic lymph nodes*; (anat.) Nodi lymphoidei pectorales; s. Achsellymphknoten (Abb. dort); Sorgius-Lymphknotengruppe.

Brust|such|re|flex *m*: Suchreflex*.

Brust|warze: s. Mamille; vgl. Mamma.

Brust|warzen|hof: s. Areola mammae.

Brust|warzen|plastik *f*: s. Mamillenplastik.

Brut|schrank: (engl.) *incubator*; Wärmeschrank mit thermostat. Regulation z. B. zur Aufbewahrung von Blut- u. Zellkulturen od. zur Bakterienanzüchtung; vgl. Inkubator.

Bürsten|bi|opsie *f*: (engl.) *brush biopsy*; Biopsie* mit Gewinnung von Zellmaterial insbes. aus Hohlorganen (Bronchien, Ösophagus, Magen, Ureter, Nierenbecken u. a.) zur zytol. Untersuchung unter Anw. kleiner Kunststoff- od. Stahlbürsten, die über einen Führungskatheter bzw. den Instrumentenkanal eines Endoskops in das Organ eingeführt werden.

Bulbus vestibuli *m*: (engl.) *bulb of vestibule*; paariger, dem unpaaren männl. Corpus spongiosum penis entspr. Schwellkörper an der Basis der kleinen Schamlippen.

Bulimia nervosa *f*: (engl.) *bulimia nervosa*; Essstörung*, bei der Essattacken mind. 3 Mon. lang mind. 2-mal pro Woche vorkommen u. unangemessene, einer Gewichtszunahme entgegensteuernde Maßnahmen eingesetzt werden; **Einteilung:** (nach DSM-IV) **1.** Purging-Typ (auch Ess-Brech-Sucht): B. n. mit Gewichtskontrolle durch Purging; **2.** Nicht-Purging-Typ: B. n. ohne Erbrechen mit Gewichtskontrolle durch Fasten u. übermäßige körperliche Betätigung; **Häufigkeit:** geschätzte Prävalenz: 1–3 % der Frauen, ca. 0,01 % der Männer zwischen 18.–35. Lj.; **Ätiol.:** multifaktoriell; Interaktion soziokultureller (z. B. Schlankheitsideal), genetischer, biol. (Störung von Peptiden mit Relevanz für das Hunger- u. Sättigungsgefühl wie CRH, Neuropeptid Y, Leptin; gezügeltes Essverhalten), familiärer (Interaktionsstil, entwicklungsbedingte Konflikte) u. psych. Faktoren; **Sympt.:** Essattacken u. entgegensteuernde Maßnahmen (z. B. Purging, Fasten), Körperschemastörung, übermäßig von Figur u. Gewicht abhängiges Selbstwertgefühl; häufig Verheimlichung der Sympt.; z. T. vorausgehendes Übergewicht od. Anorexia* nervosa; **Kompl.:** beim Purging-Typ Elektrolytstörungen (Hypokaliämie, Hyponatriämie), ggf. Herzrhythmusstörungen u. epilept. Anfälle, Ileus, schwere Zahnschäden bei häufigem Erbrechen; ggf. Zyklusstörungen (anovulator. Zyklen, Störungen der Lutealphase); **Ther.**: Psychotherapie (kognitive Verhaltenstherapie, interpersonelle Psychotherapie); ggf. Antidepressiva; **Progn.**: Langzeitverlauf: Letalität 2 %, persistierende B. n. bei 10–12 %, Übergang in andere Essstörung: 13 %.

Bulimie (gr. βουλιμία Heißhunger) *f*: (engl.) *bulimia*; Hyperorexie, Kynorexie, Heißhunger; vieldeutiges Sympt. mit org. (z. B. Hypoglykämie*) od. psychischen Urs. (z. B. Leitsymptom der Bulimia* nervosa). Vgl. Essstörungen.

Burch-Cowan-Operation *f*: s. Kolposuspension.

Buschke-Löwenstein-Tumoren (Abraham B., Dermat., Berlin, 1868–1943; Ludwig W. L., amerikan. Med., 1885–1959) *m pl*: Condylomata* gigantea.

Buse|relin (INN) *n*: (engl.) *buserelin*e; synthetischer GnRH*-Agonist; **Wirkungsmechanismus:** paradoxe Hemmung der LH-Sekretion; **Ind.:** Endometriose*, fortgeschrittenes Prostatakarzinom (zur Unterdrückung der testikulären Hormonproduktion).

B

C

Ca.: (klin.) Abk. für **C**arcinom**a**, Krebs; s. Karzinom.

Cabergolin (INN) *n*: (engl.) *cabergolin*; Dopamin*-Rezeptor-Agonist mit selektiver Wirkung auf Dopamin-D_2-Rezeptoren u. rel. langer HWZ; **Ind.:** primäres Abstillen*, hyperprolaktinäm. Störungen (z. B. Mikroprolaktinom, Amenorrhö, Anovulation), Parkinson-Syndrom; **UAW:** gelegentlich Pleuraerguss od. Fibrose (pulmonal, kardial-valvulär) bei Langzeitanwendung.

Call-Exner-Körperchen (Friedrich von C., Arzt, 1844–1917; Sigmund E., Physiol., Wien, 1846–1926): (engl.) *Call-Exner bodies*; mit PAS-positivem Material gefüllte u. von radiär angeordneten Granulosazellen umgebene Hohlräume (darin häufig abgelöste Granulosazellen); **Vork.:** in der Membrana granulosa reifer Follikel im Ovar* u. in Granulosa-Thekazelltumoren* (s. Abb.).

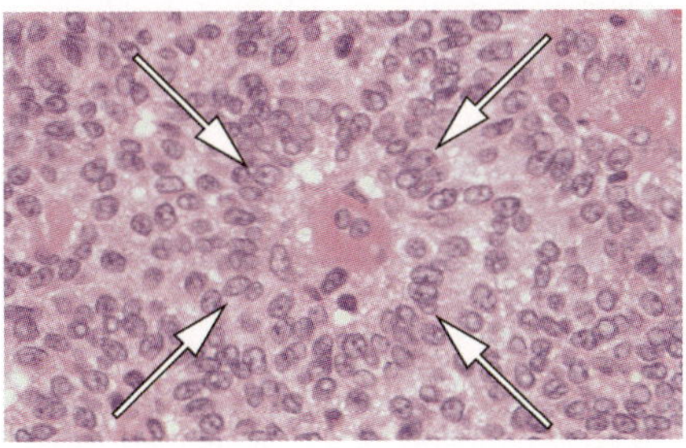

Call-Exner-Körperchen: PAS-positives Material, enthält 2 abgelöste Granulosazellen (Granulosazelltumor) [11]

Calvities (lat. Kahlheit) *f*: s. Alopezie.

Canalis cervicis uteri (lat. canalis Kanal) *m*: Gebärmutterhalskanal; s. Cervix uteri.

Canalis inguinalis *m*: (engl.) *inguinal canal*; Leistenkanal; 4–5 cm langer Kanal, der die Bauchwand der Leistengegend von der Bauchhöhle zur Schamgegend von lateral oben innen nach medial vorn außen durchsetzt; enthält Funiculus spermaticus (Mann) bzw. Ligamentum* teres uteri u. Imlach*-Fettpfropf (Frau); **klin. Bedeutung:** s. Leistenhernie.

Canalis ob|turatorius *m*: (engl.) *obturator canal*; Kanal lateral oben im Foramen obturatum des Os coxae; enthält A., V. u. N. obturatorius; **klin. Bedeutung:** s. Hernia obturatoria.

Canalis pudendalis *m*: s. Alcock-Kanal.

Canalis sacralis *m*: (engl.) *sacral canal*; Sakralkanal; Fortsetzung des Wirbelkanals im Kreuzbein; **klin. Bedeutung:** s. Kaudalanästhesie.

Cancer-: Wortteil mit der Bedeutung Krebs; von lat. cancer.

Cancer en cuirasse: (engl.) *cancer en cuirasse*; Panzerkrebs; heute selten vorkommendes Endstadium eines fortgeschrittenen Mammakarzinoms* mit panzerförmiger Umklammerung des Brustkorbs inf. regionärer, lymphogener u. intrakutaner karzinomatöser Ausbreitung.

Candida albicans (lat. candidus glänzend weiß) *f*: (engl.) *Candida albicans*; grampositive, kapsellose, sprossende Hefe von ovaler bis rundl. Form; teils mit grampositiven Pseudohyphen; fakultativ pathogen für Mensch, Meerschweinchen, Maus, Ratte, Geflügel u. a.; häufigster Err. der Candidose; in Kultur vermehrt sich C. a. durch Sprossung (Blastosporen, Sprosszellen). **Nachw.:** auf Reisagarplatten (Ausbildung von Pseudomyzel mit Chlamydosporen, terminalen, dickwandigen Sporen); in Gewebeschnitten ist neben Sprosszellen u. Pseudomyzel auch echtes Myzel zu beobachten (s. Abb.).

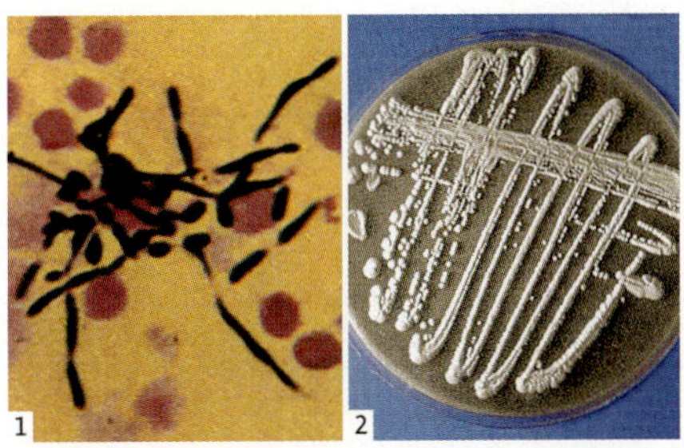

Candida albicans: 1: Mikroskopie von Pseudomyzel u. ovalen Sprossformen; 2: Kultur [73] [4]

Candida-Mykose, vulvo|vaginale *f*: s. Vulvovaginalcandidose.

Candida|vulvitis *f*: s. Vulvovaginitis candidomycetica.

Candidose der Körper|falten *f*: (engl.) *candida intertrigo*; syn. Candida-Intertrigo; Candidose der Haut, bes. inguinal, perianal, perigenital, axillär u. submammär; begünstigt durch Übergewicht u. feuchtes Milieu mit hoher Umgebungstemperatur; **Sympt.**: Erytheme u. Erosionen, die von einem polyzykl. Saum mit nach innen gerichteter weißl. Schuppenkrause (Ort der Materialentnahme für Pilzkultur) begrenzt werden; in der Umgebung meist solitäre rote Papeln u. Pustulationen. Die C. d. K. kann sich auch auf eine einzelne Rhagade beschränken, z. B. in der Rima ani od. in der Ohrumschlagfalte; generalisierte Hautmykosen durch Candida albicans weisen stets auf eine Immunschwäche hin. **DD:** seborrhoisches Ekzem*. Vgl. Intertrigo.

Candidose der Scheide *f*: s. Vulvovaginalcandidose.

Candidose, kon|natale *f*: (engl.) *congenital cutaneous candidiasis*; Mykose des Fetus durch Amnioninfektion mit Candida* albicans; **Sympt.**: initial Maculae, miliare Papeln, kleinste Pusteln, Erythrodermie, typ. süßl. hefeartiger Geruch (i. d. R. kein Mundsoor; vgl. Candidose, neonatale); **DD:** neonatale Erythrodermien.

Cantrell-Penta|logie (James R. C., Kinderchirurg, Baltimore,1922–1983; gr. πέντε fünf) *f*: (engl.) *pentalogy of Cantrell*; syn. Cantrell-Sequenz, thorakoabdominales Syndrom; X-chromosomal gebundenes, dominant erbl. Fehlbildungssyndrom* (Genlocus Xq25–q26.1, Mutationen im TAS-Gen) mit Rektusdiastase* (bis Omphalozele*), Sternumspalte, medianem Zwerchfell- u. partiellem Perikarddefekt sowie angeb. Herzfehler, fakultativ zusätzl. Hirnfehlbildung, Gaumenspalte; **Diagn.**: (pränatal) Ultraschalldiagnostik, molekulargenet.; **Ther.**: chir. Korrektur.

Caput galeatum (lat. Caput Kopf) *n*: (engl.) *caput galeatum*; sog. Glückshaube; Teile der Eihäute*, die den kindl. Kopf bei der Geburt wie eine Haube bedecken.

Caput suc|cedaneum *n*: Geburtsgeschwulst*.

Carbetocin (INN) *n*: (engl.) *carbetocin*; langwirksames synthet. Analogon von Oxytocin* zur einmaligen i. v. Applikation; **Ind.**: Prävention der Uterusatonie* nach Schnittentbindung* unter Periduralod. Spinalanästhesie; **Kontraind.**: Anw. während der Schwangerschaft, zur Wehenauslösung, während der Wehen vor der Geburt des Kindes, Nieren- u. Lebererkrankungen, Präeklampsie, Eklampsie, schwere kardiovaskuläre Erkr.; **UAW:** u. a. Übelkeit, abdominale Schmerzen, Wärmegefühl, Kopfschmerzen.

Carcinoma *n*: Krebs; s. Karzinom.

Carcinoma em|bryonale *n*: Teratokarzinom*.

Carcinoma in situ (lat. in situ in natürlicher Lage, Stellung) *n*: (engl.) *carcinoma in situ*; syn. präinvasives Karzinom; sog. Oberflächenkarzinom; Karzinom*, das die Basalmembran* noch nicht durchbrochen hat; **Histol.**: intraepitheliale Neubildung mit hochgradigen architekturellen, zellulären u. nukleären Atypien, die einem Karzinom entsprechen; C. i. s. noch nicht metastasierungsfähig, da Basalmembran noch nicht infiltriert; gilt als obligates Anfangsstadium eines Karzinoms u. ist vom Mikro- bzw. Frühkarzinom (Basalmembran bereits durchbrochen) histol. abzugrenzen. **Vork.**: überwiegend bei Karzinomen von Zervix (s. Abb.), Harnblase, Schleimhäuten des Kopfes, Speiseröhre, Luftröhre u. Haut; im Verdauungstrakt wird die nichtinvasive Karzinomvorstufe als high-grade intraepitheliale Neoplasie u. im Uterus als komplexe Hyperplasie mit Atypien (vgl. Endometriumhyperplasie) bezeichnet. Vgl. Dysplasie, epitheliale; Präkanzerose.

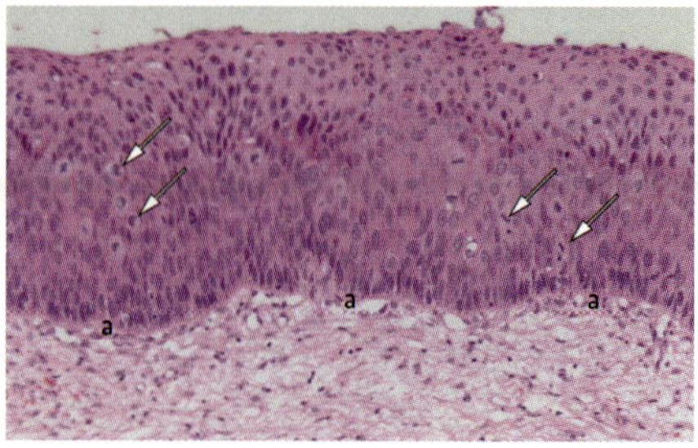

Carcinoma in situ: Befund der Portio; erhebliche Architekturstörung des Plattenepithels, atypische Zellkerne, zahlreiche Mitosen (Pfeile) u. scharfe Begrenzung durch die erhaltene Basalmembran (a) [11]

Carina urethralis vaginae *f*: (engl.) *urethral carina of vagina*; durch die Harnröhre bedingte Erhebung am unteren Ende der Columna rugarum ant. der vorderen Scheidenwand.

Caruncula hymenales (lat. caruncula kleines Stück Fleisch) *fpl*: (engl.) *hymenal caruncles*; Reste des zerstörten Hymens; im Allg. nach Geburten.

Castillo-Syn|drom (Enrique B. del C., Endokrin., Mendoza, 1897–1969) *n*: **1.** (engl.) *Castillo's syndrome*; s. Sertoli-cell-only-Syndrom; **2.** syn. Argonz-Ahumada-Castillo-Syndrom; s. Galaktorrhö-Amenorrhö-Syndrom.

Cava-inferior-Syn|drom *n*: Kurzbez. für Vena*-cava-inferior-Syndrom.

CCA: Abk. für (engl.) ***c****horio****ca****rcinoma*; s. Chorionkarzinom.

CCP: Abk. für (engl.) ***c****hronic* ***p****elvic* ***p****ain*; s. Unterbauchschmerz, chronischer.

CDE-System *n*: s. Rhesus-Blutgruppensystem.

CEA: Abk. für **c**arcino**e**mbryonales **A**ntigen; physiol. von gastrointestinalen, Harnblasen- u. Zervix-Zellen synthetisiertes u. sezerniertes Glykoprotein; **Bestimmung:** Immunoassay; **Referenzbereich:** 1,5–5 μg/l Serum bzw. Plasma, cave: für jeden Pat. gesondert zu ermittelnder individueller Basiswert (z. B. höher bei Rauchern od. hohem Lebensalter); **klin. Bedeutung:** empfindl., jedoch nicht spezif. Tumormarker* (Screening, Verlaufskontrolle); erhöht (durch Tumorprogredienz bzw. Metastasierung; Serumspiegel korreliert mit Tumormasse) insbes. bei kolorektalem Karzinom, aber auch z. B. Mamma- u. Zervixkarzinom; auch erhöht bei entzündl. hepat., pankreat. od. gastrointestinalen Erkr. (z. B. Divertikulitis od. alkohol. Leberzirrhose).

Cellulite: (engl.) *cellulitis*; umgangssprachl. Bez. für eine nichtentzündl., konstitutionell bedingte umschriebene Degeneration der kollagenen u. elastischen Fasern des subkutanen Bindegewebes bes. bei Frauen in der Oberschenkel- u. Glutealregion; **Sympt.:** Matratzenphänomen (durch die Bindegewebesepten netzartig eingezogene Oberfläche) u. Orangenschalenhaut* (trichterförmige Follikeleinziehungen); **Ther.:** nicht möglich; prophylakt. Gewichtsreduktion u. körperl. Training.

Cerclage (franz.) *f*: **1.** (engl.) *cerclage*; Zerklage, Kreisnaht, Umschlingung; (gebh.) op. Umschlingung der Portio; **Formen: I.** in der Schwangerschaft; **a)** Zervixumschlingung durch Tabakbeutelnaht ohne Kolpotomie (McDonald-Operation); s. Abb.; **b)** Zervixumschlingung mit Kolpotomie (Shirodkar-Operation): Blase bis in Höhe des inneren Muttermunds präparieren u. zirkuläre Naht anlegen; **c)** Zervixverschluss (Wurm-Hefner-Operation) durch Legen von 2 um 90° versetzten U-Nähten; **d)** Muttermundverschluss*; **II.** außerhalb der Schwangerschaft: transabdominale C.; **Ind.: I.** (therap.) Zervixinsuffizienz*; Notfallcerclage bei >1 cm eröffnetem Zervikalkanal, Fruchtblasenprolaps in Zervikalkanal od. Vagina; **II.** (prophylakt.) bei Mehrlingsschwangerschaft, Zustand nach gyn. Op. (z. B. Konisation, Trachelektomie*), Z. n. Spätabort od. habituellem Abort; **Kompl.:** u. a. subjektive Uteruskontraktionen, Rekanalisation der Zervix, Hämatom, Empyem, Infektion, Abort; **2.** (chir.) **a)** Verf. zur Osteosynthese mit Umschlingung durch Draht, Stahlseil od. resorbierbare Kordel an Knochen zur Fixierung reponierter Fragmente; z. B. bei Patella- od. Fingerfraktur, in der Revisionsendoprothetik; **b)** veraltete Meth. der Afterumschlingung (Thiersch-Ring) bei Rektumprolaps*; **3.** (ophth.) Anlegen eines Silikonbands um die Sklera bei Ablatio retinae.

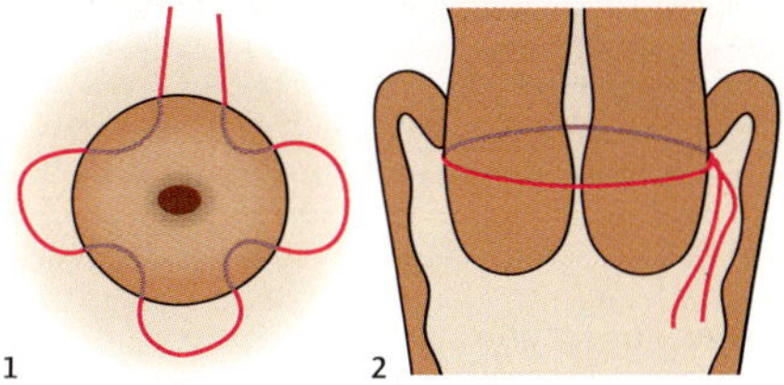

Cerclage: McDonald-Operation (Zervixumschlingung duch Tabakbeutelnaht)

Cerv-: Wortteil mit der Bedeutung Nacken, Hals; von lat. cervix.

Cervicitis *f*: s. Zervizitis.

Cervix-Score: **1.** (engl.) *cervix score*; syn. Insler-Score; (gyn.) Bewertung der funkt. Veränderungen an Zervix u. Zervixschleim* (s. Zervixfaktor) zur indirekten Erfassung des Ovulationszeitpunkts; **Prinzip:** Beurteilung von Menge u. Spinnbarkeit des Zervixschleims, Farnkrautphänomen* u. Weite des Muttermunds; s. Tab.; vgl. Konzeptionsoptimum; Ovulationstest; **2.** (gebh.) s. Bishop-Score.

Cervix uteri (lat. cervix Hals) *f*: (engl.) *cervix of uterus*; Gebärmutterhals; ca. 3 cm langer Kanal, unterteilt in Portio supravaginalis (Endozervix, beginnend am Isthmus uteri) u. zapfenförmig in die Scheide ragende Portio vaginalis (Ektozervix, Portio i. e. S.) mit geschichtetem, nicht verhornendem Plattenepithel; Schleimhaut der Portio supravaginalis mit einschichtigem Zylinderepithel besitzt Falten (Plicae palmatae) u. verzweigte Drüsen, die zyklusabhängig Zervixschleim* bilden. Vgl. Papillomavirus (Tab. dort); Epithelgrenze; Zervixkarzinom.

Cetrorelix (INN) *n*: (engl.) *cetrorelix*; GnRH*-Antagonist; **Ind.:** Verhinderung einer vorzeitigen Ovulation bei Pat. unter kontrollierter ovarieller Stimulation i. R. assistierter Reproduktion*; **Kontra-**

Cervix-Score

Kriterium	Punkte 0	1	2	3
Menge des Schleims	keiner	sehr wenig	sichtbarer Schleimtropfen	viel, ständig fließend
Spinnbarkeit	nicht spinnbar	1–4 cm	5–8 cm	9–15 cm
Arborisation (Farnkrauttest)	amorpher Schleim	linear, wenig Kristallisation	partiale Arborisation, wenige Verzweigungen	komplettes Farnkrautphänomen*
Muttermundweite	geschlossen	langsame Öffnung	1–2 mm	klaffend

Beurteilung: Vergabe von jeweils 3 Bewertungspunkten (maximal 12 Punkte); höchster Wert kurz vor Ovulation

C

ind.: Postmenopause, Leber- u. Nierenfunktionsstörung; **UAW:** evtl. Irritation an Injektionsstelle.

CHARGE-Syn|drom *n*: (engl.) *CHARGE syndrome*; CHARGE-Assoziation; Kurzbez. für charakterist., meist sporad. auftretenden Fehlbildungskomplex mit Kolobom (engl. **c**oloboma), angeborenem **H**erzfehler, Choanal**a**tresie, psychomotorischer **R**etardierung, **G**enitalhypoplasie u. Anomalien des Ohrs (engl. **e**ar); u. U. mit weiteren unspezif. Fehlbildungen; **Häufigkeit:** Inzidenz 1:12 000; mehr als 200 Fälle bekannt; **Ätiol.:** polytoper Entwicklungsdefekt zwischen 35.–45. Tag der Schwangerschaft; in >50 % der Fälle Mutationen im CHD7- (Genlocus 8q12.1) od. SEMA3E-Gen (Genlocus 7q21.2) mit autosomal-rezessivem Erbgang; **Progn.:** 30 % sterben im 1. Lebensjahr.

Charlson-Ko|morbiditäts|in|dex (lat. morbus Krankheit) *m*: (engl.) *Charlson co-morbidity index (Abk. CCI)*; Test zur Abschätzung der Morbidität u. Mortalität von (geriatrischen) Patienten; **Prinzip:** standardisierte Erfassung u. Punktbewertung von 19 progn. relevanten Erkrankungen, z. B. Herzinfarkt, Herzinsuffizienz, pAVK, zerebrovaskuläre Erkr., Demenz, Lungen- od. Lebererkrankung, maligne Erkrankungen.

Cheilo|schisis (gr. σχίσις Spaltung) *f*: s. Lippenspalte.

Chemo|therapie *f*: (engl.) *chemotherapy*; Pharmakotherapie mit Chemotherapeutika zur Hemmung von Infektionserregern od. Tumorzellen im Organismus; klin. meist synonym verwendet für antineoplastische Therapie mit Zytostatika*; **Einteilung:** (onkol. Ch.) **1.** nach Zielsetzung: **a) kurative** Ch.: auf Heilung ausgerichtete Behandlung; **b) adjuvante** Ch.: Elimination von potentiell vorhandenen Mikrometastasen im Anschluss an eine Op. od. Strahlentherapie* mit dem Ziel, die Heilungsrate zu erhöhen; **c) neoadjuvante** Ch.: Größenreduktion des Tumors od. der Metastasen vor einer geplanten Operation od. Strahlentherapie; **d) palliative** Ch.: Einschränkung des Tumor- od. Metastasenwachstums mit dem Ziel, die Lebensqualität zu verbessern u. evtl. die Lebenszeit zu verlängern; **2.** nach Phasen: **a) Induktionstherapie:** 1. Therapiephase mit dem Ziel, eine komplette Remission durch 1 od. 2 (Doppelinduktion) Chemotherapiezyklen zu erreichen; **b) Konsolidierungstherapie:** 2. Therapiephase nach Erreichen einer Remission mit dem Ziel einer weiteren Reduzierung bzw. Elimination der malignen Zellen, Verlängerung der Remission u. Verbesserung der Heilungschance; **c) Erhaltungstherapie:** 3. Therapiephase mit dem Ziel der Verbesserung des Therapieergebnisses durch weitere Chemotherapiezyklen.

Chiari-Frommel-Syn|drom (Johann B. Ch., Gyn., Wien, 1817–1854; Richard J. E. F., Gyn., Erlangen, 1854–1912) *n*: (engl.) *Chiari-Frommel syndrome*; syn. Laktationsatrophie des Genitale; Laktationshyperinvolution* des Uterus u. sekundäre Amenorrhö bei postpartal verlängerter od. (u. U. monate- od. jahrelang) persistierender Laktation* mit klin. Zeichen des Östrogenmangels.

Chiasmata *n*: (engl.) *chiasma*; (genet.) Überkreuzung von Nicht-Schwesterchromatiden, die im Pachytän der ersten Reifeteilung (s. Meiose) auftreten; morphol. Grundlage des Crossing*-over; Häufigkeit abhängig von Länge der Chromosomen, auch von Umwelteinflüssen (z. B. Temperatur, Wassergehalt, best. Chemikalien) sowie genet. Faktoren.

Chlamydia trachomatis *f*: (engl.) *Chlamydia trachomatis*; Chlamydienspecies mit mehreren, in ihrer Pathogenität deutlich versch. Serovaren; **Einteilung: 1.** Serovare A–C: Err. des Trachoms; **2.** Serovare D–K: häufigste Err. der nichtgonorrhoischen Urethritis* u. Zervizitis*; Err. der Salpingitis*, Perihepatitis, Epididymitis*, Einschlusskonjunktivitis*; **3.** Serovare L_1–L_3: Err. des Lymphogranuloma* venereum; **Epidemiol.:** Erregerreservoir ist Mensch, Übertragung durch Kontaktinfektion (häufigste sexuell übertragene Infektion); **Morphol.:** lichtmikroskop. kaum zu erkennen; 2 Formen: 0,2–0,4 μm messende sog. Elementarkörperchen (infektiös, überwiegend extrazellulär), die sich in 0,5–0,7 μm messende sog. Retikular- od. Initialkörperchen (intrazellulär) umwandeln; Initialkörperchen bilden intraplasmat. Einschlüsse in der Wirtszelle. **Nachw.:** Zellkultur (z. B. McCoy-Zellen); Nachw. der Einschlüsse mit monoklonalen Antikörpern od. mit chem. Färbemethoden (z. B. mit Lugol-Lösung od. nach Giemsa); in Sepharosephosphat-Transportmedium bei 4 °C 1–2 Tage haltbar; Direktnachweis im Abstrichpräparat mit Immunfluoreszenz od. Enzymimmunoassay mögl.; Nachw. in Abstrichen od. Urin mit PCR; **Serol.:** KBR nur bei Lymphogranuloma venereum sinnvoll; in diesen Fällen sowie bei chron. u. schweren Infektionen mit Serovaren D–K vielfach Antikörper im Serum mit ELISA nachweisbar; speciesspezif. Antikörper nur mit Mikroimmunfluoreszenztest (Abk. MIF) od. speciesspezif. ELISA nachweisbar.

Chloasma (gr. χλοάζειν grünlich od. gelblich aussehen) *n*: (engl.) *chloasma*; syn. Melasma; veraltet Nigrities cutis; meist symmetr. auftretende, scharf begrenzte, unregelmäßig gestaltete gelbl. braune Flecke an Stirn, Wangen u. Kinn, bes. bei Frauen (s. Abb.); Hyperpigmentierung verstärkt sich durch

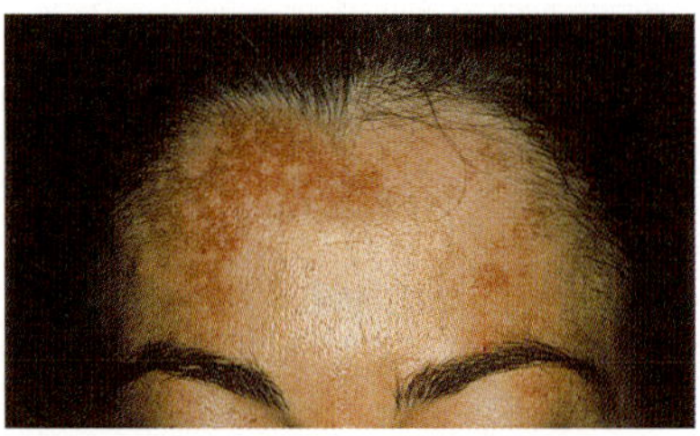

Chloasma: unregelmäßige Pigmentierungen der Stirn [27]

Sonnenbestrahlung; **Formen:** **1.** Ch. gravidarum (syn. Ch. uterinum): Vork. bei Schwangeren; Beginn meist im 2. Mon. p. c., Rückbildung nach der Entbindung; zuweilen von längerer Dauer; **2.** Ch. hormonale: verursacht durch Östrogene (auch Östrogen produzierende Tumoren) u. Gestagene; **3.** Ch. medicamentosum: ausgelöst durch Arzneimittel, z. B. Hydantoin, Phenytoin, Chlorpromazin od. hormonale Kontrazeptiva; **4.** Ch. cosmeticum: Photosensibilisierung durch Furanocumarine (Psoralene, Bergapten); vgl. Lichtdermatosen; **5.** Ch. hepaticum: schmutzig-braune periorbitale Hyperpigmentierung bei primärer biliärer Zirrhose; **Ther.:** Azelainsäure evtl. in Komb. mit Tretinoin.

Chlor|madinon (INN) *n*: (engl.) *chlormadinone*; vom Hydroxyprogesteron abgeleitetes Gestagen*; **Ind.:** dysfunktionelle Blutung, Polymenorrhö, Dysmenorrhö, prämenstruelles Syndrom, Menstruationsverschiebung, Endometriose.

Chlor|odontie (Chlor) *f*: (engl.) *chlorodontia*; grüngelbl. Verfärbung des Milchzahns durch Einlagerung von Bilirubin* nach Morbus* haemolyticus neonatorum; z. T. mit Schmelzhypoplasie u. -defekt kombiniert; bleibendes Gebiss nicht betroffen.

Choanal|a|tresie *f*: (engl.) *choanal atresia*; angeb. knöcherner od. membranöser Verschluss der hinteren Nasenöffnung (ein- od. beidseitig); **Häufigkeit:** Inzidenz ca. 8 : 100 000 Neugeborene; **Sympt.:** bei beidseitiger Ch. schweres Atemnotsyndrom* des Neugeborenen (da noch nicht zur spontanen Atmung durch den Mund in der Lage); bei einseitiger Ch. (oft erst verspätet diagnostiziert) zähe, eitrige Schleimsekretion aus betroffener Seite, livide Verfärbung der Nasenmuscheln; **Ther.:** offen halten der Atemwege (Rachentubus einführen), später op. Korrektur.

Chondro|dys|plasia meta|physaria *f*: (engl.) *metaphyseal chondrodysplasia*; Sammelbez. für Fehlbildungssyndrome mit Störung der metaphysären enchondralen Ossifikation; **Sympt.:** Knochendeformitäten u. Kleinwuchs; **Einteilung:** in mind. 6 Typen mit versch. Erbgängen u. zusätzl. Veränderungen anderer Organe: **1.** Knorpel-Haar-Hypoplasie (Ch. m. Typ McKusick; RMRP-Genmutation, Genlocus 9q21–p12); **2.** Shwachman-Diamond-Syndrom; **3.** Ch. m. Typ Murk-Jansen (PTHR-Genmutation, Genlocus 3p22–p21.1) mit Hyperkalzämie; **4.** Ch. m. Typ Schmid (COL10A1-Genmutation, Genlocus 6q21–22.3); **5.** Ch. m. Typ Vaandrager-Pena; **6.** metaphysäre Anadysplasie: **a)** Typ 1: MANDP1-Genmutation, Genlocus 11q22.3; **b)** Typ 2: MANDP2-Genmutation, Genlocus 20q11.2–q13.1.

Chondro|dys|plasia-punctata-Syn|drome *n pl*: (engl.) *chondrodysplasia punctata*; Oberbegriff für versch. erbl. Knochendysplasien mit dem gemeinsamen Leitsymptom intra- od. extraepiphysärer spritzerartiger Verkalkungen (sog. stippled epiphyses); **Formen:** **1.** rhizomeler Typ (autosomal-rezessiv erbl. PEX7-Genmutation, Genlocus 6q22–24) mit schwerer symmetr. Verkürzung von Femur u. Humerus, ichthyosiformen Hautveränderungen, Kontrakturen, Katarakt u. psychomotor. Retardierung; stark verkürzte Lebenserwartung; heute hier subsummiert: Typ Sheffield mit symmetr. Verkalkungsherden an Hand- u. Fußwurzelknochen u. flacher, breiter Nase; **2.** Conradi-Hünermann-Happle-Syndrom (X-chromosomal-dominant erbl. EBP-Genmutation, Genlocus Xp11.23–p11.22, Manifestation nur bei heterozygoten weibl. Pat.) mit bereits kongenital auftretenden Verkalkungen an Röhrenknochen, Wirbelsäule, Hand- u. Fußwurzelknochen u. Gelenken; Kleinwuchs mit asymmetr. Extremitätenverkürzung, Kontrakturen u. Skoliose; flache, breite Nase, Haut- u. Augenveränderungen (Katarakt); **3.** brachytelephalangealer Typ (X-chromosomal-rezessiv erbl., ARSE-Genmutation, terminale Deletion Xp22.3) nur bei männl. Pat. (mit Kleinwuchs durch Verkürzung der Endphalangen, flacher, breiter Nase, Katarakt, Intelligenzminderung); **4.** bei definierten, ätiopath. unterschiedl. Syndromen wie Trisomie* 18 od. Zellweger-Syndrom; mind. weitere 30 genet. u. intrauterin erworbene Krankheiten; v. a. Vitamin-K-Mangel bei Chondrodysplasia punctata mit Mutation im Vitamin-K-Epoxid-Reductase-Gen VKORC1; **5.** Chondrodysplasia punctata embryopathica bei Warfarin-, Antiepileptika- od. Alkoholembryofetopathie* u. versch. pränatalen Infektionen.

Chondro|dys|plasie Typ Grebe *f*: (engl.) *Grebe chondrodysplasia*; syn. Grebe-Dysplasie, akromesomele Dysplasie Typ Grebe, Achondrogenesis Typ II; autosomal-rezessiv erbl. Kleinwuchs mit verkürzten Extremitäten (Körperendlänge 99–100 cm) u. normaler Intelligenz; **Ätiol.:** Mutation im CDMP1-Gen, Genlocus 20q11.2; allelisch mit Brachydaktylie* Typ C, akromesomeler Dysplasie Typ Hunter-Thompson u. fibularer Hypoplasie mit komplexer Brachydaktylie; **Klin.:** Akromesomelie, Patellahypo- od. -aplasie; kurze Finger mit rudimentären Handwurzelknochen u. Phalangen, fehlenden Ossae metacarpales u. postaxialer Hexadaktylie; kleine Füße mit rudimentären Phalangen, fehlenden od. hypoplast. Ossae metatarsales u. fusionierten Fußwurzelknochen; Totgeburt od. Säuglingstod möglich.

Chor|angiom *n*: (engl.) *chorangioma*; Hamartom der Plazenta; **Häufigkeit:** 1 : 250; Risiko erhöht bei Nullipara u. Mehrlingsschwangerschaft; ansteigend mit Alter der Mutter; **Sympt.:** (ab ca. 5 cm Tumorgröße od. bei multiplem Auftreten) fetale Anämie, Hydrops* fetalis, chron. Plazentainsuffizienz*, vorzeitige Plazentalösung*, Hydramnion*, Frühgeburt, intrauteriner Fruchttod; beim Neugeborenen Anämie, Thrombozytopenie, kongestive Herzfehler; **Diagn.:** **1.** (pränatal) Ultraschalldiagnostik (gut abgrenzbarer, vaskularisierter Tumor); **2.** (postnatal) Histopathologie, Immunhistochemie.

C

Chor|angi|osis plac|entae *f*: s. Plazentationsstörung.

Chordo|zentese *f*: (engl.) *chordocentesis*; syn. Nabelschnurpunktion; transabdominale Punktion der Nabelschnurgefäße; durchführbar ab ca. 20. SSW; **Ind.: 1.** Pränataldiagnostik*: Bestimmung von Hämoglobin, Blutgruppe, Antikörpern, Viren-DNA, Erstellung eines Karyogramms; **2.** Pränataltherapie*: z. B. zur fetalen Bluttransfusion* od. Gabe von Antiarrhythmika bei Herzrhythmusstörung; **3.** selektiver Fetozid* durch Injektion von Kaliumchlorid.

Chorio-: Wortteil mit der Bedeutung Haut, Fell; von gr. χόριον.

Chorio|adenoma de|struens *n*: (engl.) *chorioadenoma destruens*; syn. destruierende invasive Blasenmole; veraltet Chorionepitheliose; Trophoblasttumor*, der aus einer kompletten Blasenmole* durch Invasion des Zyto- u. Synzytiotrophoblasten in das Myometrium entsteht, häufig unter Zerstörung des Myometriums bis unter den Serosaüberzug des Uterus; selten mit extrauteriner Metastasierung (vaskulär z. B. in Vagina, Leber, Lunge); Übergang zu Chorionkarzinom* fließend; **Diagn.:** persistierende od. ansteigende Beta-HCG-Werte nach Blasenmole; vaginalsonographisch echodichte Bezirke im Myometrium u. ovarielle Thekaluteinzysten; histomorphol. Nachw. von Molenzotten im Myometrium; zur Metastasensuche Röntgenuntersuchung von Lunge, Leber, Genital; **Ther.:** Chemotherapie (Methotrexat, Actinomycine); bei abgeschlossener Familienplanung Hysterektomie* (ohne Adnexektomie); **Nachsorge:** Beta-HCG-Kontrolle wie bei Blasenmole; anhaltende, erhöhte HCG*-Konzentration im Serum weist auf verbliebenes Tumorgewebe hin.

Chorio|amnionitis *f*: Amnioninfektionssyndrom*.

Chorion *n*: (engl.) *chorion*; Zottenhaut; mittlere Eihaut, die sich aus Trophoblast* u. dem ihm innen anliegenden extraembryonalen Mesenchym entwickelt; **Einteilung: 1.** Ch. villosum: vollständig u. gleichmäßig mit Zotten besetzt (ca. 1.–8. SSW); **2.** Ch. laeve: entwickelt sich durch Atrophie von der Decidua capsularis zugewandten Zotten gegen Ende des 2. Schwangerschaftsmonats; wird Teil der künftigen Eihäute*; **3.** Ch. frondosum: bildet sich durch Hypertrophie der in der Decidua basalis wurzelnden Zotten; durch enge Verbindung der einzelnen Zottenbäume mit darunter liegender Decidua basalis Entstehung der Plazenta*; **Funktion:** bildet HCG*, Östrogene* u. Progesteron*.

Chorion|bi|opsie *f*: (engl.) *chorion villus sampling (Abk. CVS)*; auch Chorionzottenbiopsie; transzervikale od. transabdominale Biopsie* des Chorion* frondosum der Plazenta in der 10.–12. SSW zur Gewinnung von Trophoblastzellen; Verw. spez. Katheter unter Ultraschallkontrolle (s. Abb.); **Ind.:** wie Amniozentese* (in der Frühschwangerschaft); Ausschluss von Chromosomenaberrationen, z. B. bei mütterl. Alter >35 Jahre, Elternwunsch, auffälligem Befund in der Ultraschalldiagnostik, genet. Erkr. der Eltern; **Kompl.:** Abort (ca. 1–3 %); ermöglicht im Vergleich zur Amniozentese frühere Karyotypisierung (ab 10. SSW); Nachteil: Fehldiagnose durch genet. Mosaik im Plazentagewebe möglich, höheres Abortrisiko. Vgl. Pränataldiagnostik.

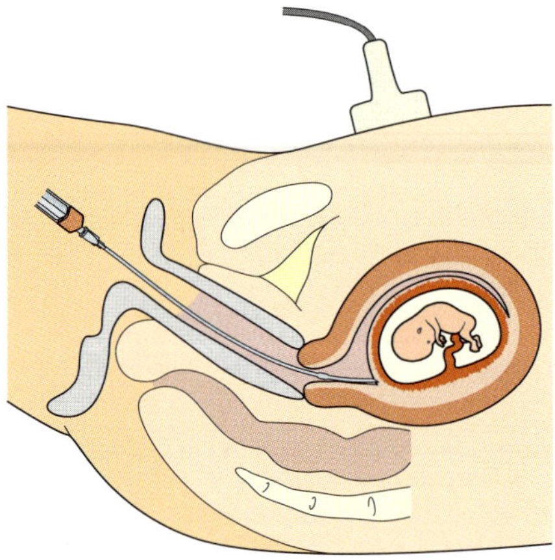

Chorionbiopsie: transzervikale Punktion

Chorion|epi|theliom, malignes (gr. ἐπί darauf, daran, dazu) *n*: veraltete Bez. für Chorionkarzinom*.

Chorion|epi|theliose *f*: s. Chorioadenoma destruens.

Chorion|gon|ado|tropin *n*: syn. Choriongonadotrophin (INN); s. HCG.

Chorion|gonado|tropin, humanes *n*: s. HCG.

Chorion|karzinom *n*: (engl.) *choriocarcinoma (Abk. CCA)*; veraltet malignes Chorionepitheliom; maligne Form der Trophoblasttumoren* mit ausgeprägter Blutungsneigung durch Angioinvasion; **Häufigkeit:** Inzidenz des gestationsbedingten Ch.: 1 : 20 000–40 000 Schwangerschaften in Nordamerika u. Europa, in Asien 2 : 1000 Schwangerschaften; **Formen: 1.** meist gestationsbedingtes Ch. des Uterus, bei >50 % nach kompletter Blasenmole*, Geburt od. Abort; aus extraembryonalen fetalen Zellen hervorgehend; wächst invasiv u. destruierend in Myometrium ein; Metastasierung: häufig u. frühzeitige in Lunge u. Vagina, selten (fortgeleitet od. metastatisch) in Eileiter od. Ovar; **2.** sehr selten als nichtgestationsbedingter Tumor trophoblastärer Differenzierung primär in Ovar, Hoden (0,3 % aller Hodenkarzinome, häufiger als Teilhistologie bei gemischtem Hodenkarzinom; Klin. u. Diagn.: s. Hodentumoren) od. extragenital (Mediastinum); **Pathol.:** ausgedehnte Hämorrhagien u. Nekrosen, histol. Proliferation von Zyto- u. Synzytiotrophoblasten, ausgedehnte Angioinvasion; **Sympt.:** dysfunktionelle uterine Blutungen; evtl. Sympt. durch Fernmetastasen bzw. nichtuterine Primärlokalisation; **Diagn.:** gyn. Untersuchung, Kürettage, evtl. Hysteroskopie; Beta-HCG* im Se-

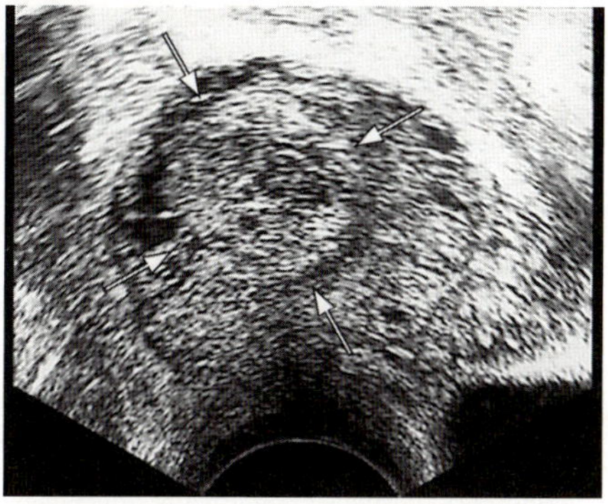

Chorionkarzinom: Tumor mit soliden u. zystischen Anteilen in der Cavitas uteri (Vaginalsonographie) [69]

rum (i. d. R. >100 000 IU/l), Ultraschalldiagnostik von Uterus (s. Abb.), Becken, Abdomen, Leber; Beckenangiographie, Laparoskopie, CT, MRT (Abdomen, Schädel), PET, Röntgen-Thorax-Aufnahme, Knochenszintigraphie; histol. Sicherung im Abrasiomaterial; immunhistochemisch starke Reaktion mit Beta-HCG-Antikörpern; **Ther.:** Kürettage unter sonographischer Kontrolle; Hysterektomie* nur bei therapierefraktärer uteriner Blutung (cave: hämatogene Dissemination von Tumorzellen); Chemotherapie (z. B. Monotherapie mit Methotrexat*; ggf. Polychemotherapie); stadienadaptierte Chemotherapie nach FIGO-Risiko-Score u. HCG-

Chorionkarzinom Tab. 1
Stadienadaptierte Chemotherapie nach FIGO-Risiko-Score

Kriterium	Chemotherapie
FIGO-Risiko-Score <7	Methotrexat-Monotherapie; bei Resistenzentwicklung Dactinomycin-Monotherapie
FIGO-Risiko-Score ≥7	Polychemotherapie mit Etoposid, Methotrexat, Dactinomycin, Folinsäure, Vincristin, Cyclophosphamid (sog. EMA/CO-Schema)

Wert: s. Tab. 1; nach Normalisierung der HCG-Werte Durchführung von 3 weiteren Zyklen zur Konsolidierung; **Nachsorge:** HCG-Kontrolle alle 2–3 Wo., bei Normwerten monatlich für 1 Jahr, danach alle 4 Mon.; im ersten Jahr zusätzl. Kontrolle auf pulmonale Metastasen (Röntgen, CT, MRT; ggf. PET); (hormonale) Kontrazeption* für 1 Jahr; **Progn.:** unbehandelt Ein-Jahres-Mortalität >90 %; behandelt Fünf-Jahres-Überlebensraten zwischen >90 % (low risk group nach FIGO-Risiko-Score, s. Tab. 2) u. ca. 50 % (high risk group).

Chorion|somato|mammo|tropin *n*: s. HPL.

Chorion|somato|tropin, humanes *n*: s. HPL.

Chorion|thyreo|tropin, humanes *n*: s. HCT.

Chorion|zotten|bi|opsie *f*: s. Chorionbiopsie.

Chorionkarzinom Tab. 2
FIGO-Risiko-Score

Kriterium	0 Punkte	1 Punkt	2 Punkte	4 Punkte
Alter der Patientin (Jahre)	≤39	>39	—	—
vorangegangene Schwangerschaft als	Blasenmole	Abort	Term-Gravidität	—
Intervall zwischen vorangegangener Schwangerschaft und Beginn der Chemotherapie (Monate)	<4	4–6	7–12	>12
HCG-Wert vor Therapiebeginn (IU/l)	$\leq 10^3$	10^3–10^4	10^4–10^5	$>10^5$
größter Tumordurchmesser einschließlich der intrauterinen Lokalisation (cm)	3–4	5	—	—
Metastasenlokalisation	—	Milz, Nieren	Gastrointestinaltrakt	Hirn, Leber
Anzahl der Metastasen	0	1–4	5–8	>8
vorangegangene Chemotherapie	—	—	Monotherapie	>2 Arzneimittel

Ermittlung des Score-Werts durch Addition der einzelnen Punktwerte; 0–6 Punkte: low risk group, ≥7 Punkte: high risk group

C

Choristie (gr. χωριστός getrennt) *f*: (engl.) *chorista*; syn. Keimdislokalisation, Keimversprengung; angeb. Versprengung embryonalen Gewebes, z. B. von Nebennierenkeimgewebe in Niere od. Funiculus spermaticus, Epidermiskeimen im Ovar; vgl. Choristom.

Choristom *n*: (engl.) *choristoma*; dysontogenet. Geschwulst, die durch tumorartige Proliferation versprengten ortsfremden Gewebes (Choristie*) entsteht; kein echter Tumor. Vgl. Hamartom.

Chrobak-Zeichen (Rudolf Ch., Gyn., Wien, 1843–1910): (engl.) *Chrobak's sign*; syn. Chrobak-Sondenversuch; tiefes Einsinken einer dünnen Sonde in nekrot. Gewebe bei Vorliegen eines Zervixkarzinoms*.

Chrom-: auch Chromato-; Wortteil mit der Bedeutung Farbe, Haut; von gr. χρῶμα, χρώματος.

Chromatiden *n pl*: (engl.) *chromatids*; Bez. für die aus Chromatin* bestehenden 2 ident. Hälften eines Chromosoms, die durch das Zentromer zusammengehalten werden (sog. Schwesterchromatiden); vgl. Chiasma.

Chromatin *n*: (engl.) *chromatin*; mit spezif. Farbstoffen anfärbbare Substanz im Karyoplasma; **Aufbau:** im Wesentl. aus DNA*, RNA* u. Kernproteinen (Histone u. Nichthistone); je nach Isolierungsbedingungen unterschiedl. Zusammensetzung, im Durchschnitt, bezogen auf DNA = 100: Histone 114, Nichthistone 33, RNA 7; Histone u. DNA bilden einen definierten Komplex, dessen strukturelle Einheit das Nukleosom ist. Aus Ch. gehen die in der Zellteilungsphase (vgl. Zellzyklus) sichtbaren Chromosomen* hervor. **Einteilung:** **1.** Euchromatin* **2.** Heterochromatin*. Vgl. Geschlechtschromatin.

Chromo|mere (gr. μέρος Teil) *n pl*: (engl.) *chromomeres*; heterochromat. Verdickungen in Chromatiden* mit erhöhtem DNA-Gehalt; vgl. Heterochromatin; Nukleosom.

Chromo|per|tubation *f*: s. Pertubation.

Chromo|somen *n pl*: (engl.) *chromosomes*; sog. Erbkörperchen; mikroskop. sichtbare, gefärbte Körperchen; Träger der genet. Information*, intensiv färbbare, faden- od. schleifenförmige Bestandteile des Zellkerns; in befruchteter Eizelle (Zygote) u. in allen Körperzellen doppelt vorhanden (diploider Chromosomensatz), mit Ausnahme der Geschlechtschromosomen des heterogamet. Geschlechts (beim Menschen der Mann); in Keimzellen nach Reifeteilung (Meiose*) nur einfach (haploider Chromosomensatz) vorhanden; **Formen:** beim Menschen (Anzahl der Ch. artspezif.) 22 Paar Autosomen* (homologe Ch.) u. 1 Paar Gonosomen* (XX od. XY), im diploiden Satz insgesamt 46 Ch. (s. Karyogramm, Abb. dort); **Einteilung:** nach Größe u. Zentromerposition (metazentrische, submetazentrische u. akrozentrische Ch.), s. Denver-Klassifikation; **Aufbau:** hauptsächl. bestehend aus Chromatin* (v. a. DNA*, Histone u. Nichthistone); Anordnung der Gene* überwiegend linear (Ausnahme: z. B. im Intron eines anderen Gens lokalisiertes Gen); Unterteilung des Ch. durch Zentromer in kurzen (p-) u. langen (q-) Arm (vgl. Genlocus, Abb. dort); Endstrukturen als Telomere bezeichnet. Vgl. Chromatiden; Isochromosomen; Ringchromosomen; Kerngeschlecht; Geschlechtsdeterminierung, chromosomale.

Chromo|somen|ab|erration (lat. aberrare abweichen) *f*: (engl.) *chromosome aberration*; Abweichung von der normalen Struktur (strukturelle Ch.) od. Anzahl (numerische Ch.) der Chromosomen*; **Formen:** **1.** strukturelle Ch. bei Verlust (Deletion*), Vermehrung (Duplikation*, Insertion*) bzw. als sog. balancierte Ch. bei Mutation* mit unveränderter Menge genet. Materials (balancierte Translokation*, Inversion); **2.** numerische Ch.: Aneuploidie* (v. a. Trisomie*; Monosomie*); **a)** autosomal: z. B. Trisomie 21 (s. Down-Syndrom), Trisomie* 18, Trisomie 13, Trisomie 8; **b)** gonosomal: z. B. Klinefelter*-Syndrom, Trisomie* X, XYY*-Syndrom, Turner*-Syndrom; **Diagn.:** i. R. der zytogenet. Chromosomenanalyse* z. B. mit Fluoreszenz*-in-situ-Hybridisierung; Angabe entspr. definierter Nomenklatur (s. Tab. 1), z. B. Karyotyp* 46,XY, del(5) (pter–p.15.1) für männl. Individuum mit diploidem Chromosomensatz u. Deletion am kurzen Arm von Chromosom 5 von terminal bis 15.1 (s. Genlocus, Abb. dort), Karyotyp* (47,XX,+18) für weibl. Individuum mit Trisomie 18; **Urs.:** wahrscheinl. häufig durch Störung der Meiose* bedingt, auch nach Störungen in den Furchungsteilungen der Zygote; bei numerischen Ch. entsteht nach Befruchtung ein Embryo, dessen Zellen entweder hyperdiploid (trisom) od. hypodiploid (monosom) sind. Bei Ausreifen dieser meist nicht lebensfähigen (s. Letalfaktor) aberranten Zellen Übergang des um ein Chromosom vermehrten od. verminderten Chromosomensatzes in alle Zellen des neu entstandenen Organismus; Ri-

Chromosomenaberration Tab. 1
Abkürzungen (Beispiele) nach International System of Cytogenetic Nomenclature (Abk. ISCN)

Abkürzung	Bedeutung
t	Transversion
inv	Inversion
i	Isochromosom
ter	Terminal
f	Fragment
r	Ring
m	Markerchromosom
–	fehlend
+	zu viel

Chromosomenaberration Tab. 2 Häufigkeit in Abhängigkeit vom Alter der Mutter	
Alter der Mutter	Häufigkeit
35 Jahre	1,0 %
40 Jahre	2,3 %
45 Jahre	6,2 %

siko für Ch. mit zunehmendem Alter der Mutter ansteigend (s. Tab. 2). Vgl. Contiguous-gene-Syndrom.

Chromo|somen|ana|lyse (gr. ἀναλύειν auflösen) *f*: (engl.) *chromosome analysis*; Untersuchung von Chromosomen auf strukturelle u. numerische Chromosomenaberration*; **Prinzip:** s. Zytogenetik; **Ind.:** Diagn. genet. Krankheiten*; in der Schwangerschaft i. R. der Fruchtwasserdiagnostik u. a. bei auffälligem Befund in der Ultraschalldiagnostik, mütterlichem Alter >35 Jahre, vorausgegangenen habituellen Aborten, Mutagenexposition. Vgl. Genanalyse.

Chromo|somen|deletion *f*: s. Deletion.

Chromo|somen|duplikation *f*: s. Duplikation.

Chromo|somen|klassifikation *f*: s. Denver-Klassifikation.

Chromo|somen|mutation *f*: s. Mutation.

Chromo|somen|satz, di|ploider: s. Euploidie.

Chromo|zentren *n pl*: (engl.) *chromocenters*; gut anfärbbare Strukturen im Ruhekern (s. Zellzyklus), die mit heterochromat. Chromosomenabschnitten identisch sein sollen; vgl. Geschlechtschromatin.

Chylus|fistel *f*: (engl.) *chyle fistula*; Verbindung zwischen chylushaltigen Lymphgefäßen (v. a. Darmlymphgefäße u. Ductus thoracicus) u. anderen Organen; kann bei Anschluss an den Harntrakt zu Chylurie, an Vagina od. Uterus zu chylöser Kolporrhö u. im Thorax zum Chylothorax führen.

CIN: **1.** Abk. für (**c**)zervikale **i**ntraepitheliale **N**eoplasie*; **2.** Abk. für (engl.) ***c**ontrast **i**nduced **n**ephropathy;* akutes Nierenversagen als Kompl. bei Gabe iodhaltiger Kontrastmittel im CT.

Circum|ferentia (lat. circumferre herumbewegen) *f*: (engl.) *circumference*; Umfang; z. B. C. articularis: knorpelüberzogener Umfang einer Gelenkfläche; auch Bez. für Umfänge des kindl. Kopfs (s. Kopfmaße).

Cistron *n*: (engl.) *cistron*; Zistron; der DNA-Abschnitt eines Genoms*, der ein einzelnes Genprodukt (eine Polypeptidkette od. ein RNA-Molekül) determiniert; ein C. kann aus einem od. mehreren Genen bestehen.

CK: **1.** (biochem.) Abk. für **C**reatin**k**inase; s. Kreatinkinase; **2.** (gyn.) Abk. für **C**ervikal**k**anal; s. Cervix uteri.

Clifford-Syn|drom (Stewart Hilton C., Päd., Boston, 1900–1997) *n*: (engl.) *Clifford's syndrome*; syn. Ballantyne-Runge-Syndrom; (gebh.) Erkr. des Neugeborenen inf. von Übertragung* mit Plazentainsuffizienz; **Einteilung:** **1.** Grad I: reduzierte Fettpolster, atrophe Haut, fehlende Vernix caseosa; **2.** Grad II: zusätzl. Grünfärbung der Haut u. Eihäute durch mekoniumhaltiges Fruchtwasser; **3.** Grad III: hellgelbe Haut mit Mazeration bei gelb-bräunl. verfärbtem Fruchtwasser.

Clip (engl. Klipp, Klammer, Klemme): auch Klip; Klammer, z. B. zur Tubensterilisation, Ligatur des Ductus zysticus, Ligatur von Gefäßen (offene od. endoskopische Blutstillung), Ausschalten eines intrakraniellen Aneurysmas.

Clomi|fen (INN) *n*: (engl.) *clomifen*; Triphenylethylen-Derivat mit schwach östrogener u. antiöstrogener Wirkung; **Ind.:** funkt. Sterilität* (Anw. zur Ovulationsauslösung).

Clomi|fen|test *m*: (engl.) *clomifen test*; Verf. zum Nachw. der hypothalam.-hypophysären Funktion; **Prinzip:** vermehrte GnRH*-Sekretion durch Gabe eines Antiöstrogens; dadurch bedingte vermehrte Ausschüttung von FSH* u. LH* aus der Hypophyse bewirkt Follikulogenese u. Estradiolproduktion im Ovar; **Ind.:** Überprüfung der Stimulierbarkeit der Ovarien, Nachw. des Ausmaßes einer hypothalamisch-hypophysären Funktionsstörung; **cave:** Überstimulation der Ovarien.

Clon *m*: s. Klon.

Clo|trim|azol (INN) *n*: (engl.) *clotrimazole*; Antimykotikum mit breitem Wirkungsspektrum zur top. Anw.; Imidazolderivat; **Wirkungsmechanismus:** fungistatisch, in hoher Dosis fungizid, durch Hemmung der Ergosterolsynthese mit konsekutiver Störung von Aufbau u. Struktur der Zellmembran der Pilze; **Ind.:** Haut- u. Genitalmykosen; **UAW:** Pruritus, Brennen, Hautirritation.

clue cells: s. Schlüsselzellen.

CMV: **1.** (mikrobiol.) Abk. für **C**yto**m**egalie-**V**irus; s. Zytomegalie-Virus; vgl. Herpesviridae; Zytomegalie; **2.** (intensivmed.) Abk. für (engl.) ***c**ontrolled **m**echanical **v**entilation;* s. Beatmung (kontrollierte).

Co-: auch Ko-, Kon-, Kol-, Kom-; Wortteil mit der Bedeutung mit, zusammen (auch Verstärkung der Bedeutung); von lat. cum.

Co|itus (lat. coire, coitum sich vereinigen) *m*: s. Koitus.

Co|itus inter|ruptus *m*: (engl.) *withdrawal method*; traditionelle Meth. der natürlichen Kontrazeption*, wobei der Penis beim Koitus* kurz vor der Ejakulation aus der Vagina gezogen wird; Zuverlässigkeit gering; s. Pearl-Index (Tab. dort).

Collin-Spekulum (Anatole C., Instrumentenmacher, Paris, 1831–1923) *n*: (engl.) *Collin's speculum*; selbsthaltendes Scheidenspekulum; s. Spekulum.

Collins-Test *m*: Toluidinblau*-Probe.

Collodium-Baby (lat. colla Leim) *n*: s. Ichthyosis congenita.

Collum *n*: syn. Cervix; Hals.

Collum uteri *n*: s. Cervix uteri.

Colostrum (lat. Erstmilch nach dem Kalben) *n*: s. Kolostrum.

Colpitis senilis *f*: s. Kolpitis.

Columna rugarum (lat. columna Säule) *f*: von Venengeflechten unterpolsterte Längswülste in der vorderen (C. r. anterior) u. hinteren (C. r. posterior) Scheidenwand.

combined test: s. Ersttrimester-Screening.

Commissura labiorum (lat. commissura Verbindung) *f*: vordere (C. l. ant.) u. hintere (C. l. post.) Verbindung der großen Schamlippen.

Con|duplicato-corpore-Geburt (lat. conduplicato corpore mit verdoppeltem Körper): (engl.) *conduplicato corpore evolution*; syn. Roederer-Selbstentwicklung; Selbstentwicklung* bei Querlage* durch spitzwinklige Abknickung der kindl. Brustwirbelsäule (s. Abb.); nur bei sehr kleinem (<800 g) u. mazeriertem Fetus möglich.

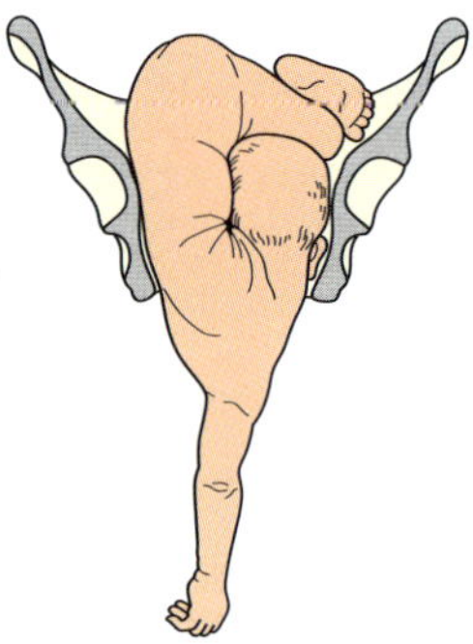

Conduplicato-corpore-Geburt

Condylomata acuminata *n pl*: (engl.) *acuminate warts*; Feig- od. Feuchtwarzen; benigne Epitheliome viraler Genese mit fast ausschließl. genitoanaler Lok.; gehäuftes u. therapierefraktäres Vork. bei HIV*-Erkrankung; **Err.:** Papillomavirus*-Typen 6 u. 11, 40, 42–44, selten 16, 18, 31, 32 u. a.; durch Geschlechtsverkehr übertragbar; Reduktion des Ansteckungsrisikos durch Kondombenutzung; Trauma u. Mazeration begünstigen Infektion, z. B. bei Balanitis, Phimose, Urethritis, Fluor vaginalis, Intertrigo, Hämorrhoiden, Analekzem, Condylomata* lata; **Inkub.:** 4 Wo. bis zu mehreren Mon.; **Klin.:** aus stecknadelkopfgroßen Knötchen entstehen blumenkohl- u. hahnenkammartige, papilläre Wucherungen (s. Abb.), v. a. an äußeren Genitalien, Vagina, Zervix, intraurethral u. -anal; als Spätfolge invasives Wachstum mit Fistelbildung; **Ther.:** lokale Anw. von Immunmodulatoren (Imiquimod*), Podophyllotoxin u. Ätzmitteln, Elektrokoagulation, CO_2-Laser, Kürettage; Partnerbehandlung; evtl. Proph. mit Interferon-β bei häufigen Rezidiven. Vgl. Condylomata gigantea.

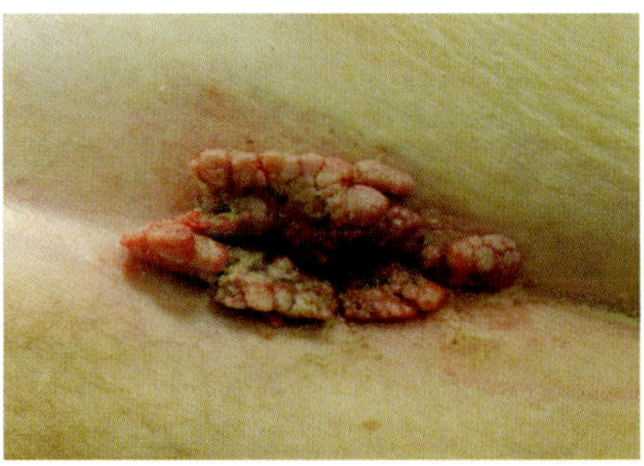

Condylomata acuminata: linke Leistenbeuge [57]

Condylomata gigantea *n pl*: (engl.) *giant condyloma*; syn. Buschke-Löwenstein-Tumoren; Riesenkondylome; ausgedehnte Condylomata* acuminata (s. Abb.) mit invasivem, destruierendem Wachstum, Fistelbildung; meist assoziiert mit humanen Papillomavirus* (HPV)-Typen 6 od. 11; gute Progn. nach chir. Exzision od. CO_2-Laser Behandlung.

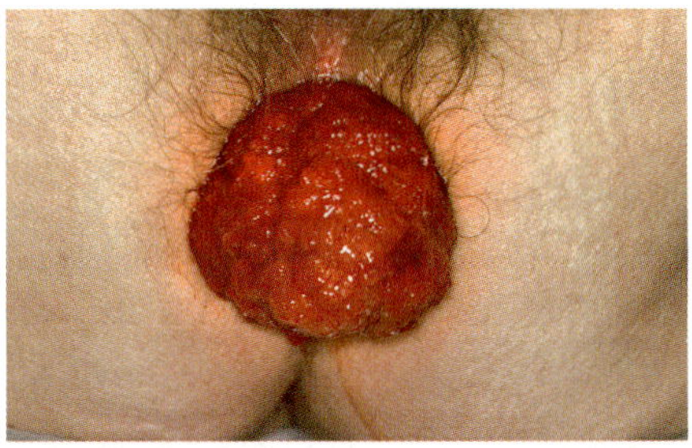

Condylomata gigantea [10]

Condylomata lata *n pl*: (engl.) *flat condylomata*; breitbasig aufsitzende, wuchernde, nässende, treponemenreiche (daher hochinfektiöse) Papeln im späten Stadium der Frühsyphilis (s. Syphilis); **Vork.:** v. a. an Stellen mit starker Schweißbildung, z. B. Vulva, Analtrichter (s. Syphilis, Abb. 2 dort), Axillen.

Condylomata plana *n pl*: (engl.) *condylomata plana*; sexuell übertragene HPV-Infektion der äußeren Genitalien, im Bereich von Cervix uteri, Vagina u. Analkanal; multiple, scharf umschriebene, flache weißl. od. erythematöse Papeln; **Err.:** meist HPV-Typen 6 u. 11; **Inkub.:** 4 Wo.; **DD:** Vulvovaginalcandidose, Herpes simplex, Leukoplakie, Zervixkarzinom. Vgl. Condylomata acuminata.

Con|jugata (lat. coniugare zusammenpaaren) *f*: s. Beckenmaße.

Con|junctivitis gonor|rhoica *f*: Gonoblennorrhö*.

con|natus (lat. natus geboren): angeboren*.

Contergan-Syn|drom *n*: Thalidomid*-Embryopathie.

Coombs-Test (Robin R. C., Pathol., Cambridge, 1921–2006) *m*: s. Antiglobulintest.

Cooper-Band (Sir Astley Paston C., Chir., London, 1768–1841): s. Ligamentum pubicum superius.

cord traction (engl. Nabelschnurzug): kontrollierter Zug an der Nabelschnur zur Lösung der Plazenta.

Cori|folli|tropin alfa *n*: (engl.) *corifollitropine alfa*; rekombinantes Glykoprotein zur s.c. Injektion; **Wirkung:** lang dauernde ovarielle Follikelstimulation (länger als durch FSH); **Ind.:** kontrollierte ovarielle Stimulation in Komb. mit GnRH*-Antagonist i.R. der assistierten Reproduktion*.

Corona radiata *f*: **1.** Bez. für die die Eizelle* umgebende Granulosazellschicht; **2.** sog. Stabkranz; fächerförmige Ausbreitung der Projektionsfasern der Capsula interna in die Großhirnrinde.

Corpus (lat.) *n*: Körper.

Corpus albicans *n*: (engl.) *corpus albicans*; narbiger Rest des Corpus* luteum.

Corpus atreticum *n*: (engl.) *corpus atreticum*; atretischer Follikel (s. Follikelreifung, Atresie).

Corpus cavernosum clitoridis *n*: (engl.) *corpus cavernosum of clitoris*; Schwellkörper der Klitoris*; rechtes u. linkes C.c.c. bilden den Schaft des Kitzlers (Corpus clitoridis).

Corpus luteum *n*: (engl.) *corpus luteum*; syn. Gelbkörper; entsteht im Ovar nach der Ovulation* aus dem gesprungenen Follikel (gelegentl. auch aus einem nicht geplatzten Follikel); Bildungsort von Östrogenen* u. Corpus-luteum-Hormon (Progesteron*); **Formen: 1. C.l. graviditatis:** sezerniert bis zur 8.–10. SSW Östrogene u. Progesteron; danach wird die Produktion der Sexualhormone von Plazenta bzw. fetoplazentarer Einheit übernommen (sog. luteoplazentarer Shift); **2. C.l. menstruationis:** bildet sich bei fehlender Befruchtung des Eis zurück; inf. der abfallenden Hormonproduktion setzt die Menstruation* ein. Vgl. Follikelreifung.

Corpus-luteum-In|suffizienz (sufficiens hinreichend, genügend) *f*: (engl.) *insufficiency of the luteal corpus*; syn. Lutealphaseninsuffizienz; Funktionsschwäche des Corpus* luteum mit erniedrigter Estradiol- u. Progesteronkonzentration im Plasma; eine der häufigsten Ursachen weibl. Sterilität*; **Klin.:** verkürzter Menstruationszyklus*, Corpus-luteum-Phase (hypertherme Phase) unter 12 Tage u./od. mit langsamem (treppenförmigem) Anstieg der Basaltemperatur*; Polymenorrhö, prämenstruelle Schmierblutung; keine zyklusgerechte sekretor. Umwandlung des Endometriums; **Ther.:** Progesteron* u. seine Abkömmlinge. Vgl. Ovarialinsuffizienz.

Corpus-luteum-Zyste *f*: (engl.) *lutein cyst*; durch Einblutungen entstehendes, zyst. vergrößertes Corpus* luteum mit einer Schicht hyperplast., später druckatroph. Granulosaluteinzellen* u. (nach Resorption der Blutbestandteile) mit klarem gelbl. Inhalt; inf. verlangsamter Abnahme der Progesteronbildung Verzögerung der Menstruation*. Vgl. Ovarialzysten.

Corpus mammae *n*: (engl.) *body of breast*; Drüsenkörper der weibl. Mamma* mit dem umgebenden Fettgewebe.

Corpus rubrum *n*: (engl.) *corpus rubrum*; der mit frischem Blut gefüllte gesprungene Follikel*.

Corpus uteri *n*: Gebärmutterkörper; s. Uterus.

Cort-: auch Corti-, Korti-; Wortteil mit der Bedeutung Rinde, Schale; von lat. cortex.

Coryne|bacterium minutissimum *n*: (engl.) *Corynebacterium minutissimum*; Erreger des Erythrasmas*; Vork. häufig auch bei bakt. Vulvitis od. Vaginitis.

Coryza syphilitica *f*: s. Syphilis.

Cotyledo (gr. κοτυληδών Vertiefung, Becher) *f*: **1.** (engl.) *cotyledon*; Kotyledon; (gyn.) Lappen der Plazenta*; **2.** (embryol.) Zottenbüschel des Chorions*, das sich in eine sog. Caruncula des Endometriums einpasst; C. u. Carunculae bilden zus. das Plazentom; beim Menschen selten, typisch für Wiederkäuer; **3.** (bot.) Keimblatt.

Couvelaire-Syn|drom (Alexandre C., Gebh., Paris, 1873–1948) *n*: (engl.) *Couvelaire's syndrome*; syn. uteroplazentare Apoplexie; schwere Form der vorzeitigen Plazentalösung* mit Blutung in das Myometrium des Corpus uteri (Apoplexia* uteri) u. Degeneration der Myometriumzellen; bei Blutung durch die Serosa in die freie Bauchhöhle Gefahr des Akuten Abdomens.

Couveuse (franz. Brutofen): (engl.) *incubator*; veraltete Bez. für elektr. betriebenes, geschlossenes Wärmebett für Frühgeborene; vgl. Inkubator.

CPAP: Abk. für (engl.) ***c**ontinuous **p**ositive **a**irway **p**ressure*; Spontanatmung mit kontinuierl. (Inspiration u. Exspiration) erhöhtem positivem Atemwegsdruck (s. Beatmungsdruck; vgl. PEEP) über Gesichtsmaske (s. Atemmaske), Nasenmaske (nCPAP) od. Endotrachealtubus; Form der apparativen Atemtherapie; **Wirkung:** Besserung der Oxygenierung (u. damit des art. Sauerstoffpartialdrucks) u.a. durch Verminderung der inspirator. Atemarbeit, Erhöhung der FRC, Reduktion des endexspirator. alveolären u. bronchiolären Kollaps u. Wiedereröffnung von Atelektasen; **Ind.:** u.a. Atelektase, Pneumonie, obstruktive Atemwegserkrankungen, Atemnotsyndrom* des Neugeborenen, i.R. des Weanings; obstruktives Schlafapnoesyndrom (nCPAP zur pneumat. Schienung der oberen Atemwege, bes. des pharyngealen Muskel-Bindegewebe-Schlauchs). Vgl. Beatmung.

Craurosis (gr. κραῦρος trocken) *f*: (engl.) *kraurosis*; Kraurose; veraltete Bez. für atroph.-sklerosierende Dystrophie der Übergangsschleimhäute, bes. im Genitalbereich; stark juckend; gilt als fakultative Präkanzerose*. Vgl. Lichen sclerosus.

Craurosis vulvae *f*: Vulvadystrophie*.

Credé-Hand|griff (Carl S. C., Gyn., Leipzig, 1819–1892): (engl.) *Credé's maneuver*; (gebh.) Technik zur Plazentalösung bei Plazentalösungsstörungen* od. zur Anregung der Uteruskontraktion bei Uterusatonie*; **Prinzip:** Umfassen des Fundus uteri mit der Hand u. Kompression von außen (s. Abb.).

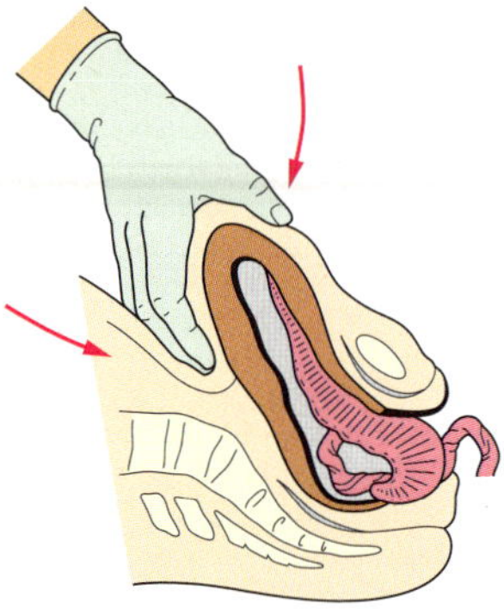

Credé-Handgriff [12]

Credé-Pro|phylaxe (Carl S. C., Gyn., Leipzig, 1819–1892; gr. φυλάττειν behüten, beschützen) *f*: (engl.) *Credé's prophylaxis*; veraltetes Verf. zur Prävention von Gonoblennorrhö* durch Eintropfen von 1 %iger Silbernitrat*-Lösung in neonatalen Bindehautsack beidseits unmittelbar postnatal; wegen starker Schleimhautreizung nicht mehr durchgeführt; alternativ evtl. Applikation von (auch gegen Chlamydien wirksamen) antibiotikahaltigen Augentropfen (z. B. Erythromycin) bzw. Povidon-Iod. Vgl. Konjunktivitis.

CRIB: Abk. für (engl.) ***C****linical* ***R****isk* ***I****ndex for* ***B****abies;* validierter Score* zur Einschätzung des Mortalitätsrisikos von Frühgeborenen* (s. Tab.).

CRIB
Score zur Beurteilung des Mortalitätsrisikos von Frühgeborenen

Kriterium	Bewertung (Punkte)
Geburtsgewicht	
<1350 g	0
>850–1350 g	1
>700–850 g	4
≤700 g	7
Gestationsalter	
>24 Wochen	0
≤24 Wochen	1
Fehlbildung	
keine	0
nicht akut lebensbedrohlich	1
akut lebensbedrohlich	3
maximale Basenabweichung in ersten 12 Stunden nach Geburt	
> −7,0 mmol/l	0
−7,0 bis > −10 mmol/l	1
−10 bis > −15 mmol/l	2
≤ −15 mmol/l	3
minimale FiO_2[1] in ersten 12 Stunden nach Geburt	
≤0,4	0
>0,4–0,6	2
>0,6–0,9	3
>0,9–1	4
maximale FiO_2[1] in ersten 12 Stunden nach Geburt	
≤0,4	0
>0,4–0,8	1
>0,8–0,9	3
>0,9–1	5

Punktsumme (CRIB) >9: erhöhte Mortalität;
[1] Abk. für inspiratorische Sauerstofffraktion

Cri-du-chat-Syn|drom (franz. cri du chat Katzenschrei) *n*: Katzenschrei*-Syndrom.

Crista iliaca *f*: Darmbeinkamm; vgl. Os ilium.

Crista pubica *f*: vom Tuberculum pubicum des Os* pubis nach medial zur Symphyse ziehende Leiste; Ansatz des M. rectus abdominis.

CRL: Abk. für (engl.) ***c****rown-****r****ump* ***l****ength*; Scheitel-Steiß-Länge; s. Fetometrie.

Crossing-over (engl. überkreuzend): syn. Chiasmabildung; Mechanismus in der Prophase der ersten Reifeteilung (s. Meiose), der zum Austausch von Chromosomenabschnitten zwischen homologen Chromosomen* führt; erfolgt unter Beteiligung der einen Hälfte (Chromatide) der beiden zur Tetrade gepaarten, längsgespaltenen homologen Chromosomen; morphol. Grundlage: Chiasmata*; **Funktion:** intrachromosomale Rekombination, indem in einem Chromosom liegende Allele gekoppelter Gene (s. Kopplung, genetische) nicht immer gemeinsam an die Nachkommenschaft weitergegeben werden.

Crus clitoridis (lat. crus Schenkel) *n*: Schenkel der Klitoris*; an den unteren Schambeinästen befestigt.

Crying-face-Syn|drom (engl. crying face schreiendes Gesicht) *n*: (engl.) *asymmetric crying facies (Abk. ACF)*; sog. schiefes Schreigesicht; angeb., meist isolierte Anomalie, die auf Hypoplasie od. Aplasie des M. depressor anguli oris beruht; selten fam. Häufung u. Komb. mit weiteren Fehlbildungen, manchmal Deletion am langen Arm des Chromosoms 22 (Genlocus 22q11); **Häufigkeit:** ca. 6 : 1000 Neugeborene; **Klin.:** in Ruhe unauffällige Gesichtszüge; beim Schreien Verziehen des Mundes mit aufgeworfenen Lippen zur gesunden Seite nach außen unten, betroffener Mundwinkel bleibt unbewegt, Lippenrot auf dieser Seite wird etwas schmaler; **Diagn.:** v. a. klin.; ggf. Elektroneurographie, EMG u. Prüfung der Reflexantwort des M.

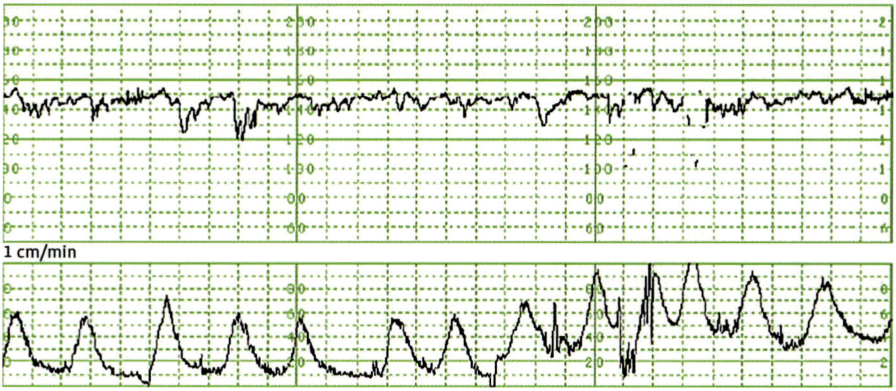

CTG: intrapartales CTG mit regelmäßiger Wehentätigkeit u. fehlenden Akzelerationen; oben: fetale Herzfrequenz (Herzschläge pro Minute); unten: Tokogramm (Druck in mmHg)

CTG
Beurteilung nach FIGO-Kriterien

Parameter	Beurteilung normal	suspekt	pathologisch
Basalfrequenz (Herzschläge pro Minute)	110–150	100–109 oder 151–170	<100 oder >170 (sinusoidal[3])
Bandbreite der Oszillationen (Herzschläge pro Minute)	≥5	<5 (≥40 Min. anhaltend) oder >25	<5 (≥90 Min. anhaltend)
Dezeleration	keine[1]	frühe, variable Dezelerationen; einzelne verlängerte Dezelerationen bis 3 Min.	atypische variable Dezelerationen, späte Dezelerationen, einzelne verlängerte Dezelerationen bis 3 Min.
Akzeleration	vorhanden, sporadisch[2]	vorhanden, periodisch (mit jeder Wehe)	Fehlen über >40 Min.

normaler CTG-Befund: alle 4 Parameter normal; suspekter CTG-Befund: ein suspekter Parameter, die anderen normal; pathologischer CTG-Befund: ≥2 suspekte oder mindestens ein pathologischer Parameter;
[1] Dezelerationsamplitude der fetalen Herzfrequenz ≥15/min über ≥10 Sek.;
[2] Akzelerationsamplitude der fetalen Herzfrequenz ≥15/min über ≥15 Sek.;
[3] sinusoidale fetale Herzfrequenz ≥10/min über ≥20 Min.

orbicularis oculi; **DD:** partielle Fazialisparese, Möbius-Kernaplasie.

CTG: Abk. für (**C**)Kardio**to**ko**g**raphie; fortlaufende apparative Ableitung u. Aufzeichnung (Kardiotokogramm) der fetalen Herzfrequenz u. gleichzeitig der Wehentätigkeit in der Spätschwangerschaft (antepartales CTG) u. während der Geburt (intrapartales CTG) zur Überwachung des Fetus u. frühzeitigen Erkennung einer fetalen Hypoxämie*; **Durchführung: 1.** Registrierung der fetalen Herzfrequenz (Abk. FHF): **a)** Doppler-Sonographie: Anw. der Ultraschalldiagnostik* zum Nachw. der fetalen Herzwandbewegungen; **b)** fetales EKG: direkte Ableitung der fetalen EKG-Potentiale von einem kindl. Teil (z. B. vom fetalen Kopf nach Amniotomie*) od. indirekt mit am mütterl. Abdomen befestigten Elektroden; **c)** Phonokardiographie: Aufnahme des fetalen Herzschalls mit Hilfe eines Mikrophons; **2.** Registrierung der Wehentätigkeit durch externe od. interne Tokographie*; s. Abb.; **Prinzip:** Bewertungskriterien: **1.** Basalfrequenz*; **2.** Oszillationen*; **3.** Akzeleration*; **4.** Dezeleration*; Beurteilung des CTG-Befunds nach FIGO: s. Tab.; schemat. semiquantitative Bewertung mit Punktebewertungssystemen, z. B. Fischer*-Score.

Cumarin-Embryo|pathie (gr. ἔμβρυον ungeborene Leibesfrucht) *f*: s. Warfarin-Embryopathie.

Cumulus oo|phorus (lat. cumulus Hügel) *m*: syn. Cumulus oviger, Colliculus oophorus, Discus oophorus; Anhäufung von Follikelzellen des Ovars, welche die Eizelle* im Stadium des Tertiärfollikels umschließen; vgl. Follikelreifung.

C

Cunni|lingus (lat. cunnus weibliche Scham; lingere lecken) *m*: auch Cunnilinctus; orogenitaler Sexualkontakt* mit oraler Stimulation der Vulva.

Cunnus *m*: äußeres weibl. Genitale*, Vulva.

Curettage (franz.): s. Kürettage.

Curtius-Syn|drom (Friedrich C., Int., Lübeck, 1896–1975) *n*: (engl.) *Curtius' syndrome*; Erkr. unklarer Ätiol., evtl. inf. dienzephal-hypophysärer Regulationsstörungen; **Sympt.:** Vasolabilität (periphere Durchblutungsstörungen, Kreislaufregulationsstörungen mit Kollapsneigung), Ovarialinsuffizienz* (Menstruationsstörungen) u. habituelle Obstipation.

Cushing-Syn|drom (Harvey W. C., Chir., Philadelphia, 1869–1939) *n*: (engl.) *Cushing's disease*; durch erhöhte Konz. von Cortisol bzw. synthet. Glukokortikoid* im Plasma gekennzeichnetes Krankheitsbild; **Formen: I.** (meist) exogen: iatrogenes C.-S. bei zu hoher Dosierung von Glukokortikoiden* od. ACTH (z. B. Tetracosactid); **II.** endogen: **1.** hypophysär-hypothalamisch mit bilateraler Hyperplasie der Nebennierenrinde (Abk. NNR): ca. zwei Drittel aller endogen bedingten C.-S.; bei Frauen 4–5-mal häufiger als bei Männern; meist 30.–50. Lj.; **a)** Störung der Regulation des Hypothalamus-Hypophysen-Systems mit Erhöhung der ACTH-Sekretion; **b)** ACTH-produzierender Tumor des Hypophysenvorderlappens (ABK. HVL), sog. Morbus Cushing; **2.** adrenal durch ein primäres NNR-Adenom od. -Karzinom (sog. autonome Tumoren der NNR); **3.** paraneoplastisch durch ACTH- u. CRH-bildenden Tumor (z. B. kleinzelliges Lungenkarzinom); s. Syndrom, paraneoplastisches; **Klin.:** Facies lunata, Stammfettsucht, sog. Büffelhöcker des Nackens, Hirsutismus, art. Hypertonie (in 90 %), Lympho- u. Eosinopenie, blaurote Striae, Osteoporose, Muskelschwäche, herabgesetzte Glukosetoleranz, bei Kindern Wachstumshemmung; bei Frauen häufig Amenorrhö, bei Männern Erektionsstörung; **Diagn.:** Cortisol (endogenes C.-S.) in Plasma u. Harn erhöht, ACTH je nach Urs. erhöht od. erniedrigt; Dexamethason-Hemmtest als Kurzzeit- (Screening) od. Langzeittest (Bestätigung u. Differenzierung zwischen hypophysär-hypothalam. od. adrenaler bzw. paraneoplast. Urs.), Funktionstests wie Metyrapontest, Lysin-Vasopressintest, ACTH*-Stimulationstest, CRH-Test, ACTH-RIA; Tumorsuche mit CT, Röntgen-Thorax-Aufnahme, Octreotid-Szintigraphie, Tumormarker* (neuronenspezif. Enolase, Chromogranin A); bei kleinen HVL-Adenomen Angiographie des Sinus petrosus inf. (mit ggf. seitengetrennter ACTH-Bestimmung); **Ther.:** (endogenes C.-S.) chir. Entfernung des Primärherds; ggf. Mitotan; bei HVL-Tumor u. Inoperabilität Strahlentherapie, bilaterale Adrenalektomie od. pharmak. Suppression der Cortisolsynthese (individueller Heilversuch mit Metyrapon od. Ketoconazol p. o.) unter gleichzeitiger Hydrocortison-Substitution; **Progn.:** unbehandelt in Mon. bis wenigen Jahren letal. Vgl. Polyadenomatose-Syndrome.

Cuvier-Gang (Baron George L. de C., Naturforscher u. Embryol., Paris, 1769–1832): (engl.) *canal of Cuvier*; Ductus venosus Cuvieri; die durch Zusammenfluss der oberen u. unteren Kardinalvene gebildete Vene des embryonalen Körpers, die in das Herz mündet.

CVS: Abk. für (engl.) ***c**horion **v**illus **s**ampling*; s. Chorionbiopsie.

Cyclo|oxy|genase-2-In|hibitoren *m pl*: (engl.) *cyclooxygenase-2 inhibitors*; Kurzbez. COX-2-Inhibitoren, Coxibe; zur Gruppe der nichtsteroidalen Antiphlogistika gehörende selektive Hemmer des Isoenzyms Cyclooxygenase 2; **Vertreter:** Celecoxib, Parecoxib, Etoricoxib; **Ind.:** wirkstoffabhängig; rheumatoide Arthritis, Arthrose, Gichtarthritis, postoperativer Schmerz, Dysmenorrhö; **UAW:** gering auf Magen-Darm-Trakt (Ulzera) u. Hämatopoese, bei langfristiger hochdosierter Einnahme erhöhtes Risiko für kardiovaskuläre Ereignisse, insbes. Herzinfarkt u. Schlaganfall.

Cypro|teron (INN) *n*: (engl.) *cyproterone*; stark antiandrogen, gestagen u. antigonadotrop wirkendes Progesteronderivat, das die LH-Freisetzung u. damit die Testosteronbiosynthese hemmt; **Ind.:** s. Antiandrogene; **Kontraind.:** u. a. Lebererkrankung, maligne Erkrankung, (anamnest.) Meningeom, schwere chron. Depression, (anamnest.) Thromboembolie, schwerer Diabetes mellitus mit Gefäßveränderung, Kindes- od. Jugendalter; **UAW:** u. a. reversible Spermatogenesehemmung, Erektionsstörung, verringerte Libido, Gynäkomastie, Zwischenblutungen, Gewichtszunahme, Müdigkeit, Antriebsminderung, depressive Verstimmung, Leberfunktionsstörung, Lebertumoren.

Cystin|amino|peptidase *f*: Oxytocinase*.

Cystitis gravidarum *f*: (engl.) *cystitis of pregnancy*; Zystitis* in der Schwangerschaft.

Cysto|cele *f*: Zystozele*.

Cysto|sarcoma phylloides *n*: (engl.) *phylloid sarcoma*; syn. phylloide Tumoren; seltene Sonderform des Mammasarkoms mit strukturell u. histogenet. enger Beziehung zum Fibroadenom*; **Histol.:** keulenförmige Wucherungen des Tumorstromas; 27 % maligne, 31 % fragl. benigne, 42 % benigne; **Ther.:** im Allg. einfache Mastektomie* bzw. brusterhaltende Chirurgie. Vgl. Mammatumoren.

Cyt-: auch Zyt-; Wortteil mit der Bedeutung Höhlung, Zelle; von gr. κύτος.

D

Dactino|myci̲n (INN) *n*: (engl.) *dactinomycin*; syn. Actinomycin D; Peptidantibiotikum (mit D-Valin als Kettenglied) aus Streptomyces-Stämmen, das über Hemmung der RNA-Polymerase Wachstum proliferierender Zellen beeinträchtigt; **Ind.:** als Zytostatikum* bei Nephroblastom, Rhabdomyosarkom, Hoden- u. Uteruskarzinom; **Kontraind.:** akute Infektion, schwere Knochenmarkdepression, Alter <12 Monate. Vgl. Actinomycine.

Daktyl-: Wortteil mit der Bedeutung Finger, Zehe; von gr. δάκτυλος.

Damm: (anat.) s. Perineum.

Damm|riss: (engl.) *perineal laceration*; Scheidendammriss; Weichteilverletzung bei Geburt mit Einriss der Vaginalschleimhaut, Dammhaut u. ggf. Beckenbodenmuskulatur; **Häufigkeit:** 20–30 % aller Geburten; **Einteilung:** s. Tab. 1; **Kompl.:** Schmerzen, Narbenbildung, Infektion, Abszess, Rektovaginalfistel*, Urogenitalfistel*, Stuhlinkontinenz (bei Grad III u. IV); **Ther.:** ggf. Dammnaht od. Perineoplastik* (s. Tab. 2 u. Abb.). Vgl. Scheidenriss; Perineum.

Damm|schnitt: s. Episiotomie.

Damm|schutz: (engl.) *perineal support*; (gebh.) Handgriffe zur Verhinderung des Dammrisses*; **Prinzip:** Stabilisierung des Damms mit einer Hand, während die andere die Durchtrittsgeschwindigkeit des kindl. Kopfs reguliert (s. Abb.). Vgl. Episiotomie.

Dammriss Tab. 1
Einteilung in Schweregrade

Grad	klinische Merkmale
I	Einriss der Vaginalschleimhaut, ggf. oberflächliche Einrisse an der Dammhaut
II	Einrisse des perinealen Gewebes ohne Verletzung des Sphincter ani
III	Verletzung des Sphincter ani ohne Beteiligung der Rektumschleimhaut
IV	Verletzung oder Durchtrennung des Sphincter ani und der Rektumschleimhaut

Danazo̲l (INNv) *n*: (engl.) *danazol*; Isoxazolderivat des 17α-Ethinyltestosterons mit schwach androgen-anabolen, aber rel. starken antigonadotropen Eigenschaften; in Deutschland nicht mehr zugelassen, ggf. individueller Heilversuch.

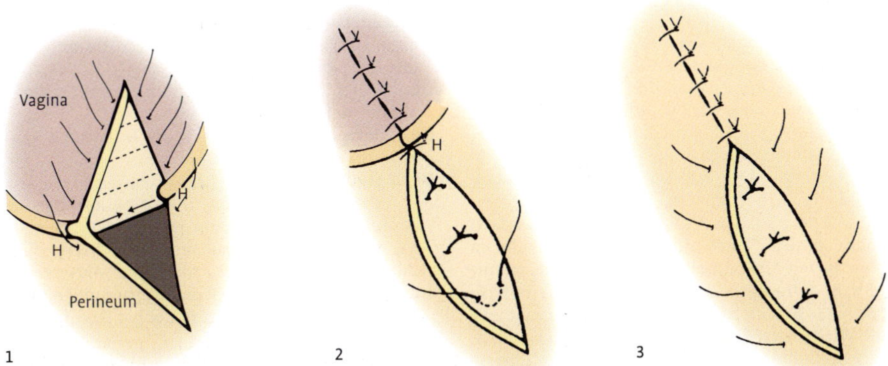

Dammriss: 1: Episiotomienaht, Scheidennaht; 2: Episiotomienaht, tiefe Dammnaht; 3: Episiotomienaht, Hautnaht mit Einzelknopfnähten; H: Abk. für Hymenalrand [12]

Dammriss Tab. 2
Therapie nach Schweregrad

Grad	Therapie
I	Scheidennaht: erste Naht im oberen Wundwinkel, Einzelnähte im Abstand von 1–2 cm; Hautnaht: fortlaufend intrakutan oder per Einzelknopfnaht
II	Scheidennaht: wie Grad I; tiefe Dammnaht: 2–4 tiefe Nähte durch die Muskulatur, unterhalb des angehobenen Wundrands einstechen und wieder herauskommen (Haut oder Wundrand nicht mitfassen); Hautnaht: wie Grad I
III, IV	Aufsuchen der Sphinkterenden und Fassen mit Klemmchen; ggf. Naht des Rektums mit Einzelnähten im Abstand von 1 cm (cave: Schleimhaut nicht mitfassen); Sphinkternaht durch Einzelknöpfe; tiefe Dammnaht, Scheidennaht und Hautnaht: wie Grad II; Stuhlgang mit Laxanzien weich halten, Antibiotikaprophylaxe für 3–5 Tage

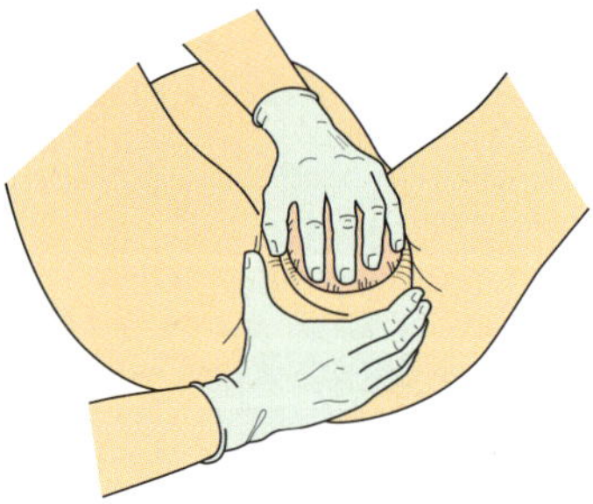

Dammschutz [12]

Darm|a|tresie *f*: (engl.) *intestinal atresia*; angeb. Verschluss des Darmlumens; **Lok.:** bes. im Bereich des Duodenums (Duodenalatresie*) u. des Rektums (s. Fehlbildung, anorektale); **Diagn.:** **1.** (pränatal) Ultraschalldiagnostik (Abdomenerweiterung, Polyhydramnion; bei Duodenalatresie Double-bubble-Zeichen, s. Abb. 1; bei tieferem Sitz dilatierte Darmschlingen; s. Abb. 2); **2.** (postnatal) röntg.; MRT; **Klin.:** postnatal in Abhängigkeit von Lok. hoher od. tiefer Ileus mit Erbrechen u. fehlendem Abgang von Mekonium*; **Ther.:** i. d. R. keine vorzeitige Schwangerschaftsbeendigung erforderl.; postnatal Resektion des betroffenen Darmanteils u. Wiederherstellung der Darmpassage durch End-zu-End-Anastomose od. passageres Enterostoma proximal der Atresie.

Darm|fistel *f*: (engl.) *intestinal fistula*; unphysiol. Verbindung zwischen 2 od. mehr Darmschlingen

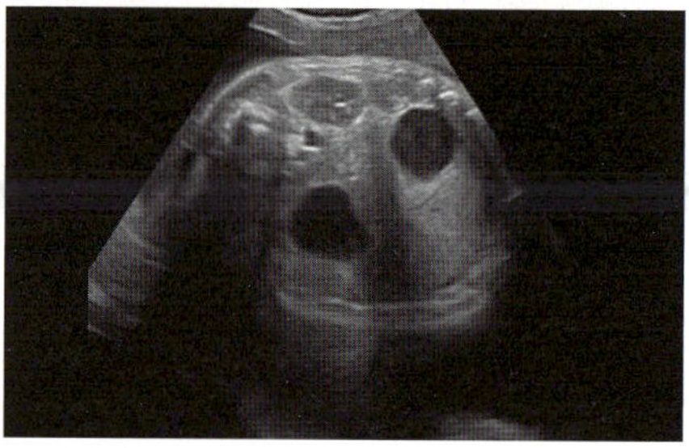

Darmatresie Abb. 1: Double-bubble-Zeichen (Magenblase und dilatiertes Duodenum) bei Duodenalatresie (pränatale Ultraschalldiagnostik) [61]

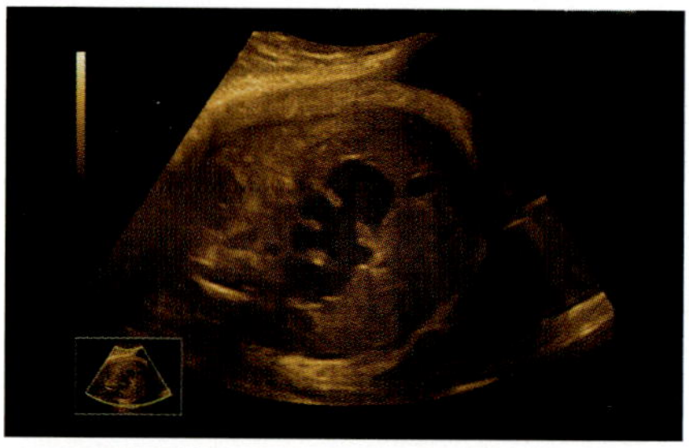

Darmatresie Abb. 2: dilatierte Darmanteile bei Kolonatresie (pränatale Ultraschalldiagnostik) [61]

(innere D.) od. zwischen Darmlumen u. Körperoberfläche (äußere D.) bzw. anderen Hohlorganen (insbes. des Urogenitaltrakts, z. B. Vesikorektalfistel); **Urs.:** **1.** Perforation bei entzündl. u. tumorösen Prozessen (z. B. Divertikulitis, Kolitis) bzw. postoperativ erworben (z. B. inf. Anastomoseninsuffizienz); **2.** angeb. (selten); **3.** op. angelegt (s. Enterostoma). Vgl. Analfistel; Rektovaginalfistel; Urogenitalfistel.

Dauer|blutung: (engl.) *continuous uterine bleeding*; über 10 Tage andauernde uterine Blutung; vgl. Metrorrhagie.

DCIS: Abk. für **d**uktales **C**arcinoma **i**n **s**itu; s. Mammatumoren.

De-: auch Des-; Wortteil mit der Bedeutung von-weg, ab, herab; von lat. dē.

Dead-fetus-Syn|drōm *n*: (engl.) *dead fetus syndrome*; Verbrauchskoagulopathie* inf. Retention eines abgestorbenen Fetus bei intrauterinem Fruchttod*; **Ätiol.:** Gerinnungsstörungen durch Freisetzung proteolyt. Enzyme, bes. fibrinolyt. Aktivatoren, die in den Organismus der Mutter übergehen; **Ther.:** Weheninduktion zur Geburt des abgestorbenen Fetus.

Debré-Toni-Fanconi-Syn|drōm (Robert D., Päd., Paris, 1882–1978; Giovanni de T., Päd., Genua, 1896–1973; Guido F., Päd., Zürich, 1892–1979) *n*: (engl.) *Fanconi renotubular syndrome*; syn. renotubuläres Syndrom Fanconi, Fanconi-Debré-Toni-Syndrom; sog. Glukose-Phosphat-Aminosäure-Diabetes; Tubulopathie mit generalisierter Hyperaminoazidurie, Glukosurie u. Phosphaturie; häufig mit chron. nicht respirator. Azidose* u. Hypokaliämie, Kleinwuchs u. Niereninsuffizienz; **Ätiol.: 1.** angeboren (Genlocus 15q15.3): infantiler Typ mit autosomal-rezessivem Erbgang u. variabler Expressivität, adulter Typ mit autosomal-dominantem Erbgang; **2.** sekundäre Form: u. a. bei Cystinose, Lowe-Syndrom, Galaktosämie*, Tyrosinose, Schwermetallintoxikation, interstitieller Nephritis, Hyperparathyroidismus, Vitamin*-D-Mangel-Rachitis, Leichtketten-Nephropathie, Amyloidose, Tumoren; **Kompl.:** Rachitis renalis mit Entmineralisierung des Skeletts, ggf. Spontanfrakturen; **Ther.:** eiweiß- u. phosphatreiche Kost.

De|cidua (lat. deciduus abfallend) *f*: s. Dezidua.

De|feminisierung: (engl.) *defeminization*; Regression weibl. Geschlechtsmerkmale inf. Androgenisierung*; **Klin.:** Uterus- u. Mammaatrophie, Amenorrhö*, Sterilität u. anovulatorischer Zyklus*.

De|fibrinations|syn|drome *n pl*: (engl.) *defibrination syndromes*; Bez. für Blutungen durch Hyperfibrinolyse* bzw. Afibrinogenämie*; orientierende Untersuchung: Clot-observation-Test.

De|fibulation (lat. fibula Spange) *f*: (engl.) *defibulation*; i. R. genitaler Verstümmelung* vorgenommene op. Eröffnung des durch Infibulation* verschlossenen Ostium vaginae; **Formen:** partielle (um Vaginalverkehr möglich zu machen) u. komplette D. (vor Geburten).

De|flexions|lage (lat. deflectere, deflexum zur Seite biegen, ablenken): (engl.) *deflexed position*; regelwidrige Geburtshaltung des Kindes (Haltungsanomalie; s. Kindslage), die durch Entfernung des kindl. Kinns von der Brust (Deflexions- od. Streckhaltung) entsteht; **Einteilung:** nach führendem kindl. Kopfteil u. zunehmender Streckhaltung des Kopfs; **1.** Vorderhauptlage*; **2.** Stirnlage*; **3.** Gesichtslage*. Vgl. Flexionslage.

De|floration (lat. deflorare entjungfern) *f*: (engl.) *defloration*; syn. Entjungferung; Zerreißen des intakten Hymens*, meist beim ersten Koitus (Kohabitarche*), selten inf. Trauma, Masturbation od. instrumenteller Manipulation; med. meist komplikationslos. Vgl. Virginität.

De|hydro|epi|andro|steron *n*: (engl.) *dehydroandrosterone*; Abk. DHEA; Prasteron (INN); 3β-Hydroxy-5-androsten-17-on ($C_{19}H_{28}O_2$); natürl. vorkommendes Steroid* mit schwacher Androgenwirkung; Metabolit der Androgen*-Biosynthese (s. Nebenniere); **Bestimmung:** (meist von Dehydroepiandrosteron-Sulfat, Abk. DHEA-S) Immunoassay; **Referenzbereiche:** alters- (mit zunehmendem Lebensalter niedriger) u. geschlechtsabhängig (bei Männern höher als bei Frauen); Konz. von DHEA-S im Blut <500 µg/dl (Mann) bzw. <400 µg/dl (Frau); **klin. Bedeutung: 1.** Konz. von DHEA-S im Blut erhöht u. a. bei adrenogenitalem Syndrom* od. Tumor (erhöhte DHEA-S-Konz. als Tumormarker*), vermindert bei primärer Nebennierenrindeninsuffizienz; **2.** Missbrauch als Anabolika*.

De|kubitus (lat. decumbere, decubitum sich niederlegen) *m*: (engl.) *decubitus*; sog. Wundliegen, Druckgeschwür; durch äußere (längerfristige) Druckeinwirkung mit Kompression von Gefäßen u. lokaler Ischämie hervorgerufene troph. Störung von Geweben (v. a. Haut u. Unterhautgewebe) mit Nekrose, Mazeration, evtl. Infektion; **Vork.:** v. a. Immobilität, Bettlägerigkeit (Risikoabschätzung: s. Braden-Skala, Norton-Skala), insbes. an Körperstellen, an denen die Haut dem Knochen unmittelbar anliegt (s. Abb.), auch unter schlecht sitzenden Prothesen u. zu engen Gipsverbänden; **Einteilung: 1. Grad:** umschriebene Rötung, intakte Haut; **2. Grad:** Hautdefekt; **3. Grad:** tiefer Hautdefekt; Muskeln, Sehnen u. Bänder sind sichtbar u. evtl. betroffen; **4. Grad:** tiefer Hautdefekt mit Knochenbeteiligung; **Ther.:** Druckentlastung durch Positionsveränderung, mindestens zweistündlich; bei D. 1. Grades intensive Hautpflege, bei D. 2. Grades sorgfältiges Säubern der Wunde, Wundtaschen u. -ränder, Auftragen od. Einbringen von reinigenden u. granulationsfördernden Substanzen, Schutz der Wundränder u. -umgebung vor Wundsekret; bei D. 3. u. 4. Grades durch Wundexzision, ggf. durch Wasserstrahl postop., Wundverband z. B. durch Vakuumversiegelung od. spezielle stadiengerecht angewendete Wundauflagen; Wechsel der Therapeutika erst, wenn nach 3–4 Tagen kontinuierl. Behandlung keine Verbesserung eingetreten ist; bei Nekrose

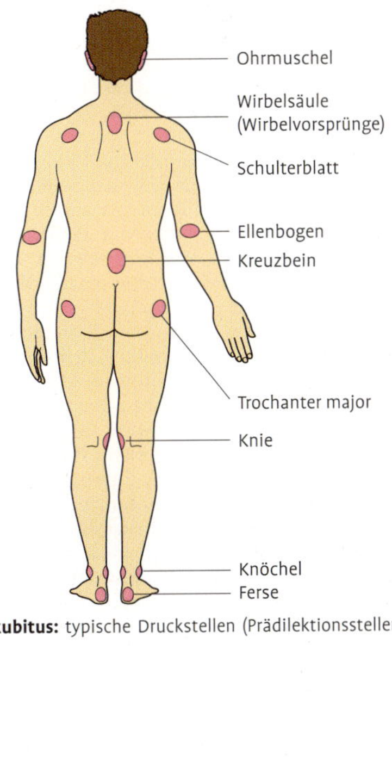

Dekubitus: typische Druckstellen (Prädilektionsstellen)

D

bzw. Gangrän chir. Abtragung u. evtl. anschließend plast. Deckung; **Proph.:** s. Dekubitusprophylaxe. Vgl. Wundmanagement; Wundversorgung.

De|letion (lat. delere, deletus auslöschen, vernichten) *f*: (engl.) *deletion*; Verlust eines interstitiellen od. terminalen Chromosomenstücks (strukturelle Chromosomenaberration*) bzw. eines DNA-Abschnitts inf. Mutation*; vgl. Mikrodeletion; Monosomie.

Delta-Zeichen: (engl.) *delta sign*; syn. Lambda-Zeichen; dreieckiger Anschluss der Amniontrennwand an das Chorion (s. Abb.) im 1. Trimenon als sonograph. Zeichen der getrennten Plazentation* bei Mehrlingen; T-förmiger Anschluss deutet auf Monochorialität hin.

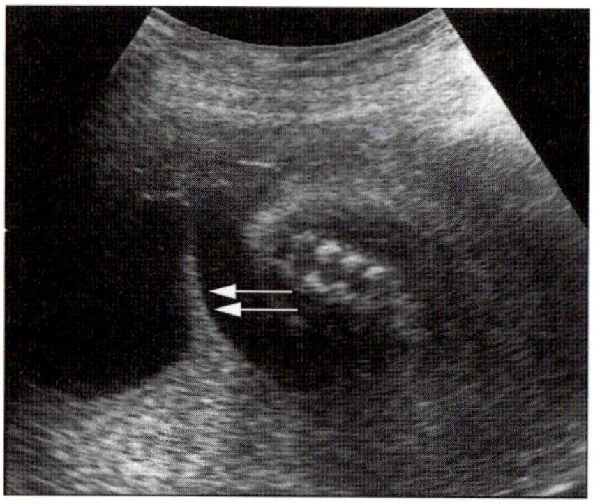

Delta-Zeichen: dreieckiger Anschluss der Amniontrennwand an das Chorion [69]

Dens natalis *m*: (engl.) *premature dentition*; zum Zeitpunkt der Geburt vorhandene (häufig hypoplast.) Zähne; meist unterer mittlerer Schneidezahn als Folge einer Zahnkeimverlagerung. Vgl. Milchzahn; Ektodermaldysplasie-Syndrome.

Dens neo|natalis *m*: (engl.) *neonatal dentition*; Zahn, der verfrüht beim Neugeborenen durchbricht; oft Hyperodontie in Form von wurzellosem Frontzahn (ohne Alveole). Vgl. Dentitio praecox.

Denver-Klassifikation *f*: (engl.) *Denver classification*; Systematik der menschl. Chromosomen*; **Prinzip:** Einteilung nach Größe u. Zentromerposition; **1.** Gruppe A (Chromosomen 1–3): große Chromosomen mit fast medianem Zentromer, unterschieden durch dessen Größe u. Lage; **2.** Gruppe B (Chromosomen 4–5): große Chromosomen mit submedianem Zentromer; Chromosom 4 länger als 5; **3.** Gruppe C (Chromosomen 6–12 sowie X-Chromosom): mittelgroße Chromosomen; Chromosom 6, 7, 8 u. 11 mit mehr medianem, 9, 10, 12 mit stärker submedianem Zentromer; X-Chromosom länger, jedoch von 6 schwer zu unterscheiden; **4.** Gruppe D (Chromosomen 13–15): mittelgroße Chromosomen mit fast terminalem Zentromer, Chromosom 13 mit deutlichem, 14 mit kleinem Satelliten am kurzen Arm; **5.** Gruppe E (Chromosomen 16–18): relativ kurze Chromosomen mit fast medianem od. submedianem Zentromer; **6.** Gruppe F (Chromosomen 19–20): kurze Chromosomen mit fast medianem Zentromer; **7.** Gruppe G (Chromosomen 21–22 sowie Y-Chromosom): sehr kurze Chromosomen mit fast terminalem Zentromer, 21 mit Satelliten am kurzen Arm, Y meist größer, mit geringer Divergenz der langen Arme; **klin. Bedeutung:** Analyse von Chromosomenaberration*; s. Karyogramm (Abb. dort).

Depot|gestagen *n*: (engl.) *deposit gestagen*; Gestagen* mit lang anhaltender Wirkung (Norethisteron, Medroxyprogesteron) zur i. m. Injektion (sog. Dreimonatsspritze) od. Implantation (Etonogestrel); **Anw.:** v. a. **1.** hormonale Kontrazeption* (Zuverlässigkeit: s. Pearl-Index); **2.** (therap.) Endometriose*, prämenstruelles Syndrom*; **UAW:** häufig Zwischenblutung* od. Zusatzblutung*.

De|pression (lat. deprimere, depressus niederdrücken, herabziehen) *f*: (engl.) *depression, dejection*; affektive Störung, die insbes. durch gedrückte Stimmung, Interessenverlust, Antriebslosigkeit u. verminderte Leistungsfähigkeit gekennzeichnet ist; **Einteilung: I.** aktuell: **1. primäre** D.: **a)** nach Phänomenologie: unipolare D. (D. ohne Episoden von Manie), bipolare D.: bipolare affektive Störung, im Zus. mit einer Schwangerschaft nach Zeitpunkt des Auftretens: Schwangerschaftsdepression* u. Wochenbettdepression*; **b)** nach Verlauf: meist episodisch (depressive Episode), einmalig od. rezidivierend (rezidivierende depressive Störung, saisonal: saisonal-affektive Störung) od. chron. (Dysthymie); **c)** nach Schweregrad: (ICD-10) leicht, mittelgradig, schwer (mit od. ohne psychot. Sympt.); (DSM-IV) Minor Depression, Major Depression; **d)** nach Ausprägung der Sympt.: somatisch, psychotisch (s. Depression, psychotische); **2. sekundäre** D. als Folge eines med. Krankheitsfaktors od. einer anderen psych. Störung: z. B. **a)** symptomatische D. (syn. exogene D.): Begleitdepression bei (v. a. extrazerebralen) Erkrankungen: postinfektiös, hämodynamisch, toxisch, endokrin, pharmak. (pharmakogene Depression), postoperativ u. a.; **b)** organische D.: altersbedingte Veränderungen mit od. ohne Demenz, posttraumat., bei Hirntumoren, Epilepsie, Meningitis, Enzephalitis u. a.; **c)** schizoaffektive Psychose; **II.** traditionell (d. h. veraltet, klin. noch verwendet): nach angenommener Urs., z. B. somatogene, psychogene, endogene, neurot. u. reaktive D. (s. Anpassungsstörung); **Häufigkeit:** Lebenszeitprävalenz: 5–12 % (Männer), 10–25 % (Frauen); Auftreten in jedem Lebensalter, Erstmanifestation gehäuft zwischen 18. u. 25. Lj., Häufigkeitsgipfel im 3. Lebensjahrzehnt; **Ätiol.:** meist multifaktoriell; Komb. genet., neurochemischer, endokrinologischer (z. B. bei Wochenbett- u. Schwangerschaftsdepression), psychol. u. sozialer Faktoren wird angenommen; **Klin.:** **1.** emotionale Sympt.: gedrückte Stimmung, Anhedonie, Niedergeschlagenheit, Hilflosigkeit, Traurigkeit, Hoffnungslosigkeit, Schuldgefühle, Angst u. a.; **2.** kognitive Sympt.: Grübeln, Konzentrationsstörungen, negative Sicht auf die eigene Person, die Vergangenheit u. Zukunft, logische Fehler (z. B. Generalisierung, übersteigertes Verantwortungsbewusstsein, Personifizierung, Katastrophisieren), Suizidgedanken u. a.; **3.** somat. Sympt.: verminderter od. gesteigerter Appetit, Libidoverlust, Ein- u. Durchschlafstörungen, Früherwachen, leichte Ermüdbarkeit, unspezif. Schmerzen u. a.; **4.** psychomotor. Sympt.: allg. Aktivitätsminderung bis zum Stupor, Agitiertheit (v. a. agitierte Depression) u. a.; **5.** motivationale Sympt.: Antriebslosigkeit, Interessenlosigkeit, Entschlussunfähigkeit, Vermeidung, Rückzug bis zum Suizid u. a.; **Diagn.:** Anamnese, Exploration, int.-neurol. Untersuchung, störungsspezif. Fragebögen (z. B. Beck-Depressionsinventar, Hamilton-Depressionsskala), strukturierte Interviews; **Ther.:** Antidepressiva, ggf. in Komb. mit Neuroleptika (v. a. bei psychotischer D.); Psychotherapie, v. a. kognitive Verhaltenstherapie u. interpersonelle Psychotherapie; bei schwerer D. mit Suizidgefahr od. psychot. D. stationäre Therapie; bei therapieresistenter D. ggf. Versuch mit Elektrokrampftherapie, Tiefenhirnstimulation od. Vagusstimulation; bei sekundärer D. Ausschaltung evtl. einwirkender Noxen od. Arzneimittel, Ther. der Grunderkrankung; **Progn.:** 50–60 % Rezidivhäufigkeit nach erster Episode, mit jeder weiteren Episode zunehmend.

De|pression, peri|partale *f*: (engl.) *peripartal depression*; peripartal (letztes Trimenon bis ca. 2 Mon. p. p.) auftretende Depression*; s. Schwangerschaftsdepression; Wochenbettdepression.

De|pression, post|partale *f*: Wochenbettdepression*.

De|pressions|zustand des Neu|geborenen: (engl.) *distress syndrome of the newborn*; Bez. für klin. Zustand eines Neugeborenen nach der Geburt mit herabgesetzter od. fehlender Atmung, Beeinträchtigung des Kreislaufs od. Störungen des zentralen Nervensystems (Apgar-Index <7 Punkte; s. Apgar-Schema). Vgl. Fetal Distress; Zustandsdiagnostik des Neugeborenen; Reanimation des Neugeborenen, primäre.

Dercum-Krankheit (Francis X. D., Neurol., Philadelphia, 1856–1931): (engl.) *Dercum's disease*; syn. Adiposalgie, Adiposis dolorosa, Lipomatosis dolorosa; autosomal-dominant erbl. Erkr. mit Auftreten schmerzhafter subkutaner Lipome an Stamm u. Extremitäten; **Vork.:** Beginn v. a. im mittleren Lebensalter; m : w = 1 : 5, bes. bei Frauen nach der Menopause.

Derm-: auch Derma-, Dermat-, -dermia; Wortteil mit der Bedeutung Haut, Fell; von gr. δέρμα, δέρματος.

Dermatitis ex|foliativa neo|natorum *f*: s. SSSS.

Dermatose, schwanger|schafts|spezifische: s. Schwangerschaftsdermatose.

Dermoid *n*: (engl.) *dermoid*; benignes, reifes Teratom*, das Abkömmlinge der Keimblätter enthalten kann; gehört zur Gruppe der Keimzelltumoren*; **Pathol.:** meist Dermoidzyste, die von Epidermis ausgekleidet ist u. eine mit Haaren vermengte talgartige Masse u. einen sog. Kopfhöcker mit Zähnen, Knorpel-, Knochen- u. Nervengewebe enthält; ; **Lok.:** v. a. Ovar (s. Ovarialtumoren), Gehirn (Mittellinie od. Kleinhirnbrückenwinkel), Hoden u. im Bereich der Haut; **Progn.:** maligne Entartung in ca. 3–5 % der Fälle. Vgl. Epidermoidzyste.

De|scensus (lat.) *m*: (engl.) *descent*; Deszensus; Herabsteigen, Senkung, Vorfall.

De|scensus genitalis *m*: s. Descensus uteri et vaginae.

De|scensus testis *m*: (engl.) *descent of testis*; physiol. Verlagerung der Hoden aus der Bauchhöhle (Lendengegend) durch den Canalis inguinalis in das Skrotum während der Fetogenese*; beginnt im 3. u. endet im 9. Fetalmonat. Vgl. Maldescensus testis.

De|scensus uteri et vaginae *m*: (engl.) *uterine-vaginal descensus*; syn. Descensus genitalis der Frau; Tiefertreten der Vagina u. des Uterus; i. e. S. Senkung bis zum Hymenalsaum (darüberhinausgehende Senkung: Prolapsus* uteri et vaginae); z. T. mit Aussackung der vorderen Scheidenwand u. Ausbildung einer Zystozele* bzw. der hinteren Scheidenwand mit Ausbildung einer oft weniger ausgeprägten Rektozele*; häufig einhergehend mit Elongatio cervicis (Ausziehung des Halsteils der Gebärmutter); **Urs.:** Beckenbodeninsuffizienz (z. B. nach Geburten), Erschlaffung des Band- u. Haltesystems; Risikofaktoren: zunehmendes Lebensalter, Schwangerschaften u. Geburten (insbes. Zangenextraktion od. Episiotomie, hohes Geburtsgewicht), Menopause, Östrogenmangel, Zustand nach Hysterektomie, Übergewicht, Nicotinabusus, genet. Faktoren u. a.; **Sympt.:** Druck- u. Fremdkörpergefühl, ziehender Unterleibsschmerz; Miktionsstörungen, v. a. Belastungsinkontinenz*, Pollakisurie*, evtl. obstruktiv bedingte unvollständige Blasenentleerung bis zu Harnverhalt; Defäkationsbeschwerden (Obstipation, unvollständige Darmentleerung); bei stärkerer Senkung Vorfall von Teilen des Genitales aus der Vulva (Prolapsus* uteri et vaginae); **Einteilung:** in Schweregrade, s. Tab. 1; **Formen:** Deszensusformen nach De-Lancey (s. Abb.); **1.** Level I (oberes Scheidendrittel): ggf. mit Enterozele, Scheidenstumpfprolaps; **2.** Level II (mittleres Scheidendrittel): ggf. mit Zystozele od. Rektozele; **3.** Level III (unteres Scheidendrittel): ggf. mit Urethrozystozele; **Diagn.:** klin. Untersuchung einschließl. digitaler rektaler u. vaginaler Untersuchung u. Spekulumeinstellung; bildgebende Verf. (Nachw. von Restharn, Harnstauung, Zysto- od. Rektozele); Urodynamik u. a.; s. Tab. 2; **Ther.:** **1.** konservativ:

D

Descensus uteri et vaginae Einteilung in Schweregrade (nach International Continence Society) Tab. 1	
Grad	Tiefe
I	bis maximal 2 cm oberhalb des Hymenalsaums
II	bis maximal 1 cm vor den Hymenalsaum
III	mehr als 1 cm vor den Hymenalsaum
IV	Totalprolaps

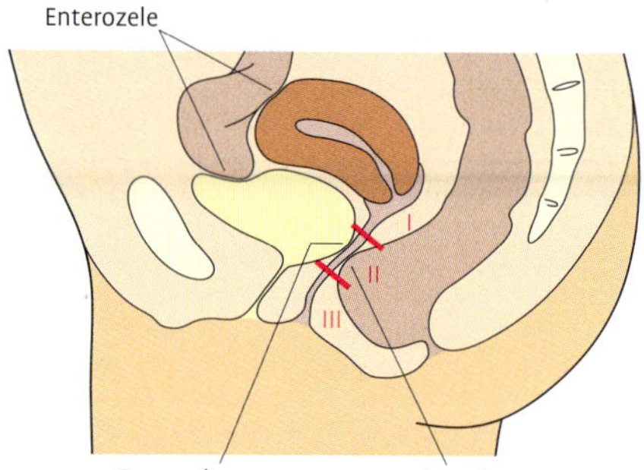

Descensus uteri et vaginae: anat. Zuordnung unterschiedl. Deszensusformen nach De-Lancey (Level I–III); Enterozele, Zystozele, Rektozele

Reduktion von Risikofaktoren, Beckenbodentraining, Elektrostimulation, Pessarbehandlung* (mit lokaler Östrogenisierung): Ring- od. Schalenpessar bei Deszensus der vorderen Vaginalwand, Würfelpessar bei Rektozele bzw. Scheidenstumpfprolaps; **2.** operativ: nach Lok.; **a)** vordere Scheidenwand: bei Pulsionszystozele (s. Zystozele) vaginale Hysterektomie mit Zystozelenversenkung u. Kolpoperineoplastik*, bei Traktionszystozele (sog. Lateraldefekt; s. Zystozele) Anheftung der Fascia endopelvina an Arcus tendineus (sog. paravaginal repair); **b)** hintere Scheidenwand: hintere Scheidenplastik* mit medianer Faszienraffung; **c)** Zervix od. Scheidenabschluss: abdominale od. laparoskop. Sakrokolpopexie; vaginale sakrospinale Fixation (auch uteruserhaltend); bei Belastungsinkontinenz ggf. gleichzeitige Einlage eines TVT-Bands (s. Schlingenoperation).

Descensus uteri et vaginae Diagnostik Tab. 2	
Verfahren	Fragestellung (Beispiele)
Anamnese	Miktionsanamnese: Trinkmenge, Harninkontinenz, Miktionsfrequenz, Nykturie, Enuresis nocturna, verminderter Harnstrahl, Pressen bei Miktion, Restharngefühl, Postmiktionströpfeln, Dysurie
	Risikofaktoren: Geburten, frühere chirurgische Eingriffe, Komorbidität, Arzneimitteleinnahme
	Sexualanamnese: Harninkontinenz bei Koitus
	Stuhlanamnese: Frequenz, Konsistenz, Stuhlinkontinenz, Obstipation
klinische Untersuchung	Inspektion und Palpation von äußerem Genitale und Abdomen: Fisteln, Fehlbildungen, Entzündungen, Tumoren, Prolaps, Bauchdeckenspannung
	vaginale Untersuchung (Palpation und Spekulumeinstellung): Beckenbodenkontraktion (ggf. Bonney-Probe), Vaginalhautbeschaffenheit, Östrogenisierungsgrad
	digitale rektale und rekto-vaginale Untersuchung: Analsphinkterkontraktion, Rektozele, Enterozele
Ultraschalldiagnostik	Blasen- und Nierensonographie: Restharnbestimmung, Harnstauung
	Introitus- oder Perinealsonographie: Mobilität des Blasenhalses, Zysto-, Rekto- oder Enterozele
	Vaginalsonographie: Darstellung von Uterus und Adnexen (vor operativem Eingriff)
Röntgendiagnostik	Miktionszystourethrographie: Zystozele, Mobilität des Blasenhalses
	Kolpozystorektographie: Beurteilung der verschiedenen Kompartimente
Funktionsdiagnostik	Urodynamik: Detrusorüberaktivität, Blasensensitivität und -kapazität, Blasenentleerungsstörung
	dynamische Defäkationskernspinuntersuchung des Beckenbodens: innerer Rektumschleimhautprolaps, Enterozele, Darmentleerungsstörung

Desmo|pressin (INN) *n*: (engl.) *desmopressin*; syn. 1-Desamino-8-D-arginin-vasopressin (Abk. DDAVP); synthet. ADH-Analogon zur p. o. od. parenteralen bzw. intranasalen Anw.; **Wirkungsmechanismus:** selektiver Agonismus an V_2-Rezeptoren; **Wirkung: 1.** antidiuretisch (stärker u. länger als ADH bei deutlich schwächerer vasopressor. Wirksamkeit); **2.** (in sehr hoher Dosierung) Hämostase-aktivierend durch Freisetzung von Faktor VIII der Blutgerinnung, von-Willebrand-Faktor u. t-PA aus Endothel sowie vermehrte Expression von Gewebefaktor u. thrombozytären Adhäsionsmolekülen (Glykoprotein Ib, P-Selektin u. a.); **Ind.: 1.** (diagn.) ADH-Test; **2.** (therap.) **a)** Diabetes* insipidus centralis; Enuresis nocturna; **b)** Blutungsprophylaxe (bzw. -therapie) bei Hämophilie* A (mit Restaktivität von Faktor VIII >5 %), von-Willebrand-Jürgens-Syndrom, Thrombozytendysfunktion (s. Thrombozytopathie); **Kontraind.:** Überempfindlichkeit, Polydipsie bei Alkoholabhängigkeit, Typ 2 B des von-Willebrand-Jürgens-Syndroms, Herzinsuffizienz, Hyponatriämie, Niereninsuffizienz; **UAW:** Hyperhydratation, Hyponatriämie, epilept. Anfall.

Deso|gestrel (INN) *n*: (engl.) *desogestrel*; synthet. Gestagen*; **Ind.:** hormonale Kontrazeption* in Komb. mit einem Östrogen.

De|squamations|phase *f*: s. Menstruationszyklus.

De|squamativ|katarrh (gr. καταρρεῖν herabfließen) *m*: veraltete Bez. für Fluor* neonatalis.

DET: Abk. für **D**ouble-**E**mbryo-**T**ransfer; s. Embryotransfer.

De|trusor vesicae *m*: (engl.) *bladder wall muscle*; zusammenfassende Bez. für die Muskulatur, die die Entleerung der Harnblase bewirkt.

De|zeleration (lat. celer schnell) *f*: (engl.) *deceleration*; auch Dip; wehenabhängiges Absinken der fetalen Herzfrequenz im CTG* um mind. 15–20/min unter Basalfrequenz*; **Formen: 1. frühe** D. (Frühtief): tiefster Punkt der D. zeitgleich mit Wehenakme; vagal ausgelöst meist inf. stärkerer Kopfkompression; häufig in der Austreibungsperiode; meist nicht mit fetaler Hypoxie bzw. Azidose verbunden; Vorgehen: bei sonst unauffälligem Herzfrequenzmuster keine Maßnahmen erforderl.; **2. späte** D. (Spättief): 20–90 Sek. nach Wehenakme; Hinweis auf unzureichende uteroplazentare Sauerstoffversorgung, z. B. bei Plazentareifungsstörung, vorzeitiger Plazentalösung* od. fetalem Blutverlust; Vorgehen: antenatal Doppler-Sonographie fetaler Gefäße; sub partu ggf. Fetalblutuntersuchung* u. evtl. operative Entbindung; **3. variable** D.: wechselnd hinsichtlich Form u. Wehenverlauf; v. a. bei Nabelschnurkomplikationen*; prognostisch ungünstige Zusatzkriterien: s. Abb.; Vorgehen: Lagewechsel, Tokolyse bei hypoxiesuspektem Herzfrequenzmuster, ggf. Fetalblutuntersuchung* mit Entscheidung über weitere Geburtsleitung.

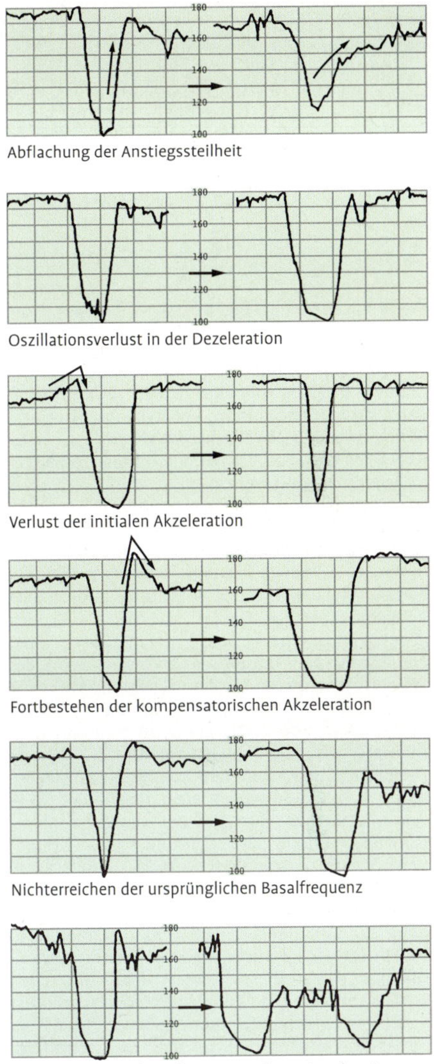

Dezeleration: prognostisch ungünstige Zusatzkriterien variabler Dezelerationen

De|zidua (lat. deciduus abfallend) *f*: (engl.) *decidua*; Decidua membrana; Siebhaut; die nach Eintreten einer Schwangerschaft weiterentwickelte Funktionalis des Endometriums*; **Einteilung:** s. Abb.; **1.** Decidua capsularis (sive reflexa): überzieht die eingebettete Blastozyste an der Nidationsstelle; **2.** Decidua basalis (sive serotina): zwischen Uterusmuskulatur u. Basis der Blastozyste; **3.** Decidua parietalis (sive vera): die übrige Uterushöhle auskleidende Schleimhaut; ab Ende der 16. SSW Verschmelzung von Decidua capsularis u. Decidua pa-

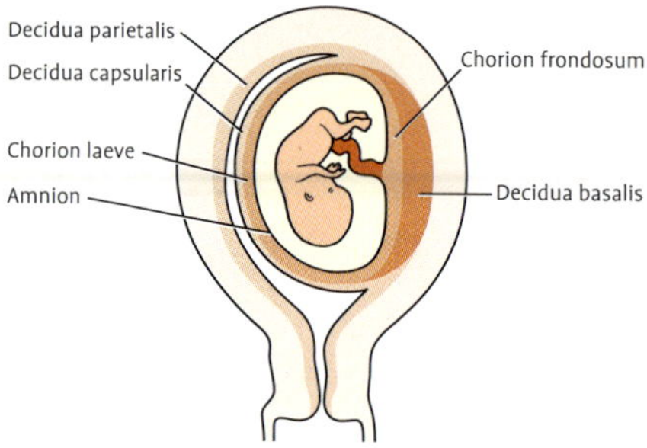

Dezidua: Plazentaentwicklung in der 10. SSW [12]

rietalis; **Histol.:** oberflächl. Stratum compactum, darunter Stratum spongiosum mit typ. sägeförmigen Drüsenquerschnitten. Vgl. Eihäute; Chorion.

DHEA: Abk. für **Dehydroepiandrosteron***.

DHEA-S *m*: Abk. für **Dehydroepiandrosteronsulfat**; s. Dehydroepiandrosteron.

Di-: Wortteil mit der Bedeutung zweimal, doppelt; von gr. δίς.

Dia-: auch Di-; Wortteil mit der Bedeutung hindurch, zwischen; von gr. διά.

Diabet-: Wortteil mit der Bedeutung hindurchgehen; von gr. διαβαίνειν.

Dia|betes in|sipidus *m*: (engl.) *insipid diabetes*; Abk. DI; Störung der Diurese durch Verminderung der Wasserreabsorption in den Sammelrohren der Niere u. Ausscheidung großer hypotoner Harnvolumina; **Formen: 1. D. i. centralis** (syn. D. i. neurohormonalis); Urs.: ungenügende od. fehlende Produktion bzw. Sekretion von ADH; **a)** angeboren: autosomal-dominant erbl. Defekt des AVP-Gens (Genlocus 20p13); DIDMOAD-Syndrom; **b)** symptomatisch: bei Hirntumor (bes. Kraniopharyngeom, Hypophysentumor), Langerhans-Zell-Histiozytose, Sarkoidose, Schädelhirntrauma, Meningitis, Enzephalitis o. a. Erkr. mit Schädigung der Osmosensoren im Hypothalamus (z. B. bei Vaskulitis), iatrogen (op. Hypophysenausschaltung; akzidentell i. R. einer neurochir. Op.); **2. D. i. renalis;** Urs.: Defekt der ADH-sensitiven Rezeptoren mit ineffizienter Ausbildung der Wasserkanäle (Aquaporine) in den Sammelrohren; **a)** angeb.: autosomal-dominant od. autosomal-rezessiv erbl. mit Mutationen im Gen für Aquaporin-2 (AQP2-Gen, Genlocus 12q13) sowie X-chromosomal erbl. mit Mutationen im Gen für den Vasopressin-Rezeptor V_2 (AVPR2-Gen, Genlocus Xq28); **b)** bei akutem Nierenversagen in der polyurischen Phase od. Destruktion der ADH-Rezeptoren (v. a. bei chron. Nierenerkrankung od. toxisch z. B. durch Einnahme von Lithium); **3. D. i. in der Schwangerschaft;** Urs.: vermehrter ADH-Abbau; **4. dipsogener D. i.;** Urs.: primäre Polydipsie; **Sympt.:** Polyurie, starker Durst u. Polydipsie, evtl. Dehydratation, bei Kleinkindern evtl. Diarrhö; **Diagn.:** Sammelurin (Polyurie); Urinosmolarität <300 mosmol/l, Osmolalität u. spezif. Gewicht des Urins herabgesetzt; ggf. Durstversuch, ADH-Test, Bestimmung der ADH-Konz. im Serum (Radio-Immunoassay); **Ther.:** D. i. centralis: synthet. ADH-Analogon (Desmopressin*-Substitution), Korrektur der Wasserbilanz, Behandlung der Grunderkrankung; D. i. renalis: natriumarme Kost, Korrektur der Wasserbilanz, Hydrochlorothiazid zur Natriumreduktion im distalen Tubulus, Indometacin zur Reduktion der glomerulären Filtrationsrate; **DD:** Tubulopathie, psychogene Polydipsie, Diabetes* mellitus, Hyperkalzämie, Polyurie bei chron. Niereninsuffizienz.

Dia|betes mellitus *m*: (engl.) *diabetes mellitus*; Abk. DM; Zuckerkrankheit; Glukosestoffwechselstörung unterschiedl. Ätiol. u. Sympt. mit relativem od. absolutem Mangel an Insulin u. Hyperglykämie* als gemeinsame Kennzeichen; **Häufigkeit:**

weltweit häufigste endokrine Erkrankung

Prävalenz in Deutschland insgesamt 12 % (Alter 25–79 Jahre; International Diabetes Federation) mit kontinuierlich zunehmender Tendenz; **Einteilung:** ätiol. Klassifikation nach von American Diabetes Association (Abk. ADA) revidierten Kriterien; **I.** (in 5–10 %) **D. m. Typ 1:** zunehmender absoluter Insulinmangel inf. Zerstörung der B-Zellen des Pankreas; absolute Insulinabhängigkeit; **1. Typ 1A:** immun. (T-Lymphozyten-)vermittelt; pathognomon. Nachw. von Autoantikörpern: gegen Insulin (Abk. IAA), Glutamatdecarboxylase (Abk. GAD-AK, auch GADA), Tyrosinphosphatase IA-2 (Abk. IA-2 AK, auch IA-2A), Zink-Transporter-8 (Abk. ZnT8), zytoplasmatische Inselzellantikörper (Abk. ICA) meist gegen mehrere dieser Antigene; Vorhandensein der Antikörper am ehesten phänomenolog. mit nicht gesicherter Kausalität zur Inselzellzerstörung; Erstmanifestation meist im Kindes-, Jugend- od. frühen Erwachsenenalter; z. T. Assoziation mit weiteren Autoimmunerkrankungen (v. a. Autoimmunthyroiditis, seltener Addison-Krankheit, primärer Hypogonadismus, Hypophyseninsuffizienz), bei Koinzidenz von 2 od. mehr endokrinen Autoimmunerkrankungen als polyglanduläres Autoimmunsyndrom bezeichnet; Sonderform **LADA** (Abk. für engl. latent autoimmune diabetes in adults): D. m. Typ 1 mit Nachw. von GAD-AK u./od. ICA, jedoch initial nicht insulinpflichtig, so dass klin. Erscheinen zunächst als D. m. Typ 2; frühes Sekundärversagen auf orale Antidiabetika; Ketoazidoseneigung gering; **2. Typ 1B:** ätiopathogenetischer Mechanismus unbekannt u. als idiopathisch bezeichnet; **II. D. m. Typ 2:** Folge von Insulinresistenz u. Insulinsekretionsstörung mit Erhöhung der Blutglukose über definierte Grenze, ohne autoimmun. Beeinträchtigung der Inselzellen; relative Insulinresistenz bei Manifestation, im Krankheitsverlauf Erschöpfung der Inselzellfunktion (B-Zellen) u. Übergang in absoluten Insulinmangel möglich; geringe Ketoazidoseneigung; polygenet. Prädisposition mit hoher Penetranz, Manifestation im höheren Lebensalter, frühere Manifestation bei Adipositas u. Bewegungsmangel od. Schwangerschaft als Gestationsdiabetes*; oft assoziiert mit metabolischem Syndrom, somit hohe Assoziation mit frühen makrovaskulären Erkrankungen schon vor Manifestation der chron. Hyperglykämie; **III.** andere spezif. Diabetestypen; **IV.** s. Gestationsdiabetes; **Pathobiochemie: 1.** verminderte Glukoseaufnahme in peripheres Muskel- u. Fettgewebe; **2.** gesteigerte Glukoneogenese u. verminderte Glykogenese mit Hyperglykämie; **3.** gesteigerte Lipolyse u. erhöhter kataboler Proteinabbau mit Anstieg von Triglyceriden, freien Fettsäuren u. Aminosäuren; **4.** verminderte Verwertung von Brenztraubensäure; **5.** verminderte Glykolyse als direkte Folge der Hyperglykämie; **Klin.:** Hyperglykämie, bei Überschreiten der renalen Rückresorptionsrate mit Glukosurie, Polyurie u. Polydipsie; inf. Dehydratation u. Anstieg der Serumosmolarität transitor. Refraktionsanomalie mögl.; Gewichtsabnahme inf. kataboler Stoffwechsellage u. Dehydratation; allg. Schwäche u. Adynamie von leichter Ausprägung bis hyperosmolares od. ketoazidotisches Koma mit Kussmaul-Atmung bei absolutem Insulinmangel; **Kompl.:** diabetische Retinopathie, diabetische Nephropathie, diabetische Neuropathie, diabetischer Fuß, Cheiroarthropathie, Arteriosklerose u. damit erhöhtes Risiko für Herzinfarkt, Schlaganfall u. pAVK; vgl. Angiopathie, diabetische; **Diagn.:** anamnest., klin., labordiagn.: **1.** Konz. der venösen Nüchtern-Plasmaglukose ≥7,0 mmol/l (≥126 mg/dl); **2.** venöse Plasmaglukosekonzentration od. im kapillären Vollblut zu 2 versch. Zeitpunkten ≥11,1 mmol/l (≥200 mg/dl) bei gelegentl. Messung; **3.** Plasmaglukose 2 Std. nach oraler Belastung mit 75 g Glukose ≥11,1 mmol/l (≥200 mg/dl) (s. Glukosetoleranztest, Tab. dort); **4.** HbA_{1C} ≥6,5 % (≥48 mmol/mol); bei HbA_{1C} 5,7–6,4 % (39–47 mmol/mol) oraler Glukosetoleranztest (od. Nüchternblutglukose-Bestimmung) indiziert, bei HbA_{1C} <5,7 % (<39 mmol/mol) D. m. diagn. ausgeschlossen; **Ther.:** möglichst normnahe Einstellung von Blutglukose u. HbA_{1c} ohne (schwere) Hypoglykämie; **1.** Lebensstiländerung durch Ernährungsschulung, normales Körpergewicht, körperl. Aktivität; regelmäßige Untersuchungen zur frühzeitigen Diagn. u. Ther. diabet. Spätkomplikationen bzw. Folgeerkrankungen; **2.** D. m. Typ 1: individualisierter, möglichst Physiologie-naher Ersatz des fehlenden Insulins durch intensivierte konventionelle Insulintherapie (Abk. ICT), alternativ subkutane Insulininfusionstherapie (Abk. CSII, s. Insulininfusionssysteme) bzw. ggf. konventionelle Insulintherapie; **3.** D. m. Typ 2: Stufentherapie mit Diät, Lebensstiländerung u./od. Bewegung, orale Antidiabetika; Metformin als First-line-Therapie, später ggf. zusätzl. andere orale Antidiabetika, z. B. (in alphabet. Reihenfolge) Acarbose, DPP-4-Inhibitor, Sulfonylharnstoff od. Glinid, bei Notwendigkeit zusätzl. supportive Insulintherapie, falls nötig, Wechsel auf alleinige Insulintherapie od. Insulintherapie zus. mit Metformin; Modifikation der Stufentherapie bei Kontraindikation.

Dia|betes, renaler *m*: s. Glukosurie, renale.

Dia|meter (gr. διάμετρος Durchmesser) *m*: Durchmesser; s. Beckenmaße; Kopfmaße.

D

Dia|phragma (gr. διάφραγμα Scheidewand) *n*: **1.** s. Zwerchfell; **2.** s. Scheidendiaphragma.

Dia|phragma pelvis *n*: M. levator ani mit der Fascia sup. diaphragmatis pelvis u. Fascia inf. diaphragmatis pelvis; vgl. Beckenboden.

Dia|phragma uro|genitale *n*: muskuläre Platte u. Fascia diaphragmatis urogenitalis sup. u. inf.; vgl. Beckenboden.

dia|plazentar: (engl.) *transplacental*; syn. transplazentar; durch die Plazenta* hindurch. Vgl. Plazentaschranke.

Didymitis (gr. δίδυμος doppelt, pl δίδυμοι Zwillinge, Hoden) *f*: Orchitis*.

DIEP-Lappen: Kurzbez. für **D**eep-**I**nferior-**E**pigastric-**P**erforator-Lappen; s. Mammaplastik.

Di|ethyl|stilb|estrol *n*: (engl.) *diethylstilbestrol*; synthet. Stilbenderivat mit östrogener Wirkung, das als Substitut für steroidale Östrogene u. als postkoitales Kontrazeptivum in Gebrauch war (v. a. in den USA); wirkt kanzerogen bei den weibl. Nachkommen der behandelten Frauen (vgl. Stilbestrol-Syndrom); bei den männl. Nachkommen wurden Gonadenanomalien nachgewiesen.

Dif|ferenzierungs|störung, sexuelle: (engl.) *disorder of sexual differentiation (Abk. DSD)*; Sammelbez. für Störungen der Geschlechtsdifferenzierung mit nicht eindeutig männl. od. weibl. Genitale od. Unstimmigkeit zw. chromosomalem Geschlecht u. Geschlechtsmerkmalen*; je nach Form u. Ausprägung manifest bei Geburt od. i. R. der Pubertätsentwicklung; **Einteilung:** nach vorhandenem Gonadengewebe; **1.** DSD mit Ovarien; **2.** DSD mit Testes; **3.** ovotestikuläre DSD (früher: echter Hermaphroditismus) mit gleichzeitigem Vork. von Ovar- u. Testisgewebe (Ovar u. Testes od. Ovotestis*); Karyotyp 46,XX, 46,XY od. Mosaik; Phänotyp variabel (männl., weibl. od. intersexuell); **4.** DSD ohne nachweisbare Gonaden: s. Agonadismus; **Urs.: 1.** gonosomale numerische Chromosomenaberration* od. Mosaik, z. B. Klinefelder*-Syndrom, Turner*-Syndrom, gemischte Gonadendysgenesie; **2.** Störung der Gonadenentwicklung bei normalem männl. od. weibl. Chromosomensatz; z. B. ovotestikuläre DSD, Gonadendysgenesie inf. Mutation des SRY-, SOX9-, SF-1-, WT-1-, DHH-, WNT4- od. DAX1-Gens (Genotyp 46,XY) od. FSH-Rezeptor-Mutation (Genotyp 46,XX; s. XX-Gonadendysgenesie), testikuläres Regressionssyndrom (Genotyp 46,XY); **3.** Störung des Androgenstoffwechsels; **a)** (Genotyp 46,XX) pränatale Hyperandrogenämie, z. B. fetal bedingt bei kongenitalem virilisierendem adrenogenitalem Syndrom* od. maternal bei Androgen produzierendem Tumor, Arzneimitteleinnahme; **b)** (Genotyp 46,XY) gestörte Androgenbiosynthese (z. B. inf. Mutation im LH*-Rezeptor-Gen od. 5α-Reduktasemangel), Androgenresistenz*; **4.** andere, z. B. kloakale Ekstrophie; Testesaplasie, isolierte Hypospadie, Kryptorchismus (Genotyp 46,XY); Vaginalatresie, Labiensynechie (Genotyp 46,XX); **Diagn.:** bildgebende Verf. (Darstellung des inneren Genitale), laborchem. (Hormonkonzentration, z. B. Steroidhormone, Anti-Müller-Hormon); Karyogramm, evtl. Gonadenbiopsie. Vgl. Intersexualität

DiGeorge-Syn|drom (Angelo DiG., Päd., Philadelphia, 1921–2009) *n*: (engl.) *DiGeorge syndrome*; Abk. DGS; syn. Chromosom-22q11.2-Deletionssyndrom, CATCH 22; embryopath. Hemmungsfehlbildung der 3. u. 4. Schlundtasche; **Häufigkeit:** 13 : 100 000 Neugeborene; **Ätiol.:** rezessiv erbl. Mikrodeletion* (TBX1-Gen, codiert für T-Box-1; Genlocus 22q11.21) mit Entwicklungsstörung der Thymusanlage (Ausfall der zellulären Immunität), Nebenschilddrüsen (primärer Hypoparathyroidismus) u. des Aortenbogens in der Folge; allel. zu Shprintzen-Syndrom (syn. velokardiofaziales Syndrom); **Sympt.:** perinatal meist hypokalzäm. Tetanie u. Sympt. eines angeb. Herzfehlers, im weiteren Verlauf Gedeihstörungen u. rezidiv. Infektionen; charakterist. Gesichtsdysmorphie mit Hypertelorismus, Mikrogenie, dysplast. Ohren u. velopharyngealer Insuffizienz (näselnde Sprache); **Ther.:** Calcium- u. Vitamin-D-Gabe, op. Herzfehlerkorrektur, u. U. Thymustransplantation; **Progn.:** hohe Letalität im frühen Kindesalter; 30 % zeigen normale Entwicklung.

Dignität (lat. dignitas Würde) *f*: (engl.) *valency*; biol. Wertigkeit, z. B. eines Tumors* i. S. von benigne od. maligne; vgl. Zytodiagnostik.

5α-Di|hydro|testo|steron *n*: (engl.) *5α-dihydrotestosterone*; Androgen*, das in den Zellen der Erfolgsorgane (Haarfollikel, sekundäres Genitale) durch Reduktion (5α-Reduktase) aus Testosteron* entsteht.

Di|latator *m*: **1.** (chir.) Instrument zur Erweiterung von Kanälen, z. B. Hegar*-Stift; vgl. Angioplastie; Bougierung; **2.** (engl.) *dilator*; (anat.) erweiternder Muskel, z. B. M. dilatator pupillae, vom Sympathikus innerviert; vgl. Horner-Syndrom.

Di|morphismus *m*: **1.** (engl.) *dimorphism*; Zweigestaltigkeit, Sexualdimorphismus, Geschlechtsdimorphismus; (biol.) Bez. für das Auftreten zweier durch das Geschlecht unterscheidbarer Formen derselben Art; **2.** (sexualmed.) Bez. für das aufgrund der sexuellen Geschlechtsmerkmale entstehende unterschiedl. Erscheinungsbild des männl. u. weibl. Körpers.

DIN: Abk. für **d**uktale **i**ntraepitheliale **N**eoplasie*.

Dino|proston (INN) *n*: syn. Prostaglandin E_2; s. Prostaglandine.

Dip (engl. to dip eintauchen) *m*: **1.** (gebh.) s. Dezeleration; **2.** (kardiol.) s. Dip, frühdiastolischer.

DIPI: Abk. für **di**rekte **i**ntra**p**eritoneale **I**nsemination*.

Di|prosopus (gr. πρόσωπον Gesicht) *m*: (engl.) *diprosopus*; Doppelfehlbildung* des kompletten Gesichts od. von Gesichtsteilen.

Dis-: auch Dif-; Wortteil mit der Bedeutung auseinander, zwischen, hinweg; von lat. dis-.

Discus inter|pubicus *m*: syn. Fibrocartilago interpubica; Faserknorpelscheibe in der Schambeinfuge (Symphyse); enthält meist einen Hohlraum.

Di|somie *f*: (engl.) *disomy*; (genet.) **1.** Zustand von Zellen mit einem diploiden Chromosomensatz, der aus Paaren jeweils homologer Chromosomen besteht; vgl. Monosomie; Trisomie; **2.** Chromosomenaberration*, bei der in Zellen mit einem haploiden Chromosomensatz (meist Keimzellen) ein best. Chromosom doppelt vorhanden ist; vgl. Aneuploidie; **3.** uniparentale D.: Chromosomenaberration, bei der in einer Zelle od. einem Individuum ein homologes Chromosomenpaar od. Chromosomenteile von nur einem Elternteil stammen; Urs. für versch. genet. Krankheiten (z. B. Angelman*-Syndrom, Prader*-Willi-Syndrom) mit zusätzl. genomischem Imprinting.

Di|stantia inter|cristarum (lat. distantia Abstand, Entfernung) *f*: s. Beckenmaße.

Di|stantia inter|spinosa *f*: s. Beckenmaße.

Di|stantia inter|trochanterica (lat. distantia Abstand, Entfernung) *f*: s. Beckenmaße.

Di|vergenz|zange: (engl.) *divergence forceps*; Geburtszange*, bei der durch eine Schraube ein Abstand eingestellt werden kann, um Druck auf den kindlichen Kopf zu verhindern; z. B. Bamberger*-Zange.

di|zygot: syn. zweieiig; s. Zwillinge; Zygotie.

DNA: Abk. für (engl.) ***d****eoxyribo****n****ucleic* ***a****cid*; syn. DNS (Abk. für Desoxyribonukleinsäure); Träger der genet. Information (s. Material, genetisches); Polynukleotid, bei dem Mononukleotide über 3′,5′-Phosphodiesterbrücken verknüpft sind; die Reihenfolge der Basen Adenin (A), Guanin (G), Cytosin (C) u. Thymin (T) bestimmt den genetischen Code u. enthält somit die Information für das Genprodukt. DNA liegt meist als Doppelstrang vor (Ausnahme: Genom einzelsträngiger DNA-Viren), der aus 2 Polynukleotidketten entgegengesetzter Polarität besteht. Die Basenfolge des (+)-Stranges (codogener Strang, Leserichtung, $3' \rightarrow 5'$) ist komplementär zu der des (–)-Stranges (codierender Strang, $5' \rightarrow 3'$). Die Basenpaarung zwischen Purinbasen u. Pyrimidinbasen (A═T; G≡C) bestimmt die Konformation der DNA als Doppelhelix, die unter physiol. Bedingungen in der B-Form (syn. Watson-Crick-Form; s. Abb.) vorliegt. DNA ist v. a. in den Chromosomen* im Zellkern lokalisiert, aber auch in Mitochondrien (mtDNA). Bei Mitose* erfolgt die Reduplikation*, bei Meiose* auch die Rekombination der DNA. Reparatursysteme der DNA: s. UV-Schaden. Vgl. Nukleinsäuren; Nukleasen; Transkription.

DNA-Finger|print-Methode (engl. fingerprint Fingerabdruck) *f*: (engl.) *DNA fingerprint analysis*; gentechnologische Meth. zum Nachw. spezif., unver-

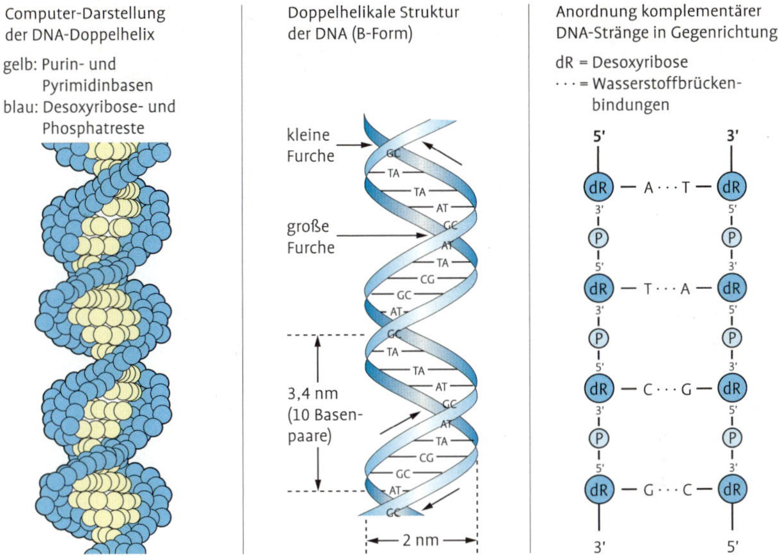

DNA: Modell der DNA-Doppelhelix

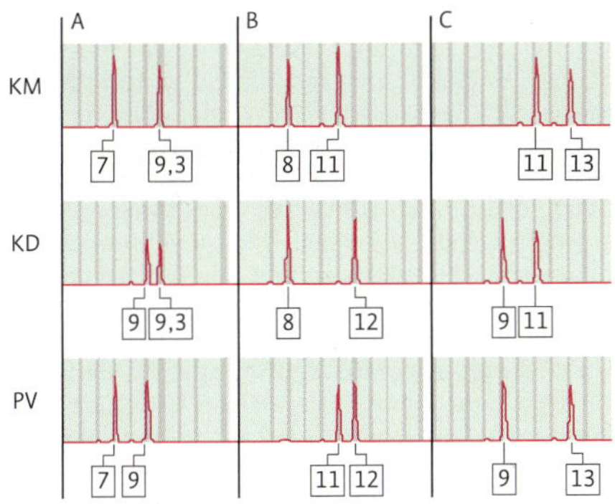

DNA-Fingerprint-Methode: Abstammungsbegutachtung mit STR-System: Das Kind (KD) hat die Allele 9,3 sowie 8 u. 11 in den Systemen A, B u. C von der Kindsmutter (KM) geerbt; die DNA des Putativvaters (PV) weist alle bei der Mutter fehlenden Allele (9, 12, 9) auf, die Vaterschaft gilt somit als erwiesen. [52]

änderbarer, individueller DNA-Muster; **Prinzip:** **1.** nach Spaltung der DNA mit Restriktionsenzymen, elektrophoret. Auftrennung u. Hybridisierung mit geeigneten Gensonden, die repetitive DNA-Sequenzen (sog. Minisatelliten; s. Marker, genetische) erkennen od. **2.** nach Amplifikation der DNA mit Hilfe der PCR zur Darstellung von STR-Systemen (sog. Mikrosatelliten; s. Marker, genetische) mit anschl. Fragmentlängenanalyse; **Anw.:** Abstammungsbegutachtung* (s. Abb.), in der Zwillingsforschung u. bei Stammzelltransplantationen zur Prüfung des Chimärismus; i. R. der Rechtsmedizin u. Kriminalistik zur Isolierung u. Typisierung der DNA aus Spuren (getrocknetes Blut, Haare, Sperma u. a.).

DNA-Klonierung: (engl.) *DNA cloning*; Verf. der Gentechnologie* zur Herstellung ident. DNA-Fragmente mit Selektion u. Züchtung von Zellklonen mit eingefügter fremder DNA* (syn. rekombinante DNA); **Prinzip:** Die Fremd-DNA wird in Bakterien mit Phagen od. Plasmiden eingeschleust, in deren DNA zuvor das entspr. gentragende Fremd-DNA-Stück (bis zu 10 000 Basen) ligiert wurde. Dies wird z. B. aus genom. DNA durch enzymat. Hydrolyse mit Restriktionsenzymen gewonnen, in vitro an mRNA kopiert (cDNA), chem. synthetisiert od. mit PCR selektiv vervielfältigt. Den Plasmiden ähnl. künstl. Chromosomen mit größerer Aufnahmekapazität für Fremd-DNA sind BACs (Abk. für engl. bacterial artificial chromosomes) u. YACs (Abk. für engl. yeast artificial chromosomes).

DNS-: s. DNA-.

Döderlein-Bakterien (Albert S. D., Gyn., München, 1860–1941) *fpl*: s. Lactobacillus.

Dokumentations|pflicht: (engl.) *obligation to record*; rechtl. Pflicht des behandelnden Arztes zu sorgfältiger u. vollständiger Dokumentation der ärztlichen Behandlung od. Operation einschließl. pflegerischer Maßnahmen; bezieht sich auf Anamnese, Diagn. u. Therapie u. umfasst diagn. Bemühungen, Befunde, Art u. Dosierung der Medikation, ärztliche Anweisungen an die Behandlungspflege, Abweichungen von der Standardbehandlung, Verlaufsdaten sowie das Aufführen unerwarteter Zwischenfälle; D. ist Nebenpflicht aus dem Behandlungsvertrag mit dem Patienten. Mit dem Führen einer Krankenakte (Krankenblatt, Krankenkartei) erfüllt der Arzt regelmäßig die formellen Anforderungen der D.; bei Aufzeichnungen auf elektron. Datenträgern bedarf es zur Verhinderung von Veränderungen od. unrechtmäßiger Versendung bes. Sicherungs- u. Schutzmaßnahmen. Die Dokumentation muss vollständig spätestens zum Ende des einzelnen Behandlungsabschnitts vorliegen; sie unterliegt der ärztl. Schweigepflicht* sowie ggf. den Datenschutzgesetzen. Unzulänglichkeiten der Dokumentation können im Arztfehlerprozess zu Beweiserleichterungen zugunsten des Pat. führen. Vgl. Einsichtsrecht; Aufbewahrungsfrist.

Don|juanismus: Bez. für Form des abweichenden Sexualverhaltens* bei heterosexuellen Männern i. S. einer Hypersexualität*, die durch häufigen Partnerinnenwechsel u. Bindungsunfähigkeit gekennzeichnet ist. Vgl. Promiskuität.

Donné-Körperchen (Alfred D., Arzt, Paris, 1801–1878): s. Kolostrum.

Dop|amin-Re|zeptor-Agonisten (lat. recipere, receptus aufnehmen, empfangen; gr. ἀγωνιστής Wettkämpfer) *m pl*: (engl.) *dopamine receptor agonists*; Substanzen mit stimulierender Wirkung auf Dopamin-Rezeptoren; **Einteilung: 1.** in Ergotalkaloide (Bromocriptin*, Lisurid*, Metergolin*, Cabergolin*, Quinagolid, Pergolid) u. Nicht-Ergot-Derivate (Ropinirol, Pramipexol), Apomorphin; **2.** nach Rezeptoraffinität; **a)** D_1-Rezeptor: v. a. Dopamin (i. v. verabreicht); **b)** D_2-Rezeptor: Bromocriptin, Lisurid, Pergolid, Dihydroergocriptin, Cabergolin, Ropinirol; **c)** D_3-Rezeptor (im limbischen System u. frontalen Kortex): Pramipexol; **Wirkung:** Durchblutung fördernd an Nieren- u. Mesenterialgefäßen (über D_1-Rezeptoren); Dopamin-Ersatz im ZNS bei Parkinson-Syndrom (über D_2-Rezeptoren); Sekretions-Hemmung von Prolaktin* über hypophysäre Dopamin-Rezeptoren mit konsekutiver Hemmung von Laktation u. Galaktorrhö; Hemmung der STH-Produktion durch Cabergolin bei Akromegalie; **Ind.:** u. a. prolaktinbedingte Fertilitätsstörung, prämenstruelles Syndrom, Mastitis u. Abstillen, Mikroprolaktinom, Akromegalie, Parkinson-Syndrom; **UAW:** initial Übelkeit, Schwindel, gelegentlich psychomotor. Störungen; bei Ergotalkaloiden Fibrosierung (z. B. kardial-valvulär, daher regelmäßige echokardiographische Kontrolle erforderlich).

Doppel|fehl|bildung: 1. (engl.) *duplication malformation, conjoined twins*; Fehlbildung, bei der 2 Embryonen miteinander verbunden bleiben (sog. siamesische Zwillinge) und u. U. gemeinsame Organanlagen haben; **Urs.:** unvollständige Durchschnürung des Embryoblasten im späten Entwicklungsstadium der Blastozyste* (bei vollständiger Durchschnürung entstehen eineiige Zwillinge*); **Diagn.:** pränatal durch Ultraschalldiagnostik (abhängig

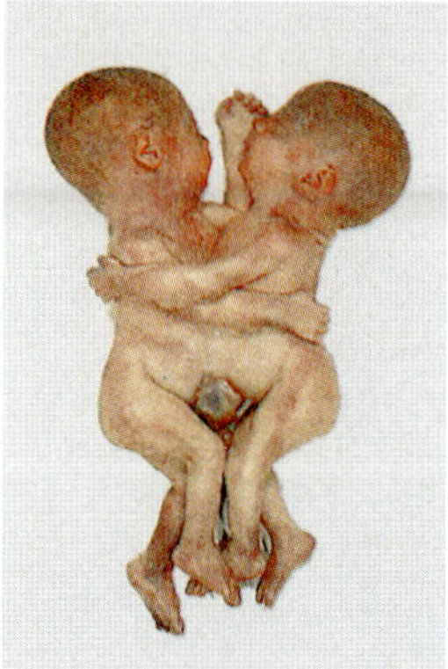

Doppelfehlbildung: an Thorax u. Bauch miteinander verbundene sog. siamesische Zwillinge; hier mit getrennten Anlagen von Herz, Lunge, Magen u. Colon, aber nur einer gemeinsamen Leber- u. Dünndarmanlage [66]

von Ausprägung u. Wunsch der Schwangeren Schwangerschaftsabbruch od. Erhalt der Schwangerschaft mit primärer Schnittentbindung); **Einteilung:** nach Art u. Ausmaß der Verbindung; z. B. **a)** Kephalothorakopagus*; **b)** Omphalopagus (s. Abb.); **c)** Pygopagus (Steißbein); **d)** Kraniopagus*; **Ther.:** ggf. op. Trennung; vgl. Autosit; Parasiten; **2.** Bez. für pathol. Verdopplung einzelner Organe, z. B. von Uterus, Vagina od. Ureteren.

Doppler-Sono|graphie (Christian J. D., Phys., Math., Wien, Prag, 1803–1853; lat. sonare tönen) *f*: (engl.) *Doppler sonography*; Verf. der Ultraschalldiagnostik* zur Bestimmung von Flussprofil u. Flussgeschwindigkeit i. d. R. in art. u. venösen Blutgefäßen sowie im Herzen; **Prinzip:** s. Doppler-Effekt; **Formen: 1.** CW-Doppler (Abk. CW für engl. continuous wave; Dauerschallverfahren): kontinuierl. Aussenden von Schallwellen konstanter Frequenz (Dauerschall, engl. continuous wave) durch piezoelektr. Quarzkristall u. Registrierung der Frequenz der reflektierten Schallwelle durch einen anderen Piezokristall; Darstellung der Frequenzänderung (korreliert mit Bewegungsgeschwindigkeit der reflektierenden Struktur) akust. od. visuell; bei unidirektionalem CW-Doppler ohne Berücksichtigung der Flussrichtung, bei bidirektionalem CW-Doppler mit Darstellung der Flussrichtung (graph.: i. d. R. orthograde Strömung oberhalb u. retrograde Strömung unterhalb der Nulllinie; farbcodiert: s. FKDS; Power-Doppler zur Erfassung langsamer Strömungen); **Anw.:** v. a. kardiol. (hohe Flussgeschwindkeit z. B. bei Herzklappenfehler), angiol. (Stenose-Diagn. z. B. der A. carotis) od. gebh. (Nachw. kindl. Herztöne in Frühschwangerschaft ab 10.–12. SSW, Überwachung der Herzaktionen während Schwangerschaft u. Geburt, zur Nabelschnur- u. Plazenta-

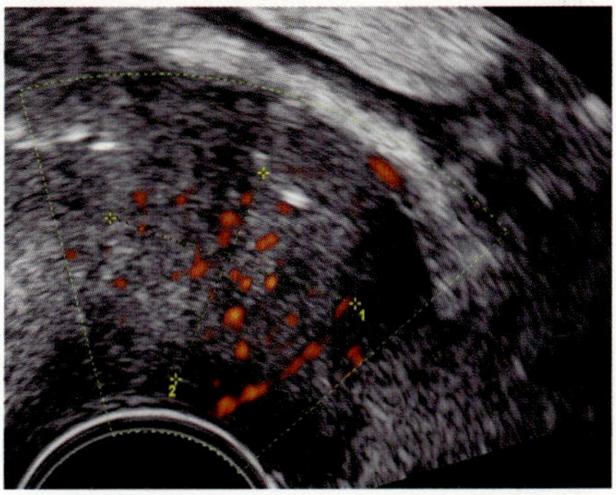

Doppler-Sonographie Abb. 1: Tumorvaskularisation eines Zervixkarzinoms (CW-Doppler) [61]

lokalisation), auch i. R. einer Tumordiagnostik (Beurteilung der Tumordurchblutung, -gefäßarchitektur u. -ausbreitung) sowie intraoperativ; **2.** PW-Doppler (Abk. PW für engl. pulsed wave; gepulste D.-S., Puls-Doppler-Verfahren): Aussenden einzelner Schallimpulspakete (gepulste Schallemission) durch piezoelektr. Quarzkristall u. Registrierung der reflektierten Schallwelle durch denselben Piezokristall (alternierend Sende- u. Aufnahmefunktion); Tiefenzuordnung des empfangenen Echosignals nach Vorgabe einer Empfangszeit (Auswertung nur der Signale, die einer best. Entfernung im Gewebe entsprechen); Anw.: Flussdiagnostik z. B. in A. carotis, auch in B-Bild-Methode, als Duplexsonographie* bzw. FKDS; **Ind.: 1.** Screening bei pAVK, i. R. der Echokardiographie zur Diagn. von Herzklappenfehlern sowie Blutfluss- u. Druckverhältnissen im Herzen, zur Erfolgs- u. Verlaufskontrolle nach vaskulärchir. Eingriff (z. B. Ballonangioplastie, Stentangioplastie, Thrombendarteriektomie, Bypass der Extremitätenarterien), zur Beurteilung einer chronisch-venösen Insuffizienz in Komb. mit anderen diagn. Untersuchungen (Venenverschlussplethysmographie, Lichtreflexplethysmographie); **2.** (gyn.) Blutflussmessung in Uterus, Endometrium u. Ovar i. R. der Diagn. gyn. Tumoren (s. Abb. 1); **3.** (gebh). Pränataldiagnostik*, Blutflussmessung u. a. in uteroplazentaren Arterien, Nabelschnurgefäßen (s. Abb. 2), A. cerebri media, Aorta, Ductus venosus Arantii u. im Herzen i. R. der fetalen Echokardiographie* (s. Abb. 3); u. a. bei intrauteriner Wachstumsretardierung, hypertensiver Schwangerschaftserkrankung, intrauterinem Fruchttod, Auffälligkeit der fetalen Herzfrequenz, Verdacht auf fetale Fehlbildung; Anw. auch bei vor der Schwangerschaft bestehender maternaler Erkrankung mit Auswirkung auf die Durchblutung (arterielle Hypertonie, Nephropathie, Diabetes mellitus, Autoimmunerkrankung, Gerinnungsstörung), bei Mehrlingsschwangerschaft u. zur fetalen Anämiediagnostik; Parameter: u. a.

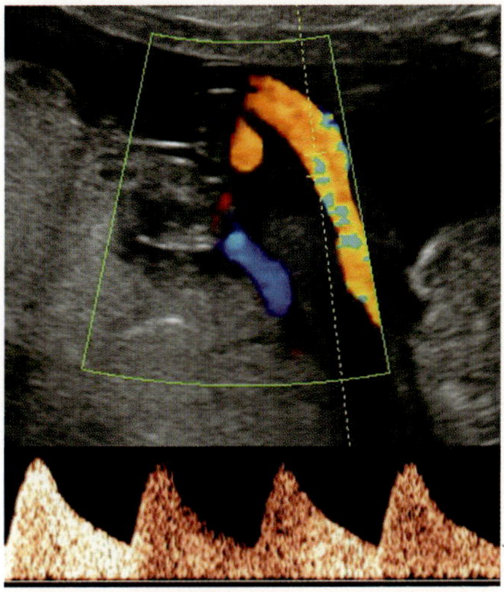

Doppler-Sonographie Abb. 2: Blutfluss in Arteria umbilicalis (PW-Doppler) [61]

Maximalgeschwindigkeit systol. u. diastol. (abhängig von Insonationswinkel), A/B-Ratio, Resistenz-Index, Pulsatilitiy-Index (s. Abb. 4); **4.** (neurochir.) in der Intensivmedizin transkraniell (Abk. TCD für engl. transcranial doppler) zur Messung der zerebralen Blutflussgeschwindigkeiten (vgl. Hirndrucksteigerung; Subarachnoidalblutung).

dormant cells (engl. schlafende Zellen): Zellen eines therap. (meist chir.) nicht vollständig beseitigten malignen Tumors, die zu lokalen Spätrezidiven führen können; vgl. Metastase.

Dotter|gang: s. Ductus omphaloentericus.

Dotter|sack: (engl.) *yolk sac*; (embryol.) durch Zellen des Entoderms*, die sich auch an der Innenseite der Blastozystenwand ausgebreitet haben, begrenzter, flüssigkeitshaltiger Raum (primärer D.; 8. Tag); differenziert sich um den 13. Tag zum sekundären D. u. ist von extraembryonalem Coelom umgeben; **Funktion:** für den Transfer von Metaboliten des Embryos wesentlich; Bildungsort der ersten Blutgefäße u. -zellen sowie der primordialen Keimzellen; Stammzellreservoir. Vgl. Ductus omphaloentericus.

Dotter|sack|tumor *m*: endodermaler Sinustumor*.

Douglas-Ab|szess (James D., Anat., London, 1675–1742) *m*: (engl.) *Douglas abscess*; Eiteransammlung im Douglas*-Raum; **Vork.:** v. a. bei Appendizitis, Adnexitis*, postoperativer Nahtinsuffizienz, als Restzustand einer diffusen Peritonitis*; **Sympt.:** Miktionsbeschwerden, Tenesmen, ständiger Stuhldrang, Schleimabgang, Stuhlinkontinenz; **Diagn.:** digitale, rektale Austastung mit schmerzhafter, fluktuierender Vorwölbung; ggf. vaginale od. rektale Endosonographie, Ultraschalldiagnos-

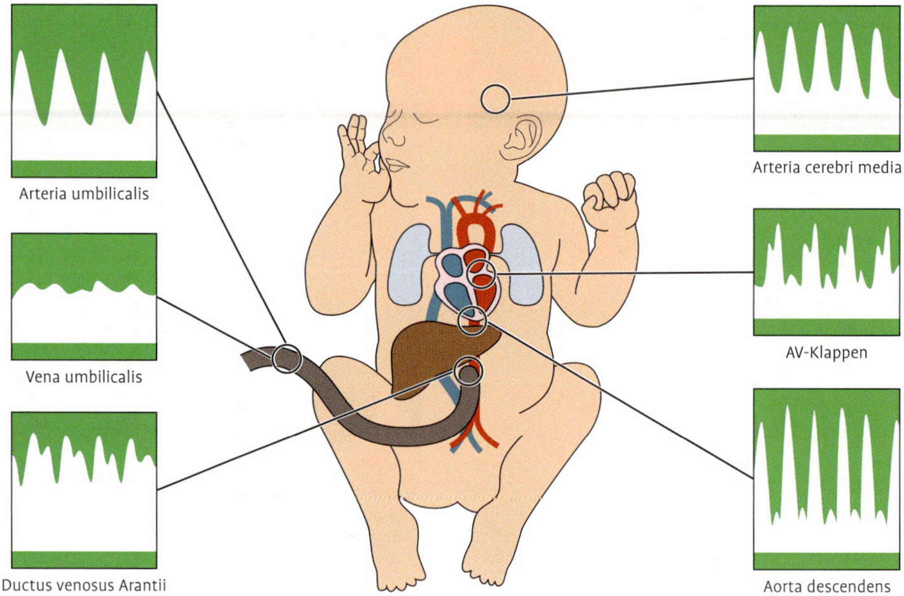

Doppler-Sonographie Abb. 3**:** Untersuchung fetaler Gefäße

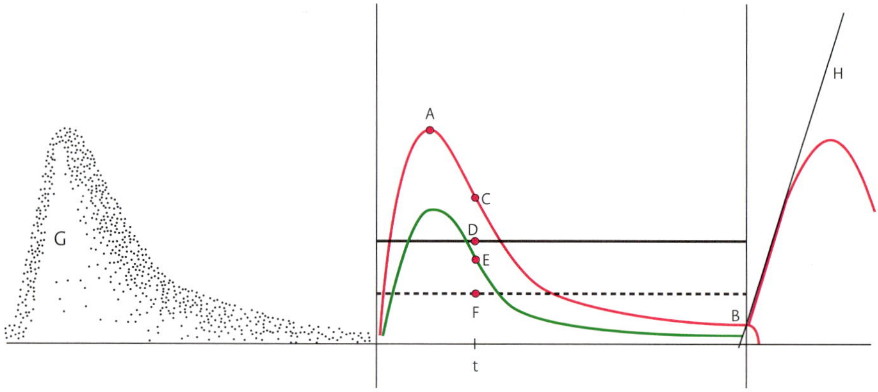

Doppler-Sonographie Abb. 4**:** Größen u. Indizes zur Analyse des Blutflusses (nach Vetter); A: maximale Maximalgeschwindigkeit; B: minimale Maximalgeschwindigkeit; C: Maximalgeschwindigkeit zum beliebigen Zeitpunkt t; D: mittlere Maximalgeschwindigkeit über einen Herzzyklus; E: Durchschnittsgeschwindigkeit zum beliebigen Zeitpunkt; F: mittlere Durchschnittsgeschwindigkeit über einen Herzzyklus; G: Spektralfenster; H: Anstiegssteilheit; Indizes: Resistenz-Index: (A–B)/A; A/B-Ratio: A/B; Pulsatility-Index: (A–B)/D [12]

tik, CT; **Ther.:** je nach Urs. Laparoskopie (s. Abb.) bzw. Laparotomie. Cave: Douglas-Punktion, Drainage u. hintere Kolpotomie sind nicht mehr indiziert, da Diagn. unklar bleibt u. Gefahr der Fistelbildung besteht.

Douglaso|zele (James D., Anat., London, 1675–1742) *f*: s. Rektozele.

Douglas-Punktion (James D., Anat., London, 1675–1742; lat. punctio Einstich) *f*: (engl.) *culdocentesis*; sonographische od. CT-gestützte, diagn. od. therap. transvaginale od. transrektale Punktion des Douglas-Raums z. B. bei Douglas*-Abszess; wegen Gefahr der Fistelbildung u. Verletzung von

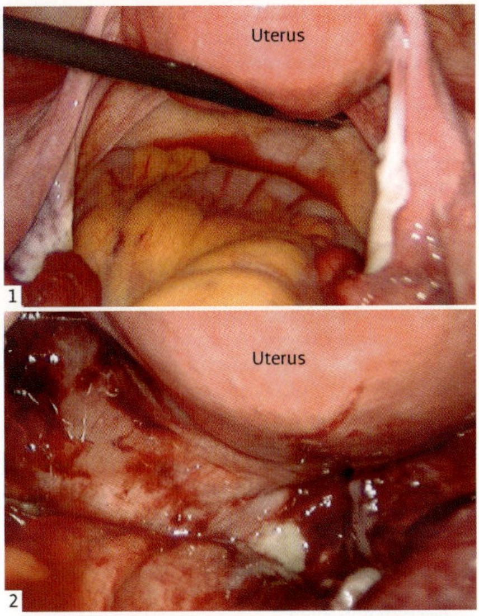

Douglas-Abszess: Laparoskopie; 1: physiol. Douglas-Raum; 2: Eiterauflagerungen bei D.-A. [69]

Beckenorganen heute weitgehend durch Laparoskopie* ersetzt.

Douglas-Raum (James D., Anat., London, 1675–1742): (engl.) *pouch of Douglas*; der zwischen Uterus u. Rektum (Excavatio rectouterina) gelegene tiefste Punkt der Bauchhöhle bei der Frau; beim Mann zwischen Harnblase u. Rektum (Excavatio rectovesicalis).

Douglas|skopie (James D., Anat., London, 1675–1742) *f*: (engl.) *culdoscopy*; syn. Kuldoskopie, Kolpolaparoskopie; endoskop. Betrachten der Organe im Bereich des Douglas*-Raums von vaginal; wegen schwieriger Lagerung u. schlechter Übersicht weitgehend durch Laparoskopie* ersetzt; Anw. als transvaginale Hydrolaparoskopie* i. R. der Fertilitätsdiagnostik.

Down|staging: klin. Bez. für Staging* eines nach (neoadjuvanter) Chemo- od. Strahlentherapie weniger ausgeprägten Tumors; i. d. R. der Kategorie T der TNM*-Klassifikation (Downsizing).

Down-Syn|drom (John L. H. D., Arzt, London, 1828–1896) *n*: (engl.) *Down syndrome, trisomy 21*; syn. Morbus Langdon-Down, Trisomie 21; numerische autosomale Chromosomenaberration*, meist als klassische Trisomie* (3-faches Chromosom 21 inf. Non*-disjunction, s. Abb. 1), selten als Translokationstrisomie* 21; Vork. androtrop (m : w = 1,3 : 1); **Häufigkeit:** in Deutschland ca. 1300/Jahr; Inzidenz zunehmend mit Lebensalter der Mutter: insgesamt 1 : 600 bis 1 : 800 Lebendgeborene, bezogen auf 35–40-jährige Mütter 0,5–1,3 %, bezogen auf 40–45-jährige Mütter 1,3–4,4 %; **Klin.:** intra- u. extrauterine Fehlentwicklung fast sämtl. Gewe-

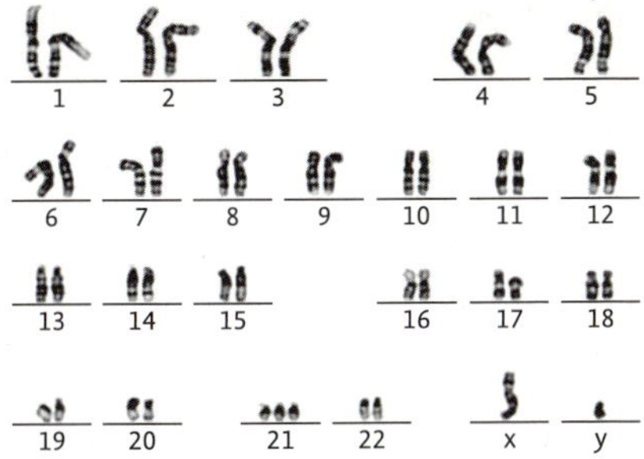

Down-Syndrom Abb. 1: Karyogramm bei Trisomie 21 [61]

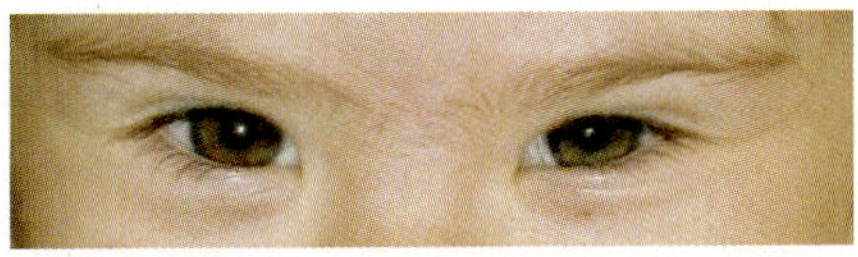

Down-Syndrom Abb. 2: charakteristische lateral-kranial ansteigende Lidachsen und Epikanthus [61]

be u. Organe, die langsam wachsen, unreif bleiben, schneller altern u. Fehlbildungen aufweisen können; **1.** unterschiedl. ausgeprägte, typ. Dysmorphie: rundl. Kopf, Kleinwuchs, Brachyzephalie, Mikrozephalie, lateral-kranial ansteigende Lidachsen u. Epikanthus (s. Abb. 2), Hypertelorismus, breite Nasenwurzel, tiefsitzende Ohren, meist offener Mund mit vermehrter Speichelsekretion u. großer, gefurchter Zunge; Vierfingerfurche in den Handflächen (in 40–75 % der Fälle), Einwärtskrümmung (Klinodaktylie) der Endglieder des 5. Fingers; Fußdeformitäten (sog. Sandalenlücke), Unterentwicklung der Kiefer u. Zähne sowie verspäteter knöcherner Schluss der Schädelnähte u. der Fontanelle ohne Verzögerung der Knochenkernentwicklung; **2.** meist erhebl., aber individuell versch. entwicklungsfähige Intelligenzminderung; **3.** Muskelhypotonie, Cutis laxa, tiefstehender Nabel (oft mit Hernie); **4.** angeb. Herzfehler in 40–60 % der Fälle (meist atrioventrikulärer Septumdefekt); **5.** mit zunehmendem Lebensalter überdurchschnittl. häufig ALL u. Alzheimer-Krankheit; **Diagn.:** **1.** charakterist. Phänotyp bereits bei Geburt, Brushfield-Flecken in der hellen Iris junger Säuglinge, die sich mit zunehmendem Lebensalter u. Pigmenteinlagerungen verlieren; **2.** evtl. pränatal durch Amniozentese* od. Chorionbiopsie*; Screening: im ersten Schwangerschaftstrimester Berechnung der Wahrscheinlichkeit für D.-S. durch sonograph. Bestimmung der Nackentransparenz (s. Nackenödem), Konz. von Beta*-HCG u. PAPP*-A im Blut, Lebensalter der Schwangeren u. Anamnese; zusätzl. Parameter (zweites Schwangerschaftstrimester): Inhibin* A, Estriol* u. Alphafetoprotein*; **Progn.:** mittlere Lebenserwartung >50 Jahre; bei frühzeitig begonnener u. individuell angepasster Förderung gute soziale Integration u. teilweise Selbständigkeit möglich.

Doxo|rubicin (INN) *n*: (engl.) *doxorubicine*; syn. Hydroxydaunorubicin, Adriamycin; Zytostatikum* (Anthrazyklin* aus Kulturen von Streptomyces peuceticus) zur i. v. Anw. (konventionell od. pegyliert); **Ind.**: Mamma-, Bronchialkarzinom; fortgeschrittenes od. rezidiviertes Endometriumkarzinom, fortgeschrittenes Ovarialkarzinom, fortgeschrittenes od. metastasiertes Harnblasenkarzinom; Lymphom, ALL u. a.; **Kontraind.**: schwere Knochenmarkdepression, schwere Herzschädigung, akute Infektion, stark eingeschränkte Leberfunktion; **UAW:** Kardiotoxizität (u. a. lebensbedrohliche Arrhythmien), Fertilitätshemmung, reversible Alopezie, Fieber u. Schleimhautulzeration.

Drang|in|kontinenz *f*: (engl.) *urge incontinence*; Form der Harninkontinenz* mit imperativem Harndrang; häufig kombiniert mit Pollakisurie* u. Nykturie; **Urs.**: Harnwegsinfektion*, Obstruktion, Fremdkörper, Tumor, Östrogenmangel im Klimakterium, Störungen der Innervation od. Sensorik, häufig psychosomatisch (vgl. Blase, überaktive); **Einteilung:** nach Befund der Zystotonometrie; **1.** sensorische D. mit verfrühtem starkem Füllungsgefühl; **2.** motorische D. mit unwillkürl. Detrusorkontraktionen (Detrusorhyperaktivität); **Diagn.**: Urinstatus u. -kultur, Sonographie mit Restharnbestimmung, Urethrozystoskopie, Zystomanometrie; **Ther.**: kausal bei org. Ursache; symptomat. mit Sedativa, Blasentraining, Spasmolytika, Anticholinergika.

Drei|monats|spritze: s. Kontrazeption, hormonale.

Drei|stufen|pille: s. Kontrazeption, hormonale.

Drillinge: s. Mehrlinge.

Drospirenon (INN) *n*: (engl.) *drospirenon*; Gestagen* mit milder natriuretischer bzw. Wasser ausschwemmender Wirkung; **Ind.**: hormonale Kontrazeption* (in Komb. mit Ethinylestradiol*).

DSD: Abk. für (engl.) ***d****isorder of* ***s****exual* ***d****ifferentiation* (*auch* ***d****ifference of* ***s****exual* ***d****ifferentiation*); s. Differenzierungsstörung, sexuelle.

Dubin-Johnson-Syn|drom (Isidore D., Pathol., Washington, 1913–1980; Frank B. J., Pathol., Washington, geb. 1919) *n*: (engl.) *Dubin-Johnson syndrome*; syn. Sprinz-Nelson-Syndrom, konstitutioneller nichthämolytischer Ikterus; seltene, meist bei Jugendlichen u. jungen Erwachsenen auftretende, autosomal-rezessiv erbl. Störung des Transports von konjugiertem Bilirubin in die Gallengänge mit Ablagerung eines braun-schwarzen Pigments in der häufig vergrößerten Leber; **Ätiol.**: Punktmutation im CMOAT-Gen (Genlocus 10q24) mit Fehlen des kanalikulären Anionentransporters; **Klin.**: Verlauf asymptomat. od. mit uncharakterist. Oberbauchbeschwerden; bei Frauen in der Schwangerschaft u. bei hormonaler Kontrazeption* (cave: Kontraindikation) häufig Ikterus (ohne Pruritus); **Diagn.**: direkte Hyperbilirubinämie; verminderte Exkretion von biliären Diagnostika, z. B. hepatobiliäre Funktionsszintigraphie mit Diethylaminodiacetat (HIDA); Leberfunktionstests normal; erhöhte Ausscheidung von Koproporphyrin I im Urin; **Ther.**: nicht erforderlich. Vgl. Rotor-Syndrom.

Dubowitz-Farr-In|dex (lat. index Anzeiger) *m*: (engl.) *Dubowitz-Farr index*; auch Farr-Index; Index zur quant. Erfassung des Reifegrads eines Frühgeborenen* u. Abschätzung des Gestationsalters anhand von Geburtsgewicht u. Beurteilung (Bewertung) u. a. von Haut (Farbe, Struktur, Transparenz), Lanugo, Ohrmuschel (Form, Knorpel), Fußsohle, Mamille (Form, Durchmesser) sowie Hoden bzw. Labien (Größe, Form); vgl. Reifezeichen des Neugeborenen.

Duchenne-Erb-Lähmung (Guillaume B. D., Neurol., Paris, 1806–1875; Wilhelm H. E., Neurol., Heidelberg, 1840–1921): s. Armplexuslähmung.

Duchenne-Muskel|dys|trophie (Guillaume B. D., Neurol., Paris, 1806–1875) *f*: (engl.) *Duchenne muscular dystrophy*; Abk. DMD; X-chromosomal-rezessiv erbl., häufigste Form der progressiven Muskeldystrophien mit nahezu vollständigem Fehlen von Dystrophin (Genlocus Xp21.2); **Vork.**: ausschließlich bei Männern; **Häufigkeit:** 1 : 3500; **Klin.**: proximal betonte Muskelschwäche mit Beginn in den ersten Lebensjahren u. rascher Progredienz, Verlust der Gehfähigkeit zwischen 10. u. 12. Lj., zunehmende Ateminsuffizienz; Skoliose, Gelenkkontrakturen, häufig Kardiomyopathie; evtl. leichte mentale Retardierung; **Progn.**: Lebenserwartung eingeschränkt (20–25 Jahre); **Ther.**: symptomatisch; Glukokortikoide verzögern den Verlauf.

Ductuli trans|versi ep|oo|phori *m pl*: s. Parovarium.

Ductus lacti|feri (lat. ductus Gang) *m pl*: Milchgänge; Ausführungsgänge (15–20) der Brustdrüse; münden auf die Papilla mammaria.

Ductus omphalo|entericus *m*: (engl.) *omphalomesenteric duct*; syn. Ductus vitellinus; Dottergang; in der Nabelschnur verlaufende embryonale Verbindung zwischen Ileum u. Nabel; entsteht bei der Abschnürung des Darmrohrs vom Dottersack aus der ursprüngl. weiten Öffnung zwischen beiden;

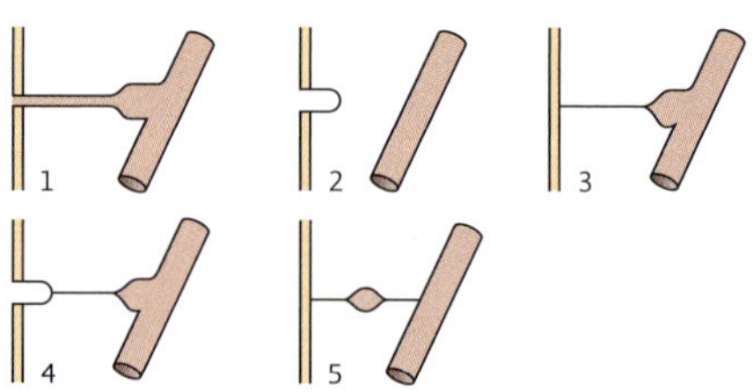

Ductus omphaloentericus: Rückbildungsstörung: 1: vollständige Nabelfistel; 2: unvollständige Nabelfistel; 3: Meckel-Divertikel; 4: Nabelzyste; 5: Ligamentum terminale bildet sich in der 6. SSW zurück u. obliteriert; **klin. Bedeutung:** Rückbildungsstörung (s. Abb.), z. B. Fistula* omphaloenterica, Meckel*-Divertikel.

Ductus para|meso|nephricus *m*: s. Müller-Gang.

Ductus para|urethrales *m pl*: s. Skene-Gänge.

Ductus venosus Arantii (Giulio Cesare Aranzio, Anat., Bologna, 1530–1589) *m*: (engl.) *duct of Arantius*; im pränatalen Blutkreislauf* bestehende Verbindung zwischen Vena* umbilicalis u. Vena cava inferior; obliteriert nach der Geburt zum Lig. venosum der Leber.

Ductus vitellinus *m*: Ductus* omphaloentericus.

Dührssen-Schuchardt-Schnitt (Karl A. Sch., Chir., Stettin, Breslau, 1856–1901): Schuchardt*-Schnitt.

Duffy-Blut|gruppen|system *n*: (engl.) *Duffy's blood group system*; Symbol Fy; Blutgruppensystem, dessen antithet. Hauptantigene Fy^a bzw. Fy 1 u. Fy^b bzw. Fy 2 durch kodominante Allele determiniert werden; je Erythrozyt werden ca. 17 000 Antigenkopien exprimiert; beim Genotyp Fy 0/Fy 0 tragen die Erythrozyten weder Fy^a- noch Fy^b-Antigene. Diese Erythrozyten werden von Plasmodium vivax nicht befallen, was das häufige Vork. des homozygoten Phänotyps $Fy^{(a-b-)}$ in Afrika (ca. 68 %) erklären könnte (Selektionsvorteil). 3 weitere Duffy-Antigene (Fy 3, Fy 4, Fy 5) werden möglicherweise durch Allele eines zweiten sog. Duffy-Sublokus determiniert (klin. ohne Bedeutung). Antikörper (Anti-Fy^a häufiger als Anti-Fy^b; Nachw. durch indirekten Antiglobulintest*, Enzymtest ist ungeeignet) werden selten gefunden, können aber schwere Transfusionszwischenfälle u. einen Morbus* haemolyticus neonatorum verursachen. Vgl. Blutgruppen.

duktal (lat. ductus Gang): (engl.) *ductal*; innerh. eines Gangs, von einem Gang ausgehend; z. B. duktales Mammakarzinom*.

Dukt|ek|tasie *f*: (engl.) *ductectasis*; Erweiterung eines Ganges; i. e. S. eines Milchgangs (Ductus* lactiferi) der weibl. Brust (Befund i. R. der Galaktographie*).

Dukto|graphie *f*: Galaktographie*.

Dukto|skopie: (engl.) *ductoscopy*; mikroendoskop. Darstellung der Milchgänge der weibl. Brust unter Verw. eines Duktoskops mit u. ohne zusätzl. Arbeitskanal, bestehend aus Lichtquelle, 1 mm-Geradeausoptik u. Untersuchungsschaft (Außendurchmesser max. 1,3 mm) mit Spülkanal; **Ind.:** pathol. Sekretion aus der Brustdrüse, Tumordiagnostik (s. Abb.), Früherkennung des Mammakarzinoms*. Vgl. Endoskopie.

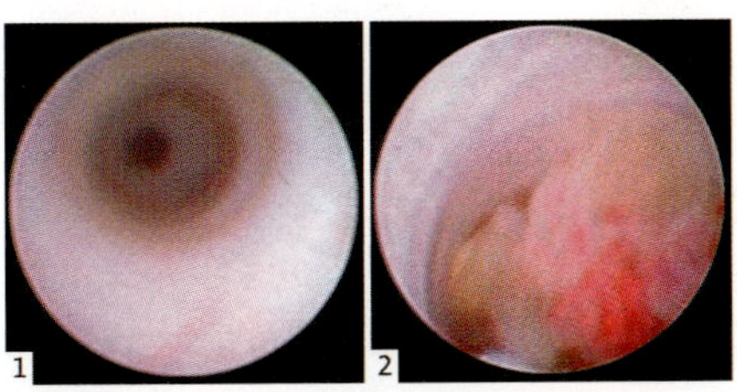

Duktoskopie: 1: physiol. Befund: weißlich rosa schimmernder Milchgang mit glatter Wand; 2: peripher gelegene, multipel polypöse, rötliche Proliferation mit zerklüfteter Oberfläche u. atypischen Gefäßen (Histologie: Milchgangpapillom)

Duncan-Modus (James M. D., Gyn., Edinburgh, London, 1826–1890) *m*: (engl.) *Duncan mechanism*; Form der Plazentalösung*, bei der sich die unteren Teile der Plazenta zuerst lösen (s. Abb.), v. a. bei über Eck (Tubenecke) inserierter Plazenta. Vgl. Schultze-Modus.

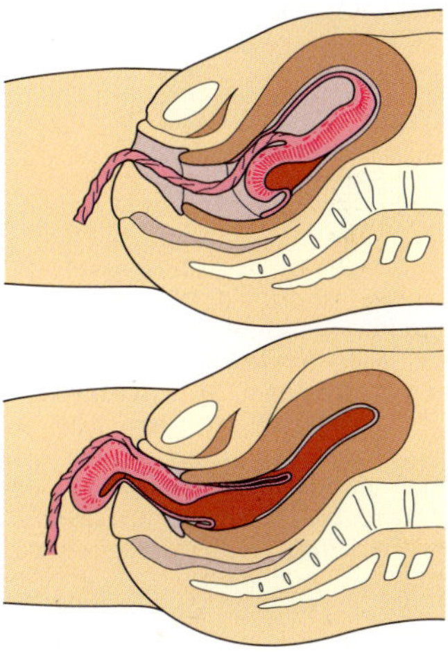

Duncan-Modus: laterale Plazentalösung

Duo|denal|a|tresie (lat. duodeni je zwölf) *f*: (engl.) *duodenal atresia*; Form der Darmatresie* mit Sympt. eines hohen Ileus (galliges Erbrechen) ab 1. Lebenstag, Mekoniumabgang häufig vorhanden; **Häufigkeit:** 1 : 6000; häufig bei Down*-Syndrom; **Diagn.:** pränatal durch Ultraschalldiagnostik (Hydramnion*; Double-bubble-Zeichen, s. Darmatresie, Abb. 1 dort); postnatal: viel Magensekret; röntg. Double-bubble-Zeichen (s. Abb.); **Ther.:** Duodenoduodenostomie, evtl. Duodenojejunostomie nach Resektion des betroffenen Darmabschnitts. Vgl. Duodenalstenose.

Duo|denal|stenose *f*: (engl.) *duodenal stenosis*; Einengung des Duodenallumens durch Obstruktion von innen od. Kompression von außen; **Urs.:** u. a. **1.** Duodenaltumor; **2.** angeb. Fehlbildung (1 : 7000 Geburten; häufig in Komb. mit anderen Fehlbildungen); **a)** innere Obstruktion inf. membranösen Septums od. Duodenalwandhypoplasie mit geringem Restlumen; **b)** Kompression durch Volvulus, Pancreas anulare od. konnatale Briden, z. B. bei Non- u. Malrotation*, Mesenterium ileocolicum commune; **Klin.:** häufig galliges Erbrechen als

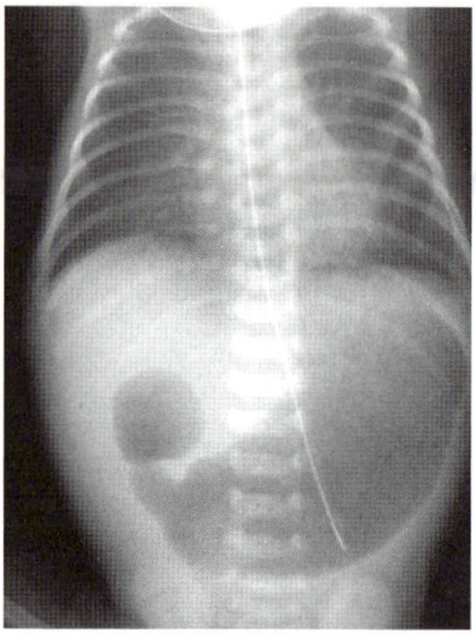

Duodenalatresie: Double-bubble-Zeichen (Abdomenübersichtsaufnahme) [15]

Frühsymptom; **Diagn.:** Ultraschalldiagnostik, Abdomenübersichtsaufnahme. Vgl. Duodenalatresie.

Duplex|sono|graphie (lat. duplex doppelt; sonare tönen) *f*: (engl.) *duplex sonography*; Komb. aus Impulsechoverfahren (B-Bild) u. Dauerschallverfahren (Doppler*-Sonographie) der Ultraschalldiagnostik* zur gleichzeitigen Untersuchung der Weichteilstrukturen (Gefäßmorphologie) u. des Blutstroms (s. Abb.); **Ind.:** z. B. nicht invasive Darstellung einer Arteria-carotis-interna-Stenose. Vgl. FKDS.

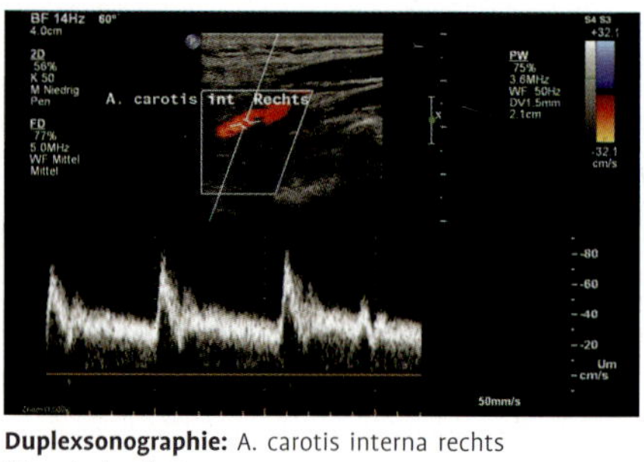

Duplexsonographie: A. carotis interna rechts (Normbefund) [43]

Duplikation (lat. duplicare verdoppeln) *f*: (engl.) *duplication*; strukturelle Chromosomenaberration*, bei der ein Chromosomenabschnitt doppelt vorhanden ist; **klin. Bedeutung:** z. B. Duplikation des PMP22-Gens auf Chromosom 17 bei HMSN-I (s. Neuropathie, hereditäre motorisch-sensible).

Durch|bruch|blutung: (engl.) *breakthrough bleeding*; von der Menstruation* bzw. Abbruchblutung* abzugrenzende uterine Blutung in unterschiedl. Stärke inf. relativen Hormonmangels aufgrund der Diskrepanz zwischen steigendem Östrogenbedarf des Endometriums u. dem endogenen od. exogenen Angebot (z. B. bei hormonaler Kontrazeption*); schwächere Blutungen werden als Schmierblutung* bezeichnet. Vgl. Follikelpersistenz.

Durch|messer, bi|parietaler: (engl.) *biparietal diameter*; Abk. BIP, BPD; Abstand der beiden Scheitelbeine; größter querer Schädeldurchmesser, beim Neugeborenen ca. 9,5 cm. Vgl. Kephalometrie, intrauterine.

Durch|messer, bi|temporaler: (engl.) *bitemporal diameter*; Abstand der äußersten Punkte der beiden Schläfenbeine; kleiner querer Durchmesser des Schädels, beim Neugeborenen ca. 8 cm.

Dydro|gesteron (INN) *n*: (engl.) *dydrogesterone*; Gestagen* ohne östrogene od. androgene Eigenschaften; **Ind.:** Zyklusanomalien inf. Corpus*-luteum-Insuffizienz, Hormontherapie* im Klimakterium (in Komb. mit Östrogen).

Dys-: Wortteil mit der Bedeutung Miss-, Un-; von gr. δυσ-.

Dys|funktion, e|rektile *f*: Erektionsstörung*.

Dys|funktion, sexuelle: s. Funktionsstörungen, sexuelle.

Dys|genesie *f*: (engl.) *dysgenesis*; anlagebedingte Fehlentwicklung eines Organs od. Organteils.

Dys|genesie, retikuläre *f*: (engl.) *reticular dysgenesis*; syn. Vaal-Seynhaeve-Syndrom; autosomal-rezessiv erbl., schwerste Form des schweren kombinierten Immundefekts* mit vollständigem Fehlen von T- u. B-Lymphozyten sowie von Granulozyten bei normaler Erythro- u. Thrombozytopoese, sog. leerem Knochenmark u. Thymushypoplasie; Tod in den ersten Lebenswochen inf. therapieresistenter Sepsis.

Dys|germinom (lat. germen Keim) *n*: (engl.) *dysgerminoma*; auch Seminom des Ovars; von den Urkeimzellen abstammender, zur Gruppe der Keimzelltumoren* gehörender maligner Ovarialtumor*; **Vork.:** v. a. im Jugendalter (ca. 50 % der Pat. <20 Jahre), später selten; **Lok.:** meist unilateral; **Pathol.:** schnell wachsender, makroskop. solider, mäßig weicher Tumor; mikroskop. uniforme, polyedrische Klarzellen (s. Abb.); **Einteilung:** TNM-Klassifikation u. FIGO-Stadien: s. Ovarialkarzi-

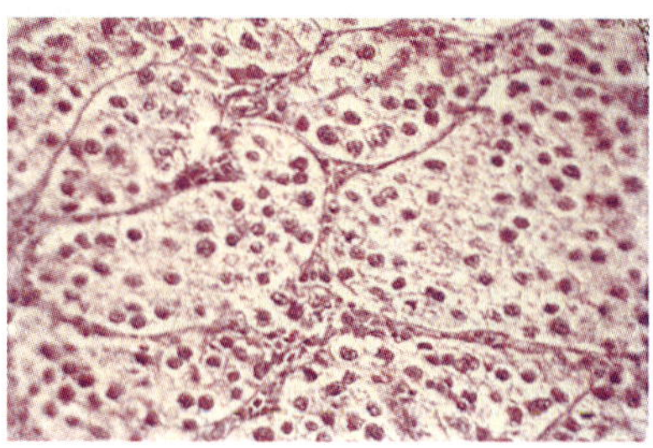

Dysgerminom: große uniforme, polyedrische Klarzellen, reich an zytoplasmatischem Glykogen (Histologie) [8]

nom; **Klin.:** häufig subakute Abdominalschmerzen; in 10–20 % der Fälle Akutes* Abdomen wegen Kapselruptur, Torsion od. Blutung; in fortgeschrittenen Fällen Aszites; wegen der hormonalen Veränderungen oft Zyklusstörungen*; in ca. 25 % asymptomatisch (häufig Zufallsbefund); **Diagn.:** Palpation, Sonographie; evtl. erhöhte HCG-Werte; Diagnosesicherung histologisch; **Ther.:** **1.** op.; i. d. R. Hysterektomie, Adnexektomie u. Omentektomie; bei Kinderwunsch u. FIGO-Stadium I A ggf. uteruserhaltendes Vorgehen u. nur einseitige Adnexektomie zum Fertilitäterhalt mögl.; **2.** postoperative Strahlentherapie; **3.** ggf. Chemotherapie; postoperativ ab FIGO-Stadium I B od. bei inkompletter operativer Entfernung chemotherap. Dreierkombination: Bleomycin, Etoposid, Cisplatin (sog. BEP-Schema) od. Cisplatin, Vinblastin, Bleomycin (sog. PVB-Schema); **Progn.:** von allen malignen Keimzelltumoren am besten; Zehn-Jahres-Überlebensrate bei intakter Kapsel, Tumordurchmesser <10 cm u. Fehlen von Verwachsungen mit benachbarten Strukturen od. Aszites: 75–90 %.

Dys|karyose *f*: Kernatypie*.

Dys|keratosis con|genita *f*: (engl.) *congenital dyskeratosis*; syn. Zinsser-Cole-Engman-Syndrom; seltene (mehr als 190 Fälle bekannt), X-chromosomal-rezessiv erbl., androtrope Erkr. mit Mutation im Dyskerin-Gen DKC1 (Genlocus Xq28) u. vermehrten Chromatidtranslokationen u. -brüchen; auch andere Varianten beschrieben; **Sympt.:** Leukoplakien* (v. a. Mundschleimhaut), aus denen sich Plattenepithelkarzinome entwickeln können; netzartige Poikilodermie bes. an den Extremitäten, Hyperhidrose an Händen u. Füßen, teleangiektatische Erytheme im Gesicht, Haarwachstumsstörungen, Zahnanomalien sowie Nageldystrophien; gelegentl. Immunschwäche; Sympt. erst nach dem 10. Lj. voll ausgeprägt, evtl. zusätzlich aplastische Anämie; **Progn.:** mittlere Lebenserwartung 24 Jahre.

Dys|melie *f*: (engl.) *dysmelia*; Störung in der Extremitätenentwicklung während der sensiblen Phase* (29.–46. Tag der Schwangerschaft) durch exogene Noxen (Sauerstoffmangel, Pharmaka u. a.); **Formen:** s. Abb.; abhängig von Zeitpunkt u. Wirkungsdauer der Noxen: **1. Amelie:** Fehlen einer ganzen Extremität; meist auch angrenzender Schulter- od. (seltener) Beckenteil hypoplast.; manchmal bürzelförmige Weichteilknospen am Schulter- bzw. Hüftgelenk; Determinationszeit: 29.–38. Tag; **2. Phokomelie:** Fehlbildung, bei der Hände bzw. Füße unmittelbar an Schultern bzw. Hüften ansetzen; Determinationszeit: 29.–32. Tag; **3. Peromelie:** intrauterine Stumpfbildung einer Gliedmaße; **4. Ektromelie:** Sammelbez. für Hypo- u. Aplasien einzelner od. mehrerer Röhrenknochen mit konsekutiver Fehlstellung der Gliedmaßen.

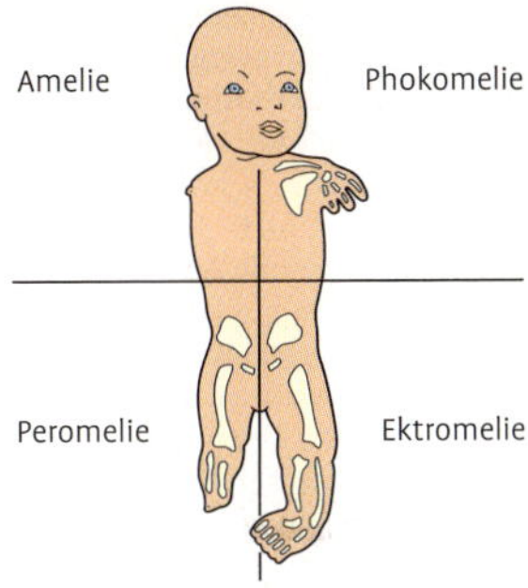

Dysmelie: Formen

Dys|menor|rhö (gr. μήν, μηνός Monat) *f*: (engl.) *dysmenorrhea*; sog. Algomenorrhö; primär (seit der Menarche) od. sekundär schmerzhafte Menstruation* (z. T. kolik- bzw. wehenartig); i. d. R. nur bei ovulator. Zyklen; **Urs.:** **1.** organisch: z. B. Endometriose*, Tumor, Entz., Zervixstenose, Uterusfehlbildung, genitale Hypoplasie, Intrauterinpessar*; **2.** funktionell: v. a. hormonale u. vegetative Störungen, Pelvipathia* vegetativa.

Dys|menor|rhoea membranacea *f*: (engl.) *membranous dysmenorrhea*; schmerzhafter Abgang von Gebärmutterschleimhaut (als zusammenhängende Schleimhaut od. in größeren Gewebestücken) während der Menstruation*; vgl. Dysmenorrhö.

Dys|morphie *f*: (engl.) *dysmorphism*; Sammelbez. für kleine u. große Strukturauffälligkeiten (Fehlbildungen u. Anomalien) des Menschen.

Dys|onto|genie (gr. ὄν, ὄντος Wesen) *f*: (engl.) *dysontogeny*; Störung der Ontogenese, die zu einer Embryopathie* od. Fetopathie* führen kann.

Dys|ostosis *f*: (engl.) *dysostosis*; Störung der Knochenbildung od. des Knochenwachstums (s. Ossifikationsstörungen) inf. einer pränatal bedingten Entwicklungsstörung; **Einteilung:** **1.** nach ihrer Lok. an best. Knochenbildungszentren sowie in Abhängigkeit vom Stadium der Ossifikation, in dem es zur Entwicklungsstörung kommt: **a)** desmale Dysostose bei Dysostosis cleidocranialis (Fehlen der Knochenbildung) od. Dysostosis craniofacialis (verfrühte Nahtsynostose der Schädelknochen); **b)** enchondrale D.: tritt vorwiegend epiphysär (multiple epiphysäre Dysplasie) od. metaphysär (Chondrodysplasia* metaphysaria) auf, kann wie bei der Dysostosis multiplex auch mit periostaler Ossifikationsstörung kombiniert sein; **2.** nach ihrer hauptsächl. Lok. im Skelett, z. B. überwiegend am Schädel bei Akrozephalopolysyndaktylie*-Syndromen, als Dysostosis acrofacialis, D. craniofacialis, Dysostosis mandibulofacialis u. bei Gesichtsspalten*.

Dys|pareunie (gr. πάρευνος Bettgefährte) *f*: (engl.) *dyspareunia*; syn. Algopareunie; Bez. für Schmerzen während des Koitus* im Bereich des Genitales u. im kleinen Becken; **Häufigkeit:** geschätzte Prävalenz bei Frauen 8–23 %, bei Männern 0,2–8 %; **Äti-**

ol.: **1.** bei Frauen häufig gyn. Erkr. (ca. 50 % der Betroffenen), z. B. Harnwegsinfektion, seltener Kolpitis, Adnexitis, Bartholinitis, Trichomoniasis, Gonorrhö, Endometriose, Myom, Tuberkulose, Narben (z. B. postpartal, v. a. bei Dammschnitt u. -riss), hormonal bedingte Vaginalhautatrophie, Fehlbildungen od. sexuelle Appetenz-* od. sexuelle Erregungsstörung mit Ausbleiben der Lubrikation*; häufig multifaktoriell; **2.** bei Männern somatisch (z. B. Verletzungen od. Entz. des Penis) od. psychisch bedingt; **Ther.:** Ther. der Grunderkrankung, ggf. Verw. von Lubrikanzien*, Sexualpsychotherapie*.

Dys|phorie, post|partale *f*: (engl.) *post partum dysphoria*; sog. Baby Blues; nichtpsychot. depressive Verstimmung im Puerperium von i. d. R. kurzer Dauer (wenige Stunden bis mehrere Tage); Beginn um den 3. Tag nach der Geburt* (sog. Heultag); **Häufigkeit:** 25–50 % aller Wöchnerinnen; **Ätiol.:** v. a. hormonale Umstellung, insbes. rapider Abfall von Östrogen* u. Progesteron*; **Sympt.:** Energielosigkeit, Stimmungslabilität, Überempfindlichkeit mit Weinerlichkeit, allg. Irritierbarkeit, Ängstlichkeit, Konzentrations-, Schlaf- u. Appetitstörungen; **Progn.:** Abklingen der Sympt. i. d. R. ohne Ther.; Auftreten als Prodrom bzw. bei Anhalten der Sympt. über 10–14 Tage Übergang in Wochenbettdepression* möglich. Vgl. Wochenbettpsychose.

Dys|plasie *f*: **1.** (engl.) *dysplasia*; syn. Dysplasia; (genet.) prä- od. postnatal sich manifestierende, morphol. od. histol. Anomalien aufgrund fehlerhafter Organisation, Proliferation, Differenzierung, Funktion od. Degeneration best. Zelltypen od. Gewebe; **Formen:** z. B. Skelettdysplasien (u. a. Osteochondrodysplasie*, Chondrodysplasie, Dysostosis*), Hüftdysplasie, metabolische Dysplasie-Syndrome (z. B. Wiedemann*-Beckwith-Syndrom), D. von Enzymen (z. B. lysosomale Speicherkrankheiten), D. von Strukturproteinen (z. B. Osteogenesis imperfecta), vaskuläre Malformation, Ektodermaldysplasie-Syndrome, Lymphangiome, Neurofibrome; vgl. Fehlbildung; **2.** (pathol.) präneoplast. Zellatypien in Verbindung mit gestörtem Epithelaufbau; **Vork.:** z. B. Cervix uteri (s. Neoplasie, zervikale intraepitheliale), vaginal (s. VAIN), vulvär (s. VIN); **Einteilung:** nach Schweregrad; **a)** leichte (engl. low-grade) D.: verzögerte Zellreifung bei erhaltener Schichtung u. Polarität der Epithelzellen; **b)** mittelschwere (engl. moderate) D.: vermehrt Mitosen im basalen u. mittleren Epitheldrittel, polymorphe u. hyperchromat. Zellkerne; **c)** schwere (engl. high-grade) D.: nur in den oberen Epithelschichten ausdifferenzierte, sonst atyp. Zellen mit deutl. Kernpolymorphie*; fließender Übergang zum Carcinoma* in situ.

Dys|plasie, broncho|pulmonale *f*: (engl.) *bronchopulmonary dysplasia*; Abk. BPD; chron. pulmonale Erkr. mit typ. pathol.-anat. Veränderungen an Alveolarstruktur (Alveolen vermindert u. vergrößert bei verbreitertem Interstitium), Schleimhaut des

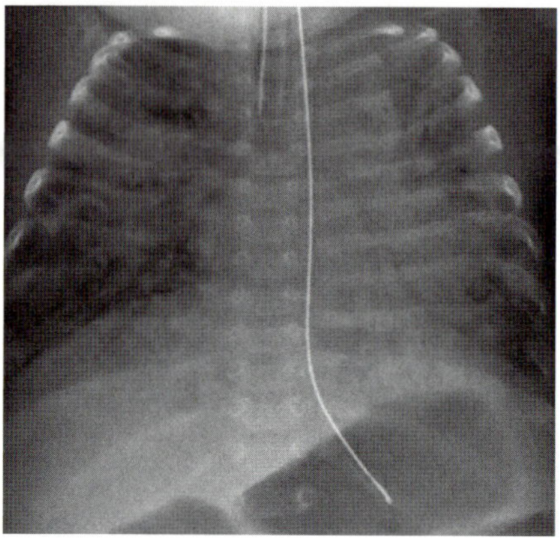

Dysplasie, bronchopulmonale: Lungenüberblähung u. Transparenzminderung mit Pneumobronchogramm; Röntgen-Thorax-Aufnahme im p.-a. Strahlengang [30]

Respirationstrakts u. pulmonalen Blutgefäßen (Rarefizierung) bei Neugeborenen (insbes. Frühgeborene*); **Häufigkeit:** Inzidenz abhängig von neonataler Reife, 15–30 % bei <28 Wo. Schwangerschaftsdauer* p. m. od. Geburtsgewicht <1000 g; **Path.:** multifaktoriell; v. a. strukturelle pulmonale u. biochem. Unreife (u. a. Surfactantmangel), Infektion (auch bei maternalem Amnioninfektionssyndrom*), pulmonales Volu-, Barotrauma; vgl. Sauerstofftoxikose; **Pathophysiol.:** chron. Entz. der Atemwege mit primär obstruktiver Ventilationsstörung u. respiratorischer Insuffizienz in der Folge; ggf. Rechts-Links-Shunt (vgl. Hypertonie, pulmonale); **Diagn.:** **1.** klin.: nach therap. Sauerstoffgabe über mind. 28 Tage Einteilung in Schweregrade (im korrigierten Alter von 36 SSW); **a)** milde BPD: FiO_2 21 %; **b)** moderate BPD: FiO_2 >21 % u. <30 %; **c)** schwere BPD: FiO_2 ≥30 % od. IPPV bzw. CPAP; **2.** radiol. (Röntgen-Thorax-Aufnahme; s. Abb.): Zeichen der Minderbelüftung u. Überblähung sowie interstitielle Zeichnungsvermehrung; **Ther.:** **1.** Sauerstoffgabe, hochkalorische Ernährung bei Flüssigkeitsrestriktion; evtl. Bronchodilatatoren (inhalativ), Diuretika, ggf. Kortikoid (system. niedrigdosiert u. kurzzeitig); ggf. zusätzl. Ther. einer pulmonalen Hypertonie; **2.** Infektionsprophylaxe: **a)** Schutzimpfungen nach STIKO-Empfehlung; vor Entlassung aus stationärer Ther. Impfung gegen Pneumokokken sowie erste der Sechsfachimpfung (s. Kombinationsimpfstoff), ab 6. Lebensmonat gegen Influenza; **b)** Palivizumab zur Proph. einer Respiratory-syncytial-Virus-Infektion; **Prävention:** **1.** pränatal: s. Lungenreifeinduktion; **2.** postnatal: **a)** Surfactantsubstitution bei Frühgeborenen prophylakt. od. bei Surfactantmangel*-Syndrom frühzeitig; **b)** Coffein ab 3. Lebenstag; **c)** strenge Indikationsstellung zur invasiven Beatmung u. lungenprotektive Beatmung. Vgl. Atemnotsyndrom des Neugeborenen.

Dys|plasie, epi|theliale *f*: (engl.) *epithelial dysplasia*; reversible Atypie der Epithelzellen mit Differenzierungsstörungen des Epithelgewebes (v. a. Plattenepithel); **Einteilung:** in 3 Schweregrade (gesteigerte Regeneration, irreversible Reifungsstörung u. Entdifferenzierung) sowie koilozytäre (durch Infektion mit humanen Papillomaviren ausgelöste) u. nicht koilozytäre Formen. Vgl. Carcinoma in situ; Neoplasie, zervikale intraepitheliale.

Dys|plasie, thanato|phore *f*: (engl.) *thanatophoric dysplasia*; schwerste angeb. Skelettdysplasie (Osteochondrodysplasie) mit überwiegend autosomal-dominant erbl. Mutation in der extrazellulären Domäne des Fibroblastenwachstumsfaktor-Rezeptors 3 (FGFR3, Genlocus 4p16.3); **Sympt.:** bes. kurzgliedriger (mikromeler) Kleinwuchs u. ausgeprägte Gliedmaßenverkrümmung (sog. Telefonhörerfemora) bei rel. großem Kopf u. normal langem Rumpf, flache Wirbelkörper, schmaler Thorax, Kleeblattschädel; äußeres Erscheinungsbild der Achondroplasie ähnlich; **Diagn.:** pränatal mit Ultraschalldiagnostik (Nachw. der oben angegebenen Sympt., Hydramnion, z. T. auch Herzfehler u. Hydronephrose); molekulargenet. Diagnosesicherung; **Progn.:** Tod bei der Geburt od. kurz danach.

Dys|rhaphie|syn|drom (gr. ῥαφή Naht) *n*: (engl.) *dysrhaphic syndrome*; Status dysrhaphicus; auch dysrhaphische Störung; angeb. Entwicklungsstörung beim Verschluss embryonaler Verwachsungslinien, z. B. der Neuralanlage mit unvollständigem Verschluss des Neuralrohrs od. des Neuroporus anterior u. Neuroporus posterior; in der Folge pathol. Übertritt von Alphafetoprotein* u. Acetylcholinesterase über den Liquor cerebrospinalis ins Fruchtwasser; **Einteilung:** **1.** Schädelweichteildefekt mit Lückenbildung in der vorderen Mittellinie des Gesichts; s. Gesichtsspalten; **2.** Schädeldachdefekt mit sog. Lücken- od. Wolkenschädel; **3.** Verschlussstörung des Schädels od. der Wirbelsäule mit sehr unterschiedl. Schweregraden (Akranie*, Anenzephalie*, Kranioschisis*, Enzephalozele, Spina* bifida, Meningomyelozele*); **4.** Fistel- od. Zystenbildung mit versch. klin. Sympt. in abhängigen Bereichen; Haarwuchs- u. Pigmentanomalien sowie Gefäßveränderungen in der dorsalen Mittellinie; selten auch primäres tethered cord (ohne Verschlussstörung der lumbosakralen Wirbelbögen). Vgl. Syringomyelie.

Dys|tokie *f*: (engl.) *dystocia*; gestörter Geburtsverlauf inf. mechan., org. od. funktioneller Urs.; **Formen:** Beckendystokie (mütterl. Beckenanomalie* mit fetomaternalem Missverhältnis*), Schulterdystokie*, Wehendystokie*, Zervixdystokie*; **Häufigkeit:** ca. 6 % aller Entbindungen. Vgl. Risikogeburt.

D

Dys|trophia adiposo|genitalis *f*: Fröhlich*-Syndrom.

Dys|trophie, myo|tonische *f*: (engl.) *myotonic dystrophy*; syn. Curschmann-Steinert-Batten-Syndrom; häufigste autosomal-dominant erbl. degen. Muskelerkrankung des Erwachsenenalters (Genlocus 19q13.3, Mutationen im DMPK-Gen); daneben existieren (seltenere) kongenitale, kindl. u. juvenile Formen; **Häufigkeit:** 1 : 7500; **Sympt.:** Myotonie u. von distal her fortschreitende Muskelschwäche; Atrophie best. Muskelgruppen, bes. des Gesichts (Facies myopathica), der Unterarme u. Hände, des M. sternocleidomastoideus; Mitbeteiligung der glatten Muskulatur (Schluckstörungen, verminderte Peristaltik im Magen-Darm-Trakt, Herzrhythmusstörungen); endokrine Störungen (Hodenatrophie, Amenorrhö, Haarausfall, Stirnglatze, Katarakt) u. psychische Veränderungen (Intelligenzminderung, Initiativverlust, Libidoverlust, Reizbarkeit); zunehmende Ausprägung der Sympt. bei aufeinander folgenden Generationen durch Ausdehnung der gestörten Gentranskription möglich (genetische Antizipation); **Diagn.:** pränatal Hydramnion*; molekulargenet. Nachw. einer instabilen Amplifikation (50–2000-mal) des Basentripletts Cytosin-Thymin-Guanin im Genlocus 19q13.3; EMG.

Dys|trophie, pränatale *f*: s. Wachstumsretardierung, intrauterine.

Dys|urie *f*: (engl.) *dysuria*; erschwerte (schmerzhafte) Blasenentleerung mit brennender Missempfindung in der Urethra; oft in Komb. mit Pollakisurie*; **Urs.:** v. a. Blasenentleerungsstörung, Harnwegsinfektion*, selten neurogen, funktionell od. psychogen bedingt.

DZ: Abk. für **D**epressions**z**ustand* des Neugeborenen.

E

Early-pregnancy-Faktor *m*: s. EPF.

Echo|kardio|graphie, fetale (gr. ἠχώ Ton, Schall) *f*: (engl.) *fetal echocardiography*; transabdominale od. transvaginale Beurteilung des fetalen Herzens u. herznaher Gefäße mit Ultraschalldiagnostik* i. R. der Pränataldiagnostik* zur frühzeitigen Erfassung angeborener Herzfehler* bzw. kardialer Dysfunktion. Screeninguntersuchung im 1., 2. u. 3.

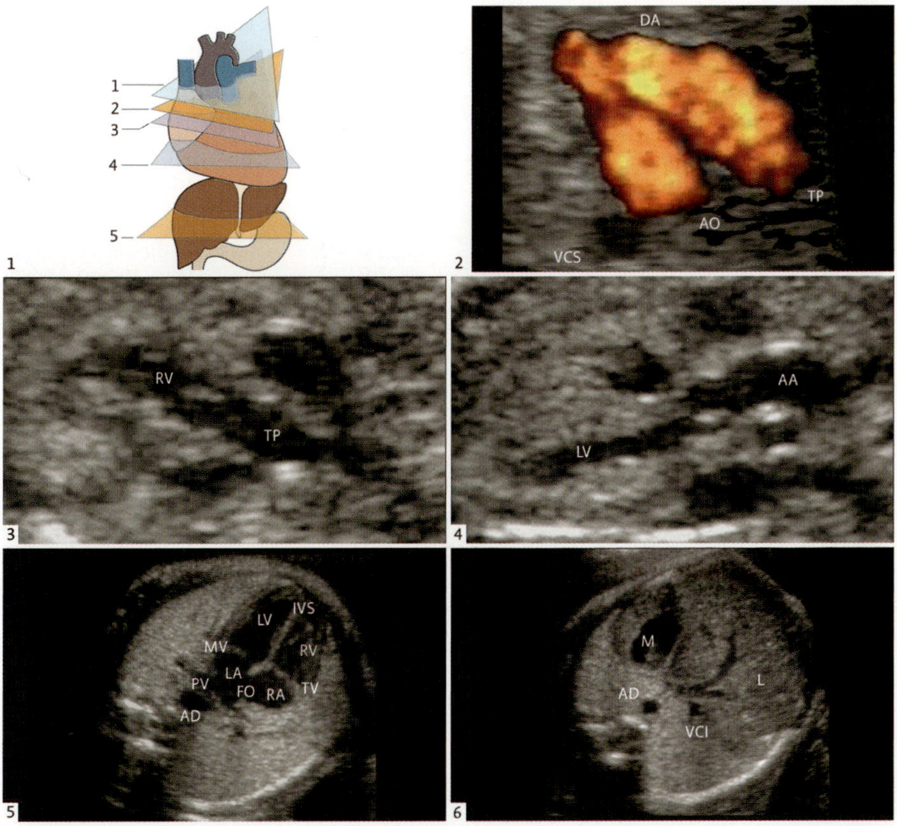

Echokardiographie, fetale: 5 Untersuchungsebenen; 1: schemat. Darstellung; 2: Ultraschall (B-Mode u. Farb-Doppler) durch Ebene 1; 3–6: Ultraschall (B-Mode) durch Ebene 2–5; AA: Aorta ascendens; AO: Aortenbogen; AD: Aorta descendens; DA: Ductus arteriosus; FO: Foramen ovale; L: Leber; IVS: Septum interventriculare; LA: li. Vorhof; LV: li. Ventrikel; M: Magen; MV: Mitralklappe; PV: Venae pulmonales; RA: re. Vorhof; RV: re. Ventrikel; TP: Truncus pulmonalis; TV: Trikuspidalklappe; VCI: Vena cava inferior; VCS: Vena cava superior [61]

Trimenon; optimaler Untersuchungszeitraum 20.–22. SSW; **Prinzip:** segmentale Herzbeurteilung in 5 Ebenen (s. Abb.): **1.** Ductus arteriosus u. Aortenbogen; **2.** rechtsventrikulärer Ausflusstrakt; **3.** linksventrikulärer Ausflusstrakt; **4.** Vierkammerblick; **5.** oberes Abdomen.

Ec|lampsia (gr. ἐκλάμπειν hervorleuchten) *f*: s. Eklampsie; Schwangerschaftserkrankung, hypertensive.

Econazol (INN) *n*: (engl.) *econazol*; Antimykotikum mit breitem Wirkungsspektrum zur top. Anw.; Imidazolderivat; **Wirkungsmechanismus:** fungizid durch Hemmung der Synthese steroidaler Membranbausteine mit nachfolgenden Permeabilitätsstörungen u. Lyse der Zellen; **Ind.:** (vulvo-)vaginale Pilzinfektion (s. Kolpitis); **UAW:** selten Erythem, Pruritus.

Edwards-Syn|drom (John H. E., Humangenet., Oxford, geb. 1928) *n*: Trisomie* 18.

EEC-Score: Kurzbez. für (engl.) *Endoscopic Endometriosis Classification Score*; klin.-endoskop. Stadieneinteilung der Endometriose (s. Tab.).

EET: Abk. für (engl.) *epitheloid trophoblastic tumor*; s. Trophoblasttumor, epitheloider.

Eflornithin (INN) *n*: (engl.) *eflornithine*; irreversibler Hemmstoff der Ornithin-Decarboxylase, die an der Bildung des Haarschafts durch den Haarfollikel beteiligt ist; hemmt den Haarwuchs; **Ind.:** Hirsutismus* im Gesicht bei Frauen; **UAW:** Akne.

EGF: Abk. für (engl.) *epidermal growth factor*; epidermaler Wachstumsfaktor; mitogenes Polypeptid (M_r 6045) mit wachstumsstimulierender Aktivität auf Epidermis- u. Epithelzellen, das über einen spezif. Transmembran-Rezeptor (EGFR*) wirkt; **Vork.:** in Körperflüssigkeiten (1–800 ng/ml).

EGFR: Abk. für (engl.) *epidermal growth factor receptor*; syn. ERBB (erbB), ERBB1 (erbB1), HER1; monomeres integrales Membranprotein mit Tyrosinkinaseaktivität (s. Tyrosinkinase-Rezeptoren); Rezeptor für EGF*; Genlocus 7p12.3–p12.1; **klin. Bedeutung: 1.** (path.) s. Onkogene (Tab. dort); **2.** (pharmak.) Hemmung von EGFR durch Zytostatika* i. w. S. (Panitumumab, Erlotinib, Cetuximab, Lapatinib*; vgl. Trastuzumab). Vgl. HER2.

Ehlers-Danlos-Syn|drom (Edvard E., Dermat., Kopenhagen, 1863–1937; Henri A. D., Dermat., Paris, 1844–1912) *n*: (engl.) *Ehlers-Danlos syndrome*; Bez. für eine Gruppe erbl. Krankheitsbilder mit Kollagendysplasie u. Mutationen in diversen Kollagen-Genen u. klin. Manifestation in der Kindheit; **Häufigkeit:** 1 : 150 000 (in England); **Ätiol.:** je nach Typ (s. unter Einteilung) autosomal-dominanter, -rezessiver od. X-chromosomaler Erbmodus; entspr. unterschiedliche pathobiochem. Mechanismen der gestörten Kollagenfibrillogenese; bisher identifiziert sind Mutationen von Kollagen I (Typ VII), III (Typ IV), V (Typen I, II), Lysylhydroxylase (Typ VI), Tenascin X (Glykoprotein; extrazelluläres Matrixprotein mit Expression im Bindegewebe), Thrombospondin-2 (zelluläres Protein, moderiert die Zell-Matrix-Interaktionen, beteiligt an Angiogenese) u. Decorin (zellgebundenes od. perizelluläres Matrixproteoglykan). **Einteilung: Typ I** (schwerer klassischer Typ): autosomal-dominant erbl., COL1A1 (Genlocus 17q21.31–q22) u. COL5A1 (Genlocus 9q34.2–34.3), COL1A1 (Genlocus 2q31); **Typ II** (milder Typ): autosomal-dominant erbl. (Genlocus 9q34.2–9q34.3); **Typ III** (Hypermobilitätstyp) u. **Typ IV** (Gefäßtyp): autosomal-dominant erbl., Genlocus 2q31 (bei Typ III

EEC-Score

Stadium	Befund
EEC I	verstreute Endometrioseherde >3 mm ohne Knotenbildung in Excavatio rectouterina; Portioherde
	Eileiter und Ovarien unauffällig, keine peritubaren oder periovariellen Adhäsionen
EEC II	peritoneale Endometrioseherde >3 mm in Excavatio rectouterina
	peritoneale knotenbildende Herde <3 mm an Ligamenta sacrouterina oder Excavatio vesicouterina
	kleine Herde auf oder hinter Ovarien, Stenose der Ampulla tubae uterina; geringe peritubare oder periovarielle Adhäsionen
EEC III	ausgedehnte Endometriose in Excavatio rectouterina oder Excavatio vesicouterina
	knotenbildende peritoneale Herde >3 mm an Ligamenta sacrouterina oder Excavatio vesicouterina
	ovarielle Schokoladenzyste, Tubenwinkeladenom, intramurales Adenom
	Salpingitis isthmica nodosa
	hochgradige Stenose der Ampulla tubae uterina
	Saktosalpinx
	ausgeprägte peritubare oder periovarielle Adhäsionen
EEC IV	extragenitale Endometriose (Darm, parietales Peritoneum, Lunge), Narbenendometriose

Stadiumklassifikation erfolgt nach ausgeprägtestem Einzelbefund.

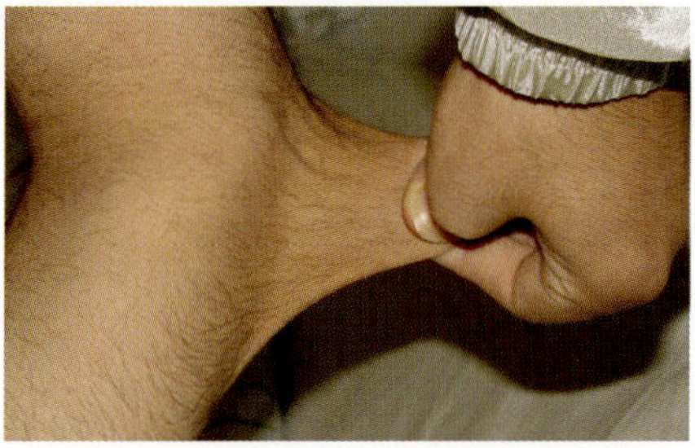

Ehlers-Danlos-Syndrom Abb. 1: Hyperelastizität der Haut [29]

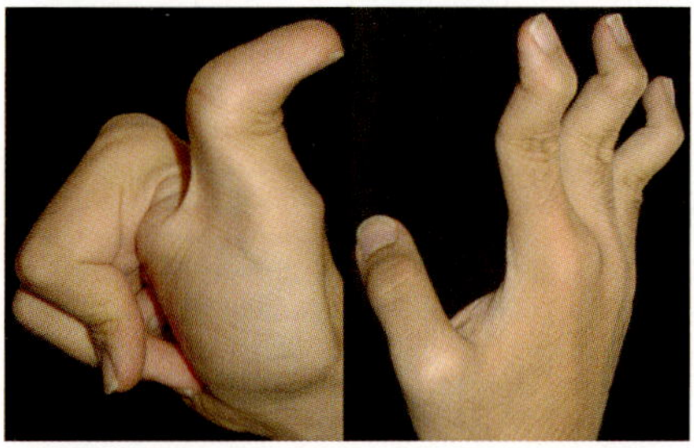

Ehlers-Danlos-Syndrom Abb. 2: Überstreckbarkeit der Gelenke [29]

auch 6p21.3); **Typ V**: X-chromosomaler Erbmodus; **Typ VI** (Kyphoskoliosetyp): autosomal-rezessiv erbl., Prokollagen-Lysin (Genlocus 1p36.3–1p36.2); **Typ VIIa** (Arthrochalosis-multiplex-congenita-Typ): autosomal-dominant erbl., COL1A1 (Genlocus 17q21.31–q22) u. COL1A2 (Genlocus 7q22.1); **Typ VIIb** (Dermatosparaxis-Typ): autosomal-rezessiv erbl., Prokollagen1-N-Proteinase (Genlocus 5q23); **Typ VIII** (Peridontosis-Typ): autosomal-dominant erbl., EDS VIII (Genlocus 12p13); **Typ IX** (syn. X-chromosomal-rezessiv erbl. Cutis laxa, Occipitalhorn-Syndrom): allelisch mit Menkes-Syndrom, aber klin. different; **Typ X** (mit Plättchendysfunktion durch Fibronektinstörung): Genlocus 2q34; **Sympt.:** je nach Typ unterschiedl. Symptomkonstellation u. -schwere; Hyperelastizität (s. Abb. 1) u. erhöhte Vulnerabilität sowie Wundheilungsstörungen der Haut, Überstreckbarkeit der Gelenke (s. Abb. 2) mit Luxationsneigung, Augenanomalien (z. B. Myopie, Linsenektopie, blaue Skleren, Neigung zu Netzhautblutungen), Disposition zu vasogener Hämorrhagie, Aneurysma dissecans u. Arterienrupturen (cave: Angiographie), Mitralklappenprolaps, Darm- u. Harnblasendivertikel, chron. Periodontitis (Typ VIII), verstärkte Nachblutungen bei op. Eingriffen (je nach Typ strenge Indikationsstellung), erhöhte Frühgeborenenrate; **Diagn.:** biochem. Nachweis spezif. Enzymdefekte, pränatal bei einigen Typen durch Chorionbiopsie* od. Amniozentese* möglich.

EIC: Abk. für **e**ndometriales **i**ntraepitheliales K(**C**)arzinom; s. Endometriumkarzinom.

Eier|stock: (anat.) Ovar*.

Eier|stock|entzündung: s. Oophoritis.

EIFT: Abk. für (engl.) *embryo intrafallopian transfer;* intratubarer Embryotransfer*.

Ei|häute: (engl.) *extraembryonic membranes*; sekundäre Eihüllen, die am Rand der Plazenta* ansetzen; bestehen aus 2 fetalen (Amnion*, Chorion*) u. einer mütterlichen Schicht (Dezidua*).

E

Ei|leiter: (engl.) *uterine tube*; Salpinx, Tuba uterina (Fallopii); vom Fundus des Uterus* in die unmittelbare Nähe der Ovarien führende ca. 15 cm lange Röhre, die dem Eitransport dient; Unterteilung in Pars uterina (in der Uteruswand), Isthmus, Ampulla, Infundibulum mit Fimbrien; **klin. Bedeutung:** u. a. Sterilität* bei Tubenverschluss*; Tubargravidität*.

Ei|leiter|durchgängigkeits|prüfung: s. Pertubation.

Ei|leiter|entzündung: s. Salpingitis.

Ei|leiter|schwangerschaft: s. Tubargravidität.

Ei|leiter|spiegelung: Falloposkopie*.

Einheit, feto|plazentare: (engl.) *fetoplacental unit*; sich ergänzende funkt. endokrine Einheit von Fetus u. Plazenta hinsichtl. der Synthese von Steroidhormonen (Östrogene*, Progesteron*); vgl. Plazentahormone.

Einschluss|kon|junktivitis (lat. coniunctivus verbindend) *f*: (engl.) *inclusion conjunctivitis of the newborn*; Konjunktivitis bei Neugeborenen mit Nachw. von Einschlusskörperchen, die denjenigen des Trachoms gleichen (sog. Paratrachom), ohne Hornhautbeteiligung; **Err.:** Chlamydia* trachomatis (Serotyp D–K); intrapartale Übertragung bei bestehender Infektion der Mutter; **Inkub.:** 6–10 Tage; **Ther.:** Erythromycin; **Progn.:** meist narbenlose Heilung; **DD:** Gonoblennorrhö* (Inkub. 1–3 Tage).

Einschneiden: (gebh.) s. Geburt.

Einsichts|recht: (engl.) *right to inspect records*; Recht des Pat. od. einer von ihm beauftragten Person auf Einsicht in die ihn betreffenden Krankenunterlagen; ergibt sich sowohl aus dem Behandlungsvertrag als auch berufsrechtlich aus den landesrechtlichen Umsetzungen der Muster-Berufsordnungen (§ 10 MBO-Ä, § 11 MBO-PP/KJP), reicht jedoch inhaltl. nur so weit, wie sich angefertigte Unterlagen i. R. der Dokumentationspflicht* bewegen; resultiert aus dem Selbstbestimmungsrecht* des Pat., über die ihn betreffenden Daten informiert zu werden. Pat. muss kein besonderes rechtl. Interesse darlegen, warum er Einsicht in seine Unterlagen begehrt. Das E. gilt grundsätzlich auch für psychiatr. Patienten. Die Einsichtnahme kann auch durch einen zugezogenen Rechtsanwalt od. Arzt des Vertrauens erfolgen; Ablichtungen sind dem Pat. gegen Kostenerstattung auszuhändigen. Vgl. Auskunftsanspruch; Dokumentationspflicht.

Einstell|re|flex, oraler *m*: Suchreflex*.

Einstellung: **1.** (engl.) *adjustment*; (pharmak.) Festlegung der individuell effektivsten Arzneimitteldosis i. R. einer Langzeitbehandlung; **2.** (engl.) *attitude*; (psychol.) Bez. für u. U. handlungsbeeinflussende Meinungen, Anschauungen, Haltungen, Standpunkte, Urteile u. Vorstellungen mit unbewussten, emotionalen u. kognitiven Anteilen; **3.** (engl.) *presentation*; (gebh.) Beziehung des vorangehenden Kindsteils* zum Geburtskanal; s. Kindslage (Abb. 1 dort).

E

Einstellungs|an|omalie *f*: (engl.) *anomaly of presentation*; (gebh.) regelwidrige Einstellung des Fetus im Becken, die zu Komplikationen des Geburtsverlaufs führen kann; **Formen:** z. B. hoher Geradstand*, vorderer u. hinterer Asynklitismus*, tiefer Querstand*, hintere Hinterhauptlage*; **Häufigkeit:** <10 %. Vgl. Kindslage; Lageanomalie; Haltungsanomalie.

Einwilligung: (engl.) *consent*; prinzipiell erforderliche vorherige Zustimmung eines Menschen zu einer geplanten Maßnahme; insbes. bedarf jede ärztliche od. psychotherap. Behandlung der Einwilligung (§ 8 MBO-Ä, § 7 MBO-PP/KJP); jeder ohne wirksame Einwilligung vorgenommene Heileingriff stellt eine Verletzung des Behandlungsvertrags dar u. erfüllt Tatbestand der Körperverletzung* auch dann, wenn der Eingriff med. indiziert u. lege artis durchgeführt wurde. **Voraussetzung:** Die rechtswirksame Einwilligung erfordert die Einwilligungsfähigkeit des Betroffenen u. dessen Kenntnis aller erhebl. Umstände (sog. Informed Consent), die ihm eine umfassende u. verständliche Aufklärung (vgl. Aufklärungspflicht) zu vermitteln hat. Bei Einwilligungsunfähigkeit bedarf es der Einwilligung des gesetzl. Vertreters (Ersatzeinwilligung durch Eltern, Vormund; bei Volljährigen: Betreuer, dessen Bestellung ggf. vom Arzt zu veranlassen ist; s. Betreuung). Bestimmte Eingriffe (z. B. Sterilisation) sind nicht gegen den Willen von Einwilligungsunfähigen durchführbar. Wenn im Notfall keine Einwilligung eingeholt werden kann, muss der Arzt entsprechend dem mutmaßlichen Willen des Betroffenen handeln u. sich nachträglich die Einwilligung beschaffen. Die Notfallbehandlung entlastet ihn nicht von der Aufklärungspflicht u. der Einwilligung des Betroffenen. Einwilligungen sind im Gegensatz zu Rechtsgeschäften widerrufbar.

Eisen|mangel|an|ämie *f*: (engl.) *iron-deficiency anemia*; syn. sideropenische Anämie; Anämie* durch Eisenmangel; **Häufigkeit:**

> häufigste Form (ca. 80 %) der Anämie

Prävalenz in Europa ca. 5–10 %; **Pathophysiol.:** verzögerte Biosynthese von Häm; niedriger Gehalt an Hämoglobin in (aufgrund gestörter Erythrozytopoese) mikrozytären Erythrozyten (hypochrome mikrozytäre Anämie); **Urs.:** **1.** akuter od. chron. Blutverlust; **a)** physiol. (Menstruation*); **b)** pathol., am häufigsten gastrointestinale Blutungen (z. B. bei Ulcus duodeni, erosiver Gastritis, evtl. bei Ther. mit Antiphlogistika, Antirheumatika u. Antikoagulanzien); Zahnfleisch- u. Nasenbluten; regelmäßige Blutspende; **2.** ungenügende Nahrungseisenzufuhr (bei vegetarischer Ernährung od. Einnahme eisenkomplexierender Arzneimittel); **3.** erhöhter Eisenbedarf (v. a. im Wachstum, bei Schwangerschaft u. Stillen); **4.** Eisenresorptionsstörung (bei Magenerkrankung, z. B. Faber-Anämie, Malabsorptionssyndrom, Diarrhö, nach Magen- u. Darmresektion u. a.); **5.** Eisenverteilungsstörung (bei Anämie bei chronischer Erkrankung); **6.** Eisentransport- (Atransferrinämie) u. -verwertungsstörung (sideroachrest. Anämie); **Klin.:** häufig ohne wesentl. Beschwerden inf. Adaptation an chron. Eisenmangel; Manifestation i. d. R. erst nach Verbrauch des als Hämosiderin u. Ferritin gespeicherten Eisens (ca. 20 % des Gesamteisens) mit den typ. Sympt. der Anämie (Müdigkeit, Blässe) u. ggf. der Grunderkrankung; Kopfschmerz, Appetitlosigkeit, Diarrhö, Obstipation u. Flatulenz sowie trockene u. spröde Haut, brüchige Haare u. Nägel (selten Koilonychie), Nasenschleimhautatrophie, Mundwinkelrhagaden, Zungenbrennen, Glossitis mit Papillenatrophie, Schluckbeschwerden (selten Paterson-Kelly-Syndrom), atroph. Gastritis u. leichte Vitiligo; **Diagn.:** im peripheren Blut Aniso-, Poikilo- u. Anulozytose, MCH <30 pg, MCV <80 μm^3 (fl), Retikulozytenzahl normal od. gering erhöht; im fortgeschrittenen Stadium oft reaktive Thrombozytose; im Plasma Konz. von Hämoglobin u. Ferritin vermindert, von Transferrin, Transferrinsättigung u. TfR-F-Index erhöht; im Knochenmark: Zeichen einer gesteigerten Erythrozytopoese (Normoblasten), Verminderung der Sideroblasten u. der eisenspeichernden Retikulumzellen; **Ther.:** **1.** Urs. des Eisenmangels ausschalten; **2.** Ausgleich des Eisendefizits, möglichst oral (2-wertige Eisenverbindungen); parenterale Eisenzufuhr (3-wertige Eisenverbindungen i. v. od. i. m.) nur in Ausnahmefällen. Bluttransfusionen sind selten erforderlich. **DD:** v. a. Thalassämie, sideroachrestische Anämie.

Ei|sprung: Ovulation*.

Ei|wanderung: syn. Eitransport; Fortbewegung der Zygote* im Eileiter* (durch Tubenbewegung, -sekretion u. Flimmerschlag; gesteuert durch Ovarialhormone) in Richtung Cavitas uteri; Dauer etwa 3–4 Tage unter mehrfacher Zellteilung (Furchung*), Nidation* im Stadium der Blastozyste* etwa 6 Tage nach Ovulation; **klin. Bedeutung:** erhöhtes Risiko für Tubargravidität* bei Eitransportstörung (z. B. inf. Salpingitis*).

Ei|zelle (lat. cella Kammer, Raum, Speisekammer): (engl.) *ovum*; Oozyte, Ovozyte; weibl. Keimzelle (s. Abb.); entwickelt sich aus diploiden Urkeimzellen im Ovar durch Ovogenese* u. Follikelreifung* zur befruchtungsfähigen Gamete mit einfachem Chromosomensatz; die nach Ovulation* vom Infundibulum des Eileiters aufgenommene E. ist

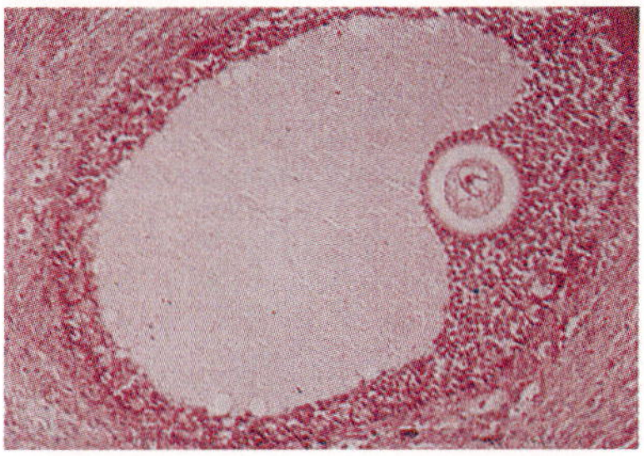

Eizelle: histologischer Schnitt; Tertiärfollikel mit Cumulus oophorus u. in diesem gelegener Eizelle [66]

von einer Zellmembran, einer Grundsubstanzschicht (Zona* pellucida) u. einer Zellschicht (Corona* radiata) umgeben. Falls eine Befruchtung* stattfindet, beendet die E. ihre zweite Reifungsteilung u. wird als Zygote in das Uteruslumen transportiert (Eiwanderung); falls keine Befruchtung erfolgt, geht die E. etwa 24 Std. nach Ovulation zugrunde.

E|jaculatio (lat. eiaculari hinausschleudern) *f*: s. Ejakulation.

E|jaculatio deficiens *f*: (engl.) *deficient ejaculation*; sexuelle Funktionsstörung* mit ausbleibender (bei Anorgasmie*, Aspermie*) od. vermeintlich ausbleibender Ejakulation (bei retrograder Ejakulation*) bei sexueller Aktivität; vgl. Ejakulationsstörungen.

E|jaculatio prae|cox *f*: (engl.) *premature ejaculation*; vorzeitiger Samenerguss; sexuelle Funktionsstörung* mit subjektiv als zu früh eintretend empfundener Ejakulation* u. Orgasmus*; **Häufigkeit:** Prävalenz (männl. Gesamtbevölkerung) ca. 4–5 %; **Ther.:** Sexualpsychotherapie* mit geeigneten Zusatzverfahren (z. B. Stopp-Start-Therapie, Squeeze*-Technik); ggf. (additive) Pharmakotherapie mit selektiven Serotoninwiederaufnahme-Hemmern (z. B. Dapoxetin), Clomipramin, Thioridazin.

E|jaculatio re|tardata *f*: (engl.) *delayed ejaculation*; verzögerter Samenerguss; sexuelle Funktionsstörung*, bei der Ejakulation* u. Orgasmus* subjektiv als zu spät eintretend empfunden werden; **Häufigkeit:** selten (<3 % der Männer); **Ätiol.:** psychogen, u. U. Arzneimittel (UAW z. B. selektiver Serotoninwiederaufnahme-Hemmer); **Ther.:** bei psych. Urs. Sexualpsychotherapie*; bei UAW Arzneimittelumstellung. Vgl. Orgasmusstörungen.

E|jakulat *n*: s. Sperma; Spermauntersuchung.

E|jakulation *f*: **1.** (engl.) *ejaculation*; Ejaculatio; Samenerguss beim Orgasmus* des Mannes; fehlt beim Orgasmus vor der Pubertät. Vgl. Ejakulationsreflex. **2.** weibliche E.: s. Gräfenberg-Zone.

E|jakulation, retro|grade *f*: (engl.) *retrograde ejaculation*; sog. trockener Orgasmus; Ejakulation in die Harnblase durch fehlenden Verschluss des Blasenausgangs beim Orgasmus; **Urs.: 1.** neurogen: Multiple Sklerose, diabet. Neuropathie, lumbale Sympathektomie, Querschnittläsion, op. Eingriffe im Retroperitoneum mit Läsion der den M. sphincter vesicae internus versorgenden sympath. Fasern; **2.** mechan.: Fehlbildungen der Urethra, Urethrastriktur, Op. am Blasenhals mit Zerstörung des M. sphincter vesicae internus (z. B. transurethrale Resektion der Prostata), Trauma; **Diagn.:** Nachw. von Sperma im Urin nach Masturbation; **Ther.:** nur bei Kinderwunsch mit Alphasympathomimetika, da i. d. R. das Orgasmusgefühl nicht beeinträchtigt ist; Insemination mit aus der Harnblase über Katheter entnommenen Spermien.

E|jakulations|störungen: (engl.) *ejaculatory disorders*; Bez. für sexuelle Funktionsstörungen*, welche die Ejakulation* betreffen; **Einteilung: 1.** Störungen mit Veränderung des Ejakulationsprozesses: fast ausschließl. org. verursacht; **a)** retrograde Ejakulation* (als Ejaculatio* deficiens); **b)** Spermatorrhö; **2.** Störungen mit Veränderung des Ejakulationszeitpunkts (Orgasmusstörungen*): Ejaculatio* praecox , Ejaculatio* retardata, Anorgasmie* (mit Ejaculatio* deficiens).

Ek-: auch Ec-, E-; Wortteil mit der Bedeutung aus, heraus, von etwas weg; von gr. ἐκ.

EKG, fetale: (engl.) *fetal electrocardiography*; pränatale EKG zum Nachweis u. zur Analyse der kindl. Herzaktionen; **Formen: 1.** direkte Ableitung vom Fetus über spez. Elektroden auf der Kopfhaut nach Blasensprung; Anw. v. a. zur subpartalen ST-Analyse (STAN*); **2.** Ableitung über Bauchdecke der Schwangeren (cave: störanfällig); Anw. zur Herzfrequenzanalyse.

Ek|lampsie (gr. ἐκλάμπειν hervorleuchten) *f*: (engl.) *eclampsia*; Komplikation der Präeklampsie (s. Schwangerschaftserkrankung, hypertensive) mit charakterist. tonisch-klonischen Anfällen; **Vork.:** zu 80 % bei Erstgebärenden, bei Mehrlingsschwangerschaft 6-mal häufiger als bei Einlingsschwangerschaft; **Path.:** wahrscheinl. zerebrale Gefäßveränderungen (Stase, Ödem*, Fibrinablagerung) mit ischämischer Schädigung des Gehirns; **Klin.:** blitzartige Anfälle (Eclampsia convulsiva) mit u. ohne Bewusstseinsverlust; Prodromalsymptome (drohende E., Eclampsia imminens): rascher Blutdruckanstieg u. starker Kopfschmerz (meist frontal), Flimmern vor Augen, Doppelt- u. Nebligsehen, Magendruck u. Brechreiz; **Kompl.:** akutes Nierenversagen, Hirnödem, Thrombosen* u. Blutungen (z. B. mit Gefahr einer intrazerebralen Blutung); cave: gleichzeitig bestehende Plazentainsuffizienz* mit Gefährdung des Kindes; **Diagn.:** Blutdruck-Monitoring, CTG, Laborkontrolle (Entw. eines HELLP*-Syndroms); im anfallsfreien Intervall EEG u. MRT; **Ther.: 1.** Akuttherapie des Anfalls mit Magnesiumsulfat* (antikonvulsiv u. antihypertensiv; cave: langsame i. v. Applikation wegen Gefahr des Atemstillstands), Antiepileptika; Sauerstoffgabe; **2.** Antihypertensiva; cave: nur langsame Blutdrucksenkung bis <160/110 mmHg; **3.** Entbindung nach Stabilisierung der Mutter evtl. trotz kindl. Unreife (hohes mütterl. Risiko für weitere Anfälle); notfallmäßige Schnittentbindung nur bei vitaler kindl. Gefährdung; **Proph.:** regelmäßige Schwangerenvorsorge* u. Ther. der art. Hypertonie; **DD:** Epilepsie. Vgl. Risikoschwangerschaft.

-ektasie: auch -ektase; Wortteil mit der Bedeutung Ausdehnung, Erweiterung; von gr. ἔκτασις.

Ekto|blast *n*: Ektoderm*.

Ekto|derm *n*: (engl.) *ectoderm*; syn. Ektoblast; (embryol.) äußeres der 3 embryonalen Keimblätter*, aus dem sich Oberflächenstrukturen u. Sinnesorgane (Oberflächenektoderm) sowie Zentralnervensystem (Neuroektoderm als Neuralrohr, Neuralleiste) u. Kopfstrukturen (Kopfmesektoderm) entwickeln; vgl. Keimscheibe.

Ek|topia cervicis (gr. τόπος Ort) *f*: (engl.) *ectopia cervicis*; syn. Ektropium; auch Ektopie; Vork. von Zylinderepithel auf der Portiooberfläche inf. Ektropionierung* der Umwandlungszone*. Vgl. Epithelgrenze; Portioerosion.

Ek|topia testis *f*: s. Hodenektopie.

Ekto|zervix *f*: s. Cervix uteri.

Ektro|melie (gr. ἔκτρωμα zu früh geborene Leibesfrucht) *f*: s. Dysmelie.

Ek|tropionierung (gr. ἐκτρέπειν nach außen wenden): **1.** (engl.) *ectropionisation*; (gyn.) Verlagerung von Zervixschleimhaut aus dem Zervikalkanal auf die Oberfläche der Portio; s. Ektopia cervicis; vgl. Epithelgrenze; **2.** (ophth.) Umstülpung der Augenlider zur Fremdkörperentfernung od. Beurteilung der Conjunctiva palpebrarum (einfache E.) u. der oberen Übergangsfalte (doppelte E. in Lokalanästhesie).

Ekzem-: Wortteil mit der Bedeutung aufschwellen, aufkochen; von gr. ἔκζεμα.

Ekzem, sebor|rhoisches *n*: (engl.) *seborrheic eczema*; chronisch od. subakut-rezidiv. Ekzem in talgdrüsenreichen Arealen (Gesicht, behaarte Kopfhaut, vordere u. hintere Schweißrinne, Genitalbereich); **Vork.:** bes. im Säuglingsalter (s. Erythrodermia desquamativa Leiner) u. im 3.–4. Lebensjahrzehnt, häufiger bei Männern, Prävalenzrate ca. 5 %; **Path.:** unklar; evtl. erhöhte Talgdrüsenaktivität, Infektion der Haarfollikel mit Malassezia furfur od. hormonale Faktoren; oft liegen ein atopisches Ekzem (30 %), Kontaktallergien (30 %) od. Id-Reaktionen zugrunde. **Klin.:** scharf begrenzte, symmetr., gelbl. rote Herde (s. Abb.) mit fettiger, pityriasiformer Schuppung (sog. Salzflecken); **Ther.:** lokal Teerpräparate, Selensulfid, Salicylate, Glukokortikoide, Antimykotika (Azolderivate).

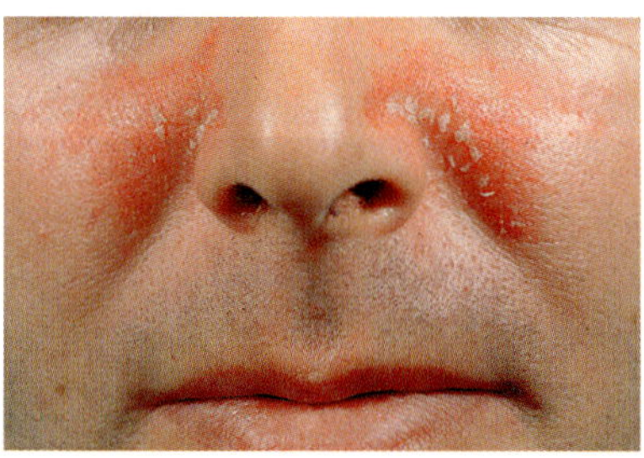

Ekzem, seborrhoisches: beidseitige nasolabiale Rötung mit Schuppung

ELBW: Abk. für (engl.) ***e**xtremly **l**ow **b**irth**w**eight*; s. Neugeborenes.

Elektro-: Wortteil mit der Bedeutung auf Elektrizität beruhend; von gr. ἤλεκτρον (Bernstein, an dem man zuerst elektrostatische Kräfte beobachtet hat).

Elektro|kardio|graphie, fetale *f*: s. EKG, fetale.

Elektro|ko|agulation *f*: (engl.) *electrocoagulation*; syn. Elektrokauterisation; sog. Kaltkaustik; op. Gewebedestruktion durch mono- od. bipolaren Diathermiestrom; **Anw.:** u. a. zur Blutstillung, zum Abtragen von Tumoren, bei endoskop. Eingriffen (z. B. Zystenentfernung, Polypektomie). Vgl. Thermokauter.

Elektro|lyt|störungen: (engl.) *electrolyte disturbances*; klinische Bez. für Veränderungen der Elektrolytkonzentrationen im Blut bei Störungen im Elektrolythaushalt; mögl. Komplikation einer operativen Hysteroskopie mit elekrolytfreier Lösung, z. B. Sorbitol-Mannitol-Lösung (s. TUR-Syndrom); **Formen:** u. a. Hypokaliämie, Hyperkaliämie, Hypokalzämie, Hyperkalzämie, Hyponatriämie, Hypernatriämie. Vgl. Referenzbereiche.

Elektro|schlingen|konisation (gr. κῶνος Kegel): s. Konisation.

Elephantiasis (gr. ἐλέφας, ἐλέφαντος Elefant) *f*: (engl.) *elephantiasis*; unförmiges Anschwellen von Körperteilen (bes. Extremitäten) inf. chron. Lymphstauung (Lymphödem*); anfangs eindrückbare, später inf. zunehmender Kollagenfaserbildung derbe Hautschwellung mit Schuppung u. Hyperkeratosen mit grau-gelblicher Hautverfärbung sowie papillomatöse warzige Wucherungen (Pachydermia vegetans, Papillomatosis cutis carcinoides Gottron); **Formen:** **1.** E. genitoanorectalis: Anschwellen von Teilen des Genitales od. der

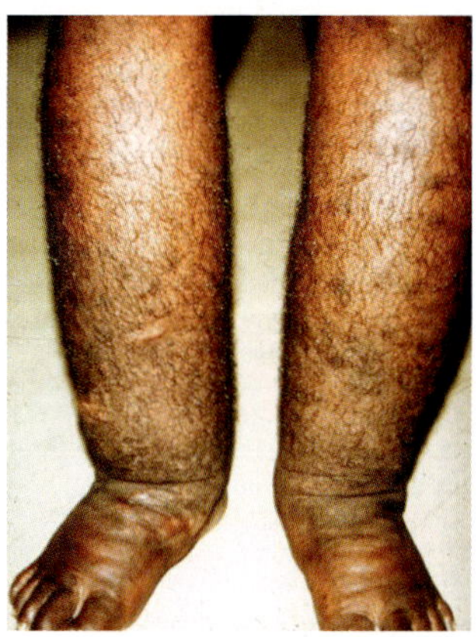

Elephantiasis: Elephantiasis tropica [34]

Anus- u. Rektumschleimhaut durch Obstruktion des Lymphabflusses bei Lymphogranuloma* venereum u. Granuloma inguinale; **2.** E. tropica: Anschwellen der unteren Extremitäten (s. Abb.), des Skrotums, der Arme, seltener der Vulva, Mammae u. umschriebener Teile des Rumpfs als Folge lang dauernder lymphat. Filariosen mit intermittierenden Lymphangitiden; **Urs.: 1.** hereditäres Lymphödem* (E. congenita hereditaria); **2.** Lymphgefäßverschluss durch rezidiv. Erysipel (E. nostras), z. B. Thrombophlebitis mit Periphlebitis, durch rezidiv. Herpes simplex der Lippen (Makrocheilie), Lymphogranuloma venereum, Lepra od. Filariosen; **3.** Ausschalten der Lymphknoten durch Tumoren, Operation od. ionisierende Strahlung; **Kompl.:** Stewart*-Treves-Syndrom.

E|levatio uteri *f*: s. Positio uteri.

Ellis-van-Creveld-Syn|drom (Richard W. E., Päd., Edinburgh, 1902–1966; Simon van C., Päd., Amsterdam, 1894–1971) *n*: (engl.) *Ellis-van Creveld syndrome*; syn. Chondroektodermaldysplasie; seltenes, autosomal-rezessiv mit variabler Expressivität erbl. Dysplasiesyndrom aus dem Formenkreis der Ektodermaldysplasie-Syndrome mit Anomalien ektodermaler u. mesodermaler Gewebe; **Ätiol.:** Mutationen im EVC2- od. EVC-Gen (Genlocus 4p16); allelisch zu Dysostosis acrofacialis Weyers; **Häufigkeit:** unter den Amish 1:200 Geburten; **Sympt.:** chondrodystropher dysproportionierter Kleinwuchs mit normaler Rumpflänge u. distal zunehmender Extremitätenverkürzung (Mikromelie*), Endgröße 105–160 cm; schmaler Thorax, Beckendysplasie mit Spornbildung des medialen Acetabulums, doppelseitige ulnare Polydaktylie der Hände u. Füße, Nagelhypoplasie, Dysodontie, häufig Verschmelzung der Oberlippe mit der Zahnleiste, Herzfehler (50 % der Fälle), verzögerte geistige Entw.; **Progn.:** insbes. bei Vorliegen eines Herzfehlers u. schmalem Thorax erhöhte Letalität im 1. Lebensjahr.

E|longatio cervicis (lat. longus lang) *f*: s. Descensus uteri et vaginae.

Eltern|geld: Leistung nach dem „Gesetz zum Elterngeld u. zur Elternzeit*" (Abk. BEEG) vom 5.12.2006 (BGBl. I S. 2748), zuletzt geändert am 23.11.2011 (BGBl. I S. 2298), für Kinder, die nach dem 1.1.2007 geboren wurden; ersetzt das Erziehungsgeld; E. kann verlangen, wer mit einem Kind, für das ihm die Personensorge zusteht, in einem Haushalt lebt, dieses Kind erzieht u. keine od. keine volle Erwerbstätigkeit (Teilzeitbeschäftigung von max. 30 Wochenstunden im Monatsdurchschnitt mögl.) ausübt (§ 1 BEEG); E. kann in der Zeit vom Tag der Geburt bis zur Vollendung des 14. Lebensmonats des Kindes bezogen werden, von einem Elternteil jedoch höchstens für 12 Monate (§ 4 BEEG); Höhe: 67 % des in den 12 Kalendermonaten vor dem Monat der Geburt des Kindes durchschnittl. erzielten monatl. Nettoeinkommens aus Erwerbstätigkeit (bei Nettoverdienst von weniger als EUR 1000 auf bis zu 100 % erhöht, bei Nettoverdienst von mehr als EUR 1200 auf bis zu 65 % reduziert), mind. EUR 300, max. EUR 1800 monatl.; ein Elternteil mit einem jährl. Nettoeinkommen von mehr als EUR 250 000 (bei 2 bezugsberechtigten Personen EUR 500 000) erhält kein Elterngeld.

Eltern|zeit: (engl.) *parental leave*; früher Mutterschaftsurlaub, Erziehungsurlaub; Sonderurlaub mit Kündigungsschutz für Arbeitnehmer u. Auszubildende, die ein Kind bis zur Vollendung des 3. Lj. selbst betreuen od. erziehen, nach dem „Gesetz zum Elterngeld und zur Elternzeit" (Abk. BEEG) vom 5.12.2006, in Kraft getreten am 1.1.2007, zuletzt geändert am 23.11.2011; Erwerbstätigkeit bis 30 Wochenstunden zulässig; kann anteilig, von jedem Elternteil allein od. von beiden Eltern gemeinsam genommen werden; kann anteilig (bis zu 12 Monate) mit Zustimmung des Arbeitgebers auch auf einen späteren Zeitraum (bis zur Vollendung des 8. Lj.) übertragen werden; Zeit des Beschäftigungsverbots nach Mutterschutzgesetz* wird i. d. R. auf E. angerechnet. Vgl. Elterngeld.

Embol-: Wortteil mit der Bedeutung hineinwerfen, -legen; von gr. ἐμβάλλειν.

Embryo-: Wortteil mit der Bedeutung ungeborene Leibesfrucht; von gr. ἔμβρυον.

Em|bryo (gr. ἔμβρυον ungeborene Leibesfrucht) *m/n*: (engl.) *embryo*; Bez. für Frucht im Uterus während der Embryogenese* (s. Abb.); vgl. Embryoblast; Fetus; Embryopathie.

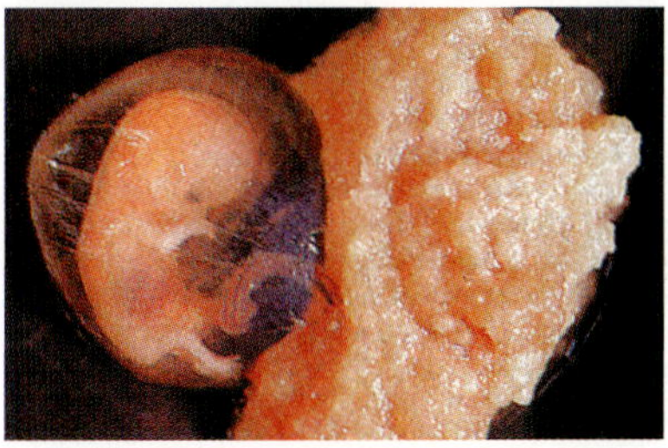

Embryo: Plazenta mit anhängender Fruchtblase, in dieser sichtbar ein 4 cm langer menschlicher Embryo in der 8. SSW [66]

Embryo|blast *m*: (engl.) *embryoblast*; sog. Embryonalknoten; (embryol.) Teil der Blastozyste* (animaler Pol), aus dem sich über das Stadium der 2- u. 3-blättrigen Keimscheiben der Embryo* entwickelt.

Embryo|feto|pathia alcoholica *f*: Alkoholembryofetopathie*.

Embryo|feto|pathie *f*: (engl.) *embryofetopathy*; Sammelbez. für Embryopathie* u. Fetopathie*.

Embryo|genese *f*: (engl.) *embryogenesis*; Embryonalentwicklung; Entwicklung des Embryoblasten* (i. w. S. der Zygote*) zum Embryo, die zwischen 16. u. 60. Gestationstag stattfindet; Beginn der Or-

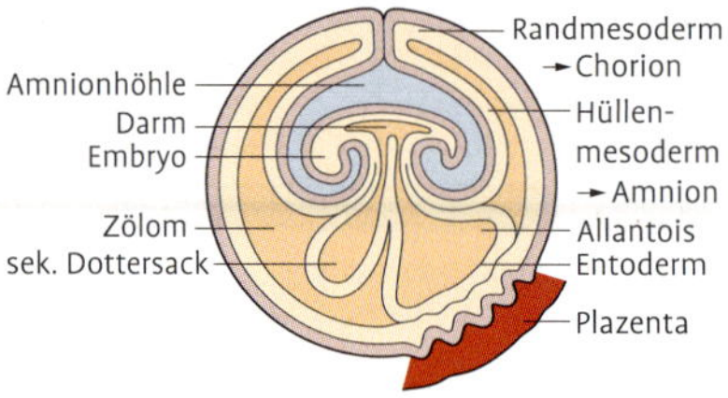

Embryogenese: Schema der anat. Verhältnisse 3 Wochen nach Konzeption; Entoderm bildet sek. Dottersack u. Allantois; Innenseite des Randmesoderms bildet Chorion; Hüllenmesoderm bildet Amnion [12]

ganogenese* (s. Abb.). Vgl. Blastogenese; Fetogenese.

Embryo|logie *f*: (engl.) *embryology*; Lehre von der pränatalen Entw. von der Befruchtung* bis zur Geburt* (Blastozyste*, Embryo* u. Fetus*).

Embryonal|entwicklung: s. Embryogenese.

Embryonal|mole (lat. mola verunstalteter Embryo) *f*: (engl.) *embryonal mole*; veraltete Bez. für Abortiv*-Ei mit fehlgebildeter Embryonalanlage.

Embryonen|bank: (engl.) *embryonic bank*; Einrichtung zur Kryokonservierung von Embryonen im Frühstadium; vgl. In-vitro-Fertilisation.

Embryonen|schutz|gesetz: Abk. ESchG; „Gesetz zum Schutz von Embryonen" vom 13.12.1990 (BGBl. I S. 2746), zuletzt geändert am 21.11.2011 (BGBl. I S. 2228), sucht mit den Mitteln des Strafrechts bes. schwerwiegenden Missbräuchen med. unterstützter Fortpflanzung entgegenzuwirken; verboten sind insbes. nahezu alle Formen der sog. gespaltenen Mutterschaft (§ 1 Absatz 1 Nummer 1, 2, 6, 7 u. Absatz 2; s. Ersatzmutter), die gezielte Erzeugung od. die Verwendung menschl. Embryonen zu Forschungs- od. anderen fremdnützigen Zwecken (§ 1 Absatz 1 Nummer 2, § 2), die Gewinnung von mehr Embryonen, als einer Frau innerh. eines Menstruationszyklus übertragen werden sollen (§ 1 Absatz 1 Nummer 5) u. die intratubare Befruchtung od. Übertragung von mehr als 3 Eizellen od. Embryonen innerhalb eines Zyklus (§ 1 Absatz 1 Nummer 3, 4; s. Embryotransfer); außerdem bestraft das ESchG die gezielte Geschlechtswahl (§ 3), den Gentransfer in menschl. Keimbahnzellen (§ 5), das Klonen, d. h. die künstl. Produktion genet. identischer menschl. Lebewesen (§ 6), u. die Erzeugung von Chimären (s. Chimärismus, genetischer) u. Hybriden (§ 7). Künstliche Befruchtung, Embryotransfer* u. die Konservierung von Embryonen od. sog. imprägnierten Eizellen, d. h. von Eizellen, in die bereits eine menschl. Samenzelle eingebracht od. eingedrungen ist, sind dem Arzt vorbehalten (§§ 9 u. 11); eine Mitwirkungspflicht an diesen Maßnahmen besteht für ihn allerdings nicht (§ 10). Als Embryo i. S. des E. gilt bereits die befruchtete, entwicklungsfähige menschl. Eizelle vom Zeitpunkt der Kernverschmelzung an, ferner jede einem Embryo entnommene totipotente Zelle, die sich zu teilen u. zu einem Individuum zu entwickeln vermag (§ 8). Durch das E. unverboten bleiben die Insemination homologer od. heterologer Art als solche, die gespaltene Vaterschaft sowie die Kryokonservierung von Embryonen, Ei- u. Samenzellen u. (unter bestimmten Voraussetzungen) die Präimplantationsdiagnostik*. Ein Fortpflanzungsmedizingesetz ist seit langem in der Diskussion; ein Teilergebnis stellt das Stammzellgesetz dar. Vgl. In-vitro-Fertilisation.

Embryo|pathia rubeolosa *f*: Rötelnembryofetopathie*.

Embryo|pathie *f*: (engl.) *embryopathy*; intrauterine, durch exogene Noxen verursachte morphol. Entwicklungsstörung des Embryos* während der Embryogenese*; **Urs.: 1. biol.:** Infektionserreger (Rubeola-Virus, z. B. bei Rötelnembryofetopathie*; Zytomegalie*-Virus, Toxoplasma* gondii, Treponema* pallidum), diabet. Stoffwechsellage (s. Embryopathie, diabetische), Phenylketonurie*; **2. chem.:** v. a. Alkohol (s. Alkoholembryofetopathie) u. Pharmaka, z. B. Thalidomid (s. Thalidomid-Embryopathie), Retinoide (Retinoid*-Embryopathie), Cumarinderivate (Warfarin*-Embryopathie), Zytostatika, Aminopterin (Aminopterin-Embryopathie), Antiepileptika (Hydantoin, Barbiturate, Carbamazepin, Valproinsäure; s. Antiepileptika-Embryofetopathie); **3. physik.:** ionisierende Strahlen. Vgl. Fehlbildung; Fetopathie; Wachstumsretardierung, intrauterine; Pränatalerkrankung.

Embryo|pathie, dia|betische *f*: (engl.) *diabetic embryopathy*; Embryopathie* inf. mütterl. Hyperglykämie*; **Vork.:** bei nicht od. unzureichend eingestelltem Diabetes* mellitus (Fehlbildungen 4-mal so häufig wie bei Kindern von gesunden Frauen), auch bei frühem Gestationsdiabetes*; **Klin.:** kardiale, renale u. neurale Störungen, z. B. kaudale Regression* (s. Abb.), Holoprosenzephalie*, hypoplastisches linkes Colon (Small-left-colon-Syndrom); skelettale Fehlbildungen (Radiusaplasie); **Progn.:** bis zu 50 % der Kinder sterben intrauterin od. postpartal inf. der schweren Fehlbildungen. Vgl. Fetopathie, diabetische.

Embryo|tomie *f*: (engl.) *embryotomy*; selten angewendete op. Zerstückelung eines intrauterin abgestorbenen Fetus zur Erleichterung der vaginalen Geburtsbeendigung. Vgl. Fruchttod, intrauteriner.

Embryo|toxizität *f*: (engl.) *embryotoxicity*; Fähigkeit eines Agens zu tox. Wirkung während der Embryonalzeit (16.–60. Tag), die letale u./od. teratogene Effekte, Wachstumsretardierungen (s. Fehlbildung), Resorption od. Abort zur Folge haben kann; vgl. Embryopathie; Pränataltoxikologie; Teratogenität.

Embryo|transfer *m*: (engl.) *embryo transfer*; Abk. ET; syn. Embryonenübertragung, Embryonenimplantation; Verf. der assistierten Reproduktion* durch Übertragung einer nach In*-vitro-Fertilisation für ca. 48 Std. in einer spez. Kultur gehaltenen Zygote

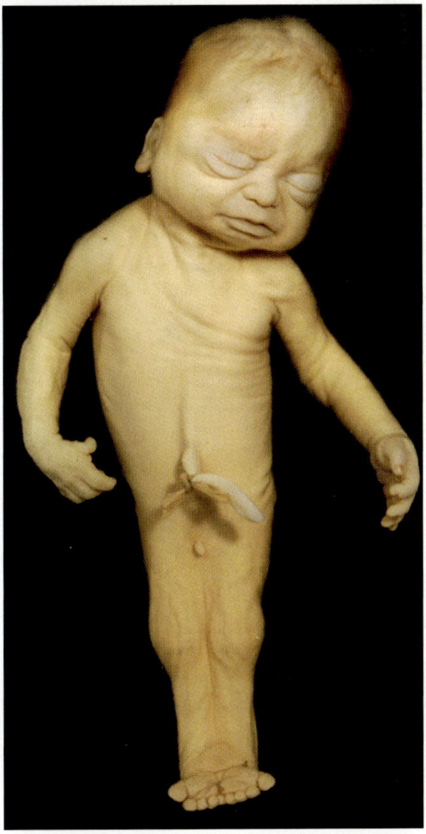

Embryopathie, diabetische: Sirenomelie als Extremform der kaudalen Regression [19]

(meist im 4–8-Zellenstadium) in den zuvor hormonal für die Nidation vorbereiteten Uterus mittels Katheter od. transvaginal in den Eileiter (intratubarer ET, Abk. IT-ET); **Einteilung:** nach Anzahl der Embryonen; **1.** Double-Embryo-Transfer (Abk. DET); in Deutschland häufigstes Verf. (ca. 70 %); **2.** Triple-Embryo-Transfer (Abk. TET); ca. 25 %; **3.** (elektiver) Single-Embryo-Transfer (Abk. (e)SET); ca. 5 %; **Ind.:** primäre u. sekundäre Sterilität* bei Funktionsfähigkeit von Ovarien u. Uterus; Schwangerschaftsrate ca. 28–32 %. **Recht:** Nach Embryonenschutzgesetz* gilt für den ET ein Arztvorbehalt; Übertragung von >3 Embryonen innerhalb eines Menstruationszyklus auf eine Frau sowie ET ohne deren Einwilligung sind strafbar. Nicht ad hoc zum Transfer gelangende Embryonen dürfen nur dann konserviert werden, wenn die im Behandlungszyklus vorgesehene Übertragung nicht mögl. ist. Die Ärztekammern haben u. a. in Empfehlungen u. Richtlinien in berufsrechtlicher Hinsicht Voraussetzungen für einen geplanten ET festgelegt (z. B. Anzeigepflicht sowie fachliche, personelle u. technische Mindestvoraussetzungen); eine ärztl. Mitwirkungspflicht an einem ET besteht nicht. Diagn. Maßnahmen an Embryonen vor dem Transfer in die weibl. Organe sind in Deutschland grundsätzlich untersagt; Ausnahmen: Maßnahmen zum Ausschluss schwerwiegender geschlechtsgebundener Erkrankungen i. S. von § 3 Embryonenschutzgesetz od. unter den Voraussetzungen des § 3a Absatz 2, 3 Embryonenschutzgesetz. Leistungsvoraussetzungen, Methoden u. Indikationen werden durch Richtlinien des Gemeinsamen Bundesausschusses vom 14.8.1990, zuletzt geändert am 21.6.2011, geregelt. Vgl. Präimplantationsdiagnostik.

Emesis gravidarum *f*: (engl.) *vomiting of pregnancy*; Schwangerschaftserbrechen; bei ca. 50 % aller Schwangeren auftretendes Erbrechen, nahezu typisch in der Frühschwangerschaft; überwiegend als morgendl. Nüchtern-Erbrechen (Vomitus matutinus) nach Übelkeit; Beginn meist 2–4 Wo. nach Konzeption*, Abklingen i. d. R. zwischen 12. u. 16. SSW (auch bei früherem Sterben des Fetus); **Urs.:** mit ansteigenden Beta*-HCG-Werten in der Frühschwangerschaft korreliert; häufig bei Mehrlingsschwangerschaften u. Blasenmole; z. T. Deutung als Anpassungsstörung bei schwangerschaftsbedingter Änderung von hormonaler, metabol. u. immun. Situation, deren Intensität psychoreaktiv individuell verstärkt werden kann; Übergang in Hyperemesis* gravidarum möglich.

E|minentia ilio|pubica *f*: (engl.) *iliopubic eminence*; flache Erhebung an der Verwachsungsstelle zwischen Os ilium u. Ramus sup. ossis pubis.

Emmet-Operation (Thomas A. E., Gyn., New York, 1828–1919) *f*: (engl.) *Emmet's operation*; plast. Rekonstruktion der Cervix uteri nach Emmet*-Riss.

Emmet-Riss (Thomas A. E., Gyn., New York, 1828–1919): (engl.) *Emmet's tear*; narbig abgeheilter (geburtsbedingter) Zervixriss*; **Kompl.:** u. a. Fluor genitalis, Zyklusstörung, spast. Reizzustand, Sterilität. Vgl. Emmet-Operation.

Empfängnis: (engl.) *conception*; Konzeption*.

Empfängnis|verhütung: s. Kontrazeption.

Empfängnis|zeit, gesetzliche: in § 1600 d Absatz 3 BGB festgelegte Phase vom 300.–181. Tag vor dem Tag der Geburt eines Kindes (jeweils einschließl.), innerh. derer die Möglichkeit einer Konzeption* durch Beischlaf* als gegeben angenommen wird; ergänzt durch DNA-Analyse (s. Abstammungsbegutachtung); Lebendgeburten sind auch nach Schwangerschaftsdauer <181 Tage möglich.

-enchym: Wortteil mit der Bedeutung eingießen, füllen; von gr. ἐγχεῖν.

End-: auch Endo-; Wortteil mit der Bedeutung innen; von gr. ἔνδον.

Endo|ko|agulation *f*: (engl.) *endoscopic coagulation*; Bez. für endoskop. (z. B. bei Laparoskopie od. Pelviskopie) durchgeführte Koagulation* von Gewebe; **Anw.:** z. B. zur Blutstillung (Erhitzen von Körpergewebe auf ca. 100 °C zur Eiweißgerinnung mit optimaler Hämostase). Vgl. Elektrokoagulation.

Endo|krino|logie *f*: (engl.) *endocrinology*; Lehre von der Morphologie u. Funktion endokriner Drüsen u. von den Hormonen sowie deren Regelungs- u. Wirkungsmechanismen.

Endo|krino|pathien *fpl*: (engl.) *endocrinopathies*; Bez. für Krankheiten, bei denen hormonale Störungen ursächlich u. krankheitsbestimmend im Vordergrund stehen; **Urs.:** **1.** Erkr. endokriner Drüsen mit: **a)** vermehrter Hormonproduktion, z. B. bei Hyperplasie des Drüsengewebes, reifen Adenokarzinomen; **b)** Hormonmangel od. fehlender Hormonproduktion bei Zerstörung endokrin aktiven Drüsengewebes, z. B. inf. von Entz., Fibrose, Autoimmunkrankheiten, durch Tumorinfiltration od. metastat. bedingt, bei gestörter Durchblutung, nach Traumen u. op. Entfernung der Drüse; **2.** Störung regulator. Vorgänge; **3.** Hormonbildungsstörungen inf. pathol. Enzymsysteme (z. B. bei adrenogenitalem Syndrom); **4.** veränderte Ansprechbarkeit der peripheren Erfolgsorgane auf Hormone inf. von Rezeptordefekten (Endorganresistenz, z. B. Androgenresistenz*); **5.** paraneoplastisches Syndrom*. **Sekundäre E.** sind entgleiste hormonale Reaktionen bei ursächl. nicht endokrinen Erkr. (z. B. sekundärer Hyperparathyroidismus bei Calciferolmangel).

Endo|metriose (gr. μήτρα Gebärmutter) *f*: (engl.) *endometriosis*; Vork. von endometrialen Drüsen u. Stroma außerhalb der Cavitas uteri, die v. a. unter Östrogeneinfluss ähnlichen zykl. Veränderungen unterworfen sind wie das Endometrium*; z. T. zusätzlich Östrogenbildung durch Endometrioseherde (inf. pathol. Expression der P450-Aromatase), womit der Wucherungsprozess unterhalten wird; benigne Erkr., organübergreifende Ausbreitung durch infiltratives Wachstum möglich; **Ätiol.:** unklar; mögl. Pathogenesefaktoren: **1.** sog. Implantationstheorie: Dislokation (z. B. retrograd tubar inf. retrograder Menstruation; hämatogen) von basalem Endometrium; **2.** sog. Archimetrakonzept: unmittelbare Infiltration von basalem Endometrium in das Myometrium (s. Adenomyose), dislozierte Fragmente des basalen Endometriums entwickeln Stammzellcharakter u. formen alle morphol. Elemente des primordialen Uterus (Archimetra); **3.** sog. Zölommetaplasietheorie: Metaplasie undifferenzierten Gewebes; **Vork.:** bei 10–15 % aller Frauen im geschlechtsreifen Alter; meist Rückbildung nach Menopause; eine der häufigsten gyn. Erkr., jährlich ca. 40 000 Neuerkrankungen in Deutschland; **Einteilung:** **1.** nach **Lok.** der Endometrioseherde: **a)** Endometriosis genitalis: innerhalb des kleinen Beckens, aber außerhalb des Uterus (s. Abb. 1 u. Abb. 2); **b)** Endometriosis extragenitalis: außerhalb des kleinen Beckens; in abnehmender Häufigkeit befallen: Beckenperitoneum, Ovarien (sog. Schokoladenzyste*), Ligg. sacrouterina, Uterus, Septum rectovaginale/Fornix

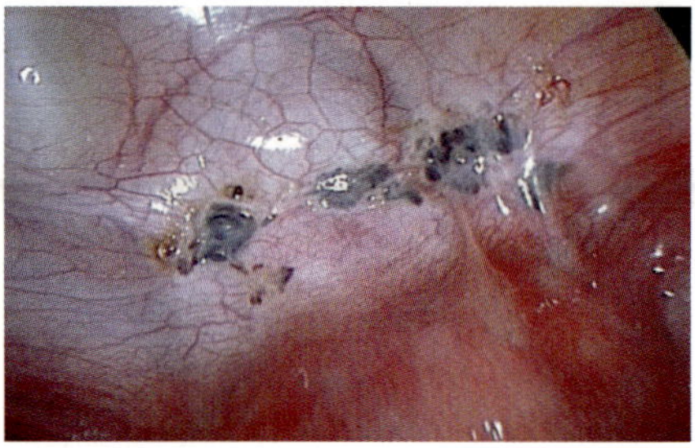

Endometriose Abb. 1: Endometrioseherde am Blasendach [57]

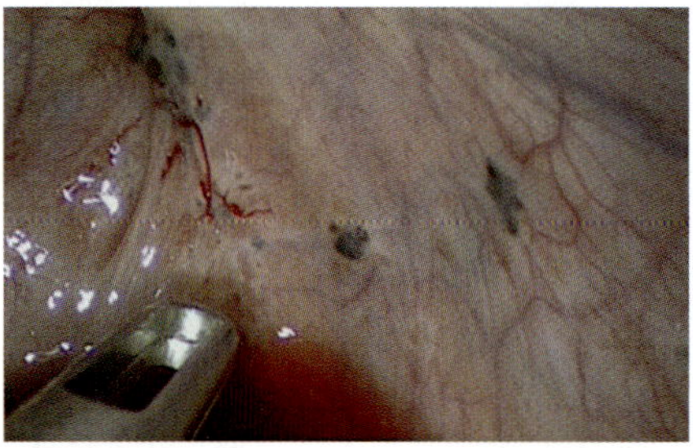

Endometriose Abb. 2: Endometrioseherde im Douglas-Raum [57]

vaginae sowie extragenitale Manifestationen (z. B. Rektosigmoid, Blasenendometriose*). **2.** in Stadien: s. Tab.; klin.-endoskop. Stadieneinteilung: s. EEC-Score; **Sympt.:** v. a. mit Menstruationszyklus assoziierte Schmerzen (sekundäre Dysmenorrhö) von zunehmender Intensität; bei Verwachsung u. fibröser Gewebeorganisation evtl. Dauerschmerzen, bei retrozervikaler E. Kreuzschmerzen u. Dyspareunie*, Sterilität, Infertilität; **Diagn.:** typ. Anamnese, Inspektion, bimanuelle Palpation, Sonographie, Laparoskopie, Zysto-, Koloskopie; Sicherung durch histopathol. Nachweis (i. d. R. nach Laparoskopie); **Ther.:** keine kausale Ther. od. Prävention mögl.; v. a. op. Entfernung (laparoskop. od. konventionell offen-chirurgisch) bei isolierten Herden; bei Inoperabilität od. als hormonale Anschlussbehandlung Gestagenmonotherapie, monophasisches orales Kontrazeptivum (Langzyklus* od. Langzeiteinnahme), GnRH*-Rezeptor-Agonisten (mit Add*-back-Therapie) zur Induktion einer therapeutischen Amenorrhö*; Dauerbehandlung über mind. 6 Monate. Vgl. Adenomyose.

Endo|metriose|zyste *f*: (engl.) *endometriosis cyst*; bei Endometriose* durch menstruelle Blutung u. Sekretstau entstehende Zyste außerhalb des Endometriums; **Vork.:** v. a. Ovar (Schokoladenzyste*); auch kleines Becken, z. B. Eileiter, Mesosalpinx u. in Umgebung des Uterus; **Ther.:** laparoskop. Zystenausschälung, evtl. Ovarektomie.

Endometriose
Stadieneinteilung nach Revised Classification der American Society for Reproductive Medicine (Abk. rASRM)

Endometrioseherde Lokalisation	Tiefe	Punkte[1] <1 cm	1–3 cm	>3 cm
Peritoneum	oberflächlich	1	2	4
	tief	2	4	6
Ovar rechts	oberflächlich	1	2	4
	tief	4	16	20
Ovar links	oberflächlich	1	2	4
	tief	4	16	20
Obliteration des Douglas-Raumes		**Punkte**		
partiell		4		
vollständig		40		
intrauterine Adhäsionen Lokalisation	**Konsistenz**	**Punkte[2] <1/3**	**1/3–2/3**	**>2/3**
Ovar rechts	zart	1	2	4
	fest	4	8	16
Ovar links	zart	1	2	4
	fest	4	8	16
Tube rechts	zart	1	2	4
	fest	4[3]	8[3]	16
Tube links	zart	1	2	4
	fest	4[3]	8[3]	16

[1] in Abhängigkeit von der Größe der Endometrioseherde;
[2] in Abhängigkeit vom betroffenen Anteil der Cavitas uteri;
[3] bei vollständigem Einschluss des fimbrienbesetzten Endes der Tube 16 Punkte;

1–5 Punkte: Stadium I;
6–15 Punkte: Stadium II;
16–40 Punkte: Stadium III;
>40 Punkte: Stadium IV

Endo|metritis *f*: (engl.) *endometritis*; Entz. der Gebärmutterschleimhaut (Endometrium*); **Einteilung:** nach betroffenem Gebärmutteranteil in E. cervicis uteri (Zervizitis*), E. corporis, E. decidualis (selten); **Err.:** häufig: Chlamydia trachomatis, Neisseria gonorrhoeae (s. Gonorrhö), Streptokokken, Staphylokokken, Escherichia coli, Anaerobier, Mycobacterium hominis; selten: Mycobacterium tuberculosis (s. Endometritis tuberculosa); **Ätiol.:** **1.** vom Endozervixkanal aufsteigende Infektion (Zervizitis*); oft Zwischenstadium für Adnexitis*; begünstigt durch intrauterine Manipulation (z. B. Intrauterinpessar*); **2.** Uteruserkrankung, z. B. Myoma uteri, Endometriumkarzinom, Korpuspolyp; **3.** post partum (E. puerperalis; s. Puerperalfieber) od. post abortum; **4.** durch Östrogenmangel bedingte Atrophie des Endometriums im Alter (E. senilis); **Klin.:** Menstruationsstörungen, (fundusbetonter) Uterusdruckschmerz; u. U. Fieber, allg. Schwäche, Unterbauchschmerzen; **Kompl.:** Endomyometritis*, Parametritis*, Adnexitis*, Pelveoperitonitis*, Pyometra*, Perihepatitis* acuta gonorrhoica; **Diagn.:** Erregernachweis aus Eiter od. Abrasiomaterial; nach Abklingen der akuten Entzündungsphase Kürettage zum Tumorausschluss erforderl.; **Ther.:** Breitband-Antibiotika, z. B. Ciprofloxacin, Doxycyclin, Metronidazol; Bettruhe, Schmerztherapie, bei unspezif. E. niedrige Östrogendosen.

Endo|metritis tuberculosa *f*: (engl.) *tuberculous endometritis*; Endometritis* durch Infektion mit Mycobacterium tuberculosis; i. d. R. hämatogene Infektion der Funktionalis (Abstoßung in der Menstruation) od. der Basalis (fortschreitende In-

Endometriumablation
Vor- und Nachteile von Endometriumablation und vaginaler Hysterektomie

Kriterium	Endometriumablation	vaginale Hysterektomie
postoperative Amenorrhö	ca. 30 %	100 %
Erfolgsrate	ca. 80–90 %	100 %
Operationsdauer	ca. 15 Min.	ca. 30 Min.
Hospitalisierung	1–2 Tage	3–4 Tage
Arbeitsunfähigkeit	1–3 Tage	7–21 Tage
Bluttransfusion erforderlich	0 %	ca. 5 %
Antibiotikatherapie erforderlich	ca. 5 %	ca. 60 %
Analgetikatherapie erforderlich	ca. 50 %	100 %

fektion mit Tuberkelbildung im Myometrium mögl.); Aszension mögl. (s. Salpingitis tuberculosa). Vgl. Genitaltuberkulose.

Endo|metrium *n*: (engl.) *endometrium*; Tunica mucosa uteri; Schleimhaut des Corpus uteri; **Histol.:** **1.** einschichtiges säulenförmiges, stellen- u. zeitweise flimmerbesetztes Epithel; **2.** faserarme, zell- u. gefäßreiche Lamina propria aus retikulärem Bindegewebe mit tubulären Drüsen mit **a)** Basalis: Stratum basale, 1 mm hoch, der Regeneration dienend, sitzt ohne zwischengeschaltete Submukosa dem Myometrium auf; **b)** Funktionalis: Stratum functionale, bis zu 8 mm hoch, zykl. hormonalen Veränderungen unterworfen, wird bei der Menstruation* abgestoßen; entwickelt sich bei Eintritt einer Schwangerschaft zur Dezidua*. Vgl. Menstruationszyklus.

Endo|metrium|ablation *f*: (engl.) *endometrial ablation*; therap. Koagulation* des meist präoperativ mit GnRH*-Agonisten supprimierten Endometriums; **Formen:** z. B. bipolare Hochfrequenzkoagulation, Roller*-Ball-Koagulation, Ballonkoagulation*; **Ind.:** uteruserhaltende Ther. rezidiv. Hypermenorrhö* od. Menorrhagie* nach Ausschluss system. u. lokaler intrauteriner Urs.; cave: vor E. hysteroskop. u. histol. Ausschluss eines Endometriumkarzinoms erforderl.; Vor- u. Nachteile im Vergleich zu vaginaler Hysterektomie: s. Tab.; vgl. Endometriumresektion.

Endo|metrium|bi|opsie *f*: s. Strichkürettage; Aspirationskürettage.

Endo|metriumhyper|plasie *f*: (engl.) *endometrium hyperplasia*; übermäßige Proliferation der Uterusschleimhaut; mögl. Präkanzerose* des östrogenabhängigen Endometriumkarzinoms*; **Urs.:** längerfristige Östrogeneinwirkung bei Abfall des Progesterons, u. a. bei Östrogenmonotherapie, Tamoxifentherapie, Follikelpersistenz*, Östrogen produzierendem Tumor (z. B. Granulosazelltumor*, Thekazelltumor*); **Klin.:** verstärkte u. verlängerte Menstruationsblutung (Durchbruchblutung*), insbes. juvenile Blutung bei Beginn u. sog. klimakterische Blutung am Ende der Geschlechtsreife; **Einteilung:** s. Tab.; **Diagn.:** Ultraschalldiagnostik, Hysteroskopie (s. Abb. 1 u. 2); Kürettage u. Histologie; Gestagentest; **Ther.:** Gestagene (zykl. od. kontinuierlich, höhere Dosierung bei zunehmendem Entartungsrisiko); bei atypischer E. ggf. Hysterektomie. Vgl. Stromahyperplasie.

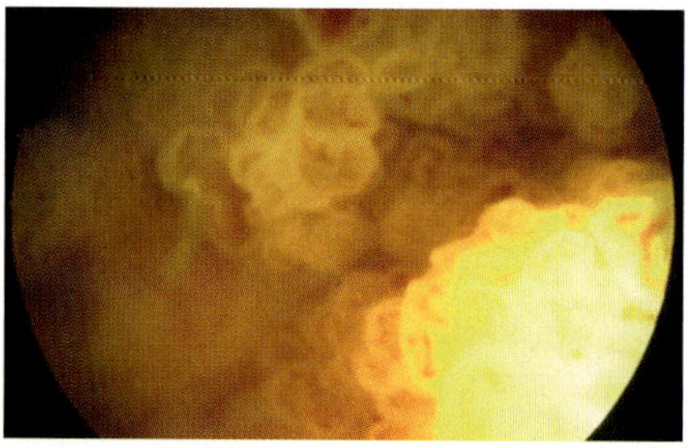

Endometriumhyperplasie Abb. 1: einfache Hyperplasie (Hysteroskopie) [57]

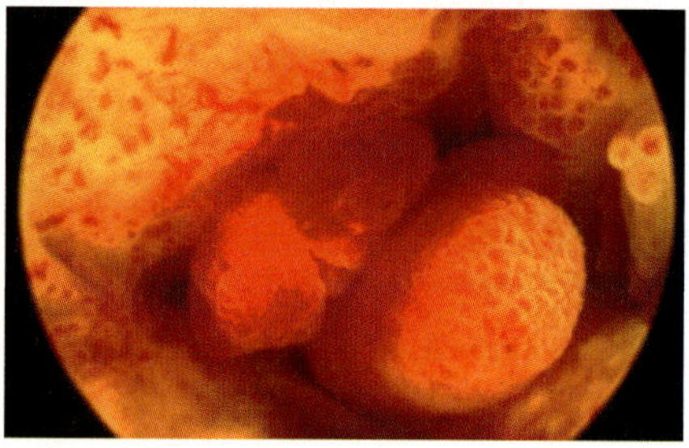

Endometriumhyperplasie Abb. 2: komplexe Hyperplasie (Hysteroskopie) [57]

Endometriumhyperplasie
WHO-Klassifikation und Entartungsrisiko

WHO-Klassifikation	Histologie	Entartungsrisiko (%)
einfache Hyperplasie[1]	Drüsen zystenartig oder minimal erweitert	1–3
komplexe Hyperplasie[2]	Drüsen verzweigt und unregelmäßig angeordnet	3–8
atypische Endometriumhyperplasie[3]	zusätzlich zelluläre Atypien	30

[1] traditionelle Klassifikation: glandulär-zystische Hyperplasie;
[2] traditionelle Klassifikation: adenomatöse Hyperplasie Grad 1 und 2;
[3] traditionelle Klassifikation: adenomatöse Hyperplasie Grad 3

E

Endo|metrium|karzinom *n*: (engl.) *endometrial cancer*; von Drüsen der Gebärmutterschleimhaut ausgehender maligner, epithelialer Uterustumor*; **Epidemiol.:** häufigstes Genitalkarzinom in westlichen Industrieländern; in Deutschland vierthäufigstes Malignom der Frau (5,6 % aller Malignome) mit ca. 11 000 Neuerkrankungen pro Jahr; **Vork.:** v. a. in der Postmenopause (4 % vor 40. Lj.; bei HNPCC familiäres E. ab 45. Lj.); **Formen: 1.** östrogenabhängiges E. (Typ I, ca. 75–80 %) bei östrogen- (insbes. estradiol-)bedingter Endometriumhyperplasie*; Risikofaktoren: Langzeiteinnahme von Östrogenen ohne ausreichenden Gestagenschutz; metabolisches Syndrom, Diabetes mellitus, polyzystisches Ovarialsyndrom, frühe Menarche u. späte Menopause; Nulliparität, Infertilität; Zustand nach Mammakarzinom; Östrogen bzw. Androgen produzierender Tumor, Tamoxifen-Therapie; HNPCC; **2.** östrogenunabhängiges E. (Typ II, ca. 20–25 %); entsteht aus endometrialem intraepi-

Endometriumkarzinom Tab. 1
Histopathologische Einteilung (nach WHO)

endometrioides Adenokarzinom
Variante mit plattenepithelialer Differenzierung
villoglanduläre Variante
sekretorische Variante
Variante mit Zilien tragenden Zellen
muzinöses Adenokarzinom
seröses Adenokarzinom
klarzelliges Adenokarzinom
gemischtes Adenokarzinom[1]
Plattenepithelkarzinom
Übergangsepithelkarzinom
kleinzelliges Karzinom
undifferenziertes Karzinom

[1] endometrioides oder muzinöses Adenokarzinom gemischt mit mindestens 10 % eines klarzelligen oder serösen Adenokarzinoms

Endometriumkarzinom Tab. 2
TNM-Klassifikation und FIGO-Stadien (Kurzfassung)

Kategorie (TNM)[1]	FIGO-Stadium	Bedeutung
Tis	0	Carcinoma in situ
T1	I	begrenzt auf Corpus uteri
T1 a	I A	begrenzt auf Endometrium oder infiltriert weniger als die Hälfte des Myometriums
T1 b	I B	infiltriert die Hälfte oder mehr des Myometriums
T2	II	infiltriert Zervix, keine Ausbreitung jenseits des Uterus
T3 und/oder N1	III	lokale und/oder regionale Ausbreitung (vgl. T3 a, b, N1 sowie FIGO III A, B, C)
T3 a	III A	Ausdehnung auf Serosa bzw. Adnexe
T3 b	III B	Ausdehnung auf Vagina oder Parametrium
N1	III C	Metastasen in Becken- bzw. paraaortalen Lymphknoten
T4	IV A	infiltriert Harnblasen- bzw. Darmschleimhaut
M1	IV B	Fernmetastasen

T: Primärtumor; N: regionäre Lymphknoten; M: Fernmetastasen
[1] für alle Tumoren einheitlich definierte Kategorien (z. B. N0: keine Evidenz für Befall regionärer Lymphknoten; NX: regionäre Lymphknoten nicht beurteilbar): s. TNM-Klassifikation

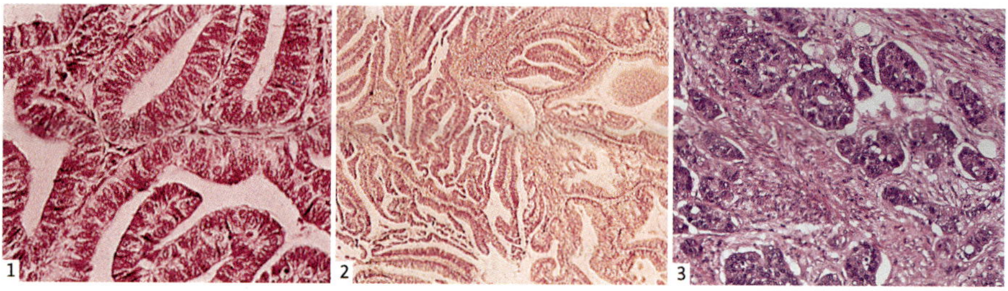

E

Endometriumkarzinom: histol. Präparate des Korpusendometriums; 1: gut differenziertes endometrioides Adenokarzinom; 2: gut differenziertes endometrioides Adenokarzinom (villoglanduläre Variante); 3: seröses E.; HE-Färbung [8] [11]

Endometriumkarzinom
FIGO-Klassifikation 2010 und Vorversion
Tab. 3

FIGO-Stadium	Klassifikation 2010	alte Klassifikation
0	Carcinoma in situ	Carcinoma in situ
I	begrenzt auf Corpus uteri	begrenzt auf Corpus uteri
I A	begrenzt auf Endometrium oder infiltriert weniger als die Hälfte des Myometriums	begrenzt auf Endometrium
I B	infiltriert die Hälfte oder mehr des Myometriums	infiltriert weniger als die Hälfte des Myometriums
I C	—	infiltriert die Hälfte oder mehr des Myometriums
II	infiltriert Zervixstroma, keine Ausbreitung jenseits des Uterus[1]	infiltriert Zervix, keine Ausbreitung jenseits des Uterus
II A	—	nur endozervikaler Drüsenbefall
II B	—	infiltriert Zervixstroma
III	lokale und/oder regionale Ausbreitung	lokale und/oder regionale Ausbreitung
III A	Ausdehnung auf Serosa bzw. Adnexe[2]	Ausdehnung auf Serosa bzw. Adnexe; Tumorzellen in Aszites oder Peritoneallavage
III B	Ausdehnung auf Vagina oder Parametrium	Ausdehnung auf Vagina
III C	Metastasen in Becken- bzw. paraaortalen Lymphknoten	Metastasen in Becken- bzw. paraaortalen Lymphknoten
III C1	Metastasen in Beckenlymphknoten	—
III C2	Metastasen in paraaortalen Lymphknoten mit oder ohne Befall der Beckenlymphknoten	—
IV A	infiltriert Harnblasen- und/oder Darmschleimhaut	infiltriert Harnblasen- und/oder Darmschleimhaut
IV B	Fernmetastasen	Fernmetastasen

[1] nur endozervikaler Drüsenbefall zählt zu FIGO I;
[2] separate Erfassung positiver Zytologie (Nachw. von Tumorzellen in Aszites oder Peritoneallavage) ohne Einfluss auf FIGO-Stadium

thelialem Karzinom (Abk. EIC) bei atrophem Endometrium (50 % ohne Myometriuminvasion); Östrogen- u. Progesteron-Rezeptor-negativ; Risikofaktoren: zunehmendes Lebensalter, vorausgegangene Bestrahlung des Uterus; **Pathol.:** exophytisch in Cavitas uteri od. endophytisch in Myometrium einwachsend; Metastasierung lymphogen in paraaortale u. Beckenlymphknoten, in ca. 10 % der Fälle in Ovarien; hämatogen v. a. in Lunge (über V. cava inferior), Leber, Skelettsystem u. Gehirn; histopathol. meist Adenokarzinom* (s. Abb.), bei östrogenabhängigem Typ v. a. endometrioides, bei östrogenunabhängigem Typ v. a. klarzelliges od. seröses Adenokarzinom; s. Tab. 1; **Einteilung:**

Endometriumkarzinom Tab. 4
Sonographische Endometriumdicke als diagnostisches Beurteilungskriterium

	Endometriumdicke (mm)[1] individuelle Variationsbreite	empfohlene Obergrenze[2]
Prämenopause		
Proliferationsphase	4–8	
Sekretionsphase	7–14	
Postmenopause		
ohne Hormontherapie	4–8	4–5
mit kombinierter Hormontherapie	4–8	6
unter Tamoxifen	6–10	10

[1] individuelle Variationsbreite, aus messtechnischen Gründen als doppelte Endometriumbreite angegeben; bei einer Dicke <5 mm ist im Allg. trotz Blutung nicht mit einem Karzinom zu rechnen.
[2] Bei Werten oberhalb der empfohlenen Obergrenze wird zur histologischen Abklärung (Kürettage) geraten.

TNM-Klassifikation u. FIGO-Stadien: s. Tab. 2; Änderungen der FIGO-Klassifikation 2010 im Vergleich zur Vorversion: s. Tab. 3; **Klin.:** Leitsymptom: postmenopausale uterine Blutung, prämenopausale Zusatzblutungen (Menorrhagie*, Metrorrhagie*); später auch eitriger Fluor od. Pyometra*; **Diagn.:** Hysteroskopie*, fraktionierte Kürettage*; Messung der Endometriumdicke durch Vaginalsonographie* (s. Tab. 4; cave: prämenopausal, bei postmenopausaler Hormontherapie u. bei serösem E. eingeschränkt aussagekräftig); **Ther.:** **1.** operativ; Basistherapie: totale Hysterektomie* mit Entfernung beider Adnexe, stadienabhängig systematische pelvine (mind. 15 Lymphknoten) u. paraaortale (mind. 10 Lymphknoten) Lymphadenektomie (auch laparoskopisch i. R. laparoskopisch assistierter vaginaler, ggf. radikaler Hysterektomie); stadienabhängig ggf. Mitresektion der Parametrien; bei serösem od. klarzelligem K. zusätzl. Omentektomie sowie Entnahme multipler Peritonealbiopsien; in fortgeschrittenem Stadium op. Reduktion großer Tumormassen zur Verbesserung der Effektivität palliativer Maßnahmen; **2.** ggf. Strahlentherapie (i. d. R. kombinierte Brachytherapie* u. Telestrahlentherapie); primär bei Inoperabilität durch Komorbidität; adjuvant bei hohem Lokalrezidivrisiko (in Stadium I u. II ohne Effekt auf Gesamtüberlebensrate); **3.** systemische Therapie: Chemotherapie bei Hochrisikokarzinom (klarzelliges u. seröses Adenokarzinom); für adjuvante Hormontherapie mit hochdosiertem Gestagen bisher kein gesicherter Nutzen nachgewiesen; **Nachsorge:** für 2–3 Jahre nach Primärtherapie Nachsorgeuntersuchungen in 3-monatigen Intervallen (Spekulumeinstellung, vaginale u. rektale Untersuchung, ggf. Vaginalsonographie); mögl. Spätkomplikationen: u. a. genitale Atrophie, Lymphödem der unteren Extremitäten, Strahlenschäden von Ureter, Harnblase u. Darm, klimakterisches Syndrom*; **Progn.:** Fünf-Jahres-Überlebensrate je nach Stadium, Pathol. (z. B. endometrioides Adenokarzinom günstiger als seröses Karzinom) u. Ther. (Op. progn. günstiger als Bestrahlung) zwischen 87 u. 18 %; **DD:** Vulvakarzinom*, Vaginalkarzinom* od. Zervixkarzinom*; Blutungen aus Darm od. Harnblase; exogene (Hormonersatz mit Östrogenen) u. endogene (hormonbildende Ovarialtumoren*, Adipositas) Östrogenstimulation.

Endo|metrium|re|sektion (lat. resecare weg-, zurückschneiden) *n*: (engl.) *endometrium resection*; Abtragen des Endometriums mit Hilfe einer Resektionsschlinge; **Ind.:** therapieresistente Hypermenorrhö* od. Menorrhagie* (Vor- u. Nachteile gegenüber Endometriumablation*: s. Tab.).

Endo|metrium|sarkom *n*: s. Uterussarkom.

Endo|mitose (gr. μίτος Faden, Kette) *f*: (engl.) *endomitosis*; Verdoppelung der DNA u. Spaltung der Chromosomen ohne Auflösung der Kernmembran

Endometriumresektion
Vor- und Nachteile von Endometriumresektion und Endometriumablation

Kriterium	Endometriumablation (Roller-Ball-Koagulation)	Endometriumresektion (Resektionsschlinge)
histologische Diagnostik	nicht möglich	möglich
Perforationsrisiko	gering	erhöht
Blutungsrisiko	minimal	deutlich erhöht
intraoperative Übersicht	gut	erschwert durch flottierende Resektate
präoperative Endometriumsuppression	erforderlich	empfehlenswert

u. ohne Ausbildung einer Teilungsspindel, wodurch polyploide Kerne mit vielfachen Chromosomensätzen entstehen. Vgl. Mitose.

Endo|myo|metritis (gr. μήτρα Gebärmutter) *f*: (engl.) *endomyometritis*; vom Endo- auf das Myometrium übergreifende Endometritis*.

End|orphine *n pl*: Kurzbez. für **endogene Morphine**; (engl.) *endorphins*; endogene Opiatanaloga; Peptide mit stark analget. morphinähnl. Wirkung, die aus Hypophyse u. Nervensystem isoliert werden können; **Biosynthese:** aus den strukturverwandten Vorläuferproteinen Proopiomelanocortin (α-, β-, γ-, δ-Endorphin, Met-Enkephalin, Neoendorphine), Proenkephalin (Enkephaline) u. Prodynorphin (Dynorphine); **Wirkung:** als Neurotransmitter, Neuromodulatoren od. Hormone (β-Endorphin u. Enkephaline über μ-, Dynorphin u. Leu-Enkephaline über κ-, Enkephaline über δ-Rezeptoren; vgl. Opioid-Rezeptoren); Steuerung vegetativer Funktionen durch Aktivierung endorphinerger Neurone, z. B. bei Verarbeitung sensor. Afferenzen (analget. Wirkung durch Blockade der Schmerzreizübertragung im Hinterhorn des Rückenmarks; zentrale Modulation der Schmerzempfindung; cave: Berücksichtigung der abnehmenden Endorphinplasmakonzentration im Alter bei Schmerztherapie), Regulation der Körpertemperatur, Kontrolle der hypophysären Inkretion, Steuerung von Antrieb u. Verhalten sowie Hemmung der Darmmotilität.

Endo|salpingiose *f*: (engl.) *endosalpingiosis*; drüsenähnliche Proliferation versprengter Reste des Epithels der Müller*-Gänge mit Ausdifferenzierung zu Tubenepithel; **Vork.:** v. a. in Umgebung der Eileiter; in Mesosalpinx, Omentum u. Beckenperitoneum; **Sympt.:** bei großer Ausdehnung u. a. Aszites; sehr selten maligne Entartung; **DD:** Endometriose.

Endo|salpinx *f*: s. Eileiter.

Endo|theline *n pl*: (engl.) *endothelins*; Abk. ET; vasoaktive Polypeptide mit kurzer HWZ u. lokal begrenzter Wirkung; **Biosynthese:** u. a. in art. Endothelzellen (Autakoid) aus Proendothelin (38 Aminosäurereste) durch Konversionsenzyme (Abk. ECE); **Formen: 1.** ET-1 (21 Aminosäurereste; ubiquitär verbreitet); **2.** ET-2 (nur in Dünn- u. Dickdarm, minimal im Herz- u. Skelettmuskel sowie im Magen nachweisbar); **3.** ET-3 (ubiquitär verbreitet); **Regulation:** Stimulation von Synthese u. Freisetzung z. B. durch vaskuläre Scherkräfte, Thrombin, Angiotensin II u. Interleukin 1, Hemmung durch kardiale natriuretische Peptide; **Wirkung: 1.** Blutflussregulation (funktioneller Antagonismus): **a)** Vasokonstriktion (10–100-mal stärker als Angiotensin II u. Noradrenalin) durch Bindung an ET_A-Rezeptoren glatter Gefäßmuskelzellen; **b)** Vasodilatation über Bindung an ET_B-Rezeptoren von Endothelzellen (u. a. durch Freisetzung von Stickstoffmonoxid u. Prostacyclin); **2.** Konstriktion der glatten Muskulatur der Atemwege (E. des Bronchialepithels); **3.** evtl. mitogener Effekt auf glatte Muskelzellen u. best. Nierenzellen; **klin. Bedeutung: 1.** erhöhte Plasmakonzentration bei Hämangioendotheliom, fortgeschrittener Arteriosklerose, Herzinsuffizienz, art. od. pulmonaler Hypertonie; **2.** genet. ET-3-Defekt z. B. bei Waardenburg-Syndrom Typ IV; **3.** (pharmak.) s. Bosentan; Ambrisentan.

Endo|toxin|schock: s. Schock, septischer.

Endo|zervix *f*: s. Cervix uteri.

Enkephal-: auch Enzephal-, Encephal-; Wortteil mit der Bedeutung „im Kopf befindlich", Gehirn; von gr. ἐγκέφαλος.

Ent-: auch Ento-; Wortteil mit der Bedeutung innen; von gr. ἐντός.

Entbindung: (engl.) *delivery*; syn. für Geburt* gebraucht; rechtl. liegt eine E. vor, wenn ein Kind lebend geboren wird (s. Lebendgeburt) od. ein Totgeborenes (s. Totgeburt) ein Körpergewicht von ≥500 g hat; Totgeborene, die <500 g wiegen, sind Fehlgeburten (s. Abort). Vgl. Entbindung, operative.

Entbindung, operative: (engl.) *operative delivery*; op. Beendigung der Geburt*; **Formen: 1.** Entwicklung des Kindes durch Zangenextraktion* od. Vakuumextraktion*; Ind.: Geburtsstillstand od. pathol. CTG in der Austreibungsperiode, maternale Wehenschwäche; **2.** Wendungsmanöver (s. Wendung) mit nachfolgender Extraktion*; **3.** chir. Eingriffe: Episiotomie*, Schnittentbindung*.

Entbindungs|pfleger: s. Hebamme.

Entdifferenzierung: (engl.) *anaplasia, dedifferentiation*; Umwandlung normal differenzierter Zellen in atyp. Zellen, als vollständige E. (s. Anaplasie) od. partielle E. (s. Dysplasie, epitheliale); vgl. Tumorzellen.

Entero|kolitis, nekrotisierende *f*: (engl.) *necrotizing enterocolitis*; Abk. NEK; akute Erkr. mit nekrotisierender ulzeröser Darmentzündung insbes. bei Frühgeborenen; **Vork.:** v. a. Neugeborene (meist Frühgeborene) auf Intensivstation; Risikofaktoren: v. a. niedriges Gestationsalter, niedriges Geburtsgewicht, intrauterine Wachstumsretardierung; **Lok.:** diskontinuierlich-segmental od. kontinuierl. gastrointestinal, insbes. Colon ascendens u. terminales Ileum, selten auch Magen od. Rektum; **Path.:** multifaktoriell; pathogene Erreger (z. B. Clostridium, Klebsiella, E. coli, Enterovirus, Rotavirus), mukosale Ischämie (Hypoxie), immun. Unreife; **Klin.:**

> klin. Notfall: häufigste Urs. für Akutes* Abdomen eines Neugeborenen*

akut unspezif. Zeichen einer system. Entz. (im Verlauf sept. Schock) mit z. B. Trinkunlust, Erbrechen, Veränderung von Hautkolorit (Blässe), Herzfrequenz (Bradykardie, Tachykardie), Atmung (Tachypnoe, Dyspnoe, Apnoe), Azidose, Kreislaufzentralisation; abdominal Druckschmerz, Abwehrspannung, Zunahme von Magenvolumen u. Bauchumfang, Mageninhalt blutig od. gallig,

Bauchwandrötung, -ödem, Ödem der Labien bzw. des Skrotums, blutiger Stuhl; **Diagn.:** **1.** Bestimmung labormed. Entzündungsparameter u. Nachw. einer sept. Infektion (s. Sepsis); **2.** radiol. (Abdomenübersicht): dilatierte (z. T. fixierte) Darmschlingen mit Darmwandverdickung u. a. als Hinweis; pathognomon.: Darstellung von Pneumatosis intestinalis (Wasserstoff) tangential in Darmwand sowie u. U. Gasnachweis in Vena portae hepatis; **3.** abdominale Ultraschalldiagnostik zur Darstellung von Gas in Vena portae hepatis u. Doppler-sonograph. Beurteilung der gastrointestinalen Perfusion (z. B. A. mesenterica sup.: hoher systol. u. diastol. Blutfluss bei niedrigem Pulsatilitätsindex); **Ther.:** **1.** konservativ: Sicherung der Vitalfunktionen (Kreislaufstabilisierung, Beatmung u. a.; s. Schock), parenterale Ernährung bei enteraler Nahrungskarenz, Magenablaufsonde, Schmerztherapie, kausale Sepsistherapie (Antiinfektiva; s. Sepsis) u. a. allg. Maßnahmen (z. B. Korrektur von Elektrolytstörungen*); **2.** chir.: meist Laparotomie u. Resektion nekrot. Darmteile; Ind. nach Klin. u. Progredienz, sofort bei freier gastrointestinaler Perforation (Pneumoperitoneum); **Progn.:** Letalität je nach Klin. u. Gestationsalter 10–30 %; evtl. narbige Darmstenosen als Residuum bes. nach rein konservativer Ther.; ggf. Kurzdarmsyndrom; **Prävention:** Muttermilch.

Ento|derm *n*: (engl.) *entoderm*; (embryol.) inneres der 3 embryonalen Keimblätter*, aus dem sich Epithelien des primitiven Darms, der Allantois u. des Dottersacks bilden (primäres E.) u. das in der weiteren Entw. als sekundäres (intraembryonales) E. die Epithelien des Magen-Darm-Trakts u. des Respirationstrakts, das Parenchym von Tonsillen, Schilddrüse, Nebenschilddrüsen, Thymus, Leber u. Pankreas, die Epithelien von Harnblase u. Urethra, Paukenhöhle u. Tuba auditiva Eustachii bildet; vgl. Embryogenese (Abb. dort).

Entwicklung, psycho|sexuelle: (engl.) *psychosexual development*; Sammelbez. für die psych. Prozesse, die von der Geburt bis zum Abschluss der Adoleszenz zur Ausformung der individuellen Erwachsenensexualität führen; i. e. S. auch eingeschränkt für psych. Veränderungen in der Pubertät*, i. w. S. gelegentlich erweitert auf lebenslang stattfindenden Anpassungsprozess hinsichtl. sexueller Bedürfnisse u. Sexualverhalten*; psychoanalyt. Einteilung in Entwicklungsphasen, wobei Störungen im Verlauf dieser Entw. in Verbindung zu psych. Störungen im späteren Leben gebracht werden.

Entwicklungs|störungen, psycho|sexuelle: (engl.) *psychosexual development disorders*; Sammelbez. für Störungen der psychosexuellen Entwicklung*, die zu abweichendem Sexualempfinden od. abweichendem Sexualverhalten* führen können; **Ätiol.:** multifaktoriell, v. a. soziale Einflüsse (Prägung, Lernerfahrung) im Verlauf der Kindheit: sexuelle Kontakte mit Erwachsenen (vgl. Missbrauch, sexueller), psych. Trauma (Folge: u. U. Angststörung), Erfahrung phys. Gewalt (Folge: u. U. höhere Aggressivität; vgl. Aggression), lang anhaltende Frustration (ggf. Folgen für psych. Entw.; vgl. Persönlichkeitsstörung), repressive Sexualerziehung (mit u. U. erhebl. Folgen für späteren Umgang mit Sexualität).

Entzugs|blutung: s. Abbruchblutung.

E|nukleation (lat. enucleare entkernen) *f*: (engl.) *enucleation*; Ausschälung; (chir.) op. Entfernung eines Körperteils od. Tumors aus seiner Kapsel; z. B. des Augapfels aus der Tenon-Kapsel (Exenteratio bulbi), des Prostataadenoms unter Belassung der peripheren Zone u. Prostatakapsel (Prostataadenomektomie), Myomenukleation*.

E

En|zym|in|duktion (lat. inductio Hineinführen) *f*: (engl.) *enzyme induction*; verstärkte Enzymsynthese inf. positiver Genregulation* (Transkriptionskontrolle); Auslöser der E. können z. B. Hormone*, Zytokine od. Xenobiotika (Fremdinduktion) sein; durch Induktoren wird die mRNA-Synthese (Transkription) u. damit die Biosynthese des Enzyms gesteigert; starke E. der Zytochrom-P-450 (s. Zytochrom-P-450-Isoenzyme) abhängigen Monooxygenasen wird z. B. durch Phenobarbital u. polycycl. Chlorkohlenwasserstoffe bewirkt. Bei wiederholter Zufuhr dieser Substanzen kann sich Toleranz entwickeln. Vgl. Biotransformation.

EOS: Abk. für (engl.) ***e****arly-****o****nset* ***s****epsis*; s. Neugeborenensepsis.

EPF: Abk. für **E**arly-**p**regnancy-**F**aktor; frühestes (spätestens 48 Std. nach Konzeption*) im mütterl. Serum nachweisbares Schwangerschaftsprotein* (Polypeptid); Synthese vermutl. erst mütterlicherseits u. nach Implantation embryonal; nach Abort* innerh. von Std. nicht mehr nachweisbar.

EPH-Gestose *f*: (engl.) *EPH gestosis*; (gebh.) veraltete Bez. für hypertensive Schwangerschaftserkrankung* mit Leitsymptomen Ödem* (engl. **e**dema), **P**roteinurie u. **H**ypertonie; Ödeme treten rel. häufig auch bei gesunden Schwangeren auf.

Epidermal-growth-Faktor *m*: s. EGF.

Epi|dermo|lysis bullosa hereditaria *f*: (engl.) *epidermolysis bullosa hereditaria*; syn. Keratolysis bullosa hereditaria; Bez. für eine Gruppe blasenbildender Hauterkrankungen mit autosomal-dominantem od. -rezessivem, selten auch X-chromosomalem Erbgang; **Formen:** je nach Position der Blasenbildung in Bezug auf die dermo-epidermale Basalmembran (Abk. BM) wird unterschieden in **1.** Epidermolysis bullosa simplex (Abk. EBS): oberh. der BM; **2.** Epidermolysis bullosa junctionalis (Abk. EBJ): innerh. der Lamina lucida der BM; **3.** Epidermolysis bullosa dystrophica (Abk. EBD): unterh. der BM (s. Abb.). **Inzidenz:** 1–2 : 100 000; **Ätiol.:** Mutationen in zahlreichen epidermal od. dermal exprimierten Genen (z. B. Keratine 1–8, 9–13 u. 19, Laminin, Integrine u. Typ-VII-Kollagen); **Klin.:** Beginn der Erkr. je nach Form in utero (EBJ), bei Geburt bzw. in den ersten Lebenswochen (EBS u. EBD) od. im Erwachsenenalter; unterschiedl. stark ausgeprägte, generalisierte od. lokalisierte Blasenbildung inf. leichtester mechan.

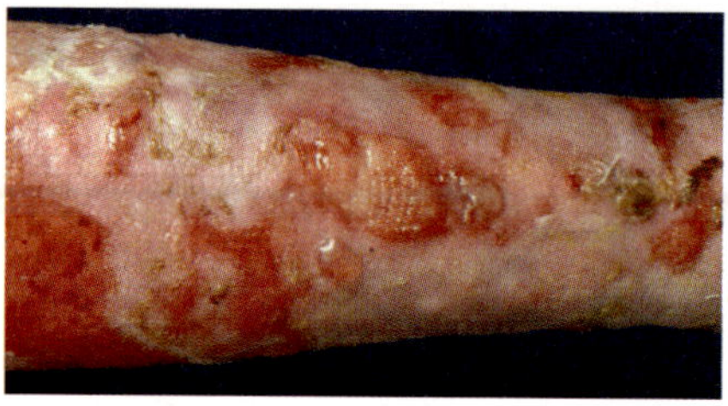

Epidermolysis bullosa hereditaria: Epidermolysis bullosa dystrophica; Blasenbildung und verzögerte und unvollständige Wundheilung mit großflächigen Erosionen [67]

Traumen (sog. Pemphigus traumaticus), evtl. Nageldystrophie u. -verlust, Schleimhautbefall, Zahnanomalien u. atrophisierende Alopezie; bei der schwersten Form (Epidermolysis bullosa atrophicans generalisata gravis Typ Herlitz) Wachstumsverzögerung u. Lebenserwartung <2 Jahre; beim simplex Typ meist Besserung im Schulalter; **Diagn.:** Elektronenmikroskopie, Immunfluoreszenztest mit spezif. Antikörpern; Pränataldiagnostik* mögl.; **Proph.:** Traumen vermeiden, Hautpflege je nach Art der Herde; **DD:** bei EBS: Kindler-Syndrom, zusätzl. mit Poikilodermie.

Epi|didymitis *f*: (engl.) *epididymitis*; Entz. des Nebenhodens; **Ätiol.:** meist fortgeleitet von einer Prostatitis od. Urethritis* (bei Dauerkatheterisierung, Gonorrhö*), selten hämatogen; traumat. E. inf. Kontusion mit Hämatombildung; rezidiv. E. v. a. bei Urinreflux in die Samenwege, chron. Urethritis posterior od. Vesikulitis; **Formen: 1. akute** E. mit starken Schmerzen im Skrotalfach, Ausstrahlung in Leistenregion u. Unterbauch, Fieber, Schwellung u. Rötung des Skrotums; Kompl.: Abszedierung, Fistelbildung; Ther.: Antibiotika, Antiphlogistika, Hochlagerung, Kühlung; DD: Akutes Skrotum; **2. chronische** E.: meist Folge- u. Endzustand einer akuten E. od. Genitaltuberkulose* mit bindegewebiger Induration des Nebenhodens u. leichter Druckempfindlichkeit; Ther.: Antibiotika über längere Zeit bzw. Antituberkulotika od. Epididymektomie. Vgl. Orchitis.

Epi|dural|an|ästhesie (gr. ἀναισθησία Unempfindlichkeit) *f*: Periduralanästhesie*.

Epi|kanthus (gr. κανθός Augenwinkel) *m*: (engl.) *epicanthus*; angeb. sichelförmige Hautfalte im inneren Augenwinkel, die sich vom oberen zum unteren Lid spannt u. die nasale Lidkommissur verdeckt; oft verbunden mit Lidspaltenschrägstellung u. Ptosis; **Formen: 1.** E. medialis: **a)** physiol. bei ca. 2 % der gesunden Neugeborenen, verschwindet meist mit der Aufrichtung des Nasenskeletts bis zum 6. Lj.; **b)** anthrop. Merkmal bei asiat. Völkern (sog. Mongolenfalte), verstreicht bei Lidschluss; **c)** Merkmal bei Down*-Syndrom u. Zellweger-Syndrom, bleibt bei Lidschluss bestehen; **2.** E. inversus: größere Falte im unteren medialen Augenwinkel als Teil des Blepharophimose-Ptosis-Epikanthus-inversus-Syndroms.

Epi|rubicin (INN) *n*: (engl.) *epirubicine*; Zytostatikum* (Anthrazyklin*); **Wirkungsmechanismus:** Hemmung der DNA- u. RNA-Polymerase; **Ind.:** u. a. Mamma-, Magen- u. fortgeschrittenes Ovarialkarzinom, Weichteilsarkom; **Kontraind.:** akute Infektion, Herzerkrankung, Mukositis, schwere Leberfunktionsstörung; **UAW:** u. a. Kardiotoxizität, Knochenmarkdepression, Übelkeit, Erbrechen, Haarausfall.

Episio|tomie (gr. ἐπίσιον Schamgegend) *f*: (engl.) *episiotomy*; auch (Scheiden-)Dammschnitt; erweiternde Op. am weichen Geburtskanal; **Formen:** s. Abb.; **1.** mediane E.: in der Mittellinie; im Vergleich zu lateraler u. mediolateraler E. häufigeres Weiterreißen zum Dammriss* Grad III; **2.** laterale E.: rechts od. links, 1–2 cm von Mittellinie entfernt in Richtung auf Tuber ossis ischii; **3.** mediolaterale E.: von der hinteren Kommissur in Richtung auf das Tuber ossis ischii; schlechtere Wundheilung als bei medianer E.; **Ind.:** Erleichterung

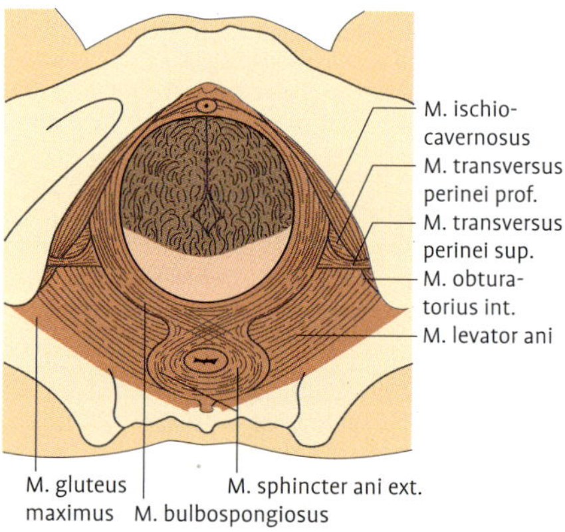

anatomische Verhältnisse

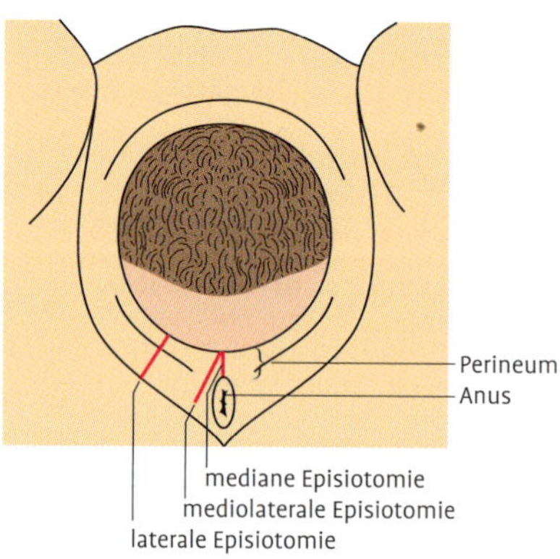

Episiotomie: Formen

der op. Entbindung* u. Geburtsbeendigung, wenn der Kopf sich im Beckenausgang befindet, z. B. bei sekundärer Wehenschwäche od. drohender fetaler Hypoxämie* in der Austreibungsperiode.

Epi|spadie (gr. σπαδών Riss, Spalte) *f*: (engl.) *epispadia*; syn. Fissura urethrae superior; Hemmungsfehlbildung der Harnröhre, die eine offene Rinne, evtl. mit Fortsetzung bis zur Harnblase, bilden kann; **Häufigkeit:** bei Jungen ca. 1 : 120 000, Mädchen 1 : 480 000; **Urs.:** vermutl. zu weit kaudal angelegte Genitalhöcker mit anschließender Ruptur der Membrana urogenitalis; **Klin.:** bei Jungen Mündung der Harnröhre auf der dorsalen Seite des Penis in Schaft od. Eichel (s. Abb.), bei Mädchen dorsal auf der Klitoris; bei kompletter E. Inkontinenz; **Ther.:** Genitalrekonstruktion, bei Jungen mit Penisaufrichtung (z. B. durch Verlagerung der Harnröhre nach ventral u. Aufrichtung der Schwellkörper gegeneinander); Harnröhrenrekonstruktion (ggf. unter Einsatz von Mundschleimhaut; evtl. zweizeitig). Vgl. Blasenekstrophie; Hypospadie.

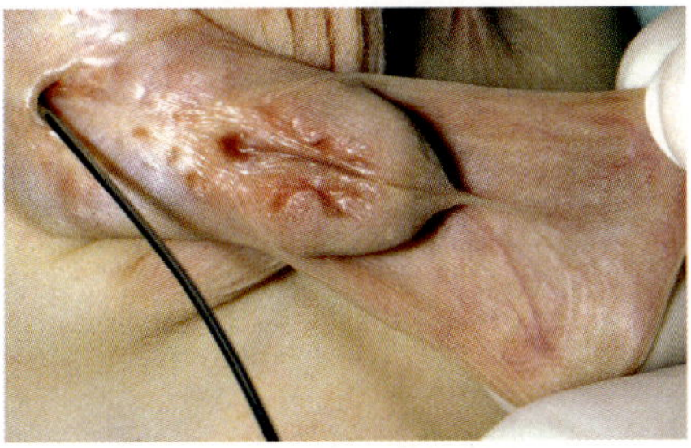

Epispadie: Mündung der Harnröhre (Sonde) auf der dorsalen Seite des Penis [41]

Epi|spadie-Ek|strophie-Kom|plex (gr. ἐκστρέφειν herausdrehen; lat. complexus Umfassen) *m*: (engl.) *epispadia ecstrophy complex*; früher embryonale urogenitale Malformation; Entwicklungsstörung der beiden Genitalhöcker u. der Kloakenmembran in der 3. Embryonalwoche mit konsekutiver Spaltbildung des äußeren Genitale, der Harnröhre, Sphinktermuskulatur, Harnblase, Bauchwand u. des knöchernen Beckens je nach Ausprägungsgrad; **Formen: 1.** Epispadie*; **2.** Blasenekstrophie*; **3.** kloakale Ekstrophie (unter Einbeziehung von Anus u. Rektum).

Epi|thel|grenze: 1. (gyn.) Grenze zwischen geschichtetem Plattenepithel der Portio u. Zylinderepithel der Zervixschleimhaut; verschiebt sich in den versch. Lebensabschnitten der Frau unter Einfluss der Sexualhormone* aus dem Zervikalkanal auf die Portiooberfläche (Ektopia* cervicis; gut zugängl. für Kolposkopie* u. Kolpozytologie*) u. wieder zurück (s. Abb.); aufgrund ständiger dynam. Umbauvorgänge in diesem Bereich häufig epitheliale Atypien, über 90 % der Plattenepithelkarzinome der Zervix beginnen an der zervikoportalen Epithelgrenze; vgl. Umwandlungszone; **2.** (engl.) *epithelial border*; (gastroenterol.) Grenze zwischen Plattenepithel des Ösophagus u. der Magenschleimhaut im Bereich des gastroösophagealen Übergangs; vgl. Barrett-Ösophagus.

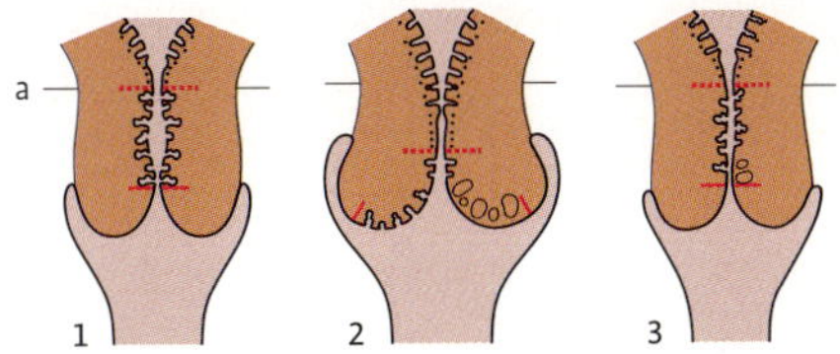

Epithelgrenze: an der Portio: 1: beim jungen Mädchen; 2: bei der geschlechtsreifen Frau (Ektopia cervicis); 3: bei der Frau im Klimakterium; a: anatomischer innerer Muttermund; gestrichelte Linie: histologischer innerer Muttermund

Ep|oo|phoron (gr. ᾠοφόρος Eier tragend) *n*: (engl.) *epoophoron*; Rosenmüller-Organ, sog. Nebeneierstock; Rest des kranialen Abschnitts der Urniere mit Resten des Urnierengangs, der als Gartner*-Gang streckenweise (z. T. auch zystisch) erhalten bleiben kann; liegt unterh. der Tube zwischen den beiden Blättern der Mesosalpinx (Teile des Ligamentum* latum uteri) u. bildet den kranialen Anteil des Parovariums*; entspricht entwicklungsgeschichtl. beim Mann dem Nebenhoden.

EPS: 1. Abk. für (engl.) ***e**xaggerated **p**lacental **s**ite*; s. Implantationsstelle, hyperplastische; **2.** Abk. für **e**xtra**p**yramidales **S**ystem.

Ep|ulis congenita *f*: (engl.) *congenital epulis*; syn. Neumann-Syndrom II; auch Epulis connata; seltene, v. a. bei Mädchen am Oberkiefer vorkommende Granulationsgeschwulst, wird heute meist als Granularzelltumor aufgefasst.

Erb|anlage: Gen*.

Erb-Duchenne-Lähmung (Wilhelm H. E., Neurol., Heidelberg, 1840–1921; Guillaume B. D., Neurol., Paris, 1806–1875): s. Armplexuslähmung.

Erb|gang: (engl.) *inheritance*; Vererbungsmodus genet. Merkmale; **Formen: 1.** den Mendel-Gesetzen unterliegend; autosomal od. gonosomal (s. Erbgang, X-chromosomaler; Erbgang, Y-chromosomaler) lokalisiert; **a)** dominanter Erbgang*; **b)** rezessiver Erbgang*; **2.** nicht den Mendel-Gesetzen unterliegend (rein maternale Vererbung): mitochondrialer Erbgang*.

Erb|gang, dominanter: (engl.) *dominant inheritance*; i. e. S. Erbgang, bei dem bei Heterozygoten neben der Wirkung des für das Merkmal verantwortlichen Allels die Wirkung des anderen Allels nicht erkennbar ist; i. w. S. in der Humangenetik auch verwendet, wenn ein Gen bereits in heterozygotem Zustand eine deutlich erkennbare pathol. Wirkung hat (unabhängig davon, ob diese Wirkung mit der des homozygoten Zustands gleich

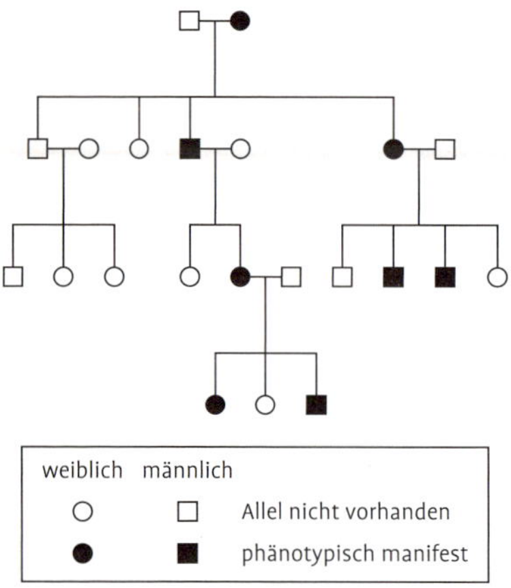

Erbgang, dominanter: Modellstammbaum bei autosomal-dominantem Erbgang

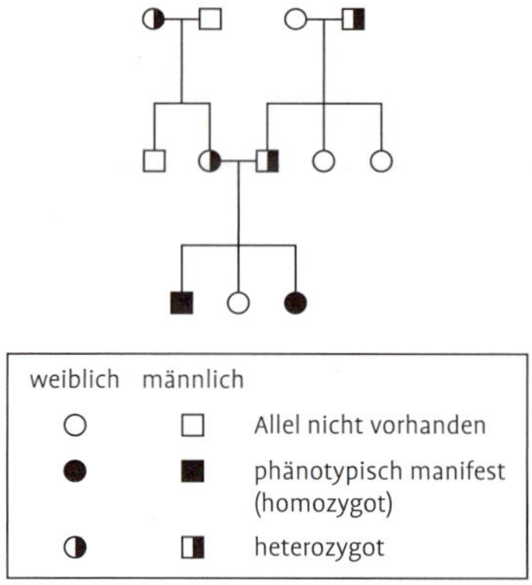

Erbgang, rezessiver: Modellstammbaum bei autosomal-rezessivem Erbgang

ist); dominant bezieht sich dabei nicht auf das Gen an sich, sondern auf sein Verhalten im Hinblick auf ein best. Allel (vgl. kodominant); **Beispiel:** Vererbung von Merkmalen des ABNull-Blutgruppensystems: Phänotyp Blutgruppe A entspricht Genotypen AA u. A0, Phänotyp Blutgruppe 0 entspricht Genotyp 00; Gen A ist dominant, Gen 0 rezessiv; **klin. Bedeutung:** Vererbung genet. Krankheiten*; **1.** autosomal-dominanter Erbgang (z. B. Retinoblastom; orientierende Regel: Strukturanomalien meist dominant erbl.); Individuen mit homozygotem Auftreten dominanter Krankheitsanlagen u. U. nicht lebensfähig (Letalfaktor*, z. B. Kinder von zwei Elternteilen mit Achondroplasie), bei heterozygotem Auftreten Vork. der entspr. Erkr. in jeder Generation mögl. (Stammbaum: s. Abb.); bei unregelmäßig d. E. (Gen, dessen heterozygoter Zustand nicht immer erkennbar ist) evtl. Überspringen einer Generation; **2.** gonosomal-dominanter Erbgang: s. Erbgang, X-chromosomaler.

Erb|gang, mito|chondri̲aler: (engl.) *mitochondrial inheritance*; Form der extrachromosomalen Vererbung* über mitochondriales Genom; Vererbung ausschließlich über maternale Eizelle (nicht nach Mendel-Gesetzen); aufgrund ungleichmäßiger Verteilung der Mitochondrien auf embryonales Gewebe starke Variation des Anteils der Mutationen (Heteroplasmie) u. der phänotypischen Ausprägung; **klin. Bedeutung:** s. Mitochondriopathien.

Erb|gang, re|zessi̲ver: (engl.) *recessive inheritance*; i. e. S. Vererbung der Anlage eines Merkmals, das im heterozygoten Zustand keine Änderung des Phänotyps bewirkt; i. w. S. in der Humangenetik auch verwendet, wenn in heterozygotem Zustand Teilmanifestationen bestehen, die nur durch Anw. spez. Untersuchungsmethoden (bei Enzymopathien Messung der Enzymaktivität, Guthrie-Test) od. Belastungstests nachweisbar sind; **klin. Bedeutung:** Vererbung genet. Krankheiten*; **1.** autosomal-rezessiver Erbgang: z. B. adrenogenitales Syndrom, Phenylketonurie (Faustregel: Stoffwechselerkrankungen meist rezessiv erbl.); manifeste Erkr. nur, wenn beide Allele des Gens von Mutation betroffen sind; bei Heterozygotie keine od. nur leichte (sog. intermediäre Manifestation: Ausprägung eines rezessiven Gens wird trotz Dominanz des anderen Allels nicht völlig unterdrückt) Anomalie u. statist. Übertragung der Krankheitsanlage auf die Hälfte der Nachkommen (Stammbaum: s. Abb.); **2.** gonosomal-rezessiver Erbgang: s. Erbgang, X-chromosomaler.

Erb|gang, X-chromo|soma̲ler: (engl.) *X-linked inheritance*; Erbgang von Genen, die auf dem X-Chromosom gelegen sind; **Formen: 1.** X-chromosomal-rezessiver Erbgang (s. Abb.): beim weibl. Geschlecht (2 X-Chromosomen) Kompensation der Mutation durch entspr. (normales) Allel auf dem anderen X-Chromosom mögl. (s. Konduktor), Manifestation nur bei Homozygotie; bei Übertragung des X-Chromosoms mit der Krankheitsanlage auf männl. Nachkommen immer Manifestation der Krankheit, z. B. bei Hämophilie*, Agammaglobulinämie, Wiskott-Aldrich-Syndrom, Glukose-6-phosphat-Dehydrogenasemangel u. Lowe-Syndrom; **2.** X-chromosomal-dominanter Erbgang: Mütter übertragen ein Merkmal auf 50 % der Töchter u. Söhne, Väter auf alle Töchter u. keinen Sohn (z. B. bei Phosphatdiabetes; s. Phosphatstörungen, primäre); **3.** X-chromosomal-dominanter Erbgang mit letalem Merkmal für das männl. Geschlecht: erkrankte Mütter haben 50 % erkrankte Töchter; männl. Nachkommen sind nicht lebensfähig (Spontanabort); z. B. Incontinentia* pigmenti. Vgl. Vererbung, geschlechtsgebundene.

Erb|gang, Y-chromo|soma̲ler: (engl.) *Y-linked inheritance*; Bez. für Vererbung der durch Gene des Y-

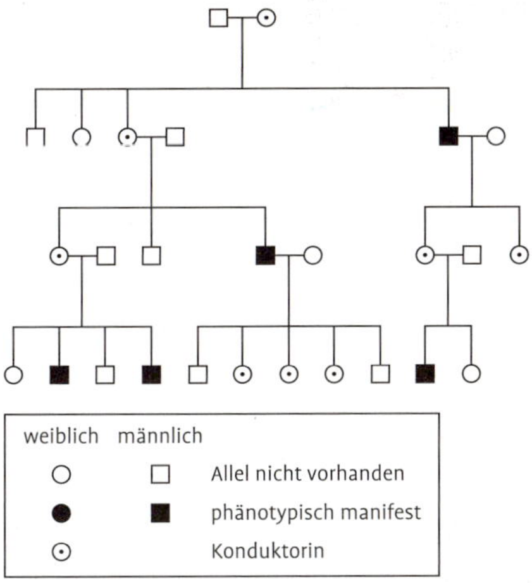

Erbgang, X-chromosomaler: Modellstammbaum bei X-chromosomal-rezessivem Erbgang

Chromosoms codierten Merkmale vom Vater auf männl. Nachkommen (holandrisch); **klin. Bedeutung: 1.** Mutation des Gens SRY, das die Synthese des die Testes determinierenden Faktors TDT kontrolliert; bei fehlendem TDT Entwicklung eines Ovars aus der Gonadenanlage (vgl. Gonadendysgenesie); **2.** Sterilität* durch gestörte Spermatogenese* bei Deletion des AZF-Gene (codieren sog. Azoospermiefaktoren). Vgl. Vererbung, geschlechtsgebundene; Gene, pseudoautosomale.

Erb|krankheit: s. Krankheiten, genetische.

e|rektil (lat. erectio Aufrichtung): (engl.) *erectile*; schwellfähig, erektionsfähig.

E|rektion *f*: (engl.) *erection*; durch den Erektionsreflex ausgelöstes Anschwellen u. Aufrichten von Penis bzw. Klitoris; Verlauf in 4 **Phasen: 1.** Tumeszenz: Anschwellen durch Relaxation der Schwellkörpermuskulatur u. Steigerung des Blutzuflusses; **2.** Erektion: Aufrichten durch Anstieg des intrakavernösen Drucks bis auf systol. Blutdruckwerte u. Drosselung des Blutabflusses; **3.** Rigidität: Steifwerden durch zusätzliche Kontraktion des M. ischiocavernosus (Druckwerte im Corpus cavernosum bis 1000 mmHg); **4.** Detumeszenz: Erschlaffung durch erhöhten Sympathikotonus, der zur Kontraktion der glatten Muskulatur der Sinusoide u. Arteriolen u. zum Blutabfluss nach Öffnung der venösen Gefäße führt. Vgl. Reaktionszyklus, sexueller.

E|rektions|störung: (engl.) *erection disturbance*; syn. erektile Dysfunktion; Impotentia erigendi; seit mind. 6 Mon. ständig od. sehr häufig bestehende sexuelle Funktionsstörung* des Mannes mit fehlender od. für Geschlechtsverkehr unzureichender Erektion* bei sexueller Erregung; **Formen: 1.** primäre (besteht seit jeher) u. sekundäre (später entstandene) E.; **2.** vollständige u. situative E. (besteht nur in best. Situationen, z. B. nur bei Geschlechtsverkehr); **Häufigkeit:** Prävalenz (männl. Gesamtbevölkerung) ca. 5 %; **Ätiol.:** häufig multifaktoriell; **1.** psychogen (häufigste Urs. situativer u. bei jungen Männern auftretender E.), sexueller Appetenzmangel (s. Appetenzstörungen, sexuelle); **2.** org. bedingt (meist Urs. bei ab dem 50. Lj. auftretender E.; Risikofaktoren: Diabetes mellitus, Hyperlipidämie, Hypertonie, Nicotinkonsum); **a)** gefäßbedingt (ca. 80–90 %; z. B. bei Arteriosklerose, diabet. Mikroangiopathie); **b)** neurogen (ca. 10 %, z. B. bei Multipler Sklerose, diabet. Polyneuropathie, Nervenverletzung bei Tumorchirurgie im kleinen Becken); **c)** hormonal (1–5 %, z. B. bei Testosteronmangel od. Prolaktinerhöhung); **Diagn.:** Sexualanamnese u. psychol. Exploration; ggf. Serumwerte für Glukose, Lipide, Testosteron, Prolaktin, Leberwerte, Doppler- bzw. Duplexsonographie der Penisgefäße; ggf. nächtl. Tumeszenzmessung, Ableitung evozierter Potentiale, intrakavernöse Pharmakotestung, Kavernosometrie u. -graphie (Ausnahmefall); **Ther.:** Beseitigung der Risikofaktoren, Psychotherapie (meist auch bei org. Mitverursachung indiziert); bei vorwiegend od. ausschließl. org. Genese Pharmakotherapie (z. B. Phosphodiesterase-Hemmer, Yohimbin, Testosteronsubstitution bei Testosteronmangel); ggf. Schwellkörper-Autoinjektionstherapie, Penisvenenligatur, Vakuumpumpe, Ultima Ratio: Penisprothese.

E|rektions|zentrum *n*: (engl.) *erection center*; parasympath. Zentrum in den Rückenmarksegmenten S 2–S 5; vgl. Genitalzentren.

Ergot|alkaloide *n pl*: (engl.) *ergot alkaloids*; syn. Mutterkornalkaloide, Secalealkaloide; von versch. Species des Mutterkorns (Secale cornutum) synthetisierte Gruppe von über 30 Indolalkaloiden, die als Grundgerüst das tetracycl. Ringsystem Ergolin aufweisen; **Einteilung:** in Lysergsäure- (therap. wichtig) u. Clavinalkaloide; therap. angewendet werden: natürl. E. (Ergotamin), halbsynthet. Analoga (z. B. Dihydroergotamin, Bromocriptin*, Methylergometrin*) u. synthet. Derivate (z. B. Nicergolin, Lisurid*, Pergolid); **Wirkung:** je nach Wirkstoff sehr unterschiedl. inf. wirkstoffspezif. Affinität zu dopaminergen, α-adrenergen u. serotoninergen Rezeptoren; **1.** Vasokonstriktion der Widerstands- u. Kapazitätsgefäße (z. B. Ergotamin); **2.** Vasokonstriktion v. a. der Kapazitätsgefäße (z. B. Dihydroergotamin); **3.** Vasodilatation der Widerstandsgefäße (z. B. Dihydroergotoxin); **4.** Uteruskontraktion (z. B. Methylergometrin); **5.** Prolaktinsuppression u. a. dopaminerge Effekte (z. B. Cabergolin*, Bromocriptin; vgl. Dopamin-Rezeptor-Agonisten); **6.** äquilibrierende Wirkung auf die neurochem. Erregungsübertragung im ZNS mit positiven Auswirkungen auf die Mikrozirkulation (z. B. Dihydroergotoxin); **Kontraind.:** periphere art. Gefäßerkrankungen, KHK, Leber- u. Nierenschäden, Sepsis, schwere Hypertonie; Schwangerschaft, Stillzeit (Ausnahme: Anw. zur

Blutstillung od. Plazentarestlösung in Nachgeburtsperiode od. Wochenbett); Psychosen u. pept. Ulzera (nur bei Bromocriptin); **UAW:** s. Ergotismus; cave: Fibrosen, z. B. Herzklappenfibrose (v. a. bei chron. Applikation von Dopamin-Agonisten).

Ergotismus *m*: (engl.) *ergotism*; sog. St.-Antonius-Feuer; Intoxikation mit Ergotalkaloiden*; **Sympt.:** Zyanose, Taubheitsgefühl u. Parästhesien der Akren durch Gefäßspasmen, in seltenen Fällen ischäm. Läsionen v. a. an den Extremitäten (Gangrän); Spasmen auch an Karotiden, Koronar- u. Nierenarterien; Paresen od. Kontrakturen der Muskulatur, vegetative (Magen-Darm-Störungen) u. zentralnervöse Sympt. (Kopfschmerz, Schwindel, Bewusstseinsstörungen, Krämpfe).

E

Eribulin *n*: (engl.) *erubiline*; synthet. Analogon von Halichondrin B zur Anw. (i. v. Infusion) als Zytostatikum* (Mitosehemmstoff); **Ind.:** Monotherapeutikum bei lokal fortgeschrittenem od. metastasiertem Mammakarzinom* mit Progression nach mind. 2 (Taxan* u. Anthrazyklin* beinhaltenden) Chemotherapien. Vgl. Spindelgifte.

Eröffnungs|peri|ode *f*: (gebh.) s. Geburt.

Eröffnungs|wehen: s. Wehen.

E|rosio portionis *f*: s. Portioerosion.

Erregungs|phase *f*: s. Reaktionszyklus, sexueller.

Ersatz|mutter: (engl.) *surrogate mother*; syn. Leihmutter, Surrogatmutter; eine Frau, die (meist in Zus. mit In*-vitro-Fertilisation u. heterologer Insemination*) eine eigene Eizelle u. ihren Körper od. ihren Uterus (als sog. reine Trage- od. Ammenmutter) zum Austragen u. Gebären zur Verfügung stellt mit der Bereitschaft, das Kind nach der Geburt auf Dauer Dritten zu überlassen; **Recht:** die E. ist Mutter im Rechtssinn (§ 1591 BGB). Legaldefinitionen der E. finden sich in § 1 Absatz 1 Nr. 7 des Embryonenschutzgesetzes* (Abk. ESchG) u. in § 13 a des Adoptionsvermittlungsgesetzes (Abk. AdVermiG) in der seit 1.1.2002 geltenden Fassung (BGBl. 2001 I S. 2950). Überlassung des Kindes an den genet. Vater u. seine Frau ist in Deutschland nur durch Adoption* möglich. Verbotsnormen, deren Schutzzweck es ist, das Entstehen von Ersatzmutterschaften zu verhindern, enthält insbes. das ESchG; bestraft wird danach u. a., wer es unternimmt, eine E. künstlich zu befruchten od. auf sie einen Embryo zu übertragen (§ 1 Absatz 1 Nummer 7). Nach AdVermiG (§§ 13 b–d, 14 b) ist die Vermittlung einer E. u. deren Suche od. Angebot durch öffentl. Anzeigen untersagt.

Erst|tri|mester-Screening (engl. screen Sieb) *n*: (engl.) *combined test*; Abk. ETS; Bestimmung von PAPP*-A u. freier ß-Untereinheit des HCG* im mütterl. Serum u. sonographische Messung der fetalen Nackentransparenz* zwischen 11. u. 14. SSW; **Anw.:** i. R. der Pränataldiagnostik zur individuellen Risikoabschätzung für Chromosomenaberration (Trisomie* 13, Trisomie* 18 u. Down*-Syndrom) u. Fehlbildungen; Berechnung des individuellen Risikos unter Berücksichtigung des Alters der Mutter mit Hilfe statist. Kalkulationsprogramme; Detektionsrate für Feten mit Down-Syndrom: 80–90 %; Rate falsch positiver Befunde: 5 %; bei Zwillingsschwangerschaft nur eingeschränkt aussagekräftig; Indikation für invasive Pränataldiagnostik (Amniozentese) ab einem errechneten individuellen Risiko unter 1 : 100 (bei Risiko 1 : 100–1 : 1000 Abwägung entspr. mütterl. Wunsch).

Erythema palmare et plantare sym|ptomaticum *n*: Erythem der Handflächen u. Fußsohlen ungeklärter Ätiol., v. a. beobachtet in Zus. mit Leberzirrhose, rheumatoider Arthritis, chron. interstitiellen Lungenkrankheiten, Mononucleosis infectiosa, akutem systemischem Lupus erythematodes, Colitis ulcerosa u. a.; auch Auftreten während der Schwangerschaft mit Rückbildung nach der Entbindung.

Erythr-: auch Erythro-; Wortteil mit der Bedeutung rot, rötlich; von gr. ἐρυθρός.

Erythrasma *n*: Infektionskrankheit der Haut mit pigmentproduzierendem Corynebacterium minutissimum, bes. bei Männern; **Klin.:** im Bereich von Leiste, Oberschenkelinnenseite (Anliegeseiten des Skrotums), Axillen (s. Abb.), Zwischenzehenfalten, perianal u. submammär scharf begrenzte, polyzykl., rötl. braune, leicht schuppende Flecken, die im Wood-Licht rot fluoreszieren; **Ther.:** lokal Breitband-Antibiotika od. Azolantimykotika wie Miconazol.

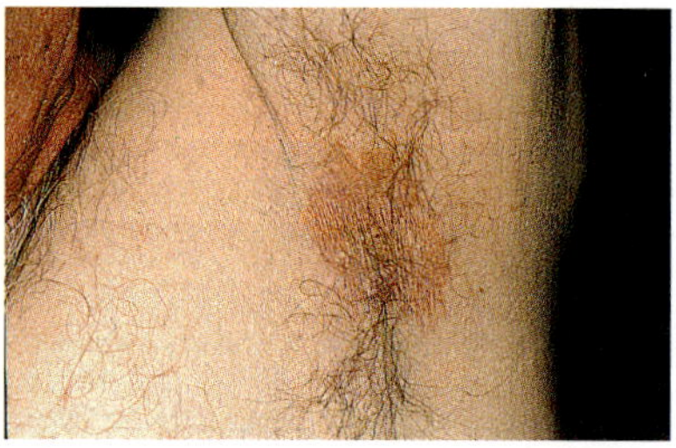

Erythrasma: umschriebene, braunrote Verfärbung der Axilla links [27]

Erythro|blastose, fetale *f*: Morbus* haemolyticus fetalis.

Erythro|cyanosis crurum puellarum *f*: livides Erythem mit teigigen Infiltraten, u. U. begleitet von follikulären Hyperkeratosen (Lichen pilaris); meist bei adipösen Mädchen im Pubertätsalter, begünstigt durch hormonale Störungen u. Kälteeinwirkung; **Lok.:** bes. unteres Unterschenkeldrittel (lateral), Innenfläche der Knie u. Oberschenkel. Vgl. Pernio; Akrozyanose.

Erythro|dermia con|genitalis ichthyosi|formis bullosa Brocq (Louis B., Dermat., Paris, 1856–1928) *f*: (engl.) *bullous congenital ichthyosiform erythroderma*; bullöse ichthyotische Erythrodermie (Typ Brocq); seltene (1 : 100 000), autosomal-dominant erbl. bzw. durch Neumutation entstandene

Erkr. mit bereits bei der Geburt vorhandenen großflächigen Epidermisabhebungen auf geröteter Haut (sog. Bild des verbrühten Kindes) u. langsamer Rückbildung der Erythrodermie u. Blasenbildung im 1. Lj.; **Ätiol.:** Mutationen im Keratin-Gen KRT1 (Genlocus 12q13) u. KRT10 (Genlocus 17q21–q22); **Klin.:** Verlauf in Schüben mit Blasen, Erosionen u. übelriechenden bakteriellen Superinfektionen, später Auftreten von stacheligen Hyperkeratosen, bes. in Gelenkbeugen sowie Hand- u. Fußinnenflächen (Ichthyosis hystrix); ein akantholyt. epidermaler Nävus ist evtl. Zeichen eines genet. Mosaikzustands, der bei Nachkommen zu E. c. i. b. B. führen kann. **Histol.:** Orthohyperkeratose, breites Stratum granulosum, vakuolisierende Degeneration des oberen Stratum spinosum. Vgl. Ichthyose; Ichthyosis congenita; Epidermolysis bullosa hereditaria.

Erythro|plakie (gr. πλάξ, πλακός Platte, Fläche) *f*: (engl.) *erythroplakia*; (gyn.) Bez. für rote, fleckförmige Schleimhautveränderung der Portiooberfläche; Befund i. R. der Kolposkopie*; **DD:** Portioerosion*, Ektopia* cervicis, Zervixkarzinom*.

Erythro|plasie Queyrat (Louis A. Qu., Dermat., Paris, 1856–1933) *f*: (engl.) *erythroplasia of Queyrat*; veraltete Bez. für intraepitheliale Neoplasie (i. d. R. Grad III) des Übergangsepithels od. der Schleimhaut; s. VIN.

Erziehungs|geld: s. Elterngeld.

Erziehungs|urlaub: s. Elternzeit.

Ess|störungen: (engl.) *eating disorders*; Sammelbez. für psychische Störungen, die durch gestörtes Essverhalten gekennzeichnet sind; **Einteilung:** **1.** Anorexia* nervosa; **2.** Bulimia* nervosa; **3.** Binge-Eating-Störung; **4.** nicht näher bezeichnete Essstörung (engl. eating disorder not otherwise specified, Abk. EDNOS): E. mit klinischer Relevanz, bei der nicht alle diagn. Kriterien einer anderen E. vorliegen. Vgl. Essattacke; Orthorexia nervosa.

Ess|sucht: (engl.) *bulimia*; diagn. ungenaue klin. Bez. für (gestörtes) Essverhalten mit übermäßiger Nahrungsaufnahme, das zu Adipositas* führen kann; vgl. Essattacke.

Estra|diol (INN) *n*: (engl.) *estradiol*; stärkstes natürl. Östrogen*; wird v. a. in Granulosa- u. Thekazellen im Ovar gebildet u. reversibel durch eine spezif. Dehydrogenase zu Estron* oxidiert; **Wirkung:** großer Einfluss auf körperl. u. psych. Entwicklung der Frau (u. a. Brustentwicklung, Zyklus, Knochenaufbau, Kollagensynthese); E. ist der Ligand eines zytoplasmat. Rezeptors, der im Zellkern als Transkriptionsfaktor an der Regulation der Expression zahlreicher Gene beteiligt ist; **Ind.:** Hormontherapie* im Klimakterium, Prävention von Osteoporose; Bestandteil oraler Kontrazeptiva; hormonale Nachbehandlung nach hysteroskop. Adhäsiolyse intrauteriner Adhäsionen; **UAW:** Thrombophilie, Karzinom-Risiko der Brust. Vgl. Phytoöstrogene.

Estra|diol|benzoat (INN) *n*: (engl.) *estradiol benzoate*; semisynthet. Ester des Estradiols*; **Ind.:** extern bei Haarausfall (als Kombinationspräparat mit Prednisolon u. Salicylsäure).

Estra|diol|valerat (INN) *n*: (engl.) *estradiol valerate*; semisynthet. Ester des Estradiols*; wird nach oraler Aufnahme in Estradiol* umgewandelt. Vgl. Östrogene.

Estriol (INN) *n*: (engl.) *estriol*; Abk. E_3; quant. wichtigstes Stoffwechselendprodukt von Estradiol* u. Estron mit schwacher Östrogenwirkung (s. Östrogene); **Biosynthese:** im Fettgewebe durch Aromatisierung des A-Rings von Androstendion* (Hauptöstrogenquelle nach der Menopause); in Plazenta direkt od. aus vom Fetus synthetisierten Vorstufen; **klin. Bedeutung:** serol. Bestimmung zur Zustandsdiagnostik der fetoplazentaren Einheit*; i. R. eines Down*-Syndrom-Screenings (vgl. Triple-Test); **Ind.:** therap. bei atroph. Veränderung im Urogenitalbereich inf. Östrogenmangels.

Estro|gene *n pl*: s. Östrogene.

Estron (INN) *n*: (engl.) *estrone*; Oxidationsprodukt von Estradiol*; gehört zu den wichtigsten Östrogenen*; besitzt vor der Menopause* nur geringe Bedeutung (schwächere Wirkung als Estradiol), nach der Menopause ist es das Hauptöstrogen; erhöhte Werte bei stark übergewichtigen Frauen.

ET: **1.** Abk. für **E**pikutan**t**est; **2.** Abk. für **E**ndo**t**heline*; **3.** Abk. für **E**ndotracheal**t**ubus; **4.** Abk. für **E**mbryo**t**ransfer*; **5.** Abk. für **e**ssentielle **T**hrombozythämie.

Ethinyl|estradiol (INN) *n*: (engl.) *ethinylestradiol*; Abk. EE; syn. Äthinylöstradiol; hochwirksames synthet. Östrogen*; unterscheidet sich von Estradiol* durch eine Ethinylgruppe am C17-Atom, die höhere Potenz, längere Halbwertzeit u. Zyklusstabilität bewirkt. **Ind.:** primäre u. sekundäre Amenorrhö*, dysfunktionelle Blutungen, Endometritis*, Östrogentest, hormonale Kontrazeption.

Etono|gestrel (INN) *n*: (engl.) *etonogestrel*; Metabolit des Desogestrels, der sich strukturell vom 19-Nortestosteron ableitet u. an Gestagen-Rezeptoren bindet; **Ind.:** hormonale Kontrazeption* (z. B. subkutanes Implantat); Depotgestagen*; **Kontraind.:** thromboembolische Erkr., gestagenabhängiger Tumor, schwere Lebererkrankung, vaginale Blutung unklarer Genese; **UAW:** Kopfschmerz, Gewichtsveränderung, Amenorrhö, abdominale Beschwerden, Mastodynie, Akne.

ETS: Abk. für **E**rst**t**rimester*-**S**creening.

Eu-: Wortteil mit der Bedeutung gut, normal; von gr. εὖ.

Eu|chromatin *n*: (engl.) *euchromatin*; der Teil des Chromatins*, der im Gegensatz zum Heterochromatin* im Ruhekern (s. Zellzyklus) seine Färbbarkeit verliert; liegt in entspiralisierter Form vor u. kann transkribiert werden.

EUG: Abk. für **E**xtra**u**terin**g**ravidität*.

Eu|genik (gr. εὐγενής wohlgeboren) *f*: (engl.) *eugenics*; historische Bez. für die prakt. Anw. der Erkenntnisse der Humangenetik auf Bevölkerungen;

durch die Begünstigung der Fortpflanzung „Gesunder“ (Frühehe, hohe Kinderzahl) u. die Verhinderung der Fortpflanzung „Kranker“ (Kontrazeption, Sterilisation) sollten die Erbanlagen in der Gesamtbevölkerung langfristig verbessert u. erblich bedingte Krankheiten vermindert werden.

Eu|karyot *m*: (engl.) *eukaryote*; Organismus, in dem das genet. Material (Chromosomen) in einem Kern zusammengefasst u. der durch eine Kernmembran als subzelluläre Struktur vom Zytoplasma getrennt ist; vgl. Prokaryot; Zelle.

Eulen|augen|zellen (lat. cella Kammer, Raum, Speisekammer): s. Zytomegalie.

Eu|menor|rhö (gr. μήν, μηνός Monat) *f*: (engl.) *eumenorrhea*; Menstruation* von normaler Stärke u. 3–7-tägiger Dauer mit Blutverlust <80 ml ohne wesentl. Beschwerden u. einer Zyklusdauer von 24–35 Tagen. Vgl. Zyklusstörungen; Menstruationszyklus.

Eu|ploidie *f*: (engl.) *euploidy*; Bez. für einen physiol., vollständigen (einfach od. ganzzahlig mehrfachen) Chromosomensatz in einem Zellkern; beim Menschen in Körperzellen Diploidie (2 vollständige Chromosomensätze: 22 Autosomenpaare u. 2 Gonosomen), in Gameten Haploidie (einfacher Chromosomensatz: 22 Autosomen u. 1 Gonosom). Vgl. Aneuploidie; Ploidiegrad.

Eu|tokie *f*: (engl.) *eutocia*; normal verlaufende, leichte Geburt*; vgl. Dystokie.

E|viszeration (lat. eviscerare ausweiden) *f*: s. Exenteration.

Ex-: Wortteil mit der Bedeutung aus, heraus, Ent-, Vor-; von lat. ex.

Ex|cavatio recto|uterina *f*: s. Douglas-Raum.

Exemestan (INN) *n*: (engl.) *exemestane*; Zytostatikum* (Aromatase*-Hemmer); **Ind.:** Östrogen-Rezeptor-positives, invasives frühes Mammakarzinom bei postmenopausalen Frauen nach adjuvanter Initialtherapie mit Tamoxifen; fortgeschrittenes Mammakarzinom bei Frauen mit natürlicher od. induzierter Menopause nach Progression unter Antiöstrogen-Ther.; **Kontraind.:** prämenopausale Anw.; **UAW:** u. a. Hitzewallung, Übelkeit, Müdigkeit, Schwindel.

Ex|enteration *f*: (engl.) *exenteration*; Exenteratio; syn. Eviszeration; sog. Ausweidung; operative Entfernung von Organen; auch als passagere Verlagerung von Eingeweiden nach außen bei Op.; **Formen: 1.** Exenteratio pelvis: erweiterte Radikaloperation bei Karzinom (z. B. Vaginalkarzinom*, Vulvakarzinom*, Uteruskarzinom*, Blasenkarzinom, Urethralkarzinom*, kolorektales Karzinom); **a)** vordere (ventrale) Exenteratio pelvis mit Entfernung von Uterus, Ovarien, Harnblase mit Harnröhre u. Scheide; **b)** hintere (dorsale) Exenteratio pelvis mit Entfernung von Enddarm u. bei der Frau eventuell Uterus u. Ovarien; **c)** totale Exenteratio pelvis mit Entfernung aller Organe des kleinen Beckens; **2.** s. Exenteratio bulbi; **3.** s. Exenteratio orbitae.

Ex|foliativ|zyto|logie *f*: (engl.) *exfoliative cytology*; zytol. Untersuchung abgelöster od. abgestoßener (abgeschilferter) Einzelzellen (z. B. nach Abstrich der Portiooberfläche u. des Zervikalkanals, in Sputum, Harn); vgl. Zytodiagnostik.

Ex|hibitionismus (lat. exhibere, exhibitus hinhalten, darbieten) *m*: (engl.) *exhibitionism*; Form der Paraphilie mit sexuell erregenden Phantasien, sexuell dranghaften Bedürfnissen u./od. sexuellen Verhaltensweisen, die durch Zurschaustellen der Geschlechtsorgane (mit od. ohne Erektion) gekennzeichnet sind, mit od. ohne Masturbation vor fremden (weibl.) Personen ohne deren Einverständnis, mit dem Ziel sexueller Befriedigung; **Vork.:** sehr wahrscheinl. nur bei Männern, nur sehr selten verbunden mit sexuellen Gewalthandlungen; strafbar nach § 183 StGB auf Antrag für Männer vor Erwachsenen, nach § 174 bzw. § 176 StGB in jedem Fall für Männer u. Frauen vor Schutzbefohlenen bzw. Kindern.

Ex|plorativ|laparo|tomie (gr. λαπάρη Weichen, Bauch) *f*: Probelaparotomie*.

Ex|pressivität *f*: (engl.) *expressivity*; Grad der Ausprägung eines monogen vererbten Merkmals; kann von anderen modifizierenden Genen od. Umweltfaktoren beeinflusst sein; vgl. Genexpression; Penetranz; Krankheiten, genetische.

Ex|stirpation (lat. exstirpare ausrotten) *f*: (engl.) *extirpation*; op. komplette Entfernung eines (kranken) Organ(teils), z. B. eines gut abgegrenzten Tumors. Vgl. Resektion; Ektomie.

Ex|traktion (lat. extrahere, extractum herausziehen) *f*: **1.** (engl.) *extraction*; (gebh.) Bez. für Herausziehen des Kindes während der Geburt; **a)** bei Schädellage* durch Vakuumextraktion* od. Zangenextraktion*; **b)** bei Beckenendlage* mit Hand od. Zange als halbe (Manualhilfe*) od. ganze E. (s. Extraktion, manuelle); **2.** (ophth.) s. Staroperation; **3.** (urol.) s. Schlingenextraktion; **4.** (pharmak.) Gewinnung eines Konzentrats mit Hilfe eines Lösungsmittels zur Anreicherung des Wirkstoffs; vgl. Extrakt.

Ex|traktion, ganze *f*: manuelle Extraktion*.

Ex|traktion, manuelle *f*: (engl.) *total breech extraction*; syn. ganze Extraktion*; (gebh.) Handgriffe zur Entw. aus Beckenendlage*, wenn der Rumpf noch nicht (bis zum Schultergürtel) geboren ist; anschließend Kopfentwicklung durch Manualhilfe*; **Anw.:** nur noch bei Zwillingsschwangerschaft zur Entw. des 2. Zwillings (bei Einling Schnittentbindung statt m. E.) od. im fetalen Notfall.

Extra|uterin|gravidität *f*: (engl.) *extra-uterine gestation*; Abk. EUG, EU; Graviditas extrauterina; ektope Schwangerschaft; Schwangerschaft außerhalb der Gebärmutter durch Fehleinnistung der Blastozyste; **Einteilung:** (nach Lok., s. Abb. 1) **1.** Tubargravidität* (ca. 97 %); **2.** Ovarialgravidität* (ca. 2 %); **3.** Abdominalgravidität (syn. Peritonealgravidität); Implantation im Peritoneum, meist im Douglas-Raum; <1 %; **4.** Zervixgravidität (0,5 %); **Häufigkeit:** 3–21 : 1000 Geburten in Deutschland;

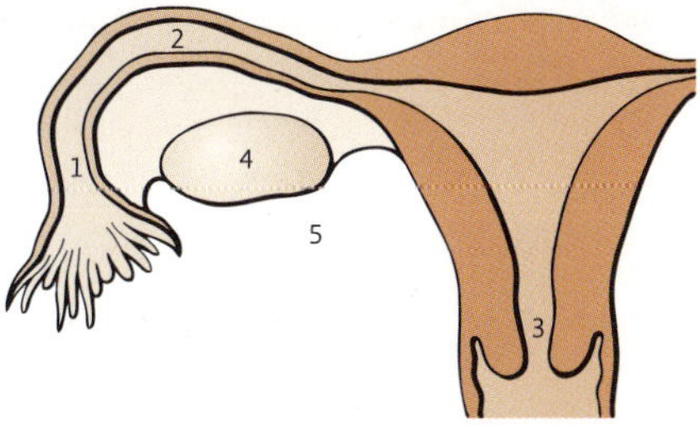

Extrauteringravidität Abb. 1: Lokalisationen; 1: tubar (ampullär); 2: tubar (isthmisch); 3: zervikal; 4: ovarial; 5: abdominal

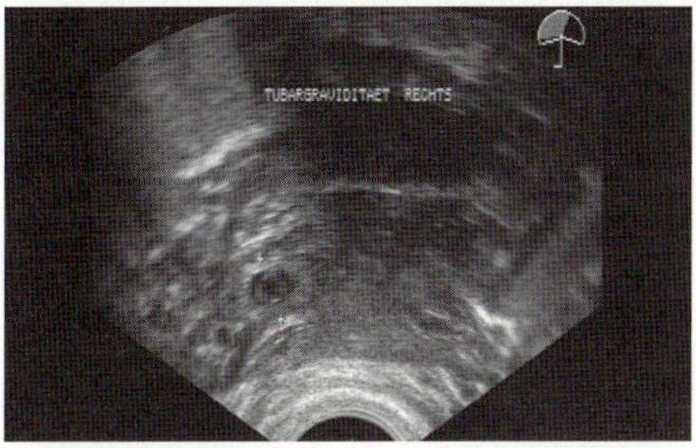

Extrauteringravidität Abb. 3: Querschnitt durch den rechten Eileiter, der auf 9 mm dilatiert ist; im Lumen ist der Dottersack zu erkennen (Vaginalsonographie) [36]

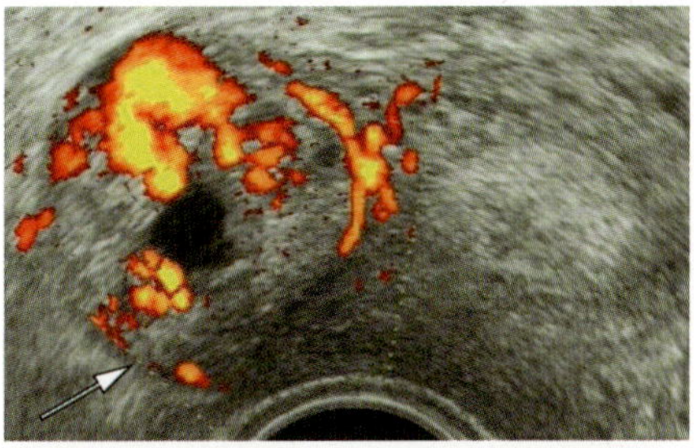

Extrauteringravidität Abb. 2: Querschnitt durch den rechten Eileiter mit typischer Ringstruktur und zirkulär verstärkter Vaskularisation im Farb-Doppler, Uterus mit hoch aufgebautem Endometrium ohne Fruchtanlage (Vaginalsonographie) [61]

Ätiol.: v. a. Salpingitis*; begünstigend wirken Intrauterinpessare*, Tubenchirurgie*, z. B. bei op. Kinderwunschbehandlung*, angeb. Eileiteranomalien, hormonale Imbalance, Nicotinmissbrauch; **Klin.:** (meist einseitige) ziehende Unterbauchschmerzen bis zum Akuten Abdomen, leichte vaginale Schmierblutung (meist nach sekundärer Amenorrhö von ≥6 Wo.), schmerzhafter Tastbefund im Adnexbereich (50 %), vergrößerter Uterus (33 %); **Diagn.:** Vaginalsonographie* (typische Ringstruktur u. freie Flüssigkeit; s. Abb. 2, s. Abb. 3), serielle Bestimmung von Beta*-HCG (kein exponentieller Titeranstieg); Laparoskopie*; **Ther.:** laparoskop. Op. möglichst zur Salpingotomie*, alternativ Salpingektomie*, selten Laparotomie (1–2 %); pharmak. mit Methotrexat, Prostaglandinen, hyperosmolaren Lösungen; bei klin. unauffälligen Pat. in der sehr frühen Frühschwangerschaft exspektatives Vorgehen unter strenger Kontrolle (Beta-HCG, Sonographie); **DD:** Salpingitis*, drohender od. inkompletter Abort, rupturiertes Corpus luteum, Appendizitis, dysfunktionelle uterine Blutung, Adnextorsion, Myomnekrose, Endometriose*.

Extremitas tubaria ovarii (lat. extremitas das Äußerste) *f*: (engl.) *tubal extremity of the ovary*; oberer, zum Eileiter weisender Pol des Ovars*.

Extremitas uterina ovarii (lat. extremitas das Äußerste) *f*: (engl.) *uterine extremity of the ovary*; unterer, zum Uterus weisender Pol des Ovars*; durch Ligamentum* ovarii proprium mit Tubenwinkel des Uterus verbunden.

Ex|zision (lat. excidere, excisus ausschneiden) *f*: (engl.) *excision*; Ausschneidung von Gewebeteilen ohne Rücksicht auf Organgrenzen od. Gewebestrukturen; vgl. Wundexzision.

EZ: **1.** Abk. für **E**rnährungs**z**ustand; **2.** Abk. für **e**ineiige **Z**willinge.

F

Faktor-V-Leiden-Mutation *f*: (engl.) *factor V Leiden mutation*; nach dem Ort der Erstbeschreibung benannte Mutation, die der APC*-Resistenz meist zugrunde liegt.

Faktor-XII-Mangel: (engl.) *factor XII deficiency*; syn. Hageman-Faktor-Defizit; Mangel an (funkt.) Hageman-Faktor; **Ätiol.:** autosomal-rezessiv erbl. Genmutation (Genlocus 5q33–qter); **Formen: 1.** CRM^- (Abk. für engl. crossreacting material): Hageman-Faktor fehlend; **2.** (selten) CRM^+: nachweisbares (dysfunktionelles) Protein; **Klin.:** aPTT verlängert ohne klin. Relevanz; evtl. erhöhtes Abortrisiko; **DD:** Antiphospholipid*-Syndrom (in ≤50 % Antikörper gegen Hageman-Faktor; Klin.: habituelle Aborte).

Faktor-XIII-Mangel: (engl.) *factor XIII deficiency*; Mangel an fibrinstabilisierendem Faktor; **Ätiol.: 1.** angeboren: autosomal-rezessiv erbl. Mutation mit Genlocus 6p25–p24 (A-Untereinheit) bzw. 1q31–q32.1 (B-Untereinheit); **2.** erworben: isoliert bei Purpura Schoenlein-Henoch od. akutem Schub einer Enteritis regionalis Crohn od. Colitis ulcerosa, in Komb. mit Mangel an weiteren Gerinnungsfaktoren z. B. i. R. einer Verbrauchskoagulopathie*, Thrombolyse od. nach Op.; **Klin.:** bei Faktor-XIII-Aktivität ≤50 % traumat. bzw. postoperative Blutung sowie Wundheilungsstörung, spontane Blutung bei Faktor-XIII-Aktivität <7 %; bei Erwachsenen z. B. große Hämatome, Nachblutung 2–5 Tage nach Trauma, habituelle Aborte, Hämarthrose, intrazerebrale Blutung, bei Neugeborenen schwere Nabelschnurblutung, bei männl. Homozygoten Oligospermie u. kleine Hoden; **Ther.:** Substitution mit Faktor-XIII-Konzentrat; vgl. Gerinnungsfaktor.

Fallopio-Tube (Gabriele F., Anat., Padua, 1523–1562) *f*: Tuba uterina; s. Eileiter.

Fallopo|skopie *f*: (engl.) *falloposcopy*; syn. Eileiterspiegelung; endoskop. Darstellung der Eileiterschleimhaut über transuterinen Zugang; **Anw.:** z. B. i. R. der Sterilitätsdiagnostik (progn. Aussage umstritten).

Familien|planung: (engl.) *family planning*; Geburtenkontrolle* durch den bewusst gesteuerten Einsatz von Meth. der Kontrazeption* sowie durch Kinderwunschbehandlung*, die eine den individuellen Wünschen eines Paares bzw. der Mutter angepasste Kinderzahl u. Regelung der Schwangerschaften entspr. der jeweiligen Lebenslage u. -weise ermöglichen soll; i. w. S. auch demographische Aspekte wie Festlegung der Kinderzahl u. Berücksichtigung der Bevölkerungszahl.

Farn|kraut|phänomen *n*: (engl.) *fern leaf phenomenon*; syn. Arborisationsphänomen; unter Östrogeneinwirkung auftretende, sehr charakterist. Bildung von farnkrautähnlichen NaCl-Kristallen im getrockneten Zervixschleim* (s. Abb.), bes. deutlich kurz vor der Ovulation; verschwindet unter Progesteroneinfluss; **Anw.:** Zyklusdiagnostik.

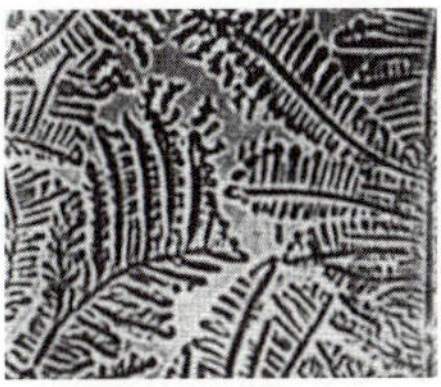

Farnkrautphänomen: Objektträgerausstrich

Farr-In|dex (lat. index Anzeiger) *m*: s. Dubowitz-Farr-Index.

Fasc-: auch Fasz-; Wortteil mit der Bedeutung Binde, Band; von lat. fascia.

Fascia *f*: s. Faszie.

Fascia clitoridis *f*: Bindegewebeumhüllung des Klitorisschwellkörpers.

Fascia dia|phragmatis pelvis *f*: s. Diaphragma pelvis.

Fascia dia|phragmatis uro|genitalis *f*: s. Diaphragma urogenitale.

Fascia obturatoria *f*: kräftige, den M. obduratorius int. bedeckende Bindegewebeschicht; Teil der Fascia pelvis parietalis.

Fascia pectoralis *f*: fest auf dem M. pectoralis major verwachsene Bindegewebehüllschicht; Bestandteil der oberflächl. Körperfaszie; gegenüber dem außen gelegenen Fettgewebe gut verschieblich (Brustdrüse); geht über u. a. in Lamina superficialis der Fascia cervicalis u. Fascia axillaris.

Fascia pelvis *f*: (engl.) *pelvic fascia*; syn. Fascia pelvica; Beckenfaszie; ihr parietaler Anteil, Fascia pelvis parietalis, haftet ventral, lateral u. dorsal an der Wand des kleinen Beckens; ihr die Innenseite des M. obturatorius int. überziehender Abschnitt, Fascia obturatoria, bildet einen Teil der Ursprungslinie des M. levator ani. Dieser wird kaudal von der Fascia inferior diaphragmatis pelvis, kranial von der Fascia superior diaphragmatis pelvis bedeckt, die sich als Fascia pelvis visceralis auf die benachbarten Eingeweide, v. a. Rektum, Harnblase u. Vagina bzw. Prostata, umschlägt.

Faszie *f*: (engl.) *fascia*; wenig dehnbare, aus gekreuzt verlaufenden kollagenen Fasern u. elastischen Netzen aufgebaute Hülle einzelner Organe, Muskeln od. Muskelgruppen; allg. Körperfaszien umhüllen die Gesamtmuskulatur des Rumpfs od. der Extremitäten. Die Bez. richten sich nach dem Organ od. der Umgebung.

Faszien|quer|schnitt: s. Querschnitt, suprapubischer.

Fazialis|parese, angeborene: (engl.) *congenital facial palsy*; ein- od. beidseitige Fazialisparese, häufig zus. mit anderen Hirnnervenlähmungen, Augen- u. Ohrfehlbildungen; **Ätiol.:** **1.** Typ 1: HCFP1-Genmutation, Genlocus 3q21–q22; **2.** Typ 2: HCFP2-Genmutation, Genlocus 10q21.3–q22.1; **DD:** Fazialisparese durch Geburtstrauma (v. a. bei Zangenextraktion*). Vgl. Möbius-Kernaplasie.

FBA: Abk. für (engl.) *fetal blood analysis;* s. Fetalblutuntersuchung.

FEA: Abk. für flache eptheliale Atypie; s. Neoplasie, duktale intraepitheliale.

Febris puerperalis *f*: s. Puerperalfieber.

Fecundatio (lat. fecundus fruchtbar) *f*: Befruchtung*; vgl. Superfecundatio.

feeding on demand (engl. Stillen auf Verlangen): Füttern nach Bedarf; Stillen* des Säuglings nach dessen Bedürfnissen, d. h. ohne feste Anlegezeiten; aus psychosomat. Sicht günstig für das Fürsorgeverhalten der Mutter u. zur Vermeidung diffuser Ängste beim Neugeborenen durch schnelle Befriedigung von Triebbedürfnissen (Hunger).

Fehl|bildung: (engl.) *malformation*; veraltet Missbildung; (genet.) morphol. Anomalie eines Organs, Organteils od. einer Körperregion inf. Störung der embryonalen zellulären Musterbildung mit qualitativem Defekt der Embryogenese*; zeitl. abgeschlossener, top. begrenzter embryonaler Steuerungsdefekt der Prozesse, die Lage u. Differenzierung von Zellen während Blastogenese* u. Organogenese* determinieren; klin. auch Bez. für andere angeb. Anomalien, z. B. durch exogene Noxen verursacht (toxisch, mechanisch, infektiös u. a.; s. Embryopathie) od. Dysplasien* (z. B. Hüftdysplasie); **Formen:** z. B. Aplasie*, Agenesie*, Hypoplasie, Atresie*, Ektopie; neonatal vital bedrohl.: u. a. Choanalatresie* beidseitig, Gaumenspalte*, Omphalozele*, Ösophagusatresie*, Meningomyelozele*; vgl. Zustandsdiagnostik des Neugeborenen.

Fehl|bildung, ano|rektale: (engl.) *anorectal malformation*; angeb. Fehlen der Analöffnung (hohe od. tiefe Analatresie) od. des Rektums (Rektumatresie) inf. Fehlbildung des Enddarms während der Differenzierung der primitiven Kloake mit Darmhypoplasie od. persistierender Analmembran; **Vork.:** z. T. in Komb. mit rektourethraler, rektoperinealer, rektovesikaler od. rektovaginaler Fistel u. Dystopie der Analöffnung (Anus vestibularis im Vestibulum vaginae, Anus perinealis am Damm) sowie Fehlbildungen anderer Organe (bes. des Urogenitaltrakts); symptomatisch auch i. R. der VATER*-Assoziation, des Katzenaugensyndroms* u. bei Sirenomelie; **Einteilung:** s. Tab.; Sonderform: Analstenose (Einengung des Anus, i. d. R. durch Bougierung* therapierbar); **Klin.:** z. T. fehlendes Analgrübchen, evtl. perianale Fistel, tiefer Dickdarmileus, fehlende peranale Mekoniumentleerung (DD: Mekoniumpfropf), Mekonium- od. Luftabgang aus Harnröhre od. Vagina (bei Fistel); **Diagn.:** Ultraschalldiagnostik; Röntgendiagnostik in Kopftieflage (aufsteigende Darmgase bis vor der Stenose sichtbar); s. Abb.; **Ther.:** op., bei hoher (supralevator.) Rektumatresie posteriore sagittale Anorektoplastik (früher Rehbein-Operation). Vgl. Darmatresie.

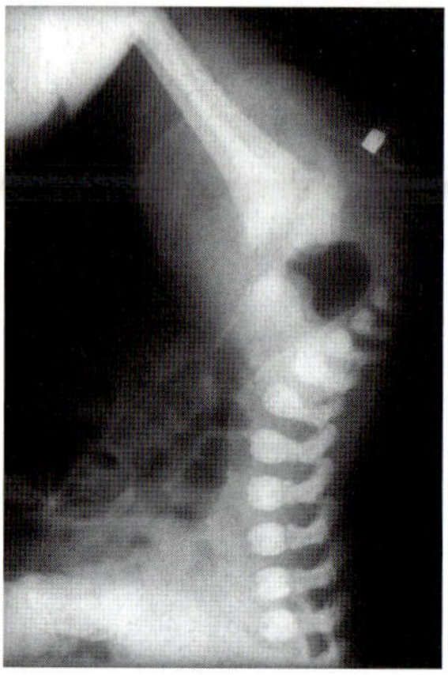

Fehlbildung, anorektale: Röntgenaufnahme des Abdomen in Kopftieflage, Darstellung der Darmgase bis zur Atresie [61]

Fehlbildungs|assoziation (lat. associare verbinden) *f*: (engl.) *deformity association*; Fehlbildungskomplex inf. organübergreifender Defekte der zellulären Musterbildung; z. B. VATER*-Assoziation.

Fehl|bildungs|kom|plex *m*: (engl.) *complex of deformities*; (genet.) statistisch gehäuft zusammen auftretende morphol. Phänomene ohne Bezug zu ihrer kausalen Zugehörigkeit.

Fehl|bildungs|syn|drom *n*: (engl.) *malformation syndrome*; syn. Polyphänie; veraltet Missbildungssyndrom; häufig bereits in Pränataldiagnostik od. im frühen Säuglingsalter erkennbare, charakterist. Komb. von Fehlbildungen* an versch. Organsystemen; vgl. Krankheiten, genetische.

Fehlbildung, anorektale
Klassifikation nach Peña

Patient männlich	weiblich	Indikation zur Kolostomie
perineale Fistel	perineale Fistel	nein
rektourethrale Fistel	vestibuläre Fistel	ja
bulbär	persistierende Kloake mit gemeinsamem Kanal <3 cm	ja
prostatisch	persistierende Kloake mit gemeinsamem Kanal >3 cm	ja
rektovesikale Fistel (Blasenhals)		ja
Analatresie ohne Fistel	Analatresie ohne Fistel	ja
rektale Atresie	rektale Atresie	ja

Fehl|bildungs- und Re|tardierungs|syn|drome *n pl*: (engl.) *malformation and retardation syndromes*; zusammenfassende Bez. für Kombinationen von 2 od. mehr klin. Symptomgruppen mit obligater geistiger Entwicklungsstörung; **Einteilung** (nach Ätiol.): durch Mutationen*, Chromosomenaberrationen*, exogen bedingte od. idiopathische Syndrome.

Fehl|bildung, vaginale: (engl.) *vaginal malformation*; isoliert od. kombiniert mit Uterusfehlbildung* bzw. Fehlbildungen des Harntrakts vorkommende Hemmungsfehlbildung der Vagina*; **Formen:** **1.** Aplasia vaginae: Agenesie* der Vaginalplatte; s. Mayer-von-Rokitansky-Küster-Hauser-Syndrom; **2.** Atresia vaginae: Ausbleiben der Kanalisierung, betrifft meist den oberen Abschnitt der Vagina (vgl. Gynatresie); Klin.: primäre Amenorrhö*, Mukometra*; **3.** Vagina septa: vollständige od. unvollständige (Vagina subsepta) Septierung bei unvollkommener Verschmelzung der Müller-Gänge (s. Abb.); Längs- od. Querseptierungen sind möglich; ein median verlaufendes Septum kann ein Kohabitationshindernis sein, lateral verlaufende können unbemerkt bleiben (evtl. Geburtshindernis); bei Vagina subsepta sind Koitus, Schwangerschaft u. vaginale Geburt i. d. R. möglich; **4.** Atresia hymenalis (Hymen occlusivus): Verschluss der Vagina durch einen nicht perforierten Hymen, Klin.: wie Atresia vaginae; Mukokolpos* bzw. Hämatokolpos*.

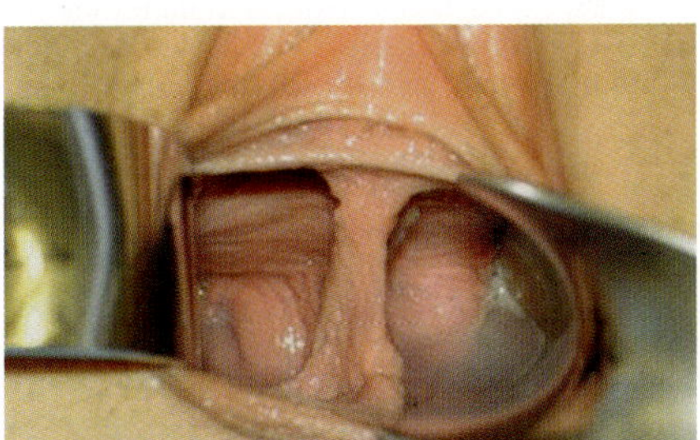

Fehlbildung, vaginale: medianes Vaginalseptum [56]

Fehl|formen|rate: (engl.) *percentage of malformed spermatozoa*; prozentualer Anteil fehlgebildeter Spermien im Ejakulat; s. Spermauntersuchung.

Fehl|geburt: s. Abort.

Feig|warzen: s. Condylomata acuminata.

Fein|nadel|bi|opsie *f*: Feinnadelaspiration; (engl.) *fine needle biopsy*; Aspirationsbiopsie*, bei dem nach Punktion mit einer dünnen Hohlnadel (z. B. Menghini-Nadel) durch Aspiration Zellmaterial zur zytol. Untersuchung (Punktionszytologie*) entnommen wird; ggf. gezielt meist unter Ultraschallkontrolle od. CT. Vgl. Schilddrüsendiagnostik; Leberbiopsie; Prostatabiopsie.

Feld|block: s. Infiltrationsanästhesie.

Felderung: (engl.) *tessellated mosaicism*; (gyn.) veraltete Bez. für Mosaik*.

Fellatio (lat. fellare saugen) *f*: orogenitaler Sexualkontakt* mit oraler Stimulation des Penis.

femininus (lat.): weiblich.

Feminisierung, testikuläre: s. Androgenresistenz.

Feno|terol (INN) *n*: (engl.) *fenoterol*; Beta-2-Sympathomimetikum, Bronchospasmolytikum; **Ind.:** obstruktive Atemwegserkrankungen, als Tokolytikum; **UAW:** s. Sympathomimetika.

Fertilität (lat. fertilis fruchtbar) *f*: (engl.) *fertility*; Fruchtbarkeit; Fähigkeit zur geschlechtl. Fortpflanzung (Potentia* generandi); s. Fertilitätsrate; Infertilität.

Fertilitäts|gutachten: **1.** (engl.) *fertility assessment*; syn. andrologisches Gutachten; Befund zur Zeugungsfähigkeit mit Angaben über anat. Verhältnisse der Samenwege u. Hoden, Spermiogramm (Zahl, Motilität u. Morphol. der Spermien) u. evtl. endokrine Störungen (Hodeninsuffizienz); **2.** i. R. der Vaterschaftsfeststellung: s. Abstammungsbegutachtung.

Fertilitäts|pro|tektion: (engl.) *fertility preservation*; Verf. zum Erhalt der Fertilität* bei onkologischer Ther. mit hohem Risiko des ovariellen od. testikulären Funktionsverlusts; **Formen:** u. a. **1.** keimzellkonservierende Maßnahmen: Gewinnung u. Kryokonservierung (s. Kryobank) von Eizellen (nach ovarieller Stimulation) od. Ovarialgewebe zur späteren Retransplantation in das verbliebene Ovar od. eine Peritonealtasche im Bereich der Fossa ovarica od. von Spermien (nach Samenspende od. TESE*); **2.** fertilitätserhaltende Maßnahmen i. e. S.: z. B. **a)** op.: Transposition der Ovarien (ggf. mit Tubendurchtrennung) bei Bestrahlung im Beckenbereich durch laparoskop. Herausschwenken eines od. beider Ovarien aus dem Strahlenfeld; organerhaltende Op. bei gyn. Malignom: Trachelektomie* bei Zervixkarzinom, einseitige Ovarektomie* bei Ovarialkarzinom FIGO-Stadium IA; **b)** pharmak.: GnRH*-Agonisten (Off-Label-Use); Wirkung: reduzieren gonadotoxische Wirkung der Chemotherapie auf sog. ruhendes Ovarialgewebe durch passageren hypogonadotropen Hypogonadismus; Dauer des sog. Flare-up-Effekts: ca. 1 Wo., daher GnRH-Applikation möglichst 1 Wo. vor Chemotherapiebeginn; ggf. zusätzlich GnRH*-Antagonisten zur Reduzierung des Flare-up-Effekts; **Ind.:** potentieller Kinderwunsch u. a. bei gonadotoxischer Chemotherapie (z. B. bei Leukämie, Lymphom, Mammakarzinom), Strahlentherapie im Bereich des Beckens, Op. an Hoden, Ovar, Becken; Erkrankungen mit hohem Risiko eines Ovarverlustes (z. B. ovariale Borderline-Tumoren); Kinder, Jugendliche, Erwachsene ≤40 Jahre. Vgl. Reproduktion, assistierte.

Fertilitäts|rate: (engl.) *fertility rate*; syn. Fruchtbarkeitsziffer; Maßzahl zur Beschreibung der Fortpflanzung der Bevölkerung; **1. allgemeine** F.: Zahl der Lebendgeborenen eines Kalenderjahrs bezogen auf die weibl. Bevölkerung im fortpflanzungsfähigen Alter (festgelegt auf 15–49 Jahre) zur Jahresmitte; Maß für die biol. Reproduktion, das die Geburtlichkeit einer Bevölkerung unabhängig von ihrem Altersaufbau wiedergibt; je nach Familienstand der Mutter zum Zeitpunkt der Geburt Unterscheidung in eheliche (verheiratete Frauen) u. nichteheliche F. (unverheiratete Frauen); **2. altersspezifische** F.: Zahl der von Frauen einer best. Altersgruppe Lebendgeborenen je 1000 Frauen desselben Alters; dient zur Darstellung altersabhängiger Differenzen der Fruchtbarkeit (F. für 20-Jährige wird mit 50–60 %, für 30-Jährige mit 30 %, für 40-Jährige mit 3 % Konzeptionserwartung angegeben); **3. totale** F. (Abk. TFR, syn. Gesamtfertilitätsrate): durchschnittliche Kinderzahl je Frau, d. h. Anzahl der Kinder, welche die Frau gebären würde, wenn sie ihre gesamte gebärfähige Zeit erleben u. in jedem Alter die durchschnittliche Fruchtbarkeit ihrer Altersgruppe im Beobachtungsjahr aufweisen würde; totale F. ergibt sich aus der Summe der altersspezifischen Fertilitätsraten. Vgl. Natalität.

Fertilitäts|störung: (engl.) *fertility disorder*; Beeinträchtigung der Fortpflanzungsfähigkeit bei Mann u. Frau; **Urs.:** endokrin, genet., toxisch, immun., nach Entz. mit Verlegung der Samenwege od. Eileiter, Varikozele*. Vgl. Infertilität; Sterilität.

Fet-: auch Feto-, Föt-; Wortteil mit der Bedeutung das Gezeugte, Leibesfrucht; von lat. fetus.

Fetal|blut|untersuchung: **1.** (engl.) *fetal blood analysis (Abk. FBA)*; syn. Mikroblutuntersuchung (Abk. MBU); Entnahme einiger Tropfen fetalen Bluts aus der Haut des vorangehenden kindl. Teils (i. d. R. Skalp; Abk. FSBA für fetale Skalpblutanalyse) sub partu (Saling-Technik) zur Bestimmung v. a. des pH-Werts sowie zusätzl. von Sauerstoffsättigung, Sauerstoff- u. CO_2-Partialdruck, Basenabweichung sowie Konz. von Laktat u. Hämoglobin; **Ind.:** intrapartales CTG mit Hinweis auf fetale Hypoxämie* (Maßnahmen in Abhängigkeit vom pH: s. Hypoxämie, fetale; Tab. dort) bzw. fetale Azidose* (vgl. Bradykardie, fetale; Tachykardie, fetale) od. als Verlaufskontrolle bei fetaler Präazidose; **Kontraind.:** z. B. mütterl. Infektion (z. B. HIV), fetale Koagulopathie; **2.** Chordozentese*.

Fetal|chirurgie (gr. χειρουργία Handtätigkeit, Wundarzneikunst) *f*: (engl.) *fetal surgery*; chir. Pränataltherapie*; offen (mit Laparo- u. Hysterotomie) od. minimal-invasiv (Fetoskopie*); **Anw.:** Laserkoagulation bei fetofetalem Transfusionssyndrom*; (experimentell) u. a. intratracheale Ballonokklusion bei fetaler Zwerchfellhernie*, Verschluss von Meningomyelozelen*; **Kompl.:** Blutung, Infektion, vorzeitige Wehentätigkeit, vorzeitiger Blasensprung.

Fetal Distress (engl. fetale Not): Bez. für fetale Notsituation vor u. unter der Geburt; z. B. fetale Hypoxämie*, fetale Azidose*, Geburt mit eingedicktem grünem Fruchtwasser (vgl. Mekonium). Vgl. Depressionszustand des Neugeborenen; Risikoneugeborenes; Risikoschwangerschaft.

fetalis: zum Fetus* gehörig, fetal.

Fetal|monat: (engl.) *fetal month*; Bez. für am durchschnittl. Menstruationszyklus orientierte Angabe der Schwangerschaftsdauer (28-Tage-Monat); normale Schwangerschaftsdauer (vom ersten Tag der letzten Menstruation beginnend): 10 Fetalmonate.

Fetischismus (portugiesisch feitiço Zauber) *m*: (engl.) *fetishism*; Form der Paraphilie mit sexuell erregenden Phantasien, sexuell dranghaften Bedürfnissen u./od. sexuellen Verhaltensweisen, bei denen bestimmte Objekte, z. B. Körperpartien außerhalb der Genitalregion (Fuß, Haar), Gegenstände (Kleidungsstücke) od. Materialien (Leder, Gummi, Pelze) zu sexueller Erregung führen.

Feto|genese *f*: (engl.) *fetogenesis*; an die Embryogenese* anschließende pränatale Entw. der Frucht im Mutterleib (ab 61. Gestationstag bis zur Geburt); während der F. wächst der gesamte Organismus, Organe differenzieren sich (entwickeln sich nicht mehr) u. werden funktionell aktiv. Vgl. Fetotoxizität; Blutkreislauf; Lungenreifung, fetale.

Feto|metrie *f*: (engl.) *fetometry*; Bestimmung definierter fetaler Körpermaße mit Ultraschalldiagnostik*; **Anw.: 1.** im 1. Trimenon: Scheitel-Steiß-Länge (Abk. SSL od. CRL für engl. crown-rump length; Perzentilenkurve: s. Abb. 1); **2.** ab 2. Trimenon: biparietaler Durchmesser* (Abk. BIP; Perzentilenkurve: s. Abb. 2); fronto-okzipitaler Durchmesser (Abk. FOD), Kopfumfang (Abk. KU od. HC für engl. head circumference), Abdomenumfang (Abk. AU od. AC für engl. abdominal circumference), Abdomendurchmesser anterior-posterior u. transversal (Perzentilenkurve: s. Abb. 3), Femurlänge (Abk. FL) u. a.; **Ind.:** Ultraschalldiagnostik entspr. Mutterschaftsrichtlinien in 10., 20. u. 30. SSW, Beurteilung der Wachstumsdynamik bei V. a. Plazentainsuffizienz od. Gestationsdiabetes, intrauterine Reifebestimmung* u. a.; **klin. Bedeutung:** Abweichung von Referenzbereichen z. B. bei Plazentainsuffizienz*, genet. Störung, intrauteriner Infektion, diabet. Fetopathie*.

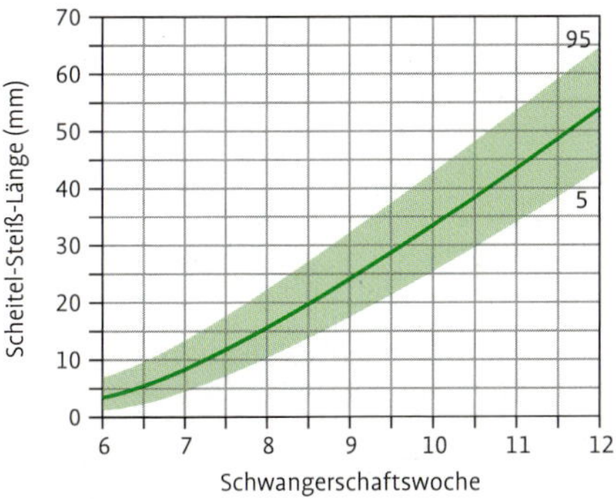

Fetometrie Abb. 1: Scheitel-Steiß-Länge in Abhängigkeit von der Schwangerschaftsdauer (Perzentile)

Feto|pathia *f*: s. Fetopathie.

Feto|pathia rubeolosa *f*: s. Rötelnembryofetopathie.

Feto|pathia toxo|plasmotica *f*: s. Toxoplasmose.

Feto|pathie *f*: (engl.) *fetopathy*; Fetopathia; während der Fetogenese* auftretende Pränatalerkrankung* mit intrauteriner Entwicklungsstörung; **Urs.: 1. biol.:** u. a. intrauterine Infektion (s. Pränatalinfektion; Perinatalinfektion), Stoffwechselstörungen, z. B. diabet. Stoffwechsellage (s. Fetopathie, diabetische), Blutgruppeninkompatibilität zwischen Mutter u. Kind (Morbus* haemolyticus fetalis bzw. Morbus* haemolyticus neonatorum); **2. chem.:** u. a. Alkohol, Drogen (z. B. Crack), Arzneimittel (z. B. Thalidomid, Antiepileptika, Cumarine, AT_1-Rezeptor-Antagonisten). Vgl. Embryopathie; Wachstumsretardierung, intrauterine.

Feto|pathie, dia|betische *f*: (engl.) *diabetic fetopathy*; Fetopathie* inf. eines nach Ende der Embryogenese neu aufgetretenen (Gestationsdiabetes*) od. therap. unzureichend eingestellten Diabetes* mellitus der Mutter; **Path.:** gesteigerter diaplazentarer Glukosetransfer zum Fetus führt zu fetalem Hyperinsulinismus mit funkt. Unreife der fetalen Organe (z. B. Lunge, Leber) u. sog. Insulinmast (Hypertrophie der Organe u. des Fetus); **Klin.:** hypertrophes Neugeborenes* bei Frühgeburtneigung, Plazentainsuffizienz*, Tod des Fetus intrauterin od. unter der Geburt, neonatale Adaptationssstörung (Hypoglykämie durch Hyperinsulinismus, Hypokalzämie, Hyperbilirubinämie, Atemnotsyndrom* des Neugeborenen); langfristig erhöhte Neigung zu Adipositas*, Stoffwechselstörung u.

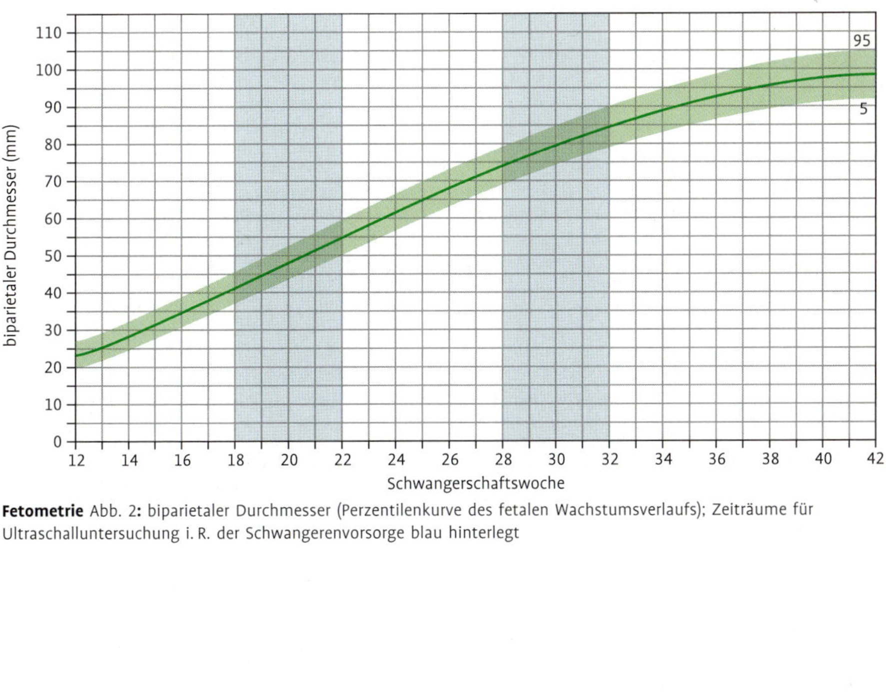

Fetometrie Abb. 2: biparietaler Durchmesser (Perzentilenkurve des fetalen Wachstumsverlaufs); Zeiträume für Ultraschalluntersuchung i. R. der Schwangerenvorsorge blau hinterlegt

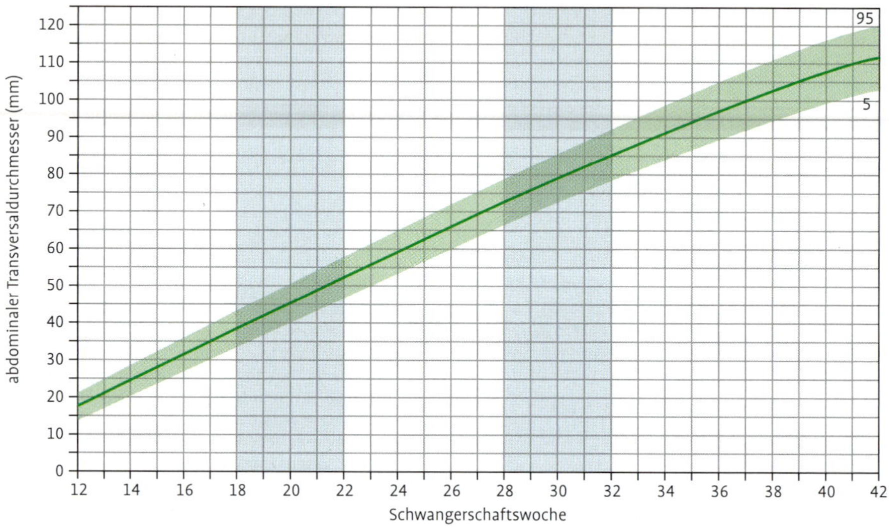

Fetometrie Abb. 3: abdominaler Transversaldurchmesser (Perzentilenkurve des fetalen Wachstumsverlaufs); Zeiträume für Ultraschalluntersuchung i. R. der Schwangerenvorsorge blau hinterlegt

kardiovaskulärer Erkr.; **Diagn.:** (sonographisch) abdominobiparietale Differenz >1 cm, subkutane Fettschicht >4 mm, Dicke des Herzkammerseptums >4 mm (diabet. fetale Kardiomyopathie), u. U. Hydramnion; **Proph. u. Ther.:** rechtzeitige, optimale Stoffwechseleinstellung der Mutter, Entbindung zum od. kurz vor errechnetem Geburtstermin. Vgl. Embryopathie, diabetische; Regression, kaudale.

Feto|skopie *f*: (engl.) *fetoscopy*; minimal-invasives chirurg. Verf. zur direkten intrauterinen Betrachtung u. Ther. des Fetus; Abortrisiko 3–5 %; **Anw.:** **1.** (früher) Pränataldiagnostik; wegen Abortrisiko durch Ultraschalldiagnostik* ersetzt; **2.** Pränataltherapie* (experimentell); s. Fetalchirurgie.

Feto|toxizität *f*: (engl.) *fetotoxicity*; Fähigkeit eines Agens zu tox. Wirkung während der Fetogenese*; i. d. R. können in dieser Phase keine grobstrukturellen Fehlbildungen mehr ausgelöst werden; der Keim kann jedoch auch in dieser Periode der Entw. geschädigt werden mit u. U. letaler Wirkung, intrauteriner Wachstumsretardierung*, diaplazentarer Kanzerogenese* u. funktionellen Defekten, die sich erst spät postnatal manifestieren. Vgl. Embryotoxizität; Fehlbildung.

Feto|zid, selektiver *m*: (engl.) *selective feticide*; gezieltes Abtöten eines Fetus durch maternal-transabdominale Injektion von Kaliumchlorid thorakal, intrakardial od. in die Vena* umbilicalis; **Anw.:** **1.** bei höhergradiger Mehrlingsschwangerschaft (z. B. nach In*-vitro-Fertilisation), um Risiken der verbleibenden Feten u. der Schwangeren zu vermindern; Durchführung in der 11.–12. SSW; Kompl.: in 10 % der Fälle vollständiges Ende der Schwangerschaft; **2.** vor Schwangerschaftsabbruch aus medizinischer Indikation jenseits der Grenze der extrauterinen Lebensfähigkeit (ab 22. SSW).

Fett|gewebe|nekrose *f*: (engl.) *fat necrosis*; syn. Steatonekrose; Nekrose des Fettgewebes inf. einer Pannikulitis; vgl. Adiponecrosis subcutanea neonatorum.

Fett|nekrose, zystische der Mamma *f*: (engl.) *cystic fatty necrosis of the mamma*; meist bei adipösen Frauen nach Trauma auftretende gerötete Knoten, die im Inneren als Folge einer aseptischen Fettgewebenekrose* dünnflüssiges Fett enthalten; **Ther.:** Exzision; **DD:** insbes. Mammakarzinom*.

Fett|sklerem *n*: s. Sclerema adiposum neonatorum.

Fett|sucht: s. Adipositas.

Fetus *m*: (engl.) *fetus*; Fötus; Bez. für Frucht im Uterus während der Fetogenese*. Vgl. Embryo; Fetopathie.

Fetus papyraceus *m*: (engl.) *fetus papyraceus*; intrauterin mumifizierter Fetus* ohne Zeichen der Mazeration, durch Zwillingsfrucht plattgedrückt u. in dem Chorion des zweiten Fetus liegend; evtl. sog. Steinkind (Lithopädion); kein Risiko für das andere Kind; **Vork.:** bei fetofetalem Transfusionssyndrom*.

FFTS: Abk. für **f**eto**f**etales **T**ransfusions**s**yndrom*.

FHF: Abk. für **f**etale **H**erz**f**requenz; s. CTG.

Fibr-: Wortteil mit der Bedeutung Faser; von lat. fibra.

Fibrino|lyse *f*: (engl.) *fibrinolysis*; proteolyt. Abbau von Fibrin durch Plasmin; **Regulation:** s. Abb. 1 u. 2; s. Plasminogenaktivatoren; Plasminogenaktivator-Inhibitoren; **physiol. Bedeutung:** **1.** Aufrechterhaltung des dynam. hämostat.

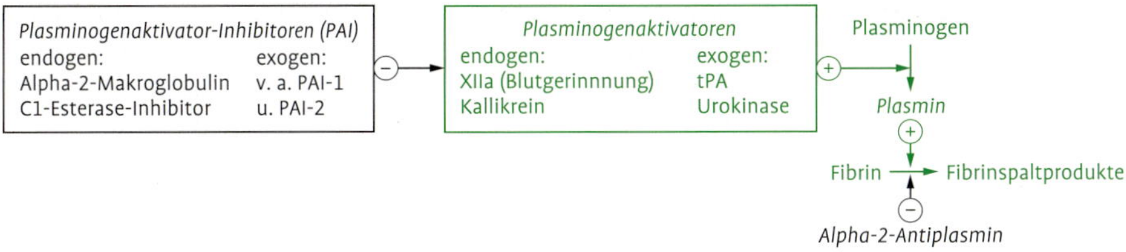

Fibrinolyse Abb. 1: Regulation

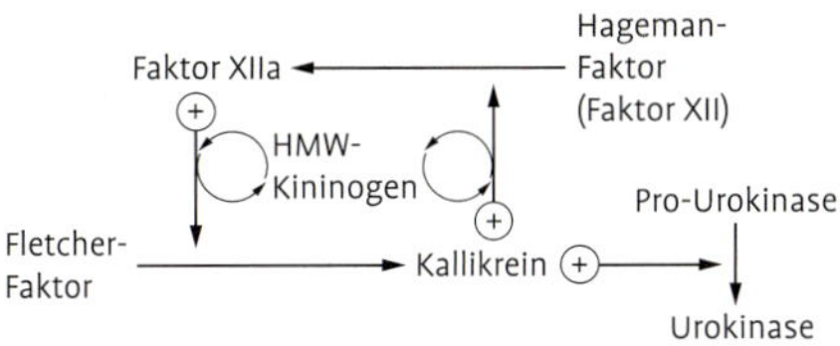

Fibrinolyse Abb. 2: Plasminogenaktivatoren

Gleichgewichts durch Neutralisierung der kontinuierl. ablaufenden Blutgerinnung in Wechselwirkung mit Fibrinolyse*-Inhibitoren (vgl. Hämostase); **2.** Lösung von Fibrin aus Thromben; **klin. Bedeutung:** z. B. Hyperfibrinolyse* mit Afibrinogenämie* in der Folge. Vgl. Thrombolyse.

Fibrino|lyse-In|hibitoren (lat. inhibitio Hemmung) *m pl*: (engl.) *inhibitors of fibrinolysis*; syn. Antifibrinolytika; Hemmstoffe der Fibrinolyse*; **Einteilung: 1.** (physiol.) **a)** Antiplasmine; **b)** Plasminogenaktivator-Inhibitoren; **2.** (therap.) PAMBA, Tranexamsäure.

Fibrino|lytika *n pl*: (engl.) *fibrinolytics*; syn. Thrombolytika; therap. Plasminogenaktivatoren; pharmak. Substanzen, die über eine Aktivierung der Fibrinolyse* wirken (intravasale Thrombolyse); **Vertreter:** Streptokinase, Urokinase, rt-PA, Tenecteplase, Reteplase. Vgl. Fibrinolyse-Inhibitoren.

Fibro|adenom *n*: (engl.) *fibroadenoma*; Fibroadenoma; Adenom* mit reichl. entwickeltem Bindegewebe, makroskop. als relativ scharf begrenzter Knoten von derb-elast. Konsistenz mit grau-weißer Schnittfläche; **Vork.:** z. B. in der weibl. Brust (s. Mammatumoren), im Ovar, Uterus, in der Prostata. Vgl. Adenofibrom; Cystosarcoma phylloides.

Fibrom *n*: (engl.) *fibroma*; Bindegewebegeschwulst; benigne mesenchymale Neoplasie, die v. a. aus Bindegewebezellen u. Kollagenfasern besteht; Vork. auch in Komb. mit anderen Gewebearten, z. B. als Myofibrom, Adenofibrom*; **Lok.:** überall im Körper mögl., häufig als Sehnenscheidenfibrom. Vgl. Weichteiltumoren; Fibrosarkom.

Fibro|matose *f*: **1.** (engl.) *fibromatosis*; diffuse od. umschriebene, im Allg. benigne Bindegewebevermehrung bei gleichzeitiger Parenchymatrophie, z. B. in der Mamma, Prostata; **2.** i. e. S. Bez. für das multiple Auftreten von Fibromen*; vgl. Neurofibromatose.

Fibro|nektin|test *m*: (engl.) *fibronectin test*; diagn. Verf. zur Einschätzung des Risikos einer drohenden Frühgeburt*; **Prinzip:** Untersuchung des Vaginalabstrichs der Schwangeren auf fetales Fibronektin (Bestandteil der Eihäute*; verklebt Dezidua u. Chorion); bei Nachw. von Fibronektin (positiver F.) erhöhtes Frühgeburtsrisiko.

Fibro|plasie, retro|lentale *f*: (engl.) *retrolental fibroplasia*; Endstadium der Retinopathia* praematurorum mit hinter der Linse liegender abgehobener, vernarbter Netzhaut (gefäßhaltige Narbenplatte) u. vollständiger Erblindung.

Fibrose, zystische *f*: (engl.) *cystic fibrosis (Abk. CF)*; syn. Mukoviszidose; autosomal-rezessiv erbl. Stoffwechselstörung, die in generalisierter Dysfunktion exokriner Drüsen resultiert; **Häufigkeit:** regional unterschiedl., Inzidenz in Europa ca. 1 : 2000 Neugeborene;

> gehört zu den häufigsten angeborenen Stoffwechselkrankheiten

Ätiol.: Vielzahl unterschiedl. Mutationen im CFTR-Gen mit dem Genlocus 7q31.2 (>1100 bekannt; in 60–80 % Deletion von Phenylalanin auf Position 508); heterozygote Merkmalsträger erkranken nicht od. haben milden Verlauf mit später Manifestation; **Path.:** noch nicht eindeutig geklärt; das mutierte Gen codiert für einen in der Membran vorwiegend epithelialer Zellen lokalisierten Cl^--Kanal, der aktiv Cl^--Ionen aus der Zelle transportiert (Abk. CFTR für engl. cystic fibrosis transmembrane regulator). Durch vermehrte Produktion u. erhöhte Viskosität des Sekrets der mukösen Drüsen (Bronchien, Verdauungstrakt) kann es u. a. zu schweren Kompl. im Bereich der Atemwege, zu Maldigestion u. Malabsorptionssyndrom sowie durch einen erhöhten Elektrolytgehalt des Sekrets von (Schweiß-)Drüsen zu Flüssigkeits- u. Elektrolytverlusten kommen. **Pathol.:** Hypertrophie u. Vermehrung der Becherzellen in Dünn- u. Dickdarm sowie der schleimproduzierenden Zellen des Bronchialepithels mit intrazellulärer Ablagerung von Sekreten, zyst. Pankreasfibrose, sekundäre pulmonale Veränderungen inf. Entz.; **Klin.:** Manifestation von subklin., sehr leichter bis zu schwerster, protrahierter Verlaufsform; meist bereits in der frühen Kindheit keuchhustenähnl. Reizhusten, Tachypnoe, Tachykardie u. Bronchospasmus; gastrointestinale Manifestation häufig mit Anal- od. Rektumprolaps, bei Neugeborenen in ca. 15 % Mekoniumileus*; die erhöhte Viskosität der Galle kann zu Cholestase mit Gallepfropfsyndrom* (bei Neugeborenen evtl. mit Icterus prolongatus) u. im weiteren Verlauf zu einer cholestat. Leberzirrhose führen. Als Folge der zyst. Pankreasfibrose kommt es zur exokrinen Pankreasinsuffizienz mit schwerer Steatorrhö u. häufigen, voluminösen, übelriechenden Stühlen, bei fortschreitender Fibrosierung auch zur endokrinen Pankreasinsuffizienz mit Diabetes* mellitus. Maldigestion u. Malabsorption können v. a. im Säuglingsalter zu schwerer Dystrophie mit Hypoproteinämie, Ödemen u. Vitaminmangel führen. Das von den mukösen Drüsen der Atemwege verstärkt sezernierte visköse, eiweißreiche Sekret kann durch Verlegung der Lumina der (kleinen) Bronchien Atelektasen verursachen. Eine bakterielle Besiedlung des Sekrets ist häufig Urs. für rezidiv. od. chron. Bronchitis, Peribronchitis, Pneumonie u. Bronchiektasen. Häufigste Err. pulmonaler Infektionen sind Pseudomonas aeruginosa, Burkholderia cepacia, Staphylococcus aureus u. Haemophilus influenzae. Männl. Infertilität tritt in 98 % der Fälle auf inf. Ductus-deferens-Aplasie beiderseits. **Diagn.:** Wichtig ist die Früherkennung im Neugeborenenalter: erhöhte Elektrolytkonzentration im Schweiß (Werte für Na^+-Ionen u. Chlorid im Schweiß ≤60 mmol/l bzw. 50 mmol/l gelten als normal, der Mittelwert bei z. F. beträgt ca. 90 mmol/l); Albumingehalt im Mekonium u. Trypsinkonzentration (immunreaktives Trypsin) im Blut erhöht; Bestimmung der Pankreaselastase im Stuhl; Untersuchung des Speicheldrüsensekrets; direkte Genanalyse* mit Nachw. der Mutation möglich; **Ther.:** Im Vordergrund steht die Behandlung der pulmonalen Kompl. (respirator. Versagen häufigste Todesursache, ca. 90 % der Pat.) durch Atemphysiotherapie (Klopfdrainage der betroffenen Lungenabschnitte), Inhalationstherapie mit Beta-2-Sympathomimetika, Mukolytika, rechtzeitige u. gezielte Antibiotikatherapie, nach Ausschöpfung aller sonstigen Therapieoptionen Doppellungentransplantation od. Herz-Lungen-Transplantation. Die Pankreasinsuffizienz kann durch orale Substitution von Pankreasenzymen u. Diät (hochkalor. Ernährungstherapie mit 40 % Fettanteil) ausgeglichen werden, bei Diabetes mellitus Insulintherapie; u. U. Anlage einer PEG-Sonde; antibiot. Intervalltherapie; Choleretika; evtl. Substitution von Elektrolyten u. fettlösl. Vitaminen; **Progn.:** ca. 80 % der Pat. erreichen mind. das 30. Lebensjahr.

FIGO: Abk. für (franz.) **F**édération **I**nternationale de **G**ynécologie et d'**O**bstétrique; internationale Vereinigung der Frauenärzte; gyn. Tumoren werden durch sog. FIGO-Stadien beschrieben; die entspr. TNM*-Klassifikation wurde so definiert, dass sie mit den FIGO-Stadien weitgehend übereinstimmt.

Filialisierung: Metastasierung*.

Fimbria ovarica *f*: die einzige Fimbria tubae uterinae (s. Fimbrien), die am Ovar befestigt ist.

Fimbri|ek|tomie *f*: (engl.) *fimbriectomy*; nicht mehr angewendetes Verf. der Tubensterilisation* mit op. Entfernen der Fimbrien der Eileiter u. Verschluss der freien Enden.

Fimbrien *fpl*: **1.** (engl.) *fimbria, pili*; (bakteriol.) fadenförmige Anhänge an Bakterienzellen aus Protein-Untereinheiten inhelikaler Symmetrie (Fimbrillin) zur Adhärenz von Bakt. an Oberflächen, Zellen u. in Biofilmen (meist mit Adhäsinen); stellen Virulenzfaktor dar; variable antigene Eigenschaften; **2.** (gyn.) fransenförmige Anhängsel des abdominalen Endes des Eileiters* (Fimbriae tubae uterinae); die einzige am Ovar befestigte Fimbria tubae uterinae wird als Fimbria ovarica bezeichnet; **klin. Bedeutung:** Sterilität* bei Fimbrienverklebungen u. Verwachsungen.

Fimbrio|lyse *f*: (engl.) *fimbriolysis*; mikrochir. Beseitigung von Fimbrienverklebungen u. Verwachsungen im Bereich der Fimbrien des Eileiters (häufige Urs. weibl. Sterilität*), ggf. mit Salpingostomatoplastik; vgl. Tubenchirurgie.

Fimbrio|plastik *f*: s. Tubenchirurgie.

Fischer-Score: CTG*-Score zur Beurteilung des fetalen Zustands; **Prinzip:** Bewertung von 5 Variablen der fetalen Herzfrequenz (Basalfrequenz*, Oszillationen*, Nulldurchgänge*, Akzelerationen*, Dezelerationen*) über 30 Min. Registrierdauer mit je 0–2 Punkten u. Addition zu sog. Zustandsindex (s. Tab.).

FISH: Abk. für **F**luoreszenz*-**i**n-**s**itu-**H**ybridisierung.

Fissura urethrae in|ferior *f*: Hypospadie*.

Fistel (lat. fistula Röhre) *f*: **1.** (engl.) *fistula*; (pathol.) röhrenförmige, mit Granulationsgewebe (Röhrenfistel) od. Epithelgewebe (Lippenfistel) ausgekleidete Verbindung zwischen Körperhöhlen bzw. Hohlorganen untereinander (innere F.) od. der Körperoberfläche (äußere F.); als angeb. F. meist inf. Persistenz embryonal angelegter Organverbindungen (z. B. Vesikoumbilikalfistel*, Ösophagotrachealfistel) od. als erworbene F. durch Entz., Tumoren, Traumen bzw. Op. verursacht sowie nach Strahlentherapie auftretend; z. B. Analfistel*, Blasenfistel*, Darmfistel*, Urogenitalfistel*; **2.** (chir.) therap. angelegte Kurzschlussverbindung, z. B. Shunt zur Hämodialyse.

Fistula ani *f*: Analfistel*.

Fistula cervico-laquaetica *f*: (engl.) *cervico-laqueatical fistula*; Fistel zwischen Cervix uteri u. Scheidengewölbe; **Urs.:** meist Geburtstrauma od. Karzinom. Vgl. Urogenitalfistel.

Fistula omphalo|enterica *f*: (engl.) *umbilical fistula*; angeb. Nabelfistel* mit zum Nabel offener Mündung bei nicht obliteriertem Ductus* omphaloentericus; **Klin.:** bei inkompletter Fistel sog. nässender Nabel*, bei kompletter Fistel Absonderung von Schleim u. Dünndarmexkrement; **Ther.:** ggf. chir. Revision. Vgl. Meckel-Divertikel.

Fistula recto|vaginalis *f*: s. Rektovaginalfistel.

Fischer-Score
Parameter und Bewertung

Parameter	Bewertung (Punkte) 1	2	3
Basalfrequenz (Schläge/min)	<100 oder >170	100–109 oder 151–170	110–150
Oszillationen (Schläge/min)	<5	5–9 oder >30	10–30
Nulldurchgänge/min	<2	2–6	>6
Akzelerationen	keine	periodisch	sporadisch
Dezelerationen	spät, variabel mit prognostisch ungünstigen Zusatzkriterien[1]	variabel	keine; sporadisch auftretende kurze Dezelerationen

[1] Oszillationsverlust, tiefe Dezelerationen (<70 Schläge/min) u./od. >60 Sek. andauernde Dezelerationen; s. Dezeleration;
8–10 Punkte: Normalbefund;
5–7 Punkte: fragliche Prognose;
<5 Punkte: bedrohlicher fetaler Zustand

Fistula vesico|vaginalis *f*: s. Urogenitalfistel.

Fitz-Hugh-Curtis-Syn|drom (Thomas F.-H. Jr., amerikan. Med., 1894–1963; Arthur H. C., amerikan. Gyn., 1881–1955) *n*: (engl.) *Fitz-Hugh-Curtis syndrome*; akute Entz. der Leberkapsel u. des anliegenden parietalen Peritoneums mit charakterist. Bildung von Aszites* als (seltene) Kompl. einer Entz. im kleinen Becken (pelvic* inflammatory disease); **Vork.:** v. a. nach Salpingitis durch Chlamydia* trachomatis; bei Gonorrhö (Perihepatitis* acuta gonorrhoica); **Klin.:** umschriebene Peritonitis mit heftigen rechtsseitigen Oberbauchschmerzen, Fieber (evtl. mit Schüttelfrost), u. U. Ikterus; **Diagn.:** laborchem. (Transaminasenerhöhung, Serologie); Ultraschalldiagnostik, Laparoskopie; Erregernachweis im Urogenitalsekret; **Ther.:** Therapie der Grunderkrankung; ggf. laparoskopische Adhäsiolyse zwischen Leber, Bauchwand u. Zwerchfell; **DD:** akute Cholezystitis, subphrenischer Abszess.

FL: Abk. für **F**emur**l**änge; s. Fetometrie.

Flagellation (lat. flagellare schlagen) *f*: (engl.) *flagellation*; körperl. Züchtigung zur sexuellen Erregung (Form des sexuellen Sadismus*), auch aus religiöser Motivation; vgl. Sadomasochismus.

Flare-up-Ef|fekt (engl. to flare up aufflackern; lat. efficere, effectus hervorbringen) *m*: (engl.) *flare-up effect*; kurzzeitiger Anstieg der Gonadotropinsekretion nach Verabreichung eines GnRH-Analogons (s. GnRH-Rezeptor-Agonisten); diesem folgt starke Suppression der Gonadotropine über ein Herunterregulieren der Rezeptoren (Down-Regulation) sowie sekundär der Sexualsteroide.

Flatus vaginalis (lat. flatus Wind, Blähung) *m*: (engl.) *flatus vaginalis*; geräuschvolles Entweichen von eingedrungener Luft aus der Vagina; **Vork.:** z. B. bei Descensus* uteri et vaginae, Rektovaginalfistel*.

Fleischer-Syn|drom: (engl.) *Fleischer's syndrome*; komplexes Fehlbildungssyndrom aus dem Formenkreis der mammorenalen Syndrome*; **Sympt.:** überweiter Mamillenabstand (Mamillen deutl. lateral der Medioklavikularlinie), kongenitale Nierenhypoplasie unterschiedl. Ausprägung; fakultativ Nierenzysten od. Ureterfehlbildung.

Fleisch|mole (lat. mola verunstalteter Embryo) *f*: s. Abortiv-Ei.

Flexions|lage: (engl.) *attitude*; physiol. Geburtshaltung des Kindes mit Beugung des Kopfs auf die Brust; vgl. Deflexionslage; Kindslage.

Flexio uteri *f*: (engl.) *uterine flexion*; Haltung der Gebärmutter, definiert durch den Winkel zwischen Zervix- u. Korpusachse des Uterus; physiol. besteht ein nach vorn geöffneter stumpfer Winkel von ca. 135° (Anteflexio, s. Abb.); pathol. **Abweichungen: 1.** Retroflexio uteri: Abknickung des Gebärmutterkörpers gegen die Zervix nach hin-

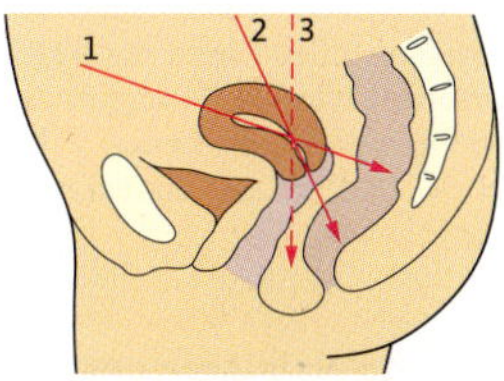

Flexio uteri: Die Achse des Corpus uteri (1) bildet mit der Achse der Cervix uteri (2) einen nach vorn offenen stumpfen Winkel (Anteflexio uteri). Daneben besteht physiologisch Anteversio: Die Achse der Cervix uteri fällt vor die senkrechte Körperachse (3).

ten; a) Retroflexio uteri mobilis: meist asymptomat. Normvariante; bei der bimanuellen Untersuchung Aufhebung der Abknickung möglich, meist spontane Aufrichtung bei Schwangerschaft; b) Retroflexio uteri gravidi: Ausbleiben der Aufrichtung nach Eintritt einer Schwangerschaft; Kompl.: Einklemmung (Retroflexio* uteri gravidi incarcerata), Kompression der Urethra mit Ischuria* paradoxa; c) Retroflexio uteri fixata: Verwachsungen mit Nachbarorganen; Aufhebung der Abknickung nicht möglich; Urs.: Entz., Douglas*-Abszess, Endometriose*; Ther.: bei vorliegender Symptomatik evtl. aufrichtendes Pessar od. op. Korrektur; 2. Hyperanteflexio uteri: übermäßige, spitzwinklige Beugung des Gebärmutterkörpers gegen die Zervix; oft kombiniert mit einer Uterushypoplasie*; 3. Lateroflexio uteri (seitl. Beugung). Vgl. Uteruslagen.

F

floating line (engl. line Linie): Bez. im CTG* für eine die Oszillationsmittellinie darstellende fiktive Linie.

floppy infant (engl. floppy schlaff; infant Kind): Bez. für Neugeborenes od. Kleinkind mit Verminderung des kontraktilen u. insbes. des reflektor. Muskeltonus mit typ. Überstreckbarkeit der Gelenke; **Urs.:** u. a. perinatale Asphyxie*, mesenchymale Anomalien (Gelenke, Sehnen, Muskeln), (kongenitale) Myo- u. Neuropathien, Ehlers*-Danlos-Syndrom, Zellweger-Syndrom, Prader*-Willi-Syndrom.

Flucht|re|flex *m*: (engl.) *escape reflex*; polysynaptischer Reflex als Antwort auf einen schmerzhaften, (potentiell) schädigenden Reiz; führt im Bereich der Extremitäten zu Beugung u. Zurückziehen der betroffenen sowie Streckung der gegenseitigen Extremität.

Fluctuatio (lat. unruhige Bewegung) *f*: s. Fluktuation.

Fluktuation (lat. fluctuatio unruhige Bewegung) *f*: **1.** (engl.) *fluctuation*; (klin.) palpable wellenförmige Flüssigkeitsbewegungen bei lokalen Flüssigkeitsansammlungen (z. B. Abszess*, Aszites*); **2.** (gebh.) s. Oszillationen.

Fluor (lat. fluere fließen, ausströmen) *m*: **1.** (engl.) *discharge*; (gyn.) Ausfluss; s. Fluor genitalis; **2.** (engl.) *fluorine*; (chem.) chem. Element, Symbol F, OZ 9, rel. Atommasse 18,998; schwach gelbgrünes, 1-wertiges Gas aus der Gruppe der Halogene; reaktionsfähigstes aller Elemente, stärkstes chem. Oxidationsmittel; **Verw.:** Fluorsalze zur Kariesprophylaxe; (nuklearmed.) Isotop ^{18}F als Positronenstrahler; s. PET; Hirnszintigraphie. Vgl. Fluorintoxikation.

Fluor albus *m*: (engl.) *whites*; veraltete Bez. für Leukorrhö*.

Fluoreszenz-in-situ-Hybridisierung *f*: (engl.) *fluorescence in situ hybridisation*; Abk. FISH; zytogenet. Verf. zum Nachw. numerischer od. struktureller Chromosomenaberration* mit spezif. fluoreszenzmarkierten DNA-Sonden, die komplementäre Abschnitte der Chromosomen binden; **Formen:** je nach verwendeter DNA-Sonde spez. Anfärben z. B. von ganzen Chromosomen (Chromosomen-Painting) od. ausgewählter DNA-Abschnitte; Sonderform: vergleichende Hybridisierung (s. Array-CGH).

Fluoreszenz-Trepo|nemen-Anti|körper-Test (gr. τρέπειν drehen; νῆμα Garn, Faden) *m*: s. FTA-Test; Syphilis.

Fluor genitalis *m*: (engl.) *genital discharge*; meist unblutiger Ausfluss aus den äußeren weibl. Geschlechtsteilen; **Einteilung: 1.** nach **Ätiol.:** a) nichtinfektiös: physiol. (vaginales Transsudat, abgeschilferte Epithelzellen u. Zervixschleim* mit zyklusabhängigen Veränderungen); Ektopia* cervicis; Fremdkörper, z. B. retinierter Tampon; chemisch, z. B. Präservativbeschichtung, Vaginalspülung, Spermizide; Vulvadermatitis; b) nicht sexuell übertragene Infektion: bakterielle Vaginose*; Mykosen, v. a. Vulvovaginalcandidose; c) sexuell übertragene Infektion: Chlamydia trachomatis, Neisseria gonorrhoeae, Trichomonas vaginalis; **2.** nach **Entstehungsort:** a) vestibulär; vgl. Lubrikation; b) vaginal; bei entzündl. Infektion mit Candida* albicans (krümelig gelb), Trichomonas (übelriechend, schaumig), Chlamydien, Neisseria* gonorrhoeae (eitrig, übelriechend), Gardnerella* vaginalis, Anaerobiern (dünnflüssig mit Fischgeruch); durch Spermizide, Fremdkörper od. bei Diabetes* mellitus; c) zervikal; v. a. bei Zervizitis*; d) korporal; v. a. bei Endometriumkarzinom*, Korpuspolyp*, Pyometra* u. Endometritis*; e) sehr selten tubar. Vgl. Scheidenflora; Gonorrhö.

Fluor neo|natalis *m*: (engl.) *neonatal fluor*; physiol. Abstoßung des intrauterin unter Einfluss plazentarer Östrogene* aufgebauten Scheidenepithels bei weibl. Neugeborenen in den ersten Lebenstagen (Hormonentzug), meist als milchig-schleimiger, gelegentl. auch blutiger Ausfluss. Vgl. Vulvovaginitis neonatorum.

Fluor vaginalis *m*: s. Fluor genitalis.

Flut|amid (INN) *n*: (engl.) *flutamide*; nichtsteroidales Antiandrogen* (Toluidinderivat); **Wirkungsmechanismus:** Androgen-Rezeptor-Blocker; **Ind.:** Prostatakarzinom (palliativ), Hyperandrogenämie*, Mann-zu-Frau-Transsexualität; **UAW:** verminderte Libido, Gynäkomastie, Verminderung der Muskelmasse. Vgl. Zytostatika.

FOD: Abk. für **f**ronto-**o**kzipitaler **D**urchmesser; s. Kopfmaße, Fetometrie.

Fötus *m*: s. Fetus.

Foley-Katheter (Frederic E. F., Urol., St. Paul, 1891–1966; gr. καθετήρ Sonde) *m*: (engl.) *Foley catheter*; Ballonkatheter; **Anw.:** v. a. im Urogenitalbereich (z. B. zur Darstellung von Fisteln, für Blasenspülungen); zur Blutstillung bei operativer Hysteroskopie*. Vgl. Blasenkatheter.

Follicul-: auch Follikel-, Follikul-; Wortteil mit der Bedeutung Schlauch, Beutel; von lat. folliculus.

Folliculitis vulvae *f*: s. Furunculosis vulvae.

Folliculus ovaricus tertiarius *m*: (engl.) *vesicular ovarian follicle*; syn. Folliculus ovaricus vesiculosus;

Bläschenfollikel, Graaf-Follikel; Tertiärfollikel, der einen von Granulosazellen gebildeten Liquor enthält; die Eizelle* liegt randständig, umgeben von Zona pellucida u. Corona radiata, im Cumulus oophorus. Die Follikelwand besteht aus Epithelium folliculare sowie Theca interna u. Theca externa. **Folliculus ovaricus maturus:** sprungreifer Tertiärfollikel. Vgl. Follikelreifung.

Follikel *m*: (engl.) *follicle*; kleiner Schlauch, Bläschen; **1.** Haarbalg; s. Haare; **2.** Lymphknötchen (z. B. in der Darmwand); **3.** F. im Eierstock; s. Eizelle; **4.** kolloidhaltige F. der Schilddrüse u. Nebenschilddrüse; **5.** sekrethaltige F. des Hypophysenmittellappens.

Follikel|epi|thel (gr. ἐπί darauf, daran, dazu) *n*: s. Follikelreifung.

Follikel|per|sistenz (lat. persistere hartnäckig verharren) *f*: (engl.) *follicle persistence*; Bestehenbleiben des reifen Follikels über den Ovulationstermin hinaus, d. h. Ausbleiben des Follikelsprungs bei persistierender Estradiolsekretion durch den Follikel (anovulatorischer Zyklus*); **Vork.:** v. a. am Beginn (Menarche*) u. Ende (Perimenopause) der fertilen Lebensphase; **Ätiol.:** zentrale Regulationsstörung, verminderte Ansprechbarkeit der Ovarien auf hypophysäre Gonadotropine*; **Klin.:** blutungsfreies Intervall von 5–7 Wo. mit Endometriumhyperplasie* durch andauernde Östrogenstimulation, danach dysfunktionelle Blutung (Durchbruchblutung* aufgrund rel. Östrogenmangels); **Diagn.:** Ultraschalldiagnostik (Follikelnachweis, Endometriumhyperplasie), Messung der Basaltemperatur* (monophasisch), Kolpozytologie* (östrogentypisches Zellbild, Zervixfaktoren); **DD:** Granulosa-Thekazelltumor*; vgl. Ovarialtumoren.

Follikel|reifung: (engl.) *follicular maturation*; Entw. eines kleinen Teils der pränatal angelegten Primordialfollikel im Ovar* i. R. des Ovarialzyklus*; in jedem Zyklus erreicht gewöhnl. nur ein Follikel die Sprungreife (Atresie* der übrigen gewachsenen Follikel); **Stadien: 1. Primärfollikel:** ∅ ca. 45 µm, bestehen aus primärer Oozyte (s. Ovogenese), umgeben von einer Schicht prismat. Epithelzellen (s. Abb.); **2. Sekundärfollikel:** entwickeln sich mit jedem Ovarialzyklus aus mehreren Primärfollikeln; Größenzunahme der Oozyte mit mehrschichtigem umgebendem Follikelepithel, flüssigkeitsgefüllter Follikelhöhle (Antrum folliculi) zwischen den Follikelepithelzellen u. deutl. Hülle aus von der Oozyte sezernierten Glykoproteinen (Zona* pellucida); **3. Tertiärfollikel:** beinhaltet in einer Ansammlung des Follikelepithels (Cumulus oophorus) die exzentrisch liegende Oozyte; Antrum u. Cumulus sind (von innen nach außen) von Follikelepithel (Granulosazellen*), Theca interna u. externa umgeben; s. Eizelle (Abb. dort); **4. Graaf-Follikel:** Folliculus ovaricus maturus; der reife Follikel; am Tag der Ovulation Durchmesser bis ca. 25 mm; nach der Ovulation entsteht aus Follikelepithel u. Theca interna das Corpus* luteum; **klin. Bedeutung: 1.** Superovulation*;

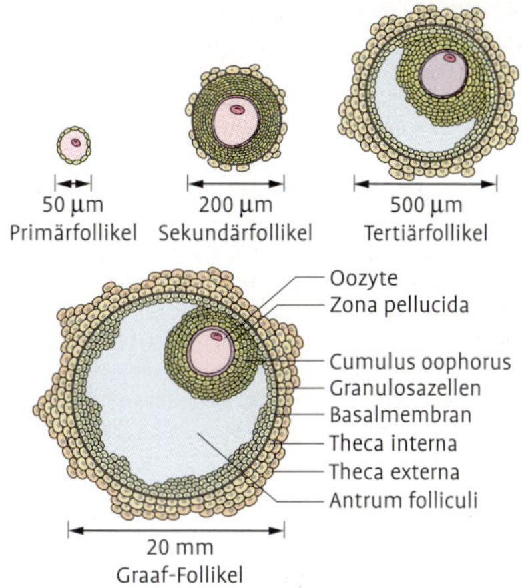

Follikelreifung: Follikelentwicklung im Ovar im Verlauf des Zyklus [50]

2. Follikelpersistenz*; **3.** Störungen des Endometrialzyklus. Vgl. Menstruationszyklus.

Follikel|reifungs|phase *f*: (engl.) *follicular maturation phase*; erste Phase des 2-phasigen Menstruationszyklus* mit Heranreifen eines Follikels zum sprungreifen Tertiärfollikel; steht v. a. unter dem Einfluss der Östrogene*. Vgl. Follikelreifung.

Follikel|sprung: s. Ovulation.

Follikel|zyste *f*: (engl.) *follicle cyst*; zyst. gonadotropinabhängige Auftreibung eines Follikels im Ovar bei ausbleibender Ovulation (Follikelpersistenz*); häufigste zyst. Struktur im normalen Ovar; dünnwandig; solitär od. multipel; ∅ wenige mm bis 15 cm inf. Vermehrung von Follikelflüssigkeit (Retentionszyste*), **Vork.:** meist bei jungen Frauen od. in der Perimenopause; **Ther.:** meist nicht erforderl. (Abwarten unter vaginalsonograph. Kontrollen; meist nach 4–8 Wo. spontan od. bei gyn. Untersuchung perforierend); bei Persistenz od. Beschwerden laparoskop. Zystenexstirpation; **DD:** Ovarialtumor*.

Follikulo|metrie *f*: (engl.) *folliclemetry*; sonograph. Ausmessen des Follikels* während des Menstruationszyklus; **Anw.:** Ovulationstest* (Abb. dort); Bestimmung des optimalen Zeitpunkts zur Ovulationsinduktion* nach Stimulation.

Fol|säure (INN): (engl.) *folic acid*; Acidum folicum; syn. Pteroylglutaminsäure; Vitamin aus Vitamin-B-Komplex; **chem. Struktur:** Verbindungen aus Pteridin, p-Aminobenzoesäure u. einem Glutamylrest (Pteroylmonoglutaminsäure) bzw. bis zu 8 Glutamylresten (Pteroylpolyglutaminsäure); **Formen: 1.** Folate: Sammelbez. für versch. vitaminwirksame Derivate der Pteroylmonoglutaminsäure (einschließl. Pteroylpolyglutaminsäure; Calcium-L-Methylfolat zur Supplementation); Biosynthese durch Pflanzen u. Bakterien; Nahrungsfolat v. a.

in pflanzl. Lebensmitteln (Blatt- u. einige Kohlgemüse, Tomaten, Orangen, Getreide) u. tier. Lebensmitteln (Leber, Niere); Bioverfügbarkeit ca. 50 %; hitze- u. lichtempfindlich; **2.** Folsäure i. e. S.: synthet. Form (Pteroylmonoglutaminsäure); zur Supplementation u. Anreicherung von Lebensmitteln (z. B. Speisesalz, Mehl); Bioverfügbarkeit ca. 95 %; hitzestabil; **Bedarf:** Erwachsene: 400 µg bzw. 600 µg Folat-Äquivalente (1 µg Folat-Äquivalent = 1 µg Nahrungsfolat = 0,5 µg synthet. Folsäure) in Schwangerschaft u. Stillzeit, gesteigerter Bedarf auch in Pubertät, bei Hyperthyreose sowie u. U. auch bei hämolytischer Anämie; vgl. Nährstoffzufuhr, empfohlene; **Funktion:** (Tetrahydrofolsäure als biol. aktive Form mit Derivaten) Coenzym für Übertragung von C_1-Gruppen (Methyl, Formyl, Formiat) bei Nukleinsäuresynthese (Purin, Thymin) u. Metabolismus verschiedener Aminosäuren (z. B. Homocystein zu Methionin); **Mangelerscheinungen:** s. Folsäuremangel; **klin. Bedeutung: 1.** Ind. zur präventiven pharmak. Supplementation perikonzeptionell (ca. 2 Mon. vor Konzeption bei geplanter Schwangerschaft u. mind. 2 Mon. nach Konzeption); **2.** bei therap. hoher Dosierung evtl. gastrointestinale, psych. Störung od. Schlafstörung, selten Allergie; bei hoher Dosierung bei Epilepsie u. U. epileptogene Wirkung bzw. abschwächende Wirkung von Antiepileptika; **Wechselwirkung:** Folsäure-Antagonisten.

Fol|säure|mangel: (engl.) *folic acid deficiency*; unzureichende Versorgung des Organismus mit Folsäure* (vgl. Referenzbereiche); sekundärer F. bei Mangel an Cobalamin; **Vork.:** v. a. Malnutrition, Alkoholabhängigkeit, hohes Lebensalter; **Klin.: 1.** (hämat.) makrozytäre (megaloblastäre) hyperchrome Anämie* mit Leukopenie u. Thrombozytopenie (bei Folsäureserumkonzentration <11,3 nmol/l bzw. 0,5 µg/dl) sowie übersegmentierte neutrophile Granulozyten im peripheren Blutausstrich; DD: perniziöse Anämie (zur dd Abgrenzung Bestimmung der Serumkonzentration von Folsäure* u. Cobalamin); **2.** (neurol.) Parästhesie, Demenz, progressive Schwäche, sensorische Ataxie; **3.** (gastrointestinal) Resorptionsstörung durch Schleimhautschädigung, z. B. Diarrhö, Koprostase; **4.** Wachstumsstörung in Kindheit u. Jugend, Fortpflanzungsstörung durch Keimzellschädigung; **5.** erhöhtes Arterioskleroserisiko mit erhöhter Homocysteinkonzentration (s. Homocysteinämie); **6.** vor od. während Schwangerschaft: fetale Fehlbildung (z. B. Spina* bifida), Frühgeburt; Prävention durch perikonzeptionelle Supplementation (s. Folsäure); **Ther.:** Beseitigung der Urs., folsäurehaltige Nahrungsmittel, orale od. parenterale Zufuhr von Folsäure*. Vgl. Vitaminmangel.

Fontanelle (franz. kleine Quelle) *f*: (engl.) *fontanelle*; Fonticulus; Knochenlücke am kindl. Schädel; **Anat.: 1. große F.** (Fonticulus ant.): zwischen Stirn- u. Scheitelbeinen (Zusammentreffen von Sutura coronalis u. Sutura sagittalis), viereckig; Verschluss im 9.–18. Lebensmonat (bei 50 % der Kinder), spätestens 24.–27. Lebensmonat; **2. kleine F.** (Fonticulus post.): zwischen Scheitelbeinen u. Hinterhauptbein, dreieckig; Verschluss bis zum vollendeten 3. Lebensmonat; Leitstelle* bei regelrechter Geburt; **3. Seitenfontanelle: a)** hintere Seitenfontanelle (Fonticulus mastoideus): zwischen Schläfen-, Scheitel- u. Hinterhauptbein; Verschluss bis zum 18. Lebensmonat; **b)** vordere Seitenfontanelle (Fonticulus sphenoidalis): zwischen Stirn-, Scheitelbein u. großem Keilbeinflügel; Verschluss im 1. Lj.; **klin. Bedeutung: 1.** (gebh.) bei vaginaler Untersuchung während der Geburt Anhaltspunkt für Einstellung u. Haltung des kindl. Kopfes (s. Kindslage); **2.** (päd.) eingesunkene F. z. B. bei Dehydratation, vorgewölbte F. z. B. bei Hirndrucksteigerung; verzögerter Fontanellenschluss z. B. bei Chromosom-$10p^-$-Syndrom, Down*-Syndrom (auch sog. dritte F.: s. Mongolenlücke), Dysostosis cleidocranialis, Kretinismus*. Vgl. Fontanellenpunktion.

Fonticulus (lat. kleine Quelle) *m*: s. Fontanelle.

Foramen ob|turatum *n*: von Scham- u. Sitzbein gebildete, durch die Membrana obturatoria verschlossene Öffnung.

Forbes-Albright-Syn|drom (Alexander F., amerikan. Phys., 1882–1965; Fuller A., Arzt, Boston, 1900–1969) *n*: s. Galaktorrhö-Amenorrhö-Syndrom.

Forceps (lat. Zange) *m*: **1.** (gebh.) s. Geburtszange; **2.** (anat.) s. Corpus callosum.

Fornix vaginae *m*: Scheidengewölbe; oberes Ende der Vagina, in das die Portio vaginalis der Zervix ragt.

Forzeps (lat. forceps Zange) *m*: **1.** (gebh.) s. Geburtszange; **2.** (anat.) s. Corpus callosum.

Fossa ischio|analis *f*: Raum zwischen M. obturatorius int. u. M. levator ani, nach unten durch die Haut des Damms begrenzt; enthält Baufett u. A., V., N. pudendus im Alcock-Kanal.

Fossa navicularis urethrae *f*: kahnförmige Erweiterung der männl. Harnröhre kurz vor der äußeren Öffnung.

Fossa ovarica *f*: paarig seichte Vertiefung in der Seitenwand des kleinen Beckens, begrenzt von Vasa iliaca externa, interna u. Ureter; Vasa obturatoria u. N. obturatorius verlaufen in ihrem Grund; nimmt meist das intraperitoneal gelegene Ovar auf.

Fossa vestibuli vaginae *f*: vor dem Frenulum labiorum pudendi, zwischen diesem u. den kleinen Schamlippen bzw. dem Hymen od. seinen Resten gelegene tiefste Stelle des Vestibulum* vaginae.

Fournier-Zahn (Jean A. F., Dermat., Paris, 1832–1915): Hutchinson*-Zahn.

Fournier-Zeichen (Jean A. F., Dermat., Paris, 1832–1915): s. Syphilis.

Fragiles-X-Syn|drom (lat. fragilis zerbrechlich) *n*: (engl.) *fragile X syndrome*; syn. Marker-X-Syndrom, Martin-Bell-Syndrom; überwiegend bei Männern vorkommende genet. Krankheit mit auffälliger Facies (langes ovales Gesicht, große prominente Ohren, Progenie), Hodenvergrößerung, Hyperaktivität u. Verzögerung der motor. u. geistigen Entw. unterschiedl. Ausmaßes (Sprachentwicklungsstörungen, Aggressivität, Autismus) sowie Epilepsie; **Häufigkeit:** 1 : 2000 männl. Neugeborene. Gesunde Männer mit fragilem X-Chromosom übertragen das Gen ohne Krankheitsrisiko an ihre Kinder; Töchter werden jedoch sog. Prämutationsträgerinnen. Frauen mit einer Prämutation sind immer symptomfrei, mit einer Vollmutation können sie unterschiedl. Intelligenzminderungen aufweisen. **Ätiol.:** Mutation im FMR1-Gen am Genlocus Xq27.3 mit mögl. genetischer Antizipation; **Diagn.:** Nachw. der brüchigen Stelle am X-Chromosom (fra(X)(q)) im Karyogramm od. durch molekulargenet. Nachw. einer Triplettrepeatexpansion der Cytosin-Guanin-Guanin-Basen im fraX-Gen (Normalpersonen 6–54-mal, symptomlose Überträger 55–200-mal, Erkrankte >200-mal); Pränataldiagnostik durch Amniozentese od. Chorionbiopsie möglich.

Frankenhäuser-Ganglion (Ferdinand F., Gyn., Jena, 1832–1894) *n*: in den Plexus uterovaginalis eingestreute sympathische u. parasympathische Ganglien am seitl. Umfang der Cervix uteri im Parametrium (Beeinflussung der Uteruskontraktionen unter der Geburt).

Franz-Hirsch-Operation *f*: s. Kolposuspension.

Frauen|jahr: (engl.) *woman year*; Bezugsgröße zur Berechnung der Sicherheit versch. Verf. der Kontrazeption; s. Pearl-Index.

FREDI: Abk. für (engl.) ***f****allopian* ***r****eplacement of* ***e****ggs and* ***d****elayed* ***i****nsemination;* s. GIFT.

Fremd|körper, intra|vaginaler: (engl.) *intravaginal foreign body*; Fremdkörper im Vaginalkanal; z. B. Tampon, Watterest, zur Masturbation od. beim Spielen (Kinder) eingeführter Gegenstand; **Kompl.:** Kolpitis*, Scheidenriss*; **Ther.:** op. Entfernung.

Fremd|körper, intra|vesikaler: (engl.) *intravesical foreign body*; Fremdkörper in der Harnblase; **Urs.:** diagn. od. therap. Eingriff (abgebrochener Katheter, Sonde), Einwanderung durch die Blasenwand (Metallsplitter, Geschoss, Nadel), Einführen von Gegenständen durch die Harnröhre (z. B. zur Masturbation); **Kompl.:** meist schwere Zystitis*, Fremdkörperstein; **Diagn.:** Ultraschalldiagnostik, Röntgen(kontrast)untersuchung (s. Abb.), Zystoskopie; **Ther.:** op. Entfernung (transvesikal bzw. transurethral).

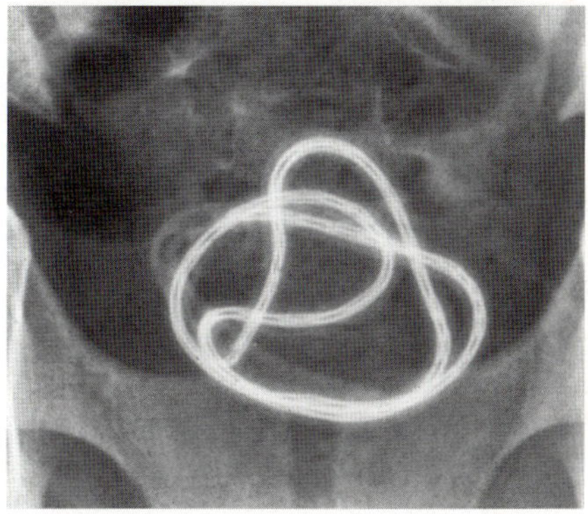

Fremdkörper, intravesikaler: 40 cm langes Elektrokabel [18]

Fress|re|flex *m*: (engl.) *oral feeding reflex*; syn. Schnauzreflex; (neurol.) primitiver Hirnstammreflex mit Kau-, Saug- u. Schluckbewegungen bei Bestreichen der Lippen u. Zunge; **Vork.:** physiol. beim Säugling (frühkindlicher Reflex*); im späteren Lebensalter als Enthemmungsphänomen inf. Hirnschädigung.

Frigidität (lat. frigidus kühl, kalt) *f*: (engl.) *frigidity*; sog. Geschlechtskälte; veraltete, ungenaue u. wertende Bez. für sexuelle Funktionsstörungen von Frauen (sexuelle Appetenzstörungen*, sexuelle Erregungsstörungen u. Orgasmusstörungen*).

Fristen|lösung: s. Schwangerschaftsabbruch.

Fritsch-Asherman-Syn|drom (Heinrich F., Gyn., Breslau, 1844–1915; Joseph G. A., Gyn., Tel-Aviv, geb. 1889) *n*: s. Adhäsionen, intrauterine.

Fritsch-Bauch|decken|haken (Heinrich F., Gyn., Breslau, Bonn, 1844–1915): (engl.) *Fritsch's retractor*; stumpfer Haken zum Auseinanderziehen der Bauchdecke; vgl. Instrumente, chirurgische.

Fritsch-Hand|griff (Heinrich F., Gyn., Breslau, Bonn, 1844–1915): (engl.) *Fritsch's maneuver*; (gebh.) Handgriff zur Stillung einer peripartalen Blutung* bei Uterusatonie*; **Prinzip:** Umfassen des Uterus mit einer Hand wie beim Credé*-Handgriff (Abb. dort) u. Hineindrücken der Schamlippen in die Vulva mit der anderen Hand.

Fritsch-Lagerung (Heinrich F., Gyn., Breslau, Bonn, 1844–1915): (engl.) *Fritsch's position*; Herunterstreichen der Gesäßbacken u. Übereinanderlegen der gestreckten Beine (s. Abb.); **Ind.:** Vermeidung der Uterusatonie*, Förderung der Involutio* uteri in der Nachgeburtsperiode.

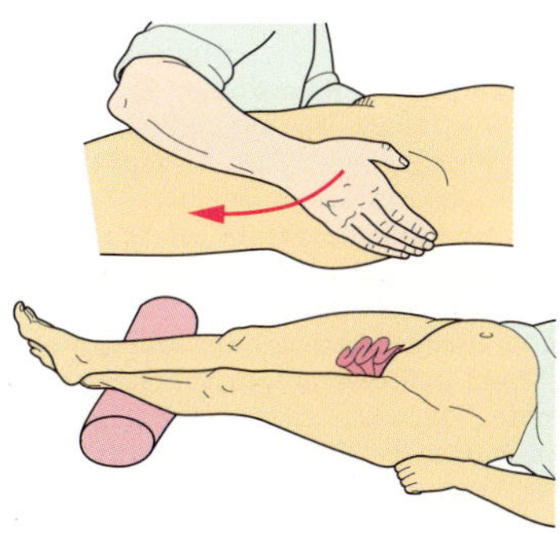

Fritsch-Lagerung [12]

Fröhlich-Syn|drom (Alfred F., Neurol., Pharmak., Wien, 1871–1953) *n*: (engl.) *Fröhlich's syndrome, adiposogenital dystrophy*; syn. hypothalamisches Syndrom, Dystrophia adiposogenitalis; Adipositas* mit weibl. Fettverteilungstyp, verzögerte Sexualreife, Kleinwuchs, Sehstörungen u. variable endokrine Störungen inf. destruierender hypothalamischer Prozesse; **DD:** einfache Adipositas im Kindes- u. Jugendalter.

Frucht: **1.** (embryol.) Leibesfrucht; s. Embryo; Fetus; **2.** (bot.) s. Fructus.

Fruchtbarkeit: s. Fertilität; Potentia generandi.

Fruchtbarkeits|ziffer: s. Fertilitätsrate.

Frucht|blase: (engl.) *amniotic sac*; von den Eihäuten*, die Frucht u. Fruchtwasser umschließen, gebildeter Sack; **klin. Bedeutung:** vorzeitiger Blasensprung*; Amniotomie*.

Frucht|schmiere: s. Vernix caseosa.

Frucht|tod, intra|uteriner: (engl.) *intrauterine fetal death*; Abk. IUFT; intrauterines Absterben eines Fetus von >500 g nach der 24. SSW, aber vor Geburtsbeginn; **Häufigkeit:** in Deutschland ca. 0,25 % aller Schwangerschaften; erhöht bei Mehrlingsschwangerschaft; **Ätiol.:** u. a. **1.** Plazentainsuffizienz* bei hypertensiver Schwangerschaftserkrankung*, Übertragung*, Diabetes* mellitus, vorzeitige Plazentalösung*; **2.** Morbus* haemolyticus fetalis; **3.** Infektionen u. Fehlbildungen; **4.** Nabelschnurkomplikationen*; **Sympt.:** **1.** fehlende kindl. Herztöne; **2.** fehlende Kindsbewegungen; **3.** fehlendes Uteruswachstum; **4.** sinkender Fundusstand (etwa 14 Tage nach Absterben); **5.** Abnahme des Bauchumfangs inf. Abnahme der Fruchtwassermenge; **Kompl.:** bei längerer Retention der Frucht selten Dead*-fetus-Syndrom, Verbrauchskoagulopathie*; bei IUFT inf. fetofetalen Transfusionssyndroms neurol. Schäden des überlebenden Zwillings; **Diagn.:** Ultraschalldiagnostik*; **Ther.:** Induktion der vaginalen Entbindung. Vgl. Abort.

Frucht|wasser: (engl.) *amniotic fluid*; Liquor amnii; Amnionflüssigkeit; anfangs gelbl., später weißl. klare (bei Übertragung getrübte) Flüssigkeit; pH >6,5 (meist 8), spezif. Gewicht 1,007; Proteine 500 mg/dl, Glukose 22 mg/dl, Harnstoff 23 mg/dl; Sediment enthält Vellushaare, Epidermisschüppchen, Talgdrüsenreste u. a.; **Biosynthese:** im 1. Trimenon Bildung durch Epithel des Amnions*; ab 12. SSW v. a. fetale Harnproduktion u. Flüssigkeit aus der Lunge des Fetus; **Abbau:** Resorption im fetalen Magen-Darm-Trakt (nach Trinken des F.) u. über die Eihäute; **Funktion:** Schutz des Fetus, Transport- u. Austauschmedium; **Referenzbereich:** 400–2000 ml (ab 37. SSW); **Bestimmung:** **1.** Mengenabschätzung: sonograph. (Amniotic*-fluid-Index od. größte gemessene anterior-posteriore Fruchtwasserausdehnung, sog. single-pocket; Referenzbereich: >2 cm bis <8 cm); **2.** Zusammensetzung nach Gewinnung durch Amniozentese*: s. Fruchtwasserdiagnostik; **klin. Bedeutung:** **1.** (gebh.) Abweichung der Fruchtwassermenge (s. Hydramnion; Oligohydramnion; Anhydramnion); Verfärbung (s. Mekonium); vorzeitiger Fruchtwasserabgang (s. Blasensprung); Fruchtwasserembolie*; **2.** (päd.) Fruchtwasseraspiration*.

Frucht|wasser|a|spiration *f*: (engl.) *amniotic fluid aspiration*; Aspiration* von Fruchtwasser* durch den Fetus vor od. während der Geburt; **Vork.:** v. a. fetale Hypoxämie*; **Klin.:** je nach aspiriertem Fruchtwasservolumen asymptomat. bis Husten, Dyspnoe bei respirator. Insuffizienz; **Kompl.:** bei Aspiration von Mekonium* od. erregerhaltigem Fruchtwasser (vgl. Amnioninfektionssyndrom) Aspirationspneumonie, PPHN*, Surfactantmangel*-Syndrom.

Frucht|wasser|dia|gnostik *f*: (engl.) *amniotic fluid tests*; Untersuchung des durch Amniozentese* gewonnenen Fruchtwassers i. R. der Pränataldiagnostik*; **Formen:** **1.** zelluläre F.: Karyotypisierung fetaler Zellen (s. Karyogramm); **2.** chem. F.: Diagn. von Dysrhaphiesyndromen*, Bauchwanddefekten (Acetylcholinesterase, Alphafetoprotein*) u. Stoffwechselstörungen; **3.** immun. F.: z. B. PCR zur Diagn. fetaler Infektionen (Toxoplasmose*, Zytomegalie*) u. Bestimmung von Blutgruppenantikörpern bei Morbus* haemolyticus fetalis. **Ind.:** v. a. Ausschluss von Chromosomenaberrationen (>90 % der Untersuchungen), z. B. bei mütterl. Alter >35 Jahre, Elternwunsch, auffälligem Befund in der Ultraschalldiagnostik (z. B. Nackenödem), genet. Erkr. der Eltern; auch nach habituellem Abort, Mutagenexposition u. bei V. a. fetale Infektion.

Frucht|wasser|em|bolie *f*: (engl.) *amniotic fluid embolism*; syn. Amnioninfusionssyndrom; Form der Embolie mit Eindringen von Fruchtwasser* in den Blutkreislauf der Mutter während od. kurz nach der Geburt; **Häufigkeit:** 1 : 6000 bis 1 : 80 000; Mortalität 25–86 %; **Ätiol.:** Eröffnen des mütterl. Gefäßsystems meist durch Op. (Schnittentbindung*, intrauteriner Eingriff) od. Trauma (vorzeitige Plazentalösung*, Uterusruptur*, Placenta praevia, Zervixriss), verstärkte Wehentätigkeit bei Oxytocinüberdosierung, Tetanus uteri; **Klin.:** kardiorespirator. Insuffizienz inf. Lungenembolie, anschl. Blutgerinnungsstörungen; **Ther.:** Oxygenation, Sauerstoffgabe, Volumensubstitution, ggf. Dopaminsubstitution, Korrektur der Gerinnungsstörung durch Gabe von gefrorenem Frischplasma, Glukokortikoide wegen der mögl. anaphylakt. Genese. Vgl. Verbrauchskoagulopathie.

Frucht|wasser|punktion (lat. punctio Einstich) *f*: Amniozentese*.

Frucht|wasser-Spektro|photo|metrie *f*: (engl.) *amniotic fluid spectrophotometry*; veraltetes Verf. zur Diagn. einer fetalen Anämie durch opt. Untersuchung einer durch Amniozentese* gewonnenen Fruchtwasserprobe mit Spektrophotometrie; ersetzt durch Doppler-Sonographie (Blutflussmessung der fetalen A. cerebri media); **Prinzip:** (semiquant. Meth. nach Liley) Bestimmung der Konzentration von Bilirubin* im Fruchtwasser* durch

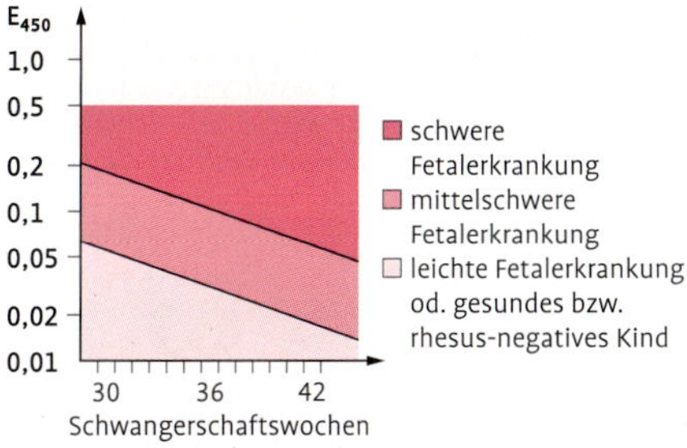

Fruchtwasser-Spektrophotometrie: kritische Grenzwerte nach Liley für die Extinktion bei 450 nm (E450)

Messung der Extinktion bei 450 nm; Referenzbereich: s. Abb.; **Ind.:** Morbus* haemolyticus fetalis (anteilige Ausscheidung der entstehenden Hämolyseprodukte in das Fruchtwasser, wodurch sich dieses gelb verfärbt).

Frucht|wasser|spiegelung: s. Amnioskopie.

Früh|abnabelung: s. Abnabelung.

Früh|ab|ort *m*: s. Abort.

Früh|de|zeleration (lat. celer schnell) *f*: s. Dezeleration.

Früh|erkennungs|untersuchungen: (engl.) *early detection examinations*; Untersuchungen zur möglichst frühzeitigen Erkennung vorhandener Krankheiten od. Entwicklungsstörungen; in der gesetzlichen Krankenversicherung haben Versicherte Anspruch auf Maßnahmen zur Früherkennung von Krankheiten: **1.** Kinder u. Jugendliche auf Erkr., die ihre normale körperl. od. geistige Entw. in nicht geringfügigem Maß gefährden (Kinderfrüherkennungsuntersuchungen*, Jugendgesundheitsuntersuchung*); **2.** Männer u. Frauen altersabhängig auf best. Malignome (s. Krebsfrüherkennungsuntersuchungen) u. best. andere Erkr. (s. Gesundheitsuntersuchung). Die Ausgestaltung dieser Vorsorgeuntersuchungen* regeln Richtlinien (sog. Kinder-Richtlinie, Richtlinie zur Jugendgesundheitsuntersuchung, Krebsfrüherkennungs-Richtlinie, Gesundheitsuntersuchungs-Richtlinie) des Gemeinsamen Bundesausschusses.

Früh|geborenes: (engl.) *preterm infant*; Neugeborenes*, das mit Gestationsalter (Schwangerschaftsdauer* bis zum Geburtstermin) von <37 abgeschlossenen Wo. (<259 Tagen) p. m. vor dem Geburtstermin (präterm, prämatur) geboren wurde; **Einteilung:** nach Geburtsgewicht unter Berücksichtigung von Entwicklungsstand (Gestationsalter) u. populationsspezif. Standardgewichtskurven (intrauterine Wachstumskurve; s. Neugeborenes, Abb. dort); i. d. R. eutroph od. hypotroph (s. Neugeborenes, hypotrophes); **klin. Bedeutung:** Risikoneugeborenes*; Höhe des Risikos korreliert mit Unreife (s. Reifezeichen des Neugeborenen); Risiken: **1.** respiratorisch: Surfactantmangel*-Syndrom, bronchopulmonale Dysplasie*, Wet*-lung-Syndrom, Apnoeanfälle (s. Atemstillstand); **2.** retinal: Retinopathia* praematurorum; **3.** kardiovaskulär: PPHN*, Ductus arteriosus apertus; **4.** zerebral: periventrikuläre Leukomalazie*, periventrikuläre Blutung*, Subarachnoidalblutung; **5.** nekrotisierende Enterokolitis*; **6.** postnatale Hypogammaglobulinämie, Inf.; **7.** Hypothermie*, Hyperbilirubinämie* des Neugeborenen, Anämie, Hypoglykämie* u. a. postnatale Adaptationsstörungen inf. Unreife. Kriterien des Gemeinsamen Bundesausschuss für Versogung in spez. Zentren: s. Perinatalzentrum. Vgl. Frühgeburt; Adaptation, postnatale.

Früh|geburt: (engl.) *preterm delivery*; Partus prematurus, Partus immaturus; Geburt vor Beendigung von 37 SSW p. m. (s. Frühgeborenes); **Häufigkeit:** in Deutschland ca. 7 %; **Einteilung:** nach Schwangerschaftsdauer; <29. SSW: extrem präterm, <34. SSW: frühe F., >34. SSW: späte F.; **Urs.:** Infektion (vaginal aszendierend, Harnwegsinfektion, systemische Inf.), Uterusfehlbildung, Plazentationsstörung*, fetale Fehlbildung, psychosoziale Faktoren (z. B. Multiparität, mütterl. Alter <18 od. >35 Jahre), Mehrlinge; iatrogen; **Proph.:** **1.** Aufklärung der Schwangeren über Risikofaktoren (z. B. Nicotinkonsum), Frühdiagnostik aszendierender Infektionen durch vaginale pH-Bestimmung (auch als Selbstvorsorgemaßnahme durch die Schwangere); **2.** bei drohender F. (Hinweise: z. B. vorzeitige Wehentätigkeit im CTG, Verkürzung der Zervixlänge in der Ultraschalldiagnostik, positiver Fibronektintest*): körperliche Schonung, Tokolyse* zur kurzfristigen Schwangerschaftsverlängerung u. Lungenreifeinduktion*; ggf. antibiot. Ther. der Infektion. Nach Personenstandsgesetz sind alle Lebend- u. Totgeborenen mit einem Geburtsgewicht ab 500 g meldepflichtig. Vgl. Säuglingssterblichkeit.

Früh|gestose *f*: s. Gestose.

Früh|karzinom *n*: (engl.) *early cancer*; invasives, über die Basalmembran* hinaus in die Submukosa eingewachsenes Karzinom*, z. B. Magenfrühkarzinom; vgl. Carcinoma in situ.

Früh|mortalität, neo|natale *f*: s. Säuglingssterblichkeit (Tab. dort).

Früh|sterblichkeit: s. Säuglingssterblichkeit (Tab. dort).

Früh|tief: s. Dezeleration.

Frukto|lyse|test (lat. fructus Frucht) *m*: (engl.) *fructolysis test*; Fertilitätsuntersuchung zur Beurteilung der Stoffwechseltätigkeit der Spermien; Fruktose im Spermaplasma dient als Energiespender für die Spermien u. wird durch sie selektiv abgebaut. Im Sperma sind normalerweise >1,2 mg/ml Fruktose enthalten (erniedrigt z. B. bei postpuberaler Leydigzell-Insuffizienz, Entz. od. anlagebedingter Anomalie im Bereich der Prostata od. Bläschendrüsen); die Fruktolyse beträgt ca. 1,1–4,4 mmol/l (0,2–0,8 mg/ml) in 2 Stunden. Der **Fruktolyseindex** (Quotient aus verbrauchter Fruktosemenge u. Spermiendichte, normal 100)

F

ist herabgesetzt bei fehlenden od. abgestorbenen Spermien.

FSBA: Abk. für **f**etale **S**kalp**b**lut**a**nalyse; s. Fetalblutuntersuchung.

FSH: Abk. für **f**ollikel**s**timulierendes **H**ormon; in basophilen Zellen des Hypophysenvorderlappens gebildetes Gonadotropin*; Ausscheidung renal; **Grundstruktur:** saures (sialinsäurereiches) heterodimeres Glykoprotein (M_r 34 000; Kohlenhydratanteil 27 %) aus einer unspezif. α- u. einer spezif. β-Untereinheit; **Regulation:** Steuerung der pulsatilen Freisetzung durch GnRH*; Hemmung der FSH-Sekretion durch Inhibine, Progesteron (Frau) u. Testosteron (Mann); **Wirkung:** Stimulation der Gonadenentwicklung u. -funktion; **1. bei der Frau:** Regulation des Menstruationszyklus* (zus. mit Estradiol* u. Progesteron*); zykl. Ausschüttung fördert Granulosazellwachstum im Tertiärfollikel sowie Glykolyse u. Proteinbiosynthese im Ovar; **2. beim Mann:** fördert Spermatogenese*, bewirkt Vergrößerung der Hodenkanälchen u. Biosynthese von Androgenbindungsprotein in Sertoli-Zellen; **klin. Bedeutung:** erniedrigte Werte bei primärem Hypogonadismus*, Adipositas, Mangelernährung; (stark) erhöhte Werte bei sekundärem Hypogonadismus.

FSP: **1.** Abk. für **F**ibrin**s**palt**p**rodukte; **2.** Abk. für (engl.) ***f**allopian tube **s**perm **p**erfusion*; s. Insemination.

FTA-ABS-19S-IgM-Test *m*: Kurzbez. **F**luoreszenz-**T**reponemen-**A**ntikörper-**Abs**orptions-**I**mmunglobulin-**M**-Test; modifizierter FTA*-ABS-Test zum Nachw. treponemenspezif. IgM-Antikörper (isolierte hochmolekulare 19S-IgM-Antikörperfraktion); **Anw.:** zur Frühdiagnose der Syphilis* u. bei V. a. Syphilis* connata.

FTA-ABS-Test *m*: Kurzbez. für **F**luoreszenz-**T**reponemen-**A**ntikörper-**Abs**orptions-Test; Testverfahren zum Nachw. einer Syphilis*; wird 2 Wo. p. i. reaktiv; **Prinzip:** Zusammenbringen von abgetöteten Treponemen mit Patientenserum auf einem Objektträger; Reaktion mit ggf. vorhandenen Antikörpern durch fluoreszenzmarkiertes Antihumanglobulin erkennbar; im Vergleich zum früher gebräuchlichen FTA-Test Erhöhung der Spezifität durch Absorption mit Extrakt aus Reiter-Treponemen (u. damit Elimination von Kreuzreaktivitäten mit diversen saprophytären Treponemen).

FTA-Test *m*: Kurzbez. für **F**luoreszenz-**T**reponemen-**A**ntikörper-Test; (engl.) *fluorescent treponemal antibody test*; Verf. der spezif. Syphilisserologie mit versch. Modifikationen, v. a. als FTA-ABS-Test, IgM-FTA-Test. Vgl. Syphilis.

Führungs|linie des Beckens: (engl.) *axis of pelvis*; Axis pelvis; Beckenachse; Verbindung der Mittelpunkte der Beckenebenen*.

Fulvestrant (INN) *n*: (engl.) *fulvestrant*; Antiöstrogen*; **Ind.:** Östrogen-Rezeptor positives, lokal fortgeschrittenes od. metastasiertes Mammakarzinom* (postmenopausal); **UAW:** Hitzewallungen, Übelkeit u. Erbrechen, Diarrhö, Effloreszenzen, Harnwegsinfektionen, venöse Thromboembolien, lokale Reaktionen an Injektionsstelle.

Fundus|stand: (engl.) *fundus height*; Stand des Fundus uteri am Ende der einzelnen Schwangerschaftswochen u. in Rückbildungsphase* (s. Abb.). Vgl. Leopold-Handgriffe.

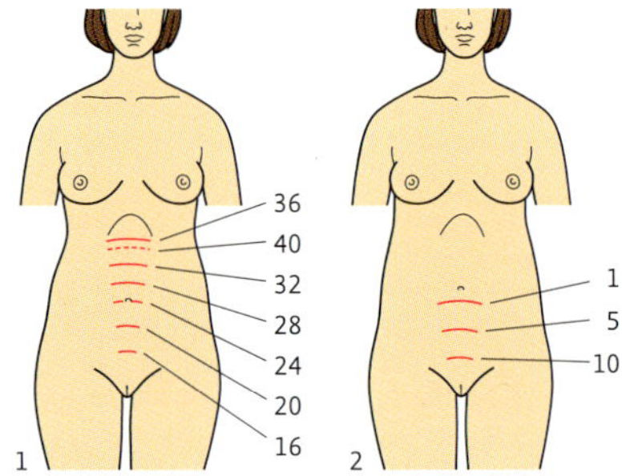

Fundusstand: oberer Rand des Corpus uteri im Verlauf von Schwangerschaft (1: Angabe der SSW) u. Puerperium (2: Tage post partum)

Fundus uteri *m*: (engl.) *fundus of uterus*; gewölbter Grund der Gebärmutter, der den Tubenansatz überragt.

Fungus umbilicalis *m*: Nabelgranulom*.

Funiculus umbilicalis *m*: s. Nabelschnur.

Funktionalis *f*: s. Endometrium.

Funktions|störungen, sexuelle: (engl.) *sexual dysfunctions*; sehr häufige od. ständige Störung im Ablauf des sexuellen Reaktionszyklus*, die seit mind. 6 Mon. besteht u. unter welcher der Betroffene leidet; **Einteilung: 1.** entsprechend Phasen des sexuellen Reaktionszyklus* (Tab. dort): z. B. sexuelle Appetenzstörungen*, sexuelle Erregungsstörungen, Dyspareunie*, Vaginismus*, Ejakulationsstörungen*, Orgasmusstörungen*; **2.** nach Ätiol.: **a)** sexuelle Dysfunktion: Störung mit vorwiegender od. ausschließl. org. Ursache; **b)** funktionelle Sexualstörung (syn. psychosexuelle Dysfunktion): Störung mit vorwiegender od. ausschließl. psych. Urs.; **c)** Mischformen; **Häufigkeit:** geschätzte Prävalenzrate (Gesamtbevölkerung): 10 %; **DD:** Sympt. anderer psych. Störungen, z. B. Depression (sexuelle Appetenzstörung), Alkoholabhängigkeit (sexuelle Erregungsstörung).

Furchung: (engl.) *cleavage*; (embryol.) mitotische, sog. meridionale u. äquatoriale Teilungen der Zygote* in jeweils kleinere Zellen (Blastomeren*) bis zum Stadium der Morula*.

Furunculosis vulvae (lat. furunculus kleiner Dieb, eitrige Entzündung) *f*: durch Infektion mit Staphylococcus verursachte Folliculitis bzw. Perifolliculitis profunda, die im behaarten Teil der Vulva zu Abszessen* führen kann; oft bei Diabetes* mellitus.

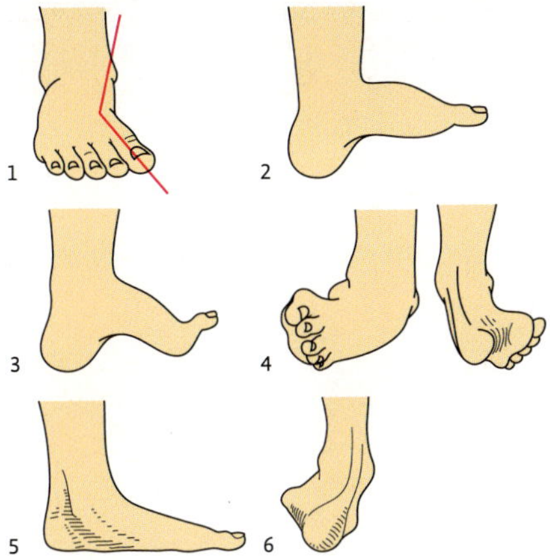

Fußdeformitäten: 1: Pes adductus congenitus; 2: Pes calcaneus; 3: Pes cavus; 4: Pes equinovarus; 5: Pes planus; 6: Pes valgus

Fuß|de|formitäten (lat. deformare verunstalten) *fpl*: (engl.) *foot deformities*; angeborene od. erworbene Verformungen des Fußes (s. Abb.), z. B. Pes* equinovarus bzw. Hallux valgus.

Fuß|lage: s. Beckenendlage.

Fy: (serol.) Symbol des Duffy*-Blutgruppensystems.

G

G: **1.** (chem.) Abk. für **G**uanin, **G**uanosin, **G**lycin, **G**lukose, **G**lobuline; **2.** (physik.) Formelzeichen für Gewichtskraft; Einheitenzeichen für Gauge; **3.** Vorsatzzeichen für Giga- (Faktor 10^9); **4.** (pathol.) Abk. für **G**rading*.

Galakt-: Wortteil mit der Bedeutung Milch; von gr. γάλα, γάλακτος.

Galakt|agoga *n pl*: (engl.) *galactagogues*; syn. Laktagoga; die Laktation* stimulierende Substanzen, z. B. Oxytocin*, Prolaktin*.

Galakto|genese *f*: s. Laktation.

Galakto|graphie *f*: (engl.) *galactography*; syn. Duktographie, Galaktophorographie; röntg. (retrograde) Darstellung der einzelnen Milchgänge der (weibl.) Brustdrüse (s. Abb.) in 2 Ebenen mit Röntgenkontrastmittel nach Sondierung der Ausführungsgänge; **Anw.:** v. a. bei sezernierender Mamille* od. Thelorrhagie* zusätzlich zur Mammographie*. Vgl. Duktoskopie.

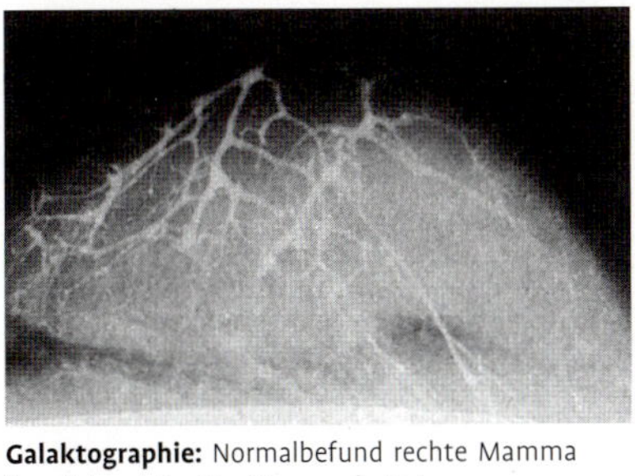

Galaktographie: Normalbefund rechte Mamma (kraniokaudaler Strahlengang) [74]

Galakto|poese *f*: s. Laktation.

Galaktor|rhö *f*: (engl.) *galactorrhea*; spontane milchige Absonderungen aus der Mamille; **Vork.: 1.** physiol.: geringe G. während der Schwangerschaft u. bei Wöchnerinnen in Stillpausen (meist beidseitige Sekretion); **2.** pathol.: außerhalb der Laktationsperiode* v. a. bei Hyperprolaktinämie*; auch bei Milchgangpapillom u. Komedokarzinom* (einseitige Sekretion; Ausschluss mit Galaktographie* od. Mammographie*).

Galaktor|rhö-A|menor|rhö-Syn|drom (gr. μήν, μηνός Monat) *n*: (engl.) *galactorrhea-amenorrhea syndrome*; auch Oligo-Amenorrhö-Galaktorrhö-Syndrom; Symptomenkomplex aus Galaktorrhö* u. Amenorrhö*; **Urs.: 1.** meist Hyperprolaktinämie (Tab. dort) mit konsekutiver Überstimulation der (weibl.) Mammae u. Hemmung der generativen Ovarialfunktion; bei Hypophysentumor als Urs. der Hyperprolaktinämie als Forbes-Albright-Syndrom, bei postpartaler hypothalamischer Fehlfunktion als Chiari*-Frommel-Syndrom u. bei idiopathischer hypothalamischer Dysfunktion als Argonz-Ahumada-Castillo-Syndrom bezeichnet; **2.** selten bei normwertigem Prolaktin in Verbindung mit regelmäßigen ovulatorischen Menstruationszyklen (Mechanismus unbekannt).

Galaktos|ämie *f*: (engl.) *galactosemia*; syn. Galaktoseintoleranz; Sammelbez. für angeb., autosomal-rezessiv erbl. Störungen des Galaktosestoffwechsels; **Formen: Typ I** (klassische G.): Mangel an Galaktose-1-Phosphaturidyltransferase (Genlocus 9p13 mit vielen Mutationen); Häufigkeit ca. 1 : 50 000; Klin.: inf. Verwertungsstörung der aus Laktose (in Muttermilch) entstandenen Galaktose kommt es bereits in den ersten Lebenstagen zu schweren Hypoglykämien*, epilept. Anfällen, lang anhaltender Hyperbilirubinämie* des Neugeborenen, Hepatomegalie, Katarakt, leichtem Hirnödem mit klin. Zeichen einer Meningitis (Pseudomeningitis); später Ausbildung einer renalen tubulären Insuffizienz mit generalisierter Hyperaminoazidurie, Glukosurie, Phosphaturie (sekundäre Form des Debré*-Toni-Fanconi-Syndroms) u. frühzeitig Galaktosurie, gelegentl. Diarrhö; Progn.: im späteren Verlauf trotz Früherkennung (Neugeborenen-Screening) u. -behandlung ungeklärtes Auftreten von Intelligenzverlust im Pubertätsalter, bei Mädchen zusätzl. Ovarialinsuffizienz; **Typ II**: Mangel an Galaktokinase u. teilweiser Abbau der Galaktose zu Galaktitol (Genlocus 17q24); Vork.: gehäuft bei Roma; Klin.: Galaktosurie u. sehr hohe Blutgalaktosekonzentration (Galaktosediabetes), häufig Katarakte (auch bei Heterozygoten), keine Hypoglykämie; **Typ III**: Defekt der UDP-Galaktose-4-Epimerase (Umwandlung von Galaktose in Glukose; Genlocus 1p36–p35); Klin.: selten schwere Verlaufsform; häufiger Epimerase-Defekte mit Katarakt als einziges klin. Symptom; **Diagn.:** Neugeborenen*-Screening (Bestimmung der Konz. von Galaktose u. Galaktose-1-Phosphat im Blut bzw. Bestimmung der Enzymaktivität in Erythrozyten); Heterozygotenuntersuchung mit Enzymaktivitätsmessung in Erythrozyten; Pränataldiagnostik*; **Ther.:** milchfreie Säuglingsnahrung*, lebenslang laktose- u. galaktosefreie Diät.

Galaktose|dia|betes *m*: s. Galaktosämie.

Galakto|stase *f*: s. Milchstau.

Galakto|zele *f*: **1.** (engl.) *galactocele*; Milchgangzyste als Retentionszyste* bei Milchstau* in einem verschlossenen Milchgang der Brustdrüse; **2.** syn. Lipozele; Hydrozele mit milchigem Inhalt (u. a. Fett u. Lymphozyten).

G

Galant-Re|flex (Johann S. G., Neurol., Moskau) *m*: (engl.) *Galant's reflex*; auch Rückgratreflex; frühkindlicher Reflex* (bis 6. Lebensmonat): Wirbelsäulenbewegung konkav zur gereizten Seite durch paravertebrales Bestreichen des Rückens (s. Abb.).

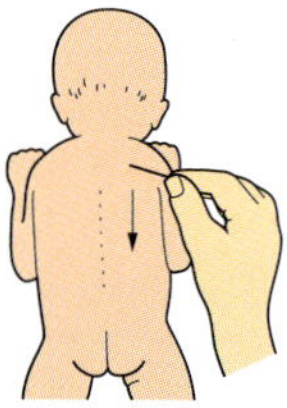

Galant-Reflex

Gallen|gang|a|tresie *f*: (engl.) *bile duct atresia*; fortschreitender Verschluss der extrahepat. u. im Verlauf auch der intrahepat. Gallengänge (s. Abb.) mit rückläufigem u. schließl. fehlendem Gallefluss in den Darm (häufigste Urs. für Cholestase im Neugeborenenalter); **Formen: 1.** isolierte, perinatal erworbene G. (bis zu 90 % der Fälle); **2.** pränatal beginnende G. mit assoziierten Fehlbildungen (Polysplenie, Asplenie, Situs inversus viscerum, Malrotation); **Sympt.:** pathol. Hyperbilirubinämie* des Neugeborenen (persistierender Ikterus im Anschluss an Hyperbilirubinämie* des Neugeborenen od. Auftreten eines erneuten Ikterus nach dessen Abklingen); durch Cholestase bedingte Fett- u. Vitamin-Malabsorption (A, D, E, K); ohne op. Behandlung frühzeitige Ausbildung einer biliären Zirrhose (daher frühzeitige Diagnosestellung innerh. der ersten 6 Lebenswochen erforderlich); **Diagn.:** klin. entfärbte Stühle, Sklerenikterus, labordiagn. (direkte Hyperbilirubinämie bei neonataler Cholestase, erhöhte Transaminasen- u. GGT-Werte), Ultraschalldiagnostik (keine od. nur kleine Gallenblase), ERCP, Cholangiographie i. R. einer Laparotomie, Leberbiopsie; **Ther.:** chir. (Kasai-Operation mit Anastomosierung von Leberhilus u. hochgezogener Jejunum-Y-Schlinge; vgl. Roux-Operation); **Progn.:** trotz Op. ungünstig; bei im Verlauf partiellem od. ausbleibendem Gallefluss häufigste Urs. für Lebertransplantation im Kindesalter.

Galle|pfropf|syn|drom *n*: (engl.) *inspissated bile syndrome*; syn. Syndrom der eingedickten Galle; Abflussbehinderung durch zähflüssige Galle im Neugeborenenalter; kann Icterus prolongatus (mit erhöhtem direktem Serumbilirubin) hervorrufen u. Gallengangatresie* vortäuschen; tritt gelegentl. im Gefolge eines Morbus* haemolyticus neonatorum auf; **DD:** zystische Fibrose*.

Gallert|bauch: s. Pseudomyxoma peritonei.

Gallert|karzinom *n*: (engl.) *mucinous carcinoma*; syn. Kolloidkarzinom; muzinöses, schleimproduzierendes Adenokarzinom* mit Siegelringzellen*; **Vork.:** z. B. als muzinöses Mammakarzinom*, Magenkarzinom od. kolorektales Karzinom.

Gameten (gr. γαμέτης Gatte) *m pl*: (engl.) *gametes*; zusammenfassende Bez. für männl. (Spermien*) u. weibl. (Eizelle*) Keimzellen; entstehen durch Ovogenese* bzw. Spermatogenese*, verfügen nach Meiose* nur über einfachen Chromosomensatz; verschmelzen bei Befruchtung* zur Zygote*. Vgl. Gametopathie.

Gameten|trans|fer, intra|tubarer *m*: s. GIFT.

Gameto|genese *f*: (engl.) *gametogenesis*; Oberbegriff für Ovogenese* u. Spermatogenese*; Entstehung von haploiden Gameten aus diploiden Urkeimzellen durch Reifeteilungen (Meiose*); **Urkeimzellen** entstehen beim menschl. Embryo in der Wand des

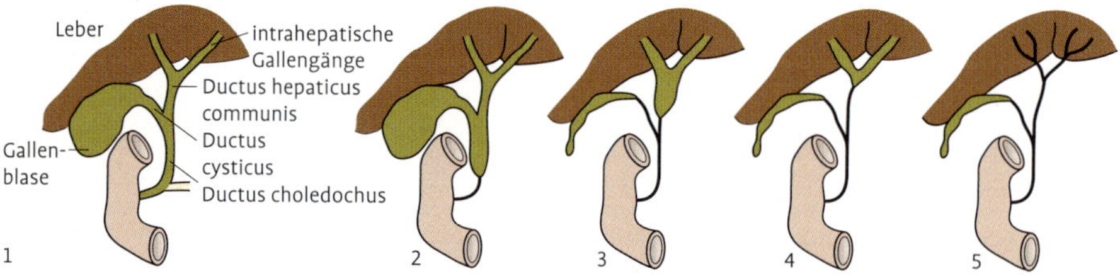

Gallengangatresie: 1: physiol. Gallengänge; 2–5: Einteilung nach Helbig; 2–4: extrahepatisch; 2: obliterierter Ductus choledochus distal; 3, 4: Obliteration nach proximal bis einschließl. Ductus cysticus (3) mit Obliteration des Ductus hepaticus communis (4); 5: Obliteration nach proximal bis einschließl. intrahepatische Gallengänge (intrahepatische G.)

sekundären Dottersacks* gegen Ende der 3. Woche u. wandern bis Ende der 4. Woche (Anfang 5. Woche) in die Gonadenanlagen ein.

Gameto|pathie *f*: (engl.) *gametopathy*; Sammelbez. für angeborene Krankheiten od. Fehlbildungen aufgrund einer Schädigung od. Entwicklungsstörung der Gamete* (Eizelle od. Spermium) vor Befruchtung.

Gamma|globuline (lat. globulus Kügelchen) *n pl*: **1.** (engl.) *gamma globulins*; Immunglobuline* enthaltende Fraktion der Globuline des Plasmas, die (bei bas. pH) in der Elektrophorese die geringste Wanderungsgeschwindigkeit besitzt u. daher am weitesten kathodenwärts (im Gammabereich) lokalisiert ist; **2.** frühere Bez. für Immunglobuline.

Gangl-: auch Ganglio-; Wortteil mit der Bedeutung Überbein, Nervenknoten; von gr. γαγγλίον.

Ganirelix (INN) *n*: (engl.) *ganirelix*; synthet. GnRH*-Antagonist; **Wirkung:** blockiert die Ausschüttung von LH* u. FSH* aus der Hypophyse (verzögert die Ovulation) durch kompetitive Bindung an GnRH-Rezeptoren; **Ind.:** ovarielle Hyperstimulation i. R. einer künstl. Befruchtung; **Kontraind.:** eingeschränkte Leber- u. Nierenfunktion; **UAW:** Hautreaktion, Kopfschmerz, Übelkeit.

Gardnerella vaginalis (nach H. L. Gardner, amerikan. Bakteriol.) *f*: früher Haemophilus vaginalis; pleomorphes, unbewegl., gramvariables (früher als gramnegativ eingestuftes) Kurzstäbchen (vgl. Bakterienklassifikation); **Vork.:** Vagina u. Urogenitaltrakt von Frauen im gebärfähigen Alter; gehäuft bei bakterieller Vaginose* (bei >90 % der Fälle), unspezif. Kolpitis u. Urethritis; auch bei gesunden Frauen nachweisbar; **Nachw.:** fluoreszenzmikroskop. Darstellung bakterienbeladener Epithelzellen (Schlüsselzellen*) im Vaginalabstrich; Kultur auf Elektivnährböden u. mit Blut angereichertem Agar; sensitiv gegenüber Metronidazol, Amoxicillin.

Gartner-Gang (Hermann T. G., Anat., Chir., Kopenhagen, 1785–1827): (engl.) *Gartner's duct*; Ductus longitudinalis epoophori; erhaltener Endabschnitt des Wolff*-Ganges, liegt seitl. im Bindegewebe der Gebärmutter (insbes. Zervixbereich) u. der Scheidenwand, bisweilen auch im Parametrium u. Hymen; führt zu Zysten (s. Abb.); vgl. Epoophoron; **Histol.:** glatte Muskulatur, Flimmerepithel.

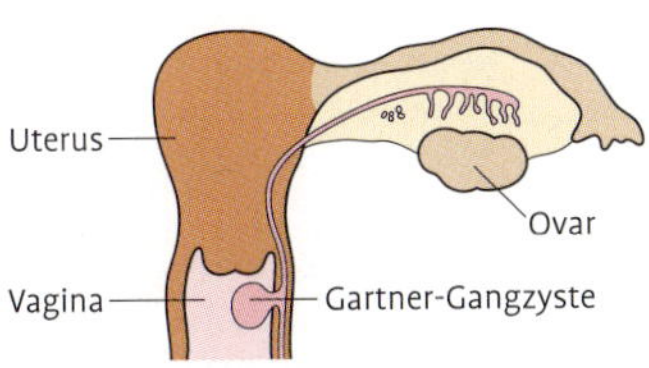

Gartner-Gang: Gartner-Gangzyste in der lateralen Scheidenwand

Gartner-Gang-Adenose (Hermann T. G., Anat., Chir., Kopenhagen, 1785–1827) *f*: (engl.) *Gartner's duct adenosis*; adenomatöse, meist benigne Wucherung von Gartner-Gang-Resten; **Vork.:** v. a. im Bereich der Vagina, auch in der Zervixwand, maligne Entartung möglich (Adenokarzinom*). Vgl. Stilbestrol-Syndrom.

Gartner-Gang-Rest (Hermann T. G., Anat., Chir., Kopenhagen, 1785–1827): (engl.) *Gartner's ductal rest*; nicht zurückgebildeter Rest der Gartner*-Gänge (ohne Gartner*-Gang-Adenose); **Lok.:** v. a. Vagina u. seitl. Zervixwand.

Gaskin-Manöver (Ina May G., amerikan. Hebamme, geb. 1940): (engl.) *Gaskin maneuvre*; Verf. zur Lösung einer Schulterdystokie* durch Wechsel der Gebärenden in den Vierfüßlerstand; **Prinzip:** Erweiterung des Beckenausgangs durch Stellungsänderung der Symphyse.

Gastro|schisis (gr. σχίσις Spaltung, Trennung) *f*: (engl.) *gastroschisis, schistocoelia*; syn. Bauchspalte; angeb. paraumbilikaler, meist rechtsseitig neben dem Nabel gelegener Bauchwanddefekt unklarer Genese mit prolabierten, strangulierten u. ödematösen Darmschlingen (s. Abb. 1), auch in Komb. mit Prolaps von Magen, Harnblase u. innerem (weibl.) Genitale; **Vork.:** gynäkotrop, bei ca. 1:9000 Geburten (häufig Frühgeborene); **Diagn.:** pränatale Ultraschalldiagnostik (s. Abb. 2); **Ther.:**

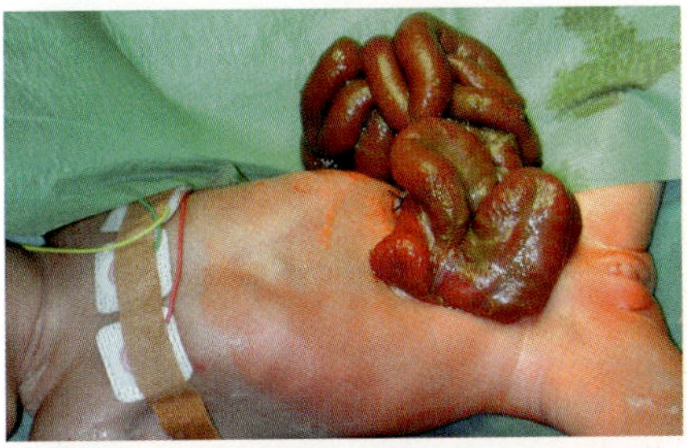

Gastroschisis Abb. 1: ausgetretene Darmschlingen [15]

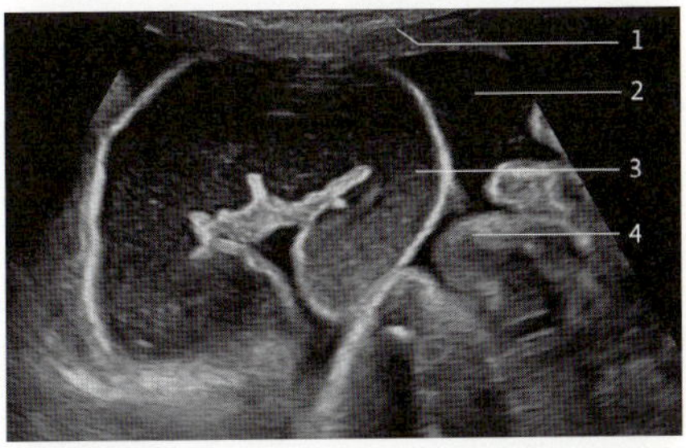

Gastroschisis Abb. 2: Pränataldiagnostik (Ultraschall); 1: Uteruswand; 2: Fruchtwasser; 3: flüssigkeitsgefüllte Darmschlinge; 4: von Fruchtwasser umspülte Darmschlingen [60]

G

Entbindung im Perinatalzentrum, Erstversorgung (steriles Abdecken, Seitenlagerung, Magensonde) u. Op. (Erweiterung der Bruchpforte, Rückverlagerung der prolabierten Organe, primärer Bauchwandverschluss, ggf. Bauchdeckenerweiterungsplastik); **Progn.:** Letalitätsrate ca. 5 % inf. Strangulation u. begleitender Darmfehlbildung (Fehlrotation, Stenosen, Atresien). Vgl. Eventeration.

Gastrulation *f*: (engl.) *gastrulation*; Bildung der Keimblätter* durch Zellverschiebungen, bei denen Zellmaterial zwischen Ektoderm u. Entoderm verlagert wird, um das Mesoderm zu bilden; G. beginnt mit Bildung des Primitivstreifens. Vgl. Blastozyste.

G

Gaumen|spalte: (engl.) *palatine cleft*; Palatoschisis, Uranoschisis; angeb. Spaltbildung des sekundären Gaumens hinter dem Foramen incisivum, die entweder nur den weichen Gaumen (sog. Velumspalte) od. zusätzl. auch den harten Gaumen (typ. G.) betreffen kann; evtl. in Komb. mit Lippen- u. Kieferspalte (s. Lippen-Kiefer-Gaumenspalte); häufig gestörte Mittelgesichtsentwicklung (z. B. Retrognathie, Makroglossie); **Klin.:** u. U. Ernährungsprobleme beim Säugling, Aspiration, rezidiv. Infektion der Atemwege, Sprechstörungen, Tubenventilationsstörung durch muskuläre Fehlfunktion mit Sero- u. Mukotympanon; **Diagn.:** pränatal durch Ultraschalldiagnostik (s. Abb.); **Ther.:** mehrschrittige op. Ther. (möglichst frühzeitig op. Verschluss durch Uranoplastik, meist im 2.–3. Lj., im Jugendalter kieferorthop. Korrektur der stets vorhandenen Kieferanomalien), Einlage von Paukenbelüftungsröhrchen; logopäd. Übungsbehandlung. Vgl. Gesichtsspalten; Robin-Syndrom.

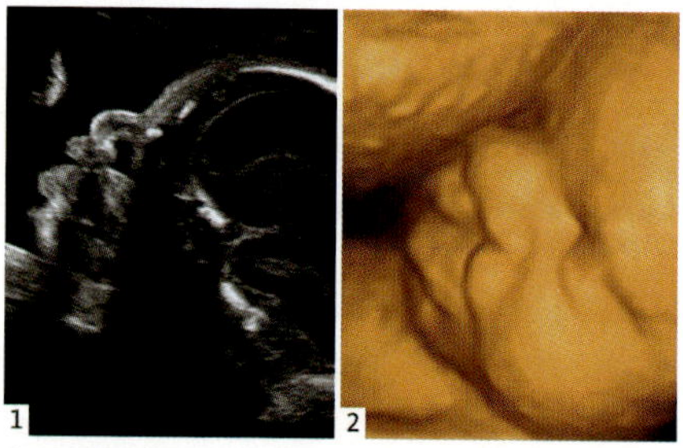

Gaumenspalte: 1: pränatale Ultraschalldiagnostik; 2: 3D-Rekonstruktion [53]

Gauss-Eintritts|ef|fekt (Carl J. G., Gyn., Würzburg, 1875–1957; lat. efficere, effectus hervorbringen) *m*: (engl.) *Gauss' engagement effect*; (gebh.) kindl. Bradykardie unter der Geburt durch plötzl. Schädeldruck beim Eintritt des Kopfs ins Becken.

Gauss-Zeichen (Carl J. G., Gyn., Würzburg, 1875–1957): (engl.) *Gauss' sign*; sog. Wackelportio; bei der bimanuellen Untersuchung inf. der Auflockerung des unteren Uterinsegments auffallend weit nach allen Seiten bewegl. Portio, ohne dass der Korpus die Bewegungen mitmacht (unsicheres Schwangerschaftszeichen*).

Gebär|mutter: (anat.) s. Uterus.

Gebär|mutter|entzündung: s. Endometritis; Myometritis.

Gebär|mutter|krebs: s. Endometriumkarzinom; Zervixkarzinom.

Gebär|mutter|polyp (gr. πώλυπους Vielfüßler, Tintenfisch) *m*: s. Korpuspolyp; Zervixpolyp.

Gebär|mutter|senkung: s. Descensus uteri et vaginae.

Geburt: (engl.) *birth*; i. e. S. Vorgang der Ausstoßung des Kindes aus dem Mutterleib unter Wehen* (sog. Spontangeburt); i. w. S. auch operative Entbindung* des Kindes; **Häufigkeit:** (Deutschland, 2010) ca. 680 500 (inkl. Totgeburten), davon ca. 1,7 % außerklinisch (Geburtshaus, Hausgeburt); Geburtsmodus: ca. 65 % Spontangeburt, 30 % Schnittentbindung, 5 % Vakuumextraktion, 0,6 % Zangenextraktion; dem eigentl. Geburtsbeginn (Eröffnungswehen, Blasensprung od. sog. Zeichnen, d. h. Ausstoßung des Zervixschleimpfropfs) gehen i. d. R. Geburtsanzeichen (z. B. Vorwehen) voraus (s. Tab.); **Einteilung: 1. Eröffnungsperiode:** vom Beginn der Eröffnungswehen mit beginnender Entfaltung der Zervix (Distraktion) u. Vorwölbung der Fruchtblase bis zur vollständigen Eröffnung des Muttermundes; **2. Austreibungsperiode:** von der vollständigen Eröffnung des Muttermundes bis zum kompletten Austritt des Kindes; Auswalzung des sog. Vaginalrohrs; physiol. Verlauf bei vorderer Hinterhauptlage*: s. Abb.; **3. Nachgeburtsperiode** (syn. Plazentarperiode): Zeitraum von der Ausstoßung des Kindes bis 2 Std. nach Ausstoßung der Plazenta (währenddessen Abnabelung* des Kindes), nach dessen Beendigung die Entbundene als Wöchnerin bezeichnet wird. Vgl. Kindslage; Geburtsdauer; Entbindung, operative; Risikogeburt; Säuglingssterblichkeit; Wet-lung-Syndrom.

Geburt
Kennzeichen der Geburtsanzeichen und des Geburtsbeginns

Geburts-anzeichen (Vorboten)	Senkung des Fetus (ca. 3 Wochen vor Geburtsbeginn); Vorwehen (Senkwehen, Stellwehen); Zervixreifung*, Verlagerung der Längsachse der Zervix in Richtung der Führungslinie* des Beckens
Geburts-beginn	Eröffnungswehen, Blasensprung, Ausstoßung des Zervixschleimpfropfs mit vaginalem Abgang von blutigem Schleim (sog. Zeichnen)

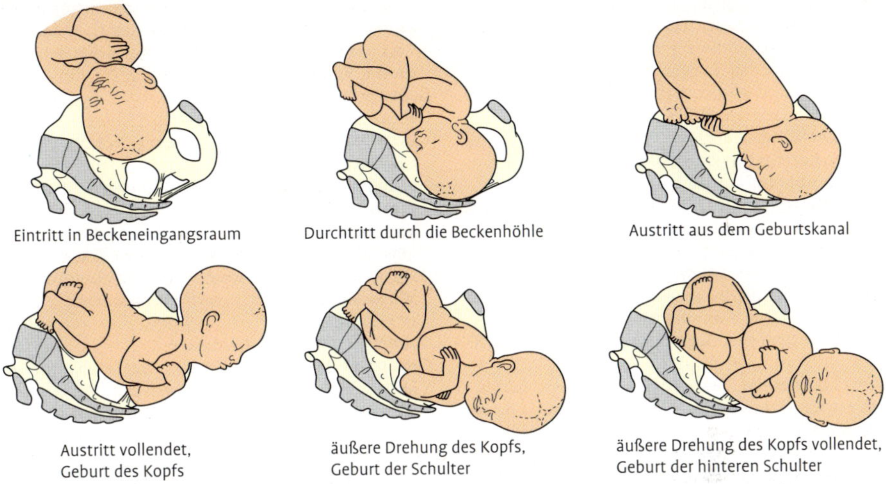

Geburt: physiol. Verlauf der Austreibungsperiode bei Hinterhauptlage; 1: Eintritt in Beckeneingangsraum (quer verlaufende Pfeilnaht); 2: Durchtritt durch die Beckenhöhle: Weg des kleinsten Widerstands durch Beugung (Hinterhaupt mit kleiner Fontanelle als Leitstelle), Tiefertreten u. Drehung (Rotation) des Kopfs; 3: Austrittsmechanismus: beginnende Deflexion des Kopfs (Pfeilnaht schräg, kleine Fontanelle li. od. re. vorn), ausgesprochene Deflexion (kleine Fontanelle vorn, Pfeilnaht im geraden Durchmesser); Durchtreten durch den Damm (sog. Einschneiden) u. Geburt des Kopfs (Pfeilnaht gerade); äußere Drehung des Kopfs u. Geburt des Körpers (Pfeilnaht quer) [12]

Geburten|kon|trolle *f*: (engl.) *birth control*; Maßnahmen zur gezielten Einflussnahme auf Geburtenhäufigkeit u. Kinderzahl; individuell i. R. persönlicher Familienplanung* (z. B. durch Kontrazeption*) od. bevölkerungspolitisch motiviert als kollektive G. zur Beeinflussung der Bevölkerungszahl (z. B. durch Aufklärung od. Propaganda, soziale u. materielle Anreize, rechtl. Maßnahmen).

Geburten|rate: (engl.) *birth rate*; syn. Geburtenziffer; Zahl der Lebendgeborenen eines Kalenderjahrs bezogen auf die Bevölkerung zur Jahresmitte; vgl. Natalität.

Geburten|regelung: s. Familienplanung; Geburtenkontrolle.

Geburten|ziffer: s. Geburtenrate; Natalität.

Geburt, programmierte: (engl.) *induced delivery*; geplante Geburt; veraltete Form der geplanten Entbindung* zu einem für optimal gehaltenen Termin ohne Gefährdung von Mutter od. Kind; **Prinzip:** Einleitung durch Amniotomie* u. pharmak. Steuerung durch i. v. Infusion von Wehenmitteln* od. geplante Schnittentbindung.

Geburts|anzeichen: s. Geburt.

Geburts|beginn: s. Geburt.

Geburts|dauer: (engl.) *duration of labor*; Zeit zwischen Beginn der Eröffnungswehen bis zur Geburt* des Kindes; durchschnittl. G.: Erstgebärende 12 Std. (Eröffnungsperiode 9 Std., Austreibungsperiode 2–3 Std.), Mehrgebärende 8 Std. (Eröffnungsperiode 7 Std., Austreibungsperiode 0,5–1 Std.).

Geburts|einleitung: (engl.) *induction of labor*; Einleitung der Geburt* vor Wehenbeginn; **Formen: 1.** orale, intrazervikale od. intravaginale Applikation von Prostaglandinen*; **2.** i. v. Infusion von Oxytocin*; **3.** mechan. Dilatation des Zervikalkanals, z. B. mit Ballonkatheter; **Ind.: 1.** Terminüberschreitung* (≥40 SSW) bei Zeichen einer Plazentainsuffizienz* (Oligohydramnion, CTG-Auffälligkeiten); **2.** Übertragung* (≥42 SSW); **3.** Gefährdung der Mutter od. des Kindes (z. B. Blutgruppeninkompatibilität*, Plazentainsuffizienz*, Diabetes* mellitus, hypertensive Schwangerschaftserkrankung*).

Geburts|geschwulst: (engl.) *caput succedaneum*; syn. Caput succedaneum; auch Kopfgeschwulst; blutig-seröse Durchtränkung der Haut u. des lockeren Zellgewebes des unter der Geburt vorangehenden kindl. Teils (Leitstelle*; s. Abb.); Rückbildung innerhalb von Std. bis Tagen. Vgl. Kephalhämatom.

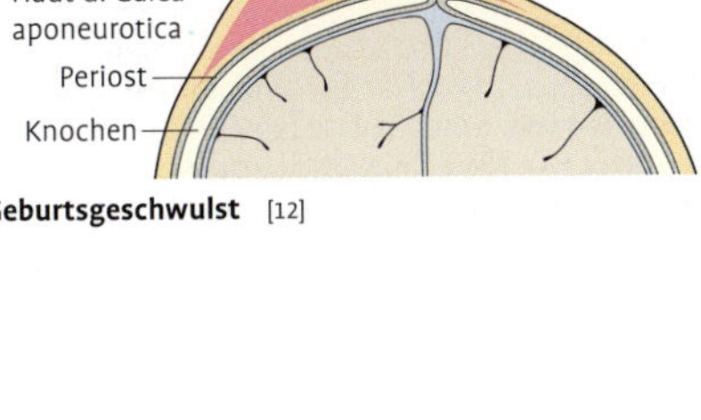

Geburtsgeschwulst [12]

Geburts|gewicht: (engl.) *birth weight*; das bei Geburt vorhandene Körpergewicht* des Kindes; **Referenzbereich:** große physiol. Schwankungsbreite; am Termin bei Jungen durchschnittl. 3700 g, bei Mädchen 3500 g; s. Neugeborenes (Abb. dort). Vgl. Gewichtsentwicklung des Säuglings.

Geburts|haltung: (engl.) *deflexion*; kindl. Haltung (räuml. Beziehung von Kopf u. Extremitäten zum Rumpf) während der Geburt; s. Kindslage.

Geburts|hilfe: (engl.) *obstetrics*; med. Fachgebiet, das sich mit Betreuung der Schwangeren vom Beginn der Schwangerschaft an i. R. eines Vorsorgeprogramms (s. Mutterschafts-Richtlinien), dem Embryo bzw. Fetus, dem normalen Verlauf der Geburt* u. deren Komplikationen, dem Puerperium* sowie dem gesunden Neugeborenen* beschäftigt.

G

Geburts|hindernis: (engl.) *obstructed labor*; den regelrechten Geburtsverlauf verhindernder od. erschwerender Faktor; **Einteilung: 1.** (kindl.) Lage*-, Haltungs*- od. Einstellungsanomalie*: z. B. geburtsunmögliche Kindslage* (u. a. hoher Geradstand*, Querlage*, Schräglage, mentoposteriore Gesichtslage, nasoposteriore Stirnlage); Schulterdystokie; Hydrozephalus*; **2.** (mütterl.) z. B. Tumor im kleinen Becken, Beckenanomalie, Uterusfehlbildung; **Kompl.:** Geburtsstillstand, Uterusruptur*.

Geburts|kanal (lat. canalis Kanal): (engl.) *birth canal*; Kanal, den das Kind bei der Geburt durchwandert; **Einteilung: 1.** knöcherner G.: kleines Becken; **2.** weicher G.: **a)** unteres Uterinsegment u. Zervix; **b)** Weichteilansatzrohr (Vagina, Vulva u. Beckenbodenmuskulatur). Vgl. Kindslage.

Geburts|lähmung: (engl.) *birth palsy*; durch die Geburt traumat. verursachte neonatale Lähmung; **Formen: 1.** Fazialisparese (s. Abb.), Vork. v. a. bei Zangenextraktion* (Druck des Zangenlöffels auf unteren Ast des N. facialis); meist spontane Rückbildung; **2.** Armplexuslähmung* durch Druck od. Zug; **3.** Phrenikuslähmung (s. Kofferath-Syndrom). Vgl. Geburtstrauma.

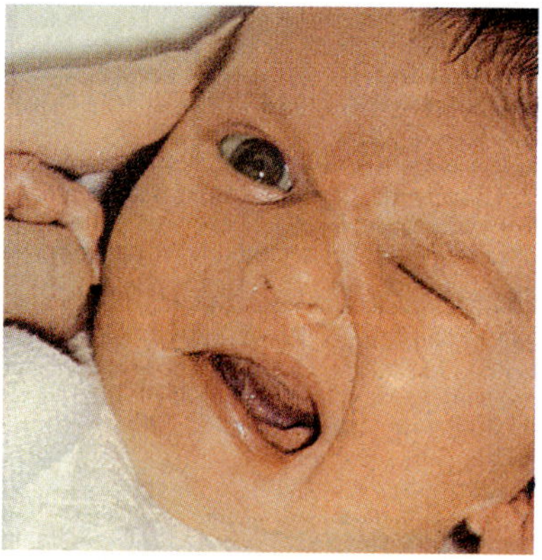

Geburtslähmung: Fazialisparese rechts; im Gegensatz zum Crying-face-Syndrom asymmetrische Nasolabialfalten [32]

Geburts|lage: s. Kindslage.

Geburts|position *f*: Position der Gebärenden während der Geburt*; **Einteilung: 1.** horizontale G.: Gebärende in Rücken-, Seiten- od. Halbseitenlage, auch halbsitzend od. im Vierfüßlerstand*, Sonderform: Wassergeburt*; Vorteil: erleichterte Entspannung in Wehenpause; Nachteil: keine Nutzung der Schwerkraft; **2.** vertikale G.: Gebärende steht, sitzt, hockt, kniet; Vorteil: Nutzung der Schwerkraft; Nachteil: permanent stützende Hilfe erforderlich.

Geburts|stellung: s. Kindslage.

Geburts|still|stand: Stillstand der Geburt trotz kräftiger Wehen über mehr als 2 Std.; **Urs.:** u. a. fetomaternales Missverhältnis*, geburtsunmögliche Kindslage* (s. Geburtshindernis); sekundäre Wehenschwäche; **Ther.:** abhängig von Höhenstand des kindl. Kopfes; über Beckenmitte: Schnittentbindung; unterhalb Interspinalebene (s. Beckenebenen): vaginale operative Entbindung mögl.; bei sekundärer Wehenschwäche Oxytocininfusion.

Geburts|termin *m*: s. Naegele-Regel; Schwangerschaftsdauer.

Geburts|trauma (gr. τραῦμα) *n*: (engl.) *birth trauma*; Trauma des Neugeborenen*, das ursächl. mit der Geburt* zusammenhängt; **Formen:** s. Tab.; v. a. **1.** Haut-, Nerven- u. Weichteilverletzung, z. B. Adiponecrosis* subcutanea neonatorum, Geburtslähmung*; **2.** Blutung, z. B. Kephalhämatom*, intrakranielle geburtstraumatische Blutung*, Blutung im Bauchraum, Leber- od. Nebennierenblutung; **3.** Knochenverletzung, z. B. Fraktur von Clavicula, Humerus, Femur; progn. ungünstig u. selten: Wirbel-, Schädelfraktur. Vgl. Dammriss.

Geburts|zange: (engl.) *delivery forceps*; Forzeps; i. d. R. aus 2 zusammensetzbaren Löffeln bestehendes gebh. Zuginstrument zur Zangenextraktion*; **Formen: 1.** Parallelzange (parallele, im Schloss nicht gekreuzte Zangenblätter), z. B. Shute*-Zange, Bamberger*-Zange; **2.** Zange mit gekreuzten Zangenblättern, z. B. Naegele*-Zange, Kielland*-Zange.

Geburt, über|stürzte: (engl.) *precipitate delivery*; Partus praecipitatus; überschnelle Geburt; sehr rasch verlaufende Geburt (Geburtsdauer* <3 Std.) mit einer od. vereinzelten Presswehen; häufig ohne adäquate Geburtsüberwachung (Geburt ohne Hebamme od. ungeplant außerklinisch); **Vork.:** bei weitem Becken der Mutter, Mehrgebärender, sehr kleinem od. leichtem Kind; **Kompl.:** häufig Weichteilverletzungen (bis Dammriss* Grad III), neonatale Anpassungsstörung. Vgl. Sturzgeburt.

Gelb|körper: s. Corpus luteum.

Gelb|körper|hormon *n*: Progesteron*.

Gemelli (lat. gemellus doppelt, zugleich geboren) *m pl*: s. Zwillinge.

Geburtstrauma
Verletzungsarten (Auswahl), Klinik, Diagnostik und Therapie

Art der Verletzung	Vorkommen	Klinik	Diagnostik	Maßnahmen
Haut-, Nerven- und Weichteilverletzungen				
Fazialisparese	v. a. nach Zangenextraktion	asymmetrische Nasolabialfalten, fehlender Lidschluss, hängender Mundwinkel	klinisch	Befeuchten der Cornea; meist Spontanremission
Armplexuslähmung	erhöhtes Risiko bei fetaler Makrosomie und Schulterdystokie (v. a. bei Gestationsdiabetes)	obere Plexuslähmung (syn. Erb- od. Duchenne-Erb-Lähmung, C 5–C 6): adduzierter, innenrotierter Oberarm; Pronation des Unterarms; Beugung im Ellenbogen nicht möglich untere Plexuslähmung (syn. Klumpke- od. Déjerine-Klumpke-Lähmung, C 8–Th 1): Fallhand, Pfötchenstellung der Finger, evtl. Horner-Syndrom (Ptosis, Miosis, Enophthalmus)	klinisch, Röntgendiagnostik (DD bei oberer Plexuslähmung: Epiphyseolyse des Humerus)	Physiotherapie, neuropädiatrische Betreuung, bei unterer Plexuslähmung Schienung der Hand; meist Remission im 1. Lebensjahr
Phrenikuslähmung (Kofferath-Syndrom)	v. a. nach Zangenextraktion oder Geburt bei Steißlage	Schwellung der betroffenen Halsseite, Atemstörungen mit Zyanose und Tachypnoe, eingefallenes Abdomen	Ultraschalldiagnostik; Röntgenaufnahme (einseitiger Zwerchfellhochstand)	ggf. Beatmung, Zwerchfellstimulation; oft Spontanremission; ggf. chirurgische Zwerchfellraffung nach 1–3 Monaten
Adiponecrosis subcutanea neonatorum		schmerzlose plattenartige, mit rötlicher Oberhaut verbackene Induration in Subkutis		meist Spontanremission
Blutungen				
Geburtsgeschwulst		ödematöse, bläulich livide Schwellung des unter der Geburt vorangehenden kindlichen Teils (meist parieto-okzipital; Suturen übergreifend)		nicht erforderlich
Kephalhämatom		fluktuierende, halbkugelige, durch kraniale Suturen begrenzte Schwellung		meist Spontanremission; ggf. bei Hautverletzung steriler Schutzverband, bei Nachblutung Vitamin K
intrakranielle Blutung (subdural, subarachnoidal, intraventrikulär, intrazerebral)	v. a. Frühgeborene	v. a. Atemstörung, u. U. Atemstillstand, Asphyxie; Zeichen der Hirndrucksteigerung		
Hämatom des M. sternocleidomastoideus	v. a. nach Beckenendlage	Verdickung und strangförmige Verhärtung des Muskels, evtl. Torticollis		

Fortsetzung nächste Seite

Fortsetzung v. S. 153

Art der Verletzung	Vorkommen	Klinik	Diagnostik	Maßnahmen
Frakturen				
Klavikulafraktur		Bewegungseinschränkung des Arms, Schwellung, evtl. tastbare Stufenbildung		Seitlagerung auf die Gegenseite
Schädelfraktur		tastbare Impression, evtl. begleitendes Kephalhämatom		operative Hebung der Impression
Fraktur der langen Röhrenknochen (Humerus, Femur)		Schwellung, Dislokation, Hämatom, Bewegungseinschränkung	Röntgenaufnahmen in 2 Ebenen	Immobilisation

G

Geme|prost *n*: (engl.) *gemeprost*; Prostaglandin* zur vaginalen Anw. (Suppositorium*); **Wirkung:** (nach Metabolismus durch Esterasen zu Prostaglandin E_1-Analoga) Uteruskontraktion sowie Zervixerweichung u. -erweiterung; **Ind.: 1.** vor Kürettage*; **2.** zum pharmak. Schwangerschaftsabbruch*.

Gemini (lat. geminus doppelt, zwillingsgeboren) *m pl*: s. Zwillinge.

-gen: Wortteil mit der Bedeutung **1.** etwas hervorbringend, verursachend; **2.** durch etwas hervorgebracht, aus etwas entstanden; von gr. γενής.

Gen *n*: (engl.) *gene*; syn. Erbfaktor, Erbanlage; funktionelle Einheit innerhalb des Genoms* (Strukturgen, Operatorgen, Regulatorgen), welche die genetische Information* für ein Genprodukt enthält; syn. zur molekulargenet. Bez. Cistron* verwendet; **Aufbau:** bei Eukaryoten meist aus mehreren Untereinheiten (Exons); durch alternative Nutzung einzelner Exons (alternatives Spleißen) Produktion verschiedener Genprodukte von einem Gen mögl.; Anordnung der G. in Chromosomen überwiegend linear, z. T. auch in Introns anderer Gene lokalisiert bzw. mit Genen auf dem (+)- u. (–)-Strang der DNA* überlappend; Beteiligung mehrerer G. an der Ausbildung eines Merkmals (Polygenie*, multifaktorielle Vererbung) od. Beeinflussung der Ausprägung versch. Merkmale durch ein G. (Polyphänie; s. Pleiotropie) mögl.; Regulation der Genaktivität meist durch vorgelagerte DNA-Sequenzen (z. B. Promotoren), die auch bestimmen, in welchem Gewebe od. Organ ein Gen exprimiert wird. Vgl. Operon; Proteinbiosynthese.

Gen|ana|lyse (gr. ἀναλύειν auflösen) *f*: (engl.) *genetic analysis*; Nachw. der Mutation* eines Gens od. eines damit gekoppelten Genlocus zur DD von genet. Krankheiten u. als Grundlage für die genetische Beratung*; **Formen: 1. direkte** G.: Untersuchung eines bekannten Gens auf Punktmutation, Deletion, Insertion mit DNA-Diagnostik (u. a. Southern-Blotting-Methode, PCR od. DNA-Sequenzierung); **2. indirekte** G.: Untersuchung von Erbkrankheiten, bei denen die chromosomale Lok. des mutanten Gens bekannt ist, die molekulare Struktur jedoch nicht; Identifizierung hetero- u. homozygoter Anlageträger in einer Familie durch Vergleich der Vererbung der Allele mutanter Gene mit denen bekannter Genloci, die mit dem Krankheitsgen eng gekoppelt sind.

Gen|dia|gnostik|gesetz: (engl.) *Human Genetic Examination Act*; Abk. GenDG; „Gesetz über genetische Untersuchungen beim Menschen" vom 31.7.2009 (BGBl. I S. 2529, 3672), in Kraft getreten am 1.2.2010; regelt genet. Untersuchungen für medizinische Zwecke, zur Lebensplanung, im Versicherungsbereich, im Arbeitsleben u. für wissenschaftliche Forschung sowie die Verw. genet. Proben u. Daten; genet. Untersuchungen dürfen nur mit Einwilligung der zu untersuchenden Person (s. Selbstbestimmungsrecht) u. nur von Ärzten vorgenommen werden. Erlauben diese Tests eine Voraussage über die Gesundheit der jeweiligen Person od. eines ungeborenen Kindes, ist eine Beratung vor u. nach der Untersuchung zwingend vorgeschrieben. Genet. Untersuchungen vor der Geburt sind auf rein medizinische Zwecke beschränkt. Auch dürfen dabei nur Eigenschaften festgestellt werden, welche die Gesundheit des ungeborenen Kindes vor od. nach der Geburt beeinträchtigen können, nicht erst später in seinem Leben. Vgl. Präimplantationsdiagnostik.

generativ (lat. generare erzeugen): (engl.) *generative*; mit der Fortpflanzung zusammenhängend.

-genese: auch -genesie; Wortteil mit der Bedeutung Erzeugung, Entstehung; von gr. γένεσις.

Genetik *f*: (engl.) *genetics*; Wissenschaft von den Grundlagen u. Gesetzmäßigkeiten der Vererbung*; umfasst i. w. S. auch Ontogenese* u. Phylogenese. Vgl. Humangenetik; Mendel-Gesetze.

Gen|frequenz (lat. frequentia Häufigkeit) *f*: (engl.) *gene frequency*; syn. Allelfrequenz; in der Populationsgenetik Bez. für die relative Häufigkeit des Auftretens eines Allels in der Population; **klin. Bedeutung:** in genet. Beratung* verwendet zur Abschätzung des Auftretens von genet. Krankheiten; angegeben im Verhältnis zu außerdem vorkommenden Allelen in Bruchteilen von 1 (Summe der Häufigkeiten der einzelnen Allele); Formel nach Hardy (1908) u. Weinberg (1909) zur Ermittlung der Heterozygotenfrequenz bei bekannter Häufigkeit der Erkr.: $1 = p^2 + 2pq + q^2$ (Bez. der 2 Allele mit Buchstaben p u. q; 2pq: Heterozygotenfrequenz; q^2: Häufigkeit eines rezessiven Gendefekts in der Population); bei 3 Allelen wird zusätzlich r eingeführt, z. B. im ABNull-System: p=A, q=B, r=0; p+q+r=1; Formeln zur Errechnung der Phänotypenhäufigkeit mit G. p u. q für Allele A u. B bei vollständiger Durchmischung (Panmixie): $f(AA)=p^2$, $f(BB)=q^2$. Vgl. Abstammungsbegutachtung; Genzählung.

Genitale (lat. genitalis zur Zeugung gehörig) *n*: (engl.) *genital*; syn. Geschlechtsorgane, Sexualorgane; Gesamtheit der dem Geschlechtsverkehr u. der Arterhaltung (Bildung, Aufbewahrung u. Weiterleitung der Keimzellen, Fruchtpflege bis zur Geburt) dienenden Organe; **1. weibliches** G.: **a)** inneres G.: Ovar* u. Eileiter* (paarig), Uterus* u. Vagina* (unpaarig); **b)** äußeres G. (Pudendum femininum, sog. weibl. Scham): große Schamlippen (Labia majora pudendi), umschließen Schamhügel (Mons pubis), Schamspalte (Rima pudendi) u. Klitoris*; kleine Schamlippen (Labia minora pudendi), umschließen den Scheidenvorhof (Vestibulum vaginae); Bartholin*-Drüsen; **2. männliches** G.: **a)** inneres G.: paarig: Hoden, Nebenhoden, Ductus deferens (Samenleiter) u. Ductus ejaculatorius, Bläschendrüse, Glandulae bulbourethrales; unpaarig: Prostata; **b)** äußeres G.: Skrotum, Penis; **Entw.:** s. Abb.; vgl. Geschlechtsmerkmale.

Genital|fluor *m*: s. Fluor genitalis.

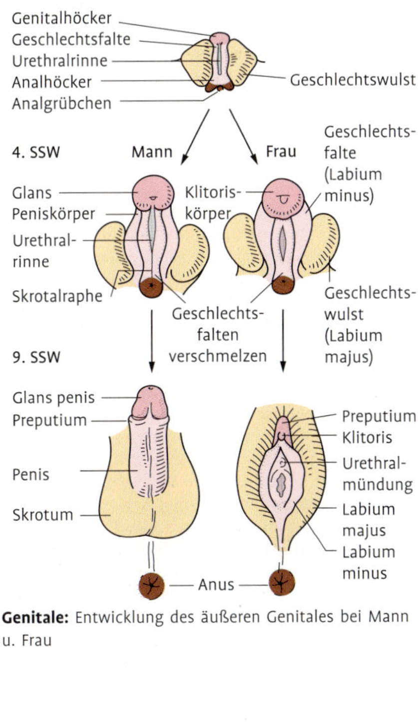

Genitale: Entwicklung des äußeren Genitales bei Mann u. Frau

Genital|höcker: (engl.) *genital tubercle*; Geschlechtshöcker; Tuberculum genitale; s. Genitale (Abb. dort).

Genital|hygiene (gr. ὑγιεινός gesund, heilsam) *f*: (engl.) *genital hygiene*; äußerliche Reinigung des Genitales; bei der Frau Waschen der Vulva (zwischen Schamlippen bis Introitus) mit alkalifreier Seife unter fließendem Wasser u. Vermeidung der Verschleppung von Darmkeimen durch Säuberung des Afters von vorn nach rückwärts; Anw. sog. Intimsprays kann zu Irritation (Vulvitis*), Scheidenspülung zu Störung der Scheidenflora mit Kolpitis* führen. Bei mangelnder G. des Mannes Übertragung von STD* mögl. (vgl. Smegma).

Genital|leiste: (engl.) *groin*; auch Keimleiste; beidseits des dorsalen Mesenteriums, medial der Urnieren in der 4. Wo. entstehende (sexuell indifferente) embryonale Struktur, aus der sich die Gonaden* entwickeln; Urkeimzellen (s. Gametogenese) wandern gegen Ende der 4. Wo. (Anfang der 5. Wo.) in die G. ein.

Genital|tuberkulose (lat. tuberculum kleiner Höcker, kleine Schwellung) *f*: (engl.) *genital tuberculosis*; disseminierte Form der Tuberkulose mit hämatogener Streuung aus dem Primärherd; **Vork.:** in Mitteleuropa selten; meist zwischen 25. u. 40. Lj. od. im hohen Alter; **Formen: 1.** bei der Frau Salpingitis* tuberculosa od. Endometritis* tuberculosa; Klin.: uncharakterist. Beschwerden (Nachtschweiß, Gewichtsverlust), Blutungsanomalien, Unterbauchschmerzen, Störungen des Tubenfaktors*; **2.** beim Mann i. d. R. postprimäre Tuberkulose mit jahrelanger Latenzzeit, meist ohne allg. Krankheitszeichen, lokale Sympt.: Prostatatuberkulose, tuberkulöse Orchitis*, Vesikulitis od. chronische, oft beidseitige Epididymitis* (Sekundärerkrankung bei Prostata- u. Bläschendrüsentuberkulose; evtl. mit skrotaler Fistelbildung); **Kompl.:** Sterilität*; bei der Frau intrauterine Adhäsionen*; **Diagn.:** kultureller Erregernachw. (v. a. Mycobacterium tuberculosis; selten Mycobacterium bovis) aus Sputum, Eiter, Menstruationsblut, Ejakulat, Harn, Gewebematerial (z. B. Hoden-, Nebenhoden- od. Prostatabiopsie, Laparoskopie*); **Ther.:** langfristige 3- od. 4-fach-Kombinationsbehandlung mit Antituberkulotika; bei komplett verkäsender Nekrose ggf. auch op. (beim Mann z. B. Ablatio testis).

Genital|verkehr: (engl.) *genital sex*; Geschlechtsverkehr* durch Vereinigung der Genitalien*, überwiegend als Koitus*.

Genital|verstümmelung: genitale Verstümmelung*.

Genital|zentren *n pl*: (engl.) *genital centers*; Centrum genitospinale; Sammelbez. für die im Rückenmark lokalisierten Neuronengruppen zur Steuerung genitaler Funktionen, v. a. Erektionszentrum* u. Ejakulationszentrum. Vgl. Sexualzentrum.

Gen|kartierung *f*: (engl.) *mapping*; Lokalisierung von Genen* auf Chromosomen; **Formen: 1. genet.** G.: Ermittlung der Entfernung zweier Genloci (mit erkennbarem Phänotyp) aus der Häufigkeit der durch Rekombination (s. Crossing-over) bei der Vererbung auftretenden Trennung (Einheit Centi-Morgan) mit Kopplungsanalyse; Lok. eines unbekannten Gens wird durch die gemeinsame Vererbung (Kosegregation) seines Phänotyps mit einem best. Allel eines genetischen Markers bekannter Lok. bestimmt, das beim gesunden Phänotyp nicht vorhanden ist (s. Kopplungsungleichgewicht); Voraussetzung: große Anzahl an Rekombinationen (Familien) u. Chromosomenkarten bekannter genetischer Marker mit möglichst vielen versch. Allelen. **2. physik.** G.: mit Bestimmung der Überlappung u. Sequenzierung von Fragmenten genomischer DNA; vgl. Humangenomprojekt.

Gen|locus *m*: (engl.) *gene locus*; Genort; die spezif. Lage eines Gens bzw. einer Gengruppe in einem best. Chromosom bzw. in einem best. funktionellen Chromosomenabschnitt (s. Abb.); z. B. Genlocus für IL3 (für Interleukin 3 codierendes Gen) in Region 3 auf dem langen Arm des Chromosoms 5 (5q31.1). Vgl. Genkartierung.

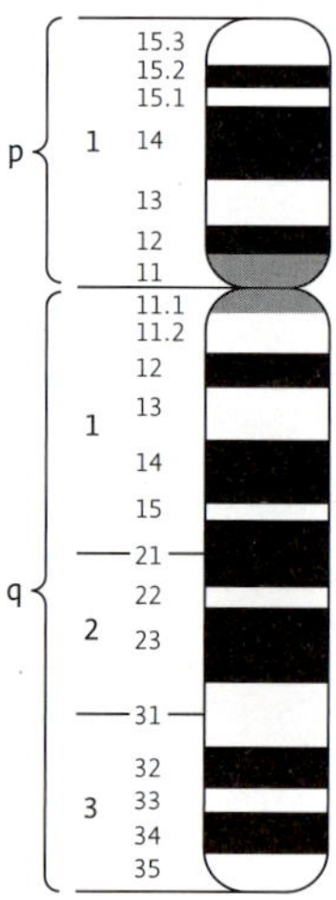

Genlocus: Nomenklatur zur Angabe des Genlocus am Beispiel Chromosom 5 mit spezif. Bandenmuster (Nummerierung vom Zentromer zum Telomer); je nach Färbung u. Auflösung mehr Banden u. Subbanden sichtbar als hier dargestellt

Gen|mani|pulation (lat. manipulus eine Handvoll) *f*: s. Gentechnologie.

Genom *n*: (engl.) *genome*; Gesamtheit des genet. Materials* einer Zelle od. eines Organismus; umfasst neben Genen* auch Abschnitte nicht codierender DNA* mit regulator. u. unbekannter Funktion.

Geno|typ *m*: **1.** (engl.) *genotype*; Gesamtheit aller Erbanlagen eines Organismus (dominante u. rezessive Gene* bzw. Allele), die den Phänotyp* bestimmen; **2.** genet. Ursache einer speziellen Eigenschaft, z. B. der Blutgruppen, od. (bei Mutation) der Anlage einer (monogen od. nach Mendel-Gesetzen) vererbten genet. Krankheit; bei Nachw. eines bestimmten genotypischen Merkmals (Mutation) nur in Ausnahmefällen Rückschlüsse auf klin. Erscheinungsform u. Prognose einer Erkr. mögl. (Genotyp-Phänotyp-Korrelation).

Gen|regulation (lat. regula Richtschnur, Norm) *f*: (engl.) *gene regulation*; Kontrolle od. Veränderung der Aktivität eines Gens (Transkription) durch versch. Faktoren (z. B. Umwelteinflüsse, genet. od. epigenet. Faktoren); vgl. Transkriptionsfaktoren; Repression; Epigenetik.

Gen|techno|logie *f*: (engl.) *genetic engineering*; sog. genetische Manipulation; wissenschaftl. Teilgebiet der Genetik*, das sich mit Entwicklung u. diagn., therap. u. technologischer Nutzung von Verf. zur Veränderung od. Übertragung definierter DNA-Fragmente mit bekannter genetischer Information* aus Zellen eines Organismus in Zellen eines anderen (Gentransfer) od. innerhalb eines Organismus befasst; mögl. durch den bei allen biol. Organismen identischen Aufbau der DNA* u. deren Übersetzung in RNA u. Proteine (Proteinbiosynthese); **Prinzip: 1.** Isolierung der gewünschten Gene; außerhalb der lebenden Zelle ist ein isoliertes Gen* funktionsunfähig u. kann auch nach Einschleusung in eine lebende Zelle nur unter best. Voraussetzungen biol. aktiv werden (Genexpression); Einfügen weiterer regulierender DNA-Abschnitte vor das Gen erforderl., damit Enzyme der Wirtszelle die fremdartige DNA-Sequenz ablesen können; **2.** Rekombination der isolierten DNA-Fragmente in vitro mit der DNA geeigneter Vehikel bzw. Vektoren (s. DNA-Klonierung), u. a. (defiziente) Viren, Bakteriophagen (v. a. bei E. coli als Wirtsbakterium) od. bestimmte Plasmide; z. B. werden Vektor-DNA u. Spender-DNA gleicherweise mit Restriktionsenzymen geschnitten u. die entstehenden Enden enzymat. neu miteinander verknüpft (Ligation); **3.** Einbringen der so rekombinierten DNA in geeignete Wirtszellen (Transformation; bei eukaryot. Zellen Transfektion); **4.** Kultivierung der genet. veränderten Wirtszelle; **klin. Bedeutung: 1.** diagn.; Sequenzierung von DNA, PCR, Southern-Blotting-Methode, Fluoreszenz*-in-situ-Hybridisierung u. DNA-Mikroarray; zur Abklärung von Mutationen i. R. der Pränataldiagnostik* u. genetischen Beratung* bei genet. bedingten Erkr., Bestimmung von Prognosefaktoren bei Tumoren, Verträglichkeitsbestimmung von Arzneimitteln aufgrund von Polymorphismen der am Abbau beteiligten Enzyme; **2.** therap.; **a)** Herstellung rekombinanter Arzneimittel u. best. Antikörper, z. B. humanisierte Antikörper; **b)** (experimentell) s. Gentherapie; während die im Labor durchgeführten gentechnolog. Arbeiten den Bestimmungen des „Gesetzes zur Regelung der Gentechnik“ (Gentechnikgesetz, Abk. GenTG) in der

Fassung vom 16.12.1993 (BGBl. I S. 2066), zuletzt geändert am 9.12.2010 (BGBl. I S. 1934), unterliegen, sind bei der unmittelbaren Anw. der G. am Menschen in Gestalt des sog. somat. Gentransfers neben den zivil- u. strafrechtl. Vorschriften gegen Körperverletzung u. Tötung die allg. Regeln für den med. Neulandschritt (s. Ethik-Kommission) sowie die Richtlinien der Bundesärztekammer zu beachten; die künstl. Veränderung menschl. Keimbahnzellen ist nach dem Embryonenschutzgesetz*, der Gentransfer in Embryonen nach dem ärztl. Standesrecht verboten.

Gen|therapie *f*: (engl.) *gene therapy*; Behandlung von genet. Krankheiten durch Implantation eines funktionsfähigen Gens in Körperzellen; **Prinzip: 1.** Ersatz od. Korrektur fehlerhafter od. fehlender Genfunktionen (bei monogenen genet. Krankheiten); **2.** Verstärkung physiol. Genfunktionen (z. B. der Immunabwehr); **3.** Ausschalten defekter (mutierter) Gene; **Durchführung:** Einschleusen genet. Materials mit Vektor od. durch chem.-physik. Methoden (z. B. Mikroinjektion von DNA*) in eine Zelle u. Bildung des gewünschten Genprodukts; Einsatz von gentechn. modifizierten Viren (z. B. Retroviren, Adenoviren, Adeno-assoziierte Viren, Herpes-simplex-Viren Typ 1) od. DNA-tragenden Liposomen als Vektoren; genspezif. Funktionsanalysen (z. B. Konz. des therap. intendierten Genprodukts) zusammen mit Verlaufsparametern der Grunderkrankung zur Kontrolle des Therapieerfolgs; **Anw.:** u. U. als individueller Heilversuch; **Kompl.: 1.** bislang geringe Transfektionseffizienz (max. 10 % der Zielzellen bei retroviralen Vektoren); **2.** unbefriedigende Zellspezifität; **3.** begrenzte Lebensdauer der transfizierten Zellen; **4.** Immunreaktionen gegen Vektoren od. therap. Genprodukt.

Gen|trans|fer *m*: (engl.) *gene transfer*; Übertragung von Genen in pro- od. eukaryot. Zellen; auch über Artgrenzen hinweg mögl.; vgl. DNA-Klonierung; Gentechnologie.

Gerad|lage: s. Kindslage.

Gerad|stand, hoher: (engl.) *high longitudinal position*; regelwidrige, geburtsunmögliche Einstellung (Einstellungsanomalie*) des Kopfs im Beckeneingang bei fast vollständig eröffnetem Muttermund, wobei die Pfeilnaht im geraden Durchmesser des Beckeneingangs steht; **Formen: 1.** Positio occipitalis pubica (dorsoanteriorer od. vorderer h. G.) mit nach vorn gerichtetem Hinterhaupt; **2.** Positio occipitalis sacralis (dorsoposteriorer od. hinterer h. G.) mit nach hinten gerichtetem Hinterhaupt; **Ätiol.:** anatomisch (s. Beckenanomalie) od. funktionell enges Becken*; **Sympt.:** charakterist. Geburtsverlauf mit Verharren des Kopfs in der regelwidrigen Stellung während des weiteren Verlaufs der Geburt; **Ther.:** wechselnde Seitenlagerung, bei Persistenz Schnittentbindung*. Vgl. Kindslage (Abb. 2 dort).

Gerinnung, dis|seminierte intra|vasale: Verbrauchskoagulopathie*.

Germen (lat. Erzeugtes, Leibesfrucht) *n*: Keim, Keimbahn; s. Idioplasma.

Geschlecht: (engl.) *gender*; Eigenschaften, die bei allen zweigeschlechtl. Species ein Individuum als entweder männlich od. weiblich kennzeichnen; **Einteilung:** (beim Menschen) **1. somatisches** G. (auch biol. G.); Summe körperl. Merkmale mit eindeutig männl. bzw. weibl. Ausprägung (s. Geschlechtsmerkmale); **a)** chromosomales G. (Kerngeschlecht*): Bestimmung aus dem Genom; Zellen mit einem Y-Chromosom u. dem physiol. Karyotyp 46,XY sind männl., Zellen ohne Y-Chromosom (physiol. Karyotyp 46,XX) sind weibl.; vgl. Geschlechtsdeterminierung, chromosomale; **b)** gonadales G. (auch endokrines G.): Bestimmung aus den Gonaden* bzw. den durch sie produzierten Sexualhormonen*; **c)** gonoduktales G.: Bestimmung aus dem inneren Genitale (Nebenhoden, Samenwege, Prostata od. Eileiter, Uterus, Vagina); **d)** genitales G.: durch die äußeren Geschlechtsmerkmale definiertes G., u. U. vom chromosomalen u. gonadalen G. abweichend; Bestimmung aus dem äußeren Genitale (Penis, Skrotum od. Labien, Klitoris); **2. psychisches** G.; subjektive Bewertungen u. objektive neurophysiol. Merkmale, die eine (mehr od. weniger) eindeutige Zuordnung erlauben: **a)** empfundenes G.: Bestimmung aus subjektiver Wahrnehmung; **b)** zerebrales G.: Bestimmung aus der neurohormonalen Aktivität (Hypothalamushormone) bzw. aus neuroanat. Unterschieden (Sexualzentren); **3. soziales** G.; Summe soziokultureller Attribute, die ein Individuum als männl. od. weibl. einordnen; **a)** zugeschriebenes G. (auch Zuweisungsgeschlecht, Bestimmungsgeschlecht, Geburtsgeschlecht, sog. Hebammengeschlecht): das aufgrund des bei Geburt sichtbaren Genitales bestimmte u. in der Geburtsurkunde dokumentierte G.; **b)** anerzogenes G. (auch Erziehungsgeschlecht): das von Eltern u. sozialem Umfeld in der Erziehung zugrunde gelegte G., das für die Übernahme einer best. Geschlechtsrolle bedeutsam ist; **c)** jurist. G.: das ausgehend von der Geburtsurkunde in den Personaldokumenten genannte G.; Änderungen sind nur in Ausnahmefällen mögl. (s. Geschlechtsangleichung, Transsexuellengesetz); **klin. Bedeutung:** selten Inkongruenz der Ebenen untereinander od. nicht eindeutige Zuordnung; ausnahmsweise feststellbare androgyne Zwischenstufen (d. h. uneindeutige od. sich widersprechende Merkmale) werden in Bezug auf das somat. G. als Intersexualität*, in Bezug auf das psychosoziale G. als Transsexualität* bezeichnet. Vgl. Differenzierungsstörung, sexuelle.

Geschlechter|verhältnis: (engl.) *sex ratio*; Sexilität; Zahlenverhältnis männl. u. weibl. Individuen in einer Population; wird angegeben als Zahl der Männer auf 100 Frauen od. als Prozentsatz der Männer, oft in einer best. Altersgruppe; selten Angabe als Geschlechtsexzess, d. h. als Überschuss eines Geschlechts. Vgl. Altersaufbau.

Geschlechts|angleichung: (engl.) *sex change*; syn. Geschlechtstransformation; sog. Geschlechtsumwandlung; Bez. für therap. Anpassung von gonadalem u. genitalem Geschlecht* an Geschlechtsidentität* ggf. bei Intersexualität* od. Transsexualität*; Ind. interdisziplinär u. streng zu stellen; **Prinzip: 1.** Intersexualität: (ggf. nach pharmak.-hormonaler Vorbehandlung durch Sexualhormon*) plastisch-chir. durch Maskulinisierungsoperation (mit op. Rekonstruktion bei Hypospadie*) bzw. Feminisierungsoperation (Vulvaplastik, Labienplastik, Vaginalplastik, u. U. Klitorisreduktionsplastik); **2.** Transsexualität: (nach pharmak.-hormonaler Vorbehandlung mit Sexualhormon* des angestrebten Geschlechts) plastisch-chir. mit Entfernen der Gonaden (Kastration*); **a)** Mann-zu-Frau-G.: Bildung von Vulva u. Neovagina (s. Kolpopoese), Mammaplastik*; **b)** Frau-zu-Mann-G.: subkutane Mastektomie* unter Erhalt der Mamillen, Hysterektomie* mit beidseitiger Ovarektomie; ggf. Harnröhrenverlängerung (aus Vaginallappen, kleinen Schamlippen u. freiem Transplantat), Bildung eines Neopenis mit Phallus (freies Hauttransplantat aus Unter- od. Oberarm od. Unterschenkel), Glans penis, Penisimplantat u. Bildung eines Skrotums (aus großen Schamlippen nach Vaginaverschluss) mit Implantation von Hodenprothesen. Vgl. Transsexuellengesetz.

G

Geschlechts|bestimmung, chromo|somale: s. Geschlechtsdiagnostik, pränatale; Geschlechtsdeterminierung, chromosomale.

Geschlechts|chromatin *n*: (engl.) *sex chromatin*; Chromatinverdichtungen, die meist als scharf umschriebene Körperchen der Kernmembran in somat. Zellkernen im Ruhezustand anliegen; **Formen: 1.** X*-Chromatin (Abb. 1 dort); **2.** Y*-Chromatin (Abb. dort). Vgl. Kerngeschlecht.

Geschlechts|chromo|somen *n pl*: Gonosomen*.

Geschlechts|de|terminierung, chromo|somale: (engl.) *chromosomal sex determination*; Festlegung des somat. Geschlechts durch geschlechtsdeterminierende Gene; v. a. abhängig von Konstellation der Gonosomen*: beim (homogameten) weibl. Geschlecht entstehen im Verlauf der Meiose* ausschließl. einheitl. Gameten* (Eizellen) mit jeweils 22 Autosomen* u. einem X-Chromosom, beim (heterogameten) männl. Geschlecht dagegen 2 Typen von Gameten (Spermien*), die alle ebenfalls 22 Autosomen, jedoch zur Hälfte ein X- od. ein Y-Chromosom enthalten; bei Befruchtung der Eizelle* mit einem ein X-Chromosom tragenden Spermium entsteht eine weibl. determinierte, bei Vereinigung mit einem ein Y-Chromosom tragenden Spermium eine männl. determinierte Zygote* (s. Abb.); Vork. geschlechtsdeterminierender Gene aber auch auf Autosomen (z. B. SOX9 u. CBX2), deren Mutation eine sog. autosomale Geschlechtsumkehr bewirken kann.

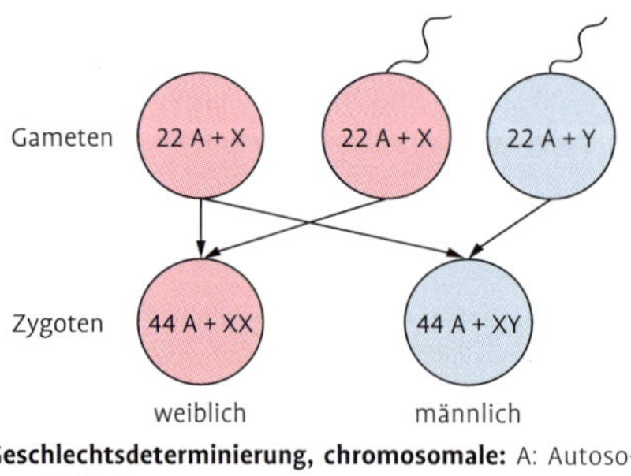

Geschlechtsdeterminierung, chromosomale: A: Autosomen; X, Y: Gonosomen

Geschlechts|dia|gnostik, prä|natale *f*: (engl.) *prenatal sex determination*; Bestimmung des Kerngeschlechts* von Amnionzellen nach Amniozentese* durch Nachw. von X*-Chromatin bzw. Y*-Chromatin (schon im 1. Trimenon möglich); **Ind.:** geschlechtsspezifische erbl. Krankheiten, z. B. Hämophilie.

Geschlechts|hormone *n pl*: Sexualhormone*.

Geschlechts|identität *f*: (engl.) *gender identity*; Selbstidentifikation eines Menschen als männlich, weiblich od. androgyn (s. Androgynie); wahrscheinl. sehr frühzeitig (ca. ab 2. Lj.) unveränderbar fixiert, nicht zwingend an chromosomale Ausstattung gebunden. Vgl. Transsexualität.

Geschlechts|identitäts|störungen: (engl.) *gender identity disorders*; fehlende Übereinstimmung der Geschlechtsidentität* mit dem somat. Geschlecht*; **Formen:** Unzufriedenheit mit der biol. Geschlechtszugehörigkeit, z. T. nur Ablehnung von Teilaspekten (sog. partielle Geschlechtsdysphorie; engl. gender confusion), bis hin zu vollständiger u. anhaltender Ablehnung des somat. Geschlechts (Transsexualität*); **Vork.: 1.** passager in der Adoleszenz, bei Borderline-Persönlichkeitsorganisation u. Schizophrenie; **2.** bei Kindern sehr selten (häufiger fehlende Anpassung an die erwartete Geschlechtsrolle); verlieren sich häufig vor Einsetzen der Pubertät; bei Jungen häufiger mit späterer Homosexualität* als mit Transsexualität verbunden.

Geschlechts|krankheiten: (engl.) *venereal diseases*; durch Sexualkontakt* übertragene Krankheiten (STD*); i. e. S. (sog. klassische G.) STD, für die eine gesetzliche Meldepflicht besteht od. bestand (Syphilis*, Gonorrhö*, Ulcus* molle, Lymphogranuloma* venereum u. Granuloma inguinale).

Geschlechts|merkmale: (engl.) *sexual characteristics*; charakterist., das weibl. u. männl. somatische Geschlecht* unterscheidende Kennzeichen; **Einteilung: 1. primäre** G.: direkt der Fortpflanzung dienende, bei der Geburt vorhandene G. (Genitale*): Hoden, Nebenhoden, Samenwege, Penis bzw. Ovarien, Tuben, Uterus, Vagina, Vulva; **2. sekundäre** G.: in der Pubertät* sich entwickelnde G. (beim Mann: Bart, Körperbehaarung, tiefe Stimme; bei der Frau: Brüste, weibl. Behaarungstyp, charakterist. Fettverteilung); **3. tertiäre** G.: u. a. Körperlänge, Knochenbau.

Geschlechts|organe *n pl*: s. Genitale.

Geschlechts|reife: (engl.) *sexual maturity*; Lebensabschnitt* nach völliger morphol. u. funktioneller Ausreifung der sekundären u. tertiären Geschlechtsmerkmale*; geht normalerweise mit voller Fertilität* einher; bei der Frau Zeitraum zw. Menarche u. Menopause.

Geschlechts|umwandlung: s. Geschlechtsangleichung.

Geschlechts|verkehr: **1.** (engl.) *sexual intercourse*; i. w. S. Sammelbez. für alle (auch nicht penetrierende) Sexualkontakte*; **2.** i. e. S. Koitus*; vgl. Reaktionszyklus, sexueller.

Gesichts|lage: (engl.) *face presentation*; Deflexionslage* unter der Geburt mit dem Gesicht als vorliegendem Teil (Leitstelle: Kinn); **Einteilung: 1.** mentoposteriore G.: Kinn nach hinten gerichtet, geburtsunmögliche Lage; **2.** mentoanteriore G.: Kinn nach vorn gerichtet. Vgl. Kindslage (Abb. 2 dort).

Gesichts|spalten: (engl.) *facial clefts, prosoposchises*; Prosoposchisis; ein- od. beidseitige Hemmungsfehlbildungen inf. ausbleibender od. gestörter Verschmelzung der Gesichtsfortsätze im 1.–2. Embryonalmonat; **Formen: 1. Gesichtsspalten i. e. S.: a)** schräge G. (Wangenspalte, Meloschisis): zw. Oberkiefer- u. lateralem Stirnfortsatz von der Oberlippe zum Auge verlaufend; **b)** quere G. (Makrostoma): Vergrößerung der Mundöffnung zw. Ober- u. Unterkieferfortsatz; **c)** mediane G. (s. Abb.); **2. andere Gesichtsspalten:** Lippenspalte* (Cheiloschisis), Kieferspalte (Gnathoschisis) u. Gaumenspalte* (Palatoschisis) können isoliert od. in Komb. miteinander (regional versch.) auftreten (Häufigkeit 1 : 500–1000); mediane u. laterale Nasenspalte; **Ätiol.:** unterschiedl. Erbgänge u. sporad., multifaktorielles Auftreten; häufig Teilsymptom anderer Fehlbildungssyndrome; **Ther.:** interdisziplinäres Rehabilitationskonzept mit standardisiertem Vorgehen von der Geburt bis zum Abschluss des Gesichtswachstums; u. a. chir. Schließung der Defekte ab dem 1. Lebensmonat (Lippenplastik, später Weichgaumenplastik, zuletzt Hartgaumen- u. Kieferkammplastik) mit späteren Revisionen (Osteoplastik des Kieferkamms, Lippenverlängerung, Rhinoplastik, bimaxilläre Osteotomie), logopäd. Betreuung der Sprechstörungen u. zahnärztl. Versorgung (Kieferorthopädie, Prothetik, Kariesprophylaxe), Einlage von Paukenbelüftungsröhrchen.

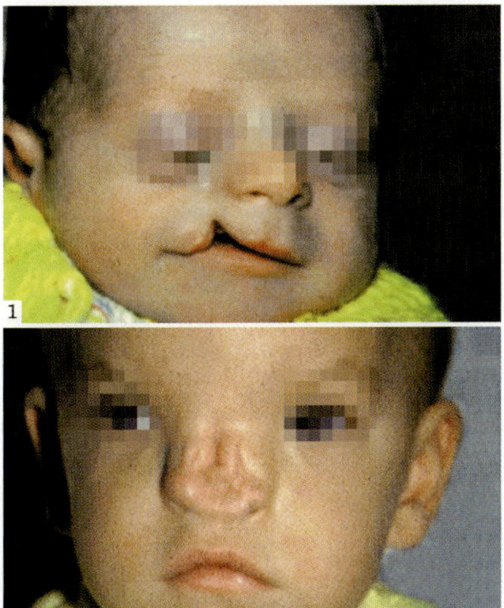

Gesichtsspalten: 1: schräge Gesichtsspalte; 2: mediane Gesichtsspalte [64]

Gestagene (lat. gestare tragen) *n pl*: (engl.) *gestagens*; Stoffklasse von natürl. u. synthet. Hormonen mit z. T. ähnl. Wirkungen wie das physiol. Gelbkörperhormon Progesteron*; leiten sich vom Testosteron* od. 17α-Hydroxyprogesteron* ab; **Einteilung:** nach chem. Struktur, s. Tab. 1; **Wirkung:** s. Tab. 2; nahezu alle biol. Effekte werden im Zusammenwirken mit Östrogenen* ausgelöst u. hängen dabei vom Östrogen/Gestagen-Verhältnis u.

Gestagene Tab. 1
Klassifizierung nach chemischer Struktur
(nach Schindler et al., 2003)

Progesterone	
	natürliches Progesteron
Retroprogesterone	
	Dydrogesteron
Progesteronderivate	
	Medrogeston
17α-Hydroxyprogesteronderivate (Pregnane)	
	Hydroxyprogesteron
	Medroxyprogesteron
	Megestrol
	Chlormadinon
	Cyproteron
17β-Hydroxynorprogesteronderivate	
	Gestonoron
	Nomegestrol
19-Norprogesteronderivate	
	Demegeston
	Promegeston
	Nestoron
	Trimegeston
Testosteronderivate	
	Ethisteron

Fortsetzung nächste Seite

Fortsetzung v. S. 159

19-Nortestosteronderivate	
Norethisteron	
Lynestrenol	
Ethynodiol	
Norethynodrel	
Tibolon	
Quingestanol	
Levonorgestrel	
Gestoden	
Desogestrel	
Etonogestrel	
Norgestimat	
Dienogest	
Norgestrienon	
Gestrinon	
Spirolactonderivate	
Drospirenon	

der zeitl. Abfolge des Zusammenwirkens ab. Dabei tritt die Wirkung nur in Organen auf, deren Zellen spezif. Hormon*-Rezeptoren aufweisen. Bedeutung der G. für die Regulation von Reproduktionsvorgängen des weibl. Genitales: Endometriumtransformation, schwangerschaftserhaltende Wirkung (Beeinflussung des Zervikalsekrets, der Spermienkapazitation u. des Eitransports, Einwirkung auf die Beschaffenheit des tubalen u. uterinen Milieus); jedes Gestagen besitzt **Partialwirkungen:** u. a. antiöstrogene, östrogene, androgene, antiandrogene Eigenschaften, das Fehlen od. Vorhandensein zentraler Hemmwirkungen (Gonadotropin-Hemmung), eine negative od. positive Beeinflussung der Nebennierenrindenfunktion; s. Tab. 3; **Ind.:** v. a. zur hormonalen Kontrazeption* (allein od. in Komb. mit Östrogenen), zur Hormontherapie* im Klimakterium (in Komb. mit Östrogenen), bei Zyklusstörungen*; auch bei habituellem Abort, Endometriumkarzinom* u. Endometriumhyperplasie*; **UAW:** abhängig von den Partialwirkungen. Vgl. Östrogene.

Gestagen|test *m*: (engl.) *progesterone test*; auch Progesterontest; Verf. zur hormonalen Diagnostik bei Amenorrhö* od. Endometriumhyperplasie*; **Prinzip:** nach oraler Gabe von Gestagen* (Progesteron, Medroxyprogesteron, Chlormadinon*, Dydrogesteron* od. Dienogest über 10 Tage) lässt sich nur dann eine Transformation des Endometriums u. eine Hormonentzugsblutung erzielen, wenn durch (vorherige) endogene Östrogenstimulation eine Endometriumproliferation stattgefunden hat; **Beurteilung: 1.** positiver G. (Menstruation ausgelöst): meist Dysregulation im Hypothalamus-Hypophysen-System (Klärung mit dem Clomifentest*); bei gleichzeitig erhöhtem Serumspiegel von LH* wahrscheinl. polyzystische Ovarien*; Ovarialhypoplasie* u. Gynatresie* ausgeschlossen; **2.** negativer G.: uterine Amenorrhö od. schwere Ovarialinsuffizienz; weitere Differenzierung i. d. R. mit Östrogen*-Gestagen-Test. Vgl. Östrogentest; Zyklusstörungen.

Gestagene Tab. 2
Physiologische Wirkungen

Funktion, Organ	Wirkung
Blutgerinnung	Anstieg von Antithrombin III
Endometrium	sekretorische Transformation, Glykogeneinlagerung
Mammae	Stimulation des tubulo-alveolären Wachstums (synergistisch mit Östrogen und Prolaktin)
Myometrium	Ruhigstellung (sog. Progesteronblock), Herabsetzung der Ansprechbarkeit auf Oxytocin
Ovarien	Verminderung der Ansprechbarkeit auf Gonadotropine
Stoffwechsel	allgemein: gesteigerter Energiestoffwechsel; vorübergehend vermehrte Natrium- und Wasserausscheidung; Differenzierung bestimmter Gewebe; Erhöhung der Körpertemperatur Fette: Abfall von Triglyceriden (vermehrter VLDL-Katabolismus)
Tuben	Herabsetzung von Motilität und Sekretion
Vagina	Massenabschilferung von Oberflächen- und Intermediärzellen, Herabsetzung des Karyopyknose-Index
Zentralnervensystem	dosisabhängige Wirkung auf Hypothalamus und Hypophyse: Steigerung der LH-Sekretion, Hemmung der Sekretion von Gonadotropin-releasing-Hormon
Zervix	Engstellung von Muttermund und Zervikalkanal (Schleim: spärlich, zähflüssig)

Gestagene
Partialwirkungen

Tab. 3

Wirkstoff	Partialwirkung gestagen	östrogen	anti-östrogen	androgen	anti-androgen	gluko-kortikoid	anti-mineralo-kortikoid
Progesteron	+	–	+	–	(+)	(+)	+
Dydrogesteron	+	–	+	–	(+)	–	(+)
Chlormadinon	+	–	+	–	+	+	–
Cyproteron	+	–	+	–	+	+	–
Medroxyprogesteron	+	–	+	(+)	–	+	–
Megestrol	+	–	+	(+)	(+)	(+)	–
Medrogeston	+	–	+	–	(+)	–	–
Nomegestrol	+	–	+	–	(+)	–	–
Promegeston	+	–	+	–	(+)	–	–
Trimegeston	+	–	+	–	(+)	–	(+)
Norethisteron	+	+	+	+	–	–	–
Tibolon	+	+	–	+	–	–	–
Norgestrel	+	–	+	+	–	–	–
Levonorgestrel	+	–	+	+	–	–	–
Gestoden	+	–	+	+	–	(+)	+
Desogestrel	+	–	+	+	–	–	–
Norgestimat	+	–	+	+	–	–	–
Dienogest	+	–	–/+	–	+	–	–
Drospirenon	+	–	–	–	+	–	+

Gestation (lat. gestare tragen) *f*: s. Schwangerschaft.

Gestations|alter: s. Schwangerschaftsdauer; Reifezeichen des Neugeborenen.

Gestations|diabetes *m*: (engl.) *gestational diabetes*; syn. Gestationsdiabetes mellitus (Abk. GDM); erstmals während einer Schwangerschaft auftretende pathol. Glukosetoleranz mit erhöhter venöser Plasmaglukose-Konz. im oralen Glukosetoleranztest* (Tab. dort); **Häufigkeit:** in Deutschland ca. 4 % der Schwangerschaften; Tendenz zunehmend; **Ätiol.:** u. a. schwangerschaftsbedingte hohe Exkretion kontrainsulinärer Hormone; vorbestehende Disposition; **Risikofaktoren:** Alter ≥35 Jahre, Bodymass-Index ≥30 kg/m², familiäre Belastung mit Diabetes mellitus, ethnische Risikopopulation (z. B. Asiatinnen), frühere Geburt eines Kindes mit Geburtsgewicht ≥4500 g, GDM bei vorausgegangener Schwangerschaft, art. Hypertonie, Einnahme kontrainsulinärer Arzneimittel (z. B. Glukokortikoide); polyzystisches Ovarialsyndrom; **Diagn.:** **1.** Glukosebestimmung situativ od. nüchtern; Screening in SSW 24 + 0 bis 27 + 6 mit oralem Glukosetoleranztest (Abk. oGTT); diagn. Stufenplan: s. Abb.; oGTT-Screeningtest mit 50 g Glukose (nicht nüchtern), bei Blutzuckerkonzentration >7,5 mmol/l (≥135 mg/dl) u. ≤11,1 mmol/l (≤200 mg/dl) Wiederholung mit 75 g Glukose erforderl. (Blutzuckerbestimmung im Plasma nüchtern sowie 1 u. 2 Std. nach oraler Gabe von 75 g Glukose in 250–300 ml Wasser; Referenzbereiche: s. Tab. 1); **2.** Ultraschalldiagnostik bezügl. fetaler Komplikationen; s. Tab. 2; **Kompl.:** erhöhtes Risiko für urogenitale Infektion, hypertensive Schwangerschaftserkrankung*, Früh- od. Totgeburt; diabetische Embryopathie* u. diabetische Fetopathie*, v. a. Makrosomie u. perinatale Kompl. (z. B. Schulterdystokie* u. Armplexuslähmung*);

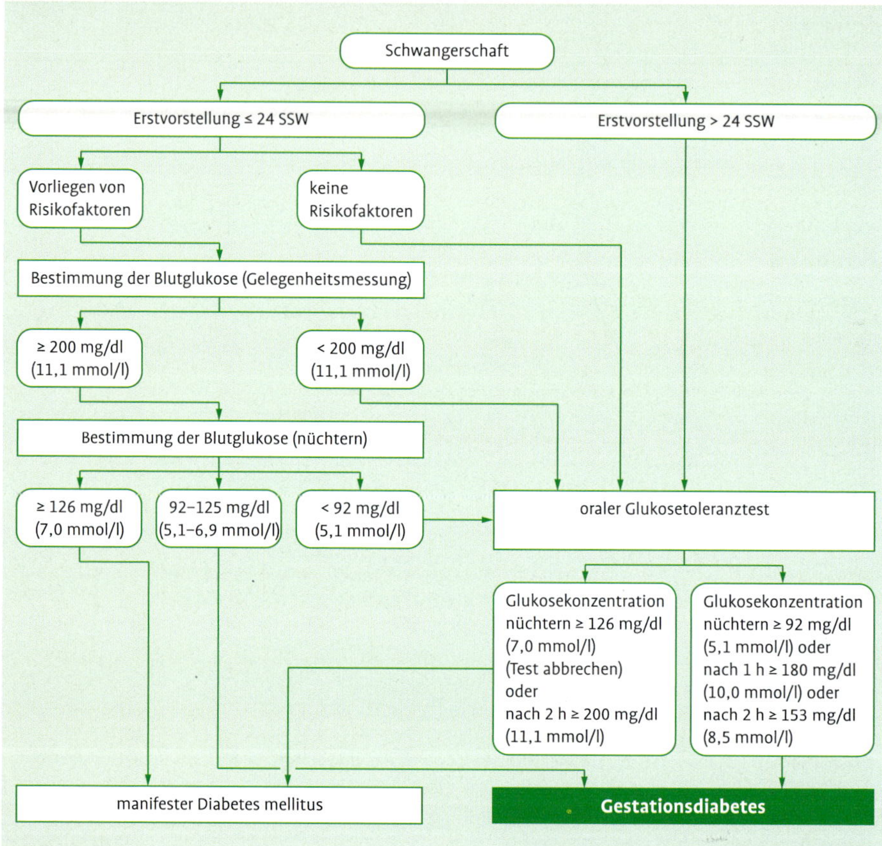

Gestationsdiabetes: diagnostischer Stufenplan (nach Leitlinie der Deutschen Gesellschaft für Gynäkologie und Geburtshilfe)

Gestationsdiabetes Tab. 1
Referenzbereiche der Plasmaglukose zur Diagnose eines Gestationsdiabetes oder manifesten Diabetes mellitus (mindestens ein Kriterium erfüllt)

Bestimmung	Gestationsdiabetes		manifester Diabetes mellitus	
	mg/dl	mmol/l	mg/dl	mmol/l
nüchtern[1]	92–125	5,1–6,9	≥126	≥7,0
oraler Glukosetoleranztest[2] nach 1 Stunde	≥180	≥10,0		
oraler Glukosetoleranztest[2] nach 2 Stunden	≥153–199	≥8,5–11,0	≥200	≥11,1

[1] mindestens 8 Stunden keine Kalorienzufuhr; Zweitmessung oder vorherige Plasmaglukose ≥200 mg/dl (11,1 mmol/l) bei Gelegenheitsmessung;
[2] 75 g Glukose

Gestationsdiabetes Tab. 2
Ultraschalldiagnostik bezüglich fetaler Komplikationen

Zeitpunkt	Diagnostik
1. Trimenon	anamnestisch GDM: Messung der Nackentransparenz (11.–14. SSW)
2. Trimenon	bei GDM-Diagnose vor der 24. SSW und zusätzlichen Risikofaktoren: differenzierte Organdiagnostik[1]
3. Trimenon	alle 2–3 Wochen Bestimmung von fetalem Schätzgewicht, Abdomenumfang und Abdomen-Kopf-Verhältnis

GDM: Gestationsdiabetes;
[1] Stufe II nach Deutscher Gesellschaft für Ultraschall in der Medizin (Abk. DEGUM)

cave: je schlechter die Stoffwechseleinstellung der Mutter, desto höher das Risiko für fetale Schädigung; **Ther.:** körperliche Bewegung, Diät u./od. Insulin (häufige Blutzuckerkontrollen, Ketonkörperbestimmung im Harn mit Teststäbchen); Ziel: Blutzuckerkonzentration präprandial 65–95 mg/dl, eine Stunde postprandial <140 mg/dl, Mittelwert 90–100 mg/dl); ggf. Geburtseinleitung (v. a. bei fetaler Makrosomie), Entbindung im Perinatalzentrum; **Progn.:** Entwicklung eines Diabetes mellitus bei 35–60 % der Frauen innerhalb von 10 Jahren; Wiederholungsrisiko eines GDM 20–50 %; **DD:** physiol. Schwangerschaftsglukosurie. Vgl. Diabetes mellitus.

Gestations|hyper|tonie *f*: s. Schwangerschaftserkrankung, hypertensive.

Gestations|psych|ose: Schwangerschaftspsychose*.

Gestoden (INN) *n*: (engl.) *gestodene*; Gestagen* zur hormonalen Kontrazeption*.

Gestose (lat. gestare tragen) *f*: **1.** (engl.) *gestosis*; Sammelbez. für Gestationshypertonie u. Präeklampsie; s. Schwangerschaftserkrankung, hypertensive; **2.** früher übliche Bez. für alle durch eine Schwangerschaft bedingten Krankheitszustände; **a)** Frühgestose: versch. Erkr. im ersten Drittel bis zur Hälfte der Schwangerschaft, z. B. Hyperemesis* gravidarum, Ptyalismus* gravidarum; **b)** Spätgestose, z. B. Präeklampsie u. Eklampsie.

Gewichts|entwicklung des Säuglings: (engl.) *infant growth*; stetige Zunahme des Körpergewichts*, nachdem zunächst durch physiol. Gewichtsabnahme das Geburtsgewicht* unterschritten wurde (s. Tab.).

Gewichts|zunahme in der Schwangerschaft: s. Schwangerschaft.

GIFT: Abk. für (engl.) ***g****amete* ***i****ntra****f****allopian (tube)* ***t****ransfer*, intratubarer Gametentransfer; Einbringen von durch Ovarpunktion entnommenen Eizellen u. frisch gewonnenen Spermatozoen in den Eileiter (tubare Insemination*); Sonderform: intratubarer Eizelltransfer mit homologer intrauteriner Insemination* (engl. fallopian replacement of eggs and delayed insemination; Abk. FREDI). Vgl. In-vitro-Fertilisation; Embryotransfer; Reproduktion, assistierte.

Gewichtsentwicklung des Säuglings

Zeitraum	Gewichtsentwicklung
in den ersten 3–5 Tagen	physiologische Gewichtsabnahme um ca. 10 % des Geburtsgewichts
nach 10–20 Tagen	Wiedererreichen des Geburtsgewichts
im 1. Vierteljahr	ca. 25 g/d Gewichtszunahme
im 2. Vierteljahr	ca. 20 g/d Gewichtszunahme
im 3. Vierteljahr	ca. 15 g/d Gewichtszunahme
im 4. Vierteljahr	ca. 10 g/d Gewichtszunahme
in 5 Monaten	Verdoppelung des Geburtsgewichts
in 10 Monaten	Verdreifachung des Geburtsgewichts

Gingivitis *f*: (engl.) *gingivitis*; sog. Zahnfleischentzündung; akute od. chron. Entz. des gingivalen Weichgewebes ohne Beteiligung des knöchernen Gewebes (Typ I der Parodontalerkrankungen); **Formen: 1.** plaqueinduzierte G. (sog. Schmutzgingivitis); häufigste Form, verursacht durch Mikroorganismen der Plaque bei unzureichender Mundhygiene; reversibel bei Plaqueentfernung; Prädisposition durch anat. u. system. Faktoren, z. B. Engstand der Zähne, Stoffwechselerkrankung, Schwangerschaft (sog. Gingivitis gravidarum: Verstärkung einer plaqueinduzierten G. durch hormonale Umstellung); **2.** nekrotisierende ulzerierende Gingivitis; **3.** G. desquamativa (Gingivosis); G. mit Bläschenbildung nach fleckiger Rötung; evtl. Autoimmunkrankheit; **4.** Gingivostomatitis herpetica; **Klin.:** Blutung bei Sondie-

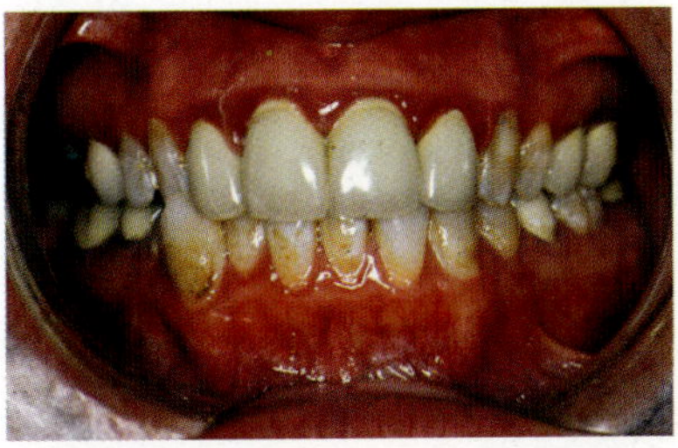

Gingivitis: plaqueinduzierte G. im Frontzahnbereich; Rötung u. veränderte Kontur der Gingiva [21]

rung des gingivalen Sulcus, Rötung u. Schwellung besonders im Papillenbereich (s. Abb.); **Ther.**: professionelle Zahnreinigung, Intensivierung der Mundhygiene.

Gingivitis gravidarum *f*: Schwangerschaftsgingivitis; s. Gingivitis.

Glandulae areolares *fpl*: s. Areola mammae.

Glandulae cervicales *fpl*: tubulöse Schleimdrüsen der Cervix* uteri.

Glandulae urethrales urethrae femininae *fpl*: (engl.) *urethral glands of female urethra*; kleine, in u. um die weibl. Harnröhre mündende muköse Schleimdrüsen.

Glandulae uterinae *fpl*: in der Schleimhaut von Corpus u. Fundus der Gebärmutter gelegene, tubulöse Drüsen, die zykl. Veränderungen unterliegen; s. Endometrium.

Glandulae vestibulares minores *fpl*: Schleimdrüsen am Grund des Scheidenvorhofs.

Glandula mammaria (lat. glandula Drüse) *f*: Brustdrüse, Milchdrüse; s. Mamma.

Gleit|hoden: (engl.) *sliding testicle*; vor den äußeren Leistenring retinierter Hoden, der sich unter manuellem Zug bis ins Skrotum verlagern lässt; inf. des zu kurzen Funiculus spermaticus wird der Hoden nach dem Loslassen sofort wieder hochgezogen (im Gegensatz zum Pendelhoden pathol. Befund); **Ther.**: s. Maldescensus testis.

Gleit|mittel: s. Lubrikanzien.

Gloss-: auch Glott-; Wortteil mit der Bedeutung Zunge, Sprache, Mundstück der Flöte; von gr. γλῶσσα, γλῶττα.

Glücks|haube: s. Caput galeatum.

Gluko|kortikoide *n pl*: (engl.) *glucocorticoids*; Glukosteroide, sog. Stresshormone; Steroidhormone* der Nebennierenrinde u. deren synthetische Analoga (synthet. Kortikoide mit glukokortikoider Wirkung); **Formen:** unterscheiden sich hinsichtl. Wirkungsstärke u. -dauer; s. Kortikoide; **1.** natürl. G.: Cortisol (Hydrocortison, physiol. wichtigstes G.), Cortison, Corticosteron u. 11-Dehydrocorticosteron; Regulation der Synthese u. Sekretion hypothalamisch-hypophysär mit ausgeprägtem zirkadianen Rhythmus: Minimum um Mitternacht u. Maximum zwischen 6 u. 8 Uhr morgens (hier 70 % der Cortisol-Tagesproduktion); s. ACTH; **2.** synthet. G.: glukokortikoide Aktivität z. T. mit zusätzl. mineralokortikoider Wirkung (z. B. Prednison); **Wirkung:** s. Tab.; Induktion der Transkription hormonal gesteuerter Gene im Zellkern; schnelle Wirkung wahrscheinl. z. T. über Membran-Rezeptoren vermittelt, z. T. auf membranstabilisierender Wechselwirkung beruhend; **1.** Induktion der Enzyme der Glukoneogenese; Förderung des Proteinabbaus (freigesetzte Aminosäuren z. T. Precursoren der Glukoneogenese); **2.** Erhöhung der Lipolyse (permissiver Effekt auf Katecholamine); **3.** antiphlogist. u. a. durch Hemmung der Phospholipase A_2 (Senkung der zur Biosynthese der Eikosanoide notwendigen Konz. an Arachidonsäure) sowie Induktion des Transkriptionsfaktors NF-κB (aktivierte Transkription u. a. von best. Zytokinen); **4.** antiallerg., antiproliferativ u. immunsuppressiv (s. Immunsuppressiva); **5.** Erhöhung der Salzsäure-, Pepsinogen- u. Trypsinogensekretion im Magen-Darm-Trakt; **6.** kreislaufstabilisierend in hoher Konz. (verbesserte Mikrozirkulation im Schock): **a)** permissiver Effekt auf die Wirkung von Katecholaminen inf. Vermehrung vasaler Alpha- und Beta-Rezeptoren u. Steigerung der Rezeptoraffinität (u. a. positive Inotropie); zusätzl. Hemmung der Down-Regulation nach längerer Anwendung von Sympathomimetika; **b)** Blutdruckerhöhung durch Steigerung des extrazellulären Volumens (mineralokortikoide Wirkung); **klin. Bedeutung:** s. Cushing-Syndrom; **Ind.:** **1.** (therap.) Nebennierenrindeninsuffizienz (Substitutionstherapie); Autoimmunerkrankungen (z. B. rheumatoide Arthritis), allerg. Erkr. (z. B. anaphylakt. Schock, Urtikaria), Blutkrankheiten (z. B. ITP), Erkr. des Magen-Darm-Trakts (z. B. Colitis ulcerosa), der Leber, der Lungen (z. B. Asthma bronchiale), der Haut u. Augen; bei Organtransplantation (in Komb. mit Immunsuppressiva), Malignom (in Komb. mit Zytostatika); Hirndrucksteigerung bei Hirntumor u. a.; **2.** (diagn.) s. Dexamethason-Hemmtest; **Kontraind.:** system. Anw.: u. a. Ulcus duodeni u. Ulcus ventriculi (v. a.

Glukokortikoide
Wirkungen

Funktion, Organ	Wirkung
zentrale Wirkung	Einfluss auf das Gehirn mit Veränderung des Verhaltensmusters
Hypothalamus/Hypophyse	negative Rückkopplung mit der ACTH-Sekretion
Differenzierung	Einfluss auf die Organentwicklung in der Fetalperiode (z. B. Lungendifferenzierung) sowie auf die allgemeine Embryonalentwicklung nach Metabolisierung zu fetalen Östrogenen
Stoffwechsel	spezifische Stimulation von Enzymsystemen in der Leber und anderen Organen, z. B. Förderung der Glukoneogenese aus Aminosäuren
periphere Gewebe	Hemmung der Synthese von Nukleinsäuren und Proteinen (in Muskulatur, Haut und im lymphatischen System)
	Induzierung verminderter Glukoseverwertung und erhöhter Lipolyse
Membranen	Stabilisierung von Membranen und Lysosomen (bei Dosen >60 mg Methylprednisolon)

Glukosetoleranztest
Blutzuckerkonzentration bei oralem Glukosetoleranztest (vor und nach 75 g Glukose oral)

Befund		nüchtern[1] mmol/l	mg/dl	nach 2 Stunden mmol/l	mg/dl
normale Glukosetoleranz	PG	<5,6	<100	<7,8	<140
	kV	<5,0	<90	<7,8	<140
abnorme Nüchternglukose	PG	5,6 - 6,9	100 - 125		
	kV	5,0 - 6,0	90 - 109		
gestörte Glukosetoleranz	PG	<7,0	<126	7,8 - 11,0	140 - 199
	kV	<6,1	<110	7,8 - 11,0	140 - 199
Diabetes mellitus	PG	≥7,0	≥126	≥11,1	≥200
	kV	≥6,1	≥110	≥11,1	≥200

PG: Plasmaglukose; kV: kapilläres Vollblut;
[1] mindestens 8 Stunden keine Kalorienzufuhr

in Kombination mit NSAR), schwere Osteoporose, Herpesinfektion, Systemmykose, Glaukom, Schädelhirntrauma; **UAW:** bei system. Langzeittherapie: **1.** Suppression der endogenen Cortisolsekretion, Cushing*-Syndrom, Steroidulkus, Ödeme, art. Hypertonie, Petechien, Steroidakne, Steroiddiabetes, Steroidkatarakt, Steroidmyopathie, Steroidosteoporose, erhöhtes Infektionsrisiko; bei top. Langzeittherapie u. a. Hautatrophie, je nach Dosis u. Fläche auch system. Wirkungen; **2.** Cortisonentzugssyndrom bei abruptem Abbruch der Langzeittherapie als Folge der erworbenen Nebennierenrindeninsuffizienz (vgl. Pseudorheumatismus).

Glukose|toleranz, gestörte (lat. tolerantia Duldung): (engl.) *impaired glucose tolerance (Abk. IGT)*; labordiagn. definiertes (präklin.) Stadium zwischen physiol. Glukosestoffwechsel u. Diabetes* mellitus; **Diagn.:** oraler Glukosetoleranztest* (Tab. dort); **klin. Bedeutung:** häufig Vorstadium von Diabetes mellitus Typ 2 (falls Kriterien eines Diabetes mellitus nicht erfüllt sind); Übergang in Diabetes mellitus häufig, aber nicht unvermeidlich, insbes. bei passageren Störungen wie Glukokortikoid-Therapie; Ausdruck einer Insulinresistenz jeglicher Urs., zus. mit eingeschränkter od. gestörter Insulinsekretionsleistung, abzugrenzen von abnormer Nüchternglukose (mehr Ausdruck der Insulinsekretionsstörung).

Glukose|toleranz|test (lat. tolerantia Duldung) *m*: (engl.) *glucose tolerance test*; Abk. GTT; labordiagn. Verfahren zur Erkennung u. Differenzierung von Diabetes* mellitus u. (präklin.) pathol. Glukosetoleranz (gestörte Glukosetoleranz*, abnorme Nüchternglukose) durch Bestimmung der Blutzuckerkonzentration nüchtern sowie nach Belastung mit Glukose od. Oligosacchariden; **Formen: 1. oraler** GTT (Abk. oGTT): Glukosebestimmung im Blut nach mind. 3 Tagen kohlenhydratreicher Ernährung (≥150 g Kohlenhydrate pro Tag) nüchtern sowie 1, 2 (evtl. 3) Std. nach oraler Gabe von 75 g Glukose in 250–300 ml Wasser (Kinder erhalten 1,75 g/kg Körpergewicht, maximal 75 g); Durchführung ohne Muskelanstrengung in Ruhe, bei Frauen Abstand von mind. 3 Tagen zur Menstruation; Auswertung: s. Tab.; **2. intravenöser** GTT bei V. a. Störung der enteralen Glukoseresorption (z. B. nach Magenteilresektion, bei Enteritis) od. prädiktiv (s. Prädiabetes). Vgl. Insulin-Glukosetoleranztest.

Glukos|urie, renale *f*: (engl.) *renal glucosuria*; erhöhte Glukoseausscheidung im Harn (s. Glukosurie) bei normalem Blutzuckergehalt u. ohne diabet. Stoffwechsellage; **Urs.: 1.** Verminderung der tubulären Rückresorption in den Nierentubuli: **a)** angeboren bei sog. Diabetes renalis (Glomerulusfiltrat u. Blutzuckergehalt normal); Genloci 16p11.2, 6p21.3, Defekt des Natrium-D-Glukose-Cotransporters; Klin.: erniedrigte Schwelle für die D-Glukose-Rückresorption im proximalen Tubulus der Niere; homozygote Merkmalsträger scheiden tägl. ca. 50 g D-Glukose im Urin aus; **b)** erworben v. a. bei org. Nierenschädigung (z. B. Glomerulonephritis, Pyelonephritis*, Schockniere od. Intoxikation); **2.** Zunahme der filtrierten Glukosemenge durch Erhöhung des Glomerulusfiltrats u. Minderung der Resorption in der Schwangerschaft (Schwangerschaftsglukosurie). Vgl. Gestationsdiabetes; Diabetes mellitus; Debré-Toni-Fanconi-Syndrom.

Glyco|delin *n*: (engl.) *glycodelin*; syn. Plazentaprotein 14 (Abk. PP14); Schwangerschaftsprotein* (Glykoprotein) aus der Familie der Lipocaline mit immunsuppressiver u. kontrazeptiver Wirkung; **Formen: 1.** G. A in Endometrium, Fruchtwasser, Ovar u. Ovarialtumoren*; **2.** G. S in Seminalplasma u. Bläschendrüse; **3.** G. F in Follikelflüssigkeit präovulatorischer Follikel (von Granulosazellen* synthetisiert).

Glyk-: auch Glyc-, Gluc-, Gluk-; Wortteil mit der Bedeutung süß; von gr. γλυκύς.

Gnatho|schịsis (gr. σχίσις Spaltung, Trennung) *f*: Kieferspalte*.

GnRH: Abk. für **G**onadotropi**n**-**R**eleasing-**H**ormon; syn. Gonadoliberin, Gonadorelin (INN), LHRH, FSHRH, GRH, GRF; im Hypothalamus* synthetisiertes Dekapeptid (M_r 1182) mit Pyroglutaminsäure am N-terminalen Ende, dessen Produktion das Hypothalamus-Hypophysen-System steuert; biol. HWZ: 2–10 Min.; renale Ausscheidung; **Wirkung:** als Neurotransmitter Stimulation der Synthese u. Freisetzung von LH* u. FSH* aus dem Hypophysenvorderlappen; die zykl. pulsatile Sekretion in das Pfortadersystem der Hypophyse* ist Voraussetzung für normale weibl. u. männl. Sexualfunktionen; **Ind.:** diagn. bei GnRH*-Test, therap. u. a. bei Maldescensus* testis. Vgl. HCG; HMG.

GnRH-Ant|agonịsten (gr. ἀνταγωνιστής Gegner) *m pl*: (engl.) *GnRH-antagonists*; Substanzen mit zu GnRH antagonistischer Wirkung; **Vertreter:** z. B. Ganirelix*, Abarelix, Degarelix, Cetrorelix*; **Wirkungsmechanismus:** kompetitive Hemmung am GnRH-Rezeptor mit dosisabhängiger, sofortiger (ohne Rezeptoraktivierung u. Gonadotropinfreisetzung) Hemmung von Gonadotropinen u. Sexualsteroiden (Wegfall des Flare*-up-Effekts, der Down-Regulation u. der Desensitivisierung); **Ind.:** z. B. ovarielle Hyperstimulation i. R. einer künstl. Befruchtung (z. B. IVF, ICSI); pharmak. Absenkung des Testosteronspiegels bei Prostatakarzinom.

GnRH-Re|zẹptor-A|gonịsten (lat. recịpere, recẹptus aufnehmen, empfangen; gr. ἀγωνιστής Wettkämpfer) *m pl*: (engl.) *GnRH-agonists*; syn. LHRH-Agonisten; körpereigene (GnRH*) u. körperfremde Agonisten am GnRH-Rezeptor; synthet. GnRH-R.-A. (z. B. Buserelin, Decapeptyl, Goserelin, Leuprorelin, Nafarelin, Triptorelin) besitzen im Vergleich zu GnRH höhere Rezeptoraffinität u. aufgrund verzögerter Metabolisierung erhöhte biol. Wirkung; **Wirkung:** physiol.: s. GnRH; pharmak.: durch synthet. GnRH-Analoga initial verstärkte Gonadotropinsekretion (sog. Flare-up-Effekt), der starke Suppression der Gonadotropine* inf. hypophysärer Down-Regulation u. konsekutiv der Sexualhormone* folgt; **Ind.:** Pubertas praecox, Endometriose*, Myoma* uteri (präoperativ); palliativ bei Mamma*- u. Prostatakarzinom; **UAW:** Libidoverlust, Hitzewallungen, selten Schlafstörungen (ggf. Verminderung hypoöstrogener UAW durch Add*-back-Therapie).

GnRH-Test *m*: syn. LHRH-Test; Verf. zur Beurteilung der gonadotropen Partialfunktion des Hypophysenvorderlappens; **Meth.:** Bestimmung der Serumkonzentrationen von LH* u. FSH* vor u. nach Stimulation durch i. v. injiziertes GnRH*; keine Erhöhung der LH- u. FSH-Konz. bei hypogonadotropem Hypogonadismus* i. R. einer Hypophysenvorderlappen*-Insuffizienz.

Goldenhar-Sym|ptọmen|kom|plex (Maurice G., Arzt, Oceanside, geb. 1924) *m*: (engl.) *Goldenhar's syndrome, oculo-auriculo-vertebral dysplasia*; syn. okulo-aurikulo-vertebrale Dysplasie; Fehlbildungssyndrome* inf. Entwicklungsstörungen im Bereich des 1. u. 2. embryonalen Kiemenbogens u. der 1. Schlundtasche; **Häufigkeit:** 1 : 3000–5000 Neugeborene; **Ätiol.:** intrauterin vaskulär bedingte Disruption; **Sympt.:** meist einseitige Hypoplasie od. quere Spaltbildung des Gesichts, Fehlbildungen der Augen (epibulbäres Dermoid oft lateral am Unterlid) u. Ohren (Helixdysplasie bzw. -aplasie, präaurikuläre Anhängsel u. Fisteln), Defekte der Halswirbelsäule, Herzfehler (z. B. Fallot-Tetralogie, Ductus arteriosus apertus, Ventrikelseptumdefekt), Hypoplasie od. Agenesie von Uterus u. Niere. Vgl. Klippel-Feil-Syndrom; Poland-Symptomenkomplex; Symptomenkomplex, okulovertebraler.

Goltz-Gorlin-Syn|drọm (Robert W. Goltz, Dermat., Minneapolis, geb. 1923; Robert J. Gorlin, Stomatologe, Minneapolis, geb. 1923) *n*: (engl.) *focal dermal hypoplasia syndrome*; syn. fokale dermale Hypoplasie; seltenes, X-chromosomal-dominant erbl. Syndrom (Genlocus Xp22.31, letal für männl. Merkmalsträger) mit ekto- u. mesodermalen Anomalien mit typ. atroph. Hautveränderungen in variabler Komb. mit Augen-, Zahn- u. Skelettfehlbildungen (Syn- u. Polydaktylien, Wirbelanomalien); **Häufigkeit:** mehr als 200 Fälle bekannt; **Sympt.:** meist schon bei Geburt manifeste, überwiegend streifenförmige, an Blaschko-Linien orientierte, atroph. Hautveränderungen mit Pigmentverschiebungen u. Teleangiektasien sowie sog. Fettgewebehernien, multiple Papillome der Mundschleimhaut; häufig schwere psychomotor. Retardierung; assoziierte Skelettanomalien (Spalthände u. -füße), Augen- (Kolobome, Aniridie, Anophthalmie) u. Nierenanomalien (zystische Dysplasie, Hydronephrose*).

Gonad|ạrche (gr. ἀρχή Anfang) *f*: (engl.) *gonadarche*; Reifung der Gonaden* (Keimdrüsen) unter dem Einfluss der Gonadotropine* des Hypophysenvorderlappens in der Pubertät*; führt zur Steigerung der Östrogensekretion der Ovarien bzw. Testosteronsekretion der Hoden. Vgl. Adrenarche.

Gonạden (gr. γονή Zeugung, Geschlecht; ἀδήν Drüse) *f pl*: **1.** (engl.) *gonads*; (physiol.) Geschlechtsdrüsen (Keimdrüsen); Eierstöcke (Ovarien) u. Hoden (Testes); s. Abb.; **2.** (embryol.) Keimzellen; Zellen der Keimdrüsen vor der somat. Geschlechtsdifferenzierung.

Gonạden|a|genesie *f*: (engl.) *gonadal agenesis*; Fehlen der Gonadenanlage; vgl. Gonadendysgenesie; Agonadismus.

Gonạden|a|plasie *f*: (engl.) *gonadal aplasia*; fehlende od. unvollständige Entw. (bei vorhandener Anlage) der Gonaden*; vgl. Gonadenagenesie.

Gonạden|dosis (gr. δόσις Gabe) *f*: (engl.) *gonadal dose*; die von den Keimdrüsen (Hoden, Eierstöcke) absorbierte Strahlendosis; **Wirkungsarten:** **1.** somat.: Fertilitätsstörungen; **2.** genet.: Schädigung

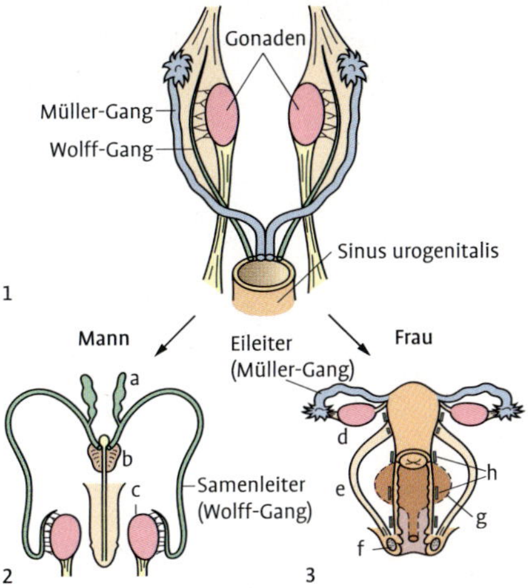

Gonaden: Entwicklung der Keimdrüsen u. des inneren Genitales; 1: indifferentes Stadium; 2: Entwicklung beim Mann; 3: Entwicklung bei der Frau; a: Samenblase; b: Prostata; c: Hoden; d: Ovar; e: Lig. teres uteri; f: Bartholin-Drüse; g: Harnblase; h: Reste des Wolff-Gangs

des Erbguts (Mutationen); G. durch natürliche Strahlenexposition: ca. 1,1 mSv/a (110 mrem/a); Schwellendosis, unterh. der keine zusätzl. genet. Wirkungen zu erwarten sind, kann nicht angegeben werden. Verdoppelungsdosis, d. h. die Dosis bei künstl. Strahlenexposition, die zu einer Verdoppelung der natürl. Mutationsrate führt, beträgt unterschiedl. Angaben zufolge zwischen 0,2–2 Sv (20–200 rem).

Gonaden|dys|genesie *f*: (engl.) *gonadal dysgenesis*; anlagebedingtes Fehlen funktionstüchtiger Keimzellen; Zeitpunkt des Keimdrüsenuntergangs meist in der frühen Embryogenese; **Ätiol.:** u. a. gonosomale numerische Chromosomenaberration* od. Mosaik (z. B. Turner*-Syndrom, Trisomie* X, gemischte Gonadendysgenesie, Klinefelter*-Syndrom); Mutation in geschlechtsdeterminierenden Genen (z. B. Swyer*-Syndrom); autosomal-rezessiv erbl. (z. B. testikuläres Regressionssyndrom); **Sympt.:** fehlende Pubertätsentwicklung, evtl. Hoch- od. Kleinwuchs u. extragenitale Anomalien (s. Tab.); **Ther.:** Hormonsubstitution, ggf. Entfernung der Gonaden (Risiko maligner Entartung bei Vorliegen eines Y-Chromosoms). Vgl. Agonadismus; Differenzierungsstörung, sexuelle.

Gonadendysgenesie, gemischte: Form der Gonadendysgenesie* (Tab. dort) mit unilateral dysgenet. Hoden u. kontralateral dysgenet. Ovar sowie intersexuellem äußeren Genitale; fließender Übergang zur ovotestikulären DSD (s. Differenzierungsstörung, sexuelle); **Ätiol.:** zytogenet. Mosaik (45,X/46,XY) mit Defekt in Synthese od. Wirkung des Anti*-Müller-Hormons; **Klin.:** Klitorishypertrophie*; Vagina, Uterus u. Eileiter infantil; Kleinwuchs; primäre Amenorrhö, Sterilität; extragenitale Anomalien wie bei Turner*-Syndrom mögl.; **Ther.:** frühzeitige op. Entfernung der Gonadenanlage (hohes Malignomrisiko), Östrogen-Gestagen-Substitution als Sequenztherapie.

Gonaden|schutz: (engl.) *gonadal shield*; (radiol.) Gonadenabdeckung aus Blei od. anderem strahlenabsorbierendem Material zur Minimierung der Gonadendosis* bei der Anw. ionisierender Strahlung (insbes. Röntgenstrahlung), meist als Bleigummiabdeckung (Ovarschablone, Hodenkapsel); eine weitere Schutzmaßnahme ist die enge u. objektnahe Einblendung des Strahlenbündels.

Gonadendysgenesie
Karyotyp und Klinik von Gonadendysgenesie-Syndromen (Auswahl)

Syndrom	Karyotyp	äußeres Genitale	Körperlänge	extragenitale Anomalien
Turner-Syndrom	45,X0 45,X0/46,XX	infantil weiblich	Kleinwuchs	ausgeprägt, z. B. Pterygium colli, Schildthorax, angeborener Herzfehler
Swyer-Syndrom	46,XY	infantil weiblich, evtl. Klitorishypertrophie	normal bis Hochwuchs	evtl. Hirsutismus
XX-Gonadendysgenesie	46,XX	infantil weiblich, evtl. Klitorishypertrophie	normal bis Hochwuchs	evtl. Hirsutismus
gemischte Gonadendysgenesie	45,X0/46,XY	Klitorishypertrophie, perineale Hypospadie	normal bis Kleinwuchs	möglich (ähnlich Turner-Syndrom); evtl. Hirsutismus
Trisomie X	47,XXX	weiblich	relativer Hochwuchs	selten

Gonado|blastom *n*: (engl.) *gonadoblastoma*; seltener, ontogenet. von Keimzellen u. Keimleiste abstammender hormonproduzierender Tumor; **Vork.**: in fehlgebildeten Keimdrüsenanlagen von unter 30-jährigen Pat. mit Intersexualität*; zu 95 % männl. Genotyp mit häufig (80 %) weibl. Phänotyp, zu 5 % weibl. Genotyp; meist besteht Gonadendysgenesie*, z. T. Virilisierung*; **Progn.**: gut bei vollständiger op. Entfernung. Vgl. Ovarialtumoren.

Gonado|liberin *n*: GnRH*.

Gonado|relin (INN) *n*: GnRH*.

Gonado|tropine *n pl*: (engl.) *gonadotropins*; Keimdrüsen stimulierende, nicht geschlechtsspezif. Proteohormone (Glykoproteine), die im Hypophysenvorderlappen u. in der Plazenta gebildet werden; **Funktion:** Wachstum der männl. u. weibl. Keimdrüsen fördern, Stimulierung u. Steuerung endokriner Funktionen (s. FSH; LH; HMG; HCG; Prolaktin).

Gonado|tropin-Releasing-Hormon (engl. to release freisetzen) *n*: GnRH*.

Gono|blennor|rhö (gr. γονή Abstammung, Samen, Geschlecht) *f*: (engl.) *gonococcal conjunctivitis*; syn. Blennorrhoea neonatorum, Conjunctivitis gonorrhoica, Ophthalmia neonatorum; durch Neisseria* gonorrhoeae verursachte eitrige Bindehautentzündung; **Vork.**: v. a. bei Neugeborenen, die bei gonorrhoischer Zervizitis der Mutter während der Geburt infiziert werden; **Klin.**: starke Entz. mit Gefährdung der Hornhaut durch Einschmelzung u. Perforation innerh. weniger Std.; **Ther.**: Penicillin od. Cephalosporine (i. v.); **Prävention:** lokale Antibiotika-Prophylaxe (z. B. Erythromycin). Vgl. Credé-Prophylaxe; vgl. Gonorrhö; Einschlusskonjunktivitis.

Gono|kokken (gr. κόκκος Kern, Beere) *f pl*: s. Neisseria gonorrhoeae.

Gono|kokken|sepsis (gr. σῆψις Fäulnis) *f*: (engl.) *disseminated gonoccocal infection*; disseminierte Gonokokkeninfektion (Abk. DGI); **Urs.**: hämatogene Aussaat von Neisseria* gonorrhoeae, z. B. bei chron. Adnexitis od. Prostatitis gonorrhoica, mit lokaler Vaskulitis; prädisponierende Faktoren: mikrobiol. Eigenschaften des verursachenden Gonokokkenstammes (sog. AHU-Typ), immun. Abwehrlage des Patienten; **Vork.**: häufiger bei Frauen; **Sympt.**: Trias aus Fieber (>40 °C), asymmetr. Arthralgien u. Hauterscheinungen (hämorrhag. Pusteln akral od. in Gelenknähe); **Kompl.**: Endo-, Myo-, Perikarditis, Meningitis.

Gono|nephro|tom *n*: s. Ursegmentstiele.

Gonor|rhö *f*: (engl.) *gonorrhea, clap*; sog. Tripper; Kontakt- od. Schmierinfektion der Epithelien des Urogenitaltrakts, seltener auch extragenitaler Regionen mit Neisseria* gonorrhoeae; **Inkub.**: meist 2–4 (1–10) Tage; **Häufigkeit:** häufigste STD*; in Deutschland jährl. 12–25 Erkrankungen pro 100 000 Einwohner; weltweit etwa 60 Millionen Neuerkrankungen jährl.; **Klin.**: **1.** genitale G. der Frau: Infektionsrate 80 % nach Kontakt mit infiziertem Partner; in ca. 60 % der Fälle symptomarm; zunächst als untere G. (Zervizitis*, Urethritis*, evtl. anorektale Infektion) mit Fluor* genitalis, Brennen bei Miktion u. Bartholinitis*; vaginaler Befall bei Frauen inf. Schutzfunktion der sauren Scheidenflora selten, außer bei Mädchen vor der Pubertät (vgl. Vulvovaginitis gonorrhoica); Weiterentwicklung in obere G. (aszendierende G.) mit Endometritis* u. Salpingitis* gonorrhoica; kolikartige Schmerzen, peritonit. Zeichen, hohes Fieber; Kompl.: Gonokokkensepsis*, Perioophoritis*, Tuboovarialabszess*, chron. Adnexitis* mit Spätfolgen (Sterilität*, Tubargravidität*), Peritonitis*, Perihepatitis* acuta gonorrhoica; DD der oberen G.: Tubargravidität, stielgedrehter Ovarialtumor*, perforierte Appendizitis; **2.** genitale G. des Mannes: entsteht nach ungefähr 20 % der Kontakte mit infiziertem Partner; in ca. 30 % symptomarm; Akutsymptome: Brennen der Harnröhre, dann starker, gelbl. grüner, eitriger Urethralausfluss; 10–14 Tage später Urethritis posterior, Fieber, Sympt. eines grippalen Infekts u. Gelenkschmerzen (chron. Urethritis: morgens sog. Bonjour-Tropfen); Kompl.: Epididymitis*, Prostatitis, Vesikulitis; **3.** extragenitale Manifestationen u. Kompl.: anorektale u. pharyngeale G. mit nur geringen, uncharakteristischen Sympt.; rel. selten Gonoblennorrhö*, Gonokokkensepsis*, Meningitis, Arthritis (meist Monarthritis), Endokarditis, Hautläsionen; **Diagn.:** Nachw. von intra-, gelegentlich auch extraleukozytären gramnegativen Diplokokken im Ausstrich nach Gram- od. Methylenblau-Färbung (s. Abb.); sicher nur durch Kultur der Err. auf Selektivnährböden; DNA-Hybridisierung u. -Amplifikation (ohne Aussage über Antibiotikaresistenz); Antigennachweis mit ELISA wegen geringer Spezifität u. mangelnder Resistenzprüfung nicht empfohlen; **Ther.**: bei G. ohne Kompl. einzeitige Behandlung mit Ceftriaxon i. m., alternativ Spectinomycin i. m. (auch bei gleichzeitiger Chlamydieninfektion wirksam) od. Cefixim, Ofloxacin od. Ciprofloxacin p. o.; bei ausgedehnteren Formen u. U. für mehrere Wochen Cephalosporine (wegen der zunehmenden Resistenz der Err. kein Penicillin); Therapiekontrolle 7 Tage nach Behandlungsende (bei Frauen unmittel-

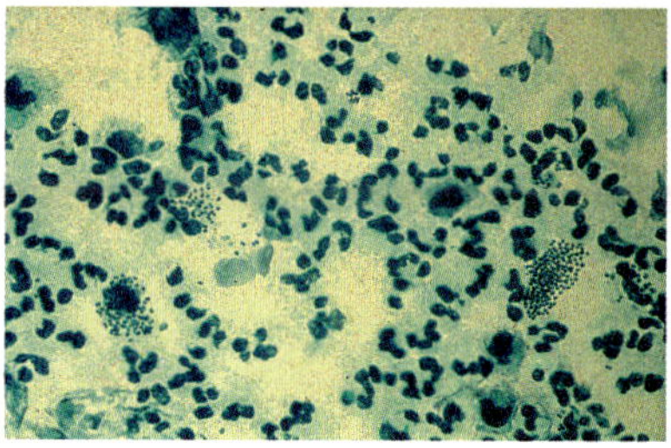

Gonorrhö: intrazellulär gelegene Diplokokken als direkter Erregernachweis (Methylenblau-Färbung) [27]

bar nach der nächsten Menstruation) durch Abstrich u. ggf. Kultur; zum Ausschluss einer gleichzeitig bestehenden Syphilis* nach 6–8 Wo. serol. Kontrolle (TPHA-Test); wichtig: parallele Untersuchung u. ggf. Therapie des Partners wegen Gefahr der wiederkehrenden wechselseitigen Ansteckung; **cave:** Koinfektion mit Chlamydia* trachomatis in 50 %; mangelnde protektive Immunität begünstigt Reinfektionen mit Neisseria* gonorrhoeae.

Gono|somen *n pl*: (engl.) *gonosomes*; syn. Geschlechtschromosomen, Heterochromosomen, Heterosomen, Allosomen; Chromosomen*, von deren Genen die somat. Geschlechtsentwicklung (mit-)bestimmt wird; bei Frauen 2 X-Chromosomen, bei Männern 1 X- u. 1 Y-Chromosom (vgl. Geschlechtsdeterminierung, chromosomale); **Formen: 1.** X-Chromosom: rel. groß, trägt neben geschlechtsdeterminierenden Genen auch zahlreiche andere Gene (insgesamt etwa 1300 Gene identifiziert); vgl. X-Chromatin; **2.** Y-Chromosom: sehr viel kleiner als X-Chromosom, bisher nur geschlechtsdeterminierende Gene nachgewiesen (ca. 300 Gene identifiziert); vermutl. aus Vorläufer-X-Chromosom entstanden, das im Lauf der Evolution die meisten Gene verloren hat (vgl. Y-Chromatin). Vgl. Kerngeschlecht; H-Y-Antigen.

Goserelin *n*: (engl.) *gosereline*; synthet. GnRH*-Rezeptor-Agonist; **Wirkungsmechanismus:** Suppression der Testosteron- u. Östrogensynthese durch paradoxe Hemmung der LH-Sekretion; **Ind.:** nicht operativ behandelbares Prostatakarzinom, Mammakarzinom, Endometriose, symptomat. Myoma uteri.

Graaf-Follikel (Regnier de G., Anat., Delft, 1641–1673) *m*: (engl.) *graafian follicle*; Folliculus ovaricus maturus; sprungreifer Tertiärfollikel; s. Follikelreifung.

Grading (engl. to grade einteilen) *n*: Abk. G; histopathol. Differenzierung maligner Tumoren nach den Richtlinien der UICC (s. TNM-Klassifikation); **Einteilung: GX:** Differenzierungsgrad kann nicht bestimmt werden; **G1:** gut differenziert; **G2:** mäßig differenziert; **G3:** schlecht differenziert; **G4:** undifferenziert; je höher die Gradzahl, d. h., je weniger differenziert der Tumor, umso höher der Malignitätsgrad. Vgl. Staging; Tumoreinteilung.

Gräfenberg-Zone (Ernst G., Gyn., USA, 1881–1957; gr. ζώνη Gürtel, Streifen) *f*: (engl.) *Gräfenberg's spot*; syn. G-Spot, G-Zone; Bez. für eine anat. nicht endgültig definierte Zone in der Scheidenvorderwand, die wohl z. T. mit den Skene*-Gängen identisch ist; Stimulation der G.-Z. beim Geschlechtsverkehr führt (individuell versch. ausgeprägt) zu einer Schwellung des umgebenden Gewebes, bei einigen Frauen kommt es gleichzeitig mit dem Orgasmus zum Erguss eines Sekrets paraurethraler, der männl. Prostata homologer Drüsen aus der Urethra (sog. weibliche Ejakulation).

-gramm: Wortteil mit der Bedeutung Geschriebenes, bildliche Darstellung; von gr. γράμμα.

Granulomatosis infanti|septica *f*: s. Listeriose.

Granulosa|lutein|zellen (lat. luteus gelb; cella Kammer, Raum, Speisekammer): (engl.) *granulosa lutein cells*; nach der Ovulation im Ovar verbliebene Granulosazellen*; bilden durch Einlagerung von Lipiden (Luteinisierung) das Corpus* luteum.

Granulosa-Theka|zell|tumor (gr. θήκη Behälter, Kiste; lat. cella Kammer, Raum, Speisekammer) *m*: s. Thekazelltumor.

Granulosa|zellen (lat. cella Kammer, Raum, Speisekammer): (engl.) *granulosa cells*; Zellen des Follikelepithels im Ovarialfollikel; unterste Schicht der Follikelwand; sezernieren die die Follikelhöhle füllende Flüssigkeit, Estradiol*, Inhibine*, Anti*-Müller-Hormon u. Aromatase; bilden nach der Ovulation die Corona* radiata um gesprungene Eizelle; im Ovar verbleibende G. luteinisieren zu Granulosaluteinzellen*; vgl. Follikelreifung (Abb. dort).

Granulosa|zell|tumor *m*: (engl.) *granulosa cell tumor*; seltener östrogenbildender Keimstrangtumor; **Vork.:** in jedem Lebensalter mit Maximum im 6. Lebensjahrzehnt, selten im Kindesalter; **Lok.:** vorwiegend im Ovar (s. Abb.; 1–3 % aller Ovarialtumoren*); sehr selten im Hoden (vgl. Hodentumoren); **Pathol.:** ähnelt histol. Granulosazellen, die in versch., meist gleichmäßigen Mustern wachsen; in ca. 30 % maligne bei niedrigem Malignitätsgrad (meist nur lokale Ausbreitung u. selten Metastasierung); **Klin.: 1.** bei der Frau Metrorrhagie*; im geschlechtsreifen Alter als Folge der gesteigerten Östrogenbildung v. a. Endometriumhyperplasie* mit Durchbruchblutungen*, bei Mädchen Pseudopubertas* praecox; **2.** beim Mann schmerzlose Induration des Hodens, evtl. Gynäkomastie; **Ther.:** bei ovariellem G. stadiengerechte Operation (FIGO-Stadien: s. Ovarialkarzinom, Tab. dort); Stadium I A: bei Kinderwunsch einseitige Ovarektomie u. Kürettage zum Ausschluss eines Endometriumkarzinoms*; Stadium I B u. höher: beidseitige Adnektomie, Hysterektomie, Omentektomie, evtl. Lymphadenektomie, bei verbliebenem Tumorrest Strahlentherapie möglich; bei ausgedehnten Befunden Chemotherapie wie beim Ovarialkarzinom; **Progn.:** Zehn-Jahres-Überlebensrate 70–95 %, Spätrezidive auch nach

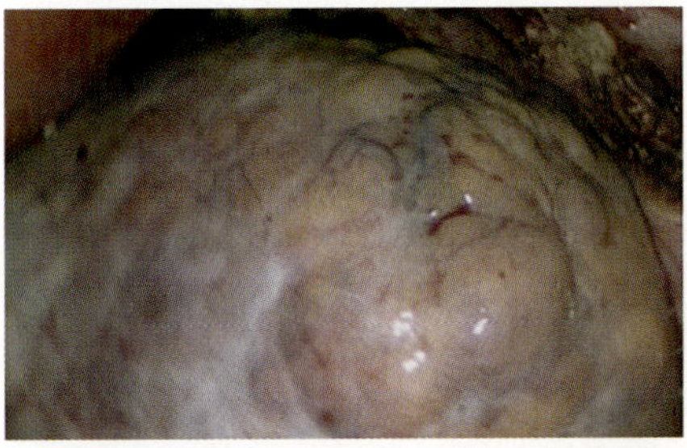

Granulosazelltumor: rechtsseitiger solider Ovarialtumor; histologisch Granulosazelltumor [57]

G

20–30 Jahren möglich. Vgl. Call-Exner-Körperchen; Luteom.

-graphie: Wortteil mit der Bedeutung Aufzeichnungs-, Darstellungsverfahren; von gr. γράφειν.

Gravida (lat. gravida schwanger) *f*: (engl.) *gravida*; die Schwangere; vgl. Schwangerschaft.

Gravidität *f*: s. Schwangerschaft.

Graviditas (lat.) *f*: s. Schwangerschaft.

Graviditas extra|uterina *f*: s. Extrauteringravidität.

Graviditas imaginata *f*: s. Scheinschwangerschaft.

Graviditas inter|stitialis *f*: interstitielle Schwangerschaft; s. Tubargravidität.

Graviditas nervosa *f*: s. Scheinschwangerschaft.

Gregg-Syn|drom (Sir Norman McAllister G., Ophth., Sidney, 1892–1966) *n*: s. Rötelnembryofetopathie.

Greif|re|flex, palmarer *m*: (engl.) *grasp reflex*; syn. Palmarreflex; Fingerbeugung u. (unter Zug verstärkter) Faustschluss bei Berührung der Handinnenfläche (s. Abb.); **Vork.:** physiol. im 1. Lebenshalbjahr (frühkindlicher Reflex*); pathol. (als sog. Grasping) v. a. bei Stirnhirnsyndrom (s. Syndrom, hirnlokales), auch bei Bewusstseinsstörung u. apallischem Syndrom; evtl. kombiniert mit sog. Nachgreifen od. sog. Magnetreaktion (Hand folgt mit od. ohne Greifbewegungen reizauslösendem Gegenstand).

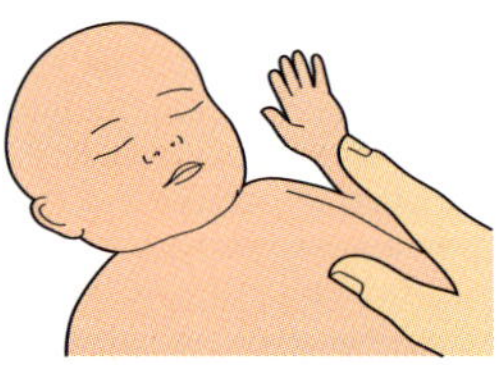

Greifreflex, palmarer

Greif|re|flex, plantarer *m*: (engl.) *plantar reflex*; syn. Fußgreifreflex, Plantarreflex; frühkindlicher Reflex* (etwa bis zum 11. Lebensmonat): tonische Plantarflexion aller Zehen bei Bestreichen der Fußsohle (s. Abb.).

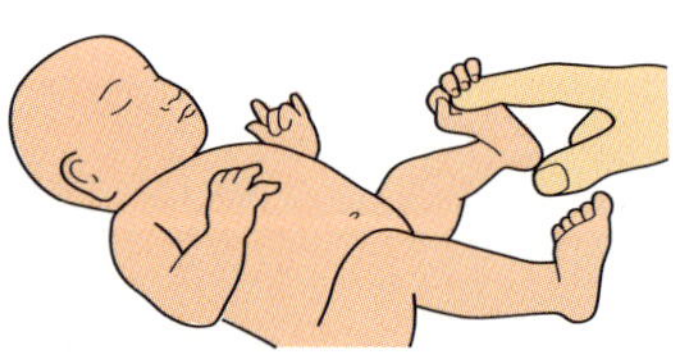

Greifreflex, plantarer

Grey-Syn|drom *n*: (engl.) *Grey syndrome*; auch Gray-Syndrom; lebensbedrohl. Intoxikation mit Chloramphenicol bei Früh- u. Neugeborenen; **Path.:** Kumulation inf. neonataler physiol. Unreife hepat. Enzymsysteme zur Entgiftung durch Glukuronsäurekonjugation u. sehr langsamer renaler Elimination von Chloramphenicol; **Sympt.:** graublasse Zyanose, Hypothermie, Erbrechen, aufgetriebener Leib, Hyperammonämie; u. U. tödl. verlaufendes Herz-Kreislauf-Versagen; **Proph.:** Arzneimittelspiegel-Bestimmung bei vital indiziertem Einsatz.

Grund: s. Punktierung.

G-Spot (engl. Fleck, Punkt) *m*: s. Gräfenberg-Zone.

GTN: Abk. für gestationsbedingte trophoblastäre Neoplasien; s. Trophoblasttumoren.

Guthrie-Test (Robert G., Bakteriol., Buffalo, New York, 1916–1995) *m*: (engl.) *Guthrie test*; auch Guthrie-Hemmtest; (durch Tandem-Massenspektrometrie-Screening ersetztes) früher zum Screening am 4.–5. Lebenstag durchgeführtes Untersuchungsverfahren zum Nachw. einer Konzentrationserhöhung von Phenylalanin im Blut bei Phenylketonurie*; **Prinzip:** Aufbringen eines blutgetränkten Filterpapierblättchens auf eine mit Bakteriensporen (Bacillus subtilis) beimpfte Agarplatte, deren Wachstum durch Zusatz von Betathienylalanin, einem Phenylalaninanalogen, zum Nährboden gehemmt ist u. nur bei entspr. Phenylalaningehalt der Blutprobe erfolgen kann; Nachweisgrenze bei ca. 4 mg/dl (≙ 242 μmol/l); falsch normale Ergebnisse z. B. bei Antibiotikatherapie.

Gyn-: auch Gynäko-; Wortteil mit der Bedeutung Frau; von gr. γυνή, γυναικός.

Gynäko|logie *f*: (engl.) *gynecology*; syn. Frauenheilkunde; Lehre von den Frauenkrankheiten einschließl. Geburtshilfe*.

Gynäko|mastie *f*: (engl.) *gynecomastia*; hormonabhängige Vergrößerung des männl. Brustdrüsenparenchyms; **Urs.:** gesteigerte Sekretion u./od. verminderter Abbau von Östrogen, Prolaktin* u. Gonadotropinen*, verminderte Androgensekretion, Organresistenz gegen Testosteron; **Vork.:** **1.** physiol. (neonatal, Pubertätsgynäkomastie); **2.** i. R. einer Östrogentherapie bei Prostatakarzinom (wenn zuvor keine prophylaktische Mamillenbestrahlung vorgenommen wurde), bei Akromegalie, Basedow-Krankheit, myoton. Dystrophie, Hodenatrophie, Hodenteratom (s. Hodentumoren), primärem Hypergonadismus, Hypophysenadenomen (s. Hirntumoren), Hypothalamusschäden, primärer Hypothyreose, Klinefelter-Syndrom, Leberzirrhose (Silvestrini*-Corda-Syndrom), konsumierenden Prozessen, feminisierenden östrogenproduzierenden Tumoren (z. B. Leydig-Zelltumor, Chorionkarzinom) sowie inf. Anw. von Antiandrogenen u. chron. Hämodialyse; **DD:** Pseudogynäkomastie.

Gynäko|tropie *f*: (engl.) *gynecotropism*; syn. Gynäkotropismus; gehäuftes Vork. bestimmter Krankheiten u. (erbl.) Syndrome bei Frauen; z. B. Multiple Sklerose, Trisomie 18, Katzenschrei*-Syndrom, Rett-Syndrom, Lupus erythematodes, Hashimoto-Thyreoiditis. Vgl. Androtropie.

Gyn|andro|blastom *n*: (engl.) *gynandroblastoma*; sehr seltener gemischtzelliger Keimstrangtumor des Ovars (s. Ovarialtumoren) aus weibl. angelegten (follikulären) u. männl. determinierten (testikulären) Abkömmlingen der Keimleiste; oft Hormon produzierend (Östrogene, Androgene).

Gynatren-Schutz|impfung: (engl.) *gynatren immunization*; Schutzimpfung mit Impfstoff aus inaktivierten Milchsäurebakterien (Lactobacillus rhamnosus, Lactobacillus vaginalis, Lactobacillus fermentum, Lactobacillus salivarius) zur Verbesserung der Scheidenflora*; **Durchführung:** i. m. Applikation; Grundimmunisierung mit 3 Impfungen im Abstand von je 2 Wo.; erste Auffrischimpfung nach 6–12 Mon.; Impfschutz für ca. 2 Jahre, anschließend ggf. erneute Auffrischung; **Ind.:** rezidivierende unspezif. bakterielle Kolpitis* u. Trichomoniasis*; **Kontraind.:** akute fieberhafte Erkrankung, aktive Tuberkulose, schwere Störung der Hämatopoese, dekompensierte Herz- u. Nierenerkrankung, Krankheiten des Immunsystems, Geschlechtskrankheiten; (relativ) Schwangerschaft u. Stillzeit; **Wechselwirkung:** evtl. Wirkungsverlust durch Immunsuppressiva od. Strahlentherapie; Gynatren ist eingetragenes Warenzeichen.

Gyn|a|tresie *f*: (engl.) *gynatresia*; Sammelbez. für versch. Formen des angeb. Verschlusses der weibl. Geschlechtsöffnung; völliger Verschluss od. Verschluss einzelner Mündungen od. Kanäle des Genitales, z. B. des Zervikalkanals (Zervikalatresie), der Scheide (Vaginalatresie; s. Fehlbildung, vaginale) od. der Eileiter. Vgl. Uterusfehlbildung; Kryptomenorrhö; Mayer-von-Rokitansky-Küster-Hauser-Syndrom.

H

Häm-: auch Hämato-, Hämo-; Wortteil mit der Bedeutung Blut; von gr. αἷμα, αἵματος.

Häm|ag|glutination-Hemm|test *m*: (engl.) *hemagglutination-inhibition test*; Abk. HAH, HHT; auf der Hemmung einer Hämagglutination beruhender serol. Test zum Nachw. von Antikörpern od. Antigenen; **Formen: 1. direkter** (aktiver) **HAH**, z. B. als Hirst-Test zum Nachw. von neutralisierenden Antikörpern im Serum, die gegen virale Hämagglutinine gerichtet sind (indirekter Nachw. viraler Infektion); **2. indirekter** (passiver) **HAH**, z. B. zum Nachw. von Antigenen im Serum durch Mischung einer Serumprobe mit einem spezif. Antiserum u. Inkubation mit Testerythrozyten, die mit dem gesuchten Antigen beladen sind; enthält das Serum die Antigene, so werden sie von den im Antiserum enthaltenen spezif. Antikörpern gebunden, u. die Agglutination der Testerythrozyten bleibt aus. **Anw.:** z. B. Screening der Röteln-Antikörper-Titer in der Schwangerschaft.

Häm|angio|matose *f*: (engl.) *hemangiomatosis*; Auftreten (sehr selten autosomal-rezessiv erbl.) >10 arterieller u./od. venöser vaskulärer Anomalien ohne Wachstums- bzw. Rückbildungstendenz, häufig i. R. versch. Syndrome, z. B. Blue-rubber-bleb-nevus-Syndrom, von*-Hippel-Lindau-Syndrom, Maffucci-Syndrom, Sturge-Weber-Krabbe-Syndrom.

Hämato|cele retro|uterina *f*: (engl.) *retrouterine hematocele*; Ansammlung von geronnenem Blut im Douglas*-Raum; **Vork.:** z. B. bei Extrauteringravidität od. rupturierter Follikelzyste*.

Hämato|kolpos *m*: (engl.) *hematocolpos*; Ansammlung von Menstruationsblut in der Scheide bei hymenaler Atresie (s. Fehlbildung, vaginale); vgl. Hämatometra; Hämatosalpinx.

Hämato|metra (gr. μήτρα Gebärmutter) *f*: (engl.) *hematometra*; Ansammlung von Menstruationsblut im Uterus; s. Abb.; **Urs.:** zervikale Stenose od. Atresie; Kompl. nach Konisation od. Endometriumablation; obstruktive Uterusfehlbildungen (rudimentäres Horn eines Uterus septus od. bicornis). Vgl. Hämatokolpos; Gynatresie.

Hämatom, retro|amniales *n*: (engl.) *retro-amnial hematoma*; Hämatom zwischen Eihäuten u. Uteruswand; **Vork.:** häufig bei Abortus* imminens; auch bei Plazentarandblutung im späteren Schwangerschaftsverlauf.

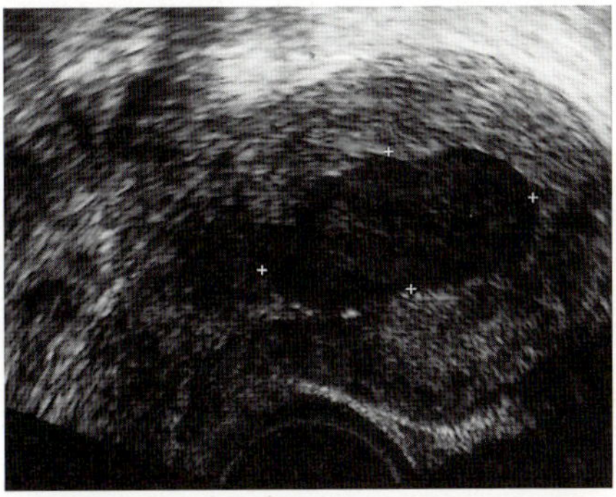

Hämatometra: Ultraschalldiagnostik, 12 Monate nach Endometriumablation [55]

Hämatom, retro|plazentares *n*: (engl.) *retro-placental hematoma*; bei vorzeitiger Plazentalösung* entstehendes Hämatom; **DD:** retrochoriales Hämatom bei Abortus* imminens.

Hämato|salpinx *f*: (engl.) *hematosalpinx*; Ansammlung von Blut in einem od. beiden Eileitern; **Vork.:** Extrauteringravidität*, Salpingitis* u. Gynatresie*.

Hämato|zele *f*: (engl.) *hematocele*; sog. Blutbruch; Blutansammlung in natürl. Organhohlräumen; **Formen: 1.** (urol.) Blutung in Tunica vaginalis propria des Hodens mit schmerzhafter Schwellung, livider Verfärbung der Skrotalhaut u. tastbar von Flüssigkeit umgebenen Hoden u. Nebenhoden; Urs.: Trauma, Op., bei älteren Männern auch nach Entz. des Urogenitalsystems; **2.** (gyn.) Hämatometra*, Hämatosalpinx*, Hämatokolpos*, Hämatocele* retrouterina, peritubare H. inf. Tubargravidität*.

Hämo|chromatose *f*: (engl.) *hemochromatosis*; Siderophilie; durch erhöhte Eisenresorption u. -ablagerung v. a. in Parenchymzellen von Leber, Pankreas (insbes. Beta-Zellen) u. Hypophyse sowie im Myokard charakterisierte erbl. Eisenspeicherkrankheit; **Ätiol.: 1.** klassische H.: autosomal-rezessiv erbl. Mutation im HFE-Gen (Genlocus

Hämochromatose
Diagnostik

Parameter	normal	Hämochromatose
Serum		
Eisen (μg/dl)	60 – 180	180 – 300
Transferrinsättigung (%)	20 – 50	55 – 100
Ferritin (μg/dl)		
Männer	20 – 200	300 – 3000
Frauen	15 – 150	250 – 3000
Lebergewebe		
Eisenkonzentration[1]	300 – 1500	3000 – 30 000
Eisenindex[2]	<1,1	>1,9

[1] in μg/g Trockengewicht;
[2] Eisenkonzentration in μmol/g Trockengewicht/Alter (Jahre)

6p22.2); **2.** juvenile H. (Typ 2): autosomal-rezessiv erbl. Mutation im Hämojuvelin-Gen (Kurzbez. HJV-Gen; Genlocus 1q21.1; Typ 2a) od. HAMP-Gen (Genlocus 19q13.12; Typ 2b); **3.** H. Typ 3: autosomal-rezessiv erbl. Mutation im TFR2-Gen (codiert für Transferrin-Rezeptor-2; Genlocus 7q22.1); **4.** H. Typ 4: autosomal-dominant erbl. Mutation im SLC40A1-Gen (codiert für Ferroportin-1; Genlocus 2q32.2); **Klin.:** Manifestation der klassischen H. meist im Alter >40 Jahre, bei Frauen inf. Eisenverlusts i. R. der Menstruation später u. seltener als bei Männern; Hepatomegalie od. bereits Leberzirrhose mit portaler Hypertension, Adynamie u. Schwäche, braun-graue Hautpigmentierung (Melanin), Diabetes mellitus (Bronzediabetes), Arthropathie, Hypogonadismus (inf. Hypophysenschädigung), Kardiomyopathie; **Kompl.:** diabet. Komplikationen; Impotenz; sekundäre Hypothyreose; kardiale Insuffizienz, hepat. Koma, primäres Leberzellkarzinom inf. Leberzirrhose; **Diagn.:** s. Tab.; stark erhöhtes Ferritin im Serum, gesteigerte Transferrinsättigung, erhöhter Eisengehalt im Lebergewebe; molekulargenet. Nachw. (z. B. Mutationen C282Y u. H63D im HFE-Gen); **Ther.:** regelmäßig Aderlass zur Entfernung von Eisen aus dem Organismus, Deferoxamin u. a. enteisende Arzneimittel, Lebertransplantation als Ultima Ratio bei beginnendem Leberversagen; **Progn.:** sehr variabel, abhängig vom Ausmaß der Eisenakkumulationen u. Entw. sekundärer Organschäden. Vgl. Hämosiderose.

Hämo|globin, embryonales *n*: (engl.) *embryonal hemoglobin*; Abk. HbE; in den ersten 8 Wo. nach Befruchtung im Dottersack gebildetes Hämoglobin mit den Varianten Gower 1 ($\xi_2\varepsilon_2$), Gower 2 ($\alpha_2\varepsilon_2$) u. Hämoglobin Portland ($\xi_2\gamma_2$).

Hämo|globin, fetales *n*: (engl.) *fetal hemoglobin*; Abk. HbF; Hämoglobin mit der Globin-Variante γ_2 (Globinformel $\alpha_2\gamma_2$) u. gegenüber adultem Hämoglobin höherer Sauerstoffaffinität; nimmt bei niedrigerem pO_2 leichter Sauerstoff auf; Anteil im Blut: direkt postpartal 60–80 %, ca. 5 Mon. postpartal 3–15 %, im Erwachsenenalter nur noch Spuren. Vgl. Thalassämie.

Hämo|philie *f*: (engl.) *hemophilia*; syn. Bluterkrankheit; erbl. Koagulopathie mit hämorrhagischer Diathese; **Formen: 1.** (i. e. S.) **X-chromosomal-rezessiv** erbl. H. (sog. echte H.): ca. 25–40 % durch Neumutationen ohne Familienanamnese; weibl. Merkmalsträger erkranken i. d. R. nicht (Konduktorinnen), haben jedoch in ca. 30 % der Fälle Gerinnungsstörungen unterschiedl. Ausprägung; selten Vork. bei Frauen mit hämophilen Vätern u. einer Konduktorin als Mutter, mit einem X0-Genotyp od. durch extreme Lyonisierung (s. Lyon-Hypothese); **a)** H. A (klassische H.); Ätiol.: Mangel an Faktor VIII der Blutgerinnung inf. Genmutation (Genlocus Xq28); **b)** H. B (Christmas disease); Ätiol.: Mangel an Faktor IX der Blutgerinnung inf. Genmutation (Genlocus Xq27.1–q27.2); kombinierte Formen kommen vor. **2.** (i. w. S.) **autosomal** erbl. H.; z. B. **a)** Stuart-Prower-Defekt; **b)** Hypoproakzelerinämie; **c)** Hypoprokonvertinämie; **d)** von-Willebrand-Jürgens-Syndrom; **e)** PTA-Mangelsyndrom; **Klin.:** s. Tab. 1; Manifestation meist erst nach Säuglingsalter, selten (bei schwerer Verlaufsform) früher; Blutungstendenz ist Schwankungen unterworfen, im Allg. im Kindesalter ausgeprägter als im Erwachsenenalter; Blutungen fast immer traumatisch verursacht, häufig nach banalem Mikrotrauma durch z. B. Stoß, Zahnextraktion; mit zunehmender motor. Aktivität der Kinder insbes. Gelenkblutungen mit Blutergelenk, erhebl. Bewegungseinschränkung u.

Hämophilie Tab. 1
Klinische Manifestation in Abhängigkeit von der Restaktivität der Gerinnungsfaktoren VIII/IX

Grad	Aktivität (%)	Blutungserscheinungen
schwer	0 – 2	typisches Bild mit Spontanblutungen, Gelenk- und Muskelblutungen
mittelschwer	>2 – 5	Spontanblutungen, Gelenk- und Muskelblutungen seltener, weniger ausgeprägt
leicht	>5 – 15	Gelenk- und Muskelblutungen nur nach schweren Verletzungen
Subhämophilie	>15 – 50	Blutungsneigung nur bei schwerer Verletzung oder Operation, häufig fehlend

Hämophilie Geburtshilfliches Management		Tab. 2
Situation	Komplikation	Maßnahmen
Hämophilie des männlichen Fetus/Neugeborenen	selten postpartale Blutungen, v. a. an Kopfhaut oder Injektionsstellen	atraumatische Geburt anstreben (Spontangeburt oder Schnittentbindung; keine vaginale operative Entbindung); postpartal keine i. m. Injektionen vornehmen; in den ersten Lebenswochen routinemäßig oder bei klinischem Verdacht auf Hirnblutung Ultraschalldiagnostik (ZNS/Schädel); Auklärung der Eltern und Anbindung an spezialisiertes Zentrum
Hämophilie der Mutter	hohes Risiko für peripartale Blutung (abhängig von Hämophilieform, v. a. bei von-Willebrand-Jürgens-Syndrom; auch bei ca. 20 % der Hämophiliekonduktorinnen)	interdisziplinäre Betreuung und Entbindung im Perinatalzentrum mit Bestimmung der Gerinnungsfaktoren und ggf. Substitutionsbehandlung

Deformierung in der Folge; vgl. Subhämophilie; **Kompl.:** Spätblutung (nach Std. bis Tagen erneut einsetzende Blutung nach anfängl. Blutstillung); **Diagn.:** labordiagn. Bestimmung von Gerinnungsfaktoren im Blut u. molekulargenet. Nachweis; cave: die meisten zur DD von hämorrhagischen Diathesen angewandten Globaltests (Blutungszeit, aPTT usw.) fallen normal aus. Pränataldiagnostik indiziert bei positiver Familienanamnese (geburtshilfliches Management bei H. der Schwangeren od. des Kindes: s. Tab. 2); **Ther.:** langfristige Betreuung sowie Notversorgung akuter Blutungen mit Substitution durch gerinnungsaktive Plasmakonzentrate (vgl. Gerinnungsfaktor); spezif. (kausale) Ther. bei H. A durch Substitution des fehlenden Faktors VIII bzw. bei H. B durch Faktor-IX-Substitution; therap. Wirkungsdauer entspr. biol. HWZ (VIII: 6–12 Std., IX: 12–24 Std.); cave: Bildung von Antikörpern mit der Folge einer Hemmkörperhämophilie u. a. Transfusionszwischenfälle; potentielles Infektionsrisiko durch neue Herstellungsverfahren (u. a. doppelte Virusinaktivierung) deutlich reduziert. Vgl. Immunkoagulopathie.

Haemo|philus ducreyi (Augusto Ducrey, Dermat., Rom, 1860–1940) *m*: (engl.) *Haemophilus ducreyi*; syn. Streptobacillus des weichen Schankers; Err. des Ulcus* molle; gramnegatives Stäbchenbakterium, morphol. von anderen Hämophilus-Species durch Kettenbildung der Stäbchen zu unterscheiden (fischzugartige Anordnung); **Kultur:** schwer kultivierbar; Anzucht nach verlängerter Bebrütung in 5 %iger CO_2-Atmosphäre u. auf Spezialmedien; empfindlich gegen Makrolid-Antibiotika, Sulfonamide, Tetracycline, Chinolone, Ceftriaxon.

Haemo|philus vaginalis *m*: s. Gardnerella vaginalis.

Hämor|rhoiden (gr. αἱμοῤῥοΐδες Blutfluss) *fpl*: (engl.) *hemorrhoids*; knotenförmige, durch erhöhten Pressdruck bei Defäkation, Schwangerschaft od. langer sitzender od. stehender Tätigkeit entstehende Erweiterungen der Äste der A. rectalis sup. bzw. V. rectalis sup. im Bereich der arteriell u. venös durchbluteten Corpora cavernosa recti; **Einteilung:** in klin. Stadien: s. Abb. 1; **1.** Grad 1: leichte, äußerlich nicht sicht- u. tastbare Vorwölbung; **2.** Grad 2: beim Pressen prolabierende H. mit spontaner Reposition; **3.** Grad 3: Bestehen-

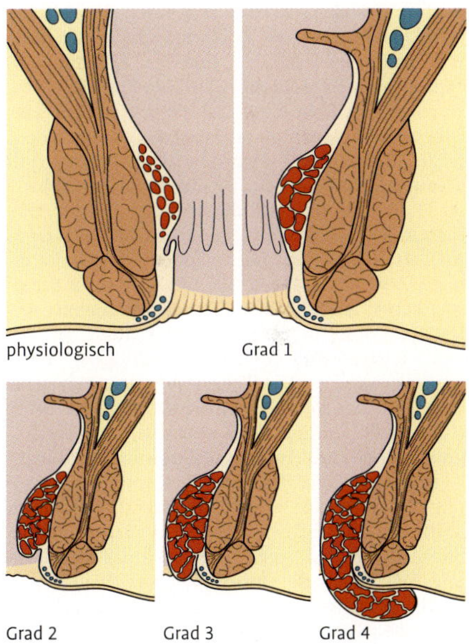

Hämorrhoiden Abb. 1: klin. Stadieneinteilung

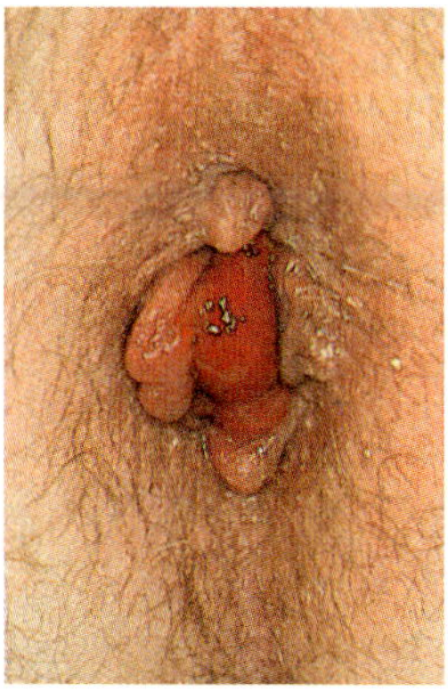

Hämorrhoiden Abb. 2: Hämorrhoidalprolaps Grad 4, zusätzl. Marisken bei 12, 6 u. 9 Uhr [1]

H

bleiben des Prolapses, der digital reponiert werden kann; **4.** Grad 4: digital nicht reponibler (permanenter) großer Hämorrhoidalknoten (s. Abb. 2); vgl. Analprolaps (Abb. dort); **Sympt.:** v. a. Darmblutungen (helles Blut) u. Juckreiz (Pruritus ani), evtl. schleimige Sekretion (ab Grad 3), dumpfes Druckgefühl, Brennen u. Schmerzen im Rektum; u. U. zusätzl. Analprolaps, Proktitis, Analekzem u. lokale Ulzerationen; **Kompl.:** starke Blutung, evtl. chron. Blutungsanämie, Inkarzeration prolabierter H., Störung der Stuhlkontinenz; **Diagn.:** rektodigitale Untersuchung zum Ausschluss eines Analkarzinoms od. tiefsitzenden Rektumkarzinoms, bei Proktoskopie typ. Lok. der H. in Steinschnittlage* bei 3, 7 u. 11 Uhr; evtl. komplette Koloskopie zum Ausschluss anderer Blutungsquellen; **Ther.:** konservative Stuhlregulierung, Analhygiene, lokal entzündungshemmende Salben u. Suppositorien, ggf. Gewichtsreduktion; op. durch Gummibandligatur, Sklerotherapie, Infrarotkoagulation od. Kryohämorrhoidektomie; bei Grad 2–4 ggf. submuköse Hämorrhoidektomie (segmentäre Exzision) mit versch. Modifikationen (nach Milligan-Morgan, Parks); bei H. an allen 3 Lok. od. bei Analprolaps* ggf. Stapler-Hämorrhoidektomie; **DD:** perianale Thrombose, Analfissur, Analfistel, Analabszess, Anal- od. Rektumkarzinom, Anal- od. Rektumprolaps (vgl. Symptomenkomplex, analer). Vgl. Marisken; Analthrombose.

Hänge|brust: s. Mastoptose.

HAH: Abk. für **H**ämagglutination*-**H**emmtest.

Hairless-woman-Syn|drom (engl. hairless haarlos; woman Frau) *n*: s. Androgenresistenz.

Hals|stell|re|flex *m*: (engl.) *statotonic reflex*; frühkindlicher Reflex* (ab 2. Mon.): bei Kopfdrehung folgt der gesamte Körper nach. Vgl. Stellreflexe.

Halsted-Operation (William S. H., Chir., Baltimore, 1852–1922) *f*: (engl.) *Halsted's radical mastectomy*; auch Rotter-Halsted-Operation; Radikaloperation des Mammakarzinoms mit Entfernen beider Brustmuskeln; heute weitgehend ersetzt durch modifizierte Verf. der Mastektomie*.

Haltung: (gebh.) s. Kindslage.

Haltungs|an|omalie *f*: **1.** (engl.) *postural anomaly*; (gebh.) von Flexionslage* abweichende, regelwidrige Geburtshaltung; **Formen:** z. B. Deflexionslage* u. Scheitellage*; vgl. Kindslage; **2.** (orthop.) s. Haltungsstörungen.

Hamilton-Hand|griff (Alexander H., Gebh., Edinburgh, 1739–1802): (engl.) *Hamilton's maneuver*; auch Punchingball-Handgriff; (gebh.) Verf. zur Stillung einer peripartalen Blutung* bei Uterusatonie* mit innerer u. äußerer Hand (s. Abb.).

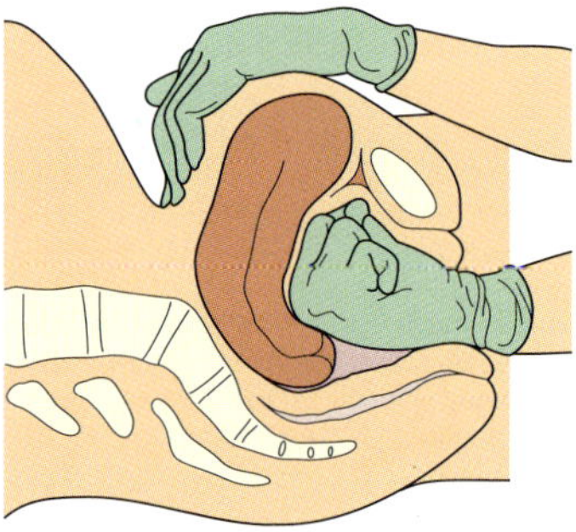

Hamilton-Handgriff [12]

Hand-Fuß-Genital-Syn|drom (lat. genitalis zur Zeugung gehörig) *n*: (engl.) *hand-foot-genital syndrome*; syn. Hand-Fuß-Uterus-Syndrom; komplexes hereditäres Fehlbildungssyndrom mit Brachydaktylie von Daumen u. Großzehen sowie Brachykarpie in Komb. mit Duplikationen des weibl. Genitaltrakts od. Hypospadie* bei Jungen; **Ätiol.:** autosomal-dominanter Erbgang mit voller Penetranz u. variabler Expressivität; Mutationen im HOXA13-Gen, Genlocus 7p15–p14.2; **Diagn.:** charakterist. röntg. Befunde an Hand u. Fuß mit kurzen Ossa metacarpi et metatarsi I, Fusion des Os scaphoideum mit dem Os trapezium sowie des Os naviculare mit einem Os cuneiforme.

Hand|griff, geburts|hilflicher: s. Bracht-Handgriff; Credé-Handgriff; Fritsch-Handgriff; Hamilton-Handgriff; Kristeller-Handgriff; Lee-Handgriff; Leopold-Handgriffe; Hinterdammgriff; Veit-Smellie-Handgriff; Zangemeister-Handgriff; Zweifel-Handgriff.

Hand-Mund-Re|flex *m*: (engl.) *hand and mouth reflex*; syn. Babkin-Reflex; frühkindlicher Reflex*: reflektorisches Öffnen des Mundes, Vorwärtsneigen des Kopfs u. Schließen der Augen bei Druck auf beide Handflächen.

Harlekin-Fetus *m*: s. Ichthyosis congenita.

Harn|abfluss|behinderung: (engl.) *urinary obstruction*; syn. obstruktive Harntransportstörung; Einengung, Verlegung, Abknickung od. kompletter

Harnabflussbehinderung
Einteilung nach Lokalisation und Ursache

Lokalisation	angeborene Ursachen	erworbene Ursachen
supravesikal		
Nieren	Kelchhalsstenose, Harnleiterabgangsstenose	Stein, Nierenbeckentumor
Harnleiter	obstruktiver Megaureter, Ureterozele	Retroperitonealfibrose, Lymphom und andere Raumforderungen; Uretertumor, Harnleiterstein, entzündliche Stenose, Koagel
vesikal		
Harnblase	Megazystitis	neurogene Blasendysfunktion, Blasenkarzinom, Blasensteine
infravesikal		
Blasenhals	angeborene Blasenhalsstenose	benignes Prostatasyndrom, Prostatakarzinom
Harnröhre	Meatusstenose, Urethralklappe	Detrusor-Sphinkter-Dyssynergie, Harnröhrenstriktur

Verschluss der Harnwege mit Blasenentleerungsstörung od. gestörtem Harnabgang; **Einteilung:** s. Tab.; **Kompl.:** rezidiv. Harnwegsinfektion inf. Restharnbildung, obstruktive Nephropathie. Vgl. Harnableitung, künstliche.

Harn|ableitung, künstliche: (engl.) *artificial urinary diversion*; Ableitung des Harns durch Punktion, Katheterisierung od. op. Verbindung der ableitenden Harnwege mit der Haut, dem Darm od. einem Darmreservoir; **Prinzip:** vorübergehend durch Blasenkatheter*, Ureterkatheter, Zystostomie*, Nephrostomie*, Ureterostomie; permanent i. R. einer Op. bei Harnblasenkarzinom als Urostomie (z. B. durch Ileum-Conduit, Pouch, Kolon-Conduit, Sigma-Conduit, Harnleiter-Darm-Anastomose, Dünndarmersatzblase); **Ind.:** Harnabflussbehinderung*, intensivmed. u. perioperative Flüssigkeitsbilanzierung, Polytrauma, Schädelhirntrauma, Verletzung od. Tumor im Urogenitalbereich.

Harn|blase: (engl.) *urinary bladder*; (anat.) Vesica urinaria; von Schleimhaut mit Übergangsepithel ausgekleidetes muskulöses Hohlorgan; **Lok.:** im kleinen Becken hinter der Symphyse, z. T. extraperitoneal (von Bauchfell nur im oberen u. hinteren Bereich überzogen); **Einteilung:** Corpus (Blasenkörper), Apex (Blasenscheitel, nach vorn oben gerichtet), Fundus (Blasengrund) mit dem Trigonum vesicae (Lieutaudi) zwischen den Einmündungen der Ureteren u. dem Abgang der Urethra*, Blasenhals; **Funktion:** Harnreservoir (physiol. Fassungsvermögen 300–500 ml bei guter Dehnungsfähigkeit der Blasenwand u. niedrigem Blasendruck); Kontinenz durch Kontraktion der Mm. sphincter vesicae int. (sympathisch) u. ext. (willkürlich, N. pudendus); Aktivierung von Dehnungssensoren (Nn. splanchnici pelvini) bei Blasenfüllung (Harndrang); Harnentleerung (Miktion) durch Kontraktion des M. detrusor vesicae (parasympathisch, Nn. splanchnici pelvini) u. Erschlaffung der Sphinkter; Initiation der Miktion über pontines Miktionszentrum; **klin. Bedeutung: 1.** Erkrankungen: z. B. Blasendysfunktion*, Zystitis*, Blasenfehlbildungen*, Blasentumor, Blasenfistel*, Blasenstein; **2.** diagn.: z. B. Urographie*, Zystoskopie*, Zystomanometrie*; **3.** Ther.: z. B. Blasenkatheter*, transurethrale Resektion*, Zystektomie, Blasenteilresektion, Blasenerweiterungsplastik, orthotoper Blasenersatz.

Harn|in|kon|tinenz *f*: (engl.) *urinary incontinence*; gestörte Reservoirfunktion der Harnblase mit unwillkürl. Harnabgang (Mictio involuntaria); **Formen: 1.** Belastungsinkontinenz*; **2.** Dranginkontinenz*; **3.** Reflexinkontinenz*; **4.** Überlaufinkontinenz*; **5.** extraurethrale H.: Urinverlust aus anderen Öffnungen als der Urethra, z. B. bei Blasenfistel*, Urogenitalfistel*, ektop mündender Ureter; **Diagn.:** Anamnese, ggf. standarisierte Fragebögen, z. B. ICIQ-SF (s. Tab.); urodynam. Messungen; Objektivierung u. Quantifizierung mit Windeltest u. Miktionsprotokoll. Vgl. Enuresis.

Harn|leiter: s. Ureter.

Harn|röhre: s. Urethra.

Harn|röhren|di|vertikel (lat. diverticulum Abweg, Abweichung) *n*: (engl.) *urethral diverticulum*; als echtes od. falsches Divertikel vorkommende angeb. od. erworbene Ausstülpung der Harnröhrenwand; **Lok.:** an allen Abschnitten möglich, i. d. R. an der Unterseite; falsche Divertikel proximal von meist entzündl. bedingten Strikturen mit variabel breiter, bei Frauen meist schmaler Verbindung zur Harnröhre; **Klin.:** bei Entz. chron. Urethritis mit Dysurie, Hämaturie u. Harninkontinenz; **Diagn.:** retrograde od. antegrade Urethrographie*, Urethrozystoskopie; **Ther.:** bei asymptomat. H. Verlaufsbeobachtung, bei rezidiv. Infektion Antibiotika; ggf. op. Revision.

Harn|röhren|fehl|bildungen: (engl.) *urethral malformations*; angeborene Fehlbildungen der Urethra; **Formen: 1.** Atresie*: nur bei persistierendem Urachus* (Urachusfistel) mit dem Leben vereinbar; **2.** Persistenz des Sinus urogenitalis: Mündung der verkürzten Harnröhre u. Vagina in Sinus urogenitalis, bei sehr hoher Form evtl. Fehlen der Harnröhre; **3.** atyp. Mündung: s. Hypospadie; Epispadie; **4.** Einengung der Harnröhre z. B. durch Klappen (s. Urethralklappe) od. selten Stenosen (vgl.

Harninkontinenz
ICIQ-SF (Abk. für engl. International Consultation on Incontinence Questionnaire – Short Form)

Kriterium	Antwort	Punkte
Häufigkeit des Harnabgangs	nie	0
	≤1-mal/Woche	1
	2–3-mal/Woche	2
	einmal täglich	3
	mehrmals täglich	4
	ständig	5
Harnmenge	keine	0
	gering	2
	mittel	4
	groß	6
Beeinträchtigung der Lebensqualität	Punktwert entsprechend Beurteilung auf Skala von 1 (gar nicht) bis 10 (stark)	
wann auftretend[1]	nie	
	Weg zur Toilette	
	Husten, Niesen, Laufen	
	im Schlaf	
	bei körperlicher Anstrengung, Sport	
	nach Miktion	
	keine erkennbare Ursache	
	ständig	

[1]mehrfache Antworten möglich; kein Einfluss auf Punktwertung;
Auswertung (maximal 21 Punkte): 1–5 Punkte: leichte Inkontinenz; 6–10 Punkte: mäßige Inkontinenz; ≥11 Punkte: starke Inkontinenz

Meatusstenose); **5.** abnorm weite Harnröhre (Megalourethra) od. Harnröhrendivertikel*; **6.** überzählige Harnröhre (s. Abb.; oft rudimentär, hypoplast. od. abnorm endend).

Harn|röhren|fistel *f*: s. Urogenitalfistel.

Harn|röhren|karunkel (lat. Caruncula kleines Stück Fleisch) *f*: (engl.) *urethral caruncle*; benigne, stark vaskularisierte, schleimhautüberzogene Geschwulst aus mit Entzündungszellen durchsetztem Bindegewebe, das im Bereich der äußeren Harnröhrenmündung entsteht u. sich als livider Tumor nach außen vorwölben kann; **Vork.:** meist bei Frauen in der Postmenopause; **Sympt.:** Dysurie, Blutung; **Ther.:** op. Entfernung; **DD:** Harnröhrenpolyp*, Harnröhrenschleimhautprolaps*.

Harn|röhren|polyp (gr. πώλυπους Vielfüßler, Tintenfisch) *m*: (engl.) *urethral polyp*; von der Harnröhrenschleimhaut ausgehender fibroepithelialer Polyp; **Vork.:** v. a. bei Frauen postmenopausal; **Klin.:** u. U. Harnabflussbehinderung*; **Diagn.:** Zystoskopie*; **Ther.:** op. Entfernung; **DD:** Harnröhrenkarunkel*, Harnröhrenschleimhautprolaps*.

Harn|röhren|ruptur (lat. ruptura Brechen, Reißen) *f*: (engl.) *urethral rupture*; partieller Ein- od. kompletter Abriss der Harnröhre; **Urs.:** Gewalteinwirkung im Bereich von Becken od. Damm, transurethral eingeführte Instrumente od. Harnröhrenfremdkörper; auch als sog. Spontanruptur inf. eines entzündl. Prozesses oberhalb einer Harnröhrenstriktur*; selten Geburtsverletzung; **Klin.:** Harnverhalt, Blutung aus der Harnröhre, Hämatom u. Harnfluss aus der Wunde bei offener Verletzung; evtl. Harninfiltration u. Harnphlegmone; **Diagn.:** Palpation, Urethrographie; **Ther.:** suprapubische Harnableitung (cave: Harnröhrenkatheterismus kontraindiziert), Drainage, ggf. primäre Naht der Läsion; vgl. Blasenruptur.

Harn|röhren|schleim|haut|pro|laps *m*: (engl.) *urethral prolapse*; Vorfall von Harnröhrenschleimhaut u. submukösem Bindegewebe aus dem Ostium urethrae externum; **Vork.:** bes. im Kindesalter, bei Paraplegie u. bei Frauen im Senium; **Klin.:** urethrale Blutung, Harnwegsinfektion, obstruktive Miktionsbeschwerden, Fremdkörpergefühl; **Diagn.:** Inspektion, Zystoskopie; **Ther.:** op. Entfernung. Vgl. Harnröhrenpolyp.

Harn|röhren|striktur (lat. strictura das Zusammenziehen) *f*: (engl.) *urethral stricture*; Strictura urethrae; Verengung der Harnröhre; **Urs.:** **1.** angeboren; **2.** erworben: **a)** postinfektiös: nach Urethritis*;

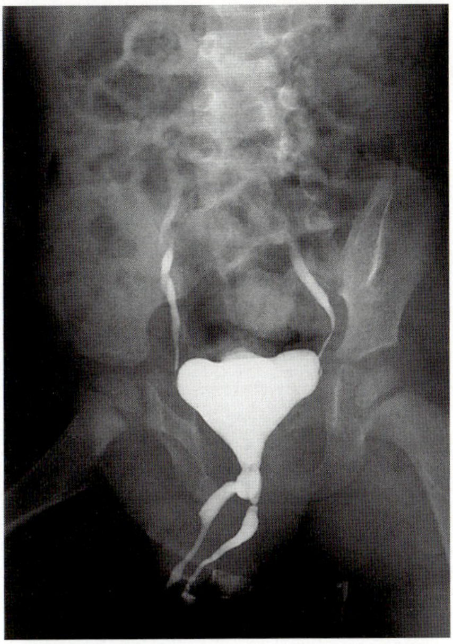

Harnröhrenfehlbildungen: Verdoppelung der Harnröhre bei 5-jährigem Jungen [62]

b) posttraumatisch; c) postoperativ: nach Entfernen eines Fremdkörpers od. Tumors, lang dauernder Katheterbehandlung o. a. transurethralem Eingriff; d) mechanisch: Urethralkarzinom*, Harnröhrenpolyp*, Harnröhrendivertikel*; e) hormonal: Schrumpfen des weibl. Meatus urethrae externus durch Östrogenmangel (vgl. Craurosis); **Sympt.:** Dysurie; Drehung, Fächerung, Abnahme, u. U. Sistieren des Harnstrahls, terminales Nachträufeln; **Diagn.:** Uroflowmetrie* (Abb. dort), retrograde Urethrographie, Miktionszystourethrographie, Urethroskopie; **Ther.:** Bougierung, Urethrotomia interna, Urethroplastik*.

Harn|röhren|verengung: s. Harnröhrenstriktur.

Harn|träufeln: (engl.) *urinary dribbling*; unwillkürl. (oft unbemerkter) tropfenweiser Harnabgang bei Harninkontinenz* od. Ischuria* paradoxa; **DD:** Nachträufeln von Harn im Anschluss an die Miktion, z. B. bei Harnröhrendivertikel* od. -striktur.

Harn|untersuchung *f*: (engl.) *urinalysis*; Untersuchung von Harn; **Formen: 1.** klin. labormed. (Ergebnis: sog. Urinstatus); **a)** visuell: Farbe abhängig u. a. von Harnkonzentrierung u. gelösten Farbstoffen; physiol.: klar u. bernsteingelb; Chromurie: s. Tab. 1; **b)** olfaktor.: z. B. stechender Geruch bei bakt. Harnstoffspaltung, obstartiger Geruch bei Ketonurie; **c)** physikochem.: pH-Wert (physiol. 5–7; Alkalisierung z. B. bei bakterieller Harnstoffspaltung; s. Urease), spezif. Gewicht (physiol. 1,001–1,035), Osmolarität, Osmolalität, Nachweis bzw. Konz. von Glukose, Proteinen, Urobilinogen, Bilirubin, Leukozyten, Erythrozyten (Hämoglobin u. Myoglobin), Nitrit, Ketonkörper, Kreatinin u. a. Substanzen; qual. od. semiquant. Schnelltest mit Teststreifen v. a. als Screeningverfahren für Gesamtprotein, Erythrozyten, Leukozyten, pH-Wert, spezif. Gewicht u. Nitrit; **d)** mikroskop. Untersuchung des Harnsediments v. a. zum Nachweis von Zellen (z. B. Leukozyten, polygonale Epithelien als Hinweis auf entzündl. Harnwegsveränderung; Bakterien ggf. erst im gefärbten Harnsediment; Urothelkarzinomzellen: s. Harnzytologie; ohne Krankheitswert: Plattenepithelien u. geschwänzte Epithelien), Zylinder (s. Tab. 2) u. ggf. Kristalle (je nach pH-Wert des Urins z. B. Urate, Calciumoxalat u. -phosphate); **2.** mikrobiol. (zur Vermeidung sekundärer Vermehrung von Mikroorganismen sofort od. nach Aufbewahrung u. Transport bei 4 °C.) zum Erregernachweis insbes. bei mikroskop. Bakteriurie* u. Kass-Zahl im Eintauchverfahren. Vgl. Nierendiagnostik.

Harn|verhalt: (engl.) *retention of urine*; Ischurie; Unvermögen, die gefüllte Harnblase spontan zu entleeren; **Formen: 1.** i. e. S. akuter H. mit vollständiger Unfähigkeit zu urinieren, schmerzhaftem Harndrang u. sichtbarem Unterbauchtumor; **2.** i. w. S. auch chronischer H. mit Bildung von Restharn*, schmerzloser Überlaufinkontinenz u. Harnstauungsniere bei initial erhaltener Miktion od. Harntröpfeln (Ischuria* paradoxa); kann in akuten H. übergehen; **Urs.: 1.** mechanisch: z. B. bei benignem Prostatasyndrom, Trauma, Op., protrahiertem Geburtsverlauf; vgl. Harnabflussbehinderung; **2.** neurogen: z. B. Querschnittläsion od. Bandscheibenvorfall; **Ther.:** Einmalkatheterisierung, Katheterableitung od. suprapubische Blasenfistel.

Harn|wegs|infektion *f*: (engl.) *urinary infection*; Abk. HWI; entzündliche Erkr. der Harnwege; **Einteilung: 1.** nach betroffenen Organen; **a)** untere H.: Zystitis*, Urethritis*; **b)** obere H.: Pyelonephritis*; **2.** nach Risikofaktoren; **a)** komplizierte HWI: HWI bei Pat. mit Grunderkrankung (z. B. Diabetes mellitus, metabolisches Syndrom, Multimorbidität), strukturellen u./od. funktionellen Abnormalitäten des Harntrakts; HWI durch Bakterien mit hoher Virulenz u. Resistenz; jede HWI beim Mann; **b)** unkomplizierte HWI: HWI bei Frauen ohne Risikofaktoren mit strukturell u. funktionell normalem Harntrakt; **Path.:** v. a. autogene bakterielle Infektion (Enddarm als Keimreservoir), meist aszendierend, selten hämatogen, lymphogen od. per continuitatem; prädisponierende Faktoren: Harnabflussbehinderung*, weibl. Geschlecht (kurze Harnröhre, bakt. Besiedlung der Vulva), Urolithiasis, Schwangerschaft, hohes Alter, Diabetes* mellitus, Immunsuppression; **Err.: 1.** ambulant erworbene H.: v. a. Escherichia coli (ca. 90 %), Proteus mirabilis (3 %), Staphylococcus epidermidis (1,5 %); **2.** nosokomial erworbene H.: v. a. Escherichia coli (ca. 50 %), Proteus mirabilis (13 %), übrige Proteus

Harnuntersuchung Tab. 1
Interpretation der visuellen Beurteilung des Harns

Aussehen	Ursachen	Vorkommen
blass, wässrig	verdünnter Harn	Polyurie, Diabetes insipidus, Diabetes mellitus, Hyposthenurie
bernsteingelb	Gallenfarbstoffe, Nahrungsfarbstoffe (z. B. Flavine)	normaler Harn, Einnahme von Arzneimitteln oder Vitamin B
gelb-orange	Gallenfarbstoffe, Nahrungsfarbstoffe (z. B. Rhabarber, Folia Sennae)	Hypersthenurie, Cholestase
bräunlich braun	Biliverdin, Bilirubin	hepatischer Ikterus
rötlich, rötlich braun	Hämoglobin und Derivate	Hämaturie, Hämoglobinurie
	Myoglobin, Porphyrine, Arzneimittel (z. B. L-Dopa, Metronidazol, Chinin, Phenacetin)	Rhabdomyolyse, Therapeutika
ziegelrotes Sediment	Urate mit gebundenen Farbstoffen	saurer Harn (ohne Krankheitswert)
gelb-grün, blau-grün	Gallenfarbstoffe, alkalisch	Cholestase
	Pyozyanin	Pseudomonasinfektion
	Chlorophyll	Mundspülmittel
dunkelbraun-schwarz, evtl. nachdunkelnd	Methämoglobin	Hämolyse
	Homogentisinsäure	Alkaptonurie
	Melanin	Melanom
	Porphyrine, Serotonin, Arzneimittel	Chlorpromazin, Methyldopa
wolkig (Nubecula) bei Abkühlung	Phosphate	ohne Krankheitswert
	Schleim, Bakterien	Infektion, Kontamination
	Kontrastmittel	Röntgenkontrastuntersuchung
milchig-trüb beim Harnlassen	Eiter	Infektion, Pyelonephritis
	Lipide, Chylus	nephrotisches Syndrom, Chylusfistel
	Paraffin	Vaginalcreme
trüb-blau	Indikan, Arzneimittel	systemische Infektionen (Cholera, Typhus abdominalis, Sepsis)

spec. (10 %), Serratia marcescens (3 %), Staphylococcus epidermidis (1 %), Staphylococcus aureus (1 %); **Sympt.:** Algurie, Dysurie, Pollakisurie, evtl. Hämaturie u. Pyurie; imperativer Harndrang, Harninkontinenz; unangenehm riechender, trüber Urin, Fluor genitalis; Schmerzen suprapubisch, in den Flanken od. bei oberer H. im Bereich der Nierenloge; Fieber, u. U. Krankheitsgefühl mit Übelkeit u. Erbrechen; **Diagn.:** **1.** (Symptom-)Anamnese, körperl. Untersuchung; **2.** Harnuntersuchung*; Teststreifen, Urinkultur (Goldstandard, Nachw. von $>10^5$ Erregern/ml bei Mittelstrahlurin bzw. >100 Erregern/ml bei suprapubischem Blasenpunktat), mikroskop. Untersuchung; **3.** Sonographie, evtl. Ausscheidungsurographie zum Nachw. von Obstruktion u. Restharnbildung; 4 Wo. nach H. Miktionszystourethrographie* zum Refluxausschluss; **Ther.:** Erhöhung der Trinkmenge u. Kurzzeittherapie (1–3 Tage) mit harnwegsspezif. Antibiotikum (z. B. Cotrimoxazol, Cephalosporin, Fluorchinolon) bei unkomplizierter unterer H.; bei fieberhaftem Verlauf u. fehlendem Therapieerfolg weitere Abklärung bzw. Langzeittherapie nach bakteriol. Austestung.

Hasen|scharte: s. Lippenspalte.

Haus|geburt: (engl.) *home birth*; im privaten häusl. Bereich durchgeführte Geburt*; **Häufigkeit:** in Deutschland ca. 1,7 % aller Geburten (inkl. Geburtshausgeburten); wegen eingeschränkter Überwachungsmöglichkeiten u. potentiell höherem Risiko für Mutter u. Kind umstritten; Alternative mit geringerem Risiko: ambulante Geburt mit kurzem (mind. 2 Std.) postpartalem Klinikaufenthalt.

Haut|lappen: (engl.) *skin flap*; syn. Hautplastik; Gewebeareal aus körpereigenem Haut- u. Unterhaut-

Harnuntersuchung Tab. 2
Klinische Bedeutung von Zellen und Zylindern im Harnsediment

Bestandteile	Referenzwert	Bewertung pathologischer Befunde
Zellen		
Erythrozyten	1–5 pro Gesichtsfeld bzw. <2 Mio./24 h (Addis-Count)	Hämaturie; evtl. auch Menstruationsblut
Leukozyten	1–5 pro Gesichtsfeld bzw. <4 Mio./24 h (Addis-Count)	Infektion oder Tumor der Harnwege
Zylinder		
hyaline Zylinder	<15 000/24 h (Addis-Count)	Proteinurie
Epithelzylinder	0	Nephropathie, abgeschilfertes Tubulusepithel
Wachszylinder	0	chronische Nephritis, selten
granulierte Zylinder	0	akute und chronische Nephritis
Fettzylinder	0	nephrotisches Syndrom, diabetische Glomerulosklerose
Erythrozytenzylinder	0	vaskuläre und parenchymatöse Nierenerkrankung
Leukozytenzylinder	0	interstitielle Nephritis

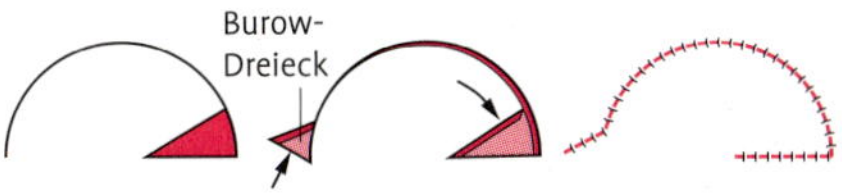

Hautlappen: Rotationslappen mit Burow-Dreieck zur Erleichterung der Rotation

gewebe zur Deckung eines tiefen Hautdefekts; im Gegensatz zum Hauttransplantat benötigen H. wegen ihrer Dicke ständige Blutversorgung, die zufällig als sog. Random-pattern Flap od. gezielt durch definiertes, das zu verschiebende Hautareal versorgendes, axiales Gefäß erfolgt; **Einteilung:** **1.** nach Art der Durchblutung: **a)** H. mit Zufallsgefäßmuster: Einhaltung eines best. Längen-Breiten-Verhältnis (2 : 1 bis 3 : 1); **b)** beim Arterienlappen: Länge kann Breite um ein Mehrfaches überschreiten; **2.** nach Operationstechnik: **a)** lokaler Verschiebelappen od. Nahlappen als Transpositions-Rotations- od. Dehnungslappen zur Deckung kleiner tiefer Defekte in Nähe der Entnahmestelle; Gefäßstiel bleibt erhalten, Hebungsdefekt wird im Allg. direkt verschlossen, u. U. mit Burow-Dreieck (s. Abb.); häufige Formen: Z-Plastik, W-Plastik, V-Y-Plastik; **b)** gestielter Fernlappen mit Entnahme an entfernt liegenden Körperteilen; Gefäßstiel bleibt erhalten u. wird erst durchtrennt, wenn Blutgefäße von der Empfängerstelle eingewachsen sind (nach ca. 3 Wo.); Deckung der Entnahmestelle durch Mobilisation u. direkte Naht der Wundränder, lokalen Verschiebelappen od. Spalthaut; Bez. für doppelt gestielte Hautlappen: Brücken-, Visier-, Rundstiellappen; **c)** regionaler H.: Entnahmestelle des gestielten H. in Nähe eines kleinen Defekts (z. B. der Hand); häufige Formen: gekreuzter Finger-, Thenar-, Flaggenlappen; **Sonderformen:** **1.** Insellappen: Hautinsel mit flexiblem Gefäß(nerven)stiel; durch Durchtrennen der Hautbrücke eines Arterienlappens gewonnen; große Reichweite; **2.** freier H. mit zentraler Arterie u. Venen; sofortiger Anschluss an die Blutversorgung durch mikrochir. Gefäßnähte nach Abtrennen von der Entnahme- u. Übertragung auf Empfängerstelle.

Haut|nabel: s. Nabelanomalie.

Haut|naht: s. Nahtmethoden.

Haut|plastik *f*: Hautlappen*.

HbF: Abk. für **f**etales **H**ämoglo**b**in*.

HC: Abk. für (engl.) ***h**ead **c**ircumference*; s. Fetometrie; Kopfumfang, kindlicher.

HCG: Abk. für (engl.) ***h**uman **c**horionic **g**onadotropine*, Proteohormon (M_r 37 000), das von Trophoblasten* gebildet u. pulsatil sezerniert wird (Maximum ca. 10. SSW); biol. Halbwertzeit 8 Std.; **Grundstruktur:** **1.** reguläres HCG (Synzytiotrophoblasten): Glykoprotein-Heterodimer aus nichtkovalent miteinander verbundenen unspezif. α-Untereinheit (ident. mit α-Untereinheit von FSH*, LH* u. TSH*) u. spezif. β-Untereinheit (Beta*-HCG); **2.** Formvarianten: z. B. nicked HCG (HCG mit gespaltener β-Untereinheit), hyperglykosiliertes HCG (Abk. ITA für invasives Trophoblastenantigen; von Zytotrophoblasten*), freies Beta-HCG (Anteil an Gesamt-HCG während Schwangerschaft im Serum <1 %, im Harn ≤40 %); **Wirkung:** **1.** Stimulation der Progesteronsekretion des Corpus* luteum in der Schwangerschaft bis diese von der Plazenta übernommen wird (sog. luteoplazentarer Shift); **2.** Hemmung der Prostaglandinsynthese im Endometrium; **3.** Stimulation der Leydig-Zwischenzellen des fetalen Hodens u. Regulation der Testosteronproduktion; **4.** Aktivierung der fetalen Nebennierenrinde; **5.** thyreotrop; **Bestimmung:** qualitative u. quantitative Immunoassays zum Nachweis u. zur Messung der Konz. von HCG (erfasste Formvarianten je nach verw. Antikörpern) in Harn od. Serum; **klin. Bedeutung: 1.** (diagn.) **a)** Schwangerschaft: Nachw. im Urin (Beta-HCG) durch Schnelltest (Teststreifen od. -stäbchen) ca. 14 Tage nach Konzeption, Nachw. u. quantitative Bestimmung im Serum ca. 7–9 Tage nach Konzeption (vgl. Schwangerschaftstest); Verdopplung der Werte alle 2–3 Tage bis zum Maximum von 200 000U/l in der 10. SSW; erhöhte HCG-Werte im Blut bei Mehrlingsschwangerschaft, Down*-Syndrom (Beta-HCG), evtl. verminderte Werte bei drohendem Abort, Extrauteringravidität*, drohender Frühgeburt, intrauterinem Fruchttod od. hypertensiver Schwangerschaftserkrankung*; **b)** als Tumormarker* (diagn. u. zur Therapiekontrolle) bei HCG-bildenden Tumoren, z. B. Trophoblasttumoren* u. germinative Hodentumoren; szintigraph. Darstellung HCG-bildenden Tumorgewebes mit markierten monoklonalen Antikörpern mögl.; **c)** s. HCG-Test; **2.** (therap.) i. R. der Kinderwunschbehandlung* der Frau; beim Mann bei hypogonadotropem Hypogonadismus*, Maldescensus* testis u. Sterilität*. Vgl. Gonadotropine; Plazentahormone.

HCG-Test *m*: Abk. für (engl.) ***h**uman **c**horionic **g**onadotropine*; syn. Leydigzell-Funktionstest; Verf. zur DD von primärem u. sekundärem Hypogonadismus* bzw. von Anorchie* u. Maldescensus* testis bei erniedrigter Androgenkonzentration im Blut sowie zur Beurteilung der Hodenfunktionsreserve bei der Testosteronbiosynthese u. zum Nachw. von Testisgewebe bei Intersexualität; **Prinzip:** Bestimmung der Testosteronkonzentration vor u. 48 u. 72 Std. nach i. m. Injektion von HCG zur Stimulation der Leydig-Zwischenzellen; physiol.: Anstieg der Testosteronkonzentration im Blut um das 1,5- bis 2,5-fache des Basalwerts; bei beidseitiger Anorchie* fehlender, bei Maldescensus* testis verminderter u. bei sekundärem Hypogonadismus normaler Testosteronanstieg. Vgl. Leydigzell-Insuffizienz.

HCS: Abk. für **h**umanes **C**horion**s**omatotropin; s. HPL.

HCT: Abk. für **h**umanes **C**horion**t**hyreotropin; plazentares Proteohormon (Glykoprotein) mit thyreotroper Wirkung u. noch unklarer physiol. Bedeutung (evtl. Förderung der embryonalen Entw. der Schilddrüse*).

Hebamme: (engl.) *midwife*; nichtärztliche Geburtshelferin; staatl. anerkannter Gesundheitsfachberuf, der über gesetzl. geregelte Vorbehaltsaufgaben verfügt; **Aufgabe:** u. a. Schwangerenvorsorge*, Geburtshilfe, Nachsorge von Wöchnerin u. Neugeborenem; s. Hebammenhilfe; nach Hebammengesetz (Abk. HebG) ist der Arzt zur Hinzuziehung einer H. bei der Entbindung verpflichtet (§ 4 Absatz 1 Satz 2 HebG); die zu leistende Geburtshilfe umfasst Überwachung des normalen Geburtsvorgangs von Beginn der Wehen an u. Hilfe bei der Geburt*; bei Regelwidrigkeiten muss ein Arzt zur Geburtsleitung hinzugezogen werden; **Ausbildung:** 3-jährig an Berufsfachschulen; geregelt im „Gesetz über den Beruf der Hebamme u. des Entbindungspflegers" (Hebammengesetz, Abk. HebG) sowie durch die Ausbildungs- u. Prüfungsordnung für H. u. Entbindungspfleger (Abk. HebAPrV); Berufsausbildung u. Prüfung, Zulassung u. Ausübung geregelt nach Bundes-, z. T. auch nach Landesrecht durch sog. Hebammendienstordnungen. Bez. für männl. nichtärztliche Geburtshelfer: Entbindungspfleger.

Hebammen|hilfe: (engl.) *midwifery benefit*; Leistungen durch Hebamme* bzw. Entbindungspfleger i. R. der Mutterschaftshilfe* (§§ 195, 196 RVO); umfasst Schwangerenvorsorge*, Betreuung bei Schwangerschaftsbeschwerden, Geburtsvorbereitung u. -hilfe, Überwachung des Wochenbettverlaufs, Nachsorge von Wöchnerin u. Neugeborenem, einschließl. Beratung (u. a. zur Säuglingspflege u. -ernährung); meist (nach Hebammen-Vergütungsvereinbarung zum Vertrag nach § 134 a SGB V) beschränkt auf 10 Tage post partum, selten Anspruch auf H. bis zum Ende der 8. Woche u. (nach ärztl. Verordnung) darüber hinaus.

Heerfordt-Syn|drom (Christian F. H., Ophth., Kopenhagen, 1871–1953) *n*: (engl.) *Heerfordt's disease*; syn. Febris uveoparotidea; chron. Entz. der Parotis u. der Tränendrüse mit Iridozyklitis, evtl. Hirnnervenausfälle (insbes. N. facialis u. N. oculomotorius) bei länger anhaltenden subfebrilen Temperaturen; fakultativ Entz. der Mamma u. der Gonaden; Manifestationsform der Sarkoidose.

Hegar-Stift (Alfred H., Gyn., Freiburg, 1830–1914): (engl.) *Hegar's dilator*; leicht gekrümmter Stift aus Metall mit konischer Spitze u. unterschiedl. Durchmessern zur schrittweisen Aufdehnung des Gebärmutterkanals, der Harnröhre u. von Analstenosen od. zur Prüfung von Klappendurchmessern bei Herzoperationen; vgl. Bougierung; Laminariastift.

Hegar-Zeichen (Alfred H., Gyn., Freiburg, 1830–1914): (engl.) *Hegar's sign*; bei Betastung der Cervix* uteri feststellbares (unsicheres) Schwangerschaftszeichen*: besonders weicher u. leicht zusammendrückbarer Isthmusbereich im 2.–3. Monat.

HeLa-Zellen (lat. cella Kammer, Raum, Speisekammer): (engl.) *HeLa cells*; Zellen von einem bes. stark wachsenden Zervixkarzinom*, die zu experimentellen Zwecken in vitro weiter gezüchtet werden; **Verw.:** Prüfung von Zytostatika* u. Stoffwechseluntersuchungen von Karzinomgewebe sowie Virusdiagnostik.

Hellin-Regel (Dionizy H., Pathol., Warschau, 1867–1935): (engl.) *Hellin's rule*; Regel zur natürl. Häufigkeit von Mehrlingsgeburten (ohne Beachtung der Häufigkeitserhöhung durch Verf. der Reproduktionsmedizin); s. Tab.; vgl. Mehrlinge.

Hellin-Regel
Häufigkeit von Mehrlingsgeburten

Mehrlinge	Häufigkeit		
Zwillinge	1:85	=	1,18 %
Drillinge	$1:85^2$	=	0,013 %
Vierlinge	$1:85^3$	=	1:614 125
Fünflinge	$1:85^4$	=	1:52 200 625

HELLP-Syn|drom *n*: (engl.) *HELLP syndrome*; seltene, schwere Komplikation der Präeklampsie (s. Schwangerschaftserkrankung, hypertensive) mit Hämolyse (engl. **h**emolysis), pathol. erhöhten Transaminasen- u. Bilirubinwerten (engl. **e**levated **l**iver enzymes) u. niedrigen Thrombozytenzahlen (engl. **l**ow **p**latelet counts); **Path.:** Endothelzellschädigung mit Vasokonstriktion u. Aktivierung der intravasalen Gerinnung unter Bildung von Mikrothromben sowie hypox. Leberzellschädigung; **Klin.:** Oberbauchbeschwerden, Druckschmerz im re. Oberbauch, art. Hypertonie (fehlt bei 15 %), Proteinurie, Ödeme*; **Ther.:** in Abhängigkeit von Situation u. Schweregrad abwartendes Management (zum Zeitgewinn u. Lungenreifeinduktion*) od. sofortige Entbindung; **Progn.:** mütterl. Mortalität ca. 1 %, perinatale kindl. Mortalität <15 %; **DD:** thrombot.-thrombozytopenische Purpura, hämolyt.-urämisches Syndrom, akute Schwangerschaftsfettleber; auch Gastroenteritis, Pyelonephritis*, Appendizitis, Glomerulonephritis, Cholezystitis, Ulcus ventriculi, Hepatitis.

Hemi|korpor|ek|tomie *f*: (engl.) *hemicorporectomy*; Entfernung der gesamten unteren Körperhälfte (Amputation der Beine inkl. Beckenknochen, Exenteration* des Beckens mit Anlage eines Enterostomas u. einer Blasen- od. beidseitigen Harnleiterfistel); **Anw.:** sehr selten; z. B. weit fortgeschrittener lokaler maligner Tumor, schwerstes Trauma od. schwerster Dekubitus bei Paraplegie (bei Fehlen anderer Therapieoptionen).

Hemi|vulv|ek|tomie *f*: s. Vulvektomie.

hemi|zygot: (engl.) *hemizygous*; Bez. für einzelnes Gen, das nicht in Form eines Allelpaars auftritt; **Vork.:** z. B. **1.** alle X-chromosomalen Gene beim Mann (besitzt nur 1 X-Chromosom); **2.** nach Deletion* in einem von 2 homologen Chromosomen (autosomale Genorte od. bei Frauen Deletion auf einem der beiden X-Chromosomen). Vgl. homozygot.

Hemm|hof|test *m*: s. Antibiogramm.

Hemmungs|fehl|bildung: (engl.) *reduction malformation*; Sammelbez. für Fehlbildungen*, die auf vorzeitigem Stillstand der normalen Entw. eines Organs u. ausbleibender Verschmelzung von Organanlagen während der Embryonalentwicklung beruhen; z. B. Spina* bifida, Lippen-Kiefer-Gaumenspalte.

Heparin (INN) *n*: (engl.) *heparin*; Glucosamin-N-sulfat-, Glucosamin-O-sulfat-, Glucuronsäure-O-sulfat-mucopolysaccharid; gerinnungshemmendes Polymer aus D-Glukuronsäure u. D-Glukosamin, das pro Struktureinheit mehrere Moleküle Schwefelsäure enthält; physiol. Vork. in Granula basophiler Granulozyten v. a. in Lunge, Darm, Thymus u. Milz; **Wirkung:** u. a. **1.** (insbes. unfraktioniertes H., s. unter Einteilung) Hemmung der Wirkung von Thrombin auf Fibrinogen (Antithrombin) durch Bindung an Antithrombin III (indirekte Thrombin-Hemmung; vgl. Thrombin-Inhibitoren); **2.** partiell inhibierende Wirkung auf die Faktoren XII, Xa (insbes. niedermolekulares H., s. unter Einteilung), IXa u. VIIa der Blutgerinnung; **3.** partielle Hemmung des Prothrombinaktivators (über hemmende Wirkung auf Faktor X insbes. durch niedermolekulares H.) u. dadurch bedingt der Umwandlung von Prothrombin in Thrombin; **4.** Aktivierung der Lipoproteinlipase (PHLA-aktivierende Wirkung im Blutplasma); **Anw.:** parenteral (vgl. Heparinisierung); top.; **Ind.:** **1.** parenteral als Antikoagulans (Therapiekontrolle durch Thrombinzeit, aPTT, Hep-Test, Anti-Faktor-Xa-Aktivitätstest); **a)** primäre Thromboseprophylaxe* bzw. Embolieprophylaxe; **b)** i. R. der Ther. von Phlebothrombose, Lungenembolie, Akutem Koronarsyndrom, ischämischem Schlaganfall mit erhöhtem Rezidivrisiko (Emboliequelle meist Vorhofthrombus); **c)** i. R. von PCI u. a. gefäßchir. Eingriff; Hämodialyse, Hämofiltration, Herz-Lungen-Maschine; **d)** Bridging; **2.** top. nach stumpfem Trauma; **Einteilung:** (parenteral) **1.** Standardheparin (unfraktioniertes, hochmolekulares H., Abk. UFH); M_r 3000–30 000 (mittleres M_r ca. 15 000); Gewinnung aus Schweinedarmmucosa; Anw. s. c. od. i. v. bzw. labormed. zur Ungerinnbarmachung von Blutproben (Antikoagulans in vitro); **2.** niedermolekulares (fraktioniertes) H. (Abk. NMH; Kurzbez. LMW-Heparin für engl. low molecular weight heparin); mittleres M_r <8000 (3500–6800; Certoparin, Enoxaparin, Reviparin, Nadroparin, Dalteparin, Tinzaparin); Anw. i. d. R. s. c.; geringere Blutungsgefahr, geringere Inzidenz heparininduzierter Thrombozytopenie* Typ II, höhere biol. Verfügbarkeit u. längere Wirkungsdauer (tägl. Einmalgabe mögl.) als Standardheparin; **Kontraind.:** u. a. erhöhtes Blutungsrisiko, (anamnest.) heparininduzierte Thrombozytopenie*; **Wechselwirkung:** Wirkungsverstärkung z. B. durch nichtsteroidale Antiphlogistika, Wirkungsabschwächung z. B. durch Tetracyclin od. Nitroglycerol; **UAW:** (parenteral) heparininduzierte Thrombozytopenie*, Allergie, Blutung, Anstieg der Transaminasen, Alopecia medicamentosa, Osteoporose*; **Antidot** v. a. für Standardheparin: Protaminhydrochlorid.

Heparinisierung: **1.** (engl.) *heparinisation*; klin. Bez. für parenterale Applikation von Heparin* als Antikoagulans; **Formen:** **a)** Low-dose-Heparinisierung: s. c. Injektion von Heparin* in niedriger Dosierung zur Thromboseprophylaxe* od. Embolieprophylaxe, insbes. perioperativ od. bei Immobilisierung; **b)** Vollheparinisierung: H. in therap. Dosierung (höher als bei Low-dose-Heparinisierung; i. v. od. s. c.) entspr. Ziel-aPTT (in Abhängigkeit von der Ind., meist Verdopplung der physiol. aPTT); **2.** (labormed.) innere Beschichtung von Blutprobengefäßen mit Heparin zur Vermeidung einer Blutgerinnung; vgl. Antikoagulanzien in vitro.

Hepato|pathia gravidarum *f*: s. Icterus gravidarum.

HER2: Abk. für (engl.) ***h**uman **e**pidermal growth factor **r**eceptor **2***; syn. ERBB2 (erbB2); 185 kD-Glykoprotein mit Tyrosinkinase-Aktivität (s. Tyrosinkinase-Rezeptor); zelluläres Onkogen* (Tab. dort) mit Genlocus 17q21.1; **klin. Bedeutung:** Überexpression bzw. Mutation u. a. bei Mammakarzinom*, Ovarialkarzinom, Glioblastom; Zielstruktur für Ther. mit monoklonalen Antikörpern (Trastuzumab*, Lapatinip*). Vgl. EGFR.

Heredität (lat. hereditas Erbschaft) *f*: (engl.) *heredity*; syn. Erblichkeit; Grad der Weitergabe von (Merkmals- od. Krankheits-)Anlagen an die nächste Generation; s. Krankheiten, genetische; Beratung, genetische.

Herm|aphroditismus (gr. ἑρμαφρόδιτος Zwitter, mythologischer Sohn des Hermes u. der Aphrodite) *m*: (engl.) *hermaphroditism*; Zwitterbildung; veraltete Bez. für das Auftreten von Anomalien des gonadalen od. genitalen Geschlechts* (Intersexualität*) bei eindeutig männlichem od. weiblichem chromosomalem Geschlecht od. (äußerst selten) chromosomalen Mosaikbildungen; vgl. Differenzierungsstörung, sexuelle.

Herpes genitalis *m*: s. Herpes simplex.

Herpes gestationis *m*: Pemphigoid* gestationis.

Herpes menstrualis *m*: s. Herpes simplex.

Herpes|sepsis des Neugeborenen (gr. σῆψις Fäulnis) *f*: (engl.) *herpes sepsis of the newborn*; Neugeborenensepsis* durch Infektion mit Herpes*-simplex-Virus (Abk. HSV); schwere Verlaufsform eines Herpes* simplex; **Ätiol.:** Primärinfektion nach Virusübertragung auf das Neugeborene durch mit Herpes*-simplex-Virus (HSV-1 od. HSV-2) im Genitalbereich infizierte Mutter (Herpes neonatorum) od. (bei Seronegativität der Mutter) durch mit Herpes-simplex-Virus infizierte (meist Herpes labialis) Verwandte od. med. Personal; **Sympt.:** initial Übererregbarkeit, Zyanose*, Aphthe, Konjunktivitis, Fieber, oft Ikterus, epilept. Anfall, Apnoe, evtl. generalisierte Bläscheneruption; sept. Krankheitsbild; häufig tödl. Verlauf; **Ther.:** bereits im Verdachtsfall i. v. Aciclovir* (hochdosiert); **Proph.:** **1.** Schnittentbindung* bei klin. aktiver genitaler Herpes-simplex-Virus-Infektion am Geburtstermin; bei Erstmanifestation eines genitalen Herpes simplex der Mutter während der Schwangerschaft od. rekurrierendem Herpes genitalis Untersuchung auf Herpes-simplex-Virus-Infektion beim Kind nach der Geburt; **2.** möglichst kein Neugeborenenkontakt zu Personen mit Herpes simplex (ggf. entspr. Hygienemaßnahmen, v. a. hygien. Händedesinfektion).

Herpes simplex *m*: (engl.) *herpes simplex*; pantrope, fakultativ neurotrope Viruserkrankung durch Primärinfektion mit Herpes*-simplex-Virus (Abk. HSV) od. durch Reaktivierung von in Ganglien persistierenden Viren; **Übertragung: 1.** Schmier- u. Tröpfcheninfektion aus Herpesläsionen; Erstinfektion meist im Kleinkindesalter; **2.** Perinatalinfektion* (aszendierend) od. pränatal diaplazentar (vgl. TORCH-Komplex); **Inkub.:** Primärinfektion 2–7 Tage; **Lok.:** meist Lippen (Herpes labialis, i. d. R. HSV-1) od. Vulva bzw. Penis (Herpes genitalis, i. d. R. HSV-2), auch im Gesicht (v. a. Naseneingang), an Wangen, Ohrläppchen, Augenlidern, Conjunctiva, Hornhaut (H. s. cornea), an den Glutäen (H. s. glutealis); bei Kleinkindern auch an Fingern (v. a. Nagelfalz); **Klin.:** Juckreiz u. Spannungsgefühl, dann gruppierte Bläschen auf gerötetem Grund, die zu Krusten eintrocknen u. nach 8–10 Tagen narbenlos abheilen (s. Abb.); häufig geringe Schwellung u. Dolenz regionaler Lymphknoten; nur bei 1 % aller Infektionen (v. a. bei Kindern) klinisch apparenter Verlauf, meist als Gingivostomatitis herpetica, seltener als Vulvovaginitis* herpetica, Herpes corneae; schwere Verlaufsformen mit z. T. hoher Mortalität: Herpessepsis* des Neugeborenen, Ekzema herpeticatum u. Herpes-simplex-Enzephalitis; Rezidive (H. s. recidivans) z. T. in regelmäßigen Abständen, häufig auch am gleichen Ort (H. s. recidivans in loco) durch Irritation latent infizierter Neuronen nach fiebrigem Infekt (Herpes febrilis mit sog. Fieberbläschen), Sonnenlichtexposition (Herpes solaris), Menstruation (Herpes menstrualis), Trauma (Herpes traumaticus), Magen-Darm-Störungen, auch durch Immunsuppression, hormonale od. psych. Faktoren; bei diaplazentarer Infektion ggf. Frühabort od. Fetopathie (v. a. mit Beteiligung von Haut, Augen, ZNS; vgl. Varizellen); **Diagn.:** klinisch, Virusnachweis; **Ther.:** symptomatisch; Virostatika (Aciclovir*) insbes. bei Rezidivneigung bereits im Frühstadium.

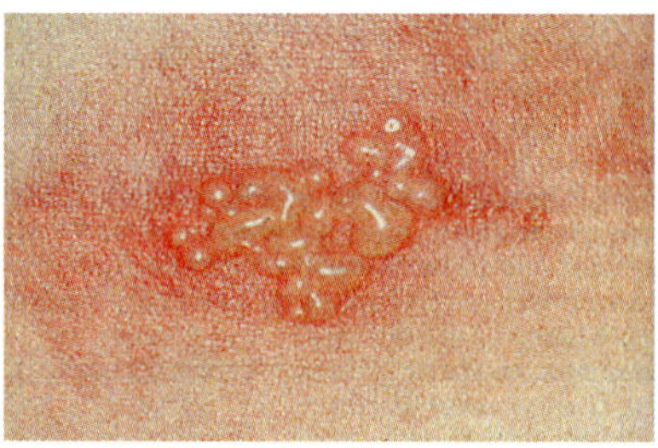

Herpes simplex [1]

Herpes-simplex-Virus (lat. virus Schleim, Gift) *n*: (engl.) *herpes simplex virus*; Abk. HSV; DNA-Virus aus der Alphasubfamilie der Herpesviridae; **Typen:** HSV-1 (sog. oraler Stamm), HSV-2 (sog. genitaler Stamm); ihre Zuordnung zu den jeweils typ. klinischen Lok. ist nicht obligat. **Vork.:** weltweit; in Speichel, Urin u. Stuhl; **klin. Bedeutung:** Infektion durch Mikroläsionen in Haut u. Schleimhaut (Urogenitaltrakt, Mund u. Magen-Darm-Trakt, Konjunktiven); Erstinfektion meist bis zum 5. Lj., verläuft in 99 % der Fälle inapparent; 85 % der jungen u. über 90 % der älteren Erwachsenen sind seropositiv. HSV penetriert als Nukleokapsid in die Nervenendigungen u. gelangt mit dem axonalen Strom in die zugehörigen Ganglien. Nach 1–2 Tagen beginnt die aktive produktive Infektion, die am 4. Tag ihren Höhepunkt erreicht u. ab dem 6. Tag (wahrscheinl. durch die zelluläre Abwehr) auf ein Minimum begrenzt wird. Sympt. treten erst ab dem 6. Tag nach Infektion auf, Virusausscheidung hält bis zum 10. Tag an. Es schließt sich eine obligat lebenslang latent persistierende Infektion mit Möglichkeit der Reaktivierung an. Diese hängt ab v. a. von einer Irritation latent infizierter Neurone (durch Fieber, Traumen, Strahlung), aber auch von der Abwehrlage des Organismus u. kann asymptomatisch od. symptomatisch als Rezidiv unterschiedl. Schweregrades verlaufen. Bei der Geburt auf das Neugeborene übertragene Herpes*-simplex-Viren können zu schweren, generalisierten u. häufig tödl. Erkrankungen (Herpes neonatorum) führen (vgl. Herpessepsis des Neugeborenen). **Onkogenität:** HSV können Zellen in Tieren u. Zellkulturen neoplast. transformieren; diskutiert wird ein Zus. von HSV-2 u. der Genese von Zervixkarzinomen; im Vergleich zum humanen Papillomavirus (Typ 16 u. 18) von untergeordneter Bedeutung. **Nachw.:** Virusisolierung, PCR, Immunfluoreszenztest, ELISA.

Herz|aktion, kindliche *f*: (engl.) *fetal cardiac activity*; (gebh.) Herztätigkeit des Embryos bzw. Fetus; **Nachw.: 1.** mit Ultraschalldiagnostik* ab 5.–7. SSW vaginal bzw. ab 7.–8. SSW abdominal (sicheres Schwangerschaftszeichen*); **2.** auskultator.: s. Herztöne, kindliche. Vgl. Echokardiographie, fetale.

Herz|fehler, angeborener: (engl.) *congenital heart defect*; syn. konnatale Angiokardiopathie, Vitium cordis congenitum; angeb. Fehlbildung des Herzens bzw. des zentralen Gefäßsystems; **Häufigkeit:**

häufigste neonatale Fehlbildung

Prävalenz (ohne Berücksichtigung der häufigen bikuspidalen Aortenklappe u. des Mitralklappenprolapssyndroms) ca. 10 auf 1000 Lebendgeborene, in Deutschland nach PAN-Studie (7245 zwischen 1.7.2006 u. 30.6.2007 in Deutschland lebend geborene Neugeborene mit a. H.; Abk. PAN für Prävalenz angeborener Herzfehler bei Neugeborenen) 1,08 % mit Assoziation zu Frühgeburtlichkeit, niedrigem Geburtsgewicht u. Mehrlingsgeburt; **Vork.:** in einem Drittel der Fälle in Komb. mit Fehlbildung anderer Organsysteme (v. a. des Urogenitaltrakts), häufig bei Chromosomenaberration*; **Ätiol.:** meist multifaktoriell, Komb. von genet. u. Umweltfaktoren bzw. exogenen Noxen; **Einteilung:** (s. Tab.) anat. u. pathophysiol. nach Hämodynamik (Shunt, Zyanose*), z. B. in azyanot. a. H. ohne Shunt (valvuläre Pulmonalstenose u. a.), primär azyanot. a. H. mit (Links-Rechts-)Shunt u. vermehrter Lungenperfusion (isolierter Ventrikelseptumdefekt u. a.) sowie zyanot. a. H. mit (Rechts-Links-)Shunt (Fallot-Tetralogie u. a.); **Kompl.:** in Abhängigkeit von Pathophysiol. (Hämodynamik); Herzinsuffizienz, Herzrhythmusstörung, Endokarditis u. a.; **Diagn.: 1.** Hinweis durch Anamnese, körperl. Untersuchung ein-

Herzfehler, angeborener
Pathophysiologische Einteilung nach Hämodynamik

angeborener Herzfehler	Prävalenz[1]
azyanotischer Herzfehler ohne Shunt mit Behinderung des Blutkreislaufs	
valvuläre Pulmonalstenose	ca. 7 %
Aortenisthmusstenose	ca. 7 %
valvuläre Aortenstenose	ca. 4 %
Aortenbogenanomalie	ca. 1 %
primär azyanotischer Herzfehler mit überwiegendem arteriovenösem (Links-Rechts-)Shunt und vermehrter Lungenperfusion	
Ventrikelseptumdefekt (isoliert)	ca. 31 %
Vorhofseptumdefekt	ca. 7 %
persistierender Ductus arteriosus	ca. 7 %
atrioventrikulärer Septumdefekt	ca. 5 %
aortopulmonales Fenster	ca. 1 %
zyanotischer Herzfehler mit überwiegendem venoarteriellem (Rechts-Links-)Shunt	
Fallot-Tetralogie	ca. 6 %
Transposition der großen Arterien	ca. 5 %
hypoplastisches Linksherzsyndrom	ca. 4 %
Pulmonalatresie (ohne VSD)	ca. 2,5 %
Trikuspidalatresie	ca. 2 %
Double-outlet-right-Ventrikel	ca. 1,5 %
singulärer Ventrikel	ca. 1,5 %
Truncus arteriosus communis	ca. 1 %
totale Lungenvenenfehlmündung	ca. 1 %

[1] PAN-Studie (Abk. PAN für Prävalenz angeborener Herzfehler bei Neugeborenen): isoliert meist VSD (alle Formen ca. 53 %), gefolgt von Vorhofseptumdefekt (ASD II ca. 18 %), valvulärer Pulmonalstenose (ca. 7 %) und persistierendem Ductus arteriosus (ca. 5 %)

schließl. Herzauskultation, Blutdruckmessung, EKG, Pulsoxymetrie*, ggf. Röntgen-Thorax-Aufnahme, Spiroergometrie; **2.** Nachweis durch Echokardiographie (pränatal: fetale Echokardiographie*), Kardio-MRT, ggf. Kardio-CT, evtl. Herzkatheterisierung; **Ther.:** interventionell od. operativ (Korrektur- od. Palliativoperation); Endokarditisprophylaxe mit Antibiotika (Ind.: s. Endokarditis) unabhängig von Schweregrad des a. H. Vgl. Vorhofseptumdefekt; Ventrikelseptumdefekt; Pulmonalstenose; Ductus arteriosus, persistierender; Fallot-Tetralogie; Herzklappenfehler.

Herz|frequenz|registrierung, in|stantane (lat. frequentia Häufigkeit): (engl.) *instantaneous heart rate recording*; Form der apparativen Herzfrequenzregistrierung des Fetus; Ermittlung der Herzfrequenz aus Abstand von 2 Herzaktionen (ein Herzzyklus) aus dem fetalen EKG* (sog. Schlag-zu-Schlag-Methode).

Herz|töne, kindliche: (engl.) *fetal heart sounds*; ab 6.–7. Monat mit dem Stethoskop auskultierbare kindliche Herzaktionen*. Vgl. Basalfrequenz.

Hetero-: Wortteil mit der Bedeutung anders beschaffen, verschieden, entgegengesetzt; von gr. ἕτερος.

Hetero|chromatin *n*: (engl.) *heterochromatin*; Chromatin*, das gegenüber Euchromatin* stärker kondensiert u. besser färbbar ist; konstitutives H.: z. B. Zentromer; fakultatives H.: sog. Geschlechtschromatin*; Unterschiede besonders deutl. in versch. Phasen der Mitose* (Zentromerregion, Satelliten).

Hetero|chromo|somen *n pl*: Gonosomen*.

hetero|gametisch: (engl.) *heterogametic*; Bez. für das Geschlecht, das 2 versch. Gonosomen* hat; beim Menschen wie bei meisten Wirbeltieren das männl., bei den Vögeln das weibl. Geschlecht. Vgl. homogametisch.

Hetero|genie *f*: (engl.) *heterogeneity*; syn. Genokopie; Entstehung gleichartiger od. nicht sicher unterscheidbarer erbl. Merkmale (ident. Phänotyp) durch versch., nicht allele Gene; **klin. Bedeutung:** durch Mutation unterschiedl. Gene Entstehung derselben Erkr. möglich, z. B. Taubstummheit, Retinopathia pigmentosa, Ichthyosis* congenita od. hereditäre Elliptozytose. Vgl. Phänokopie.

Hetero|sexualität *f*: (engl.) *heterosexuality*; Bez. für sexuelle Orientierung* auf u. sexuelle Aktivität mit Partnerinnen od. Partnern des jeweils anderen Geschlechts; häufigste Form des Sexualverhaltens*. Vgl. Bisexualität; Homosexualität.

Hetero|somen *n*: Gonosomen*.

hetero|zygot: (engl.) *heterozygous*; mischerbig; Bez. für Individuen, bei denen derselbe Genlocus auf homologen Chromosomen durch 2 verschiedene Allele besetzt ist; Ausprägung der Merkmale erfolgt je nach Vererbungsmodus (dominant, rezessiv, kodominant, dominant mit unvollständiger Penetranz) unterschiedlich. Vgl. homozygot.

Heul|tag: s. Dysphorie, postpartale.

Heuser-Membran (Chester H., amerikan. Embryol., geb. 1885) *f*: s. Zytotrophoblast.

Hexa|de|cyl|phospho|cholin *n*: Miltefosin*.

Hexen|milch: s. Lac neonatorum.

HHL: **1.** (gebh.) Abk. für **H**inter**h**aupt**l**age*; **2.** (anat.) Abk. für **H**ypophysen**h**inter**l**appen; s. Hypophyse.

HHT: Abk. für **H**ämagglutination*-**H**emm**t**est.

Hidr|adenom *n*: (engl.) *hidradenoma*; benignes Adenom* der Schweißdrüsen mit Vermehrung der sekretor. Drüsenendstücke mit bis 2 cm großen Papeln ohne bevorzugte Lok.; vgl. Syringom.

HIFUS: Abk. für (engl.) ***h****igh* ***i****ntensity* ***f****ocused* ***u****ltra****s****ound*; s. Myoma uteri.

high risk families (engl. high risk hohes Risiko; family Familie): genet. Risikofamilien*.

Hilum ovarii *n*: (engl.) *hilum of the ovarium*; Ovarialhilus; am Margo mesovaricus gelegene Vertiefung an der Oberfläche des Ovars; Ein- u. Austrittsstelle der im Mesovarium an das Ovar herangeführten Gefäße u. Nerven; Übergang des modifizierten Peritonealepithels (überzieht als sog. Keimepithel das intraperitoneal gelegene Ovar) in das Mesovarium, an dem das Ovar beweglich aufgehängt ist.

Hilus|zellen (lat. cella Kammer, Raum, Speisekammer) *f pl*: (engl.) *hilar cells*; im Hilum ovarii vorkommende Zellnester von der Struktur der Leydig-Zwischenzellen mit schaumigem, bräunl., z. T. lipofuszinpigmenthaltigem Zytoplasma u. vereinzelt Reinke*-Kristallen; **klin. Bedeutung:** Entw. zu umschriebenen Hyperplasien od. Hiluszelltumor* möglich.

Hilus|zell|tumor (lat. cella Kammer, Raum, Speisekammer) *m*: (engl.) *hilum-cell tumor*; veraltete Bez. für einen seltenen, benigner, androgenproduzierender Tumor aus ovariellen Hiluszellen*; Zytoplasma enthält hyaline Partikel (Reinke*-Kristalle); **Vork.:** v. a. in der Perimenopause; vgl. Ovarialtumoren; Androblastom.

Hinter|damm|griff: (engl.) *Ritgen's maneuvre*; syn. Ritgen-Handgriff; (gebh.) Handgriff zur Beschleunigung des Kopfaustritts durch Druck auf den durchschneidenden Kopf zwischen Anus u. Steißbeinspitze (s. Abb.); **Ind.:** z. B. pathologisches CTG, Geburtsstillstand.

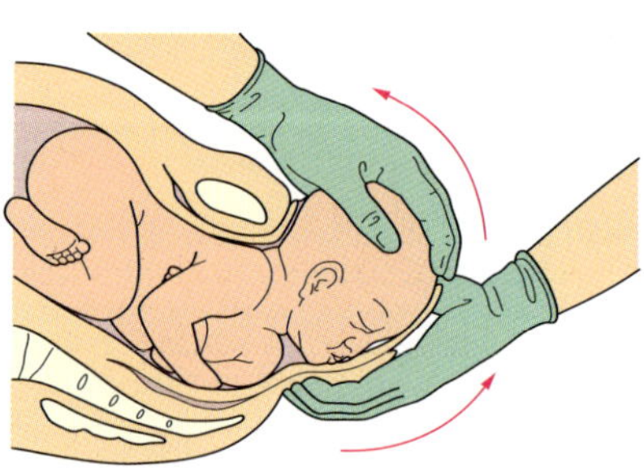

Hinterdammgriff

Hinter|haupt|lage: (engl.) *occiput presentation*; Abk. HHL; Schädellage*, bei der der Kopf des Kindes tief gebeugt ist, so dass das Hinterhaupt die Führung übernimmt (Leitstelle: kleine Fontanelle); **Formen: 1.** (meist) vordere HHL: Hinterhaupt liegt vorn, regelrechte Geburtslage; **2.** hintere HHL: Hinterhaupt ist nach hinten gerichtet, Einstellungsanomalie*. Vgl. Kindslage (Abb. 2 dort).

Hinter|scheitel|bein|einstellung: s. Asynklitismus.

Hirn|schaden, früh|kindlicher: (engl.) *infantile brain damage*; Sammelbez. für ätiol. u. pathol.-anat. unterschiedliche org. Schädigungen des ZNS, die zwischen 6. Schwangerschaftsmonat u. 3.–6. Lj. auftreten; **Urs.:** z. B. perinatale Hypoxie (häufigste Urs.) od. Hypoxie in utero, Infektion, Hirnblutung, Trauma, Fetopathie; **Klin.:** nach Ausmaß u. Lok. der Hirnschädigung unterschiedl. stark ausgeprägte Sympt., z. B. ADHS, Verhaltensstörungen, frühkindl. exogenes Psychosyndrom, psychomotor. Retardierung, Intelligenzstörung, evtl. infantile Zerebralparese* od. Epilepsie. Vgl. Risikoschwangerschaft.

Hirsutismus (lat. hirsutus stachelig) *m*: (engl.) *hirsutism*; verstärkte, dem männl. Behaarungstyp entspr. Pubes-, Körper- u. Gesichtsbehaarung bei Frauen durch androgeninduzierte Umwandlung des Vellushaars in Terminalhaar; **Ätiol.: 1.** symptomatisch inf. vermehrter Androgenbildung in den Nebennierenrinden (bei Tumoren od. Hyperplasie) od. Ovarien (Stein-Leventhal-Syndrom; s. Ovarialsyndrom, polyzystisches); pharmak. bedingt, z. B. durch Androgene*, Glukokortikoide*, ACTH, Acetazolamid, Diazoxid, Minoxidil, Phenytoin, Spironolacton*; **2.** ethnisch, familiär od. idiopathisch inf. gesteigerter Empfindlichkeit der Haarfollikel gegenüber androgenen Reizen od. verstärkter Umwandlung von Testosteron in das wirksame Dihydrotestosteron im Bereich der Haarwurzeln; **Einteilung:** nach Ausbreitung u. Schweregrad; s. Tab. u. Abb.; **Diagn.:** je nach Urs.; v. a. Ausschluss eines hormonbildenden ovariellen od. adrenalen Tumors; **Ther.:** je nach Urs.; Hormontherapie mit Östrogenen* u. Antiandrogenen*; kosmet. Maßnahmen (z. B. Epilation). Vgl. Hypertrichose; Virilisierung.

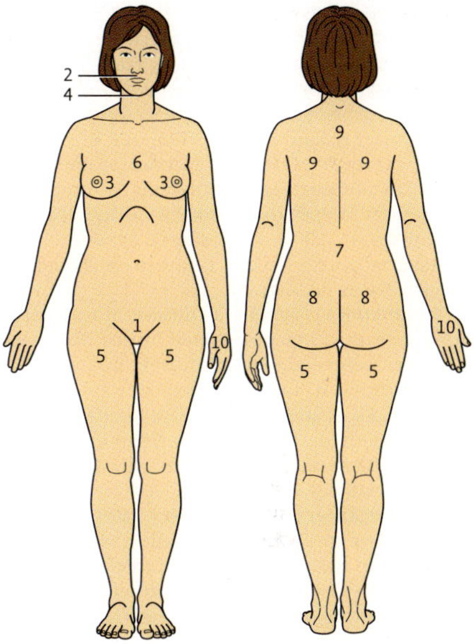

Hirsutismus: Einteilung nach Ausbreitung u. Lokalisation (nach Baron); Grad I: Lokalisierung 1, 2 u. 3; Grad II: Lokalisationen 1–5; Grad III: Lokalisationen 1–10 [22]

Hist-: auch Histio-, Histo-; Wortteil mit der Bedeutung Gewebe; von gr. ἱστός.

Hitze|wallungen: s. Klimakterium.

HIV: Abk. für (engl.) ***h****uman* ***i****mmunodeficiency* ***v****irus;* vom International Committee of Taxonomy of Viruses 1986 empfohlene einheitliche Bez. für das zuvor als HTLV-III bzw. LAV-I (heute HIV-1) bezeichnete, seit 1983 bekannte Retrovirus (Fam. Retroviridae, Genus Lentivirus), das HIV*-Erkrankung u. AIDS* verursacht; **Einteilung: 1.** HIV-1 mit den Subtypen A–I u. den Subtypen HIV-00

Hirsutismus
Schweregrade

Schweregrad	Gesicht Oberlippe, Kinn, Wange	Gesamtbezirk des Bartwuchses	Brust	Schulter, Hüfte, Glutealregion, Handrücken	Behaarung Linea terminalis
I	dünne pigmentierte Haare	inkomplett	einzelne perimamilläre Haare	keine Haare	sehr wenig oder keine Haare
II	mittelstarke pigmentierte Haare	inkomplett	dünner Haarsaum perimamillär	einzelne Haare	mäßiges Haarwachstum
III	dickere pigmentierte Haare	komplett	dicker Haarkranz perimamillär	multiple pigmentierte Haare	starkes Haarwachstum

(„outlier“) u. HIV-N („new“); **2.** HIV-2 (Schwerpunkt des Vork. in Westafrika); direkter od. indirekter Nachweis ist meldepflichtig nach § 7 IfSG.

HIV-Embryo|pathie *f*: (engl.) *HIV embryopathy*; in Zus. mit früher diaplazentarer HIV-Infektion beobachtetes Fehlbildungssyndrom mit intrauteriner Wachstumsretardierung, Mikrozephalie u. fazialer Dysmorphie (Hypertelorismus*, prominente Stirn, nach lateral ansteigende Lidachsen, flache Nasenwurzel); als eigenständiges Syndrom umstritten, möglicherweise z. B. durch mütterlichen Drogenabusus bedingt.

HIV-Erkrankung: (engl.) *HIV disease*; durch HIV* ausgelöste Erkr., charakterisiert durch einen im Verlauf zunehmenden Immundefekt mit opportunist. Infektion u. spezif. Malignomen im Endstadium AIDS*; **Epidemiol.:** höchste Inzidenz in Afrika (v. a. südl. der Sahara; meist Frauen); in Europa u. Nordamerika v. a. homosexuelle Männer u. i. v. drogenabhängige Frauen u. Männer; **Häufigkeit:** weltweit ca. 34 Mio. mit HIV infizierte Menschen (2010), ca. 25 Mio. Todesfälle durch HIV-E.; Deutschland (2011): ca. 2890 Neuinfektionen (Inzidenz 3,5 : 100 000), ca. 83 000 Menschen infiziert (seit 1993 gemeldete, bestätigt positive HIV-Antikörpertests), AIDS: ca. 28 000 berichtete Fälle, ca. 14 000 Todesfälle (seit 1982); **Ätiol./Path.:** Infektion mit HIV-1 (weltweit verbreitet) od. HIV-2 (weitgehend auf Westafrika beschränkt); HIV* ist ein Retrovirus (s. Virusklassifikation) mit ausgeprägtem genet. Polymorphismus. Es ist wenig stabil, wird durch übl. Desinfektionsmaßnahmen rasch inaktiviert. Zielzellen: Subpopulation der T-Lymphozyten, die T-Helferzellen (auch CD4-Zellen, CD4-Lymphozyten), sowie Zellen des Monozyten-Makrophagen-Systems, mukosale Langerhans-Zellen, dendrit. lymphat. Zellen sowie Mikrogliazellen; außerdem CD4-unabhängige Zelleintrittsmechanismen; Makrophagen gelten als Reservoir von HIV im Organismus. Die stets lebenslang persistierende HIV-Infektion führt über Zerstörung infizierter Zellen, Autoimmunphänomenen u. Immundysregulation zur Verminderung der zellulären Immunität, insbes. zur Abnahme der T-Helferzellen, die zu charakterist. Erkr. durch opportunist. Err. u. Parasiten sowie zu spezif. Malignomen (Kaposi-Sarkom) u. Lymphomen führt; der Verlauf der Erkr. weist große interindividuelle Unterschiede auf, die von der Entw. des AIDS-Vollbilds innerh. weniger Mon. nach der HIV-Infektion bis zu asymptomat. immunkompetenten Verläufen von ≥10 Jahren Dauer reichen. **Infektion:** HIV-Nachw. in lymphat. Gewebe, Blut, Samenflüssigkeit, Vaginalsekret, Speichel, Muttermilch u. a. Körperflüssigkeiten (Aszites, Gelenkergüsse, Liquor cerebrospinalis u. a.) infizierter Personen; Übertragung durch parenterale Inokulation von u. Schleimhautkontakt mit erregerhaltigen Körperflüssigkeiten (außer Speichel), Blut bzw. Blutbestandteilen, d. h. insbes. beim Geschlechtsverkehr, durch Injektion bzw. Transfusionen, epidemiol. gesichert; Infektiosität des Err. geringer als die des Hepatitis-B-Virus; Wahrscheinlichkeit der prä- u. perinatalen Übertragung bei Seropositivität der Mutter ohne Prophylaxemaßnahmen 15–25 % in Industriestaaten, durch antiretrovirale Behandlung der Mutter auf 1 % u. weniger senkbar. Infizierte Personen entwickeln nach mehreren Wo. im Serum nachweisbare Ak; Seropositivität zeigt Infektion u. potentielle Kontagiosität an (Infektions-, kein Immunitätsmarker). **Inkub.:** 2–6 Wo. nach HIV-Infektion oft nicht erkanntes mononukleoseartiges Krankheitsbild (akutes retrovirales Syndrom, Serokonversionskrankheit) bei einem Teil der frisch Infizierten, nach dessen Abklingen HIV-Antikörper messbar sind; Entw. eines klin. manifesten Immundefekts kann nach 6 Mon. bis >10 Jahren erfolgen. Es ist davon auszugehen, dass fast alle unbehandelten HIV-Infizierten einen manifesten Immundefekt i. S. einer AIDS-Erkr. entwickeln. **Klassifikation:** Die nach den Centers for Disease Control (Abk. CDC) benannte Klassifikation gilt seit 1993. HIV-Pat. werden in 3 klinische (A, B, C) u. 3 Laborkategorien (1, 2, 3) eingeteilt (s. Tab. 1 u. 2); **Diagn.: 1.** Infektionsnachweis durch Nachw. von spezif. Ak mit standardisierten serol. Testverfahren in Screeningtests (z. B. ELISA), die i. d. R. Ak gegen die versch. HIV-1-Subtypen u. gegen HIV-2 mit erfassen sollten, obligat gefolgt

HIV-Erkrankung Tab. 1
CDC-Klassifikation (1993), Einteilung in klinische Kategorien

A	**asymptomatische HIV-Infektion**
	persistierende generalisierte Lymphadenopathie (Abk. LAS)
	akute (primäre) HIV-Infektion
B	**Erkrankungen, die auf eine Störung der zellulären Immunität hinweisen (und nicht unter C aufgeführt sind)**
	rezidivierende bakterielle Pneumonien, Meningitiden oder Septikämien
	oropharyngeale Candidosen
	vulvovaginale Candidosen (>4 Wochen, rezidivierend)
	zervikale Dysplasien oder zervikales Carcinoma in situ
	konstitutionelle Symptome wie Fieber >38,5 °C, Diarrhö (>4 Wochen), ungewollter Gewichtsverlust von 5–10 %
	bazilläre Angiomatose
	ITP
	Listeriose
	Mundsoor mit Hautexanthem
	orale Haarleukoplakie (Epstein-Barr-Virus)
	periphere Polyneuropathie

C	**AIDS definierende Erkrankungen**
	Candidose von Ösophagus (Soorösophagitis), Trachea, Bronchien und Lunge
	Cytomegalie-Virus-Infektion, Retinitis, Enzephalitis, gastrointestinal
	Enzephalopathie, HIV-assoziiert
	Herpes-simplex-Infektionen: chronische Ulzera (>1 Monat bestehend), Ösophagitis, Bronchitis, Pneumonitis, Enzephilitis
	Histoplasmose, extrapulmonal oder disseminiert
	Isospora-belli-Infektion, chronisch, intestinal, >1 Monat bestehend
	Kaposi-Sarkom
	Kokzidioidomykose, extrapulmonal oder disseminiert
	Kryptokokkose, extrapulmonal
	Kryptosporidiose, chronisch, intestinal, >1 Monat bestehend
	maligne Lymphome: Non-Hodgkin-Lymphome oder primär zerebrales Lymphom
	Mykobakteriose, atypische: Mycobacterium avium Komplex (Abk. MAC) oder andere (disseminiert), MTB-Komplex (pulmonal oder extrapulmonal)
	Mycobacteriose, typische (pulmonal oder extrapulmonal)
	Pneumocystis-jirovecii-Pneumonie (Abk. PCP)
	Pneumonie, rezidivierend bakteriell (>2 innerhalb eines Jahres)
	progressive multifokale Leukenzephalopathie (Abk. PML)
	Salmonella-Septikämie, rezidivierend
	Toxoplasmose, zerebral
	Wasting-Syndrom bei HIV
	Zervixkarzinom, invasivmaligne Lymphome

HIV-Erkrankung Tab. 2

CDC-Klassifikation (1993), Labor- und klinische Kategorien

Laborkategorien (CD4-Zellen/μl)		klinische Kategorien A	B	C
1	≥500	A1	B1	C1
2	200–499	A2	B2	C2
3	<200	A3	B3	C3

von Bestätigungstest (Western-Blotting-Methode zum Nachw. von Ak gegen virale Proteine nach deren gelelektrophoret. Auftrennung od. indirekter Immunfluoreszenztest mit Virusantigen in infizierten Kulturzellen); in spez. Situationen (Neugeborene mit mütterl. IgG-Antikörpern od. bei Verdacht auf frische Infektion während der Serokonversionsphase) sollte die Antikörpertestung durch Tests zum Nachw. von HIV-Komponenten (p24-Antigentest, Nukleinsäurenachweis) sowie Verlaufskontrollen ergänzt werden; **2.** klin. unter Zugrundelegen best. definierender Kategorien; **3.** quant. Bestimmung der CD4-Lymphozyten (als Marker der zellulären Immunfunktion) sowie der sog. Viruslast (Konz. viraler RNA im Patientenplasma als Marker für das Ausmaß der Virusreplikation) als wichtige progn. Marker u. als Entscheidungshilfe vor Einleitung u. zur Überwachung einer antiretroviralen Ther.; nach Serokonversion stellt sich ein für den Infizierten charakterist. Viruslastwert (set point) ein. Ein weiterer Parameter für eine fortschreitende Immunschwäche ist die kutane Anergie, d. h. das Ausbleiben der erwarteten Hautreaktion bei Tuberkulin- od. ähnl. Tests (v. a. als sog. Multitest mit zahlreichen Antigenen); in fortgeschrittenen Stadien sehr häufig Leukopenie, Thrombozytopenie u. leichte Anämie; typ. Befunde der Lymphknotenhistologie sind follikuläre Hyperplasie bei gleichzeitiger Lymphopenie. Als „Nebeneffekt" des Erlöschens der normalen immun. Reaktionen wird die Beurteilung klin.-serol. Befunde zunehmend schwieriger (fehlender Antikörpertiter-Anstieg bei verschiedenen Infektionen). Die dd Abgrenzung gegen die schlecht definierte Nezelof-Krankheit sowie das DiGeorge*-Syndrom, Wiskott-Aldrich-Syndrom, Louis-Bar-Syndrom u. a. Dysproteinämien erfolgt mit HIV-Serologie. Der gesicherte Labornachweis einer HIV-Infektion ist nach dem Infektionsschutzgesetz* § 7 durch die Untersuchungslabors nicht namentl. an das RKI zu melden; außerdem freiwilliges Melderegister für klin. manifeste AIDS-Fälle; **Ther.:** **1.** HIV-Arzneimittel: s. Tab. 3; **2.** HIV-Infektion: antivirale Kombinationstherapie; Initialtherapie meist mit Komb. aus 2 NRTI (bevorzugt Tenofovir/Emtricitabin od. Abacavir/Lamivudin) mit entweder einem NNRTI (bevorzugt Efavirenz od. Nevirapin) od. einem Protease-Hemmer (bevorzugt mit Ritonavir geboostert Atazanavir, Fosamprenavir, Lopinavir; ungeboostert Saquinavir); bei Unverträglichkeit od. Therapieversagen individuelle Anpassung einer Kombination; vgl. HAART; Ziel: möglichst starke Senkung der Viruslast u. Verbesserung der zellulären Immunität (S3-Leitlinie der Deutschen AIDS-Gesellschaft, Abk. DAIG u. der Österreichischen AIDS-Gesellschaft, Abk. ÖAG) in Abstimmung mit weiteren Fachgesellschaften, Stand 2008; (s. Tab. 4); **3.** Primärprophylaxe opportunist. Infektionen: Bei einer Anzahl von T-Helferzellen <200/μl wird eine prophylakt. Behandlung gegen die in dieser Phase häufige Pneumocystis-Pneumonie empfohlen; mögl. Substanzen sind Pentamidin od. Pyrimethamin u. Cotrimoxazol; ein gleichzeitiger Toxoplasmoseschutz kann mit Dapson erreicht werden;

HIV-Erkrankung Tab. 3
Zur Therapie zugelassene HIV-Arzneimittel

Arzneimittelgruppe	Angriffspunkte im Replikationszyklus des HI-Virus	Substanz
Entry-Inhibitoren		
CCR5-Antagonisten	blockieren die Interaktion zwischen humanem CCR5 und HIV-1 gp120, verhindern dadurch den Eintritt von CCR5-tropem HIV-1 in die Körperzellen	Maraviroc
Fusions-Inhibitoren	hemmen die Fusion von HIV-1 mit $CD4^+$ Zellen, verhindern dadurch das Eindringen des Virus in die Wirtszelle	Enfuvirtid
Reverse-Transkriptase-Inhibitoren (Abk. RTI)	hemmen das virale Enzym Reverse Transkriptase, blockieren dadurch die für die Virusreplikation notwendige Umschreibung der viralen RNA in DNA	
nukleosidische Reverse-Transkriptase-Inhibitoren (Abk. NRTI)	Wirkstoff wird zuerst durch intrazelluläre Phosphorylierung aktiviert und anschließend als falscher Baustein in die DNA eingebaut; dadurch kommt es zum Kettenabbruch und einer Hemmung der DNA-Synthese	Abacavir, Didanosin, Emtricitabin, Lamivudin, Stavudin, Zidovudin; Tenofovir (Nukleotidanalogon)
nichtnukleosidische Reverse-Transkriptase-Inhibitoren (Abk. NNRTI)	brauchen keine Aktivierung, binden in Nähe der Substratbindungsstelle für Nukleoside an das Enzym und hemmen so seine Funktion	Efavirenz, Etravirin, Nevirapin
Integrase-Hemmer	hemmen die katalytische Aktivität der HIV-Integrase und verhindern damit die Integration des HIV-Genoms in das Wirtszellgenom	Raltegravir
Protease-Hemmer	hemmen die HIV-Protease, dadurch wird das gag-pol-Polyprotein nicht mehr verarbeitet und es entstehen HIV-Partikel mit unreifer Morphologie, die nicht in der Lage sind, einen neuen Infektionskreislauf in Gang zu setzen	Atazanavir, Darunavir, Fosamprenavir, Indinavir, Lopinavir, Nelfinavir, Saquinavir, Tipranavir, Ritonavir

HIV-Erkrankung Tab. 4
Therapieindikationen und -empfehlungen (nach S3-Leitlinie der Deutschen AIDS-Gesellschaft (Abk. DAIG) und der Österreichischen AIDS-Gesellschaft (Abk. ÖAG) in Abstimmung mit weiteren Fachgesellschaften, Stand 2008)

Klinik	$CD4^+$ Lymphozyten (/µl Blut)	HIV-RNA (/ml Blut; RT-PCR)	Therapieempfehlung
HIV-assoziierte Symptome und Erkrankungen, AIDS (CDC B oder C)	unabhängig von den Laborwerten		eindeutige Empfehlung
asymptomatische Patienten (CDC A)	<200	alle Werte	eindeutige Empfehlung
	200 – 350	alle Werte	im Allg. ratsam
	350 – 500	>50 000 – 100 000 <50 000	vertretbar vertretbar
	>500	alle Werte	im Allg. abzulehnen
akutes retrovirales Syndrom	unabhängig von den Laborwerten		vertretbar (bevorzugt in Studien)

4. Sekundärprophylaxe opportunist. Infektionen: Da opportunist. Erkr. bei immundefizienten HIV-Erkrankten auch nach Abklingen der klin. Sympt. häufig erneut auftreten, ist eine prophylakt. Medikation bei folgenden Infektion zu empfehlen: Pneumocystis-Pneumonie, zerebrale Toxoplasmose, Zytomegalie-Retinitis, Histoplasmose, Kryptokokkose, atyp. Mykobakteriose; **5.** psychosoziale Unterstützung unter Einbeziehung von Angehörigen, Bezugspersonen u. Selbsthilfegruppen; **Prävention:** Ein protektiver Impfstoff ist nicht vorhanden, eine passive Immunisierung nicht möglich. Kontakt mit Blut u. -produkten, Vaginalsekret u. Sperma, Oberfläche der Darmschleimhaut sowie Nadelstichverletzungen vermeiden; HIV-Testung (Antikörper u. z.T. Nukleinsäure) von Blut-, Plasma- u. Organspendern sowie strenge Indikationsstellung bei Transfusionen; HIV-Testung bei Bluttransfusionen u. Ausschluss von Spendern aus Risikogruppen haben eine HIV-Übertragung äußerst unwahrscheinl. gemacht. Bei Sexualkontakten kann die konsequente Verw. von Präservativen das HIV-Infektionsrisiko erheblich vermindern. **Postexpositionsprophylaxe:** Bei Stich- od. Schnittverletzungen wird Förderung des Blutflusses durch Druck auf das umliegende Gewebe, antiseptische Spülung u. unmittelbar nach der Verletzung beginnende Behandlung mit einer Dreierkombination (Postexpositionsprophylaxe, PEP; i. e. Tenofovir/Emtricitabin plus Lopinavir/r) empfohlen. Durch konsequente Behandlung HIV-infizierter Schwangerer u. Neugeborener (u. a. pharmak., Verzicht auf Stillen) lässt sich die Mutter-Kind-Übertragungsrate stark reduzieren.

In der Pflege von Patienten mit HIV-Erkr. bzw. AIDS u. bei der Verarbeitung von Untersuchungsmaterial sind die bei Hepatitis-B-Infektion üblichen Schutzmaßnahmen unbedingt einzuhalten. Die unmittelbare Ansteckungsgefahr auch bei akzidentellen Inokulationen scheint im Vergleich zu Hepatitis B wesentlich geringer zu sein; ein Übertragungsrisiko auf nichtsexuellem Weg ohne unmittelbaren Kontakt mit Körperflüssigkeiten besteht nach heutigem Wissen nicht.

Progn.: variiert erheblich u. ist abhängig von der virol. u. immun. Ausgangslage, Koinfektionen, Ther. u. individuellen Faktoren. Konsequente Behandlung der HIV-Infektion sowie die Proph. opportunist. Infektionen führen zu erhebl. Verbesserungen der Lebensqualität u. Verlängerung der Lebenszeit. Wenn unter der Ther. die Viruslast wieder ansteigt, ist von einem Therapieversagen, u. U. von einer Resistenzbildung auszugehen. Insgesamt lässt sich durch einen rechtzeitigen Behandlungsbeginn mit antiviralen Substanzen die Progression der HIV-Erkr. deutlich verlangsamen u. die Lebenszeit verlängern.

HLA-Gutachten: veraltetes Verf. zur Abstammungsbegutachtung*, basierend auf serol. Nachw. von Antigenen des HLA-Systems bei den untersuchten Personen u. Auswertung hinsichtl. ihrer Übereinstimmung mit statist.-mathematischen Methoden; durch gentechnolog. Verf. (DNA*-Fingerprint-Methode) ersetzt.

HLA-System *n*: Abk. für (engl.) ***h**uman **l**eucocyte **a**ntigen system;* komplexes, autosomal-kodominant erbl. System von Histokompatibilitätsantigenen (sog. Transplantationsantigenen) des Menschen, die auf der Oberfläche fast aller Zellen vorkommen, als antigenpräsentierende Moleküle von T-Lymphozyten erkannt werden u. für die physiol. Formen der Immunabwehr* eine zentrale Bedeutung haben; zur Immunglobulin-Superfamilie gehörende Gewebeantigene; codiert von Genen des Haupthistokompatibilitätskomplexes (engl. major histocompatibility complex, Abk. MHC; auch als MHC-Antigene bezeichnet), der auf dem kleinen Arm des Chromosoms 6 (Genlocus 6p21.3) lokalisiert ist u. zahlreiche eng gekoppelte Genloci mit multipler Allelie enthält; große Anzahl versch. HLA-Phänotypen aufgrund eines extremen genet. Polymorphismus; **Einteilung:** s. Abb.; **1.** HLA-Klasse-I-Moleküle (konstitutiv exprimiert); von den Genlokalisationen HLA-A, -B, -C codiert; Vork.: außer auf Spermien auf allen kernhaltigen Zellen u. Thrombozyten; dienen v. a. der Erkennung u. Tötung virusinfizierter u. fremder Zellen durch zytotox. T-Lymphozyten; vgl. Immuntoleranz; **2.** HLA-Klasse-II-Moleküle (induzierbar); von genet. Untereinheiten wie z. B. HLA-DR, -DQ, -DP codiert; Vork.: auf B-Lymphozyten, Monozyten/Makrophagen, anderen antigenpräsentierenden Zellen sowie aktivierten T-Lymphozyten; werden von T-Helferzellen erkannt; i. w. S. existieren auch HLA-Klasse-III-Moleküle (keine Gewebeantigene): Gruppe von immun. wirksamen Proteinen des Komplementsystems, TNF* u. Stressproteinen. **klin. Bedeutung: 1.** für die Gewebeverträglichkeit von Transplantaten; HLA-Alloantigene auf Transplantaten können als Nichtselbst erkannt werden u. eine immun. Abstoßungsreaktion beim

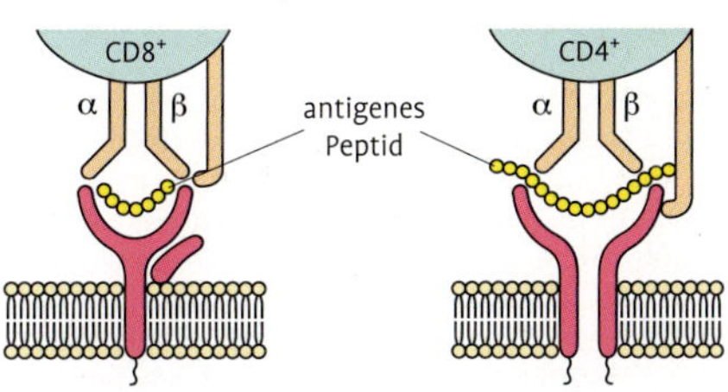

HLA-System: Aufbau von HLA-Klasse-I- u. -II-Molekülen u. Bindung an T-Zellen ($CD8^+$: zytotoxische T-Lymphozyten; $CD4^+$: T-Helferzellen) über den jeweiligen Antigen-Rezeptor (sog. T-Zell-Antigen-Rezeptor; α- u. β-Kette, Co-Rezeptor) [71]

Transplantatempfänger verursachen; daher vor jeder Transplantation zur Gewährleistung einer möglichst weitgehenden HLA-Kompatibilität Gewebetypisierung von Spender u. Empfänger erforderl.; **2.** Assoziation versch. HLA-Typen u. bestimmte Erkr., z. B. Typ HLA-B27 bei Spondylitis ankylosans, HLA-B8, -DR3 bei Sjögren-Syndrom, HLA-DR2 bei Narkolepsie, HLA-DR4 bei rheumatoider Arthritis, HLA-DR3, -DR7 bei Zöliakie, HLA-Dw21, -DR3, -DR4 bei Diabetes mellitus Typ 1 bei Jugendlichen, HLA-B13, -B17, -B27, -Cw6 bei Psoriasis. Vgl. HPA-System.

HMG: **1.** (gyn.) Abk. für **h**umanes **M**enopausengonadotropin; s. Urofollitropin; **2.** (biochem.) Abk. für 3-**H**ydroxy-3-**m**ethyl**g**lutarylsäure.

Hoch|wuchs: (engl.) *macrosomia*; Makrosomie; pathol. Steigerung des Längenwachstums (Überlänge), bei der die Körperlänge* das 97. Perzentil der Wachstumskurve für das entspr. Alter überschreitet; **Formen: 1.** primordialer H.: proportionierter H. seit Geburt mit normaler Geschlechtsentwicklung u. Intelligenz; **2.** familiärer od. konstitutioneller H. bei genet. Disposition; **3.** neurohormonaler H.: **a)** hypophysärer H. inf. vermehrter Produktion von STH; nach Abschluss der Wachstumsperiode zu Akromegalie* führend; eine dyszerebral-hypothalamische Form bei Hirnerkrankung (Hydrozephalus*) ist vom hypophysären H. kaum abzugrenzen. **b)** thyreogener H. inf. Hyperthyreose* (selten); **c)** H. bei anderer endokriner Störung (hypergonadotroper Hypogonadismus, adrenogenitales Syndrom) während der Wachstumsperiode; **4.** partieller H.: pathol. Vergrößerung eines umschriebenen Körperabschnitts, z. B. Hemihypertrophie (Halbseitenriesenwuchs), Elephantiasis* congenita hereditaria, Dolichostenomelie, Proteus-Syndrom, Klippel-Trénaunay-Weber-Syndrom; **5.** H. bei Adipositas*: s. Adiposogigantismus. Vgl. Großwuchs; Gigantismus; Kleinwuchs; Wachstumsstörungen.

Hoden|a|trophie (gr. ἀτροφία Ernährungsmangel) *f*: (engl.) *testicular atrophy*; atroph. Veränderungen der Tubuli seminiferi u. der interstitiellen Zellen des Hodens mit Störung der Spermatogenese*; meist fokale Atrophie, gelegentl. Schrumpfung des ganzen Organs; **Urs.:** Orchitis*, Hodentorsion, Durchblutungsstörungen, Trauma.

Hoden|bi|opsie *f*: (engl.) *testicular biopsy*; Biopsie* des Hodens nach Inzision der Skrotalhaut u. Stichinzision der Hodenkapsel; **Ind.: 1.** histol. Abklärung einer Sterilität* bei normaler Hodengröße u. normalem FSH*; Beurteilung der Spermatogenese* bei Oligo- od. Azoospermie; bei normalem Aufbau, normaler Tubulusweite u. erhaltenem spermatogenet. Epithel kann auf Verschluss der samenableitenden Wege od. sog. spermatogenet. Reifungsstillstand geschlossen werden, bei Fehlen des Keimepithels u. erhaltenen Sertoli-Zellen meist kongenitale Keimdrüsenfehlanlage (vgl. Sertoli-cell-only-Syndrom); **2.** Ausschluss eines Hodenkarzinoms od. Carcinoma in situ des kontralateralen Hodens bei Semikastration wegen Tumor; **3.** Gewinnung von Samenzellen zur ICSI* (vgl. TESE).

Hoden|dys|topie (gr. τόπος Ort) *f*: s. Maldescensus testis.

Hoden|ek|topie (gr. τόπος Ort) *f*: (engl.) *ectopic testicle*; Ektopia testis; Form des Maldescensus* testis mit Abweichen des Hodens von der regelhaften Abstiegsbahn nach Passage des Canalis inguinalis; i. d. R. asymptomatisch; **Lok.:** s. Abb.; bei inguinal-epifaszialer H. (häufigsten Form) über den Rand des äußeren Leistenrings auf die Aponeurose des M. obliquus externus hochgeschlagen; **Ther.:** s. Maldescensus testis.

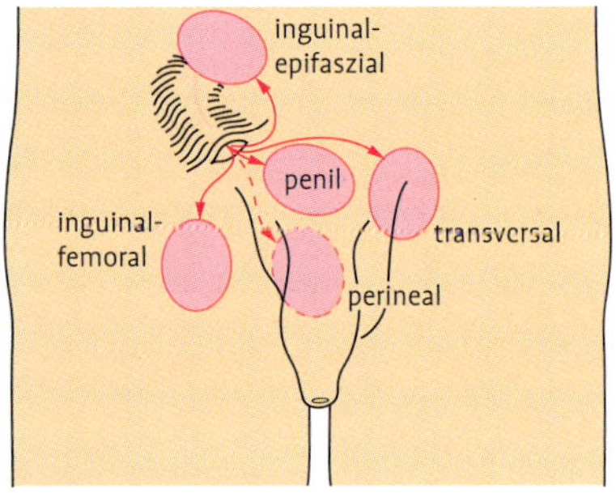

Hodenektopie: mögliche Lokalisationen

Hoden|entzündung: s. Orchitis.

Hoden|fehl|bildung: (engl.) *testicular malformation*; angeborene Fehlbildung eines od. beider Hoden; **Formen:** Differenzierungsstörung, z. B. Dys- od. Hypoplasie, Ovotestis*, Streak-Gonade; i. w. S. auch Lageanomalie (s. Maldescensus testis), Anorchie*, Monorchie.

Hoden|hoch|stand: s. Maldescensus testis.

Hoden|in|suffizienz (sufficiens hinreichend, genügend) *f*: (engl.) *testicular insufficiency*; unzureichende Funktion der Hoden; **Formen: 1.** exkretorische (tubuläre) H. mit isolierter Schädigung der spermatogenet. Funktion bei intakter inkretor. Funktion; **2.** inkretorische (interstitielle) H. mit Schädigung der Funktion der Leydig-Zwischenzellen. Vgl. Hypogonadismus; Pasqualini-Syndrom.

Hoden|re|tention (lat. retentio Zurückhaltung) *f*: s. Maldescensus testis.

Hodge-Pessar (Hugh L. H., Gyn., Philadelphia, 1796–1873) *n*: (engl.) *Hodge pessary*; ein in zwei Dimensionen gebogenes Pessar*, das zur Aufrichtung des Gebärmutterkörpers bei Retroflexio uteri (s. Flexio uteri) in die Scheide eingelegt wird.

Hohl|warze: (engl.) *retracted nipple*; syn. Schlupfwarze; eingezogene Mamille der (weibl.) Brust; **Ätiol.: 1.** angeborene H. inf. eines Missverhältnisses zwischen papillärer u. areolärer Muskulatur; **2.** erworbene H. aufgrund invertierender Prozesse insbes. inf. von Entz., Präkanzerose* od. Mammakarzinom*. Ausgeprägte H. erschweren ggf. das Stillen* (Abhilfe durch Saughütchen od. Abpumpen zur Säuglingsernährung mit Muttermilch).

Hohlweg-Ef|fekt (Walter H., Endokrin., Graz, Berlin, 1902–1992; lat. efficere, effectus hervorbringen) *m*: s. Rückkopplung.

Holo|pros|en|zephalie (gr. πρόσωπον Gesicht) *f*: (engl.) *holoprosencephaly (Abk. HPE)*; schwere Fehlbildungen des Gehirns u. Gesichts mit meist schwerer Intelligenzminderung; **Formen:** (klin.) u. a. Zyklopie*, prämaxillare Agenesie, minimale faziale Dysmorphie; alobäre (64 %), semilobäre (24 %) od. lobäre H. (12 %); **Häufigkeit:** 0,48–0,88 : 10 000 Lebendgeborene; Gynäkotropie (w : m = 2 : 1); **Ätiol:** heterogen; teratogene Urs. (bes. maternaler Diabetes mellitus); in 24–45 % versch. Chromosomopathien; auch monogene Urs. (bisher HPE1–9 bekannt); **1.** HPE1: Genlocus 21q22.3 (Mutation im HPE1-Gen); **2.** HPE2: Genlocus 2p21 (SIX3-Genmutation); **3.** HPE3: Genlocus 7q36 (SHH-Genmutation); **4.** HPE4: Genlocus 18p11.3 (TGIF-Gen); **5.** HPE5: Genlocus 13q32 (ZIC2-Genmutation); **6.** HPE6: Genlocus 2q37.1–q37.3 (HPE6-Genmutation); **7.** HPE7: Genlocus 9q22.3 (PTCH1-Genmutation); **8.** HPE8: Genlocus 14q13 (HPE8-Genmutation); **9.** HPE9: Genlocus 2q14 (GLI2-Genmutation); **Path.:** Entwicklungsfelddefekt des prächordialen Mesoderms; **Progn.:** Pat. mit Zyklopie u. Ethmozephalie überleben kaum die 1. Lebenswoche, die anderen sterben meist bis zum 12. Lebensmonat.

Homo-: Wortteil mit der Bedeutung gleich, gleichartig, gemeinsam; von gr. ὁμός.

Homo|cystein|ämie *f*: (engl.) *homocysteinemia*; syn. Hyperhomocysteinämie; Auftreten erhöhter Konz. von Homocystein im Blut mit Thrombophilie in der Folge; **Vork.:** **1.** angeb. i. R. der Homocystinurie mit Schlaganfall u. Herzinfarkt im frühen Erwachsenenalter bei Homozygoten; **2.** erworben bei Pyridoxin-, Cobalamin- u. Folsäuremangel*; **3.** häufig bei metabolischem Syndrom u. Diabetes* mellitus; **Pathophysiol.:** Schädigung des Endothels, Proliferation glatter Muskelzellen, prothrombotische Wirkung durch Interaktion mit Gerinnungsfaktoren (u. a. Faktor VII a u. V, Protein C, Fibrinopeptid A, Prothrombin) u. Oxidation von LDL-Cholesterol; **Klin.:** (Indikator für) erhöhtes Risiko für Arteriosklerose, Thrombose*, habituelle Aborte*; kardiovaskulärer Risikofaktor (s. KHK); **Ther.:** Folsäure*, Cobalamin, Pyridoxin.

homo|gametisch: (engl.) *homogametic*; Bez. für das Geschlecht, das 2 gleiche Gonosomen* hat; beim Menschen u. den meisten Wirbeltieren das weibl., bei Vögeln das männl. Geschlecht. Vgl. heterogametisch.

Homo|sexualität *f*: (engl.) *homosexuality*; Bez. für sexuelle Orientierung* auf u. sexuelle Aktivität mit Partnern des gleichen Geschlechts; biographisch frühe Entstehung, Entdeckung meist im Jugendalter, häufig verbunden mit starken psych. Irritationen, die erst i. R. der homosexuellen Identitätsfindung (sog. Coming-out) überwunden werden; **Häufigkeit:** überwiegend od. ausschließl. homosexuell orientiert: Frauen: ca. 1–2 %, Männer: 4–5 %; **Ätiol.:** unklar; genet. Faktoren sehr wahrscheinl. von Bedeutung. Durch das 29. Strafrechtsänderungsgesetz vom 31.5.1994 (BGBl. I S. 1168) ist der eine besondere Strafbarkeit homosexueller Handlungen an minderjährigen Männern begründende § 175 StGB abgeschafft u. die Bestimmung des § 182 StGB in eine für beide Geschlechter geltende einheitl. Jugendschutzvorschrift umgestaltet worden, die den sexuellen Missbrauch* von männl. u. weibl. Jugendlichen unter 16 Jahren durch über 18 bzw. 21 Jahre alte Personen unter Strafandrohung stellt. **Eingetragene Lebenspartnerschaft** als eigenständiger familienrechtl. Status möglich (mit überwiegend eheähnl. Rechtsfolgen) mit dem „Gesetz über die Eingetragene Lebenspartnerschaft", sog. Lebenspartnerschaftsgesetz (Abk. LPartG) vom 16.2.2001 (BGBl. I S. 266), zuletzt geändert am 6.7.2009 (BGBl. I S. 1696). Vgl. Heterosexualität; Bisexualität.

homo|zygot: (engl.) *homozygous*; reinerbig, gleichanlagig; Bez. für Individuen, bei denen für ein Erbmerkmal die Allele eines Genpaares od. genetischen Markers vollkommen gleichartig sind; vgl. heterozygot.

Horm-: Wortteil mit der Bedeutung antreiben, erregen; von gr. ὁρμᾶν.

Hormone *n pl*: (engl.) *hormones*; (physiol.) org. Verbindungen, die als interzelluläre Signalstoffe oft in endokrinen Organen produziert werden (Ausnahme z. B. Gewebehormone), mit dem Blut in freier od. gebundener Form zu ihren Erfolgsorganen gelangen u. in extrem geringer Konz. (10^{-12}–10^{-15} mol/mg Gewebe) den Stoffwechsel charakteristisch beeinflussen; **Einteilung:** **1.** biochem.: **a)** Steroidhormone*; **b)** Peptid- od. Proteohormone des Hypothalamus (Releasing*-Hormone, Oxytocin*, ADH) u. der Hypophyse sowie Insulin u. Glucagon (Pankreas), Parathormon (Glandula parathyroidea), Calcitonin (C-Zellen der Schilddrüse) u. gastrointestinale Hormone; entstehen aus Prohormonen; **c)** von Aminosäuren abgeleitete H.: z. B. Schilddrüsenhormone, Katecholamine, Histamin, Acetylcholin; **d)** von ungesättigten Fettsäuren abgeleitete H., z. B. Prostaglandine*; **2.** nach Wirkungsmechanismus: **a)** Bindung an intrazelluläre Hormon*-Rezeptoren durch lipophile H.; **b)** Bindung an Zellmembran-Rezeptoren u. Freisetzung eines second messengers durch hydrophile H.; **Regulation:** u. a. durch Regelkreise*; Inaktivierung enzymat. durch Hydrolyse ihres second messengers (z. B. cAMP) od. Abbau, z. B. der Proteohormone durch Proteasen, der Katecholamine durch Monoaminoxidase, der Steroidhormone durch Oxidation, Reduktion od. i. R. der Biotransformation zu Glukuroniden od. Sulfaten.

Hormon|entzugs|blutung: s. Abbruchblutung.

Hormon, follikel|stimulierendes *n*: s. FSH.

Hormon, lakto|tropes *n*: Prolaktin*.

H

Hormon, luteinisierendes *n*: s. LH.

Hormon-Rezeptoren (lat. recipere, receptus aufnehmen, empfangen) *m pl*: (engl.) *hormone receptors*; meist für ein best. Hormon spezif. Rezeptoren, die an od. in der Zellmembran, im Zytoplasma od. Zellkern der Zielzellen lokalisiert sind u. durch reversible Bindung der Hormone* deren Wirkung über unterschiedl. biochem. Sekundärreaktionen in die Zelle vermitteln; **Einteilung: 1. H.-R. hydrophiler Hormone:** integrale Membranproteine, die nach Bindung des Hormons an der Membranaußenseite durch Änderung ihrer Konfiguration an der Innenseite ein zweites Signal auslösen in Form von **a)** Aktivierung einer Tyrosinkinaseaktivität am Rezeptor (s. Tyrosinkinase-Rezeptoren) mit intrazellulären Phosphorylierungsreaktionen; **b)** G-Protein gekoppelte Reaktionen (Adenylatcyclase, Phospholipase C); **c)** Veränderungen der zytosolischen Ca^{2+}-Konzentration; **2. H.-R. lipophiler Hormone:** Proteine des Zytoplasmas od. Zellkerns der Zielzelle; nach Passage der Zellmembran entsteht unter Konfigurationsänderung ein Hormon-Rezeptor-Komplex, der an die DNA bindet, die Transkription u. somit die Synthese von Effektorproteinen aktiviert. Vgl. Therapie, antihormonale.

Hormonsubstitution, transdermale *f*: (engl.) *transdermal hormone substitution*; Verabreichen von Hormonen über die Haut; bei Frauen werden v. a. Hormonpflaster, bei Männern i. d. R. Testosteron-Gele eingesetzt. **Anw.:** bei Frauen postmenopausal bei ausgeprägten Beschwerden, nur vorübergehend; bei Männern bei Hypogonadismus* od. erniedrigtem Testosteron im Serum in Verbindung mit Testosteronmangel-Symptomen. Morgendliche Applikation ermöglicht die Nachahmung des physiol. zirkadianen Rhythmus. Vgl. Kontrazeption, hormonale.

Hormontherapie *f*: (engl.) *hormone therapy*; pharmak. Anw. hormonal od. antihormonal wirkender Arzneimittel; **Formen:** z. B. **1.** Substitutionstherapie bei Hormonmangel, z. B. Levothyroxin-Natrium nach Thyroidektomie, Hormontherapie* im Klimakterium; **2.** hormonale Stimulationstherapie, z. B. zur Ovulationsinduktion* i. R. der Kinderwunschbehandlung*; **3.** paradoxe H., z. B. in der Onkologie bei hormonsensitivem Tumor (s. Therapie, antihormonale).

Hormontherapie im Klimakterium *f*: (engl.) *hormone therapy*; Abk. HT; sog. Hormonersatztherapie; Behandlung mit Hormonpräparaten im Klimakterium*; **Formen: 1.** Östrogenmonopräparate; **2.** Sequenz- u. Kombinationspräparate (Östrogene*, Gestagene*, Androgene*); **3.** Gestagenmonopräparate; **4.** Sonderformen: Gestagenderivat Tibolon mit guter Wirksamkeit bezüglich vegetativer Sympt. (keine Wirkung auf das Endometrium); Raloxifen als selektiver Östrogen-Rezeptor-Modulator mit guter Wirksamkeit bezüglich Osteoporose (keine Wirkung bezüglich vegetativer Beschwerden); **Ind.:** klimakterisches Syndrom*, Prophylaxe u. Therapie der Urogenitalatrophie, Prävention der Osteoporose* u. osteoporot. Frakturen; vermindert Risiko für kolorektale Karzinome; **UAW:** erhöhtes Risiko für Endometriumkarzinom* bei langfristiger Östrogenmonotherapie; Blutungsstörungen; erhöhtes Risiko für Mammakarzinom*; cave: erhöhtes kardiovaskuläres Risiko (Akutes Koronarsyndrom, ischämischer Schlaganfall).

HPL: Abk. für (engl.) ***h**uman **p**lacental **l**actogen*; Plazentalaktogen; syn. Chorionsomatomammotropin, humanes Chorionsomatotropin (Abk. HCS); aus 191 Aminosäuren bestehendes Proteohormon (M_r 21 500), das in den Synzytiotrophoblasten der Plazenta gebildet wird, mit deren Menge die HPL-Serumkonzentration korreliert; **Funktion:** wahrscheinl. Mobilisierung von mütterl. Glukose, Fettsäuren u. Ketonkörpern zur Versorgung des Fetus sowie mammo- u. laktotrope Effekte; **Bestimmung:** Immunoassay; **klin. Bedeutung:** früher verwendet zur Beurteilung der Plazentafunktion. Vgl. Plazentahormone.

HPV: Abk. für **H**uman**p**apillomа**v**iren; s. Papillomavirus.

HSG: Abk. für **H**ystero**s**alpin**g**ographie*.

HSV: Abk. für **H**erpes*-**s**implex-**V**irus.

Human-: Wortteil mit der Bedeutung menschlich; von lat. humanus.

Humanpapillomaviren (lat. papilla Warze, Bläschen, Knospe; virus Schleim, Gift) *n pl*: Abk. HPV; s. Papillomavirus.

Hunter-Krankheit (Charles H., Int., Manitoba, 1873–1955): (engl.) *Hunter's syndrome*; syn. Mukopolysaccharid-Speicherkrankheit Typ II; X-chromosomal-rezessiv erbl. Typ II der Mukopolysaccharid-Speicherkrankheit mit Defekt der lysosomalen Iduronatsulfatsulfatase u. vermehrter renaler Ausscheidung von Heparan- u. Dermatansulfat in der Folge; **Klin.:** Manifestation im frühen Kindesalter (schwere Verlaufsform) od. erst gegen Ende der Kindheit (milde Verlaufsform); Kleinwuchs, Kyphose, grobe Gesichtszüge, Makroglossie, Hernien, Herzklappenveränderungen, Hepatosplenomegalie, normale Intelligenz; **Ther.:** Enzymersatztherapie (s. Idursulfase).

Hutchinson-Trias (Hastings G., Chir., London, 1861–1941; gr. τρίας Dreizahl, dreifache Erscheinung) *f*: s. Syphilis connata.

Hutchinson-Zahn (Hastings G., Chir., London, 1861–1941): (engl.) *Hutchinson's tooth*; syn. Fournier-Zahn; tonnenförmiger od. von der Basis zur Krone hin sich verschmälernder oberer mittlerer Schneidezahn des bleibenden Gebisses mit halbmondförmigen Aussparungen an Kauflächen u. Zahnlücken (s. Abb. 1 u. 2); wichtigstes Zeichen der Spätfolge einer konnatalen Syphilis*. Vgl. Moon-Zahn.

HVL: Abk. für **H**ypophysen**v**order**l**appen; s. Hypophyse.

HWG: Abk. für **h**äufig **w**echselnder **G**eschlechtsverkehr; vgl. Promiskuität.

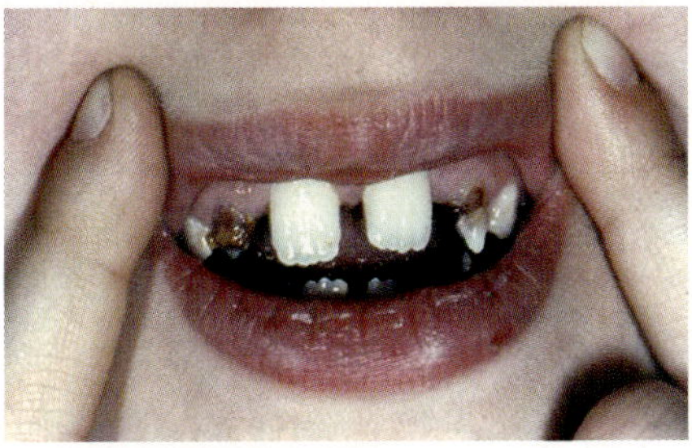

Hutchinson-Zahn Abb. 1 [67]

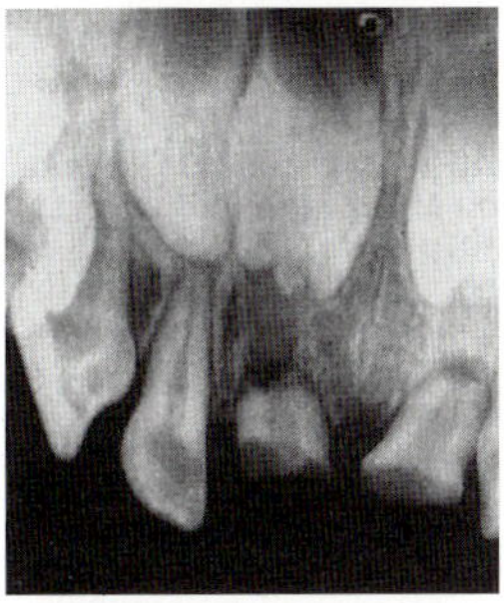

Hutchinson-Zahn Abb. 2: typische Tonnenform der bleibenden Zähne bei verkümmertem Milchgebiss [72]

H-Y-Anti|gen *n*: (engl.) *H-Y antigen*; genet. vom Y-Chromosom u. Chromosom 6 gesteuerte spezif. Antigeneigenschaft von Zelloberflächen, die während der Ontogenese über die Differenzierung der primären männl. Gonadenanlage entscheidet; vgl. HLA-System.

Hybridisierung: (engl.) *hybridization*; Meth. zur Veränderung des genet. Materials eines Organismus; **1.** in der klassischen Genetik i. S. von geschlechtl. Paarung od. künstl. Befruchtung (Kreuzung); **2.** Verf. der Gentechnologie*; komplementäre Anlagerung eines synthet. DNA-Abschnitts (Sonde) an zu untersuchende DNA (DNA-DNA-Hybridisierung; s. Southern-Blotting-Methode) od. RNA (RNA-DNA-Hybridisierung; s. Northern-Blotting-Methode) unter Bildung eines Doppelstrangs; Anw.: zur Untersuchung von Chromosomen u. Genen sowie deren Expression. Vgl. Fluoreszenz-in-situ-Hybridisierung.

Hydantoin|syn|drom *n*: s. Antiepileptika-Embryofetopathie.

Hydr-: auch Hydro-, Hyd-; Wortteil mit der Bedeutung Wasser; von gr. ὕδωρ.

Hydr|amnion *n*: (engl.) *hydramnios*; auch Polyhydramnion; abnorm vermehrtes Volumen des Fruchtwassers* >2000 ml od. sonographisch gemessener Amniotic*-fluid-Index >18 cm; **Vork.:** häufig bei mütterl. Diabetes* mellitus, Blutgruppenunverträglichkeit, intrauteriner Infektion (Listeriose, Toxoplasmose, Zytomegalie), best. angeborenen Fehlbildungen (Anenzephalie*, Meningomyelozele*, Ösophagusatresie*, Lippen*-Kiefer-Gaumenspalte, Arthrogryposis*-multiplex-congenita) u. Chromosomenanomalien, fetofetalem Transfusionssyndrom u. Chorangiom der Plazenta; **Kompl.:** vorzeitige Wehentätigkeit, vorzeitiger Blasensprung, Frühgeburt*; **Ther.:** bei Schmerzen od. Atemnot der Schwangeren od. drohender Frühgeburt Entlastungspunktion durch Amniozentese*; ggf. Ther. der Grunderkrankung (z. B. Laserkoagulation bei fetofetalem Transfusionssyndrom).

Hydr|an|en|zephalie *f*: (engl.) *hydranencephaly*; syn. Blasenhirn; Form der Porenzephalie* mit schwerer intrauteriner Hirnschädigung u. Umbildung des Großhirns in Form einer Flüssigkeitsblase.

Hydro|cele feminae *f*: (engl.) *female hydrocele*; auch Hydrocele muliebris; Ansammlung seröser Flüssigkeit im distalen Teil des persistierenden Processus vaginalis peritonei der Frau; führt zur Anschwellung im oberen Teil der großen Labien. Vgl. Nuck-Divertikel.

Hydro|cele muliebris *f*: s. Hydrocele feminae.

Hydro|kuldo|skopie (franz. cul Boden) *f*: (engl.) *hydroculdoscopy*; syn. transvaginale Hydrolaparoskopie*; endoskop. Betrachtung von Fimbrientrichter u. Douglas*-Raum nach Installation von Kochsalzlösung; Durchführung ambulant u. ohne Narkose mögl.; **Anw.:** (diagn.) Sterilitätsdiagnostik (Beurteilung des Eiauffangmechanismus), Endometriosis genitalis externa (s. Endometriose). Vgl. Douglasskopie.

Hydro|laparo|skopie (gr. λαπάρη Flanke, Weiche) *f*: (engl.) *hydrolaparoscopy*; Laparoskopie* mit intraperitonealer Instillation von Kochsalz zur besseren Darstellbarkeit von Peritonealveränderungen.

Hydro|mikro|zephalie *f*: (engl.) *hydro-microcephaly*; gleichzeitiges Vorkommen von Mikrozephalie* u. Hydrozephalus*.

Hydro|nephrose *f*: (engl.) *hydronephrosis*; sog. Wassersackniere; irreversibler Nierengewebeschaden inf. Harnrückstau in den ableitenden Harnwegen mit extensiver Erweiterung des Nierenbeckenkelchsystems; klin. Bez. auch für Dilatation des Nierenbeckenkelchsystems bei noch erhaltener Nierenfunktion; **Urs.:** Endzustand der obstruktiven Nephropathie bei Harnabflussbehinderung* (Tab. dort); seltener refluxive Harntransportstörung; **Klin.:** lang symptomlos, uncharakterist. Kreuz- u. Flankenschmerzen, Fieberschübe, Harnwegsinfektionen*, ballotierende Niere (Guyon-Symptom), beim Säugling Gedeihstörung, Diarrhö, Erbrechen; **Diagn.:** Ultraschalldiagnostik (s. Abb.), Szintigraphie, Ausscheidungsurographie, retrograde Pyelographie, CT, MR-Urographie; **Ther.:** temporäre Harnableitung bei Infektion; anschl. Nephrektomie, wenn funktionelle Besserung ausbleibt od. nicht zu erwarten ist; sonst

H

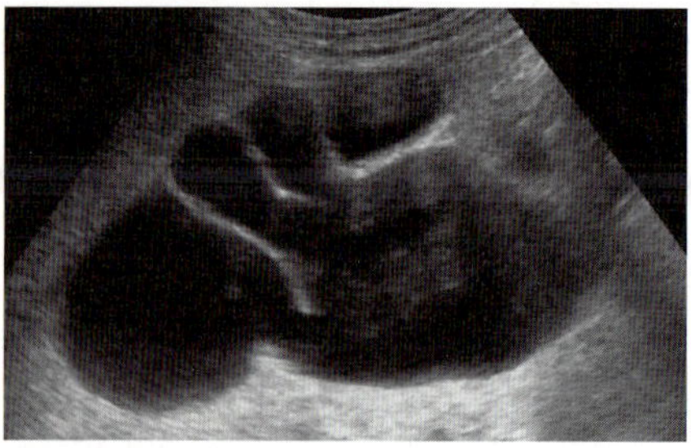

Hydronephrose: deutliche Dilatation des Hohlraumsystems mit nicht mehr nachweisbarem Parenchym (sog. Sackniere); Ultraschalldiagnostik [17]

H

op. Abflusshindernisbeseitigung. Vgl. Harnstauungsniere.

Hydro|per|tubation *f*: s. Pertubation.

Hydr|ops (gr. ὕδρωψ Wassersucht) *m*: (engl.) *hydrops*; Wassersucht; i. e. S. vermehrte Flüssigkeitsansammlung in vorgebildeten Höhlen, i. w. S. auch im Gewebe (Ödem*). Vgl. Hydrops fetalis.

Hydr|ops fetalis *m*: (engl.) *fetal hydrops*; auch Hydrops congenitus (universalis), Hydrops universalis (fetus); lebensbedrohl. generalisierte Ödeme, Pleuraerguss, Aszites, häufig auch Herzinsuffizienz; **Urs.:** Fehlbildung, Anämie, immun. od. infektiös (z. B. Parvovirus B19) bedingt; selten durch Hämolyse bei Blutgruppeninkompatibilität (s. Morbus haemolyticus fetalis).

Hydr|ops gravidarum *m*: (engl.) *hydrops of pregnancy*; pathol. Steigerung der physiol. Wasserretention in der Schwangerschaft, bes. mit Ödem der Labien; keine Blutdruckerhöhung od. Proteinurie. Vgl. Schwangerschaftserkrankung, hypertensive.

Hydr|ops tubae *m*: Hydrosalpinx; s. Salpingitis.

Hydr|ops universalis *m*: s. Hydrops fetalis.

Hydro|salpinx *f*: s. Salpingitis.

Hydro|therm|ablation *f*: (engl.) *hydrothermal ablation*; hydrotherm. Verf. zur Endometriumablation*; **Prinzip:** intrauterine Installation von 90 °C heißer Kochsalzlösung über einen Katheter, in den eine Hysteroskopieoptik integriert ist; Verteilen der Lösung in Cavitas uteri bei niedrigem Druck (50 mmHg) u. Einwirken über 10 Min. unter hysteroskop. Beobachtung; **Ind.:** therapieresistente rezidiv. Hypermenorrhö*; **Kontraind.:** u. a. Myoma uteri, Korpuspolyp.

17-Hydr|oxy|kortiko|steroide *n pl*: (engl.) *17-hydroxycorticosteroids*; Abk. 17-OHCS; Kortikoide (einschließl. Metaboliten) mit Hydroxylgruppe am Kohlenstoffatom C 17.

17α-Hydr|oxy|pro|gesteron *n*: (engl.) *17α-hydroxyprogesterone*; Abk. 17α-OHP; v. a. in Lutealzellen u. Plazenta gebildetes Gestagen*; Anstieg der Serumkonzentration während des Menstruationszyklus* parallel zu LH* (Maximum zum Zeitpunkt der Ovulation, Indikator für Beginn der Bildung des Corpus luteum); **Biosynthese:** aus Progesteron* durch Hydroxylierung (17α-Monooxygenase; s. Nebenniere); **klin. Bedeutung:** erhöht im Blut z. B. bei 21β-Monooxygenasemangel (s. Syndrom, adrenogenitales); **Ind.:** 17α-OHP-Derivate (z. B. Cyproteron, Chlormadinon, Medroxyprogesteron, 17α-OHP-Capronat) zur oralen hormonalen Kontrazeption*.

Hydr|oxy|pro|gesteron|caproat (INN) *n*: (engl.) *hydroxyprogesterone caproate*; von 17α-Hydroxyprogesteron abgeleitetes synthet. Gestagen*; **Ind.:** Corpus*-luteum-Insuffizienz.

Hydro|zephalus *m*: (engl.) *hydrocephalus*; sog. Wasserkopf; pathol. Erweiterung der Liquorräume; **Einteilung: 1.** nach Lok.: **a)** Hydrocephalus externus: Erweiterung des Subarachnoidalraums; **b)** Hydrocephalus internus: Erweiterung des Ventrikelsystems; **2.** nach Verbindung zwischen inneren u. äußeren Liquorräumen: **a)** Hydrocephalus communicans (erhaltene Verbindung zwischen Liquorräumen): Hydrocephalus internus (u. evtl. Hydrocephalus externus), inf. Liquorresorptionsstörung od. vermehrter Liquorproduktion (s. Ätiol.); **b)** Hydrocephalus occlusivus (nicht frei kommunizierende Liquorräume): bei H. mit Liquorpassagestörung; **3.** nach Pathophysiol.: **a)** Normaldruckhydrozephalus (Abk. NPH); **b)** Überdruckhydrozephalus: erhöhter Hirndruck, meist inf. Störung der Liquorzirkulation; **Ätiol.: 1.** Störung der Liquorzirkulation: **a)** Liquorresorptionsstörung: Hydrocephalus aresorptivus; Vork.: z. B. postmeningitisch od. posthämorrhagisch (z. B. nach Subarachnoidalblutung); häufig bei NPH; **b)** Liquorpassagestörung: Hydrocephalus (internus) occlusivus (Verschlusshydrozephalus, s. Abb.); Vork.: z. B. Aquäduktstenose bzw. Obstruktion des Foramen Monroi durch Fehlbildungen (basale Membranen), Tumoren, Entz., Blutgerinnsel (posttraumatisch z. B. nach Ventrikelblutung); **c)** vermehrte Liquorproduktion: Hydrocephalus hypersecretorius; Vork.: z. B. entzündlich, toxisch od. bei Plexuspapillom; **2.** kompensator. Erweiterung der Liquorräume: Hydrocephalus e vacuo (Liquorvermehrung ohne eigene pathophysiol. Bedeutung od. Hirndrucksteigerung); Vork.: primäre Hirnatrophie z. B. bei frühkindl. Hirnschaden, Enzephalopathie, Enzephalitis, Abszess; **Klin.:** je nach Hirndruck, Verlauf u. Alter des Pat. unterschiedl.; bei Feten, Säuglingen u. Kleinkindern abnormes Schädelwachstum bis zu erheblichen Ausmaßen (ballonförmiger Schädel), zentralnervöse Ausfallerscheinungen (Spastik, Nystagmus, Intelligenzminderung) rel. spät; bei älteren Kindern aufgrund bereits abgeschlossener Synostosierung der Schädelknochen sog. Hirndruckzeichen (Sympt. einer Hirndrucksteigerung); vgl. Normaldruckhydrozephalus; **Diagn.:** Nachweis durch Ultraschalldiagnostik (auch pränatal, s. Tab.), CT, MRT; zusätzl. (zur dd u. ätiol. Abklärung) u. a. Spinaltap-Test, Hirndruckmessung, ggf. mit Infusionstest (Messung des Druckanstiegs u. Berechnung des Liquorabflusswiderstands nach Lumbalpunk-

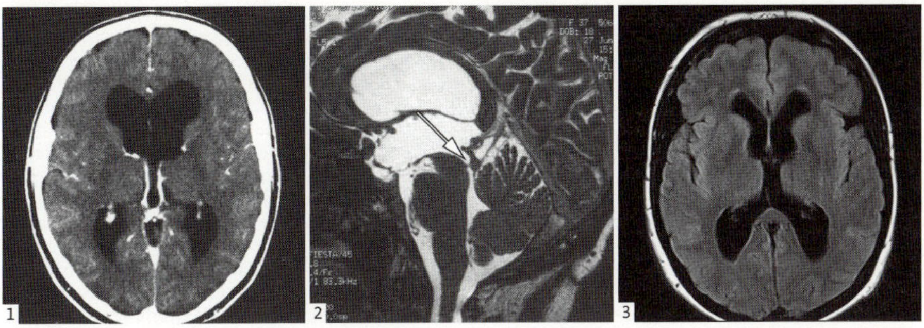

Hydrozephalus: Verschlusshydrozephalus mit Hirndrucksteigerung; 1: Ventrikelerweiterung (CT); 2: ursächlich Aquäduktverschluss (Pfeil; MRT sagittal); Ventrikelnormalisierung nach endoskopischer Ventrikulostomie (MRT) [20]

H

Hydrozephalus
Ursachen, Diagnostik und geburtshilfliches Management bei angeborenem Hydrozephalus

Ursachen	v. a. Aquäduktstenose (ca. 40 %), Obstruktion des Foramen Monroi durch Fehlbildungen (basale Membranen); intrauterine Infektion (z. B. Zytomegalie, Toxoplasmose, Mumps, Listeriose, Syphilis)
Pränataldiagnostik	Ultraschalldiagnostik
geburtshilfliches Management	abhängig vom Schweregrad ggf. Schwangerschaftsabbruch (medizinische Indikation); Geburtsmodus meist primäre Schnittentbindung wegen Makrozephalie

tion); **Ther.:** je nach Ätiol. (nicht bei Hydrocephalus e vacuo) neurochir. mit Ventrikeldrainage, ggf. akut; endoskop. Ventrikulostomie bei Verschlusshydrozephalus; wiederholte Lumbalpunktion als initiale Behandlung des posthämorrhag. od. postinfektiösen H. insbes. beim Neugeborenen; **DD:** Makrozephalie. Vgl. Arnold-Chiari-Syndrom; Dandy-Walker-Fehlbildung.

Hygroma colli *n*: zervikales Hygrom*.

Hygrom, zervikales *n*: (engl.) *cervical hygroma*; syn. Hygroma colli; vom Saccus lymphaticus jugularis ausgehendes Lymphangiom im Bereich des Halses; intrauterin entstandenes z. H. (Diagn. i. R. der Pränataldiagnostik*) in bis zu 70 % der Fälle mit Chromosomenanomalien (v. a. Turner*-Syndrom, Noonan*-Syndrom) u. häufig weiteren Fehlbildungen (v. a. angeborene Herzfehler) verbunden, z. T. Geburtshindernis*; **DD:** Halszyste. Vgl. Nackenödem.

Hymen (gr. ὑμήν Häutchen) *m*: (engl.) *hymen*; sog. Jungfernhäutchen; Schleimhautfalte am Scheideneingang mit kleiner Öffnung; vgl. Virginität; Defloration.

Hymenal|a|tresie *f*: s. Fehlbildung, vaginale.

Hymenor|rhaphie (gr. ῥαφή Naht) *f*: (engl.) *hymenorrhaphy*; syn. Hymennaht, Hymenoplastik; op. Rekonstruktion des Hymens* mit Anfrischung u. Adaptation der Hymenalkarunkel durch Einzelknopfnähte; als sog. Revirginisierungsoperation aus kulturellen Gründen durchgeführt; keine med. Indikation.

Hyp-: Wortteil mit der Bedeutung unter, unterhalb; von gr. ὑπό.

Hyper-: Wortteil mit der Bedeutung über (-hinaus), oberhalb; von gr. ὑπέρ.

Hyper|androgen|ämie *f*: (engl.) *hyperandrogenemia*; allg. Bez. für erhöhte Androgenkonzentration im Serum durch gesteigerte Produktion in Gonaden od. Nebennierenrinde; Folge: Androgenisierung*, Pseudopubertas* praecox.

Hyper|ante|flexio uteri (lat. flexio Biegung) *f*: s. Flexio uteri.

Hyper|bilirubin|ämie des Neugeborenen *f*: (engl.) *hyperbilirubinemia of the newborn*; Erhöhung der Konz. von Bilirubin* (gesamt) im Blut bei Neugeborenen*; **Einteilung: 1.** physiol. postnatal transienter Anstieg der Konz. von (v. a. unkonjugiertem) Bilirubin im Blut ohne klin.-therap. Relevanz; Beginn beim gesunden reifen Neugeborenen 2–3 Tage nach Geburt, Höhepunkt meist am 4.–5. postnatalen Tag mit max. Gesamt-Bilirubin-Konzentration ≤300 µmol/l (≤18 mg/dl) u. Abfall innerh. von 2–3 Wo. auf Normwerte; **2.** pathol. (therapiebedürftiger) Anstieg der Gesamt-Bilirubin-Konzentration (höher, früher od. länger andauernd als bei physiol. H. d. N.): s. Abb. 1; **a)** Icterus gravis (schwere H. d. N.): max. Gesamt-Bilirubin-Konzentration >310 µmol/l (>18 mg/dl) bei gestillten reifen Neugeborenen bzw. >170 µmol/l (>10 mg/dl) bei Frühgeborenen; **b)** Icterus praecox: Gesamt-Bilirubin-Konzentration >120 µmol/l (>7 mg/dl) innerhalb der ersten 24 postnatalen Std.; **c)** Icterus prolongatus (syn. Icterus tardus): erhöhte Gesamt-Bilirubin-Konzentration bei reifen Neugeborenen über 10. postnatalen Lebenstag hinaus; **Urs.:** (physiol. H. d. N.; indirekte Hyperbi-

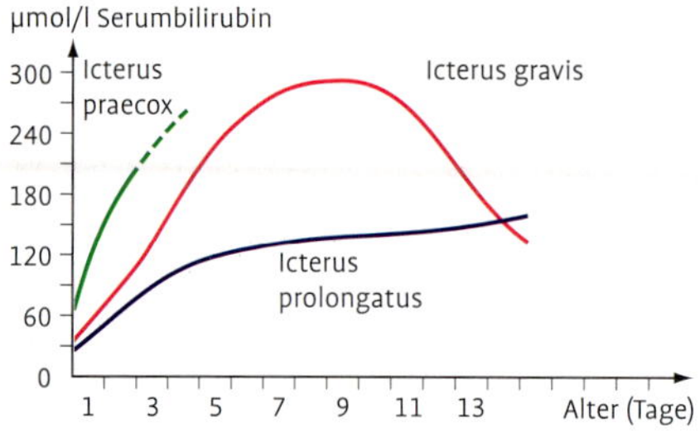

Hyperbilirubinämie des Neugeborenen Abb. 1: zeitlicher Verlauf der Gesamt-Bilirubin-Konzentration im Serum bei pathol. H. d. N.

lirubinämie) **1.** prähepatisch: **a**) physiol. 2- bis 3-fach höhere Bilirubinproduktion v. a. wegen Polyglobulie* des Neugeborenen u. kürzerer Erythrozytenlebensdauer; **b**) neonatal geringere Konz. von Albumin im Serum u. Albuminbindungskapazität (insbes. bei Frühgeborenen); **c**) physiol. neonatal vermehrter enterohepat. Kreislauf von Bilirubin (intestinale Rückresorption nach Hydrolyse von glukuronidiertem Bilirubin durch intestinale Glukuronidasen), durch verzögerte Darmpassage des mekoniumhaltigen Darminhalts u. durch fehlende intestinale Kolonisation mit Bakterien, die Bilirubin in Urobilinogen u. Sterkobilinogen umwandeln, zusätzl. verstärkt; **2.** intrahepatisch: physiol. transitor. hepatische Unreife u. a. von Ligandin (vgl. Bilirubin) u. UDP-Glukuronyltransferase; **Path.:** (Risikofaktoren für pathol. H. d. N.) **1.** indirekte Hyperbilirubinämie: **a**) vermehrter Abbau von Hämoglobin: Hämolyse (z. B. Morbus* haemolyticus neonatorum, hereditäre Sphärozytose, Glukose-6-phosphat-Dehydrogenasemangel), Polyglobulie od. Resorption nach Blutung bzw. eines Hämatoms; **b**) verstärkte Bilirubinrückresorption, z. B. bei intestinaler Stenose, Mangelernährung; **c**) verminderte Bilirubin-Glukuronidierung u. a. bei neonataler Unreife (v. a. Gestationsalter <38 SSW), Crigler-Najjar-Syndrom, Hypothyreose* des Neugeborenen; vgl. Muttermilchikterus; **2.** direkte Hyperbilirubinämie: Pränatalinfektion*, Sepsis des Neugeborenen, Gallengangatresie*, Alagille-Syndrom, zyst. Fibrose*, Alpha*-1-Antitrypsinmangel, Gallepfropfsyndrom*, Galaktosämie*, Rotor*-Syndrom u. a.; **Sympt.:** neonataler Ikterus; **Kompl.:** (pathol. H. d. N.) s. Kernikterus; **Diagn.:** (frühzeitig zur rechtzeitigen Ther. u. damit Prävention eines Kernikterus) **1.** Erfassung von Risikofaktoren für therapiebedürftige H. d. N.: serol. i. R. der Mutterschafts*-Richtlinie sowie durch Anamnese (z. B. familienanamnest. Phototherapie) u. erweitertes Neugeborenen*-Screening, ggf. direkter Coombs-Test im Nabelschnurblut; **2.** wiederholt körperl. Untersuchung des Neugeborenen mit Bestimmung der Gesamt-Bilirubin-Konzen-

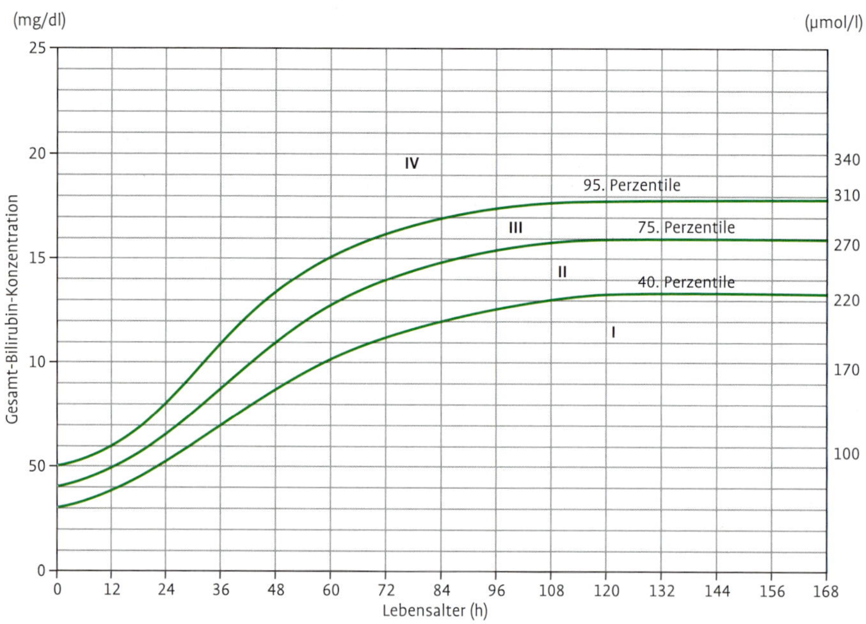

Hyperbilirubinämie des Neugeborenen Abb. 2: Nomogramm mit altersbezogener Gesamt-Bilirubin-Konzentration u. Einteilung in Risikozonen I–IV

tration (Abk. GSB) transkutan (Abk. TcB für engl. transcutaneous bilirubin) od. ggf. invasiv (z. B. bei TcB ≥16–18 mg/dl od. Ikterus in ersten postnatalen 24 Std.); s. Abb. 2; Kontrolluntersuchungen nach Risikozone im Nomogramm; Zone IV: GSB, direkter Coombs-Test (falls noch nicht erfolgt), Wiederholung nach 12 Std.; Zone III: Wiederholung der Messung nach 24 Std.; Zone II: Kontrolltermin nach 48 Std.; ab 5. Lebenstag u. bei spontanem Rückgang des Ikterus i. d. R. keine weiteren Kontrollen erforderlich; Zone I: klin. Kontrolle nach 72 Std.; kürzere Zeitintervalle bei Neugeborenen mit Gestationsalter <38 SSW, positivem od. nicht vorliegendem Coombs-Test od. Glukose-6-phosphat-Dehydrogenasemangel erforderl. (Zone IV: 6 Std., Zone III: 12 Std., Zone II: 24 Std., Zone I: 48 Std.); **3.** ätiol. Abklärung bei H. d. N.: Blutgruppenbestimmung* mit direktem Coombs-Test (s. Antiglobulintest) u. a.; bei ≥2–3 Wo. andauernder H. d. N. Bestimmung von FT4 (s. Schilddrüsenhormone) u. konjugiertem Bilirubin (vgl. Cholestase); **Ther.:** **1.** optimale Ernährung bzw. suffizientes Stillen (unspezif. Hemmung intestinaler Glukuronidasen durch Peptidfragmente, dadurch reduzierter enterohepat. Kreislauf); **2.** ggf. Phototherapie*; **3.** ggf. Austauschtransfusion*; **4.** evtl. Immunglobuline i. v. bei durch Alloimmunisierung bedingter Hämolyse (i. d. R. Morbus* haemolyticus neonatorum). Vgl. Adaptation, postnatale.

Hyper|chromasie *f*: **1.** (engl.) *hyperchromatism*; (histol.) gesteigerte Anfärbbarkeit, z. B. von Zellkernen durch erhöhten DNA-Gehalt; vgl. Tumorzellen; **2.** (hämat.) vermehrter Hämoglobingehalt der Erythrozyten (dadurch zentrale Aufhellung weitgehend od. ganz fehlend), z. B. bei megaloblastären Anämien.

Hyper|emesis gravidarum *f*: (engl.) *hyperemesis gravidarum*; syn. perniziöses Schwangerschaftserbrechen; übermäßiges, über Sympt. der Emesis* gravidarum hinausgehendes Schwangerschaftserbrechen im 1. Trimenon; **Path.:** Folge schwangerschaftsbedingter hormonaler, metabol. u. immun. Umstellungen u. z. T. als psychosomat. Erkrankung; **Klin.:** bei schwerer H. g. Dehydratation (Exsikkose) sowie Störung des (Kohlenhydrat-)Stoffwechsels (Ketonurie) u. Elektrolythaushalts mit Gewichtsabnahme, Temperaturanstieg, Ikterus, Benommenheit bis zum Delir; **Ther.:** bei schwerer H. g. Volumen- u. Elektrolytsubstitution, Antiemetika, Sedativa, Psychotherapie; **DD:** Hyperthyreose*, Nebennierenrindeninsuffizienz, Cholezystopathie, Pankreatitis, Zwerchfellhernie* u. Magen-Darm-Ulkus.

Hyper|ex|zitabilitäts|syn|drom (lat. excitare aufscheuchen, erregen) *n*: (engl.) *hyperexcitability syndrome*; Bez. für allg. Übererregbarkeit u. Steigerung aller frühkindlichen Reflexe* bei Neugeborenen u. jungen Säuglingen; **Urs.:** z. B. gestörte Mutter-Kind-Beziehung, Infektion, Hypokalzämie, Hypoglykämie, perinatale Hypoxie, Enzephalopathie. Vgl. ADHS; Hyperekplexie.

Hyper|fibrino|lyse *f*: (engl.) *hyperfibrinolysis*; vermehrte Fibrinolyse* durch massive Freisetzung von Plasminogenaktivatoren mit der Folge einer gesteigerten Plasminkonzentration im Blut u. einer Verminderung von Fibrinogen, Faktor II, V u. VIII der Blutgerinnung; **Formen:** **1.** primäre H.: ohne vorausgehende Thrombenbildung; z. B. postoperativ, bei malignem Tumor bes. der Lunge, Prostata, Schilddrüse, des Pankreas, bei gebh. Kompl. od. angeb. (z. B. Miyasato-Krankheit); **2.** sekundäre H.: i. R. einer Thrombose od. Embolie, v. a. bei Verbrauchskoagulopathie*; **Diagn.:** stark verlängerte Gerinnungszeit bzw. keine nachweisbare Blutgerinnung, Verlängerung der Thrombinzeit, der Thromboplastinzeit u. der PTT, normale Thrombozytenzahl, Nachweis von Fibrinspaltprodukten, erhöhte Konz. des PAP-Komplexes, typ. Thrombelastogramm (s. Thrombelastographie) durch verringerte Thrombusfestigkeit u. -stabilität (Elastizität); **Ther.:** bei primärer H. Fibrinolyse*-Inhibitoren, bei sekundärer H. ggf. Antikoagulanzien (bes. Heparin); bei hyperfibrinolyt. bedingtem Mangel Fibrinogen- bzw. Faktor-XIII-Substitution nach H.-Beendigung.

Hyper|genitalismus *m*: (engl.) *hypergenitalism*; übermäßig starke bzw. vorzeitige Entw. von Genitale* u. sekundären Geschlechtsmerkmalen*; vgl. Pubertas praecox; Pubertätsstörungen.

Hyper|glyk|ämie *f*: (engl.) *hyperglycemia*; erhöhte Konz. von Glukose im Blut; **Vork.:** u. a. Diabetes* mellitus, Hyperthyreose*, Hypercortisolismus, Phäochromozytom, Akromegalie, akuter Herzinfarkt, Schock, Kohlenmonoxidintoxikation, zentralnervöse Störung (z. B. Meningitis, Schädelhirntrauma, Hirntumor). Vgl. Blutzucker; Glukosetoleranztest.

Hyper|glyk|ämie des Neu|geborenen, idio|pathische *f*: (engl.) *idiopathic hyperglycemia of the newborn*; Hyperglykämie mit Erbrechen, Polyurie u. Dehydratation bei unreifen Neugeborenen ohne Gefahr einer Ketoazidose; **Urs.:** neonatale Unreife der endokrinen Pankreasfunktion (B-Zellen); **Ther.:** Insulin (niedrig dosiert); **Progn.:** spontane Ausheilung innerhalb einiger Monate. Vgl. Adaptation, postnatale.

Hyper|gonadismus *m*: (engl.) *hypergonadism*; endokrine Überfunktion der weibl. od. männl. Gonaden*, meist inf. hormonproduzierender Tumoren.

Hyper|insulin|ämie *f*: (engl.) *hyperinsulinemia*; relativ erhöhte Insulinkonzentration; path. Teilkomplex des metabolischen Syndroms als Folge mangelnder Insulinwirkung (Insulinresistenz); Risikofaktor für Arteriosklerose.

Hyper|insulinismus *m*: (engl.) *hyperinsulinism*; vermehrte Insulinkonzentration im Blut primär durch vermehrte Insulinproduktion (bei diffuser Inselzellhyperplasie od. Insulinom der Langerhans-Inseln; Hypoglykämie* in der Folge) od. sekundär i. R. einer endogenen Insulinresistenz bei metabolischem Syndrom; Vorstadium des Diabetes* mellitus Typ 2, der bei unzureichender Insu-

Hyperprolaktinämie
Ursachen pathologischer Hyperprolaktinämie

Pathomechanismus	Ursache
primäre Hyperprolaktinämie	
Prolaktin sezernierender Tumor	v. a. Prolaktinom; selten anderer Prolaktin produzierender Hypophysentumor oder (sehr selten) ektop (z. B. Nierenzellkarzinom)
sekundäre Hyperprolaktinämie durch Unterbrechung des inhibierenden Einflusses von Dopamin	
Störung Dopamin freisetzender hypothalamischer Neurone oder Störung des Dopamintransports zu laktotropen hypophysären Zellen	Kompression des Hypophysenstiels durch endokrin inaktiven Hypophysentumor oder supraselllär wachsende Hirntumoren, granulomatöse Erkrankungen (z. B. Sarkoidose), iatrogene Durchtrennung der hypothalamisch-hypophysären Verbindung, Infektionen (Meningitis, Enzephalitis)
pharmakologische Antagonisierung am Dopamin-Rezeptor oder Entleerung der Dopaminspeicher	u. a. Dopamin-Rezeptor-Antagonist, östrogenhaltiges Kontrazeptivum, bestimmte Neuroleptika, zentral wirkende Antihypertensiva
hypothalamische Stimulation durch GnRH (selten)	Hypothyreose mit vermehrter Sekretion von TRH, Niereninsuffizienz
unbekannt	Hyperprolaktinämie nach Thoraxverletzung

linsekretionskapazität manifest wird. Vgl. Nesidioblastose.

Hyper|mastie *f*: s. Mammahypertrophie.

Hyper|menor|rhö (gr. μήν, μηνός Monat) *f*: (engl.) *hypermenorrhea*; übermäßig starke Menstruation* (bei normaler Dauer von Blutung und Menstruationszyklus); Darstellung im Kaltenbach-Schema: s. Zyklusstörungen (Abb. dort); Blutungsdauer max. 7 Tage; Blutverlust >80 ml; **Urs.:** **1.** organisch; **a)** genital, z. B. Endometriose*, Myoma* uteri, Polypen*, Endometritis*, Uteruskarzinom*, Uterushypoplasie* od. Anw. eines Intrauterinpessars*; **b)** extragenital (sehr selten), u. a. Blutgerinnungsstörung (z. B. von-Willebrand-Jürgens-Syndrom), Bluthochdruck, Herz-, Nierenerkrankungen; **2.** funktionell, hormonal bedingt (z. B. Corpus*-luteum-Insuffizienz); **Diagn.:** Anamnese (Menstruationszyklus; Grunderkrankungen); klin. Untersuchung (inkl. Spekulumeinstellung, bimanuelle Untersuchung), Chlamydienabstrich, Kolposkopie; Ultraschalldiagnostik; laborchem. (Gerinnungsparameter); **Ther.:** v. a. gestagenhaltiges Intrauterinpessar (sog. Hormonspirale) od. orale Kontrazeptiva (zyklisch, Langzyklus* od. Langzeiteinnahme); alternativ Gestagendauertherapie (z. B. Depot-Gestagene); Antifibrinolytika während der Menstruation, evtl. hysteroskop. Endometriumresektion; bei von-Willebrand-Jürgens-Syndrom evtl. Desmopressin. Vgl. Metrorrhagie.

Hyper|orexie (gr. ὄρεξις Verlangen, Begierde) *f*: s. Bulimie.

Hyper|plasie, adenomatöse *f*: (engl.) *adenomatous hyperplasia*; veraltete Bez. für komplexe od. atypische Endometriumhyperplasie* (Tab. dort).

Hyper|plasie, glandulär-zystische *f*: (engl.) *cystic-glandular hyperplasia*; veraltete Bez. für einfache Endometriumhyperplasie* (Tab. dort).

Hyper|prolaktin|ämie *f*: (engl.) *hyperprolactinemia*; Erhöhung der Serumkonzentration von Prolaktin*; **Urs.:** physiol. während Schwangerschaft u. Stillzeit; pathol.: s. Tab.; **Klin.:** Hemmung der pulsatilen Sekretion von GnRH u. somit der Gonadotropinsekretion mit verminderter Östrogen- bzw. Testosteronbildung; daher bei der Frau Anovulation, hypogonadotrope Amenorrhö, evtl. Galaktorrhö (vgl. Galaktorrhö-Amenorrhö-Syndrom) bzw. beim Mann Hypogonadismus, Impotenz; **Diagn.:** labormed. (Immunoassay); **Ther.:** je nach Urs. chir. od. pharmak. (z. B. Dopamin*-Rezeptor-Agonisten).

Hyper|sexualität *f*: (engl.) *hypersexuality*; früher Nymphomanie (bei Frauen), Satyriasis od. Don-Juanismus (bei Männern); wegen fehlender objektiver Kriterien umstrittene Bez. für gesteigertes sexuelles Verlangen; **Vork.:** sehr häufig Sympt. org. Enthemmung (z. B. Enthemmung bei hirnorg. Prozessen); gelegentlich Sympt. affektiver Störung (z. B. Manie). Vgl. Sexualverhalten, abweichendes; Sucht, sexuelle.

Hyper|stimulations|syn|drom, ovarielles: s. Überstimulationssyndrom.

Hyper|tel|orismus (gr. τῆλε fern; ὁρίζειν begrenzen) *m*: (engl.) *hypertelorism*; vergrößerter Abstand der Augen mit vergrößertem Interpupillarabstand als Sympt. vieler genet. Krankheitsbilder, aber auch familiär als Einzelsymptom ohne Krankheitsrelevanz.

Hyper|tel|or|smus-Hypo|spadie-Syn|drom (gr. σπαδών Spalte) *n*: (engl.) *hypertelorism-hypospadia syndrome*; syn. Opitz-Syndrom, BBB-Syndrom, G-Syndrom; androtroper Symptomenkomplex mit Hypertelorismus, Hypospadie, Helixdysplasie u. Gesichtsspalten; **Häufigkeit:** über 500 Fälle sind bekannt; **Einteilung: 1.** Hypertelorismus-Ösophagusanomalie-Hypospadie-Syndrom (syn. Opitz-G (BBB) Typ 2); autosomal-dominant erbl., Genlocus 22q11.2, Mutationen im OGS2-Gen; **2.** Opitz-Syndrom (syn. Opitz-G (BBB) Typ 1); geschlechtsgebunden erblich (Genlocus Xp22, Mutationen im MID1-Gen).

Hyper|thecosis ovarii *f*: (engl.) *thecomatosis*; syn. Thekomatose; sehr seltene, fam. auftretende, mit dem polyzystischen Ovarialsyndrom* eng verwandte Erkr.; **Klin.:** Vergrößerung meist beider Ovarien durch umschriebene od. diffuse Hyperplasie von Thekazellen mit Luteinisierung unter starker Verbreiterung des ovariellen Rindenstromas u. Verdrängung der Follikel; **Sympt.:** oft Virilisierung mit Hirsutismus* inf. vermehrter Produktion von Androgenen* u. Androstendion* in den luteinisierten Thekazellen; gleichzeitig besteht Infertilität*. Vgl. Ovarien, polyzystische.

Hyper|thyreose *f*: (engl.) *hyperthyroidism*; Überfunktion der Schilddrüse* mit gesteigerter Produktion u. Sekretion der Schilddrüsenhormone*; **Path.: 1.** Entz. (s. Thyroiditis): v. a. bei Basedow-Krankheit, aber auch bei subakuter Thyroiditis de Quervain od. akuter Strahlenthyroiditis; **2.** hormonal bedingt; **a)** primäre (thyroidale) H. bei funktioneller Autonomie (der hypophysären TSH-Kontrolle entzogene Schilddrüsenhormonsynthese) der Schilddrüse; häufig disseminierte Schilddrüsenautonomie, auch fokal (multifokal: s. Schilddrüsenautonomie, multifokale; unifokal: s. Schilddrüsenadenom, autonomes); **b)** sekundäre H.: vermehrte Sekretion von TSH* in der Hypophyse*; **c)** tertiäre H. (selten): hypothalam. Hypersekretion von TRH; **3.** Neoplasie: **a)** autonomes Adenom der Schilddrüse; **b)** best. Formen des Schilddrüsenkarzinoms; paraneoplast. Syndrom*, meist Synthese von TSH(-ähnl. Substanzen); **4.** exogen: Amiodaron- od. iodinduzierte Hyperthyreose; vgl. Hyperthyreosis factitia; **5.** angeb. (neonatale H.): **a)** konnatale transiente H. inf. diaplazentarer Passage thyroidal aktivierender maternaler Schilddrüsenantikörper bei maternaler Basedow-Krankheit; **b)** kongenitale H.; autosomal-dominant erbl. Dysfunktion des TSH-Rezeptors (Abk. TSHR) durch TSHR-Mutation mit Genlocus 14q31 (allelisch zur kongenitalen Hypothyreose* ohne Struma; s. Kretinismus); Schilddrüsenhormonresistenz u. a.; **Klin.: 1.** meist Struma, häufig hyperperfundiert (Struma vasculosa); je nach Path. diffus (z. B. bei Basedow-Krankheit) od. nodulär (z. B. bei autonomem Adenom); **2.** motorisch-psych. Unruhe mit feinschlägigem Tremor, Affektlabilität, Müdigkeit, warm-feuchte Haut, Hyperhidrose, Hitzeintoleranz, Haarausfall, Muskelschwäche (thyreotoxische Myopathie), Osteoporose, Diarrhö, Gewichtsabnahme inf. pathol. gesteigerten Stoffwechsels im gesamten Organismus (Hypermetabolismus) trotz Heißhungers; **3.** kardiovaskulär: Palpitation, Tachykardie (cave: Vorhofflimmern), Pulsus magnus, art. Hypertonie (systol.), High-cardiac-output-Syndrom u. evtl. (Dekompensation einer) Herzinsuffizienz durch hyperdyname Kreislaufstörung, bei langer Dauer sek. Kardiomyopathie; **4.** Augensymptome i. R. der endokrinen Ophthalmopathie: Exophthalmus mit Glanzauge, Dalrymple-, Stellwag-, Graefe-, Möbius-Zeichen, Gifford- u. Jellinek-Zeichen; **5.** oft gleichzeitig Funktionsstörung anderer endokriner Drüsen u. des Stoffwechsels, z. B. erhöhter Insulinbedarf bei Pat. mit Diabetes mellitus; **Kompl.:** Dekompensation (thyreotoxische Krise); **Diagn.: 1.** typ. Anamnese (v. a. bei jugendl. Pat., bei Pat. hohen Alters eher oligo- bzw. monosymptomat.; s. Altershyperthyreose) u. körperl. Untersuchung (z. B. endokrine Ophthalmopathie als Hinweis auf Basedow-Krankheit); **2.** labordiagn. Nachweis i. R. der Schilddrüsendiagnostik: **a)** TSH-Konz. im Blut erniedrigt (TSH-basal) als Ausdruck der negativen Rückkopplung* auf das Hypothalamus*-Hypophysen-System; Ausnahme: sekundäre u. tertiäre H.; **b)** rel. od. absolute Erhöhung der Konz. freier Schilddrüsenhormone* (FT_4, FT_3) im Blut; Erhöhung der TT_4- u./od. TT_3-Konz. im Serum u. a. in Abhängigkeit von der Konz. der Plasmaproteine im Blut; cave: u. U. noch normale Schilddrüsenhormonwerte bei supprimiertem TSH-basal (subklinische Hyperthyreose); in ca. 5 % isolierte Erhöhung von T_3 (sog. T_3-Hyperthyreose); **c)** Schilddrüsenantikörper* i. R. der path. Abklärung (v. a. TR-AK bei Basedow-Krankheit); **3.** Abklärung der Grunderkrankung mit Ultraschalldiagnostik u. Szintigraphie, ggf. Zytodiagnostik (Punktionszytologie); Radioiodtest (nur vor Einleitung einer Radioiodtherapie); **Ther.:** je nach Path.; **1.** pharmak.: Thioharnstoffderivate (s. Thyreostatika) zur Hemmung der Schilddrüsenhormonsynthese; ggf. zusätzl. symptomat. Beta-Rezeptoren-Blocker; **2.** op. (Strumektomie) nach thyreostat. Prämedikation zur Induktion einer Euthyreose (ggf. Plummerung; s. Schilddrüsenblockade); **3.** Radioiodtherapie.

Hyper|tonie des Neugeborenen, persistierende pulmonale *f*: s. PPHN.

Hyper|trichose *f*: (engl.) *hypertrichosis*; syn. Polytrichie; lokalisiert od. generalisiert auftretende, vermehrte Körperbehaarung durch Übergang von Vellus- in Terminalhaare; vgl. Hirsutismus.

Hyper|zoo|spermie (gr. ζῷον Lebewesen) *f*: (engl.) *hyperzoospermia*; syn. Polyzoospermie; erhöhte Spermiendichte im Ejakulat (>150 Mio./ml); **klin. Bedeutung:** häufig mit erhöhter Frühabortrate od. Sterilität einhergehend; **Ther.:** Testosteron. Vgl. Spermauntersuchung.

Hypo-: Wortteil mit der Bedeutung unter, unterhalb; von gr. ὑπό.

Hypo|fibrino|gen|ämie *f*: (engl.) *hypofibrinogenemia*; verminderte Konz. von Fibrinogen im Blut; **Vork.:** angeboren od. erworben; s. Afibrinogenämie.

Hypo|galaktie *f*: (engl.) *hypogalactia*; quantitativ ungenügende Milchsekretion in der Laktationsperiode*; **Vork.:** häufig passager nach komplizierter Schwangerschaft od. Geburt (op. Entbindung); **Urs.: 1.** meist funktionell, u. a. inf. psychischer Faktoren wie Angst, fehlender Bereitschaft zum Stillen* od. unsachgemäßer Stilltechnik; kann häufig durch Motivieren, Erlernen der Stilltechnik u. regelmäßiges Anlegen des Säuglings überwunden werden; **2.** selten organisch (s. Agalaktie).

Hypo|gastrium *n*: syn. Regio pubica; Areal über der Symphyse; s. Bauchregionen.

H

Hypo|genitalismus *m*: (engl.) *hypogenitalism*; Unterentwicklung von Genitalen u. sekundären Geschlechtsmerkmalen*; **Urs.:** meist endokrine Störung (z. B. Hypogonadismus*, Hypophysenvorderlappen*-Insuffizienz, Nebennierenrindeninsuffizienz) od. angeb. chromosomale Anomalie (z. B. Turner*-Syndrom, Klinefelter*-Syndrom).

Hypo|glyk|ämie *f*: (engl.) *hypoglycemia*; Verminderung der Konz. von Glukose im Blut unter einen dem jeweiligen Lebensalter entspr. Wert (s. Tab.); **Urs.: 1.** pharmak.: als UAW von Antidiabetika (bei inadäquater antihyperglykäm. Ther. bei Diabetes mellitus; im Unterschied zum diabetischen Koma ohne hochgradige Dehydratation); **2.** gesteigerte Glukoseverwertung, z. B. bei Insulin produzierendem neuroendokrinem Tumor (Insulinom) u. IGF-II produzierenden großen Sarkomen od. Karzinomen (paraneoplastisches Syndrom*), Nesidioblastose od. bei Neugeborenen diabet. Mütter; **3.** verminderte Glukoseproduktion, z. B. bei Leberfunktionsstörungen, Alkoholintoxikation, Mangel an Insulin-Antagonisten (NNR-Hormone, Glucagon, Katecholamine) u. Glykogenosen (bes. Typ I); **4.** postprandial, z. B. bei Diabetes mellitus (spätpostprandial); **5.** leucinempfindliche Hypoglykämie Cochrane; **6.** H. bei Fruktoseintoleranz, Galaktosämie* Typ I, Störungen der Betaoxidation von Fettsäuren; **Sympt.: 1.** vegetative Sympt. als Ausdruck der adrenergen (sympathikotonen) Gegenregulation: kalter Schweiß, Zittern, Hungergefühl, Palpitation, Blässe der Haut, Unruhe, Mydriasis u. a.; Übelkeit, Erbrechen u. Schwächegefühl als parasympathikotone Reaktion; **2.** zentralnervös (neuroglukopenisch): z. B. Kopfschmerz, psych. Veränderung, Koordinationsstörung, Doppelbilder, Ataxie, epilept. Anfall, manchmal Apathie, evtl. psychot. Zustand mit Erregung u. Wutausbrüchen, evtl. fokale Sympt. (DD: Schlaganfall); quant. Bewusstseinsstörung bis hypoglykämischer Schock; **Diagn.:** Nachweis des niedrigen Blutzuckerspiegels (z. B. Schnelltest mit Teststreifen), Hungerversuch; **Ther.:** Glukose, ggf. i. v. mit Injektion von Glucagon, Sicherung der Vitalfunktionen.

Hypoglykämie
Grenzwerte der Glukosekonzentration im Blutplasma

Altersklasse	Grenzwert
Frühgeborene	1,1 mmol/l (20 mg/dl)
Reifgeborene	1,6 mmol/l (30 mg/dl)
Säuglinge	2,2 mmol/l (40 mg/dl)
Kinder und Erwachsene	2,8 mmol/l (50 mg/dl)

Hypo|gonadismus *m*: (engl.) *hypogonadism*; fehlende od. verminderte endokrine Aktivität der Geschlechtsdrüsen (Hoden bzw. Ovar) mit gestörter Ausbildung bzw. Rückbildung der primären u. ggf. der sekundären Geschlechtsmerkmale*; **Formen: 1. hypergonadotroper** (primärer) H. mit kompensator. Erhöhung der zirkulierenden Gonadotropine* inf. angeb. Fehlanlage (Gonadenagenesie* bzw. Gonadendysgenesie*) od. erworben, z. B. bei traumat. Schädigung, Kastration, Ovarektomie, Orchitis, schwerem (beidseitigem) Maldescensus testis, Castillo-Syndrom, Klinefelter-Syndrom; **2. hypogonadotroper** (sekundärer) H. mit Erniedrigung der Gonadotropine im Serum inf. einer dienzephal-hypophysären Störung (Fehlanlage von Neuronen, die GnRH* produzieren, entzündl., tumoröse, vaskuläre od. traumat. Veränderung von Hypothalamus/Hypophysenvorderlappen). **Klin.:** Ausprägung je nach Grad des Hormonmangels; bei präpuberalem H. Ausbleiben der Pubertät* (sexueller Infantilismus, primäre Amenorrhö*, Eunuchismus), sowie bei sek. H. z. T. Kleinwuchs durch gleichzeitigen Wachstumshormonmangel; bei postpuberalem H. Rückbildung primärer u. sekundärer Geschlechtsmerkmale (mit Ausnahme androgen vermittelter Merkmale wie Axillar- u. Pubesbehaarung), Fertilitätsstörungen*, Sterilität*, Nachlassen von Libido u. Potenz, sekundäre Amenorrhö, Osteoporose*; **Ther.: 1.** beim Mann: bei primärem H. Testosteron*-Substitution zur Stimulation der Spermatogenese, bei hypophysär bedingtem H. Therapie der Grunderkrankung, danach HCG* in Komb. mit Urofollitropin* oder FSH*, bei hypothalamischem H. alternativ pulsativ GnRH*; **2.** bei der Frau: Östrogen-Gestagen-Kombinationspräparat zur Verhinderung der prämaturen Osteoporose, bei sekundärem od. tertiären H. Gonadotropine* od. pulsatil GnRH (z. B. zur Follikelreifung u. Ovulationsinduktion bei Kinderwunsch); Ther. der Grunderkrankung. Vgl. Pasqualini-Syndrom; Syndrom, adrenogenitales; Kallmann-Syndrom.

Hypo|mastie *f*: (engl.) *hypomastia*; Unterentwicklung, evtl. auch Fehlen einer Brust bzw. beider Brüste als angeb. Anomalie; extrem unterentwickelte Brust wird als **Mikromastie** bezeichnet. Vgl. Poland-Symptomenkomplex.

Hypo|menor|rhö (gr. μήν, μηνός Monat) *f*: (engl.) *hypomenorrhea*; schwache Menstruation*; Blutverlust ≤25 ml; Dauer der Menstruation oft auf 3 Tage verkürzt; Dauer des Menstruationszyklus* i. d. R. normal; Darstellung im Kaltenbach-Schema: s. Zyklusstörungen (Abb. dort); **Urs.: 1.** organisch, z. B. nach forcierter Kürettage* (s. Adhäsionen, intrauterine), bei chron. Endometritis* od. Endometritis* tuberculosa; **2.** psychogen bzw. hormonal, z. B. als Initialsymptom einer Ovarialinsuffizienz*, unter der Einnahme von hormonalen Kontrazeptiva, bei Störungen des Körpergewichts (Anorexia* nervosa, Adipositas*).

Hypo|mochlion (gr. μοχλίον kleiner Hebel) *n*: Dreh-(Unterstützungs-)Punkt eines Hebels; med. v. a. in der Gelenklehre, aber auch i. S. von gebh. Stemmpunkt: diejenige Stelle des Kindskörpers, die sich bei der Austrittsbewegung während der Geburt* gegen den Schambogen anstemmt.

Hypo|para|thyroid-Biermer-Gonaden|dys|genesie-Syn|drom *n*: (engl.) *hypoparathyroid-pernicious anemia-gonadal dysgenesis syndrome*; auch H.-B.-G.-Syndrom; bes. Verlaufsform des polyglandulären Autoimmunsyndroms (Typ I) bei jungen Mädchen; **Sympt.:** Hypoparathyroidismus, primärer Hypogonadismus, perniziöse Anämie.

Hypo|physe (gr. φύεσθαι entstehen, wachsen) *f*: (engl.) *hypophysis, pituitary (gland)*; Glandula pituitaria (Pituitaria); Hirnanhangdrüse; in der Sella turcica der knöchernen Schädelbasis lokalisiertes, aus 2 Anteilen zusammengesetztes, kirschgroßes endokrines Organ; über den Hypophysenstiel (Infundibulum) mit dem Boden des 3. Hirnventrikels verbunden; **Einteilung: 1. Hypophysenvorderlappen** (syn. Adenohypophyse; Abk. HVL): mit Diencephalon über spez. Gefäßsystem (Pfortadergefäße der Hypophyse) verbundene endokrine Drüse; embryonale Entw. aus ektodermalem Epithel des Mundhöhlendachs; Gliederung in Pars distalis, Pars tuberalis u. Pars intermedia (Hypophysenzwischenlappen, beim Menschen nur rudimentär angelegt; Bildungsort von MSH); Funktion: Synthese von glandotropen (FSH*, LH*, TSH*, ACTH) u. nicht glandotropen Proteohormonen (STH, Prolaktin*); Regulation der Hormonsekretion durch Releasing*-Hormone; Histol.: 3 Arten epithelialer Zellen; 2 Formen von azidophilen Zellen (STH- bzw. Prolaktinproduktion), betabasophile (TSH-Produktion), deltabasophile Zellen (Gonadotropinproduktion) u. chromophobe Zellen. ACTH-Synthese wahrscheinl. in basophilen Zellen; **2. Hypophysenhinterlappen** (syn. Neurohypophyse; Abk. HHL): entwicklungsgeschichtl. Ausstülpung des Bodens des Diencephalons; besteht aus marklosen Nervenfasern, einem Kapillarnetz u. einer spez. Gliaform (Pituizyten); steht über Nervenfasern mit den Nuclei supraoptici u. Nuclei paraventriculares des Hypothalamus* in Verbindung; Funktion: Bindung an Polypeptide, Speicherung u. Freisetzung durch Exozytose der hypothalam. Hormone Oxytocin* u. ADH; **klin. Bedeutung:** z. B. Hypophysentumoren*, Hypophyseninsuffizienz*. Vgl. Hypothalamus-Hypophysen-System.

Hypo|physen|in|suffizienz (sufficiens hinreichend, genügend) *f*: (engl.) *pituitary insufficiency*; partielle od. (selten) generalisierte Verminderung der Sekretionsleistung der Hypophyse; s. Hypophysenvorderlappen-Insuffizienz, Diabetes insipidus.

Hypo|physen|tumoren *m pl*: (engl.) *pituitary tumors*; Tumoren der Hirnanhangdrüse; **Formen: 1.** Tumoren des Hypophysenvorderlappen: v. a. Hypophysenadenome; **2.** Tumoren der Neurohypophyse (selten): Granularzelltumor, Pituizytom; **DD:** z. B. Kraniopharyngeom, Rathke-Zyste.

Hypo|physen|vorder|lappen-In|suffizienz (sufficiens hinreichend, genügend) *f*: (engl.) *hypopituitarism*; syn. Hypopituitarismus, Simmonds-Krankheit; partieller od. kompletter Ausfall der endokrinen Funktionen des Hypophysenvorderlappens (Abk. HVL) inf. Zerstörung od. Verdrängung von HVL-Gewebe od. dessen Abtrennung von hypothalam. Zentren; **Urs.:** degenerativ (v. a. Nekrosen, u. a. postpartal beim Sheehan-Syndrom), autoimmun bzw. granulomatös (z. B. Sarkoidose) o. a. Entz., Trauma, intra- (v. a. Hypophysenadenome) od. parasellärer Tumor, Hämochromatose, nach neurochir. Eingriff od. Strahlentherapie; **Klin.:** häufig schleichende Abnahme der somato-, gonado-, thyreo- u. adrenokortikotropen HVL-Funktionen u. a. mit Adynamie, Oligo- u. Amenorrhö bzw. sexuellen Appetenz- u. Erektionsstörungen, blasser atroph. Haut, Pigmentschwund u. Reduktion der sekundären Körperbehaarung; präpuberal bei ausreichender STH-Sekretion eunuchoidaler Hochwuchs, bei STH-Mangel Kleinwuchs; bei akuter H.-I. (selten) hypophysäres Koma mit Hypothermie, Bradykardie u. Hypoventilation; **Ther.:** Substitution mit Cortisol, Testosteron bzw. Östrogenen u. Schilddrüsenhormonen unter Kontrolle der Hormonkonzentrationen im Blut. Vgl. Panhypopituitarismus.

Hypo|pituitarismus (lat. pituita wässriger, fadenziehender Schleim) *m*: Hypophysenvorderlappen*-Insuffizienz.

Hypo|spadie (gr. σπαδών Spalte) *f*: (engl.) *hypospadia*; syn. Fissura urethrae inferior; Hemmungsfehlbildung der Harnröhre, die eine nach unten offene Rinne bildet u. proximal ihrer orthotopen Stelle mündet; oft in Komb. mit Penisverkrümmung, Meatusstenose, Scrotum fissus; bei gleichzeitigem

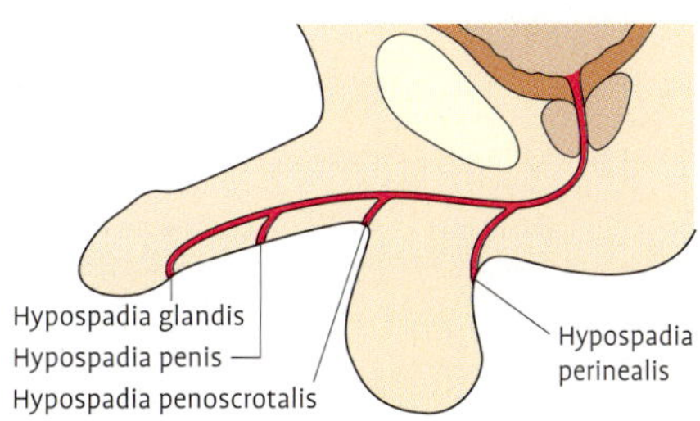

Hypospadie [62]

H

Maldescensus* testis ggf. chromosomale Geschlechtsbestimmung erforderl. (vgl. Differenzierungsstörung, sexuelle); bei der weibl. H. Mündung der Harnröhre weiter dorsal in die Vagina; **Einteilung:** je nach Lok. der Urethramündung in glanduläre, penile, skrotale u. perineale H. (s. Abb.); **Ther.:** op. Rekonstruktion im 1.–5. Lj.; Verf. in Abhängigkeit von Lok. des Meatus: Meatusplastik, Inzision der Harnröhrenrinne mit Tubularisierung (Snodgrass-Operation); Harnröhrenrekonstruktion mit gestieltem Vorhautlappen od. Mundschleimhaut. Vgl. Epispadie.

Hypo|thalamus (gr. θάλαμος Lager, Kammer) *m:* (engl.) *hypothalamus;* Abk. HT; unterh. des Thalamus gelegener Teil des Diencephalons; s. Abb. 1; zum HT gehören u. a. Chiasma opticum, Tractus opticus, Tuber cinereum, Lamina terminalis, Hypophyse u. Corpus mammillare. Kerne: Nucleus suprachiasmaticus, Nucleus paraventricularis, Nucleus supraopticus, Nucleus infundibularis, Nuclei tuberales u. a.; **Funktion: 1.** Regulation des vegetativen Nervensystems (vegetative Zentren): Wärmeregulation, Wach- u. Schlafrhythmus, Blutdruck- u. Atmungsregulation, Nahrungsaufnahme (Hunger- u. Sättigungszentrum, Fettstoffwechsel; vgl. Leptin), Wasserhaushalt, Sexualfunktion; **2.** endokrin: s. Hypothalamus-Hypophysen-System (Abb. dort); Hypothalamushormone; s. Abb. 2.

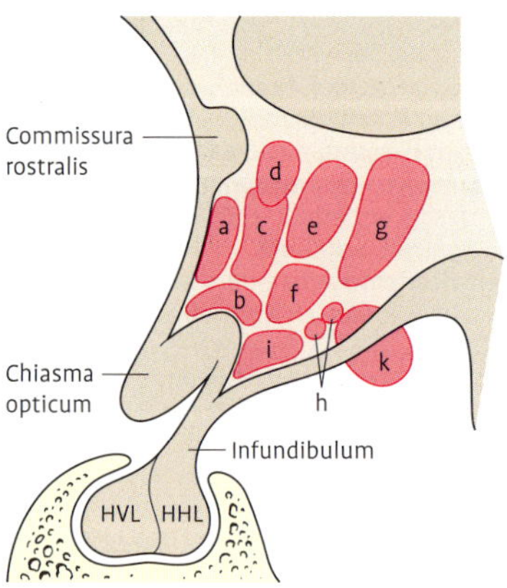

Hypothalamus Abb. 1: Sagittalschnitt des Diencephalons in der Medianebene; a: Area preoptica; b: Nucleus supraopticus; c: Nucleus ventromedialis hypothalami; d: Nucleus paraventricularis; e: Nucleus dorsomedialis hypothalami; f: Nucleus tuberomamillaris; g: Nucleus posterior hypothalami; h: Nuclei tuberales laterales; i: Nucleus infundibularis; k: Corpus mamillare; HVL: Hypophysenvorderlappen; HHL: Hypophysenhinterlappen

Hypo|thalamus|hormone *n pl:* (engl.) *hypothalamic hormones;* im Hypothalamus gebildete Neuropeptide; **1.** ADH u. Oxytocin*: gelangen über den

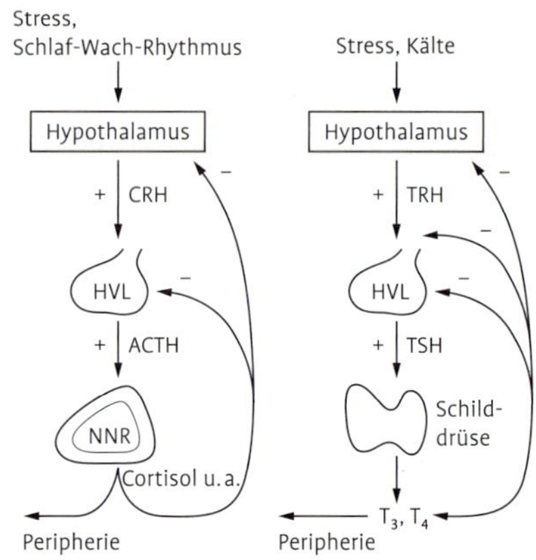

Hypothalamus Abb. 2: Regulation am Beispiel der Cortisol- u. Thyroxinsekretion

Tractus supraopticohypophysalis direkt zum Hypophysenhinterlappen; **2.** Releasing*-Hormone: setzen über die neurovaskuläre Kette Hypophysenvorderlappen-Hormone frei.

Hypo|thalamus-Hypo|physen-System *n:* (engl.) *hypothalamic-hypophyseal axis;* (neurophysiol.) zentrales Steuer- u. Regelsystem zur funktionellen Koordination zwischen ZNS u. Hormonsystem (s. Abb.); vgl. Hypothalamus; Hypophyse; Releasing-Hormone.

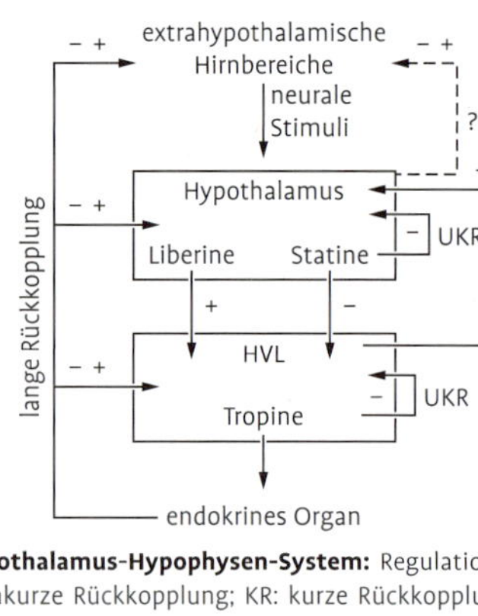

Hypothalamus-Hypophysen-System: Regulation; UKR: ultrakurze Rückkopplung; KR: kurze Rückkopplung [65]

Hypo|thermie *f:* (engl.) *hypothermia;* Untertemperatur; erniedrigte Körpertemperatur; **Formen: 1.** H. bei Kollaps, Hypothyreose, Kachexie u. a.; **2.** akzidentelle H.: Kälteexposition bes. bei Berg- u. Ertrinkungsunfällen, iatrogen z. B. durch (nicht körperwarmen) Volumenersatz, Wärmeverlust z. B. perioperativ (Proph.: s. Narkose; vgl. Shivering), i. R. der Ther. bei Verbrennung od. post-

Hypothermie		
Körpertemperatur	Klinik	tolerierter Kreislaufstillstand
36 °C	Kältezittern, Kältegefühl	4–10 Minuten
35–34 °C	psychische Alteration	
33 °C	Rigor	
30 °C	Bewusstseinsverlust, Pupillenerweiterung	10–16 Minuten
28 °C	Kammerflimmern, Asystolie oder andere Herzrhythmusstörungen	
27 °C	Muskelerschlaffung	16–60 Minuten
<18 °C	isoelektrisches EEG	60–90 Minuten

natal (Proph. erforderl. bei Neugeborenen, spez. Frühgeborenen) inf. unreifer Wärmeregulation u. größerer Körperoberfläche in Relation zum Körpergewicht; **3.** kontrolliert (therap.) induzierte H. durch externe od. interne Kühlung (z. B. Infusion gekühlter Lösung bzw. extrakorporal im Wärmetauscher der Herz-Lungen-Maschine), konsekutiv Hypometabolismus, Senkung des Sauerstoffverbrauchs u. damit Verlängerung der Ischämietoleranz aller Organe; bes. in der offenen Herzchirurgie, auch in der Neurochirurgie u. Transplantationsmedizin (Kühlung der entnommenen Organe durch Perfusionslösung von 4 °C) sowie ggf. nach erfolgreicher Reanimation, bei Neugeborenen nach schwerer Asphyxie*; **Klin.:** s. Tab.; cave: erhöhte Ischämietoleranz (vgl. Reanimation). Vgl. Kryotherapie.

Hypo|thyreose *f*: (engl.) *hypothyroidism*; Unterfunktion der Schilddrüse* mit unzureichender Produktion u. Sekretion von Schilddrüsenhormonen*; **Path.:** **I.** angeb. (Neugeborenenhypothyreose); **1.** konnatal (intrauterin erworben): teilreversible bzw. reversible H. inf. Iodmangels bzw. erhöhter Iodaufnahme der Mutter, Einflusses strumigener Substanzen (z. B. Thyreostatika) od. immunogen (z. B. mütterl. TSH-Rezeptor-AK; s. Schilddrüsenantikörper) bedingt; **2.** kongenital: irreversible H. zusammen mit anderen klin. Sympt. i. R. angeb. Syndrome (z. B. Pendred-Syndrom) od. isoliert; z. B. **a)** TSH-Rezeptordysfunktion (Resistenz gegenüber TSH) als kongenitale H. ohne Struma (Ätiol.: autosomal-rezessiv erbl. Mutation im TSHR-Gen, Genlocus 14q31; Abk. TSHR für TSH-Rezeptor) bzw. kongenitale H. ohne Struma Typ 3 (Ätiol.: autosomal-dominant erbl. Mutation mit Genlocus 15q25.3–q26.1) od. als Schilddrüsendysgenesie (kongenitale H. ohne Struma Typ 2) mit Aplasie (Athyreose), Hypoplasie bzw. Ektopie (z. B. Zungengrundstruma) der Schilddrüse (Ätiol.: autosomal-dominant erbl. Mutation im Gen für Transkriptionsfaktor PAX8, Genlocus 2q12–q14); **b)** Schilddrüsenhormonresistenz; **c)** defekte Schilddrüsenhormonsynthese (versch. Genloci bekannt) einschließl. Iodfehlverwertung; **d)** Mangel an TSH* (isoliert bei Mutation mit Genlocus 1p13) od. TRH (isoliert bei Mutation mit Genlocus 3q13.3–q21); **II.** postnatal erworben (reversibel): **1.** Entz. (s. Thyroiditis), v. a. bei Struma lymphomatosa Hashimoto; **2.** iatrogen: **a)** nach Strahlentherapie* (z. B. Radioiodtherapie, externe perkutane Bestrahlung); **b)** postoperativ nach Strumektomie bzw. Thyroidektomie; **c)** pharmak. (z. B. Thyreostatika); **3.** alimentär: extremer Iodmangel, strumigene Substanzen (z. B. massive Zufuhr von Iod); **4.** zentrale sekundäre (hypophysäre) bzw. tertiäre (hypothalam.) H. (Bez. je nach betroffener Ebene der Achse zwischen Schilddrüse* u. Hypothalamus*-Hypophysen-System, z. B. primäre H. bei thyreogener H.) oft in Komb. mit Störungen anderer endokriner Drüsen; **5.** andere (z. B. inf. Schilddrüsentumoren, durch hormonbindende Antikörper); **Klin.:** Struma bei primärer H. (Ausnahme: z. B. Athyreose, atroph. Thyroiditis) durch fehlende negative Rückkopplung* auf hypophysäre TSH-Sekretion (evtl. mit röntg. vergrößerter Sella turcica inf. Hypertrophie des Hypophysenvorderlappens); **1.** Neugeborene: prolongierte Hyperbilirubinämie* des Neugeborenen, muskuläre Hypotonie, Trinkfaulheit bei guter Gewichtszunahme, Obstipation, häufig weite Fontanellen; u. U. psychomotor. Behinderung; vgl. Kretinismus; erste Sympt. meist erst nach ca. 2 Wo. wegen diaplazentarer Passage mütterl. Schilddrüsenhormone; **2.** Kinder: v. a. Störung von Wachstum u. körperl. Entw.; **a)** verzögerte enchondrale u. periostale Ossifikation; Epiphysenfugen lange offen (röntg. kalkreiche Flecke u. Linien als sog. Abschlussplatte, da Kalkeinlagerung in Osteoid ungestört), Knochenkerne verspätet, Dentition verzögert; in der Folge Kleinwuchs mit gedrungenem Körperbau u. kurzen Extremitäten; **b)** gestörtes Sprechvermögen (verspätet, Unvermögen), Apathie, Intelligenzminderung, verzögerte Pubertät; **3.** Erwachsene: **a)** leichte Ermüdbarkeit, körperl. Schwäche mit abgeschwächten Muskeleigenreflexen (s. Reflexe), insbes. des ASR; evtl. Parästhesie, Muskelkrämpfe, Schwerhörigkeit; Antriebslosigkeit, Apathie u. a. psych. Störungen einschließl. org. Psychose; **b)** Gewichtszunahme (trotz verminderten Appetits), Obstipation; Kälteintoleranz, kühle, trockene Haut (häufig zusätzlich rau, verdickt u. inf. Carotineinlagerung gelblich gefärbt), heisere, raue, tiefe Stimme, glanzloses, struppiges Haar; Haarausfall, Zyklusstörung, Sterilität; **c)** Myxödem mit aufgedunsenem Gesicht u. schlitzförmig verschmälerten Augen inf. periorbitalen Ödems, verdickte Lippen, Makroglossie;

d) art. Hypotonie, Bradykardie, u. U. Herzdilatation (sek. Kardiomyopathie), Perikarderguss; **e)** Zeichen des Hypometabolismus (Hypoglykämie, niedrige Aktivität der alkal. Serumphosphatase im Serum, Hypercholesterolämie, Anämie inf. Resorptionsstörung von Eisen-Ionen bzw. Cobalamin); **Diagn.:** **1.** i. R. des Neugeborenen*-Screenings; Häufigkeit der H. im Neugeborenen-Screening 2009 in Deutschland: 1:3441; **2.** typ. Anamnese (Ausnahme: bei Pat. hohen Alters eher oligo- bzw. monosymptomat.; s. Altershypothyreose) u. körperl. Untersuchung; **3.** labordiagn. Nachweis i. R. der Schilddrüsendiagnostik: bei manifester H. (vgl. Hypothyreose, subklinische) Konz. im Blut von (freiem) Thyroxin erniedrigt u. von TSH erhöht (Ausnahme: zentrale H.); Triiodthyronin normal od. erniedrigt (vgl. Low-T3-low-T4-Syndrom, Low-T3-Syndrom); **4.** zusätzl. i. R. der path. Abklärung: **a)** (labordiagn.) Bestimmung von Schilddrüsenantikörpern*, evtl. TRH*-Test (Differenzierung zentraler H.); **b)** (apparativ) Ultraschalldiagnostik; **Ther.:** Levothyroxin-Natrium zur pharmak. Substitution fehlender Schilddrüsenhormone.

Hypo|thyreose, sub|klinische *f*: (engl.) *subclinical hypothyroidism*; präklinische (latente) Hypothyreose*; labordiagn. erhöhter Basalwert für TSH* u. überschießende Antwort im TRH*-Test bei noch normalen Schilddrüsenhormonwerten (periphere Euthyreose); bei der Frau u. U. Ursache einer Hyperprolaktinämie* mit sekundärer Amenorrhö.

Hypo|trophie *f*: **1.** (pathol.) s. Atrophie; **2.** (päd.) s. Neugeborenes, hypotrophes.

Hypo|trophie, fetale *f*: intrauterine Wachstumsretardierung*.

Hyp|ox|ämie, fetale: (engl.) *fetal oxygen deficiency*; fetale Hypoxie, intrauterine Hypoxie; Hypoxämie des Fetus vor od. während der Geburt; **Vork.:** Plazentainsuffizienz*, Nabelschnurkomplikation*, Vena*-cava-inferior-Syndrom, lange Geburtsdauer, hochfrequente Wehen* u. a.; **Kompl.:** hypox. Hirnschaden (ab Nabelarterien-pH-Wert <7,00; Apgar-Index <3 nach 5 Minuten), prolongierter Depressionszustand des Neugeborenen (epilept. Anfälle, Koma, muskuläre Hypotonie); **Diagn.:** Hinweis durch pathol. CTG*-Befund (z. B. Minderung der Akzeleration*, fehlende Oszillation, Dezeleration*, fetale Tachykardie od. fetale Bradykardie; DD: fetale Tiefschlafperiode), Doppler*-Sonographie der Aa. umbilicales, fetale Pulsoxymetrie* (Sensor z. B. an Wange od. Skalp); Nachw. durch Fetalblutuntersuchung*; **Ther.:** je nach Urs.; Tokolyse* bei hochfrequenter Wehentätigkeit; ggf. unverzügl. op. Entbindung (s. Tab.). Vgl. Azidose, fetale; Mekonium.

Hypoxämie, fetale
Maßnahmen in Abhängigkeit vom pH-Wert

Fetalblutuntersuchung	Maßnahmen
pH ≥7,25	Wiederholung der Untersuchung bei Persistenz fetaler Hypoxämiezeichen (fetale Brady- od. Tachykardie)
pH 7,21–7,24	Wiederholung der Untersuchung innerhalb von 30 min; bei raschem pH-Abfall ggf. Entbindung
pH ≤7,20[1]	rasche Entbindung (v. a. bei nicht respiratorischer Azidose)

[1] pCO_2 >65 mmHg: respiratorische Azidose; Basenabweichung >–9,8: nicht respiratorische Azidose

Hyp|oxie, intra|uterine *f*: s. Hypoxämie, fetale.

Hyster|ek|tomie (gr. ὑστέρα Gebärmutter) *f*: (engl.) *hysterectomy*; syn. Uterusexstirpation; (Teil-)Entfernung des Uterus*; **Formen:** s. Abb.; **1.** komplette (totale) H.; **a)** einfache H. (intra- od. extrafaszial); **b)** erweiterte (sog. radikale) H. mit gleichzeitiger Resektion angrenzender Strukturen (z. B. Parametrium, Lymphknoten); Piver-Klassifikation nach Resektionsausmaß: s. Tab. 1; **2.** partielle H.; **a)** suprazervikale H. mit Erhalt der Cervix uteri; **b)** Trachelektomie* mit Erhalt des Corpus uteri; **Prinzip:** **1.** offen chir.: über vaginalen (z. B. Schauta*-Stoeckel-Operation, Trachelektomie*) od. abdominalen (z. B. Wertheim*-Meigs-Operation) Operationszugang; **2.** minimal-invasiv: totale laparoskopische (einfache od. erweiterte) H. mit Morcellement zur Entfernung des Uterus aus der Bauchhöhle durch Trokarhülse; **3.** Komb. von Laparoskopie u. vaginalem Operationszugang; **a)** komplette H. (laparoskopisch assistierte vaginale H., Abk. LAVH); **b)** suprazervikale H. (s. LASH); Vor- u. Nachteile verschiedener Verfahren: s. Tab. 2; **Ind.:** u. a. Zervixkarzinom*, Endometriumkarzinom*, Trophoblasttumor*; Myoma* uteri, Endometriose*, Descensus* uteri et vaginae; unstillbare peripartale Blutung*; **Kompl.:** u. a. Verletzung von Harnblase, Ureteren u. Rektum; Zysten- od. Fistelbildung.

Hystero|salpingo|graphie (gr. ὑστέρα Gebärmutter) *f*: (engl.) *hysterosalpingography*; Abk. HSG; nur noch selten angewendetes Verf. zur röntg. Darstellung des Zervikalkanals, der Cavitas uteri u. der Tuben, z. T. mit Kontrastmittel (s. Abb.); wegen höherer diagn. Aussagekraft weitgehend durch Hysteroskopie u. Chromopertubation (s. Pertubation) ersetzt; **Ind.:** Sterilitätsdiagnostik (Prüfung der Tubendurchgängigkeit), Nachw. von Uterusfehlbildungen*.

Hystero|skopie *f*: (engl.) *hysteroscopy*; diagn. u. operative Verf. zur Inspektion der Cavitas uteri od. Einbringen von Instrumenten durch das Endoskop; **Anw.:** **1.** (diagn.) z. B. bei Uterustumor od. -fehlbildung (s. Myoma uteri; s. Uterusfehlbildung, Abb. 5 dort); Prinzip: s. Abb.; Ind.: **a)** Zyk-

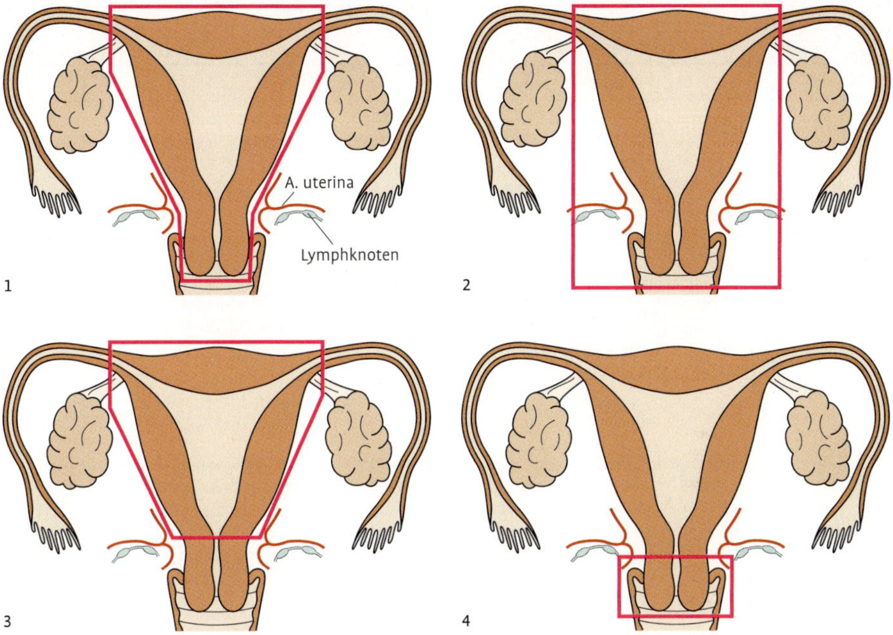

Hysterektomie: Resektionslinien (schematisch); 1: einfache H.; 2: erweiterte (sog. radikale) H.; 3: suprazervikale H.; 4: Trachelektomie

Hysterektomie Tab. 1
Piver-Klassifikation nach Ausmaß der Parametriumresektion

Piver-Stadium	Resektionsausmaß
I	Hysterektomie ohne Resektion der Parametrien (einfache extrafasziale Hysterektomie)
II	erweiterte extrafasziale Hysterektomie mit Resektion der Parametrien medial der Ureteren (Absetzen der A. uterina an der Überkreuzung des Ureters, Absetzen der Ligamenta sacrouterina und cardinalia auf halben Weg zum Kreuzbein bzw. zur Beckenwand, Resektion des oberen Scheidendrittels und Präparation der Ureteren ohne Herauslösen aus dem Ligamentum pubovesicale)
III	sog. klassische erweiterte Hysterektomie (Wertheim*-Meigs-Operation) mit Absetzen der A. uterina am Ursprung (A. iliaca interna oder A. vesicalis superior), Absetzen der Ligamenta sacrouterina und cardinalia nahe an ihren Ursprüngen (Kreuzbein, Beckenwand), Resektion einer Scheidenmanschette (bis max. zur Hälfte) und Präperation der Ureteren bis zur Einmündung in die Harnblase (unter Schonung eines kleinen seitlichen Anteils des Ligamentum pubovesicale)
IV	wie Piver-Stadium III, jedoch zusätzlich komplette Herauslösung der Ureteren aus dem Ligamentum pubovesicale, Resektion der A. vesicalis superior und Resektion von bis zu drei Vierteln der Scheide
V	wie Piver-Stadium IV, jedoch zusätzlich Resektion von Teilen der Harnblase und des unteren Ureteranteils mit Reimplantation des Ureters

Hysterektomie Tab. 2
Vor- und Nachteile verschiedener Verfahren

Verfahren	Vorteil	Nachteil
abdominale Hysterektomie	keine Begrenzung durch Uterusgröße	längste Krankenhausbehandlungs- und Rekonvaleszensdauer
	Kombination mit Senkungs- und Inkontinenzoperationen möglich	höchste Rate an Komplikationen
	Möglichkeit zur Revision der Bauchhöhle und zur Erweiterung bei (unerwarteten) zusätzlichen Befunden	
vaginale Hysterektomie	kürzere Operationszeit und Rekonvaleszensdauer	Beschränkung durch Uterusgröße und Voroperationen
	Kombination mit Senkungs- und Inkontinenzoperation möglich	erhöhter Blutverlust
	kosmetisch vorteilhaft	eingeschränkte Beurteilbarkeit von Eileiter und Ovar
laparoskopische suprazervikale Hysterektomie (Abk. LASH)	geringe Komplikationsrate, da typische Komplikationen der Zervixentfernung (Verletzung von Harnblase, Ureter, Rektum) entfallen; keine Verkürzung der Vagina	postoperativ weiterhin minimale Menstruationsblutungen bei 5–10 % der Patientinnen
	geringer Blutverlust	
	kurze Krankenhausbehandlungsdauer	
laparoskopische assistierte vaginale Hysterektomie (Abk. LAVH)	ermöglicht vaginalen Zugang auch bei Adhäsionen, Endometriose, großen Myomen	lange Operationszeit
	Kombination mit Senkungs- und Inkontinenzoperation möglich	hoher instrumenteller Aufwand durch Wechsel des Zugangsweges
totale laparoskopische Hysterektomie	geringer Blutverlust	höhere Komplikationsrate (z. B. Ureterverletzung)
	kurze Krankenhausbehandlungsdauer	

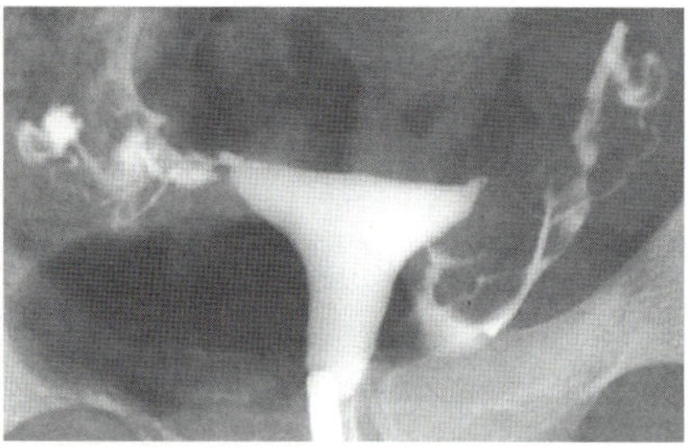

Hysterosalpingographie: normaler röntg. HSG-Befund mit dreizipfeliger Cavitas uteri u. Kontrastmittelaustritt aus den durchgängigen Tuben

lusstörungen*; **b**) Diagn. u. Staging des Endometriumkarzinoms; **c**) Abklärung auffälliger Endometriumbefunde in der Ultraschalldiagnostik; **d**) Sterilität, Infertilität; **e**) Kontrolle nach intrauterinem Eingriff (z.B. Adhäsiolyse, Septumdis-

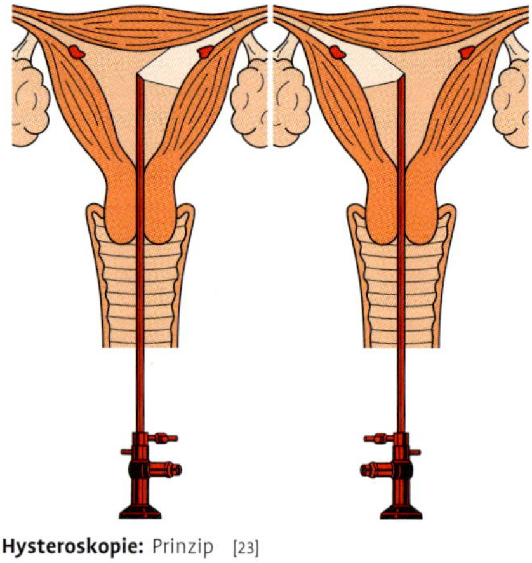

Hysteroskopie: Prinzip [23]

sektion, Kürettage nach Abort, Geburt od. im Wochenbett); **f)** Kontrolle nach pharmak. Ther. der Endometriumhyperplasie; **g)** disloziertes Intrauterinpessar*; **2.** (therap.) z. B. Teilresektion submuköser Myome, laserchir. Trennung intrauteriner Septen; s. Hysteroskopie, operative; **Kontraind.:** Schwangerschaft, akute u. subakute Entzündung des Genitales (Kolpitis, Zervizitis, Endometritis, Adnexitis); **Kompl.:** Perforation mit Verletzung der Nachbarorgane, Blutung, Infektion, Luftembolie. Vgl. Endoskopie.

Hystero|skopie, operative *f*: (engl.) *operative hysteroscopy*; minimal-invasiver chir. Eingriff i. R. einer Hysteroskopie; **Anw.:** u. a. **1.** Septumdissektion bei intrauterinem Septum (s. Uterusfehlbildung) u. habituellem Abort od. Sterilität (Abortrate bei intrauterinem Septum ohne Therapie >80 %, postoperativ <10 %); **2.** Adhäsiolyse intrauteriner Adhäsionen* zur Ther. von Fertilitäts- u. Blutungsstörungen (Amenorrhö, Hypomenorrhö, Dysmenorrhö) od. zyklischen Unterbauchbeschwerden; **3.** gezielte Schlingenresektion von Myomen od. Korpuspolypen* zur Therapie von Fertilitäts- u. Blutungsstörungen; **4.** Endometriumablation mit Resektion od. Koagulation des Endometriums bei gegen Hormontherapie resistenter rezidivierender Hypermenorrhö; **Durchführung:** Beginn mit diagn. Hysteroskopie (3–5 mm-Hysteroskop; Dilatation des Zervikalkanals bis Hegar 9); Einführen des Hysteroresektoskops mit Elektrode u. 12°-Winkeloptik; Distension der Cavitas uteri mit elektrolytfreier Lösung.

Hystero|tomie *f*: (engl.) *hysterotomy*; auch Uterotomie; Eröffnung des Uterus durch Schnitt, z. B. bei Schnittentbindung* od. Myomenukleation*.

Hystero|zele *f*: (engl.) *hysterocele*; große Hernia ventralis im Unterbauch mit Uterus als Bruchinhalt (sehr selten).

I

-iasis: auch -iase; aus dem Griechischen übernommene Endung mit der Bedeutung Krankheit, krankhafter Zustand; Befall mit Parasiten od. Ungeziefer.

Ibandron|säure (INN) *n*: (engl.) *ibandronate*; zur Gruppe der Bisphosphonate* gehörendes, p. o. od. i. v. anwendbares Arzneimittel; **Ind.:** Osteoporose* bei postmenopausalen Frauen (Reduktion des Risikos von vertebralen Frakturen), Mammakarzinom* mit Knochenmetastasierung (Prävention pathol. Frakturen u. a. Knochenkomplikationen), Ostitis deformans Paget, tumorinduzierte Hyperkalzämie.

Ichthyose (gr. ἰχθύς Fisch) *f*: (engl.) *ichthyosis*; sog. Fischschuppenkrankheit; heterogene Gruppe erbl. flächenhafter Verhornungsstörung; **Urs.:** molekulare Defekte in epidermalen Keratinen od. Lipiden; **Einteilung: 1.** isolierte I.; **a)** nichtkongenital: vulgäre I. (s. Ichthyosis vulgaris; Ichthyosis, X-chromosomale); relativ häufig u. milde Sympt.; **b)** kongenital: s. Ichthyosis congenita; **2.** mit Syndromen assoziierte I.: **a)** vulgäre I. mit Refsum-Syndrom u. multiplem Sulfatasemangel; **b)** kongenitale I. mit Sjögren-Larsson-Syndrom, PIBIDS-Syndrom, Tay-Syndrom, Netherton-Syndrom u. Conradi-Hünermann-Happle-Syndrom (s. Chondrodysplasia-punctata-Syndrome); **Ther.:** lokal: milchsäure- od. harnstoffhaltige Salben; system. od. lokal: Retinoide.

Ichthyosis con|genita *f*: (engl.) *congenital ichthyosis*; Bez. für eine Gruppe seltener, bereits bei Geburt vorhandener od. in den ersten Lebensmonaten auftretender Verhornungsstörungen der gesamten Haut mit differentem Erbgang; **Einteilung: 1. nichtbullöse** (lamelläre) I. c.: mit od. ohne Erythrodermie bei Geburt; im späteren Alter groblamelläre, bräunl. Schuppung (s. Abb. 1 u. 2); meist autosomal-rezessiv, z. B. **a)** Ichthyosis lamellaris 1 (syn. lamelläre Ichthyose 1): Mutationen im Transglutaminase-Gen (TGM1-Gen; Genlocus 14q11.2); **b)** Ichthyosis lamellaris 2: Mutationen im ABCA12-Gen (Genlocus 2q34); **c)** Ichthyosis lamellaris 3: Mutationen im LI3-Gen (Genlocus 19p13.12); Klin.: weiß-graue periumbilikale Schuppen im Gesäßbereich u. unteren Körperabschnitte; **d)** Ichthyosis lamellaris 5: Mutationen im LI5-Gen (Genlocus 17p13.2–p13.1); Klin.: milde Ichthyose im Nacken, an Ellenbeugen, Kniegelenken, Stamm u. Extremitäten; Genlocus der autosomal-dominanten kongenitalen lamellären Ichthyose unbekannt; **2. bullöse** I. c.: selten; Hyperkeratose u. Spaltbildung in der oberen Epidermis; milde Form (sog. Collodium-Baby) mit pergamentartiger, zusammenhängender Hornschicht u. Rhagadenbildung (1. Lebenswoche), klin. Bild der schwersten Form (sog. Harlekin-Fetus) mit universeller schuppenpanzerartiger Bedeckung der Haut, Ektropium der Lider, fischmaulartig aufgeworfenen Lippen; frühzeitige Behandlung mit Re-

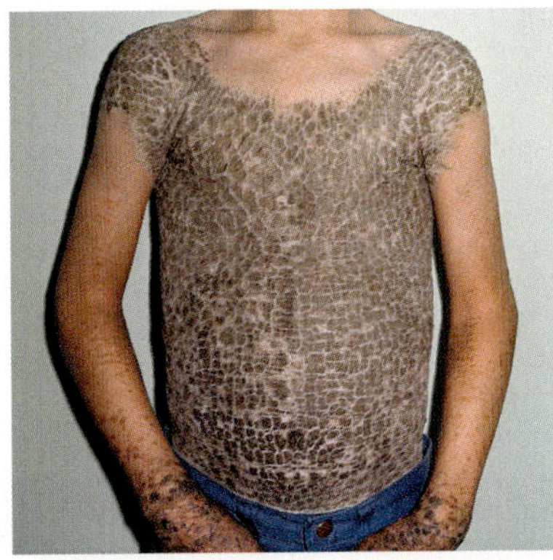

Ichthyosis congenita Abb. 1: lamelläre Ichthyose

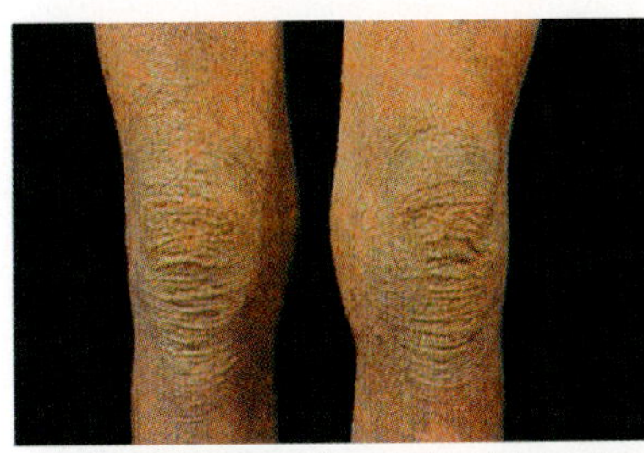

Ichthyosis congenita Abb. 2: bullöse ichthyosiforme Erythrodermie [1]

tinoiden oft lebensrettend; **a)** I. c. Typ Harlekin-Fetus: autosomal-rezessiv; Mutationen im ABCA12-Gen (Genlocus 2q34); allelisch zu Ichthyosis lamellaris 2; **b)** Erythrodermia* congenitalis ichthyosiformis bullosa Brocq; **c)** Ichthyosis hystrix Curth-Macklin: Mutation im KRT1-Gen (Genlocus 12q13); **d)** Ichthyosis bullosa Siemens, Ichthyosis exfoliativa: autosomal-dominant erbl. Mutationen im KRT2E-Gen (Genlocus 12q11–q13); **3.** z. T. bullöse, mit Syndromen (z. B. Chondrodysplasia*-punctata-Syndrome, Netherton-Syndrom, Sjögren-Larsson-Syndrom) assoziierte Ichthyosen. Vgl. Ichthyose).

Ichthyosis uteri *f*: (engl.) *uterine ichthyosis*; flächenhafte Plattenepithelmetaplasie der Cavitas uteri (ausgehend von endometrialem Oberflächenepithel); **Vork.:** i. R. einer chron. Endometritis* od. durch mechan. Reizung; selten oberste Schicht eines Endometriumkarzinoms* (verhornenden Plattenepithelkarzinoms od. Adenokarzinoms).

I

Ichthyosis, X-chromosomale *f*: (engl.) *X-linked ichthyosis*; X-chromosomal-rezessiv erbl. Ichthyose* mit einer Inzidenz von 1:6000; **Ätiol.:** Steroidsulfatasemangel (nur beim Mann ausgeprägt) inf. Mutation des STS-Gens (Genlocus Xp22.32); **Sympt.:** postpartal feine Schuppung (bevorzugt an Ohren u. Kopf sowie im Nacken), nach 3–4 Mon. grobe, bräunl. Schuppung mit Beteiligung der großen Gelenkbeugen; häufig Geburtskomplikationen, Maldescensus testis u. leichte Corneatrübung; Besserung der Hautveränderungen im Sommer; bei Frauen Minimalbefall der Haut, reduzierter Steroidsulfatase-Blutspiegel; vgl. Ichthyose .

ICIQ-SF: Abk. für (engl.) ***I**nternational **C**onsultation on **I**ncontinence **Q**uestionnaire **S**hort **F**orm*; s. Harninkontinenz (Tab. dort).

ICSH: Abk. für (engl.) ***i**nterstitial **c**ell **s**timulating **h**ormone*; dem LH* entspr. Gonadotropin beim Mann.

ICSI: Abk. für (engl.) ***i**ntra**c**ytoplasmatic **s**permia **i**njection*; Meth. der In*-vitro-Fertilisation, bei der ein aus Ejakulat, op. aus Nebenhoden (MESA*, PESA) od. durch Hodenbiopsie* (TESE*) gewonnenes Spermatozoon mit Mikropipette direkt in das Zytoplasma der Eizelle injiziert wird (s. Abb.); **Ind.:** männl. Subfertilität; Schwangerschaftsrate 22–34 %; erhöhte Prävalenz von Chromosomenanomalien. Sonderform: s. SUZI. Vgl. Spermauntersuchung.

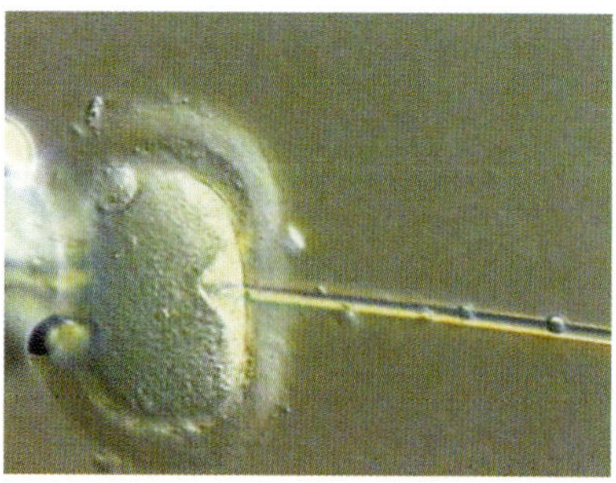

ICSI: Mikropipette durchdringt Zona pellucida u. drückt Ooplasmamembran ein. [58]

Icterus gravidarum (gr. ἴκτερος Gelbsucht) *m*: (engl.) *jaundice of pregnancy*; syn. Hepatopathia gravidarum; Schwangerschaftsikterus; während der Schwangerschaft auftretender Ikterus; **Formen: 1. Icterus in graviditate** (Urs. unabhängig von der Schwangerschaft): Vork. bei akuter Hepatitis (bei Hepatitis B evtl. Infektion des Kindes sub partu, postnatal passiv-aktive Schutzimpfung erforderl.), akutem Leberversagen, Leberzirrhose, Gallenstein-(Verschluss-)Ikterus u. Hämolyse; **2. Icterus e graviditate** (durch die Schwangerschaft bedingt): bei akuter Schwangerschaftsfettleber (selten, unbehandelt rasch progredient, häufig genet. Störung der Fettsäureoxidation beim Fetus, erhöhte kindl. u. mütterl. Sterblichkeit, umgehende Entbindung), hypertensiver Schwangerschaftserkrankung* mit HELLP*-Syndrom, intrahepatischer Schwangerschaftscholestase*; **Kompl.:** Frühgeburtenrate 20 %, perinatale Mortalität 10 %.

Icterus gravis *m*: s. Hyperbilirubinämie des Neugeborenen.

Icterus neo|natorum *m*: s. Hyperbilirubinämie des Neugeborenen.

-id: auch -ides, -ideus, -idea; Wortteil mit der Bedeutung ähnlich sein, gleichen; von gr. εἰδής.

Idio|plasma *n*: (engl.) *germ plasma*; syn. Erbplasma, Erbsubstanz; sog. Keimplasma; Bez. für die Gesamtheit der im Zellplasma vorhandenen Erbanlagen, die kontinuierl. über die Keimbahn von einer Generation auf die nächste übertragen werden, ohne direkt Stoffwechselprozesse zu beeinflussen. Vgl. Genotyp.

IE: **1.** Abk. für **I**nternationale **E**inheit; auch I. E.; durch Referenzsubstanz u. a. internationale Standardisierung (WHO) festgelegte Einheit einer auf Grundlage ihrer Wirkung definierten Substanzmenge; z. B. 1 IE Antibiotikum: diejenige Menge eines Antibiotikums, die in 1 ml Nährmedium das Wachstum des Testkeims gerade noch zu hemmen vermag (s. Antibiogramm); vgl. IU; **2.** Abk. für **I**nsulin**e**inheit; **3.** Abk. für **I**mmunitäts**e**inheit; s. Antitoxineinheit .

IFN: Abk. für **I**nter**f**ero**n***.

Ig: Abk. für **I**mmun**g**lobuline*.

IgA: Abk. für **I**mmun**g**lobulin der Klasse **A**; in Körpersekreten u. Serum vorkommendes Immunglobulin*; **Formen: 1.** Serum-IgA; ca. 15–20 % aller Immunglobuline im Serum; Serumkonzentration 0,9–4,5 g/l; biol. Halbwertzeit 5–6 Tage; über 80 % als Monomer vorliegend (M_r ca. 160 000; Sedimentationskonstante 7 S), die restl. als Dimer u. Polymer vorkommenden IgA enthalten zusätzl. eine J-Kette; 2 Subklassen (IgA_1 u. IgA_2); **2.** sekretor. IgA: besteht aus 2 IgA-Molekülen, J-Kette u. Sekret-Komponente (Transportstück, das vor Proteolyse schützt); M_r 385 000, Sedimentationskonstante 11 S; wird nach lokaler antigener Stimulation v. a. in lymphat. Geweben des Verdauungs- u. Respirationstrakts gebildet; **Funktion:** Agglutination von Bakt. u. Viren, Neutralisation von Toxinen; vorherrschende Antikörper* in seromukösen Sekreten (Speichel, Tränenflüssigkeit, Nasen- u. Tracheobronchialsekret, intestinale u. urogenitale Sekrete, Kolostrum u. a.) zur immun. Abwehr an Schleimhautoberflächen; Synthese beginnt nach der Geburt, Maximum erst mit dem 16. Lj.; nicht plazentagängig, Schutz von Säuglingen vor gastrointestinalen Infektionen durch über die Muttermilch aufgenommenes IgA.

IgG: Abk. für **Immunglobulin** der Klasse **G** (G für Gammaglobulin); intra- u. extravaskulär gleichmäßig verteiltes (monomeres) Immunglobulin* (Abk. Ig) mit M_r ca. 150 000 u. Sedimentationskonstante 7 S; ca. 75 % aller Ig im Serum u. ca. 15 % aller Serumproteine; Serumkonzentration 8–18 g/l; biol. Halbwertzeit 20–23 Tage; **Einteilung:** 4 Subklassen (IgG_{1-4}), deren Synthese von Art u. Eintrittspforte des Antigens abhängt sowie von der Dauer seiner Einwirkung; IgG_1- u. IgG_3-Synthese werden, vermittelt durch T-Helferzellen, vorwiegend durch Proteine induziert, IgG_4-Synthese durch Parasiten, Haptene u. Allergene; **Funktion:** präzipitierende (auch agglutinierende), komplementbindende (v. a. IgG_3) Antikörper* insbes. der sekundären Immunantwort*, u. a. wichtig bei der immun. Abwehr mikrobieller Infektionen (z. B. durch Opsonierung, Zytolyse); führen direkt über Immunkomplexbildung u. Aktivierung von Komplement zur Zerstörung des Antigens bzw. (indirekt über die Bindung an Killerzellen) der antigentragenden Zielzelle; als einzige plazentagängige Ig-Klasse von bes. Bedeutung für postnatalen Infektionsschutz während der ersten Lebensmonate; **klin. Bedeutung: 1.** beteiligt an Pathogenese des Morbus* haemolyticus neonatorum; **2.** gehäufte Infekte bei IgG-Subklassenmangel (meist IgG_2-Mangel); vgl. Immundefekte; **3.** (therap.) s. IVIG. Vgl. Antitoxine.

IgM: Abk. für **Immunglobulin** der Klasse **M** (M für Makroglobulin); hauptsächl. intravaskulär vorkommendes Immunglobulin* (Abk. Ig) mit M_r ca. 900 000, pentamerer Struktur (10 Paratope) u. Sedimentationskonstante 19 S; **Vork.: 1.** im Serum (ca. 10 % aller Serum-Ig); Serumkonzentration 0,6–2,8 g/l; biol. Halbwertzeit 5–6 Tage; Stabilisierung der carboxyterminalen Molekülenden durch J-Kette; nicht plazentagängig (Auftreten im Serum Neugeborener somit Hinweis auf Prä- od. Perinatalinfektion); **2.** als monomerer Antigen-Rezeptor auf der Zellmembran ruhender B-Lymphozyten; **Funktion:** agglutinierende, komplementbindende u. toxinneutralisierende Antikörper*; Bildung insbes. i. R. der primären Immunantwort*. Zur IgM-Klasse gehören die natürl. Antikörper wie Blutgruppenantikörper, Kälteagglutinine u. Rheumafaktoren.

IgM-FTA-ABS-Test *m*: Kurzbez. für **Immunglobulin-M-Fluoreszenz-Treponema-Antikörper-Absorptions-Test**; s. FTA-ABS-19S-IgM-Test.

IgM-Latex|test *m*: Kurzbez. für **Immunglobulin-M-Latextest**; (engl.) *IgM latex test*; Schnelltest (Latextest*) zur Bestimmung von IgM* im Nabelschnur- bzw. Neugeborenenserum bei Verdacht auf Pränatalinfektion*; **Referenzbereich:** ≤0,2 g/l IgM.

i. m.: Abk. für **intramuskulär**.

Imiquimod (INN) *n*: (engl.) *imiquimod*; Virostatikum (Immunmodulator) zur top. Anw. bei äußerl. Condylomata* acuminata im Genital- u. Perianalbereich u. kleinen superfiziellen Basalzellkarzinomen; toll like receptor-Agonist (TLR7); **UAW:** lokale Hautreizungen, Hautausschläge (auch außerhalb des Applikationsorts).

Imlach-Fett|pfropf (Francis I., Chir., Edinburgh, 1819–1891): (engl.) *Imlach's fat plug*; Fettgewebe des Canalis inguinalis der Frau.

Im|maturität (lat. immaturus unreif) *f*: (engl.) *immaturity*; unreife, unvollständige Entw. des Neugeborenen* bzw. seiner Organe (bes. der Lunge; s. Surfactantmangel-Syndrom). Vgl. Wachstumsretardierung, intrauterine; Reifezeichen des Neugeborenen.

Im|missio penis *f*: (engl.) *penile penetration*; Einführen des Penis in die Vagina (Koitus*).

Im|mun|abwehr: (engl.) *immune defense*; Fähigkeit des Organismus zur spezif. Abwehr von Krankheitserregern durch das Immunsystem mit Hilfe spezif. Antikörper (humorale I.) u. antigenspezif. zytotox. T-Lymphozyten (zellvermittelte I.). Vgl. Immunität.

Im|mun|antwort: (engl.) *immune reaction*; Bez. für die nach Kontakt mit einem Antigen* erfolgende immun. Reaktion des Organismus; beinhaltet Bildung von spezif. Antikörpern* (humorale Immunität) bzw. mit dem Antigen spezif. reagierenden T-Lymphozyten (zellvermittelte Immunität) od. Ausbildung einer Immuntoleranz gegen das Antigen; **Einteilung: 1. primäre** I.: Primärantwort, Reaktion des Immunsystems auf den erstmaligen Antigenkontakt; s. Abb.; **2. sekundäre** I.: Sekun-

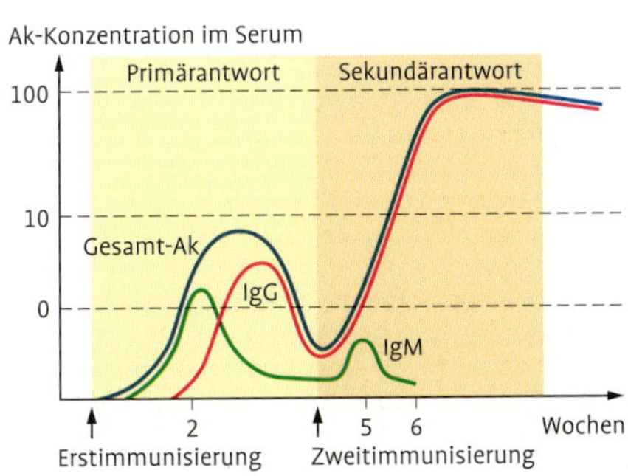

Immunantwort

därantwort, Reaktion auf einen erneuten Antigenkontakt; i. d. R. stärker ausgeprägt, rascher einsetzend u. länger anhaltend. Vgl. Booster-Effekt; Allergie.

Im|mun|de|fekt, schwerer kombinierter *m:* (engl.) *severe combined immunodeficiency (Abk. SCID)*; kombinierter primärer, autosomal-rezessiv od. X-chromosomal-rezessiv erbl. Immundefekt mit Insuffizienz der humoralen u. zellvermittelten Immunität inf. eines Defekts der T-Lymphozyten (meist TH2-Subtyp mit einem kompletten Mangel an Ekto-5-Nukleotidase); **Formen: 1.** retikuläre Dysgenesie*: schwerste Form ohne T- u. B-Lymphozyten sowie gestörtem hämatopoet. System; **2.** SCID ohne T- u. B-Lymphozyten mit normaler Hämatopoese; **3.** sog. Schweizer Typ mit vorhandenen B-Lymphozyten; **4.** SCID mit Adenosindesaminasemangel u. Purinnukleosidphosphorylasemangel; **5.** SCID mit defekter Expression von HLA-Klasse-I/II-Genprodukten; **6.** SCID mit defekter Expression des TCR-CD3-Komplexes bzw. defekter Interleukinbildung; **Klin.:** Manifestation in den ersten Lebensmonaten mit schweren, häufig system. verlaufenden Infektionen, z. B. Otitis, Bronchitis, Pneumonie (oft Pneumocystis-Pneumonie); orale, intestinale u. perianale Candidose, Diarrhö u. Malabsorption (meist inf. einer Rotavirus-Infektion) sowie Entwicklungsstörungen; **Diagn.:** keine Lymphknoten od. Tonsillen, unterentwickelter Thymus, Lymphopenie (<1500/mm^3) bei normaler Anzahl der Granulozyten, Agammaglobulinämie; Lymphozytentransformationstests mit Mitogenen fallen negativ aus; Pränataldiagnostik bei den meisten Formen mögl.; **Ther.:** Stammzelltransplantation, parenterale Ernährung; **Progn.:** meist letal innerhalb des 1. Lebensjahrs. Vgl. Immundefekte.

Im|mun|de|fekt|syn|drom, erworbenes *n:* s. AIDS.

Im|mun|globuline *n pl:* (engl.) *immunoglobulins*; Abk. Ig; nach ihrer elektrophoret. Wanderungseigenschaft (Gammaglobuline*) lautende Bez. für Glykoproteine mit gemeinsamer Grundstruktur, die von B-Lymphozyten bzw. Plasmazellen als Effektormoleküle der spezif. humoralen Immunität gebildet werden; **Lok.: 1.** Blut u. a. Körperflüssigkeiten; **2.** membrangebunden, z. B. auf Zellmembran von B-Lymphozyten (Antigen-Rezeptor); **Grundstruktur:** 4 symmetr. angeordnete Polypeptidketten: jeweils 2 L-Ketten (Kurzbez. für leichte Kette; engl. light chains) u. H-Ketten (Kurzbez. für schwere Kette; engl. heavy chains) mit intra- u. intermolekularen Disulfidbrücken (s. Abb.); Aufbau jeder Polypeptidkette aus Serie sich wiederholender homologer Aminosäurensequenzen (I.-Domäne) mit entspr. Sekundärstruktur; H-Ketten besitzen einen außen sitzenden Kohlenhydratanteil, der bis zu 12 % des Gesamtmoleküls ausmachen kann. Der aminoterminale, in seiner Aminosäurensequenz variable Teil des Moleküls trägt die Antigenbindungsstellen (Paratope), der carboxyterminale Teil hat eine relativ konstante Struk-

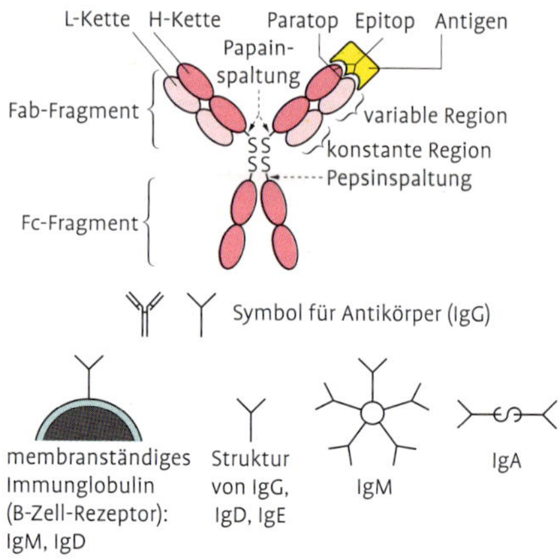

Immunglobuline: Grundstruktur [71]

tur. Polymere Ig (IgM* u. IgA*) enthalten zusätzl. eine J-Kette. Nach Aufspaltung durch proteolyt. Enzyme entstehen versch. **Immunglobulinfragmente: 1.** durch Papain 2 ident. Fab-Fragmente u. ein Fc-Fragment; **2.** durch Pepsin ein bivalentes sog. $F(ab')_2$-Fragment (bewirkt nach Antigenbindung eine Agglutination od. Präzipitation) u. neben kleineren Bruchstücken ein Fc'-Fragment; **Einteilung:** nach physikochem. u. biol. (physiol. u. antigenen) Eigenschaften der schweren Ketten in **5 Immunglobulinklassen**; eine Unterteilung in Subklassen mit gemeinsamer bzw. nur geringfügig voneinander abweichender Aminosäurensequenz im konstanten Teil ist möglich. Die leichten Ketten werden aufgrund ihrer Primärstruktur u. antigenen Eigenschaften in 2 Typen (κ u. λ) unterteilt u. sind nicht klassenspezifisch; **Funktion:** s. Antikörper; **klin. Bedeutung:** Paraproteine. Ig sind aufgrund ihrer Proteinstruktur selbst Antigene. Die versch., bei allen gesunden Individuen einer Species vorkommenden (Sub-)Klassen u. Kettentypen lösen bei nicht artverwandten Organismen eine Immunantwort aus u. werden als **isotypische Determinanten** bezeichnet. Bestimmte genet. Varianten der L- u. insbes. H-Ketten, die sich durch einzelne Aminosäuren in der Primärstruktur v. a. der konstanten Regionen unterscheiden, kommen (aufgrund kodominanter Allele) nicht bei allen gesunden Individuen einer Species vor u. stellen spezif. antigene, sog. **allotypische Determinanten** dar; z. B. die Allotypen InV 1–3 in Abhängigkeit von der Aminosäure (Leucin, Valin) in Position 191 der L(κ)-Ketten sowie über 20 allotyp. Varianten der H-Ketten (z. B. Gm-Marker auf γ-Ketten, Am-Marker auf α-Ketten; vgl. Gm-System; Am-System). Die für monoklonal gebildete Antikörper (Idiotypen; s. Idiotypie) spezif. Anordnung der Aminosäuren im Paratop wird als **idiotypische Determinante** bezeichnet. Vgl. IgG; IgE; Referenzbereiche.

Im|mun|histo|logie *f*: (engl.) *immunohistology*; auch Immunhistochemie, Immunzytochemie; Darstellung antigener Strukturen (z. B. Tumorantigene*) auf od. in Zellen u. Geweben mit daran bindenden Antikörper-Farbkomplexen in histol. Präparaten.

Im|mun|szinti|graphie *f*: (engl.) *immunoscintigraphy*; spezielles Verf. der Szintigraphie, bei dem mit Gammastrahlern radioaktiv markierte, monoklonale Antikörper od. deren Fragmente nach Injektion in vivo mit entspr. Zielantigenen reagieren u. damit eine Aktivitätsanreicherung im Zielgewebe erreicht wird (positive Darstellung im Szintigramm); **Ind.**: Tumordiagnostik (z. B. ^{99m}Tc-Anti-CEA-Antikörper bei kolorektalen Tumoren u. ihren Metastasen, ^{68}Ga-DOTATOC bzw. ^{111}In-Octreotid zum Nachw. von Somatostatin-Rezeptoren bei neuroendokrinen Tumoren); Entzündungsdiagnostik (Antigranulozyten-Antikörper-^{99m}Tc-NCA-95 bei umschriebenen Entz., auch zur Untersuchung des Knochenmarks). Vgl. Radioimmuntherapie.

Im|mun|therapie *f*: (engl.) *immunotherapy*; Sammelbez. für immun. Reaktionen beeinflussende therap. od. prophylakt. Maßnahmen; **Formen: 1.** therap. Immunsuppression; **2.** aktive spezif. (z. B. Schutzimpfung) od. unspezif. (z. B. Interferone) Immunstimulation (vgl. Immunstimulanzien); **3.** therap. Anw. von Immunglobulinen, u. a.: **a)** hochspezif. Antikörper bei malignen u. rheumat. Erkr., z. B. Anti-TNF-α-Antikörper bei Enteritis regionalis Crohn, rheumatoider Arthritis u. Spondylarthritis; Anti-HER*-2/neu-Antikörper bei Mammakarzinom, Anti-Lymphozytenantikörper zur therap. Immunsuppression; vgl. Antikörper, monoklonale; **b)** spezif. Antiserum bei infektiologischer Erkr., zur Anti*-D-Prophylaxe od. zur Ther. der Immunthrombopenie (s. Serumtherapie); **c)** intravenöse Immunglobulintherapie (Abk. IVIG) bei Autoimmunkrankheiten; **4.** Hyposensibilisierung bei Allergie (s. Immuntherapie, spezifische). Vgl. Immunmodulation.

Im|petigo contagiosa *f*: (engl.) *impetigo (contagiosa)*; Bez. für blasenbildende Pyodermien; **Formen: 1. kleinblasige** I. c. (syn. Impetigo vulgaris, Grindflechte): häufigste Hautinfektion bei Kindern durch betahämolysierende Streptokokken der Gruppe A u. Staphylokokken; Klin.: im Gesicht, an Kopf u. Extremitäten lokalisierte rötl. Flecke, auf denen sich Bläschen, Pusteln, Erosionen u. gelbe bis braune Krusten (s. Abb.) bilden; Entstehung oft auf vorgeschädigter Haut u. bei mangelnder Körperpflege; endemisches Auftreten mögl.; Kompl.: akute Glomerulonephritis; **2. großblasige** I. c. (syn. bullöse I. c., Impetigo bullosa, Pemphigus neonatorum bei Neugeborenen): durch Exfoliativtoxine bildende Staphylococcus-aureus-Stämme verursacht; Lok.: v. a. Abdomen, Hals- u. Achselfalten, Genitalregion; narbenfreies Abheilen; bei system. Streuung der Toxine ggf. SSSS* od. sog. Staphylokokken-Scharlach (durch Staphylococcus aureus ausgelöst, dem

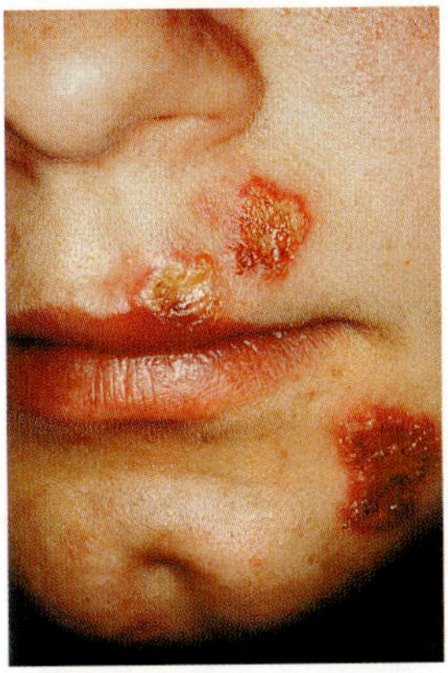

Impetigo contagiosa: typische goldgelb belegte entzündliche Herde bei kleinblasiger I. c. [27]

Scharlach klin. sehr ähnl.); **Ther.**: lokal Antiseptika, bei system. Verlaufsform Antibiotika.

Im|petigo herpeti|formis *f*: (engl.) *impetigo herpetiformis*; sehr seltene u. schwer verlaufende Variante der Psoriasis pustulosa Typ Zumbusch bei Nebenschilddrüseninsuffizienz (s. Hypoparathyroidismus); **Vork.**: meist bei Frauen insbes. in der Schwangerschaft (v. a. 2. Schwangerschaftshälfte), bei erneuter Schwangerschaft oft Rezidiv; selten bei Männern u. Kindern nach Strumektomie; **Sympt.**: Hypokalzämie, Fieber, Erbrechen, Diarrhö, tonisch-klon. Krämpfe, schubweise auftretende, rasch zu Krusten eintrocknende Pusteln auf gerötetem Grund bes. in der Leistengegend u. submammär; **Ther.**: Glukokortikoide, Flüssigkeits- u. Elektrolytersatz; evtl. vorzeitige Geburtseinleitung.

Impf|metastase *f*: s. Metastase.

Im|plantation *f*: **1.** (engl.) *implantation*; (chir.) Einbringen od. Einpflanzen körperfremder (häufig alloplast.) Materialien (Implantat) in den Organismus; vgl. Transplantation; **2.** (embryol.) Nidation*.

Im|plantations|meta|stase *f*: s. Metastase.

Im|plantations|schaden: (engl.) *defective implantation*; fehlerhafte Nidation* in das Endometrium*; **Formen: 1.** falscher Implantationsort: Placenta* praevia; **2.** Störung der Implantationstiefe, häufig bedingt durch Schädigung des Endometriums, u. a. durch Kürettage*, Schwangerschaftsabbruch*, Schnittentbindung*, Endomyometritis; **a)** Placenta* accreta; **b)** Placenta* increta; **c)** Placenta* percreta; Ther.: Hysterektomie, art. Embolisation; in Einzelfällen intrauterines Belassen der Plazenta mit späterer Spontanausstoßung nach Methotrexattherapie; **3.** Asymmetrie der Trophoblastausbreitung: pathol. Nabelschnuransatz; s. Insertio; **4.** Rückbildungsstörung des Chorion laeve: **a)** Placenta* extrachorialis; **b)** Placenta* membranacea. Vgl. Plazentation; Plazentationsstörung; Plazentalösungsstörung.

Implantationsstelle, hyperplastische: (engl.) *exaggerated placental site (Abk. EPS)*; veraltet synzytiale Endometritis; Hyperproliferation des intermediären Trophoblasten im Bereich der plazentaren Implantationsstelle; Form der gestationsbedingten nichtvillösen Trophoblasttumoren*; meist Zufallsbefund bei Abort, Schwangerschaftsabbruch od. Extrauteringravidität; häufig assoziiert mit Blasenmole; **Pathol.:** überschießende Proliferation des Trophoblasten; zahlreiche mehrkernige Riesenzellen, Ki-67-Labeling-Index um 1%; **Ther.:** bei persistierend erhöhten HCG-Werten Kürettage.

Im|potẹntia (lat. Unvermögen) *f*: Impotenz*.

Im|potẹntia co|eụndi *f*: (engl.) *inability to cohabit*; Bez. für die Unfähigkeit zur Ausübung des Koitus*, i. e. S. Erektionsstörung*. Vgl. Funktionsstörungen, sexuelle.

Im|potẹntia con|cipiẹndi *f*: (engl.) *impotentia concipiendi*; Unfähigkeit der Frau, eine Eizelle* zur Befruchtung durch Spermien zur Verfügung zu stellen; s. Sterilität.

Im|potẹntia generạndi *f*: (engl.) *inability to reproduce*; Bez. für die Unfähigkeit zur Fortpflanzung; bei Männern Zeugungsunfähigkeit, bei Frauen Unfruchtbarkeit; s. Fertilitätsstörung. Vgl. Infertilität; Sterilität; Disruptoren, endokrine.

Im|potẹntia gestandi *f*: s. Infertilität.

Im|potẹntia satis|factionis *f*: (engl.) *impotentia satisfactionis*; veraltete Bez. für Anorgasmie*, bei Männern auch für Orgasmusstörung mit Ejakulation ohne Empfinden eines Orgasmus.

Ịm|potenz *f*: (engl.) *impotence*; Impotentia; Sammelbez. für die Unfähigkeit zur Fortpflanzung (Impotentia generandi; s. Infertilität; Sterilität) sowie für Störungen der intakten Sexualfunktion bei Männern (Impotentia coeundi, insbes. Erektionsstörung*; s. Appetenzstörungen, sexuelle).

Im|prägnation (lat. praegnans schwanger) *f*: **1.** (engl.) *impregnation*; (gyn.) Eindringen des Samenfadens in das reife Ei; s. Befruchtung; **2.** (histol.) Durchtränkung von Geweben, Zellen u. a. mit Gold- od. Silbersalzen (Metallimprägnation) zur Darstellung von Strukturen.

Im|pụls|echo|verfahren (lat. impẹllere, impụlsus anstoßen, antreiben; gr. ἠχώ Ton, Schall): (engl.) *pulse echo technique*; Sammelbez. für versch. Verfahren der Ultraschalldiagnostik*.

In-: auch Im-; Wortteil mit der Bedeutung **1.** in, hinein; **2.** Um-, Ohn-, Nicht-; von lat. in.

In|clinatio pẹlvis (lat. inclinatio Hinneigung) *f*: (engl.) *pelvic inclination*; Beckenneigung; Winkel zwischen der Achse des Beckeneingangs u. der Waagerechten; im Stehen 55° beim männl., 60° beim weibl. Becken (s. Abb.).

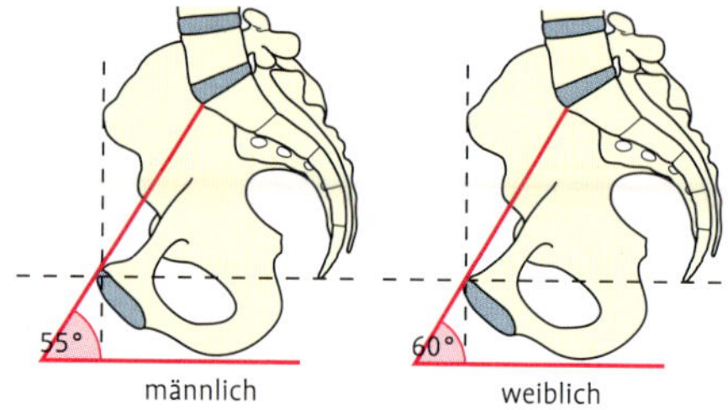

Inclinatio pelvis

In|clusio fetalis *f*: (engl.) *fetal inclusion*; syn. Fetus in fetu; Doppelfehlbildung*, bei der der eine, unentwickelte Fetus in einer Körperhöhle (Schädel-, Brust-, Bauchhöhle) des anderen, entwickelten Fetus eingeschlossen ist.

In|con|tinẹntia pigmẹnti *f*: (engl.) *incontinentia pigmenti*; syn. Bloch-Sulzberger-Syndrom; X-chromosomal-dominant erbl. ektodermales Fehlbildungssyndrom mit typ. Veränderungen von Haut, Augen u. ZNS; letal für männl. Hemizygote; mehr als 700 Fälle bekannt; **Ätiol.:** Mutationen im IKK-Gamma-Gen, auch NEMO (Abk. für NFκB essentieller Modulator) genannt (Genlocus Xq28); häufig Neumutationen; **Sympt.:** meist schon bei Neugeborenen auftretende Erkr.; Ablauf der Hauterscheinungen in 3 Stadien: **1.** streifige, erythematöse, papulo-vesikuläre Effloreszenzen entlang den Blaschko-Linien (seitl. Rumpf u. Extremitäten) mit Eosinophilie u. Leukozytose; **2.** Übergang in verruköse Herde; **3.** Abheilung (2.–6. Mon.) mit meist graubraunen Pigmentierungen, die bis zur Pubertät verblassen; Stadium 1 u. 2 auch vor der Geburt in utero; häufig assoziiert Alopezie der Kopfhaut, Nagelwachstumsstörungen, Zahnanomalien, Strabismus, Katarakt, Optikusatrophie, psychomotor. Retardierung u. epilept. Anfälle. Vgl. Naegeli-Syndrom.

In|con|tinẹntia urinae para|dọxa *f*: Ischuria* paradoxa.

In|dikations|lösung: s. Schwangerschaftsabbruch.

Infekt-: auch Infect-; Wortteil mit der Bedeutung hineintun, anstecken; von lat. infịcere.

In|fektion, intra|uterine *f*: s. Pränatalinfektion; Perinatalinfektion.

Infektions|schutz|gesetz: (engl.) *Infectious Disease Control Law*; Abk. IfSG; „Gesetz zur Verhütung u. Bekämpfung von Infektionskrankheiten beim Menschen" vom 20.7.2000 (BGBl. I S. 1045), zuletzt geändert am 28.7.2011 (BGBl. I S. 1622), das mit Wirkung ab dem 1.1.2001 (anstelle des Bundesseuchengesetzes) übertragbaren Krankheiten vorbeugen, Infektionen frühzeitig erkennen u. ihre Weiterverbreitung verhindern soll; **Inhalt:** allg. Vorschriften (z. B. Prävention durch Aufklärung), Koordinierung u. Früherkennung (Aufgaben des Robert Koch-Instituts, Bund-Länder-Informationsverfahren), Meldewesen (einschließl. Fristen, Datenaustausch zwischen Behörden), behördl. (z. B. Entseuchung, Entwesung, Quarantäne) u.

prophylakt. Maßnahmen (z. B. Schutzimpfungen), Unterrichtungspflicht bei infizierten Blut-, Organ- u. Gewebespendern, bes. Vorschriften für Schulen u. a. Gemeinschaftseinrichtungen, Infektionshygiene, Beschaffenheit von Trink-, Schwimm- u. Badewasser, Abwasserbeseitigung, Tätigkeits- u. Beschäftigungsverbote (z. B. für Ausscheider) beim Umgang mit Lebensmitteln, Entschädigungen, Versorgung bei Impf- u. Gesundheitsschäden, Aufgaben von Bundeswehr u. Gesundheitsamt sowie Straf- u. Bußgeldvorschriften, meldepflichtige Krankheiten (§ 6), meldepflichtige Nachweise von Krankheitserregern (§ 7); Meldung namentlich od. nichtnamentlich, meist an das Gesundheitsamt, ggf. an das RKI; zur Meldung verpflichtet: i. d. R. der feststellende od. leitende Arzt bzw. Laborleiter, auch z. B. Hebamme, Luftfahrzeugführer, Kapitän eines Seeschiffs od. Heilpraktiker.

In|fertilität (lat. fertilis fruchtbar) *f*: **1.** (engl.) *infertility*; bei der Frau Bez. für die Unmöglichkeit, eine Schwangerschaft bis zu einem lebensfähigen Kind auszutragen, obwohl eine Konzeption* möglich ist (Impotentia gestandi); ein Absterben der Frucht vor der Implantation od. inf. Nidationsstörung ist klin. von Sterilität* der Frau nicht zu unterscheiden. Beim Vorliegen chromosomaler Störungen, die zu einem frühzeitigen Fruchttod führen, kann die Urs. auch beim Mann liegen. **2.** beim Mann meist synonym mit Sterilität* verwendet.

In|fibulation (lat. fibula Spange) *f*: (engl.) *infibulation*; genitale Verstümmelung* mit partiellem Verschluss der Vorhaut des Penis od. des Scheideneingangs durch Ringe od. Klammern bzw. durch Vernarbung nach Verstümmelung u. Naht; bis heute insbes. bei Frauen in manchen Kulturen praktiziert; **Formen: 1. Infibulatio penis:** Preputium penis wird durchbohrt u. mit eingesetztem Ring verschlossen, so dass die Vorhaut nicht mehr zurückgestreift werden kann; **2. Infibulatio vaginae:** nach Entfernen der kleinen u. großen Schamlippen werden Wundränder unterschiedl. weit vernäht, um den Scheideneingang bis auf eine kleine Öffnung zu verschließen. Vgl. Defibulation.

In|filtrations|an|ästhesie (gr. ἀναισθησία Unempfindlichkeit) *f*: (engl.) *infiltration anesthesia*; Form der Lokalanästhesie* mit intrakutaner, subkutaner od. intramuskulärer Infiltration des zu anästhesierenden Areals; **Ind.:** u. a. vor Op. (Umspritzung des Operationsgebiets; sog. Feldblock), z. B. zur Implantation eines künstl. Herzschrittmachers; vor Punktion: intradermal (sog. Hautquaddel) ggf. mit Stichkanalinfiltration, z. B. vor zentraler Leitungsanästhesie*.

In|formation, genetische *f*: (engl.) *genetic information*; Gesamtheit der von einer Generation auf die nächste übertragbaren, erbl. bedingten Merkmale, die für Morphologie u. Metabolismus bestimmend sind; im genetischen Material* gespeichert; strukturelle Träger (beim Menschen): Chromosomen* u. Mitochondrien. Vgl. Erbgang.

Informed Consent (engl.): informierte, d. h. auf Aufklärung beruhende Einwilligung*.

Infra|rot|ko|agulation *f*: (engl.) *infrared coagulation*; Wärmekoagulation durch gebündeltes Licht einer Wolframhalogenlampe (>100 °C); Einwirktiefe ca. 2–3 mm; **Ind.:** schmerzarme Ther. von Hämorrhoiden od. Stillung iatrogen od. traumat. bedingter Blutungen parenchymatöser Organe durch Berührung mit der Lichtquelle. Vgl. Elektrokoagulation.

In|fundibulum tubae uterinae *n*: abdominales Ende des Eileiters.

In|halations|narkose *f*: (engl.) *inhalation anesthesia*; Narkose unter inhalativer Wirkstoffapplikation (Inhalationsanästhetika); meist nicht ausschließl. inhalativ (reine I.), sondern i. v. supplementiert i. R. einer balancierten Anästhesie: z. B. Einleitung der Narkose mit Injektionsnarkotikum u. Fortführung mit Inhalationsanästhetikum (häufig supplementiert durch i. v. Opioid-Analgetika). Vgl. Narkose, intravenöse.

In|hibine (lat. inhibere, inhibitus hemmen, einhalten) *n*: (engl.) *inhibins*; der TGF-β-Superfamilie zugehörige, in den Gonaden (Sertoli-Zellen, Granulosazellen) gebildete, vermutl. die Follikulo- u. Spermatogenese regulierende Schlüsselhormone; **Grundstruktur:** heterodimere Glykoproteine (M_r 31 000) aus je einer über Disulfidbrücken verbundenen α- u. β-Untereinheit (βA od. βB); **Formen:** Inhibin A (αβA), Inhibin B (αβB); **Wirkung:** hemmen Sekretion von FSH*, stimulieren Biosynthese von LH*; bewirken bei Geschlechtsdifferenzierung Rückbildung des Müller-Gangs; **klin. Bedeutung:** (Inhibin A) Parameter des Screenings im zweiten Trimenon der Schwangerschaft auf Down*-Syndrom. Vgl. Aktivine; Releasing-Hormone.

Inhibiting-Faktoren *m pl*: s. Releasing-Hormone.

In|kon|tinenz (lat. continentia das Zurückhalten, Unterdrücken) *f*: s. Harninkontinenz; Stuhlinkontinenz; Incontinentia pigmenti.

In|kubator *m*: (engl.) *incubator*; sog. Brutkasten; (päd.) klimatisierte Kleinkammer zur Pflege von Frühgeborenen* u. schwerkranken Neugeborenen*; ermöglicht thermostabile Umgebung u. Steuerung von Feuchtigkeit u. Sauerstoffgehalt der Umgebungsluft. Vgl. Brutschrank.

INN: Abk. für (engl.) ***I****nternational* ***N****onproprietary* ***N****ame*; in einer von der WHO herausgegebenen Liste enthaltener internationaler Freiname pharmaz. Grundstoffe; die Bez. INN wird ggf. mit folgenden Zusätzen verwendet: pINN (engl. proposed) vorgeschlagener bzw. rINN (engl. recommended) empfohlener internationaler Freiname; INNv: zur Aufnahme in das INN-Verzeichnis vorgeschlagen; INN-L (INNv-L): (vorgeschlagener) lateinischer Name des betr. pharmaz. Grundstoffs; INN-E (INNv-E): (vorgeschlagener) englischer Name des betr. pharmaz. Grundstoffs. Vgl. generic name.

In|semination (lat. seminare säen, pflanzen) *f*: (engl.) *insemination*; Besamung; künstl. Einbringen von Sperma in das weibl. Genitale, i. w. S. auch natürl. Besamung (Kohabitation) od. extrakorporale Vereinigung von Samen- u. Eizelle (s. In-vitro-Fertilisation); **Formen: 1.** nach Herkunft der Samenzellen: **a)** homologe I. (engl. artificial insemination, husband; Abk. AIH): Verw. aufbereiteten Spermas des Ehemannes od. Partners (quasi-homologe I.); Ind.: v. a. Störungen der Kohabitation (z. B. Erektionsstörung*, Fehlbildungen, nach plast. Eingriffen am äußeren Genitale der Frau, psychogen); juristisch unbedenklich; **b)** heterologe I. (artifizielle donogene I., engl. artificial insemination, donor, Abk. AID): Verwendung von Sperma eines dritten, i. d. R. der Frau nicht bekannten Mannes (Samenspender); Ind.: v. a. Azoospermie*, OAT*-Syndrom; bei verheirateten Elternpaaren weitgehende Rechtssicherheit bzgl. Unterhalt u. Erbrecht von Kind u. Eltern; nur das Kind ist hinsichtl. der Vaterschaft anfechtungsberechtigt u. hat Anspruch auf Auskunft über die Identität des Spenders; **2.** nach Ort der I.: **a)** intrauterine I. (Abk. IUI); Variante: tubare Spermienperfusion (engl. fallopian tube sperm perfusion, Abk. FSP); **b)** vaginale intratubare I. (Abk. VITI); **Prinzip: 1.** Vorbereitung: **a)** Spermauntersuchung* zur dd Abklärung männl. Subfertilität; **b)** bakteriol. Untersuchung von Vaginalsekret u. Zervixschleim, ggf. Abklärung weibl. Konzeptionshindernisse (z. B. zum Ausschluss tubar bedingter Sterilität od. Uterusfehlbildung); **2.** Gewinnung des Spermas durch Masturbation, Verw. frisch od. kryokonserviert; **3.** Verbringung des Spermas mit Katheter in den oberen Genitaltrakt der Frau (meist intrauterine I., seltener intratubare I.); **Erfolgsrate:** beim ersten Versuch 5–15 %, weitere Versuche 10–30 % (mit Sperma des eigenen Partners; bei Samenspender höher). Vgl. Reproduktion, assistierte.

In|semination, extra|korporale *f*: s. In-vitro-Fertilisation.

In|sertio (lat. inserere, insertus einfügen, einlassen) *f*: **1.** (engl.) *attachment*; (anat.) Ansatzstelle eines Muskels bzw. der dazu gehörenden Muskelsehne am Knochen; **2.** (gebh.) Ansatz, Anheftung der Nabelschnur an der Plazenta*; **Formen: a)** I. centralis: Anheftung in der Mitte der Plazenta; **b)** I. lateralis: exzentr. Anheftung; **c)** I. marginalis: Anheftung am Rand der Plazenta; **d)** I. velamentosa: Anheftung an den Eihäuten, cave: bei Blasensprung Einreißen der aberrierenden Nabelschnurgefäße mit Verblutungsgefahr des Kindes (s. Nabelschnurkomplikation), Blutung beginnt mit Blasensprung.

In|sertion *f*: (engl.) *insertion*; (genet.) spontane, durch Mutagene* od. gentechn. bewirkte Einfügung eines od. mehrerer Nukleotide in eine DNA-Sequenz; vgl. Plasmide.

Insler-Score *m*: s. Cervix-Score.

In|suf|flation (lat. flare blasen) *f*: (engl.) *insufflation*; Einblasen von Gasen; **Formen: 1.** (intensivmed.) s. Sauerstoffgabe; **2.** (chir.) CO_2-I. zur Schaffung eines Pneumoperitoneums*; **3.** (radiol.) Luft- od. CO_2-I. ins Darmlumen i. R. der Doppelkontrastmethode od. CT-Kolonographie.

Insulin-Glukose|toleranz|test (lat. tolerantia Duldung) *m*: (engl.) *insulin-glucose tolerance test*; diagn. Test zur Funktionsprüfung des Hypothalamus-Hypophysen-Nebennierenrinden-Systems, weitestgehend abgelöst durch den Immunoassay; **Meth.:** Gabe von 0,1 IE/kg KG Insulin i. v., nach 30 Min. Gabe von 0,8 g Glukose/kg KG p. o.; **Auswertung:** normalerweise fällt die Blutzuckerkonzentration auf Werte unter 2,5 mmol/l (<45 mg/dl), steigt dann bis zum physiol. Gipfel nach 90 Min. u. erreicht nach 180 Min. den Ausgangswert; bei Hypophysenerkrankung u. Nebennierenrindeninsuffizienz flacher Kurvenverlauf. Vgl. Insulin-Hypoglykämietest; Gegenregulation, diabetische.

insulin-like hormone super|family: Gruppe evolutionär verwandter Sekretproteine, die aus ca. 100 Aminosäuren (11 Cys-Reste konserviert) u. mind. 3 Disulfidbrücken bestehen u. unterschiedl. hormonale Eigenschaften aufweisen; **Vertreter:** Insulin, Insulin-ähnliche Wachstumsfaktoren (IGF-I u. -II), Relaxin*, das Leydig-Zellen-spezifische Insulin-ähnliche Peptid (Insulin-like 3; Genbez. INSL3) u. das frühe Plazenta-Insulin-ähnliche Peptid (early placenta insulin-like peptide, Abk. ELIP; Genbez. INSL4).

Inter|ferone *n pl*: (engl.) *interferons*; Abk. IFN; speciesspezif. Proteine, die von vielen menschl. u. tier. Zellen i. R. der Immunantwort* auf virale Infektionen sowie unter Einfluss zahlreicher antigener od. mitogener Stimuli (z. B. Lektine) gebildet werden; **Einteilung: 1. IFN-α** (Makrophagen-IFN): besteht aus 150–172 Aminosäuren, 23 Varianten bekannt, überwiegend nicht glykolysiert, Herkunft: B-Zellen, T-Zellen; **2. IFN-β** (Leuko-

Interferone
Wirkungen

Einteilung	Wirkung
antiviral (v. a. IFN-α und IFN-β)	Hemmung der Virusreplikation
antiproliferativ (v. a. IFN-α und IFN-β)	Hemmung des Übergangs von der G_1- in die S-Phase des Zellzyklus, d. h. Hemmung der Wirkung von Wachstumsfaktoren
immunmodulatorisch (v. a. IFN-γ)	Induktion von Zytokinen; Aktivierung von Makrophagen, Lymphozyten (T und B) und natürlichen Killerzellen; Expression von HLA-Molekülen (Klasse I und II); Beeinflussung der Expression tumorassoziierter Antigene

zyten- bzw. Fibroblasten-IFN, säurestabil, früher Typ I), Glykoprotein aus 166 Aminosäuren, Herkunft: Fibroblasten, epitheliale Zellen; **3. IFN-γ** (Immun-IFN, säurelabil, früher Typ II), Glykoprotein aus 146 Aminosäuren, liegt in aktiver Form als Dimer vor, Herkunft: T-Zellen, Lymphozyten, NK-Zellen; **Wirkung:** antiviral, antiproliferativ u. immunmodulator. nach Bindung an versch. Rezeptoren der Zielzelle, Genaktivierung u. Induktion spezif. Proteine (s. Tab.); **Bestimmung:** Bioassay (Hemmung von Testviren auf Zellkulturen) od. Immunoassay; **Ind.: 1. IFN-α: a)** s. Interferon alfacon-1; **b)** s. Interferon alfa-2; **c)** s. Peginterferon alfa-2; **2. IFN-β: a)** schwere therapierefraktäre Virusinfektion (Virusenzephalitis, Zoster generalisatus od. Varizellen bei Immunsuppression, virale Innenohrinfektion mit Gehörverlust), undifferenziertes Nasopharynxkarzinom; **b)** s. Interferon beta-1; **3. IFN-γ:** s. Interferon gamma-1b.

Inter|menstruum (lat. menstruus monatlich) *n*: (engl.) *intermenstruum*; Zeitraum zwischen 2 Menstruationen*. Vgl. Menstruationszyklus.

Inter|ruptio (lat.) *f*: Unterbrechung; s. Schwangerschaftsabbruch.

Inter|sexualität *f*: (engl.) *intersexuality*; Sammelbez. für Störungen der vorgeburtlichen sexuellen Differenzierung, bei der sich inneres u. äußeres Genitale in unterschiedlich starker Ausprägung im Widerspruch zur chromosomalen Geschlechtsdeterminierung* entwickeln; i. w. S. auch Agonadismus*, Gonadendysgenesie*; **Häufigkeit:** 1 : 500; **Ther.:** initial abwartend (u. a. Entwicklung der Geschlechtsidentität*); therap. Geschlechtszuweisung interdisziplinär unter Berücksichtigung ätiol. u. progn. Faktoren; u. U. op. Geschlechtsangleichung*. Vgl. Differenzierungsstörung, sexuelle; Virilisierung; Androgenresistenz; Syndrom, adrenogenitales.

Inter|spinal|ebene: s. Beckenebenen (Abb. dort).

Inter|zeption (lat. intercipere, interceptus auffangen, abfangen, unterbrechen) *f*: (engl.) *interception*; auch postkoitale Kontrazeption; Bez. für Maßnahmen zur Schwangerschaftsverhütung nach ungeschütztem Geschlechtsverkehr od. nach Versagen angewandter Kontrazeptiva; **Methoden: 1.** hormonal (sog. Pille danach, Postkoitalpille, engl. morning after pill, emergency contraception): enthält meist Gestagene (Levonorgestrel), Antigestagene od. Progesteron-Rezeptor-Modulator Ulipristal* (Östrogen-Gestagen-Kombinationen wegen UAW nur im Ausnahmefall); Anw. bis max. 72 Stunden, Ulipristal bis 5 Tage nach mögl. Konzeption; Verminderung des natürl. Schwangerschaftsrisikos um das 3–5-fache; **2.** mechanisch (sog. Spirale danach): Einlegen eines Intrauterinpessars* od. -systems bis zu 5 Tage nach Konzeption zur Verhinderung der Nidation*; Zuverlässigkeit 99 %; **Wirkungsmechanismus:** nicht vollständig geklärt, vermutl. Hemmung von Ovulation, Spermienmotilität u. Nidation (nicht abortiv). Vgl. Kontrazeption; Nidations-Hemmer.

Intra|uterin|pessar *n*: (engl.) *intra-uterine device (Abk. IVD)*; Abk. IUP; sog. Spirale; meist zur Kontrazeption* in die Uterushöhle eingelegtes Gebilde unterschiedl. Form u. Größe; **Formen:** s. Abb.; **1.** mit feinem Kupferdraht (zusätzl. kontrazeptiver Effekt) umwickelte Kunststoffspirale, die wegen des Kupferverbrauchs nach 3–5 Jahren gewechselt werden muss; **2.** gestagenhaltige IUP (syn. Intrauterinsystem, Abk. IUS; sog. Hormonspirale) mit protrahierter Levonorgestrel-Abgabe, die nach ca. 5 Jahren gewechselt werden muss; auch therap. Anw. bei Hypermenorrhoe; **Wirkungsweise:** Nidations*-Hemmer; Fremdkörperreaktion mit vermehrter Phagozytose von Spermien durch Makrophagen; Verringerung der Tubenmotilität; bei kupferhaltigem IUP außerdem spermizide Kupferwirkung, bei gestagenhaltigem IUP Atrophisierung des Endometriums u. Verdichtung des Zervixschleims; relativ hohe Zuverlässigkeit (s. Pearl-Index, Tab. dort); **Kompl.:** Adnexitis, Extrauteringravidität* (aszendierende Infektion ca. 3–7-mal häufiger als bei Frauen ohne IUP, Extrauteringravidität* ca. 10-mal häufiger; bei nichtgestagenhaltigem IUP höher als bei IUS); Uterusperforation (bes. bei Einlage).

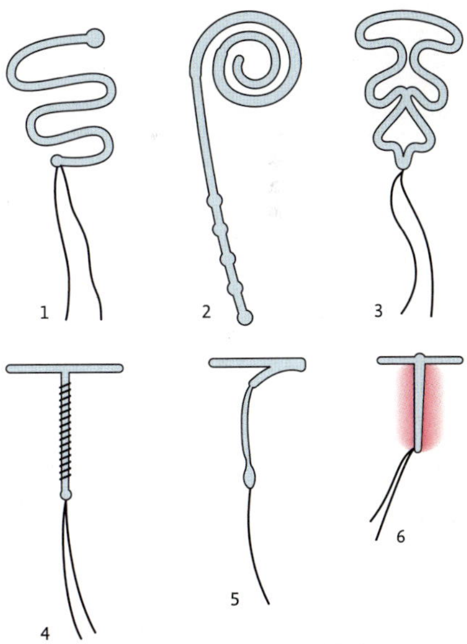

Intrauterinpessar: Formen; 1: Lippes-Schleife; 2: Margulies-Spirale; 3: Dana-Super; 4: Kupfer-T; 5: Kupfer-7; 6: Progesteron abgebendes Intrauterinpessar (mit Hormonzylinder)

Intra|uterin|system *n*: s. Intrauterinpessar.

Intro|itus (lat. Eintritt) *m*: Eingang.

I

In|vasions|test *m*: s. Penetrationstest.

in|vers (lat. inversio Umstellung, Umkehrung): umkehrbar, umgekehrt.

In|versio uteri *f*: (engl.) *inversion of uterus*; Um- bzw. Einstülpung der Gebärmutter nach der Geburt, wobei der Uteruskörper mit der Schleimhautschicht nach außen in der Scheide (inkomplette I. u.) od. vor der Vulva liegt (komplette I. u.); vgl. Prolapsus uteri et vaginae.

in vitro (lat.): im (Reagenz-)Glas, d. h. außerhalb des lebenden Organismus; vgl. in vivo.

In-vitro-Fertilisation (lat. fertilis fruchtbar) *f*: (engl.) *in-vitro fertilization*; Abk. IVF; Verf. der assistierten Reproduktion*, das die extrakorporale Befruchtung von unter Ultraschallkontrolle transvaginal aus den (evtl. zuvor hormonal stimulierten) Ovarien entnommenen Eizellen (meist unmittelbar präovulatorisch) mit präparierten Spermien, Embryokultur u. intrauterinem Embryotransfer* umfasst; gilt als Standard in der Behandlung der Sterilität*; Fertilisationsrate 50–75 % (Zygoten mit 1 od. 2 Vorkernen); Schwangerschaftsrate (Beta-HCG >100 U/l od. klin. Schwangerschaft nach Deutschem IVF-Register) pro Behandlungszyklus 19–21 %, pro Embryotransfer 23–27 %; Zahl der geborenen Kinder (engl. baby take home rate) 13,5 % pro Behandlungszyklus; **Ind.:** Tubenverschluss*, fortgeschrittene Endometriose*, leichte bis mittelgradige androl. Subfertilität, langjährige ungeklärte Kinderlosigkeit, immun. bedingte Sterilität*; **Kompl.:** u. a. ovarielles Überstimulationssyndrom*, Verletzung von Darm u. großen Blutgefäßen bei Follikelpunktion, Verschleppung von Keimen, Narkosezwischenfälle, Blutungen aus hoch aufgebautem Endometrium bei Embryotransfer; Extrauteringravidität* u. Mehrlingsschwangerschaft; **gesetzl. Grundlagen:** Das Embryonenschutzgesetz* hat die mit Konsens der Beteiligten u. nicht postmortal vorgenommene IVF grundsätzl. nicht unter Strafe gestellt; es behält sie ledigl. dem Arzt vor, begrenzt sie auf Schwangerschaftszwecke u. verbietet, mehr Eizellen zu entnehmen, als benötigt werden, Embryonen zu selektieren (s. Präimplantationsdiagnostik), >3 Embryonen zu implantieren od. fremde Eizellen zu übertragen (sog. Eizellspende). Nach ärztl. Standesrecht gilt eine (vom Arzt vor ihrer Durchführung der Ärztekammer anzuzeigende) IVF mit anschl. Embryotransfer bei Sterilität nur dann als medizinisch u. ethisch vertretbar, wenn die von der Ärztekammer erlassenen Richtlinien befolgt werden; diese beschränken IVF u. a. grundsätzl. auf Ehepaare u. das homologe System; bei Nichtverheirateten ist u. a. eine stabile Partnerschaft erforderlich; Ausnahmen vom homologen System bedürfen der Erfüllung besonderer Voraussetzungen. Die Mitwirkung an einer IVF ist dem Arzt gesetzl. u. berufsrechtl. freigestellt; Meldung u. Dokumentation (anonymisierte Behandlungsdaten) beim Deutschen IVF-Register verpflichtend. Vgl. Insemination; ICSI; Ovulationsinduktion.

in vivo (lat. am Lebendigen): in einem lebenden Organismus; vgl. in vitro.

In|volution (lat. involvere, involutus einhüllen) *f*: Rückbildung; übermäßig starke I.: Hyperinvolution bzw. Superinvolution*.

In|volutions|osteo|porose (gr. πόρος Öffnung, Loch) *f*: (engl.) *involutional osteoporosis*; Bez. für postmenopausale u. senile Osteoporose* der Frau.

In|volutio uteri *f*: (engl.) *involution of uterus*; postpartale Rückbildung des Uterus; Förderung durch Stillen* (s. Stillwehen). Vgl. Rückbildungsphase; vgl. Fundusstand (Abb. dort).

Inzest (lat. incestus unrein) *m*: (engl.) *incest*; Beischlaf* zwischen Verwandten; nach § 173 StGB ist mit Strafe bedroht, wer mit einem leibl. Abkömmling, mit einem leibl. Verwandten in aufsteigender Linie sowie unter leibl. Geschwistern den Beischlaf vollzieht; für Abkömmlinge u. Geschwister unter 18 Jahren ist die Tat nach § 173 Absatz 3 StGB straffrei. Vgl. Vergewaltigung.

Iod|mangel|struma (gr. ἰοειδής veilchenfarben; lat. Drüsenschwellung am Hals, Geschwulst) *f*: (engl.) *iodine deficiency goitre*; Struma mit euthyreoter Stoffwechsellage bei exogenem Iodmangel;

häufigste Form der Struma

Pathophysiol.: Schilddrüsenhyperplasie, induziert durch kompensator. erhöhte Ausschüttung von TSH* inf. eingeschränkter Biosynthese von Schilddrüsenhormonen; **Proph.:** s. Speisesalz.

Iod|probe (gr. ἰοειδής veilchenfarben): s. Schiller-Iodprobe.

IRDS: Abk. für (engl.) *infant respiratory distress syndrome*; s. Atemnotsyndrom des Neugeborenen.

Isch|uria para|doxa (gr. ἴσχειν zurückhalten, hindern) *f*: (engl.) *overflow incontinence*; syn. Incontinentia urinae paradoxa; Überlaufinkontinenz* mit ständigem Harntröpfeln bei chron. Harnverhalt* mit hohen Restharnmengen; **Urs.:** benignes Prostatasyndrom, Harnröhrenstriktur*, Blasenlähmung, Retroflexio uteri gravidi (s. Flexio uteri).

Isch|urie *f*: Harnverhalt*.

Iso|chromo|somen *n pl*: (engl.) *isochromosomes*; durch Quer- statt Längsteilung des Zentromerapparats entstandene Chromosomen* mit 2 identischen Armen (entweder p- od. q-Arme; s. Abb.); strukturelle Chromosomenaberration* mit Verlust des einen Chromosomenarms u. der darauf enthaltenen Erbinformation; **klin. Bedeutung:** z. B. I. des X-Chromosoms bei Formen des Turner*-Syndroms; Tetrasomie 12p.

Iso|flavone *n pl*: (engl.) *isoflavones*; zu den Phytoöstrogenen* gehörende Stoffe (enthalten z. B. in Sojabohnen); **Wirk:** schwach östrogen u. partiell antiöstrogen.

Isthm-: Wortteil mit der Bedeutung schmaler Zugang; von gr. ἰσθμός.

Isthmus tubae uterinae *m*: mediales enges Drittel des Eileiters.

Isthmus uteri *m*: s. Uterus.

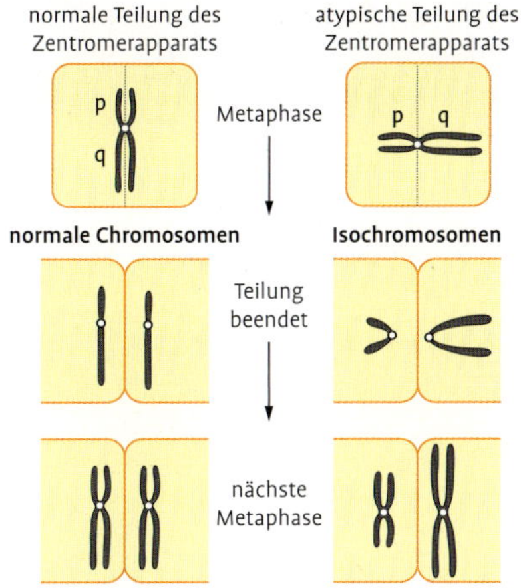

Isochromosomen

ITA: Abk. für **i**nvasives **T**rophoblasten**a**ntigen; s. HCG.

IT-ET: Abk. für **i**ntra**t**ubarer **E**mbryo**t**ransfer*.

-itis: aus dem Griechischen übernommene Endung mit der Bedeutung Entzündung.

IU: Abk. für (engl.) ***i**nternational **u**nit*; auch I. U.; u. a. labordiagn. für Enzymaktivität (s. U; vgl. Katal) bzw. (international) analog IE* verwendete Einheit.

IUFT: Abk. für **i**ntra**u**teriner **F**rucht**t**od*.

IUI: Abk. für **i**ntra**u**terine **I**nsemination*.

IUP: Abk. für **I**ntra**u**terin**p**essar*.

IUS: Abk. für **I**ntra**u**terin**s**ystem; s. Intrauterinpessar.

IUWR: Abk. für **i**ntra**u**terine **W**achstums**r**etardierung*.

i. v.: Abk. für **i**ntra**v**enös.

IVD: Abk. für (engl.) ***i**ntra-uterine **d**evice*; s. Intrauterinpessar.

IVF: Abk. für **I**n*-**v**itro-**F**ertilisation.

I

J

Jarisch-Herxheimer-Re|aktion (Adolf J., Physiol., Wien, Innsbruck, 1891–1965; Karl H., Dermat., Frankfurt a. M., 1861–1944) *f*: (engl.) *Herxheimer's reaction*; Reaktion auf Endotoxine, die durch den Zerfall von Treponema* pallidum nach der ersten Injektion eines Antibiotikums frei werden; **Klin.:** Temperaturerhöhung, grippeähnliche Sympt., Anstieg proinflammatorischer Zytokine (TNF); Exazerbation od. Manifestation noch nicht sichtbar gewesener klin. Erscheinungen, bes. bei Früh- u. Spätsyphilis; ähnliche Reaktionen können bei Ther. von Typhus abdominalis, Rückfallfieber u. Leptospirosen auftreten. **Ther.:** Glukokortikoid-Stoßtherapie.

Jk: (serol.) Symbol des Kidd*-Blutgruppensystems.

Joubert-Syn|drom (Marie J., Neurol., Montreal) *n*: (engl.) *Joubert's syndrome*; Gruppe (meist autosomal-)rezessiv erbl. Erkr. mit Hypo- bzw. Aplasie des Vermis cerebelli (typ. Backenzahnzeichen im MRT), Dandy-Walker-Fehlbildung, Corpus-callosum-Hypoplasie, okzipitaler Meningoenzephalozele, retrobulbären zyst. Gewebemassen, retinaler Dystrophie u. Nierenzysten; **Sympt.:** v. a. neurol. (Ataxie, Entwicklungsretardierung u. a.), Tachydyspnoe sowie z. T. unerwartete Todesfälle im Kleinkindesalter (vgl. Kindstod, plötzlicher); **Formen: 1.** J.-S. 1: syn. Joubert-Boltshauser-Syndrom, zerebello-okulo-renales Syndrom 1 (Abk. CORS 1), zerebello-parenchymatöse Störung IV; Ätiol.: Mutation im INPP5E-Gen (Genlocus 9q34.3; codiert für 72 kD-Inositolpolyphosphat-5-Phosphatase, Abk. INPP5E, die v. a. Phosphatidylinositol-3,4,5-trisphosphat dephosphoryliert); **2.** J.-S. 2: CORS 2; Ätiol.: Mutation im TMEM216-Gen (Genlocus 11q13; codiert für Transmembranprotein 216); allel. zu Meckel*-Gruber-Syndrom Typ 2; **3.** J.-S. 3: Ätiol.: Mutation im AHI1-Gen (Genlocus 6q23.3); **4.** J.-S. 4: Ätiol.: Deletion im NPHP1-Gen (Genlocus 2q13); **5.** J.-S. 5: Ätiol.: Mutation im CEP290-Gen (Genlocus 12q21.32; codiert für 290 kD-zentrosomales Protein); **6.** J.-S. 6: Ätiol.: Mutation im TMEM67-Gen (codiert für ein transmembranäres Protein, Genlocus 8q21.13–q22.1); allelisch zu Meckel*-Gruber-Syndrom Typ 3; **7.** J.-S. 7: Ätiol.: Mutation im RPGRIP1L-Gen (Genlocus 16q12.2; codiert für Nephrocystin 8); allel. zu Meckel-Gruber-Syndrom 5; **8.** J.-S. 8: Ätiol.: Mutation im ARL13B-Gen (Genlocus 3q11.2); **9.** J.-S. 9: Ätiol.: Mutation im CC2D2A-Gen (Genlocus 4p15.3); allel. zu Meckel-Gruber-Syndrom 6; **10.** J.-S. 10: Ätiol.: Mutation im OFD1-Gen (Genlocus Xp22.3–p22.2). **Diagn.:** (pränatal) Ultraschalldiagnostik (Nackenödem u. offener Vermis cerebelli nach der 18. SSW als sog. softmarker).

Jugend|gesundheits|untersuchung: (engl.) *youth health check*; sog. J1; Früherkennungsuntersuchung* i. R. der Richtlinie zur Jugendgesundheitsuntersuchung bei Jugendlichen im Zeitraum von 12 Mon. vor Vollendung des 13. Lj. u. nach Vollendung des 14. Lj.; umfasst Anamnese (u. a. insbes. Erfassung von Verhaltens- u. Schulleistungsstörungen, gesundheitsgefährdendem Verhalten, z. B. Substanzkonsum), klin. Untersuchung (u. a. Erfassung von Körpermaßen, Blutdruck u. ggf. Pubertätsstörungen*, Struma, Skoliose), Erhebung des Impfstatus (vgl. Impfkalender), ggf. labordiagn. Untersuchung; **Hinweis:** zusätzl. Vorsorgeuntersuchung außerhalb der J.: sog. J2; Alter 16–17 Jahre, Schwerpunkt: v. a. Sexualitäts-, Haltungs-, Sozialisations- u. Verhaltensstörungen, ggf. Berufsberatung.

Juhel-Renoy-Syn|drom (Jean E. J.-R., franz. Arzt, 1855–1894) *n*: Nierenrindennekrose*.

Jungfern|häutchen: (anat.) Hymen*.

K

K: **1.** (chem.) Symbol für Kalium; **2.** (serol.) Symbol für Kell*-Blutgruppensystem; **3.** (physik.) Einheitenzeichen für Kelvin; **4.** (physik.) Formelzeichen für Kerma.

Kachektin *n*: s. TNF.

Känguru-Methode *f*: (engl.) *skin-to-skin care*; Pflegemaßnahme für das Frühgeborene* od. kranke Neugeborene*, das zur Förderung der allg. Entwicklung, Eltern-Kind-Beziehung u. Verringerung neonataler Kompl. unter Überwachung täglich zum direkten Hautkontakt mehrere Std. nackt (zugedeckt) auf die nackte Brust (od. Bauch) von Mutter od. Vater gelegt wird.

Käse|schmiere: s. Vernix caseosa.

Kaiser|schnitt: s. Schnittentbindung.

Kalender|methode *f*: (engl.) *calendar based method, rhythm method*; syn. Knaus-Ogino-Methode; Meth. der natürl. Kontrazeption* mit Berechnung der fruchtbaren u. unfruchtbaren Tage (period. Enthaltsamkeit); **Prinzip:** basiert auf der Messung u. Aufzeichnung der Aufwachtemperatur der Frau (Basaltemperatur) über 1 Jahr; die Ovulation* wird dabei für den 15. Tag (Meth. nach Knaus) bzw. für den 12.–16. Tag (Meth. nach Ogino) vor Beginn der folgenden Menstruation* angenommen; Berechnung der fruchtbaren Tage nach Marshall: kürzester Zyklus minus 18: erster fruchtbarer Tag, längster Zyklus minus 10: letzter fruchtbarer Tag; bei alleiniger Anwendung unzuverlässig.

Kallmann-Syn|drom (Franz K., Psychiater, Berlin, New York, 1897–1965) *n*: dysrhaphische olfakto-ethmoido-hypothalamische Fehlbildung; **Ätiol.:** X-chromosomaler Defekt des KAL-1-Gens (Genlocus Xp22.3, v. a. bei Männern); verschiedene autosomal vererbte Mutationen z. B. des FGF1R-Gens (Genlocus 8p11.2–p11.1); **Klin.:** hypogonadotroper Hypogonadismus* inf. Gonadotropinmangels, Anosmie inf. Aplasie des Bulbus olfactorius; **Diagn.:** verminderte Testosteron- bzw. Östrogen- u. fehlende Gonadotropinsekretion.

Kaltenbach-Schema (Rudolf K., Gyn., Gebh., Gießen, Halle, 1842–1893) *n*: (engl.) *Kaltenbach's diagram*; Schema zur graph. Aufzeichnung von Zeitpunkt, Dauer u. Stärke der Menstruation* sowie zur Erfassung von Zyklusstörungen* (Abb. dort). **Prinzip:** s. Abb.

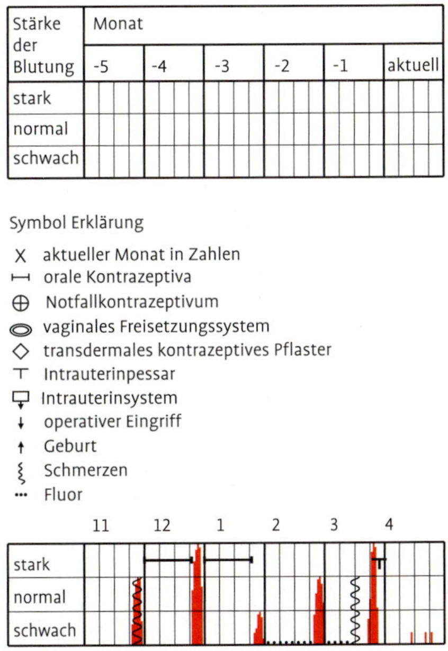

Kaltenbach-Schema: Prinzip der Darstellung, angewendete Symbole und Beispiele [23]

Kalt|kaustik (gr. καυστικός brennend, ätzend) *f*: s. Elektrokoagulation.

Kamille *f*: (engl.) *chamomile*; Matricaria recutita; früher Chamomilla recutita; Pflanze aus der Fam. der Korbblütler, deren Blütenköpfe (Matricariae flos) nach dem Europäischen Arzneibuch (Ph.Eur.6) mind. 0,4 % ätherisches Öl (Matricariae aetheroleum), (–)-α-Bisabolol (INN: Levomenol), Matricin u. Chamazulen, Flavonoide (z. B. Apigenin, Apigenin-7-glukosid) enthalten; antiphlogistische, spasmolytische, wundheilungsfördernde, desodorierende u. antibakterielle Wirkung; **Verw.:** äußerlich bei Entz. der Haut u. Schleimhaut, Erkr. der Atemwege (Inhalation) u. im Anal- u. Genitalbereich (Bäder, Spülungen); innerlich bei Spasmen u. Entz. im Bereich des Magen-Darm-Trakts.

Kampo|melie (gr. κάμπτειν beugen, krümmen) *f*: (engl.) *campomelic dysplasia*; auch Kamptomelie; Fehlbildungssyndrom aufgrund einer autosomal-dominanten Neumutation im SOX9-Gen (Genlocus 17q24.3–q25.1); **Häufigkeit:** 1:10 000 Lebendgeborene; **Sympt.:** symmetr. Verbiegungen u. Kürzungen der unteren Extremitäten mit prätibialen Hautgrübchen u. Pes equinovarus, auffälliger Gesichtsausdruck (Hypertelorismus, tiefliegende Nasenwurzel, enge Lidspalten, Mikrostomie, Mikrogenie), u. U. auch Fehlbildungen innerer Organe; **Progn.:** Atmungs- u. Ernährungsschwierigkeiten können in den ersten Lebenswochen eintreten u. zu frühzeitigem Tod führen.

Kandidaten|gene *n pl*: (engl.) *candidate genes*; krankheitsassoziierte Gene, Risikogene; Bez. für Gene* (bzw. Cistrons*), die pathophysiol. mit hoher Wahrscheinlichkeit von zentraler Relevanz für eine Erkr. sind; vgl. Proteomics.

Kankroid *n*: nicht korrekte Bez. für Plattenepithelkarzinom*.

kanzero|gen: (engl.) *cancerogenic*; maligne Erkr. (Transformation*) erzeugend. Vgl. karzinogen.

Kanzero|gene *n pl*: (engl.) *cancerogens*; Substanzen od. Faktoren, die beim Menschen od. im Tierversuch die Inzidenz einer malignen (auch spontan auftretenden) Transformation* erhöhen, die Latenzzeit der Kanzerogenese* verkürzen od. das Spektrum einer malignen Erkr. in einem Gewebe verändern (erweitern) können; klin. synonym zu Karzinogene verwendet (vgl. karzinogen); wirken direkt od. indirekt (nach Umwandlung in reaktionsfähige Metaboliten im Stoffwechsel od. Entstehung von Radikalen, z. B. Sauerstoffmetaboliten) v. a. durch kovalente Bindung an ein DNA-Basenpaar mutagen (s. Mutagene) u. können lokal am Einwirkungsort bzw. nach Resorption systemisch u. dabei z. T. in best., für die jeweilige Substanz charakterist. Geweben (Organotropie) wirksam werden; **Einteilung: I.** nach K.: **1. chem.** Noxe: **a)** org. Verbindungen: aromat. Kohlenwasserstoffe (z. B. Benzopyren; s. Teerkrebs), chlorierte Kohlenwasserstoffe (in Lösungsmitteln, als Ausgangssubstanzen von Kunststoffen; z. B. Vinylchlorid; s. Hämangiosarkom), aromat. Amine (z. B. Naphthylamin; s. Blasenkarzinom), N-Nitrosoverbindungen, Alkylanzien (z. B. best. Insektizide, Zytostatika) sind mutagen u. potentiell kanzerogen; **b)** anorg. Substanzen: v. a. Metalle bzw. Metallsalze (z. B. Arsen, Beryllium, Chromate, Cadmium, Nickel), Asbest (s. Asbestose) od. Quarz (s. Silikose); **2. natürl.** Substanz: z. B. Aflatoxine (s. Leberzellkarzinom, primäres); **3.** onkogene **Viren***; **4. physik.** K.: z. B. ionisierende Strahlung od. ultraviolette Strahlen (s. Strahlenschaden; UV-Schaden); **II.** nach MAK-Werte-Liste: **Kategorie 1:** eindeutig krebserzeugend; **Kategorie 2:** aufgrund von Tierversuchen u. epidemiol. Studien als krebserzeugend anzusehen; **Kategorie 3:** mögl., nicht endgültig als krebserzeugend beurteilte K.; **Kategorie 4:** krebserzeugend mit untergeordneter genotox. Wirkung (z. B. 1,4-Dioxan, Formaldehyd, Lindan); **Kategorie 5:** krebserzeugend mit sehr geringer genotox. Wirkung (z. B. Ethanol, Styrol); bei Einhaltung der MAK ist bei Kategorie 4 u. 5 kein nennenswerter Beitrag zum Krebsrisiko zu erwarten; für Kategorie 1 u. 2 werden TRK sowie EKA festgelegt. **III.** nach RL 67/548/EWG (Anhang VI nach Anpassungsrichtlinie RL 2004/73/EG): **Kategorie 1:** Stoffe, die auf den Menschen bekanntermaßen kanzerogen wirken (z. B. Asbest, Vinylchlorid); **Kategorie 2:** Stoffe, die als kanzerogen für den Menschen angesehen werden sollten (z. B. Benzopyren, Hexachlorbenzol); **Kategorie 3:** Stoffe, die wegen möglicher kanzerogener Wirkung beim Menschen Anlass zur Besorgnis geben, über die jedoch ungenügend Informationen für eine befriedigende Beurteilung vorliegen (z. B. Acetaldehyd, Tetrachlorkohlenstoff). Vgl. Kokanzerogene; AGW.

Kanzero|genese *f*: (engl.) *cancerogenesis*; Entstehung einer malignen Erkr. unter Beteiligung versch. Faktoren (z. B. Kanzerogene*, Hormone, onkogene Viren*, genet. bedingte Defekte der Reparatursysteme der DNA, erworbene od. angeb. Immundefekte), die nach der sog. Mehrstufenhypothese die Mutation mehrerer Protoonkogene (s. Onkogene) od. Tumorsuppressorgene* benötigt; **Verlauf: 1. Initiation:** Auslösung einer Mutation in einer Zelle u. ihre irreversible molekulare Transformation*, z. B. durch eine kanzerogene Substanz (sog. Initiator); **2. Promotion:** Proliferation der initiierten Zelle, weitere Mutationen u. Bildung von Tumorzellen*, die der Vernichtung durch das Immunsystem entgehen; das Zusammenwirken versch. Kanzerogene (Synkanzerogenese), die Einwirkung von Kokanzerogenen* (Kokanzerogenese) od. unspezif. Faktoren (Promotoren) können die K. beschleunigen; **3. Progression:** irreversibler Übergang der präneoplast. in neoplast. Zellen; der Zeitraum zwischen der Transformation einer Zelle u. der Tumormanifestation kann 15–20 Jahre umfassen (Latenzperiode). Die klin. Manifestation des Tumors kann auch frühzeitig erfolgen, z. B. als Carcinoma* in situ, u. U. auch als primär benignes Neoplasma, das maligne entarten kann. Im weiteren Verlauf erfolgt bei malignen Tumoren infiltrierendes Wachstum u. Metastasierung*. Vgl. Präkanzerose.

Kanzero|genitäts|test *m*: (engl.) *cancerogenity test*; Form des chron. Toxizitätstests in vivo zur Prüfung von Substanzen auf krebserzeugende Wirkung durch spez. darauf ausgerichtete Tierversuche von langer Dauer (18–24 Mon.); vgl. Ames-Test; HGPRT-Test.

Kapazitation *f*: (engl.) *capacitation*; Aktivierungsprozess; Verschmelzung der Plasmamembran des Spermienkopfs mit der Membran des Akrosoms unter Freisetzung von Enzymen, die ein Eindringen der Spermien* in die Eizelle ermöglichen; Teil einer Reaktion, die Spermien zur Befruchtung* befähigt.

Kapsel|fibrose *f*: (engl.) *capsular fibrosis*; häufige Kompl. der Mammaaugmentation* durch Mammaimplantat* mit Ausbildung einer harten bindegewebigen Kapsel u. (z. T. schmerzhafter) Verformung von Implantat u. rekonstruierter Mamma; **Vork.:** v. a. bei Verw. von Silikonprothesen, insbes. nach Bestrahlung der Brust; **Häufigkeit:** Inzidenz ca. 4 % nach 2 Jahren, 15 % nach ≥10 Jahren; **Urs.:** nicht eindeutig geklärt; evtl. Fremdkörperreaktion, Entzündungsreaktion auf freiwerdende Silikonpartikel, Narbenreaktion, Folge eines zu engen Prothesenbetts; **Ther.:** meist manuelle (evtl. operative) Kapselsprengung bzw. Entfernung der Prothese u. erneute Rekonstruktion mit autogenem Material (s. Mammaplastik).

Kard-: auch Kardio-, Kardia-, Cardio-, Cardia-; Wortteil mit der Bedeutung **1.** Herz; **2.** Magenmund; von gr. καρδία.

Kardio|graphie *f*: (engl.) *cardiography*; Sammelbez. für Verf. zur Darstellung des Herzens bzw. Aufzeichnung der Herzfunktion; **Formen:** EKG, Echokardiographie, Angiokardiographie, Impedanzkardiographie, Phonokardiographie.

Kardio|myo|pathie, peri|partale *f*: (engl.) *peripartum cardiomyopathy (Abk. PPCM)*; syn. Meadows-Syndrom; postpartale Kardiomyopathie; ätiol. ungeklärte, seltene, peripartal (letztes Trimenon bis ca. 2 Mon. p. p.) auftretende Kardiomyopathie; **Vork.:** (Risikofaktoren) u. a. Lebensalter >30 Jahre, Multipara, ethnisch (z. B. afrikan. Herkunft), Zwillingsschwangerschaft, Adipositas, hypertensive Schwangerschaftserkrankung, prolongierte Tokolyse; **Klin.:** v. a. Zeichen der Herzinsuffizienz (linksventrikuläre systol. Dysfunktion i. d. R. bei dilatiertem li. Ventrikel wie bei dilatativer Kardiomyopathie) u. erhöhtes thromboembol. Risiko; **Diagn.:** Echokardiographie, Kardio-MRT (Ausschlussdiagnose nach dd Abklärung anderer Ursachen); **Ther.:** symptomat. (z. B. Ther. der Herzinsuffizienz); u. U. (Off-Label-Use) Bromocriptin od. Pentoxifyllin; bei präpartaler Manifestation Schnittentbindung aus maternaler Indikation; **Progn.:** Mortalität 9–15 %; Restitutio ad integrum in 23–54 % der Fälle.

Kardio|toko|graphie *f*: s. CTG.

Karman-Methode (Harvey L. K., Psychol., 1924–2008) *f*: sog. Menstruationsregulierung; der Saugkürettage* ähnl. Verf. zum Schwangerschaftsabbruch* während der ersten 2 Wo. nach Ausbleiben der Menstruation*.

Karnofsky-In|dex (David A. K., amerikan. Onkologe, 1914–1969; lat. index Anzeiger) *m*: (engl.) *Karnofsky scale, Karnofsky performance scale*; sog. Aktivitätsindex; in der Onkologie eingesetzter Index zur Beurteilung der Aktivität, Selbstversorgung u. Selbstbestimmung von Pat. unter Berücksichtigung körperl. u. sozialer Faktoren mit Abstufung i. d. R. in 10-Punkt-Schritten; K.-I. 100 entspricht uneingeschränkter Aktivität, K.-I. 70 entspricht Arbeitsunfähigkeit bei möglicher selbständiger Versorgung des Pat., K.-I. 40 entspricht Zustand mit erforderl. Betreuung in Pflegestation od. Krankenhaus.

Kartagener-Syn|drom (Manes K., Int., Zürich, 1897–1975) *n*: (engl.) *Kartagener's syndrome*; syn. Siewert-Syndrom; autosomal-rezessiv erbl. pluriglanduläre Insuff. inf. Störung des mukoziliären Transports (Strukturanomalie der Zilien); **Häufigkeit:** mehrere 100 Fälle bekannt; **Ätiol.:** Mutationen in den Genen DNAI1, DNAH5 u. DNAH11 (mind. 3 Genloci: 9p21–p13, Chromosom 7 u. 5p15–p14); **Sympt.:** Trias aus: **1.** Situs inversus viscerum; **2.** Bronchiektasen; **3.** chron. Sinusitis u. Nasenpolypen; ggf. weitere fakultative Sympt. (z. B. Störung der Spermienmotilität, Innenohrschwerhörigkeit); **Diagn.:** Beurteilung der Zilienfunktion (Schlagfrequenz <10 Hz, unkoordiniert) u. Nachw. eines Ultrastrukturdefekts der Zilien mit Transmissionselektronenmikroskopie an nasal od. bronchoskop. entnommener Bürstenbiopsie; **DD:** primäre ziliäre Dyskinesie.

Karyo-: Wortteil mit der Bedeutung Nuss, Kern; von gr. κάρυον.

Karyo|gamie (gr. γάμος Hochzeit, Ehe) *f*: (engl.) *karyogamy*; syn. Konjugation, Kernverschmelzung; Vereinigung der haploiden Chromosomensätze beider Gameten in einer diploiden Zygote bei der Befruchtung*.

Karyo|gramm *n*: (engl.) *karyogram*; Darstellung des Chromosomenbestands (Chromosomengröße, -form u. -anzahl; s. Abb.); **klin. Bedeutung:** i. R. der Zytogenetik* zur Diagn. einer Chromosomenaberration* (z. B. Down*-Syndrom, Abb. 1 dort). Vgl. Karyotyp.

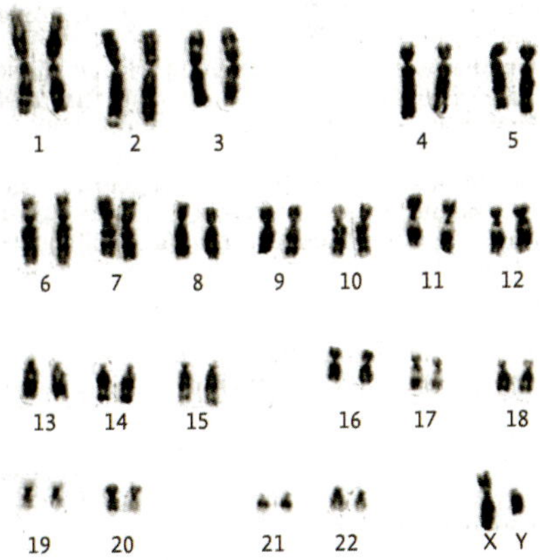

Karyogramm: normales K. (46,XY) eines Mannes [37]

Karyo|pyknose (gr. πυκνός dicht, fest, stark) *f*: (engl.) *karyopyknosis*; Schrumpfung des Zellkerns u. Verdichtung des Chromatins* (stärkere Färbbarkeit) bei Zelltod; vgl. Kernatypie.

K

Karyo|pykn͟ose|in|dex (lat. index Anzeiger) *m*: (engl.) *karyopycnotic index*; Messwert der gyn. Zytodiagnostik*, der das Zahlenverhältnis zwischen karyopyknot. Zellen des Vaginalepithels u. denen mit flächenförmigem Kern angibt; ein hoher K. spricht für hohe Östrogenwerte; **Anw.:** Entwicklungsdiagnostik (z. B. bei Pubertas* tarda), Zyklusbeurteilung (z. B. bei Amenorrhö*), hormonale Fluordiagnostik, Tumordiagnostik (bei östrogenaktiven Tumoren) sowie Testung neuer Östrogene u. Gestagene. Vgl. Kolpozytologie; Papanicolaou-Färbung.

Karyo|typ *m*: (engl.) *karyotype*; zytogenet. Befund der im Zellkern vorhandenen Chromosomen (s. Karyogramm); Angabe von Gesamtchromosomenanzahl u. Gonosomenkonstellation; normaler K.: bei männl. Individuen 46,XY, bei weibl. Individuen 46,XX; vgl. Chromosomenaberration.

Karz-: auch Karzino-, Carc-, Carcino-; Wortteil mit der Bedeutung Krebs; von gr. καρκίνος.

karzino|gen: (engl.) *carcinogenic*; i. e. S. ein Karzinom* erzeugend; klin. synonym zu kanzerogen* verwendet.

Karzino|gene *n pl*: s. Kanzerogene.

Karzinoid *n*: (engl.) *carcinoid*; veraltete, klin. jedoch gängige Bez. für ursprünglich im Darm beschriebene u. später auch in anderen Lok. entdeckte Karzinom-ähnliche (langsameres Wachstum u. weniger maligner Verlauf als andere Karzinome) Tumoren, die von den enterochromaffinen Zellen des disseminierten neuroendokrinen Systems ausgehen und z. T. Hormone, Neurotransmitter u. a. Substanzen sezernieren; s. Tumor, neuroendokriner.

Karzinom *n*: (engl.) *carcinoma*; Abk. Ca; vom Epithel ausgehender maligner Tumor; **Einteilung:** nach Herkunft u. Differenzierungsgrad (Zelltyp); **1.** Plattenepithelkarzinom* (verhornend, nichtverhornend); **2.** Adenokarzinom* (tubulär, alveolär, papillär, muzinös, Siegelringzellenkarzinom); **3.** undifferenziertes K. (histol. Aussagen zum Muttergewebe nicht möglich); Einteilung nach dem morphol. Erscheinungsbild, z. B. solides K. (überwiegend undifferenziertes Tumorgewebe) od. szirrhöses K. (undifferenziertes K. mit reichlich bindegewebigem Stroma); **Ausbreitung:** **1.** durch infiltrierendes Wachstum* mit Übergreifen auf benachbarte Gewebe u. Organe (per continuitatem); **2.** als Lymphangiosis* carcinomatosa; **3.** durch Metastasierung*. Vgl. Carcinoma in situ; Präkanzerose; Tumoreinteilung.

Karzinom, embryonales *n*: (engl.) *embryonal carcinoma*; seltener, aus Embryonalzellen stammender maligner Keimzelltumor*, v. a. im Kinder- u. Jugendalter auftretend; bei Diagn. häufig bereits metastasiert; i. R. eines gemischten Keimzelltumors mit erhöhter Konz. von Alphafetoprotein* od. HCG* im Serum; **Lok.:** **1.** Ovar: s. Ovarialtumoren; **2.** Hoden: Orchioblastom (s. Hodentumoren); **3.** ZNS: Lok. v. a. Epiphyse u. supraselläre Zisterne; ungünstige Progn. (WHO-Grad IV; vgl. Hirntumoren).

Karzinom, prä|in|vasives *n*: Carcinoma* in situ.

Karzinom, spino|zelluläres *n*: Plattenepithelkarzinom*.

Karzinom|verkalkung: s. Mikroverkalkungen.

Karzino|sarkom *n*: (engl.) *carcinosarcoma*; seltener, maligner Tumor*, der sowohl Karzinom- als auch Sarkomgewebe enthält.

Karzinose *f*: (engl.) *carcinosis*; fein- od. grobknotige Absiedelungen eines Karzinoms* meist auf der Oberfläche seröser Körperhöhlen.

Kastration (lat. castrare entmannen) *f*: (engl.) *castration*; op. Entfernung der Keimdrüsen* (Hoden bzw. Eierstöcke); **Folgen:** **1.** im Kindesalter sog. Kastratenstimme, Fehlen der sekundären Geschlechtsmerkmale, verspätete Epiphysenverknöcherung u. hierdurch verlängerte Extremitäten verbunden mit einer psychosexuellen Reifungshemmung; **2.** im Erwachsenenalter Aufhebung der Zeugungs- bzw. Kontrazeptionsfähigkeit; neben den körperl. Ausfallerscheinungen erhebl. psych. Alteration, häufig depressive Zustandsbilder; Verminderung der Libido, keine Veränderung der sexuellen Objektwahl (wichtig in Zus. mit der K. von Sexualstraftätern). In Deutschland ist die zwangsweise K. verboten. Die **freiwillige** K. darf nur bei Vorliegen best. im „Gesetz über die freiwillige Kastration und andere Behandlungsmethoden" (Abk. KastrG) vom 15.8.1969 (BGBl. I S. 1143), zuletzt geändert am 17.12.2008 (BGBl. I S. 2586), definierten Voraussetzungen, nach vorheriger Konsultation einer Gutachterstelle u. nur mit Einwilligung* des (mind. 25 Jahre alten) Betroffenen erfolgen; in best. Fällen sind die Einwilligung des Betreuers (s. Betreuung) u. die Genehmigung durch das Betreuungsgericht erforderlich. Das KastrG gilt nicht für Heilbehandlungen u. körperl. Eingriffe anderer Art, z. B. Entfernung der Keimdrüsen wegen eines malignen Tumors. Wird eine K. zwar mit Einwilligung des Betroffenen, aber ohne Vorliegen der Voraussetzungen des KastrG bzw. einer med. Indikation i. e. S. vorgenommen, z. B. zur Geschlechtsangleichung* Transsexueller, so kann sie dennoch strafbar sein, wenn die Einwilligung sittenwidrig ist (§ 228 StGB). Soweit Meth. zur Dämpfung des Sexualtriebs nicht die Funktion od. Funktionstüchtigkeit der Keimdrüse berühren, liegen sie außerhalb des Verbotsbereichs des KastrG; es gilt § 228 StGB. Das KastrG findet dementsprechend nur selten Anwendung, da weniger eingreifende Meth., z. B. pharmak. durch Antiandrogene*, häufig ausreichend erscheinen. Vgl. Transsexuellengesetz.

Kastration, hormonale *f*: s. Therapie, antihormonale.

Kastration, operative *f*: s. Ovarektomie; Orchiektomie.

Kastrations|bestrahlung: s. Röntgenkastration; Strahlenmenolyse.

Katheterisierung (gr. καθετήρ Sonde): (engl.) *catheterisation*; Einführung eines Katheters.

Katheter|urin *m*: (engl.) *catheter urine*; mit einem Blasenkatheter* entnommener Urin.

Katzen|augen|syn|drom *n*: (engl.) *cat's eye syndrome*; durch Chromosomenaberration* (überzähliges, satellitentragendes, isodizentrisches Chromosom 22) bedingtes Fehlbildungssyndrom; **Sympt.:** auffälliges Gesicht (Hypertelorismus, antimongoloide Lidachse, flache Nasenwurzel), präaurikuläre Anhängsel bzw. Fisteln, Kolobom der Iris, evtl. Mikrophthalmie, Analatresie, Nierenfehlbildungen, ggf. weitere fakultative Fehlbildungen innerer Organe; geistige Retardierung meist nur geringgradig.

Katzen|schrei-Syn|drom *n*: (engl.) *cri du chat syndrome*; syn. Cri-du-chat-Syndrom, Chromosom-5p⁻-Syndrom, Lejeune-Syndrom; komplexes Fehlbildungssyndrom inf. struktureller Chromosomenaberration* mit partiellem Verlust der kurzen Arme des Chromosoms 5; **Häufigkeit:** ca. 1:50 000 Neugeborene; Gynäkotropie*; erhöhtes Risiko bei Vorliegen einer entspr. (balancierten) Translokation* bei einem Elternteil; **Sympt.:** katzenschreiartige, hohe, schrille Lautäußerungen in den ersten Lebensmonaten, vermutlich inf. Kehlkopfhypoplasie, die sich im weiteren Verlauf verliert; charakterist. rundes Gesicht mit Hypertelorismus, Epikanthus u. nach lateral abfallender Lidachse; primordialer Kleinwuchs bei normaler Schwangerschaftsdauer; Mikrozephalie; fakultative Begleitfehlbildungen innerer Organe, insbes. angeb. Herzfehler; verzögerte motorische, verbale u. kognitive Entwicklung; **Progn.:** Verlauf, Phänotyp u. Retardierung abhängig von Größe der Deletion; Lebenserwartung v. a. abhängig von begleitenden Organfehlbildungen.

Kaudal|an|ästhesie (gr. ἀναισθησία Unempfindlichkeit) *f*: (engl.) *caudal anesthesia*; syn. Sakralanästhesie; sakrale Periduralanästhesie* mit Punktion u. Injektion von Lokalanästhetikum epidural in den Canalis sacralis durch den Hiatus sacralis; cave: Duralsackausbreitung (neonatal bis S IV; vgl. Dura mater); **Ind.:** Leitungsanästhesie* bzw. Kombinationsanästhesie bei Eingriffen unterhalb des Bauchnabels (z. B. Leistenhernien-Op., urogenitale Op.) v. a. bei Kindern (einfache Durchführbarkeit; i. d. R. Single-shot-Verfahren; vgl. Peniswurzelblock) mit Punktion (s. Abb.) in Narkose (Sevofluran) bzw. Analgosedierung nach Oberflächenanästhesie* der Haut (okklusiv, z. B. EMLA®) u. Infiltrationsanästhesie*; auch zur postoperativen Analgesie; selten bei Erwachsenen (z. B. Geburtshilfe). Vgl. Reithosenanästhesie.

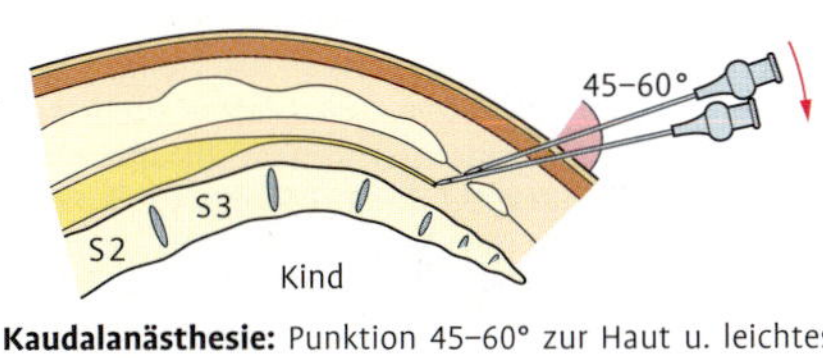

Kaudalanästhesie: Punktion 45–60° zur Haut u. leichtes Absenken der Punktionskanüle zum Vorschieben in den Canalis sacralis (cave: Punktionstiefe)

Kaufmann-Schema (Carl K., Gyn., Berlin, Köln, 1900–1980) *n*: (engl.) *Kaufmann's method*; zyklusgemäße Verabreichung von Östrogenen* u. Gestagenen*, z. B. zur Substitution bei Ovarialinsuffizienz*. Vgl. Menstruationszyklus; Östrogen-Gestagen-Test.

Kehr-Zeichen (Hans K., Chir., Berlin, 1862–1916): (engl.) *Kehr's sign*; in die linke Schulter ausstrahlender Schmerz mit Hauthyperästhesie; typ. für Milz- od. Tubarruptur (s. Tubargravidität).

Keim|bahn: (engl.) *germ track*; Abfolge von Zellen eines Organismus, die im Lauf der Individualentwicklung u. Gewebedifferenzierung zur Bildung der Keimdrüsen* u. Gameten* führen; **klin. Bedeutung:** z. B. Keimbahnmutation (s. Mutation).

Keim|blätter: (engl.) *germ layers*; (embryol.) allg. Bez. für die in der frühen Embryogenese* entstehenden Zellschichten Ektoderm*, Entoderm* u. Mesoderm*, von denen sich sämtl. in der Organogenese* u. Histogenese entstehenden Strukturen des Embryos ableiten; vgl. Keimscheibe; Gastrulation.

Keim|blase: s. Blastozyste.

Keim|dis|lokation (lat. locus Ort, Stelle) *f*: Keimdislokalisation; s. Choristie.

Keim|drüsen: (engl.) *gonads*; Gonaden; Hoden u. Eierstöcke; Drüsen äußerer (Spermien, Eizellen) u. innerer Sekretion (Sexualhormone).

Keim|entwicklung: s. Blastogenese; Embryogenese; Fetogenese.

Keim|epi|thel (gr. ἐπί darauf, daran, dazu) *n*: **1.** (engl.) *germinal epithelium*; Epithelüberzug des Ovars; s. Follikelreifung; **2.** (engl.) *seminiferous epithelium*; Auskleidung der Tubuli seminiferi des Hodens; nach der Pubertät besteht K. aus Sertoli-Zellen u. Keimzellen; s. Spermatogenese.

Keim|leiste: s. Genitalleiste.

Keim|schädigung: (engl.) *germ cell damage*; Sammelbez. für die Wirkung mutagener u. teratogener Einflüsse auf Keimzellen, Embryo od. Fetus; vgl. Embryotoxizität; Mutagenität; Teratogenität.

Keim|scheibe: (engl.) *blastoderm*; (embryol.) **1. zweiblättrige K.:** am 8. Entwicklungstag des Keims erreichtes Stadium; aus 2 Keimblättern (Ektoderm* u. Entoderm*) bestehender Embryoblast*; **2. dreiblättrige K.:** Keimschild, entsteht in der 3. Entwicklungswoche durch Invagination von Ektodermzellen (Bildung des Mesoderms*); vgl. Keimblätter.

Keim|schild: (engl.) *germ disk*; (embryol.) Bez. für die dreiblättrige Keimscheibe*.

Keim|strang|tumoren *m pl*: (engl.) *sex cord-stromal tumors*; Tumoren des sexuell differenzierten Stromas von Ovar (s. Ovarialtumoren) od. Hoden (s. Hodentumoren); oft Hormon produzierend;

Formen: Gynandroblastom*, Androblastom*, Thekazelltumor*; Granulosazelltumor*, Granulosa-Thekazelltumor. Vgl. Keimzelltumoren.

Keim|zellen (lat. cella Kammer, Raum, Speisekammer): s. Gameten; Eizelle; Spermien.

Keim|zell|tumoren *m pl*: (engl.) *germ cell tumors*; syn. germinative Tumoren; von pluripotenten Keimzellen ausgehende Tumoren; **Lok.:** bes. Ovar, Steißbein, Hoden, ZNS; **Einteilung:** (histopathol. nach Gewebetyp u. Differenzierungsgrad) Dysgerminom* (Ovar), Seminom* (Hoden), endodermaler Sinustumor*, embryonales Karzinom*, Chorionkarzinom*, Teratom*.

-kele: auch -cele, -zele; Wortteil mit der Bedeutung Bruch, Geschwulst; von gr. κήλη.

Kell-Blut|gruppen|system *n*: (engl.) *Kell blood group system*; Symbol K; von über 20 Allelen genet. gesteuertes Blutgruppensystem mit noch nicht vollständig geklärter Vererbung; neben den antithet. Hauptantigenen K (Kell, K_1) u. k (Cellano, K_2) werden noch 19 weitere hoch- u. niedrigfrequente Antigene (sog. Para-Kell-Antigene, die z. T. durch die Allele an 3 dem K/k-Genort benachbarten Genorten determiniert werden) zum Kell-System gerechnet. **Klin. Bedeutung:** Antikörper gegen Blutgruppensubstanzen des Kell-Systems (meist IgG-, selten IgM-Autoantikörper; Nachw. meist im indirekten Antiglobulintest*) können zu hämolyt. Transfusionszwischenfällen u. zu Morbus* haemolyticus neonatorum (mit rel. mildem Verlauf) führen. Vgl. Blutgruppen.

Kent-: auch Cent-, -centese, Zent-; Wortteil mit der Bedeutung stechen, duchbohren; von gr. κεντεῖν.

Keph-: auch Kephalo-, Ceph-, Cephalo-, Zephalo-; Wortteil mit der Bedeutung Kopf, Haupt; von gr. κεφαλή.

Kephal|hämatom *n*: (engl.) *cephalhematoma*; subperiostales Hämatom am Schädel des Neugeborenen; **Klin.:** deutlich fluktuierende halbkugelige Schwellung, im Gegensatz zur Geburtsgeschwulst* durch kraniale Suturen* begrenzt; s. Abb.; **Urs.:** Zerreißung von Gefäßen zwischen Periost u. Knochen während des Kopfdurchtritts unter der Geburt inf. Verschiebung der Weichteile gegenüber den platten Schädelknochen; **Ther.:** i. d. R. nicht erforderl. (spontane Resorption innerhalb von Monaten; cave: u. U. Hyperbilirubinämie* des Neugeborenen); bei Hautverletzung steriler Schutzverband; bei Nachblutung Vitamin K; cave: keine Punktion.

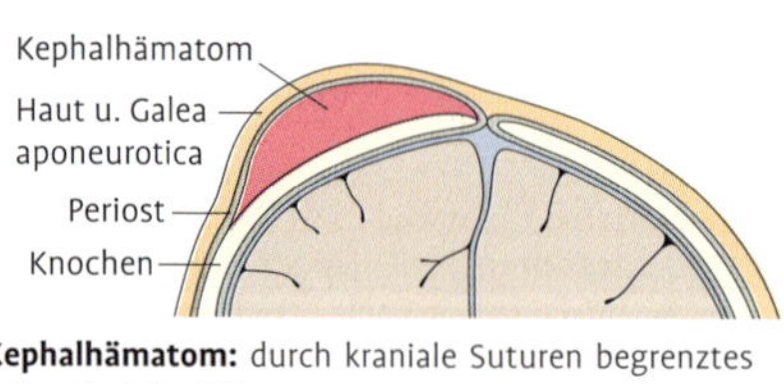

Kephalhämatom: durch kraniale Suturen begrenztes subperiostales Hämatom

Kephalo|metrie, intra|uterine *f*: (engl.) *fetal cephalometry*; sonograph. Größenmessung des kindl. Kopfs in utero durch Messung des Umfangs od. eines definierten Durchmessers, meist des frontookzipitalen u. des biparietalen Durchmessers*; **Ind.:** u. a. intrauterine Reifebestimmung* (Parameter für fetales Körpergewicht u. Schwangerschaftsalter). Vgl. Fetometrie; Ultraschalldiagnostik.

Kephalo|pagus *m*: Kraniopagus*.

Kephalo|thorako|pagus (gr. θώραξ Rumpf, Brustraum) *m*: Doppelfehlbildung* mit Verwachsung im Kopf- u. Brustbereich.

Kerat-: Wortteil mit der Bedeutung Horn, Hornhaut, Geweih; von gr. κέρας, κέρατος.

Keratoma climactericum *n*: (engl.) *keratoderma climactericum*; symmetrisch an Handflächen u. Fußsohlen im od. kurz nach dem Klimakterium* auftretende Hyperkeratose (oft gleichzeitig Adipositas).

Kern|a|typie (gr. τύπος Geprägtes) *f*: (engl.) *nuclear atypia*; syn. Dyskaryose; atypische Größe u. Form des Zellkerns; **Formen:** **1.** gestörte Kern*-Plasma-Relation; **2.** Hyperchromasie*; **3.** Kernpolymorphie*; **4.** Karyopyknose*. Vgl. Tumorzellen; Dysplasie, epitheliale.

Kern|geschlecht: (engl.) *nuclear sex*; das durch Vorhandensein (od. Fehlen) von Geschlechtschromatin* (X*-Chromatin, Y*-Chromatin) nachgewiesene chromosomale Geschlecht eines Individuums. Vgl. Karyogramm; Geschlechtsdeterminierung, chromosomale.

Kern|ikterus (gr. ἴκτερος Gelbsucht) *m*: (engl.) *kernicterus*; Einlagerung von zytotox. wirkendem unkonjugiertem Bilirubin* in Ganglienzellen des Stammhirns bei Neugeborenen; **Häufigkeit:** in Deutschland $6:10^6$; **Path.:** (relevante Faktoren neben Serumbilirubinkonzentration) Hypoxie, Azidose, Hypalbuminämie, Arzneimittel mit Albuminbindung (z. B. Sulfonamide), erhöhte Kapillarpermeabilität (z. B. Sepsis); **Vork.:** pathol. Hyperbilirubinämie* des Neugeborenen, bes. bei Morbus* haemolyticus neonatorum; **Sympt.:** **1.** akute Bilirubinenzephalopathie: Trinkschwäche, allg. muskuläre Hypotonie, Schläfrigkeit, häufiges Gähnen, schrilles Schreien, Rigidität, Hyperreflexie, Krampfneigung, Opisthotonus, anfallsweise Dyspnoe bis Apnoe; **2.** chron. Bilirubinenzephalopathie (K. i. e. S.): v. a. Störungen im extrapyramidalen System, Choreoathetose, Zerebralparese mit mehr od. weniger ausgeprägter geistiger Retardierung u. Hörstörung.

Kern-Plasma-Re|lation, gestörte (lat. relatio Verhältnis) *f*: (engl.) *disturbed nucleoplasmic ratio*; Störung der Relation zwischen Kern u. Plasma einer Zelle mit Vergrößerung des Zellkerns; **Vork.:** v. a. bei Tumorzellen*. Vgl. Malignitätsgrad; Kernatypie.

Kern|poly|morphie *f*: (engl.) *nuclear polymorphy*; syn. Anisokaryose, Anisonukleose; unterschiedl. Größe u. Gestalt von Zellkernen in einem Gewebe als Zeichen einer gestörten Zellteilung v. a. von Tumorzellen*; vgl. Kernatypie.

Keto|conazol (INN) *n*: (engl.) *ketoconazole*; Antimykotikum zur top. Anw.; Imidazolderivat; **Ind.:** u. a. Candidose des Mundes u. des Gastrointestinaltrakts.

17-Keto|steroide *n pl*: (engl.) *17-ketosteroids*; Abk. 17-KS; Steroide* mit Ketogruppe am Kohlenstoffatom C 17.

KG: **1.** Abk. für Körpergewicht*; **2.** Abk. für Krankengymnastik; s. Physiotherapie.

Kidd-Blut|gruppen|system *n*: (engl.) *Kidd blood group system*; Symbol Jk; schwach antigenes Blutgruppensystem, dessen Allele Jk^a (Jk 1) u. Jk^b (Jk 2) autosomal-kodominant vererbt werden; Häufigkeit des Jk^a-Antigens bei Weißen ca. 75 %, bei Schwarzen über 90 %, bei Asiaten ca. 50 %; daneben existiert ein seltenes, möglicherweise stummes Allel Jk bzw. Jk 3; Individuen mit dem sehr seltenen (homozygoten) Phänotyp Jk^{a-b-} können Antikörper gegen die Erythrozyten aller 3 anderen Phänotypen bilden. **Klin. Bedeutung:** Bildung von Antikörpern (meist komplementbindende IgG-Ak) kann durch Bluttransfusion, seltener während Schwangerschaften induziert werden; darauf zurückzuführende schwere hämolyt. Transfusionszwischenfälle u. Einzelfälle von Morbus* haemolyticus neonatorum sind beschrieben. Vgl. Blutgruppen.

Kiefer|spalte: (engl.) *cleft jaw*; Gnathoschisis; angeb. Spaltbildung im Bereich des Unter- od. Oberkiefers; vgl. Gesichtsspalten.

Kielland-Zange (Christian K., Gyn., Oslo, 1871–1941): (engl.) *Kielland's forceps*; Geburtszange* mit universeller Anwendbarkeit; unterscheidet sich von der Naegele*-Zange durch Gleitschloss u. fehlende Beckenkrümmung. Vgl. Zangenextraktion.

Ki-67-Labeling-In|dex (engl. labeling Kennzeichnung, Markierung; lat. index Anzeiger): (engl.) *Ki-67 labeling index*; Prozentsatz von für das Ki-67-Protein (zellulärer Proliferationsmarker) positiven Zellen in einem Gewebe; **Bestimmung:** immunhistochemisch mit monoklonalem Antikörper MIB-1; **klin. Bedeutung: 1.** (progn.) korreliert bei einigen malignen Tumoren mit klin. Verlauf (Anw. als progn. Marker u. für Therapieentscheidung); **2.** (diagn.) Differenzierung von Trophoblasttumoren: bei hyperplastischer Implantationsstelle nahe 0 %, bei Implantationsstelle einer Blasenmole 5,2 ± 4 %, bei Plazentabetttumor 14 ± 6,9 %, bei Chorionkarzinom 69 ± 20 %; **3.** progn. Aussagekraft über Aktivität einer Endometriose.

Kin-: auch -kinese; Wortteil mit der Bedeutung bewegen, Bewegung; von gr. κινεῖν.

Kinderfrüherkennungsuntersuchungen

Untersuchungsstufen	Zeitpunkt	Schwerpunkte
U1 (Neugeborenen-Erstuntersuchung)	direkt nach Geburt	prä-, peri- und postnatale Risikofaktoren, frühe lebensbedrohliche Komplikationen
U2 (Neugeborenen-Basisuntersuchung)	zwischen 3. und 10. Lebenstag	angeborene Erkrankungen und Fehlbildungen, frühe lebensbedrohliche Komplikationen, erweitertes Neugeborenen-Screening, Hör-Screening
U3	in 4.–5. Lebenswoche	neurologische Störungen, angeborene Hörstörung, angeborene Hüftdysplasie
U4	im 3.–4. Lebensmonat	neurologische Störungen, Beginn des Impfprogramms
U5	im 6.–7. Lebensmonat	Sehstörungen, entwicklungsneurologische Störungen, Fortsetzung des Impfprogramms
U6	im 10.–12. Lebensmonat	Störungen der Sprachentwicklung, frühkindliche Verhaltensauffälligkeiten, Störungen der statomotorischen Entwicklung, Fortsetzung des Impfprogramms
U7	im 21.–24. Lebensmonat	Sprachentwicklungsstörungen, allergische Erkrankungen, Ernährungsstörungen, Sehstörungen
U7 a	im 34.–36. Lebensmonat	allergische Erkrankungen, Adipositas, Sprachentwicklungsstörungen, Sehstörungen, Zahn-, Mund- und Kieferanomalien
U8	im 46.–48. Lebensmonat	Adipositas, Zahn-, Mund- und Kieferanomalien
U9	im 60.–64. Lebensmonat	Hyperaktivität und Aufmerksamkeitsdefizit, Adipositas

Kind|bett: s. Puerperium.

Kind|bett|fieber: s. Puerperalfieber.

Kinder|früh|erkennungs|untersuchungen: (engl.) *child health checks*; Früherkennungsuntersuchungen* i. R. der Kinder-Richtlinien des Gemeinsamen Bundesausschusses zur Erfassung körperl. od. geistiger Störungen der Entw. in 10 Untersuchungsstufen bei Kindern bis zur Vollendung des 6. Lj. mit Dokumentation im Kinder-Untersuchungsheft; umfassen eingehende Anamnese u. strukturierte, ausführl. (kinder-)ärztl. Untersuchung hinsichtl. altersabhängiger Schwerpunkte der somat., psychomotor., sensorischen u. psychischen Entw. des Kindes (s. Tab.) mit vorausschauender Beratung z. B. zu Rachitis*- u. Kariesprophylaxe, Ernährungsfragen, Allergien, Unfallprävention sowie Impfempfehlungen (s. Impfkalender) sowie bei allen Neugeborenen erweitertes Neugeborenen*-Screening, Screening zur Früherkennung von Hörstörungen (s. Emissionen, otoakustische; Hirnstammaudiometrie: s. ERA) u. Hüftgelenksonographie; **Hinweis: 1.** keine gesetzl. Pflicht zur Wahrnehmung der K.; in einigen Bundesländern landesgesetzl. Regelungen für sog. Teilnahmekontrollsystem u. Einladungswesen: Einladung aller Kinder zu anstehenden K. nach Übermittlung der entsprechenden Daten durch Meldebehörden an zuständige Stellen; Ermittlung der Inanspruchnahme anhand der Teilnahmedaten, die von Ärzten u. Hebammen/Entbindungspflegern zur Verfügung gestellt werden; ggf. wird an nicht wahrgenommene Termine erinnert; bei erneuter Nichtwahrnehmung Informierung des Jugendamts (Aufgaben in den meisten Landesgesetzen nicht geregelt, Ableitung aus §§ 16 ff. SGB VIII); **2.** zusätzl. Vorsorgeuntersuchungen außerhalb der Kinder-Richtlinien: **a)** U10: Alter 7–8 Jahre, Schwerpunkt: umschriebene Entwicklungsstörungen, Störungen der motor. Entwicklung, Verhaltensstörungen; **b)** U11: Alter 9–10 Jahre, Schwerpunkt: Schulleistungs-, Sozialisations- u. Verhaltensstörungen, Zahn-, Mund- u. Kieferanomalien, gesundheitsschädigendes (Medien-)Verhalten. Vgl. Jugendgesundheitsuntersuchung.

Kinder|lähmung, zerebrale: infantile Zerebralparese*.

Kinder|sterblichkeit: (engl.) *infant mortality*; Anzahl der in einem Kalenderjahr im Kindesalter (meist definiert als bis zum vollendeten 5. Lj.) Verstorbenen bezogen auf die Population in dieser Altersklasse zur Jahresmitte.

Kinder|wunsch|behandlung: (engl.) *infertility treatment*; Sammelbez. für med. Maßnahmen, die bei ungewollter Kinderlosigkeit (s. Sterilität) zur Herbeiführung einer Schwangerschaft eingesetzt werden; **Methoden: 1.** pharmak.; **a)** bei der Frau u. a. Hormonbehandlung bei anovulatorischen Zyklen (Gestagene allein od. in Komb. mit Östrogenen), hormonale Stimulationstherapie (z. B. Ovulationsinduktion*) entspr. der zugrunde liegenden Erkr. (Antiöstrogene, HCG, GnRH, Antiandrogene), Behandlung anderer endokriner Erkr.; **b)** beim Mann z. B. Verbesserung der Spermienqualität durch HCG/HMG-Injektionen od. pulsatile GnRH-Applikation bei entsprechenden hormonalen Urs.; evtl. Therapieversuch mit Aromatase*-Hemmer, Clomifen, Tamoxifen, Kallikrein od. Pentoxyphyllin (Off-Label-Use); **2.** Sterilitätsoperation*; **3.** Verf. der assistierten Reproduktion*.

Kindes|miss|handlung: (engl.) *battered child syndrome*; Anw. körperlicher u. psychischer Gewalt gegenüber Kindern durch Erwachsene, insbes. durch Eltern, Sorgeberechtigte u. Erzieher; beinhaltet Vernachlässigung, körperl. Misshandlung, sexuellen Missbrauch* sowie emotionale u. psych. Misshandlung; **Häufigkeit:** nach polizeilicher Kriminalstatistik 3000 K. pro Jahr (in Deutschland); geschätzte Dunkelziffer ein Vielfaches höher; **Sympt.:** multiple, v. a. auch unterschiedlich alte Verletzungen, z. B. Frakturen (v. a. großer Röhrenknochen u. Rippen) u. Hämatome, Verbrühungen, Verbrennungen, evtl. subdurales Hämatom (bei Schütteltrauma; Befundkombination mit retinalen Einblutungen u. schwerem Hirnschaden), evtl. Spuren sexuellen Missbrauchs*; Folge sind evtl. körperl. Schäden, psychische u. psychosomat. (Entwicklungs-)Störungen wie Angst, Apathie, Insomnie, Enkopresis, Enuresis u. psychomotor. Retardierung; **Diagn.:** Diskrepanz zwischen körperl. Untersuchungsbefund u. Anamnese (z. B. wird über kein adäquates Trauma berichtet, verzögerte Vorstellung beim Arzt, Bagatellisierung); bes. Aufmerksamkeit für Reaktionen der Kinder u. Misstrauen gegenüber Erklärungen der Erwachsenen; jedem entspr. Verdacht ist im Interesse des Kindes (Garantenstellung) nachzugehen (z. B. Mitteilung an zuständiges Jugendamt; die Berechtigung zur Offenbarung des Arztgeheimnisses ergibt sich unter Berufung auf § 34 StGB: rechtfertigender Notstand nach entsprechender Rechtsgüterabwägung, Schweigepflicht versus Schutz des Kindes). **Ther.:** bei körperl. Verletzungen stationäre Aufnahme, um weitere Gefahren zu vermeiden; je jünger das Kind, desto höher das Risiko weiterer Schädigung, umso rascher muss reagiert werden (Unterbringung außerhalb der Familie durch Inobhutnahme durch Jugendamt od. auf einstweilige Anordnung des Familiengerichts), Aufklärung der Umstände u. Entscheidung über weiteres Vorgehen; **jurist. Bewertung:** K. ist im Regelfall als Misshandlung von Schutzbefohlenen strafbar (§ 225 StGB), daneben als Körperverletzung (§§ 223 ff. StGB), bei Vernachlässigung mit konkreter Gefährdung als Aussetzung (§ 221 StGB), bei tödl. Ausgang als Körperverletzung mit Todesfolge (§ 227 StGB) od. als Tötungsdelikt (§§ 211–213, 222 StGB), auch als Verletzung der Fürsorge- od. Erziehungspflicht (§ 171 StGB). Seit 2000 haben Kinder ein Recht auf gewaltfreie Erziehung („Gesetz zur Ächtung von Gewalt in der Erziehung"; BGB § 1631).

Kinds|bewegungen: (engl.) *fetal movements*; Bewegungen des Fetus in utero; von Erstgebärenden etwa um 20., von Mehrgebärenden zwischen 16. u. 20. SSW wahrgenommen. Vgl. Schwangerschaftszeichen.

Kinds|lage: (engl.) *presentation*; (gebh.) Bez. für Position des Embryos bzw. Fetus im Uterus; **Einteilung:** umfasst 4 Parameter (s. Abb. 1; Nomenklatur: s. Abb. 2); **1.** Lage (K. i. e. S.): Verhältnis der kindl. Längsachse zur Längsachse des Uterus; **a)** Längslage (syn. Geradlage): 99 % zum Zeitpunkt der Geburt (davon 96 % Schädellage*, 3 % Beckenendlage*); **b)** Querlage*; **2.** Stellung: Verhältnis des kindl. Rückens zur Gebärmutterinnenwand; **3.** Haltung: räuml. Beziehung von Kopf u. Extremitäten zum Rumpf; **a)** Flexionslage*; **b)** Deflexionslage*; **c)** Scheitellage* (indifferent); **4.** Einstellung: Beziehung des vorangehenden Kindsteils* zum Geburtskanal; **a)** bei Schädellage*: Hinterhauptlage*, Vorderhauptlage*, Stirnlage* u. Gesichtslage*; **b)** bei Beckenendlage*: Steiß-, Steiß-Fuß-, Knie- u. Fußlage; **klin. Bedeutung:** s. Lageanomalie; Haltungsanomalie; Einstellungsanomalie. Vgl. Leopold-Handgriffe.

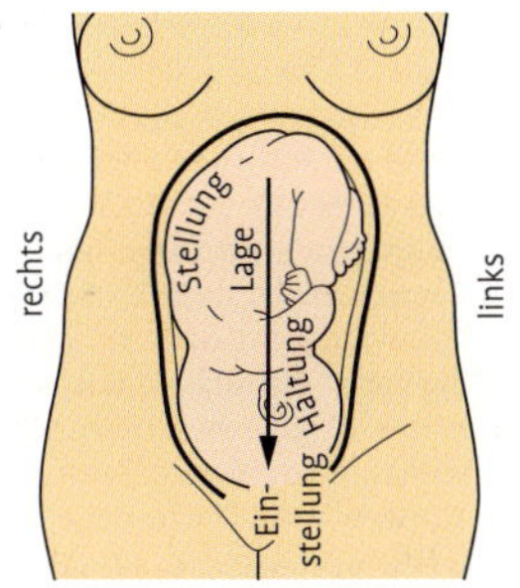

Kindslage Abb. 1: Parameter zur Beschreibung der Kindsposition im Uterus [12]

Kinds|pech: s. Mekonium.

Kinds|teile: (engl.) *fetal parts*; Körperteile des Fetus in utero; eindeutiger Nachw. ist sicheres Schwangerschaftszeichen*, klin. mögl. durch Palpation (s. Leopold-Handgriffe) od. Ultraschalldiagnostik*; **Einteilung:** **1.** große K.: Kopf, Beckenende; **2.** kleine K.: Extremitäten.

Kinds|tod, plötzlicher: (engl.) *sudden infant death syndrome (Abk. SIDS)*; plötzlicher Säuglingstod (sog. Krippentod); plötzl. Tod im Kindesalter ohne ursächl. hinreichende Erklärung trotz sorgfältiger Untersuchung (komplette Autopsie, Untersuchung der Todesumstände, Nachbewertung der klin. Vorgeschichte); **Häufigkeit:**

> häufigste Todesursache des Säuglings

1 : 1000 Lebendgeborene, m : w = 2 : 1; **Vork.:** v. a. nach 1. Lebenswoche mit Gipfel zwischen 1. u. 5. Lebensmonat (jenseits des 1. Lj. sehr selten); Häu-

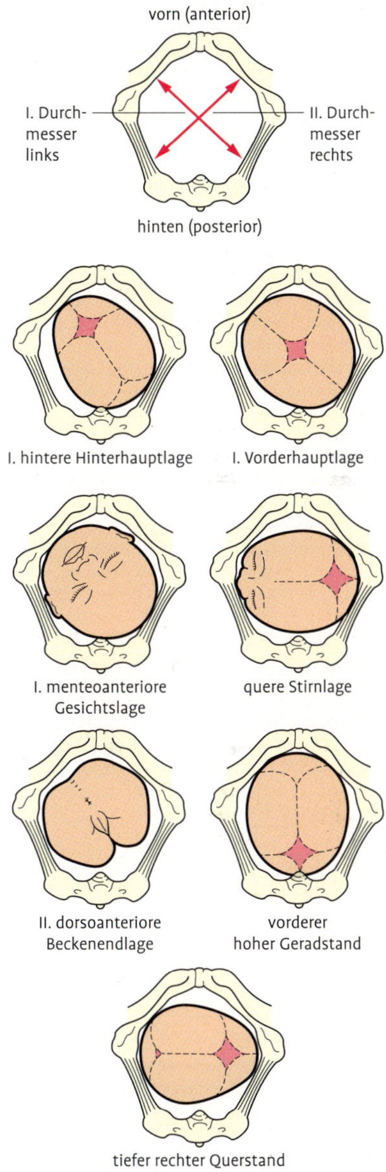

Kindslage Abb. 2 [12]

fung im Winter; in ca. 60 % der Fälle während des Nachtschlafs (meist in frühen Morgenstunden); **Risikofaktoren:** **1.** mütterl.: Alter <20 od. >40 Jahre, urol. od. venerische Infektionen, hohe Anzahl von Geburten, Nicotin-, Drogenkonsum, niedriger Sozial- u. Ausbildungsstand; **2.** kindl.:

Schlafen in Bauchlage (80 % in Bauchlage), kein Stillen, Schlafen im elterl. Bett, Überwärmung, prä- u. postnatale Tabakrauch-Exposition, Frühgeburtlichkeit; **Prävention: 1.** tabakrauchfreie Schwangerschaft u. Umgebung postnatal; **2.** Schlafen des Kindes: im eigenen Bett in Rückenlage auf fester Unterlage im Schlafsack (ohne Kissen, Decke, Fell, sog. Himmel od. Kuscheltier) im selben Zimmer wie die Eltern bei Umgebungstemperatur von 16–18 °C; **3.** 6 Mon. voll Stillen*; **4.** Schnuller, wenn das Kind daran gewöhnt ist; **DD:** Kindesmisshandlung*. Vgl. Säuglingssterblichkeit.

Kinds|tötung: (engl.) *infanticide*; Bez. für die Tötung von Kindern unter der Geburt od. unmittelbar danach, insbes. durch die Mutter; K. wird grundsätzlich als Totschlagsdelikt betrachtet u. entsprechend verfolgt (insbes. bei nichtehelichen Kindern mit Strafmilderung nach § 213 StGB).

Kitzler: Klitoris*.

Klimakterium (gr. κλιμακτήρ breite oberste Stufe der Bockleiter) *n*: (engl.) *climacterium*; Klimax; sog. Wechseljahre der Frau; durch das Erlöschen der zykl. Ovarialfunktion bedingte Übergangsphase von der vollen Geschlechtsreife* bis zum Senium*; zentrales Ereignis ist die Menopause* (durchschnittl. im 50.–52. Lj.); hormonale Veränderungen: s. Abb. 1; **Einteilung:** Prä-*, Peri-* u. Postmenopause* (s. Abb. 2); **Sympt.:** etwa ein Drittel aller

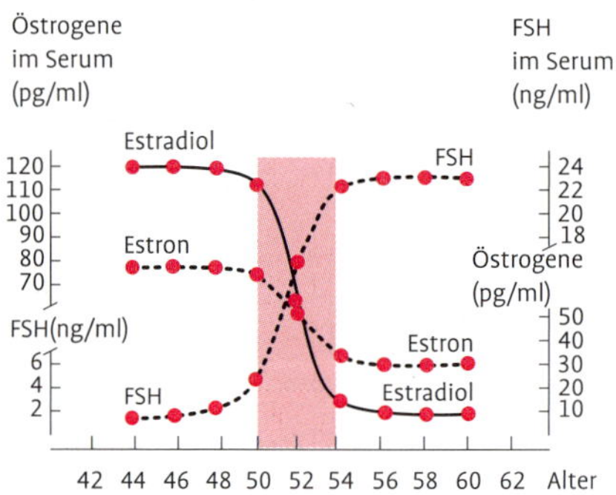

Klimakterium Abb. 1: Medianwerte von FSH, Estron u. Estradiol in Prä- u. Postmenopause [22]

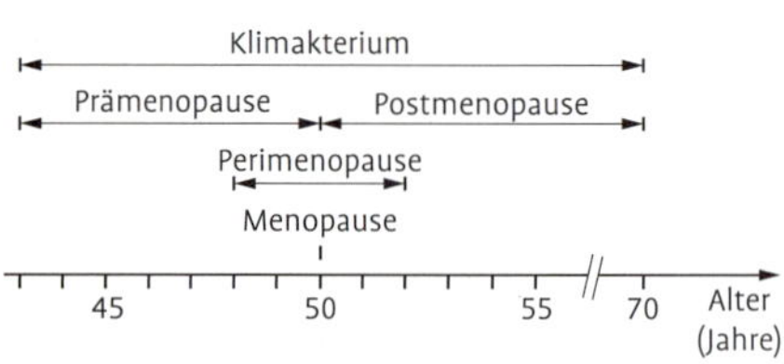

Klimakterium Abb. 2: Zeittafel des Klimakteriums, Menopause hier beispielhaft im 50. Lj.

Frauen im K. ist subjektiv symptomfrei; ein Drittel gibt subjektiv vegetative Beschwerden an, bei einem weiteren Drittel erreichen die Beschwerden Krankheitswert (s. Syndrom, klimakterisches).

Klimakterium prae|cox *n*: (engl.) *climacterium praecox*; Eintritt in das Klimakterium* inf. vorzeitiger Ovarialinsuffizienz* vor dem 45. Lebensjahr.

Klimakterium tardum *n*: (engl.) *delayed climacterium*; stark verzögerter Eintritt ins Klimakterium* (jenseits des 55. Lebensjahrs).

Klimax (gr. κλῖμαξ Treppe, Leiter) *f*: **1.** (engl.) *climax*; Höhepunkt, Wendepunkt einer Krankheit; veraltete Bez. für Orgasmus*; **2.** s. Klimakterium.

Klinefelter-Syn|drom (Harry F. K. Jr., Endokrin., Baltimore, 1912–1990) *n*: (engl.) *Klinefelter's syndrome, seminiferous tubule dysgenesis*; syn. Klinefelter-Reifenstein-Albright-Syndrom; bes. Form des männl. primären hypergonadotropen Hypogonadismus*; **Häufigkeit:** ca. 1 : 590 lebendgeborene Jungen; **Ätiol.:** gonosomale Aneuploidie (meist Trisomie 47,XXY durch Non*-disjunction; seltener 48,XXXY, 49,XXXXY od. XXXYY); **Sympt.:** phänotypisch männl., Geschlechtschromatin-positive Personen mit normal angelegtem männl. Genitale; in der Kindheit evtl. verzögerte motorische Entw. u. Sprachentwicklung (selten); mit Einsetzen der Pubertät Hodenhypoplasie (Tubulussklerose; mangelhafte od. fehlende Spermiogenese mit Azoo- u. Oligozoospermie, z. T. Infertilität), Nebenhoden- u. Skrotumhypoplasie, häufig Gynäkomastie*, Pubertas* tarda, weibl. Behaarungstyp, verzögerter Epiphysenschluss u. retardiertes Knochenalter; fakultativ eunuchoidaler Hochwuchs; mit abnehmender Testosteronproduktion Sympt. des Hypogonadismus in unterschiedl. Ausprägung (Müdigkeit, Konzentrationsschwäche, verminderte körperl. Leistungsfähigkeit, Abnahme von Libido u. Potenz, evtl. Erektionsstörung; als Späterscheinung Osteoporose); mit zunehmender Anzahl der X-Chromosomen z. T. Intelligenzminderung u. skelettale Veränderungen (radioulnare Synostose, Skoliose); im Alter gehäuft Ulcera cruris u. thromboembolische Erkrankungen; **Diagn.:** Chromosomenanalyse*; postpuberal erhöhter Gonadotropin- (FSH u. LH) u. erniedrigter Testosteronspiegel im Serum; phänotyp. kleine Hoden; **Ther.:** Testosteronsubstitution; bei Kinderwunsch u. Vorhandensein von Spermien ICSI* (sehr selten Aberrationen von Geschlechtschromosomen bei den Nachkommen). Vgl. Pseudo-Klinefelter-Syndrom; Gonadendysgenesie.

Klip: s. Clip.

Klitorid|ek|tomie *f*: (engl.) *clitoridectomy*; op. Entfernung der Klitoris*; **Ind.:** Tumor (z. B. Vulvakarzinom*); auch i. R. genitaler Verstümmelung* (sog. Beschneidung).

Klitoris (gr. κλειτορίς) *f*: (engl.) *clitoris*; syn. Kitzler; weibl. erektiles Genitale am vorderen Ende der kleinen Schamlippen; bestehend aus den beiden Crura clitoridis, die zum Corpus clitoridis (mit Glans clitoridis) verschmelzen u. das Corpus* cavernosum clitoridis enthalten (entspricht dem Corpus cavernosum penis).

Klitoris|hyper|trophie *f*: (engl.) *clitoral hypertrophy*; penisartig vergrößerte Klitoris; **Urs.:** verstärkte Androgenbildung in Nebennierenrinden (z. B. bei adrenogenitalem Syndrom*) od. Gonaden (z. B. bei gemischter Gonadendysgenesie*).

Klitoris|riss: (engl.) *clitoral laceration*; Weichteilverletzung unter der Geburt* (u. U. starke Rissblutung). Vgl. Dammriss.

Kloake (lat. cloaca Abzugskanal) *f*: **1.** (engl.) *cloaca*; gemeinsamer Endteil des Darm- u. Urogenitalkanals; Vork. bei allen Wirbeltieren außer Knochenfischen u. höheren Säugetieren (dort physiol. nur i. R. der embryonalen Entwicklung); **klin. Bedeutung:** z. B. persistierende Kloake bei anorektaler Fehlbildung*; **2.** Bez. für Fistelgang bei Osteomyelitis.

Klon (gr. κλών Zweig, Schössling) *m*: **1.** (engl.) *clone*; Clon; genet. ident. Zellen od. Organismen, die durch Teilung (ungeschlechtl. Fortpflanzung) aus einer einzigen Zelle bzw. Zellkern od. einem einzelnen Organismus hervorgegangen sind; erzeugt z. B. durch Transfer des Zellkerns aus einer diploiden somat. Zelle in eine Eizelle; **2.** DNA-Fragment, das durch gentechn. Verf. von Spender- in Empfängerorganismus mit Vektoren übertragen wurde u. beliebig vervielfältigt werden kann; vgl. DNA-Klonierung.

Klonierung: (engl.) *cloning*; Klonen; Herstellung ident. Kopien von DNA-Molekülen (s. DNA-Klonierung), Zellen od. ganzen Organismen; Ausgangspunkt für K. von Organismen ist eine Eizelle, aus der das genetische Material* (die DNA im Vorkern) entfernt (sog. entkernte Eizelle) u. durch das Erbgut (Zellkern) einer Körperzelle (somat. Zelle) ersetzt wird; **Formen: 1. therap. K.:** Ziel ist eine autogene bzw. allogene Transplantation; hierzu wird in die entkernte Eizelle des Spenders das Erbgut des Transplantatempfängers injiziert. Nach einigen Zellteilungen entsteht eine Blastozyste*, der embryonale Stammzellen entnommen u. in Nährmedium kultiviert werden. Diese Zellen sind pluripotent, d. h. sie haben das Potential, sich in versch. Zelltypen zu entwickeln. Durch Transplantation von Zellen, die mit diesem Verf. hergestellt wurden, kann die Abstoßungsreaktion vermieden werden. Das therap. K. ist aus ethischen Gründen umstritten; ebenso die Verw. von Eizellen, da sich Frauen vor deren Spende einer evtl. mit Nebenwirkungen verbundenen Hormonbehandlung aussetzen müssen. **2. reproduktive K.:** Die mit dem Erbgut einer somat. Zelle injizierte Eizelle wird in den Uterus implantiert, in dem die Entwicklung des Embryos bis zur Geburt erfolgt. Nur ein geringer Teil der Eizellen entwickelt sich dabei zu einem vollständigen Organismus (wenige Promille bis Prozent). Dieses Verf. wird zur Herstellung ident. Kopien (Klone) von Organismen bei Säugetieren eingesetzt u. ist am Menschen aus ethischen Gründen in vielen Ländern gesetzlich verboten. Gemäß Embryonenschutzgesetz* sind therap. u. reproduktive K. in Deutschland strafbar.

Klump|fuß: s. Pes equinovarus.

Klumpke-Lähmung (Augusta Déjerine-K., Neurol., Paris, 1859–1927): s. Armplexuslähmung.

Knaus-Ogino-Methode (Hermann K., Gyn., Graz, Prag, 1892–1970; Kynsaku O., japan. Gyn., 1882–1975) *f*: Kalendermethode*.

Knie|lage: s. Beckenendlage.

Knips|bi|opsie *f*: (engl.) *punch biopsy*; Biopsie* mit entspr. Biopsiezangen zur gezielten histol. Abklärung makroskop. auffälliger bzw. karzinomverdächtiger Befunde, meist der Portio uteri aus makroskop. od. kolposkop. suspekten Arealen; vgl. Konisation.

Knochen|mark|de|pression *f*: (engl.) *bone marrow depression*; syn. Myelosuppression; klin. Bez. für eine herabgesetzte (hämatopoetische) Funktion des Knochenmarks; vgl. Knochenmarkaplasie.

Koagul-: Wortteil mit der Bedeutung Gerinnung, gerinnen; von lat. coagulare.

Ko|agulation *f*: (engl.) *coagulation*; Gerinnung; Übergang kolloidaler Stoffe aus dem Solzustand (Lösungszustand) in den Gelzustand (Flockungszustand); verursacht durch Hitze, Elektrolyte od. Enzyme; **Anw.:** v. a. dosierte therm. Gewebedestruktion u. Blutstillung (durch Elektrokoagulation*, Gaskoagulation, Infrarotkoagulation*, Chemokoagulation) u. Laserchirurgie. Vgl. Kolloid; Blutgerinnung.

ko|dominant (lat. dominari herrschen): (engl.) *codominant*; syn. kombinant; Bez. für gleich starkes Einwirken beider Allele eines Gens im heterozygoten Zustand auf den Phänotyp; z. B. beim ABNull-Blutgruppensystem die Allele der Merkmale A u. B. Vgl. Erbgang.

Körper|gewicht: (engl.) *body weight*; von Körperlänge, Alter, Ernährung u. endokrinen Faktoren abhängiges Gewicht; Vergleich des gemessenen K. (Istgewicht) in Normwerttabellen mit Sollgewicht od. Normalgewicht* unter Berücksichtigung von Lebensalter, Geschlecht u. Körperlänge sowie individueller Abweichung; durchschnittl. K. während Wachstumsperioden: s. Body-mass-Index (Abb. 2 dort); **klin. Bedeutung:** s. Adipositas; Untergewicht; Abmagerung; Kachexie. Vgl. Geburtsgewicht; Gewichtsentwicklung des Säuglings; Gewichtsalter; Body-mass-Index; Taillenumfang; Taille-Hüft-Quotient.

Körper|länge: (engl.) *body length*; Länge des gesamten Körpers; Männer sind durchschnittl. 10–12 cm länger als Frauen; Durchschnittswerte der K. zeigen in den letzten Jahrzehnten eine Zunahme (s. Akzeleration); (pathol.) **Abweichungen:** s. Kleinwuchs; Hochwuchs. Vgl. Wachstumsprognose.

Körper|stell|re|flex *m*: (engl.) *statotonic reflex*; frühkindlicher Reflex*: bei Kopfdrehung folgt zunächst der Schultergürtel, dann das Becken. Vgl. Stellreflexe.

Körper|verletzung: (engl.) *bodily injury*; jeder (u. damit auch jeder zu diagn. u./od. therap. Zwecken erfolgende) Eingriff in die körperl. Integrität des lebenden Menschen; nach §§ 223 ff. StGB strafbar; nach § 228 StGB handelt indes nicht rechtswidrig, wer eine K. mit **Einwilligung*** des Betroffenen vornimmt (sofern die Tat trotz Vorliegens einer Einwilligung nicht gegen die guten Sitten verstößt). Grundsätzlich ist somit jeder operative, pharmak. u. radiol. Eingriff zu diagn. u./od. therap. Zwecken einwilligungspflichtig. Der ärztl. Eingriff ohne Einwilligung kann jedoch gemäß § 34 StGB wegen rechtfertigenden Notstands gestattet sein, etwa wenn bei einem Notfall die Einwilligung wegen Bewusstlosigkeit des Pat. nicht eingeholt werden kann od. wenn eine missbräuchliche Behandlungsverweigerung durch die gesetzl. Vertreter Schaden für das Kind besorgen lässt u. auch das Betreuungsgericht nicht rechtzeitig angerufen werden kann. Auch bei einer Operationserweiterung kann § 34 StGB anwendbar sein. Vgl. Operation.

Kofferath-Syn|drom (Walter K., deutscher Arzt) *n*: (engl.) *neonatal phrenic nerve paralysis*; geburtstraumat. entstandene, meist einseitige Phrenikuslähmung, oft in Komb. mit Armplexuslähmung* inf. Läsion der 3., 4. u. 5. Zervikalwurzel; **Vork.:** insbes. nach Zangenextraktion* od. Geburt bei Steißlage; **Klin.:** oft Schwellung der betroffenen Halsseite, Atemstörungen mit Zyanose* u. Tachypnoe (thorakale Atmung), eingefallenes Abdomen; **Diagn.:** Ultraschalldiagnostik; röntg. einseitiger Zwerchfellhochstand mit paradoxer Zwerchfellbewegung u. oft Atelektasen; **Ther.:** ggf. Beatmung, Zwerchfellstimulation; chir. Zwerchfellraffung, sofern nach 1–3 Mon. keine Spontanremission eintritt. Vgl. Geburtslähmung.

Ko|habit|arche (lat. cohabitare zusammenwohnen; gr. ἀρχή Anfang) *f*: (engl.) *first intercourse*; Zeitpunkt des ersten Geschlechtsverkehrs, i. e. S. des ersten Koitus*; vgl. Defloration.

Ko|habitation *f*: s. Koitus.

Ko|habitations|verletzung: (engl.) *coital injuries*; Verletzung des weibl. Genitales bei (einvernehmlichem od. nicht einvernehml.) Koitus*; **Einteilung: 1.** Deflorationsverletzung (v. a. erweiterte Hymenaleinrisse); **2.** Verletzung koituserfahrener Frauen (v. a. Querrisse im hinteren Scheidengewölbe; vgl. Scheidenriss); prädisponierende mechan. od. hormonale Faktoren sind genitales Missverhältnis, Puerperium* u. Postmenopause* mit Involutionserscheinungen. Vgl. Vergewaltigung.

Ko|itus (lat. coire, coitum sich vereinigen) *m*: (engl.) *coitus*; syn. Kopulation, Beischlaf; veraltet Kohabitation; i. e. S. heterosexueller Geschlechtsverkehr* mit Einführen des Penis in die Vagina; i. w. S. alle Formen penetrierender Sexualkontakte*.

Ko|itus|schmerzen: s. Dyspareunie.

Ko|kanzero|gene *n pl*: (engl.) *cocancerogens*; Substanzen u. Faktoren (chem. u. physik. Noxen, Entz., Verletzungen), die als Promotoren den kanzerogenen Effekt eines Kanzerogens* begünstigen, ohne selbst kanzerogen zu wirken; klin. synonym zu Kokarzinogene verwendet (vgl. karzinogen); häufig handelt es sich um Substanzen, die den Stoffwechsel od. die Ausscheidung von Kanzerogenen beeinflussen od. die Zellteilung verstärken. Vgl. Kanzerogenese.

Ko|karzino|gene *n pl*: s. Kokanzerogene.

Kokzyg|odynie *f*: (engl.) *coccygodynia*; umschriebener Schmerz u. Druckempfindlichkeit im Bereich von Steißbein u. evtl. Rektum; **Vork.:** häufiger bei Frauen; **Urs.:** meist chron. Mikrotraumen, z. B. aufgrund zu langen Sitzens (sog. television bottom), seltener nach Verletzungen des Beckens, Sturz mit Stauchungstrauma, chir. Eingriff od. Entbindung sowie i. R. einer Neuralgie; **Ther.:** Lokalanästhetika, physik. Therapie.

Kol-: auch Koli-, Kolo-, Kolon-, Coli-, Colo-, Colon-; Wortteil mit der Bedeutung Darm; von gr. κῶλον.

Kolloid|karzinom *n*: Gallertkarzinom*.

Kollum|karzinom *n*: Zervixkarzinom*.

Kolostrum (lat. colostrum Erstmilch nach dem Kalben) *n*: (engl.) *colostrum*; syn. Kolostralmilch; während Schwangerschaft (ab 6. SSW) u. vermehrt in ersten (2–3) Tagen nach Entbindung von weibl. Brustdrüse produziertes klares Sekret; geringer Fett-, aber höherer Proteingehalt (s. Tab.) als Übergangsmilch u. reife Muttermilch*, enthält sog. Kolostrumkörperchen (Donné-Körperchen, mit Fett beladene Leukozyten); gelbl. Färbung durch Carotinoidgehalt. Vgl. Muttermilch; Laktation.

Kolostrum
Durchschnittliche Zusammensetzung und Nährwert (pro 100 ml)

Nährwert	281 kJ (67 kcal)
Proteine	2,3 g (1,5–9,0)
Casein	1,0 g
Laktalbumin	0,8 g
Laktoglobulin	0,5 g
Fette	3,0 g
Kohlenhydrate	4,0 g
Asche (Salze)	0,3 g
Vitamin A	ca. 0,16 g
Ascorbinsäure	ca. 0,007 g

Kolp-: auch Kolpo-, Colp-; Wortteil mit der Bedeutung Wölbung, Scheide; von gr. κόλπος.

Kolp|apor|rhexis uteri *f*: s. Uterusruptur.

Kolp|ek|tomie *f*: (engl.) *colpectomy*; op. (Teil-)Entfernung der Scheidenwand; **Ind.:** u. a. **1.** Vaginalkarzinom*; **2.** Resektion von Scheidenhaut nach vaginaler Op. eines Descensus* uteri et vaginae; **3.** i. R.

einer erweiterten Hysterektomie (sog. Scheidenmanschette); **4.** Frau-zu-Mann-Geschlechtsangleichung* (in Komb. mit vaginaler Hysterektomie u. bilateraler Adnexektomie); je nach Resektionsausmaß u. U. Verlust der Kohabitationsfähigkeit; ggf. op. Scheidenersatz (s. Kolpopoese).

Kolpitis *f*: (engl.) *colpitis*; syn. Vaginitis; auch Colpitis; akute od. chron. Entz. der Vagina*, häufig zusammen mit Entz. der Vulva (Vulvovaginitis); **Formen: 1.** primäre K.: Eindringen virulenter Erreger bei intakter Schutzbarriere; **2.** sekundäre K.: Infektion bei Störung der physiol. Scheidenflora* (Dysbiose) u. Veränderung des sauren Scheidenmilieus (physiol. pH-Wert 3,8–4,2; pathol. ab 4,5) inf. mangelnder Östrogenstimulation (physiol. bis zum Beginn u. nach Beendigung der vegetativen Ovarialfunktion), vaginaler Spülung, Fremdkörper, Stoffwechselerkrankung, Hypermenorrhö, Tumor; im Alter Colpitis senilis (auch Colpitis vetularum) mit Atrophie des Vaginalepithels aufgrund altersbedingten Östrogenmangels; bei Kindern (Vulvovaginitis infantum) v. a. durch Östrogenmangel, Fremdkörper, Tumor od. Harnwegsinfektion (cave: bei unklarer Ursache evtl. Hinweis auf sexuellen Missbrauch); **Pathol.: 1.** Colpitis simplex: flächenhafte Rötung u. glatte Schwellung der Scheidenwand; **2.** Colpitis granularis sive nodularis: zahlreiche, stecknadelkopfgroße Knötchen (Leukozyteninfiltrate); **3.** Colpitis ulcerativa: Epitheldefekte; **Err.:** Pilze (v. a. Candida* albicans; s. Vulvovaginalcandidose), Protozoen (Trichomonas* vaginalis; s. Trichomoniasis), Bakterien (v. a. Gardnerella* vaginalis, aber auch bakterielle Mischflora; s. Vaginose, bakterielle; s. Abb.), Viren, Würmer (Enterobius vermicularis); **Sympt.:** in 50 % asymptomat.; evtl. Fluor* genitalis (z. T. übelriechend), Juckreiz (Pruritus* vulvae), brennende Schmerzen, Miktionsbeschwerden, Dyspareunie*; **Diagn.:** pH-Wert u. mikroskop. Untersuchung des Scheidensekrets (ggf. Gram-Färbung), Abstrich auf Chlamydieninfektion; **Ther.: 1.** bei erregerbedingter K. Antibiotika; system. od. lokal, z. B. Metronidazol (p. o. od. Vaginaltabletten), Clindamycin-Vaginalcreme (cave: während der Schwangerschaft erst nach 1. Trimenon); Partnerbehandlung (außer bei bakterieller Vaginose* u. Candidose); **2.** hormonal bei Colpitis senilis; lokale (Vaginalzäpfchen), seltener systemische Östrogentherapie; Anw. über mehrere Wochen bis Karyopyknoseindex* von 60 % od. Proliferationsgrad nach Schmitt 3–4 (s. Vaginalepithel), Beseitigung der Entzündung u. Beschwerdefreiheit; führt zu Wiederherstellung der physiol. Scheidenflora inf. der wieder aufgenommenen Glykogenproduktion der Vaginalepithelien; **3.** operativ bei koinzidierendem Tumor, Fistel od. Fremdkörper.

Kolpo|graphie *f*: (engl.) *colpography*; Röntgenkontrastdarstellung der Vagina*.

Kolpo|hyster|ek|tomie (gr. ὑστέρα Gebärmutter) *f*: (engl.) *colpohysterectomy*; op. Entfernung von Uterus u. Scheide, z. B. bei Totalprolaps (s. Prolapsus uteri et vaginae); wegen Verlust der Kohabitationsfähigkeit nur noch sehr selten durchgeführt.

Kolpo|kleisis (gr. κλεῖσις Verschließung) *f*: (engl.) *colpocleisis*; op. Verschluss der Vagina z. B. bei Scheidenvorfall*; wegen Verlust der Kohabitationsfähigkeit nur noch sehr selten, v. a. bei älteren, eingeschränkt operationsfähigen Patientinnen durchgeführt.

Kolpo|perineo|plastik *f*: (engl.) *colpoperineoplasty*; auch Kolpoperineorhaphie; Rekonstruktion des Beckenbodens durch Levator-Dammplastik bei Rektozele*; **Prinzip:** mediane Raffung der rektovaginalen Faszie u. des Dammes (cave: Dyspareunie); bei Rezidiven ggf. transvaginale bzw. transischioanale Netzinterposition; vgl. Descensus uteri et vaginae.

Kolpo|poese *f*: (engl.) *colpopoiesis*; op. Bildung einer Vagina (sog. Neovagina); Prinzip: **1.** vaginales Vorgehen: Vereinigung der Labia majora (sog. Williams-Scheide), Auskleidung des Vaginalrohrs mit Eihäuten, Peritoneum, Haut-Meshgraft (z. B. sog. McIndoe-Plastik), Penishaut (bei Geschlechtsangleichung*) od. gestieltem Haut-Muskel-Lappen (z. B. myokutaner M. gracilis-Flap); **2.** kombiniertes abdomino-vaginales Vorgehen (auch laparoskop. mögl.): Peritonealscheide (Methode nach Davydov-Friedberg; laparoskop. modifiziert nach Rö-

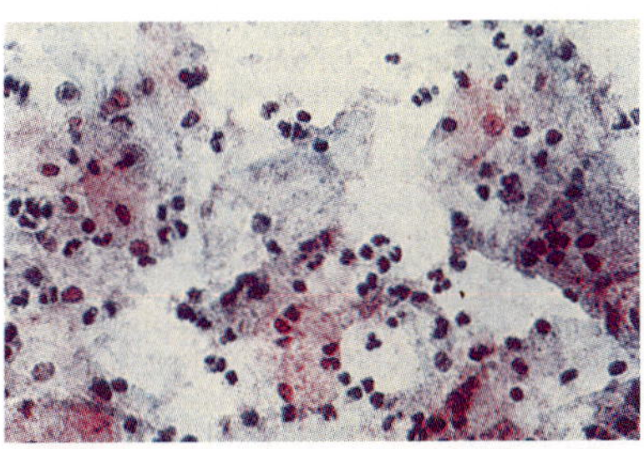

Kolpitis: kolpozytol. Befund mit entzündl. Zellbild: reichlich Bakterien (besonders auf Plattenepithelzellen) u. Entzündungszellen [63]

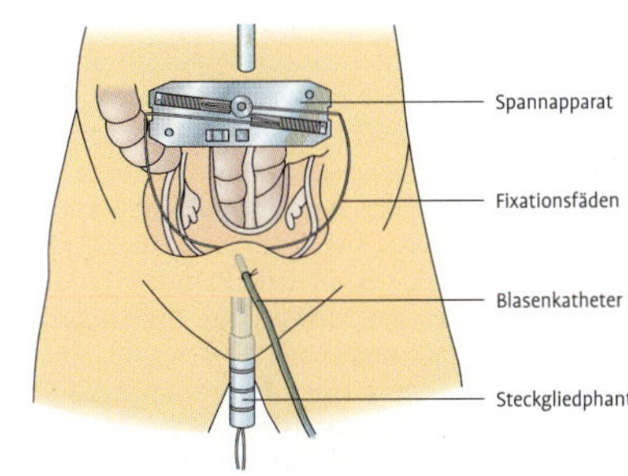

Kolpopoese: Methode nach Vecchietti mit Anw. eines Spannapparats u. Steckgliedphantoms [56]

K

Kolpopoese Vor- und Nachteile ausgewählter Verfahren		
Verfahren	Vorteile	Nachteile
McIndoe-Plastik	vaginale Methode	Schrumpfungstendenz, verminderte Lubrikation, ggf. Vaginalprolaps, langjährige Nachbehandlung erforderlich
Sigma-Scheide	keine Schrumpfung, keine Nachbehandlung notwendig, gute Lubrikation	meist abdominaler (ausgedehnter) Eingriff notwendig, auch laparoskopisch assistiert möglich
Methode nach Vecchietti	Laparoskopie, gute Erfolgsrate, gute Lubrikation	lange Nachbehandlung erforderlich, Spannapparat
Methode nach Davydov-Friedberg-Römer	Laparoskopie und vaginale Methode, gute Erfolgsraten, gute Scheidenlänge, gute Lubrikation	Nachbehandlung erforderlich

mer), Sigma-, Rektum-, Dünndarm-Scheide; myokutaner M. rectus abdominis-Lappen, Scheidenbildung durch operative Dehnung mit sog. Spannapparat (Methode nach Vecchietti, s. Abb.); Vor- u. Nachteile versch. Verfahren: s. Tab.; **Ind.:** z. B. bei Gynatresie*, sexueller Differenzierungsstörung* od. Verlust einer funktionsfähigen Vagina durch Op. od. Strahlentherapie.

K

Kolpor|rhaphie *f*: (engl.) *colporrhaphy*; Längsinzision der vorderen bzw. hinteren Scheidenwand u. Raffung des Septum vesicovaginale bzw. Septum rectovaginale durch quergestellte Fasziennähte; **Ind.:** Scheidensenkung* od. Scheidenvorfall*.

Kolpor|rhexis (gr. ῥῆξις Zerreißung) *f*: (engl.) *colporrhexis*; kompletter od. inkompletter Abriss der Scheide vom Uterus im Scheidengewölbe; **Vork.:** z. B. bei erschwerter Geburt, als Kohabitationsverletzung* od. bei senilem Östrogenmangel. Vgl. Scheidenriss.

Kolpo|skopie *f*: (engl.) *colposcopy*; Beurteilung des Epithels der Portiooberfläche u. der Scheidenhaut (auch der Vulva), insbes. im Bereich der zervikoportalen Epithelgrenze, bei 7,5–30-facher Vergrößerung u. guter Ausleuchtung mit dem Kolposkop; durch Betupfen mit 5 %iger Essigsäure od. Lugol*-Lösung (Schiller*-Iodprobe) werden pathol. Veränderungen deutlicher erkennbar (erweiterte K.); atyp. Gefäße werden durch Vorschalten eines Grünfilters besser sichtbar. **Nomenklatur:** s. Tab.; **Anw.:** gezielte Abstriche u. Gewebeentnahmen; hinsichtl. Krebsfrüherkennung von geringer Sensitivität, aber von hoher Spezifität u. hohem negativem Vorhersagewert bei unmittelbarer Verfügbarkeit des Ergebnisses; in Komb. mit Zytodiagnostik (Papanicolaou*-Abstrich) zur Frühdiagnostik des Zervixkarzinoms*.

Kolpo|suspension (lat. suspendere, suspensus aufhängen, in die Höhe heben, schweben lassen) *f*: (engl.) *colposuspension*; abdominales op. Verfahren zur Behandlung der Belastungsinkontinenz*; **Prinzip:** indirekte Rückverlagerung der funktionell wichtigen Blasenhalsregion in den Abdominalraum über kranioventrale Elevation der Scheide; Fixation der Scheidenwand bzw. des Parakolpiums am Lig. iliopectineum bzw. Lig. pubicum superius (Burch-Cowan-Operation; s. Abb.; erlaubt ggf. gleichzeitige Korrektur eines Descensus* uteri et vaginae), an der Fascia obturatoria (Franz-Hirsch-Operation) od. am Periost u. dem Knorpel der Symphyse (Marshall-Marchetti-Krantz-Operation, selten).

Kolpo|tomie *f*: (engl.) *colpotomy*; sog. Scheidenschnitt; Durchtrennung der Vaginalwand; **Anw.:** z. B. bei Kolporrhaphie*, vorderer u. hinterer Scheidenplastik*, vaginaler Hysterektomie* u. laparoskop.-vaginaler Resektion einer rekto-genitalen Endometriose.

Kolpo|zölio|tomie (gr. κοιλία Bauchhöhle) *f*: (engl.) *coeliocolpotomy*; Coeliotomia vaginalis; op. Verfahren mit Zugang zum Intraabdominalraum von der Scheide aus, z. B. zur Drainage eines Ovarialabszesses*.

Kolpo|zyto|logie *f*: (engl.) *colpocytology*; Abstrich von der seitl. Scheidenwand zur Zytodiagnostik*; **Prinzip:** Beurteilung des Vaginalepithels* (s. Abb.), dessen Auf- u. Abbau durch Östrogene* u. Progesteron* gesteuert wird; Änderung von Form u. Färbbarkeit der Zellen im Laufe des Menstruationszyklus*; **1.** Follikelphase: große, einzeln liegende Epithelzellen mit zunächst bläschenförmigem, später kleinem pyknot. Kern; Anfärbbarkeit bes. mit sauren Farbstoffen; **2.** Corpus-luteum-Phase: charakterist. Massenabschilferung der Epithelzellen mit typ. Haufenbildung bei zunehmender Faltenbildung u. Einrollung; vorwiegend Intermediärzellen mit bläschenförmigem Kern u. basophilem Zytoplasma; Bewertung pathol. Abstriche: s. Papanicolaou-Abstrich. Vgl. Karyopyknoseindex; Kolposkopie.

Kom|edo|karzinom (lat. comedere essen, verzehren) *n*: (engl.) *comedocarcinoma*; Bez. für eine seltene Form des invasiven, duktalen Mammakarzi-

Kolposkopie Nomenklatur der International Federation for Cervical Pathology and Colposcopy (2002)	
Klasse	Befund
I	normale kolposkopische Befunde
II	abnorme kolposkopische Befunde a) leichte Veränderungen semitransparentes essigweißes Epithel zartes Mosaik zarte Punktierung partielle Iodpositivität b) schwere Veränderungen nicht transparentes essigweißes Epithel (intensive Essigreaktion) grobes Mosaik grobe Punktierung Iodnegativität atypische Gefäße
III	Befunde mit Verdacht auf invasives Karzinom irreguläre Oberfläche, Erosion oder Ulzeration intensive essigweiße Veränderungen, irreguläre Punktierung und Mosaik, atypische Gefäße
IV	unzureichende Kolposkopie Plattenepithel-Zylinderepithel-Grenze nicht einsehbar schwere Entzündung, schwere Atrophie, Verletzung Portio nicht einsehbar
V	verschiedene Befunde Kondylome Keratosis Erosion Entzündung Atrophie deziduale Umwandlung Polypen

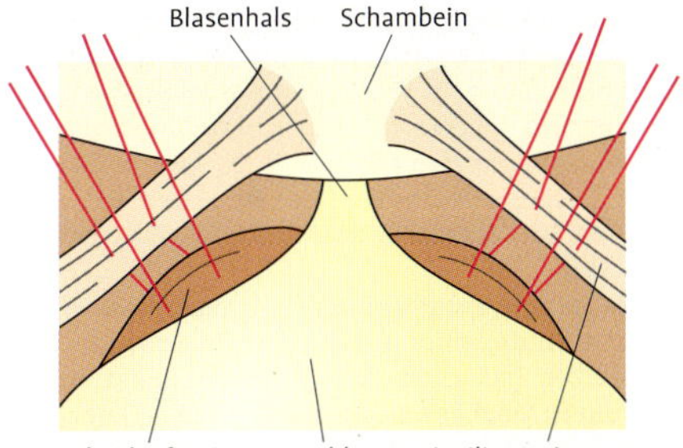

Kolposuspension: Burch-Cowan-Operation mit Fixation der Scheidenwand am Lig. iliopectineum (nicht resorbierbare Fäden über Distanz geknüpft)

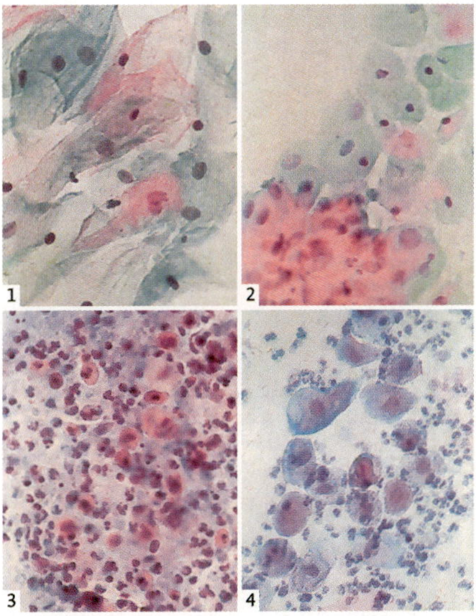

Kolpozytologie: 1: normale Plattenepithelzellen der Portio uteri (Pap I, II); Intermediärzellen (basophiles Plasma, bläschenförmige Kerne) u. Superfizialzellen (eosinophiles Plasma, pyknotische Kerne); 2: Atrophie des Vaginalepithels (Pap II); niedriger Epithelaufbau mit Parabasalzellen u. kleinen Intermediärzellen als Folge des postmenopausalen Östrogenmangels; 3: schwerst atrophisch-entzündliches Zellbild nach der Menopause (Pap III); 4: Metaplasiezellen; schaumiges Zytoplasma mit zipfeligen Ausziehungen [63]

noms*, das sich ausschließlich od. vorwiegend in den Milchgängen ausbreitet; bei Druck auf die Schnittfläche treten gelblich nekrot. Tumormassen aus den oft geweiteten Milchgängen (wie bei Komedonen); meist nicht infiltrierend, zentral in der Brustdrüse wachsend (sog. intrakanalikuläres Milchgangkarzinom); **Klin.:** Sympt. eines Mammakarzinoms fehlen i. d. R., kein Tastbefund; evtl. serös-weißl., seltener blutige Mamillensekretion; **Diagn.:** i. R. der Mammographie* häufig aufgrund von Mikroverkalkungen*; **Ther.:** bei fehlender Infiltration Mastektomie* mit eingeschränkter Radikalität, evtl. Quadrantenresektion* od. Segmentektomie (s. Operation, brusterhaltende); **Progn.:** aufgrund multizentrischer Entstehung häufig Rezidive trotz postop. Bestrahlung.

Kom|pressions|syn|drom *n*: **1.** (engl.) *compression syndrome*; neurol. u. neurovaskuläre Kompressionssyndrome, z. B. Wurzelkompressionssyndrom, Compressio cerebri, Nervenkompressionssyndrom, Kompartmentsyndrom; K. des Spinalkanals: s. Nonne-Froin-Syndrom; **2.** (gebh.) K. der V. cava bei Schwangeren: s. Vena-cava-inferior-Syndrom.

Kom|pressions|uro|graphie *f*: s. Urographie.

Kondom (franz.-engl. condom) *n*: Präservativ*.

Kon|duktor (lat. conducere, conductus zusammenführen) *m*: (engl.) *conductor*; Überträger; (genet.) Individuum, das eine Krankheitsanlage von der vorausgehenden Generation auf die nächstfolgende überträgt, ohne selbst krank zu sein; die Bez. wird insbes. für Frauen verwendet, die heterozygot für ein X-chromosomal-rezessives Gen sind (s. Erbgang, X-chromosomaler, Abb. dort); die Hälfte ihrer Söhne zeigt statist. das X-chromosomal-rezessive Merkmal, 50 % der Töchter werden wieder Konduktorinnen (z. B. bei Hämophilie*).

Kondyl-: auch Condyl-; Wortteil mit der Bedeutung Knochengelenk, Knöchel; von gr. κόνδυλος.

Kondylome *n pl*: (engl.) *condylomas*; Hyperplasien des Plattenepithels im Anogenitalbereich durch Infektion mit Papillomaviren* (Condylomata* acuminata, Condylomata* plana) od. Treponema* pallidum (Condylomata* lata).

Kondylom-Virus (lat. virus Schleim, Gift) *n*: (engl.) *condyloma virus*; zur Gruppe der humanen Papillomaviren* (HPV 6 u. 11) gehörender Err. der Condylomata* acuminata u. Condylomata* plana.

kon|genital (lat. genitus geboren, entstanden): (engl.) *congenital*; angeboren; durch Schädigung bzw. Fehlerhaftigkeit des genet. Materials entstanden; vgl. konnatal.

Konisation (gr. κῶνος Kegel) *f*: (engl.) *conization*; syn. Portiokonisation, Zervixkonisation; Entnahme eines Gewebekonus aus der Portio uteri; **Prinzip:** je nach Lok. der Umwandlungszone* Entnahme eines breitbasigen, flachen Kegels (im geschlechtsreifen Alter) od. eines spitzen, langen Kegels (im Senium, bei Atrophie); s. Abb. 1; **Anw.:** **1.** (diagn.) zur histol. Untersuchung von in Kolposkopie* od. Papanicolaou*-Abstrich aufgefallenen Epithelatypien an Portio u. Zervikalkanal (Serienschnitte); Ind.: Pap III D seit mind. 2 Jahren ohne Besserung nach lokaler Aufhellungsbehandlung (z. B. mit Estriol) u. antientzündlicher Lokalbehandlung (z. B. mit Dequaliniumchlorid); alle zytologischen Befunde ab Pap IV a; diagn. Treffsicherheit im Vergleich mit anderen Verfahren: s. Abb. 2; **2.** (therap.) **a)** vollständige Entfernung einer hochgradigen zervikalen intraepithelialen Neoplasie* (CIN III) od. eines mikroinvasiven Zervixkarzinoms* (FIGO-Stadium I A1 und I A2) bei dringendem Kinderwunsch (evtl. Kombination mit pelviner Lymphadenektomie); **b)** bei therapieresistentem Fluor cervicalis (s. Fluor genitalis); **Formen:** **1.** Elektrokonisation; Gewebeentnahme mit Nadel (Nadelkonisation) od. elektrischer Schlinge (Elektroschlingenkonisation); LLETZ (Abk. für Large Loop Excision of the Transformation Zone) od. LEEP (Abk. für Loop Electrical Excision Procedure); Blutstillung meist nicht nötig, Spitze des Kegels wird mit Schere od. Skalpell abgesetzt; **2.** Messerkonisation; Durchführung: **a)** Portio bei 3 u. 9 Uhr mit der Kugelzange greifen u. nach unten ziehen; **b)** Umstechung des Ramus descendens der Arteria* uterina; Induktion einer lokalen Ischämie durch lokale Infiltration mit verdünnter Adrenalinlösung (Suprarenin); **c)** Sondierung des Uterus mit Hegar-Stift 4 oder 5; **d)** Umschneidung des Konus bis in eine Tiefe von 5 mm beginnend an der hinteren Muttermundlippe; Portio dann mit beidseits schneidenden, abgewinkelten Spezialmessern bis zum inneren Muttermund abtrennen, ohne die Oberfläche von Portio od. Zervikalkanal zu verletzen; **e)** Fadenmarkierung des entnommenen Konus bei 12 Uhr; anschl. Kürettage; zur Blutstillung Thermo- oder Elektrokauterisation; **3.** Laserkonisation; keine Infiltration notwendig, Blutstillung durch Laserstrahl; **Kompl.:** **1.** intra- und postoperative Blutung, Infektion, Zervixstenose mit Sekretstau, Harnblasen- od. Rektumverletzung (v. a. Messerkonisation); tiefe Gewebenekrose durch zu hohe Stromstärke bei Elektrokonisation; **2.** bei Schwangerschaft nach K. erhöhtes Risiko für Abort u. Frühgeburt (abhängig von Konusgröße); bei Koni-

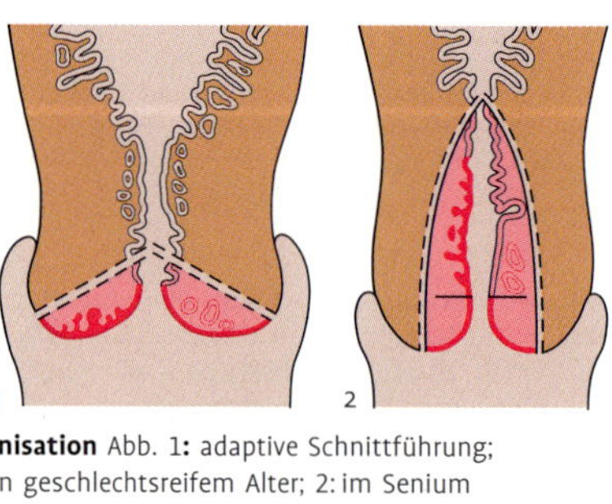

Konisation Abb. 1: adaptive Schnittführung; 1: in geschlechtsreifem Alter; 2: im Senium

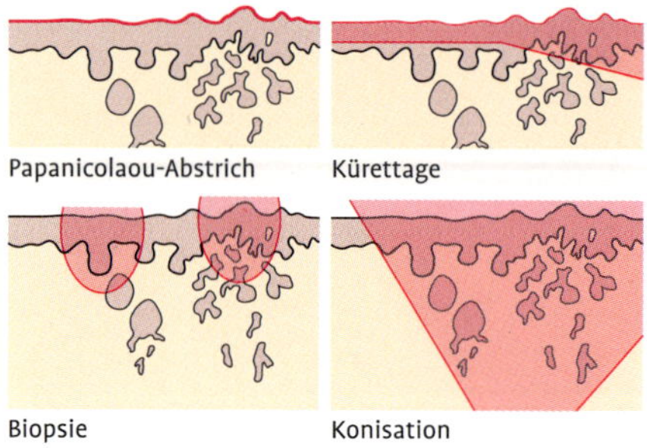

Konisation Abb. 2: diagnostische Treffsicherheit im Vergleich mit anderen Verfahren

sation während der Schwangerschaft höhere Komplikationsrate (erhöhte Frühgeburtenrate, insbes. in sehr frühen Schwangerschaftswochen). Vgl. Epithelgrenze.

Kon|jugation *f*: **1.** (engl.) *conjugation*; (biochem.) Phase-2-Reaktion der Biotransformation; **2.** (biol.) Karyogamie*; **3.** (genet.) Zusammentreten homologer Chromosomen in der Prophase der Meiose*; **4.** (chem.) Wechselwirkung benachbarter Doppelbindungen im Molekül, die durch eine Einfachbindung getrennt sind; **5.** (bakteriol.) parasexueller Mechanismus bei Bakt. zur Übertragung von genet. Material; Bildung einer Plasmabrücke zw. einem Donor mit Konjugationsfaktor (s. Plasmide) u. einem Akzeptor; über sog. Sexualpilus gelangt ein Plasmid-DNA-Strang, der auch für den Konjugationsfaktor codiert, in die Empfängerzelle; K. zwischen allen Enterobacteriaceae sowie Pseudomonas-, Pasteurella-, Vibrio-Species u. grampositiven Kokken möglich. Enterokokken besitzen dafür ein spez. Sexpheromon-System.

Kon|kordanz *f*: **1.** (engl.) *concordance*; (genet.) phänomenolog. Übereinstimmung wichtiger Merkmale bei Zwillingen, z. B. Haarfarbe u. -form, Augenfarbe, Sommersprossen; vgl. Phänotyp; **2.** (embryol.) Übereinstimmung der anat. Lok. von Organsystemen, z. B. viszeroatriale K. (regelrechte Lage der beiden Vorhöfe u. Situs solitus viscerum) bei Dextroversio cordis (s. Dextrokardie); **3.** (kardiol., transplantationsmed.) s. konkordant.

kon|natal (lat. natalis Geburts-): (engl.) *connatal*; angeboren; intrauterin od. während des Geburtsvorgangs erworben; vgl. kongenital.

Kon|sanguinität (lat. consanguinitas) *f*: Blutsverwandtschaft*.

Kon|takt|bestrahlung: (engl.) *contact irradiation*; Form der Brachytherapie* mit tumornaher Strahlenquelle, z. B. durch Implantate (Nadeln, Kapseln) od. Injektion von radionuklidhaltigen Suspensionen; vgl. Radiumtherapie; Afterloading-Verfahren.

Kon|takt|blutung: (engl.) *contact bleeding*; spontane Blutung im Bereich des Genitales nach Koitus od. med. Eingriff (z. B. Abstrichentnahme); **Vork:** häufig bei Ektopia* cervicis; mögl. Sympt. bei Zervixkarzinom* od. Peniskarzinom.

Kontra|in|dikation (lat. contra gegen; indicare anzeigen) *f*: (engl.) *contraindication*; Gegenanzeige; Kriterium, das die Anw. eines Verfahrens bzw. Arzneimittels bei an sich gegebener Indikation in jedem Fall verbietet (absolute K.) bzw. nur unter strenger Abwägung sich dadurch ergebender Risiken (relative K.) zulässt; typ. K. einer therap. Maßnahme od. eines Arzneimittels: z. B. bestimmte Vorerkrankungen, Alter, Verletzungen, Schwangerschaft.

Kontrakt-: Wortteil mit der Bedeutung zusammenziehen; von lat. contrahere, contractus.

Kontra|zeption (lat. concipere, conceptus aufnehmen) *f*: (engl.) *contraception*; Antikonzeption, Empfängnisverhütung, Schwangerschaftsverhütung; Verhütung der Konzeption* zur Familienplanung* bzw. i. R. staatl. Lenkung (Geburtenkontrolle*); **Prinzip:** Anw. versch. Meth. mit unterschiedl. Zuverlässigkeit (s. Pearl-Index, Tab. dort) je nach geograph., sozialen u. a. Gegebenheiten: **1.** K. ohne Hilfsmittel: Coitus* interruptus u. a. Meth. der natürlichen Kontrazeption*; **2.** mechan. K.: Präservativ*, Portiokappe*, Scheidendiaphragma*, Intrauterinpessare*; **3.** chem. K.: Spermizide*; **4.** hormonale Kontrazeption*; **5.** op. Sterilisation* des Mannes bzw. der Frau. Vgl. Nidations-Hemmer; Interzeption.

Kontra|zeption, computer|gesteuerte: (engl.) *computer-controlled contraception*; Verf. zur Empfängnisverhütung durch Hormonmessung; **Prinzip:** immun. Messung von LH* u. E_3-Glukuronid im Morgenurin (Teststäbchen); Ablesen u. Speichern durch Minicomputer, der unter Berücksichtigung des individuellen Menstruationszyklus der Anwenderin die (un-)fruchtbaren Tage berechnet; geeignet für Frauen mit Zykluslänge von 23–35 Tagen; Pearl-Index: 6,4.

Kontra|zeption, hormonale *f*: (engl.) *hormonal contraception*; Sammelbez. für Form der Kontrazeption* bei Frauen, die auf regelmäßiger Wirkung von östrogen- u./od. gestagenhaltigen Präparaten beruht; **Wirkungsmechanismus:** **1.** Hypothalamus: Hemmung von GnRH*; **2.** Hypophysenvorderlappen: Hemmung der basalen LH*- u. FSH*-Sekretion, Unterdrückung des LH-Gipfels; **3.** Ovar: Hemmung der Follikelreifung*, Hemmung der Ovulation* (durch Ovulations-Hemmer; fehlt bei best. Formen der Minipille), Störung der Steroidbiosynthese; **4.** Tube: Störung des Eitransports; **5.** Endometrium: Phasenverschiebung (Nidations-Hemmung); **6.** Zervixschleim: Mengen- u. Qualitätsänderung (Hemmung der Spermienaszension); **Formen:** (nach Applikation, s. Tab. 1) **I.** orale Kontrazeptiva (sog. Antibabypille): **1.** Östrogen-Gestagen-Kombinationspräparate, bei denen jede Tablette eine Kombination aus Östrogen (Ethinylestradiol* od. Estradiol*) u. Gestagen* enthält; Einteilung der Ethinylestradiol enthaltenden Präparate nach Ethinylestradioldosierung in Mikropillen (<30 µg), niedrig- (<50 µg), mittel- (50 µg) u. hochdosierte (>50 µg) Pillen; Einnahmemodus: 21–26 Tage orale Einnahme mit Pause zur Abbruchblutung*, Langzeiteinnahme (ohne Pause) od. Langzyklus*; **a)** Einphasenpräparate: gleichbleibende Östrogen-Gestagen-Dosis; **b)** Zweistufenpräparate: Steigerung der Gestagendosis in der zweiten Zyklusphase; **c)** Dreistufenpräparate: analog zum natürl. Zyklus vorübergehend erhöhung der Östrogendosis in der mittleren Phase u. 2-malige Veränderung der Gestagendosis; **d)** Vierstufenpräparate: Estradiolpräparat mit 2 Phasen mit Östrogen u. 2 Phasen mit Östrogen-Gestagen-Kombination; **2.** Sequentialpräparate (Zweiphasenpräparate): in der ersten Zyklusphase reines Östrogenpräparat, in der zweiten Östrogen-Gesta-

Kontrazeption, hormonale Tab. 1 Formen und Applikationsintervalle (Auswahl)	
Form	Applikations-intervall
Tabletten	täglich
Kombinationspräparate	
Einphasenpräparate	
Zweistufenpräparate	
Dreistufenpräparate	
Vierstufenpräparate	
Sequentialpräparate (Zweiphasenpräparate)	
Minipille (Gestagen)	
östrogenfreie Ovulationshemmer	
transdermale Pflaster	wöchentlich
Vaginalring	4-wöchentlich
Implantate	3–5-jährlich
intramuskuläre Applikation	3-monatlich
hormonfreisetzendes Intrauterinsystem	5-jährlich

gen-Kombinationspräparat in gleichbleibender Dosis; **3.** Minipille (engl. luteal supplementation) u. östrogenfreier Ovulationshemmer: kontinuierl. Zufuhr kleiner Gestagendosen (z. B. 30 µg Levonorgestrel/d); **II.** transdermale Pflaster: tägl. Freisetzung von 150 µg Norelgestromin u. 20 µg Ethinylestradiol über 3 Wo. (1 Pflaster pro Wo.), 4. Wo. pflasterfrei (Abbruchblutung); **III.** Vaginalring: tägl. Freisetzung von 120 µg Etonogestrel u. 15 µg Ethinylestradiol über 3 Wo., 4. Wo. ringfrei (Abbruchblutung); **IV.** Depotpräparate: Dreimonatsspritze: parenterale Applikation von Gestagenen; Wirkung basiert auf kontinuierl. Resorption aus Depot (Medroxyprogesteron) bzw. auf Speicherung im Fettgewebe aufgrund hoher Lipophilie (Norethisteron); **V.** Implantate: kontinuierl. Freisetzung gestagener Wirkstoffe aus subdermal applizierten Kunststoffträgern; Kontrazeptionsschutz über 3–5 Jahre; **VI.** hormonfreisetzende Intrauterinsysteme (sog. Hormonspirale): Intrauterinpessar* mit kontinuierl. Freisetzung eines Gestagens (Levonorgestrel). Neben der zykl. Anw. sind Vaginalring (3 Ringeinlagen mit 63 Ringtagen), transdermale Pflaster, Implantate, i. m. Injektionen u. hormonfreisetzende Intrauterinsysteme auch zur kontinuierl. Anw. (Langzyklus* mit jährl. <6 Abbruchblutungen od. Langzeiteinnahme über einen von der Patientin individuell festgelegten Zeitraum) geeignet. **Zuverlässigkeit:** s.

Kontrazeption, hormonale Tab. 2 Absolute und relative Kontraindikationen (nach Deutscher Gesellschaft für Gynäkologie und Geburtshilfe)
absolute Kontraindikation
akute und progrediente Lebererkrankung
thromboembolische Erkrankungen
Mammakarzinom
schwer einstellbare arterielle Hypertonie
hormonabhängiger maligner Tumor
schwerer Icterus gravidarum, Pruritus gravidarum oder Herpes gestationis in der Anamnese
Otosklerose mit Verschlechterung in vorangegangenen Schwangerschaften
Störung der Gallensekretion
Sichelzellenanämie
schwer einstellbare Hypertriglyceridämie
Diabetes mellitus mit Gefäßschäden
ungeklärte uterine Blutungen
Migräne mit Aura
Schwangerschaft
relative Kontraindikation
Nicotinkonsum (Frauen >30 Jahre)
arterielle Hypertonie
Diabetes mellitus
Operationen mit erhöhtem Thromboembolierisiko
längerfristige Immobilisation
Myoma uteri
Endometrium- oder Zervixkarzinom
Porphyrie
Gallenblasenerkrankung
Niereninsuffizienz
Herzinsuffizienz
Fettstoffwechselstörung
vorausgegangene oder bestehende Thrombophlebitiden
Raynaud-Syndrom
periphere Durchblutungsstörungen
Ödeme

Pearl-Index (Tab. dort); **Vorteile:** hohe kontrazeptive Sicherheit, Schutzeffekt bzgl. Endometrium-*, Ovarial- u. kolorektalem Karzinom, Reduzierung des Auftretens von Zyklusstörungen*, Ovarialzysten*, Osteoporose*, Eisenmangelanämie, Akne, Seborrhö, aszendierenden Genitalerkrankungen u. a.; **Kontraind.:** s. Tab. 2; **UAW:** u. a. Ödeme*, benigne Lebertumoren; tiefe Beinvenenthrombose, Thromboembolie, z. B. Lungenembolie, Herzinfarkt, Subarachnoidalblutung; **Wechselwirkung:** Barbiturate, Antibiotika u.

best. Antiepileptika können die Wirkung hormonaler Kontrazeptiva aufheben. Vgl. Östrogene; Gestagene; Nidations-Hemmer; Interzeption.

Kontra|zeption, natürliche *f*: (engl.) *natural contraception*; Kontrazeption* ohne Einsatz von Arzneimitteln od. Hilfsmitteln; **Prinzip: 1.** natürl. begrenzte Sterilität während der Laktation* (engl. lactational amenorrhea method, Abk. LAM); effektiv bei hoher Stillfrequenz (Prolaktin* erhöht, GnRH*-Freisetzung gestört); **2.** Beschränkung der Kohabitationen auf die unfruchtbaren Tage im Menstruationszyklus* der Frau; **a)** Kalendermethode* (nach Knaus u. Ogino); **b)** Temperaturmethode*; **c)** Billings*-Ovulationsmethode; **d)** symptothermale Methode*; **e)** computergestützte Erfassung individueller Hormonspiegel (LH*, Estradiol*); i. w. S. wird auch der Coitus* interruptus zur natürl. K. gerechnet; Zuverlässigkeit der Methoden: s. Pearl-Index (Tab. dort).

Kontra|zeption, post|koitale *f*: (engl.) *post-coital contraception*; ungenaue Bez. für postkonzeptionelle Schwangerschaftsverhütung (Interzeption*); vgl. Nidations-Hemmer.

Kontra|zeptiva *n pl*: (engl.) *contraceptives*; die Konzeption* verhütende Mittel; s. Kontrazeption.

Kon|zeption (lat. concipere, conceptus aufnehmen) *f*: (engl.) *conception*; syn. Empfängnis; zur Befruchtung* führender Koitus*.

Kon|zeptions|optimum (lat. optimus der beste) *n*: (engl.) *optimum of conception*; günstigster Zeitraum für die Befruchtung der Frau, der um die Ovulation* liegt, da das Ei nur wenige Stunden befruchtbar ist u. die Spermien nur ca. 2–3 Tage befruchtungsfähig sind (s. Abb.); **Bestimmung:** s. Ovulationstest. Vgl. Kontrazeption, natürliche.

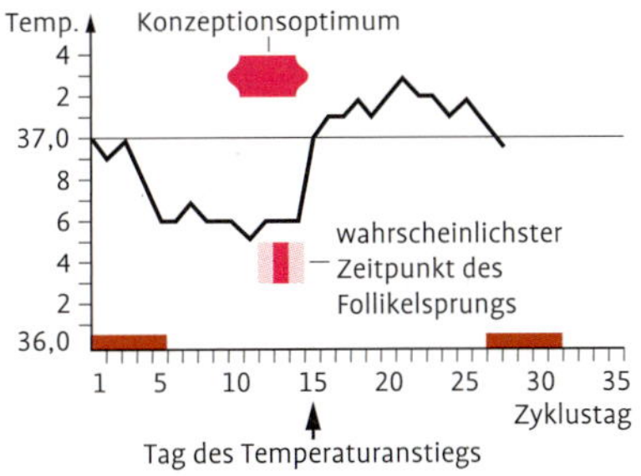

Konzeptionsoptimum: Verlauf der Basaltemperaturkurve

Kopf|geschwulst: s. Geburtsgeschwulst.

Kopf|lage: Schädellage*.

Kopf|maße: (engl.) *head measures*; wichtige gebh. Reifezeichen des Fetus; gemessen werden v. a. biparietaler Durchmesser* (Abk. BPD), fronto-okzipitaler Durchmesser (Abk. FOD) u. bitemporaler Durchmesser*; **klin. Bedeutung:** in ihrem Verhältnis zu den Beckenmaßen* der Schwangeren ausschlaggebend für den mechan. Geburtsverlauf. Vgl. Kopfumfang, kindlicher; Fetometrie; Reifezeichen des Neugeborenen; Kephalometrie, intrauterine.

Kopf|schwarten|hämatom *n*: (engl.) *cephalic hematoma*; Blutung zwischen Galea aponeurotica u. Periost mit frei verschieblichem auf der Kalotte aufsitzendem Hämatom (nicht von Schädelnähten begrenzt); **Urs.:** Geburtstrauma mit Gefäßverletzung inf. tangentialer Abscherung, begünstigt u. a. durch Frühgeburt, Makrosomie, Wehenschwäche, fetomaternales Missverhältniss, Lageanomalie; **Kompl.:** z. T. erhebl. Blutverlust mit hämorrhagischem Schock; **Ther.:** Punktion; ggf. Bluttransfusion u. Schockprophylaxe. Vgl. Geburtsgeschwulst; Kephalhämatom.

Kopf|umfang, kindlicher: (engl.) *infantile head circumference*; horizontaler, über Protuberantia occipitalis ext. u. Stirn (Circumferentia fronto-occipitalis) gemessener Umfang des kindl. Kopfs; bei der Geburt größer als kindlicher Brustumfang u. Bauchumfang (in Nabelhöhe), bis zum 2. Lj. etwa Angleichung der 3 Maße, während danach der Brustumfang am stärksten u. der Kopfumfang am wenigsten zunimmt. Vgl. Kopfmaße.

Kopplung, genetische: (engl.) *(genetic) linkage*; Genkopplung; gemeinsame Übertragung von auf demselben Chromosom bzw. chromosomalen Segment liegenden Genen* an die Nachkommen; je nach Abstand der beiden Genloci voneinander ist die g. K. verschieden eng. Je enger 2 od. mehr Gene bzw. genetische Marker beieinander liegen, desto geringer ist die Wahrscheinlichkeit einer Trennung durch Rekombination in der Meiose. Absolute g. K. bezeichnet die Unmöglichkeit, eng benachbarte Gene zu trennen. Vgl. Crossing-over; Kopplungsungleichgewicht.

Kopulation (lat. copulatio Verbindung) *f*: **1.** (engl.) *copulation*; geschlechtl. Vereinigung zweier Gameten zu einer Zygote*; **2.** Koitus*.

Korpus|adenom *n*: s. Korpuspolyp.

Korpus|karzinom *n*: Endometriumkarzinom*.

Korpus|polyp (lat. corpus Körper; gr. πώλυπους Vielfüßler, Tintenfisch) *m*: (engl.) *endometrial polyp*; veraltet Korpusadenom; umschriebene, meist benigne polypöse Hyperplasie des Endometriums*, ausgehend von der Basalisschicht; **Histol.:** proliferierendes Drüsengewebe u. faserreiches Stroma, das inf. von Progesteron-Rezeptor-Defekten bei der Menstruation* nicht abgestoßen wird u. das gesamte Cavum ausfüllen kann; **Sympt.:** uterine Blutungen, eitriger od. blutiger Fluor* genitalis, wehenartige Schmerzen; **Diagn.:** Ultraschalldiagnostik, Hysteroskopie* (s. Abb.); **Ther.:** Abtragung durch Kürettage* bzw. op. Hysteroskopie u. histol. Untersuchung (cave: selten Adenokarzinom*); **DD:** einfache Endometriumhyperplasie*.

Kotyledo (gr. κοτυληδών Saugnapf) *f*: Cotyledo*.

Krani-: auch Cranio-; Wortteil mit der Bedeutung Schädel; von gr. κρανίον.

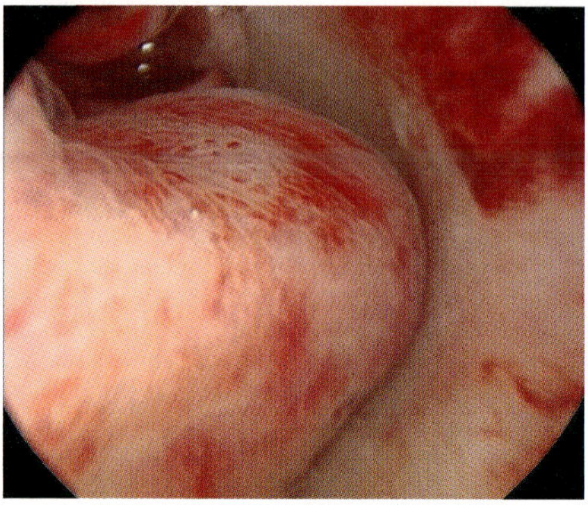

Korpuspolyp: großer, vom Fundus uteri ausgehender Polyp (Hysteroskopie) [54]

Kranio|pagus *m*: (engl.) *craniopagus*; syn. Kephalopagus; Doppelfehlbildung* mit Verwachsung an den Köpfen.

Kranio|schisis (gr. σχίσις Spaltung, Trennung) *f*: (engl.) *cranioschisis*; syn. Cranium bifidum; angeb. Schädelspalte bei Rhachischisis; vgl. Spina bifida.

Kranken|geschichte: **1.** (engl.) *case history*; patientenbezogene Aufzeichnungen des behandelnden Arztes i. R. der Dokumentationspflicht*; vgl. Einsichtsrecht; Auskunftsanspruch; **2.** s. Anamnese.

Krankheiten, genetische: (engl.) *genetic diseases*; sog. Erbkrankheiten, Erbleiden; erbl. Krankheiten, die familiär gehäuft od. durch spontane Neumutation in einer durch g. K. bisher unbelasteten Familie auftreten können; Neumutationen treten in unterschiedl. Häufigkeit auf u. werden ggf. auf nachfolgende Generationen weitervererbt. **Formen:** **1.** chromosomal bedingte g. K. mit numerischen od. strukturellen Abweichungen (Chromosomopathien), die z. T. mit dem Alter der Mutter zunehmen (vgl. Chromosomenaberrationen); **2.** einfach (monogen) vererbte g. K., die theoretisch den Mendel-Gesetzen entspr. vererbt werden u. einen geschlechtsgebundenen (vgl. Konduktor) od. autosomal-dominanten (Heterozygote erkranken) bzw. autosomal-rezessiven (nur Homozygote erkranken) Erbgang aufweisen können; die klin. Manifestation wird jedoch zusätzl. durch die Penetranz* u. Expressivität* des jeweiligen Gens bestimmt. **3.** multifaktoriell ausgelöste g. K. (polygene Vererbung), die durch abnorme Gene u. Umweltfaktoren verursacht werden; häufig mit fließenden Übergängen zu pathol. Veränderungen (Schwellenwerteffekt); die Abgrenzung eines monogenen von einem polygenen Vererbungsmodus ist daher nicht immer einfach. **4.** mitochondriale Vererbung; z. B. Kearns-Sayre-Syndrom; **Sympt.:** G. K. manifestieren sich als körperl., geistige od. kombinierte Anomalien, die phänomenologisch nicht immer von intrauterin erworbenen Defekten unterschieden werden können (vgl. Phänokopie). Bei monogen vererbten g. K. sind heute häufig die zugrunde liegenden biochem. Defekte (veränderte Proteinsynthese) nachweisbar. Potentielle Veränderungen, die nicht unbedingt zu Krankheiten führen, sind wahrscheinl. sehr viel häufiger; sie können u. U. erst durch hinzutretende äußere Einflüsse (z. B. Arzneimittel, Infektionen, alimentäre Faktoren) induziert u. klinisch manifest werden (z. B. als hämolytische Krise bei Glukose-6-phosphat-Dehydrogenasemangel). Oft beruhen g. K. auf dem Ausfall od. der Veränderung eines best. Enzyms im intermediären Stoffwechsel. Die Manifestation kann sehr früh od. auch erst in fortgeschrittenem Lebensalter erfolgen. Folgen eines Enzymdefekts können unterschiedl. Enzymeigenschaften betreffen, z. B. veränderte Kinetik einer enzymat. Reaktion (z. B. Citrullinämie), Herabsetzung der Enzymstabilität (z. B. Beeinflussung der Glukose-6-phosphat-Dehydrogenase durch Arzneimittel), Erhöhung der Enzymaktivität (z. B. akute intermittierende Porphyrie), Fehlen einer Rückkopplung (z. B. überschießende Synthese od. mangelnder Abbau von Stoffwechselprodukten als Urs. vieler Speicherkrankheiten wie Lipidose, Gangliosidose, Glykogenose). Neben Enzymdefekten können auch Veränderungen anderer wichtiger Proteine zu g. K. führen, z. B. von Hämoglobin (s. Hämoglobinopathien), Transport- u. Rezeptorproteinen in Zellmembranen (z. B. Lipämien, Cholesterolämien), Proteohormonen, Serumproteinen (Analbuminämien, Alpha- u. Betalipoproteinämien), Faktoren der Blutgerinnung (versch. Hämophilien). **Diagn.:** Frühdiagnose, z. B. durch sog. Heterozygotentests (vgl. Beratung, genetische), während der Schwangerschaft evtl. durch Amniozentese od. Chorionzottenbiopsie (vgl. Pränataldiagnostik); vgl. Krankheitsanlage; Letalfaktor; Fehlbildung.

Krankheiten, sexuell über|tragbare: s. STD; Geschlechtskrankheiten.

Kranz|naht: Sutura* coronalis.

Kraurose (gr. κραῦρος trocken) *f*: s. Craurosis.

Krebs: (engl.) *cancer*; umgangssprachl. Bez. für eine maligne Erkr., z. B. Karzinom*, Sarkom*, Leukämie.

Krebs|früh|erkennungs|untersuchungen: (engl.) *early detection examination*; Früherkennungsuntersuchungen* bei Frauen u. Männern zur Erkennung best. Krebserkrankungen (v. a. Zervixkarzinom*, Mammakarzinom*, kolorektales Karzinom, Prostatakarzinom, malignes Melanom); **Ind.:** s. Tabelle. Vgl. Vorsorgeuntersuchungen.

Krebs|milch: (engl.) *cancer milk*; (pathol.) bei einigen Karzinomen* inf. fettiger Degeneration u. Zellzerfalls leicht von der Schnittfläche des Tumors abstreifbare milchige Flüssigkeit.

Krebs|register *n pl*: (engl.) *cancer register*; Krankheitsregister zur Erfassung der Häufigkeit maligner Neubildungen in einer Bevölkerung; **Formen:** **1.** epidemiol. orientierte K.: auf Totalerfassung einer Population ausgerichtete Register; z. B. zur

Krebsfrüherkennungsuntersuchungen	
Alter	Untersuchung
Frauen	
ab 20. Lj.	Genitale: Inspektion der Vulva, Spekulumeinstellung, zytologischer Abstrich, bimanuelle Untersuchung (jährlich)
ab 30. Lj. zusätzlich	Brust: Tastuntersuchung einschließlich regionärer Lymphknoten und Anleitung zur Selbstuntersuchung (jährlich)
ab 35. Lj. zusätzlich	Haut: Inspektion (alle 2 Jahre)
ab 50. Lj. zusätzlich	Dickdarm: rektale Untersuchung, Untersuchung auf Blut im Stuhl (jährlich, ab 55. Lj. alle 2 Jahre)
	Brust: Mammographie-Screening (bis Ende 70. Lj.)
ab 55. Lj. zusätzlich	Dickdarm: 2 Koloskopien im Abstand von 10 Jahren
Männer	
ab 35. Lj.	Haut: Inspektion (alle 2 Jahre)
ab 45. Lj. zusätzlich	äußeres Genitale, Prostata: Anamnese, Tastuntersuchung (jährlich)
ab 50. Lj. zusätzlich	Dickdarm: digitale rektale Untersuchung, Untersuchung auf Blut im Stuhl (jährlich, ab 55. Lj. alle 2 Jahre)
ab 55. Lj. zusätzlich	Dickdarm: 2 Koloskopien im Abstand von 10 Jahren

Feststellung von Inzidenz u. Prävalenz; **2.** spez. Organregister (pathol.-anat. Spezialregister): Sammlung von Informationen über best. Tumorformen, zur Diagnosehilfe u. als Grundlage zur Standardisierung von Nomenklatur, Klassifikation u. Stadieneinteilung; **3.** klin. Nachsorgeregister: Verzeichnis von im Bereich eines Krankenhauses bzw. Tumorzentrums untersuchten u. behandelten Pat. zur zuverlässigen Nachsorge; Mischformen sind üblich. Vgl. Epidemiologie; Datenschutz, medizinischer.

Krebs|register|gesetz: Abk. KRG; gesetzl. Grundlage zur Führung von Krebsregistern*; **1.** (Bundes-) „Gesetz über Krebsregister" vom 4.11.1994 (BGBl. I S. 3351); das KRG war bis 31.12.1999 befristet u. ordnete die stufenweise Einrichtung grundsätzl. flächendeckender u. einheitl. Krebsregister durch die Länder bis zum 1.1.1999 an. **2.** Landesgesetzl. Regelungen zur fortlaufenden u. einheitl. Erhebung personenbezogener Daten über das Auftreten maligner Neubildungen einschließl. ihrer Frühstadien sowie zur Verarbeitung u. Nutzung dieser Daten zum Zwecke der Sicherstellung der Weiterführung der Krebsregister liegen in den meisten Bundesländern vor. Bei Widerspruch des Pat. hat die Datenübermittlung meist ganz zu unterbleiben, in einzelnen Bundesländern darf sie dann anonym erfolgen. Zur Meldung ist der behandelnde Arzt z. T. berechtigt (s. Anzeigerecht), z. T. auch verpflichtet. Daneben ist vereinzelt auch eine Meldebefugnis od. -pflicht von Ärzten bestimmt, die durch spez. Untersuchungsmethoden die Krebserkrankung bestimmen, ohne Behandler zu sein.

Krebs|syn|drome, familiäre *n pl*: (engl.) *familial cancer syndromes, cancer family syndromes*; Bez. für familiär gehäuft auftretende Tumorerkrankungen auf Grund genet. Prädispostion; meist autosomal-dominant erbl.; Tumormanifestation häufig in verhältnismäßig jungem Lebensalter u. in für das jeweilige f. K. spez. Konstellation; **Häufigkeit:** ca. 1–2 % der malignen Tumoren* entstehen i. R. von erblichen f. K.; **Formen:** bisher etwa 20 Formen genet. charakterisiert; z. B. Li*-Fraumeni-Syndrom, HNPCC, Ataxia* teleangiectatica, Bloom-Syndrom, Xeroderma pigmentosum, Fanconi-Anämie, WAGR-Syndrom, Neurofibromatose*, adenomatöse Polyposis des Colons, Nephroblastom, Turcot-Syndrom, Gardner-Syndrom, MEN-Syndrom Typ I, II A u. II B.

Krebs|vorstufe: s. Präkanzerose; Carcinoma in situ.

Kreiß|saal: (engl.) *delivery room*; Entbindungsraum in einer Klinik.

Kretinismus *m*: (engl.) *cretinism*; kindl. Entwicklungsstörung durch Mangel an Schilddrüsenhormonen; **Vork.: 1. endemisch:** bei Schädigung im Mutterleib durch Iodmangel bzw. Hypothyreose* der Mutter; überdurchschnittl. häufig in Iodmangelgebieten; Schilddrüsenanlage des Kindes einschließlich Enzymausstattung normal; postnatal gelegentlich Euthyreose im unteren Referenzbereich, meist aber hypothyreote Stoffwechsellage des kindl. Organismus (Struma* neonatorum nicht obligat) mit der Folge irreparabler intrauteriner Schädigung u. Entwicklungsverzögerung bes. von ZNS (Intelligenzminderung unterschiedl. Grades), Skelett (röntg. zurückgebliebenes Knochenalter, kurze Finger, offene Fontanellen) u. a. Organen (u. a. trockene Haut, flache Nase, dicke Zunge, Innenohrschwerhörigkeit od. Taubheit); **2. sporadisch:** bei anderer intrauterin erworbener Neugeborenenhypothyreose u. kongenitaler angeb. Hypothyreose; Urs.: zu 80 % Schilddrüsendysgenesie (Ätiol.: s. Hypothyreose); führt in Abhängigkeit von der Versorgung des Fetus mit mütterlichen Schilddrüsenhormonen u. U. zu ähnlichen (meist aber weniger ausgeprägten) intrauterinen Entwicklungsstörungen wie bei endemischem K.; **Diagn.:** Hypothyreose-Screening (TSH-Bestimmung) bei Neugeborenen (s. Neugeborenen-Screening); ggf. funktionelle Schilddrüsendiagnostik (TSH, T_3 u. T_4) u. Schilddrüsensonographie; zur Langzeitüberwachung Kontrolle der Schilddrüsenhormonkonzentrationen sowie der körperlichen u. geistigen Entw.; **Ther.:** postnatale Schilddrüsenhormonsubstitution; **Proph.:** iodiertes Speisesalz (bzw. Trinkwasser) in Iodmangelgebieten.

Kreuz|bein: Os* sacrum.

Kreuz|probe: **1.** (engl.) *cross matching*; auch Kreuztest, serologische Verträglichkeitsprobe; durch Richtlinien der Bundesärztekammer vorgeschriebene Prüfung der serol. Verträglichkeit von Spender- u. Empfängerblut vor Bluttransfusion (Erythrozyten- od. Granulozytenkonzentrat) unter ärztl. Verantwortung, v. a. zur Erkennung irregulärer Blutgruppenantikörper*; verhindert i. d. R. das Auftreten von Transfusionszwischenfällen bei präformierten irregulären Blutgruppenantikörpern, nicht jedoch eine Immunisierung des Empfängers gegen unbekante bzw. nicht bestimmte Blutgruppenantigene der Spendererythrozyten; **Prinzip:** Beurteilung der Kompatibilität von Spendererythrozyten u. Empfängerserum -bzw. plasma (sog. Majortest); Durchführung als indirekter Antiglobulintest* zum Nachw. irregulärer Blutgruppenantikörper, evtl. unter Zugabe von LISS (Abk. für engl. low ionic strength solution); zusätzl. Kontrolle der Blutgruppenbestimmung* (ABNull, Rhesusmerkmal D), Suchtest auf irreguläre Blutgruppenantikörper (indirekter Antiglobulintest) u. Eigenkontrolle aus dem Patientenblut obligat; Technik: makroskop. Hämagglutinationsverfahren; Trägermedium: z. B. Säulenagglutinationstest (s. Gelzentrifugationstest) od. Festphasentechnik (vgl. Immunoassay); ggf. zusätzl. Autokontrolle zum Nachw. von Autoantikörpern od. unspezifischer Agglutination (z. B. bei Paraproteinämie, hämolytischer Anämie); Gültigkeit der K.: 3 Tage, danach erneute K. aus neuer Patientenblutprobe erforderlich; in vital bedrohlichen Notfällen ggf. kein Abwarten der K. (Dauer ca. 30 Min.; K. immer nachträglich durchführen). Vgl. Bedside-Test. **2.** sog. Kreuzprobe im HLA-System: s. Cross-match.

Kreuz|schmerz: (engl.) *low back pain*; Bez. für ein- od. beidseitige Schmerzen v. a. im Bereich des Kreuzbeins, auch der unteren LWS u. der Iliosakralgelenke; sehr variables Beschwerdebild, die Schmerzqualität ist teilweise dumpf, tiefsitzend u. schlecht lokalisierbar, teilweise punktuell, mit Ausstrahlung in die Leiste od. die untere Extremität; **Urs.:** v. a. Weichteilaffektionen, Erkr. innerer Organe, Gefäßerkrankungen, orthop. (Fußdeformitäten, Skelettanomalien, Trauma, stat. Fehlbelastung, Facettensyndrom, Blockierung des Iliosakralgelenks), neurol. (Ischiassyndrom, Bandscheibenvorfall, Neuralgien) u. gyn. Erkrankungen (Myoma* uteri, Ovarialtumoren*, Dysmenorrhö* u. a.) sowie in der (Spät-)Schwangerschaft häufig als diffuser K.; vgl. Kokzygodynie; Lumbago.

Kreuzung: s. Hybridisierung.

Kristeller-Hand|griff (Samuel K., Gyn., Berlin, 1820–1900): (engl.) *Kristeller's maneuver*; (gebh.) Verf. zur Entw. der Schultern u. bei Beckenendlage* mit ein- od. beidhändigem Druck auf den Fundus uteri in Richtung der Beckenachse zum Ersatz ungenügender Kraft der Bauchpresse bei Geburt des Kopfes.

Krukenberg-Tumor (Friedrich E. K., Pathol., Halle, Marburg, 1871–1946) *m*: (engl.) *Krukenberg's tumor*; metastat. entstandenes, fast immer beidseitiges Ovarialkarzinom bei im Magen-Darm-Trakt lokalisiertem, malignem Primärtumor; **Ätiol.:** entsteht durch Absinken von Tumorzellen in den Douglas-Raum (Implantationsmetastase) od. durch lymphogene bzw. hämatogene Metastasierung; **Histol.:** mit charakterist., oft schleimbildenden Siegelringzellen*. Vgl. Ovarialtumoren.

Kryo|bank: (engl.) *cryobank*; Einrichtung zur Lagerung von biol. Material bei extrem tiefen Temperaturen (z. B. durch Verw. von flüssigem Stickstoff bei −196 °C); v. a. zur Kryokonservierung von Zellen (z. B. Spermien od. Eizellen), Geweben u. Organen (z. B. Knochenmark vor Transplantation). Vgl. Samenbank.

Kryo|konservierung: s. Kryobank.

krypto|genetisch: (engl.) *cryptogenetic*; von verborgenem Ursprung; vgl. idiopathisch.

Krypto|menor|rhö (gr. μήν, μηνός Monat) *f*: **1.** (engl.) *cryptomenorrhea*; nicht nach außen abfließende Menstruation*; führt zu Hämatometra* od. Hämatokolpos*; **Urs.:** meist sekundärer Zervixverschluss (z. B. nach Verletzung, Infektion, intrakavitärer Strahlentherapie); angeb. bei Gynatresie*; **2.** syn. stummer Zyklus; inf. weitgehender Regression des sekretor. transformierten Endometriums keine menstruelle Abstoßung bei sonst normalem Ablauf des Menstruationszyklus*; **DD:** Amenorrhö*.

Krypt|orchismus *m*: s. Maldescensus testis.

Krypto|zoo|spermie (gr. ζῷον Lebewesen) *f*: Spermienanzahl im Ejakulat unter 1 Mio./ml, mit Auftreten unreifer Spermien bei Tubulusschäden; s. Spermauntersuchung.

KU: Abk. für **K**opf**u**mfang; s. Fetometrie; Kopfumfang, kindlicher.

Kürettage (franz. curettage Ausschabung) *f*: (engl.) *curettage*; Abrasio uteri; Ausschabung; (gyn.) Verf. zur Gewinnung bzw. Entfernung von Gewebe (i. e. S. aus Cavitas uteri); **Prinzip:** Durchführung mit gefensterter scharfer od. stumpfer Kürette od. durch Absaugen (Aspirationskürettage*, Saugkürettage*); **Ind.:** **a)** (diagn.) s. Aspirationskürettage; Kürettage, fraktionierte; Strichkürettage; **b)** (therap.) s. Saugkürettage; Nachkürettage; **Kompl.:** Uterusperforation, Endomyometritis, intrauterine Adhäsionen*.

Kürettage, fraktionierte *f*: (engl.) *fractional curettage*; (gyn.) getrennte Gewinnung u. histol. Untersuchung von Endometriumgewebeproben aus Cervix u. Corpus uteri; **Prinzip:** s. Abb.; **Anw.:** v. a. Abgrenzung von Endometriumkarzinom* u. Zervixkarzinom*; möglichst kombiniert mit Hysteroskopie*.

Küster-Mayer-Syn|drom (Hermann K., Gyn., 1897–1964; August F. J. K. M., Anat., Physiol.,

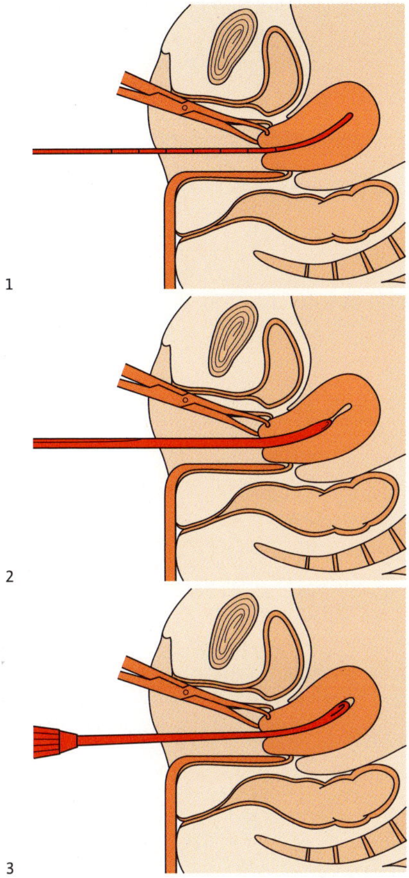

Kürettage, fraktionierte: Prinzip; 1: Messen der Uteruslänge; 2: Dilatation der Cervix uteri; 3: Kürettage [23]

Bonn, 1787–1865) *n*: Mayer*-von-Rokitansky-Küster-Hauser-Syndrom.

Küstner-Zeichen (Otto E. K., Gyn., Dorpat, Breslau, 1849–1931): (engl.) *Küstner's sign*; Nabelschnurzeichen* zur Beurteilung der Plazentalösung*; **Prinzip:** bei noch nicht gelöster Plazenta selbstständiger Rückzug der Nabelschnur vaginalwärts bei tiefem Eindrücken oberh. der Symphyse.

Kugel|zange: (engl.) *bullet forceps*; (gyn.) Hakenzange mit kugelförmigen Segmenten an den Enden der Greifzinken, z. B. zum Fassen der Portio.

Kuldo|skopie (franz. cul Boden) *f*: Douglasskopie*.

Kuppen|weichheit: (engl.) *softness of the parietal bone*; Bez. für physiol. Weichheit des kindl. Os parietale bei Neugeborenen* u. Säuglingen ≤2–3 Mon.; **DD:** rachit. Kraniotabes.

Kurz|rippen-Poly|daktylie-Syn|drome *n pl*: (engl.) *short-rib-polydactyly syndromes*; Oberbegriff für alle autosomal-rezessiv erbl., meist letalen Osteochondrodysplasien mit kurzen Rippen u. Polydaktylie; **Einteilung:** radiol. Phänotypen nach Spranger: **1.** Typ I Saldino-Noonan: hypoplast. Thorax mit kurzen Rippen u. Extremitäten, Polydaktylie, intrazerebralen Anomalien; **2.** Typ II Majewski: letales Malformationssyndrom mit Lippenspalte, prä- u. postaxialer Polysyndaktylie, kurzen Rippen u. Extremitäten, insbes. der Tibia, Genitalanomalien, Epiglottisfehlbildungen, Lungenhypoplasie, Nierenzysten, Pachygyrie u. Kleinhirnfehlbildung; **3.** Typ III Verma-Naumoff: verkürzte Schädelbasis, vorgewölbte Stirn, eingesunkene Nasenwurzel u. flacher Hinterkopf; Mutationen im DYNC2H1-Gen beschrieben; **4.** Typ IV Beemer-Langer: letales Malformationssyndrom mit Hydrozephalus, Herzfehler, Genitalanomalien, Thrombozytopenie u. auffälliger Fazies. Vgl. Achondroplasie; Chondrodysplasia-punctata-Syndrome; Ellis-van-Creveld-Syndrom; Jeune-Syndrom.

Kurzrok-Miller-Test (Raphael K., Gyn., New York, 1895–1961) *m*: s. SCMC-Test.

Kutis|nabel: s. Nabelanomalie.

Kyem-: Wortteil mit der Bedeutung Embryo, Frucht im Mutterleib; von gr. κύημα.

Kyemato|pathie *f*: s. Pränatalerkrankung.

Kyst-: auch Cyst-, Zyst-; Wortteil mit der Bedeutung Blase, Harnblase; von gr. κύστις.

Kyst|adeno|fibrom *n*: s. Adenofibrom.

Kyst|adeno|karzinom *n*: (engl.) *cystadenocarcinoma*; veraltete Bez. für einen serösen bzw. muzinösen epithelialen malignen Tumor; häufigste, meist aus Kystadenom* hervorgehende Form des Ovarialkarzinoms (Ovarialtumor*); führt nach Kapseldurchbruch oft zu einer Peritonealkarzinose*, das muzinöse K. häufig zu einem Pseudomyxoma* peritonei.

Kyst|adenom *n*: (engl.) *cystadenoma*; Cystadenoma, Kystom; auch Adenokystom; vom Epithel exkretorischer od. inkretorischer Drüsen ausgehendes Adenom* mit fortschreitender Erweiterung der Drüsenlumina (u. a. durch Sekretstauung); **Einteilung: 1.** (pathol.-anat.) ein- od. mehrkammeriges sowie einfaches (glattwandiges) od. papilläres K.; **2.** (histol.) nach Art der Epithelauskleidung seröses (serös-papilläres) od. muzinöses K.; sog. Borderline*-Tumor bei Nachweis epithelialer Atypien ohne invasives Wachstum; **Vork.:** v. a. Ovar (entspricht serösem bzw. muzinösem epithelialen Ovarialtumor* nach WHO); auch Mamma, Niere, Lunge, Schilddrüsen, Hoden; **Kompl.:** maligne Entartung zum Kystadenokarzinom* (v. a. seröspapilläres K.); bei Ruptur eines muzinösen K. Pseudomyxoma* peritonei.

Kystom *n*: s. Kystadenom.

L

Labhardt-Stenose (Alfred L., Gyn., Basel, 1874–1949) *f*: (engl.) *Labhardt's stenosis*; ringförmige Stenose des oberen Scheidenabschnitts als Involutionserscheinung in der Postmenopause*.

Labhardt-Zeichen (Alfred L., Gyn., Basel, 1874–1949): (engl.) *Labhardt's sign*; unsicheres Schwangerschaftszeichen* mit livider Verfärbung des Introitus vulvae u. der Vagina in der Frühschwangerschaft.

Labien|riss: (engl.) *labial laceration*; Weichteilverletzung bei der Geburt mit Einriss der Schamlippen; **Ther.:** Naht.

Labium anterius ostii uteri (lat. labium Lippe) *n*: vordere Lippe des äußeren Muttermunds.

Labium fissum *n*: s. Lippenspalte.

Labium majus et minus pudendi *n*: große u. kleine Schamlippe; paarige Hautfalten, die Schamspalte begrenzen (große Schamlippe) bzw. Scheidenvorhof umgeben (kleine Schamlippe); vgl. Genitale.

Labium posterius ostii uteri *n*: hintere Lippe des äußeren Muttermunds.

Labyrinth|re|flexe *m pl*: **1.** (engl.) *labyrinth reflexes*; Bewegungsreflexe; Reaktionen u. Gliederstellung inf. von Kopfbewegungen; **2.** Lagereflexe, abhängig von Kopfstellung im Raum, z. B. tonische Haltung der Hals- u. Rumpfmuskulatur od. kompensator. Augenbewegungen; vgl. Labyrinthstellreflex; **3.** Reflexe nach galvanischer od. therm. Reizung des Labyrinths.

Labyrinth|stell|re|flex *m*: (engl.) *labyrinth reflex*; Abk. LSR; frühkindlicher Reflex*: Einstellen des Kopfes im Raum (Kopfheben in Bauchlage ab 2 Mon., in Rückenlage ab 4–6 Mon.). Vgl. Labyrinthreflexe.

Lac (lat.) *n*: Milch.

Lach|gas: (engl.) *nitrous oxide*; früher Stickoxidul; N_2O; süßl. riechendes, inexplosibles, nicht brennbares u. nahezu untox. Gas (Inhalationsanästhetikum) mit analget. u. schwacher hypnot. Wirkung; **Ind.:** (v. a. analget.) Supplementierung einer Narkose (balancierte Anästhesie) unter Beatmung mit $FiO_2 > 0{,}3$; **Kontraind.:** Schädelhirntrauma, Hirndrucksteigerung, Pneumothorax, Emphysem, Luftembolie, Ileus; **UAW:** u. a. ICP-Anstieg u. Druckanstieg in allen luftgefüllten (Körper-)Höhlen (cave: Cuffdruckzunahme) sowie Diffusionshypoxie; vgl. PONV.

Lac neo|natorum *n*: (engl.) *witch's milk*; sog. Hexenmilch; milchähnl. Flüssigkeit, die sich aus Brustdrüsen männl. u. weibl. Neugeborener auf Druck entleert; **Urs.:** Wirkung mütterl. Hormone (LSH). Vgl. Mastitis neonatorum.

Lact-: auch Lakt-; Wortteil mit der Bedeutung Milch; von lat. lac, lactis.

Lacto|bacillus *m*: (engl.) *Lactobacillus*; Gattung grampositiver, sporenloser, unbewegl., fakultativ anaerober, kurzer od. langer Stäbchenbakterien der Fam. Lactobacillaceae (vgl. Bakterienklassifikation); **Kultur:** nur in schwach saurem Milieu, mikroaerophil od. unter Anaerobiose; vergären Glukose zu Milchsäure, homo- od. heterofermentativ (wenn außerdem CO_2 u. Ethanol entstehen); wichtig bei der Herstellung von Milchprodukten u. Sauerkraut sowie der Konservierung von Viehfutter; **Vork.:** auf Pflanzen u. Tieren, in Wasser u. Abwasser; einige Species gehören zur physiol. Bakterienflora des menschl. Oral- u. Intestinaltrakts (i. d. R. für den Menschen nicht pathogen); in der Vagina halten L. acidophilus, L. casei, L. fermentum u. L. cellobiosus (sog. Döderlein-Vaginalstäbchen) ein saures Milieu aufrecht. L. bifidus: s. Bifidobacterium.

Längs|lage: s. Kindslage.

Läuse: (engl.) *lice*; Anoplura; flügellose, stationäre, permanent ektoparasit. Insekten (vgl. Arthropoden) mit stechend-saugenden Mundwerkzeugen u. reduzierten Augen; med. relevant sind 3 nur beim Menschen vorkommende Arten der Pediculidae (s. Abb. 1), die Auslöser der Pedikulose* u. potentielle Krankheitsüberträger (Rückfallfieber, epidemisches Fleckfieber, wolhynisches Fieber) sind. **1. Filzlaus:** Phthirus pubis, Schamlaus; 1,4–1,6 mm lang; vorwiegend an Schamhaaren, Barthaaren, Augenbrauen u. Wimpern, prakt. nie im Kopfhaar; Übertragung meist bei Geschlechtsverkehr; stirbt ohne Kontakt zum Menschen in 12 Std.; **2. Kleiderlaus:** Pediculus humanus corporis, Körperlaus; ♀ bis zu 4,5 mm lang; legt ihre Eier v. a. an raue Fasern, z. B. Wolle, selten auch an Körperhaare; wichtigster Überträger von Rickettsia, Bartonella u. Borrelia recurrentis; Übertragung von Mensch zu Mensch durch Kontaktinfektion; **3. Kopflaus:** Pediculus humanus capitis (s. Abb. 2); ♀ bis zu 3,1 mm lang; Übertragung

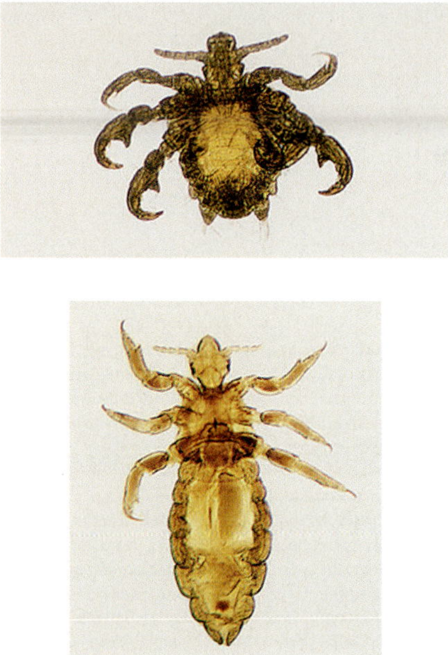

Läuse Abb. 1: oben: Filzlaus; unten: Kleiderlaus [40]

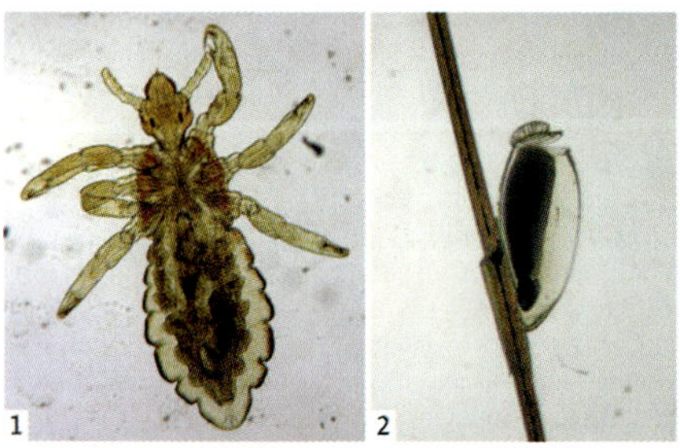

Läuse Abb. 2: 1: Kopflaus; 2: Nisse [3]

durch engen Körperkontakt (z. B. bei spielenden Kindern); abgefallene Nissen u. L. sterben ab u. sind keine Infektionsquelle. **Entw.:** Die Entw. vom Ei (sog. Nisse), das an Haaren (Filz- u. Kopflaus) od. in Falten der Kleidungsnähte (Kleiderlaus) angeklebt wird, über die Larve (3 Häutungen) zur Imago dauert 2–3 Wo.; Lebensdauer der L. ca. 3–4 Wo.; hungernde L. überleben je nach Temp. 1–7 Tage; Eier überleben nur bei Temp. über 22 °C.

Lage: **1.** (gebh.) s. Kindslage; **2.** (allg.) s. Lagerung.

Lage|anomalie *f*: (engl.) *anomaly of presentation*; (gebh.) von der Längslage abweichende, regelwidrige Geburtslage (s. Kindslage); **Formen:** Querlage*, Schräglage. Vgl. Haltungsanomalie; Einstellungsanomalie.

Lage|re|aktionen *fpl*: (engl.) *postural reflexes*; Reaktionen des Säuglings auf plötzlich veränderte Körperlagen mit typ. altersabhängigen Bewegungsmustern (z. B. Landau-Reflex, Traktionsreaktion); Prüfung der L. (sog. kinesiologische Diagn.) zur Früherkennung einer zerebralen Koordinationsstörung; vgl. Reflexe, frühkindliche.

Lagerung: (engl.) *positioning*; Prozess od. Ergebnis der passiven od. aktiven Einnahme einer best. Körperhaltung; **Anw.:** **1.** zur Durchführung diagn. od. therap. Verfahren: z. B. Steinschnittlage*, Knie-Ellenbogen-Lage, Jackson-Lagerung; **2.** diagn.: z. B. Ratschow-Lagerungsprobe, Kipptisch-Untersuchung; **3.** therap. (s. Abb.): z. B. Lagerungswechsel bei ARDS, Kopftieflagerung u. Anheben der Beine (s. Trendelenburg-Lagerung) zur Autotransfusion bei Kollaps od. Schock, Hochlagerung des Oberkörpers bei Hirndrucksteigerung, Dyspnoe bzw. kardiogenem Schock (s. Anti-Trendelenburg-Lagerung); bei Spinalanästhesie* mit hypo- od. hyperbarer Lokalanästhetika-Lösung zur Beeinflussung der Blockadeausbreitung; in der Gebh. zur Beeinflussung der Kindslage durch entspr. L. der Gebärenden; **4.** i. R. der Pflege zur Positionsunterstützung u. Vorbeugung von Schädigungen (z. B. Dekubitus* od. Kontraktur; s. Dekubitusprophylaxe; Kontrakturenprophylaxe) bei weitgehender Mobilitätsbeeinträchtigung; **5.** als Bestandteil spezieller therap. Verf., z. B. Bobath-Konzept; **Kompl.:** Lagerungsschaden (z. B. Dekubitus*, Drucklähmung, Aspiration*) inf. Ausfalls der Schutzreflexe bei unsachgemäßer L. bewusstloser bzw. narkotisierter Pat. (v. a. während lang dauernder Op.) sowie evtl. zusätzl. Schädigung Verletzter durch ungeeignete Lagerungsmanöver. Vgl. Seitenlagerung, stabile.

Lakt|agoga *n pl*: Galaktagoga*.

Lakt|albumin *n*: (engl.) *lactalbumin*; in Milch enthaltenes hitzestabiles lösl. Protein (M_r 14 000); in Muttermilch* reichlicher als in Kuhmilch; Bestandteil der Laktosesynthase.

Laktation (lat. lactare, lactatus Milch geben, säugen) *f*: (engl.) *lactation*; Synthese u. Sekretion von Muttermilch* durch weibl. Brustdrüse (s. Mamma); **Einteilung:** **1.** Laktogenese: Wachstum u. Differenzierung des Drüsenparenchyms zu sekretor. Brustdrüse i. R. der Schwangerschaft als Vorbereitung auf Milchproduktion durch ansteigende Produktion von Plazentahormonen*, HPL*, Prolaktin*, Relaxin*, Cortisol, Thyroxin u. Insulin; **2.** Galaktogenese (sog. Milcheinschuss; ca. 3.–4. Tag postpartal): Auslösung der Milchproduktion u. -sekretion nach Ausstoßung der Plazenta (schneller Abfall der Konz. steroidaler Plazentahormone) u. Anstieg von Prolaktin-Rezeptoren; **3.** Galaktopoese: Aufrechterhaltung der Milchproduktion durch Saugreiz des Kindes an Mamille u. neurohumoralen Reflex (Prolaktin, Oxytocin*). Vgl. Muttermilch; Stillen.

Laktations|a|menor|rhö (gr. μήν Monat): (engl.) *lactation amenorrhea*; physiol. Form der Amenorrhö*

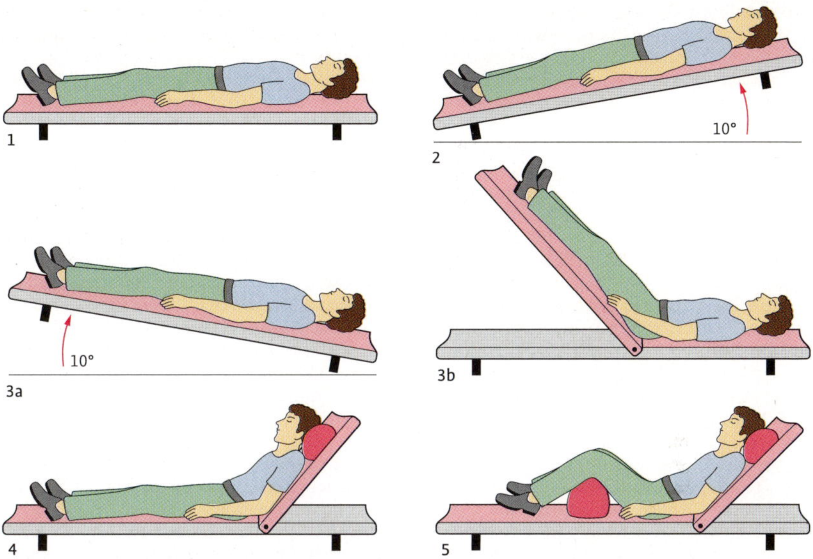

Lagerung: 1: Flachlagerung, z. B. bei Wirbel- od. Beckenfraktur; 2: Hochlagerung des Kopfs, z. B. bei Hirndrucksteigerung; 3: Flachlagerung in Kopftieflage, z. B. bei Hypovolämie (a), ggf. mit Anheben der Beine (b); 4: Oberkörperhochlagerung, z. B. bei kardiorespiratorischer Erkr.; 5: Fowler-Lagerung, z. B. bei Abdominaltrauma od. Peritonitis

während des Stillens*; **Urs.:** durch hohe Prolaktinspiegel wahrscheinlich Hemmung der Wirkung von LH-RH auf Hypophyse u./od. Gonadotropine LH u. FSH auf Ovarien.

Laktationslatrophie des Genitale (gr. ἀτροφία Ernährungsmangel): Chiari*-Frommel-Syndrom.

Laktations|hormon *n*: veraltete Bez. für Prolaktin*.

Laktations|hyper|in|volution des Uterus *f*: (engl.) *lactation hyperinvolution of the uterus*; übermäßig starke Involutio* uteri bei sehr langem Stillen*.

Laktations|peri|ode *f*: (engl.) *lactation period*; Stillzeit; Zeitraum der Laktation* nach der Entbindung.

Lakto|genese *f*: s. Laktation.

Lakto|globuline (lat. globulus Kügelchen) *n pl*: (engl.) *lactoglobulins*; Gruppe globulärer Proteine der Säugermilch, die auch Immunglobuline* beinhaltet; s. Kolostrum; Muttermilch.

Laktos|urie *f*: (engl.) *lactosuria*; Ausscheidung von Laktose im Harn; physiol. bei Schwangeren u. Wöchnerinnen.

Lambda|naht (gr. λάμβδα L): (anat.) Sutura* lambdoidea.

Lambda-Zeichen: Delta*-Zeichen.

Lamina basalis *f*: s. Basalmembran.

Laminaria|stift: (engl.) *laminaria tent*; hygroskopischer Quellstift zur schonenden Zervixdilatation; **Verw.:** z. B. zur Vorbereitung einer Abortkürettage, eines Schwangerschaftsabbruchs*, einer diagn. od. op. Hysteroskopie*, zur Erleichterung der IUP-Einlage, zur Geburtseinleitung; früher aus Braunalgen hergestellt (Infektionsgefahr), heute aus Aquaacryl mit Polypropylen-Träger. Vgl. Hegar-Stift.

Landau-Re|flex (Arnold L., geb. 1923) *m*: (engl.) *Landau reflex*; auch Landau-Reaktion; frühkindlicher Reflex*: Hebung des Kopfs u. Streckung von Wirbelsäule u. Beinen bei Haltung des Säuglings in schwebender Bauchlage; bei anschl. passiver Kopfbeugung Aufhebung des Strecktonus u. Beugung v. a. im Hüftgelenk; Auftreten im 3. Lebensmonat; verschwindet zwischen 12. u. 24. Lebensmonat.

Langenbeck-Wund|haken (Bernhard v. L., Chir., Berlin, Kiel, 1810–1887): (engl.) *Langenbeck retractor*; (chir.) breiter, langer, stumpfer Wundsperrhaken mit rechtwinklig abgebogenem Blatt.

Langhans-Zellen (Theodor L., Pathol., Bern, 1839–1915; lat. cella Kammer, Raum, Speisekammer): **1.** (engl.) *Langhans cells*; (embryol.) unterh. der Synzytiumschicht des Trophoblasten* gelegene innere Schicht isoprismat., deutl. voneinander abgrenzbarer, heller Epithelzellen versch. Differenzierungsgrade (Langhans-Zellschicht, Zytotrophoblast*); Synzytiotrophoblast u. Zytotrophoblast entsprechen unterschiedl. Formen der Trophoblastreifung, ausgehend von undifferenzierten L.-Z.; **2.** (engl.) *Langhans giant cells*; (histol.) Riesenzellen mit mehreren randständigen Kernen in den Granulomen bei Tuberkulose, Lepra, Sarkoidose u. Syphilis*.

Lang|zyklus *m*: (engl.) *long cycle*; Form der hormonalen Kontrazeption* mit ununterbrochener Einnahme oraler Kontrazeptiva (Östrogen-Gestagen-Einphasenpräparat) über 42, 63 od. 84 Tage u. anschl. 7-tägiger Pause; höhere kontrazeptive Sicherheit als bei monatl. Einnahmepause; Auftreten einer Hormonentzugsblutung je nach Schema 4–6-mal pro Jahr; **Ind.:** z. B. Hypermenorrhö*, Dysmenorrhö*, prämenstruelles Syndrom*, vom Menstruationszyklus abhängige (z. B. Endometriose, polyzystisches Ovarialsyndrom) od. beeinflusste Erkr. (z. B. Depression, Migräne, Asthma bronchiale, Eisenmangelanämie, Epilepsie); auch zur gewünschten Beeinflussung des Zyklus (z. B. bei Leistungssport od. Urlaub).

Lanugo (lat.) *f*: (engl.) *lanugo (hair)*; syn. Flaumhaar; Behaarung des Fetus; wird vor der Geburt überwiegend durch Vellushaar* ersetzt u. ist bei Reifgeborenen nur noch im Bereich der oberen Schulterpartie zu finden (s. Reifezeichen des Neugeborenen). Vgl. Haare.

Laparo|skopie (gr. λαπάρη Flanke, Weiche) *f*: (engl.) *laparoscopy*; sog. Bauchspiegelung; Inspektion der Bauchhöhle mit einem Spezialendoskop (Laparoskop); **Prinzip:** Anheben der Bauchdecke durch Gasinsufflation (CO_2) od. mechanisches Liftsystem (sog. gaslose L.); steriles Einbringen des Laparoskops i. d. R. über (para-)umbilikale Stichinzision u. Einstechen eines Trokars in die Bauchhöhle; Anschluss an Videokamera u. Lichtquelle; **Ind.:** **1.** diagn. zur Beurteilung von Bauch- od. Beckenorganen (s. Pelviskopie), auch mit Biopsie* od. Probepunktion*; **2.** therap. als minimal-invasive Chirurgie, z. B. bei Endometriose, zur Adnexektomie, Myomenukleation; zur Appendektomie, Cholezystektomie; auch in Komb. mit vaginalem Eingriff (z. B. laparoskopisch assistierte vaginale Hysterektomie*). Vgl. Endoskopie; Bag-Technik; NOTES.

Laparo|tomie *f*: (engl.) *laparotomy*; syn. Bauchschnitt; konventionelle op. Eröffnung der Bauchhöhle über einen größeren Schnitt; vgl. Schnittführung; Probelaparotomie; Laparoskopie; Chirurgie, minimal-invasive.

Lapatinib *n*: (engl.) *lapatinib*; 4-Anilinoquinazolin; selektiver Tyrosinkinase-Inhibitor (EGFR*, HER2*) zur p. o. Anw.; **Ind.:** **1.** in Komb. mit Capecitabine bei fortgeschrittenem bzw. metastasiertem HER2-positivem Mammakarzinom* bei progredienter Erkr. nach Ther. mit Anthrazyklin* u. Taxan* sowie (nur bzw. bei metastasiertem Mammakarzinom) Trastuzumab*; **2.** in Komb. mit Aromatase-Hemmer bei metastasiertem Hormon-Rezeptor- u. HER2-positivem postmenopausalem Mammakarzinom; **Kontraind.:** Überempfindlichkeit gegen den Wirkstoff od. einen der sonstigen Bestandteile; cave: linksventrikuläre systol. Herzinsuffizienz, interstitielle Lungenkrankheit, hochgradige Nieren- od. Leberfunktionsstörung u. a.; Interaktion mit starken CYP3A4-Hemmern (z. B. Ketoconazol, Clarithromycin, Protease-Hemmer); **UAW:** in Komb. mit Capecitabin u. a. gastrointestinal (v. a. Diarrhö, Übelkeit, Erbrechen), Hand-Fuß-Syndrom, Hautausschlag; cave: Anaphylaxie.

Larrey-Hernie (Dominique-Jean L., Chir., Paris, 1766–1842; lat. hernia Bruch) *f*: (engl.) *Larrey's hernia*; durch die Larrey-Spalte hindurchtretende parasternale Zwerchfellhernie*.

Laryngo|pathia gravidarum *f*: (engl.) *Laryngopathia gravidarum*; seltene schwangerschaftsbedingte Veränderung der Laryngealfunktion inf. ödematöser Anschwellung der Epiglottis u. Stimmlippen; gelegentl. mit Präeklampsie (s. Schwangerschaftserkrankung, hypertensive) assoziiert; **Histol.:** submuköse entzündl. Reaktion mit Anreicherung von Lymphozyten u. Plasmazellen sowie kapilläre Dilatation; **Sympt.:** Heiserkeit, Dyspnoe u. Odynophagie unmittelbar vor der Geburt od. früher in der Schwangerschaft; **Progn.:** spontane Rückbildung nach der Entbindung. Vgl. Rhinopathia gravidarum.

LASH: Abk. für **la**paroskopische **s**uprazervikale **H**ysterektomie; subtotale Hysterektomie* über laparoskop. Zugang; zervixerhaltend, mit Resektion der Transformationszone; mit od. ohne Adnexektomie. **Voraussetzungen:** u. a. unauffälliger zytologischer Abstrich der Zervix, Ausschluss (prä-)maligner Endometriumveränderungen, Ausschluss retrozervikaler od. rektovaginaler Endometriose u. von Zervixmyomen; postoperativ weiterhin geringe Menstruationsblutung mögl. u. zytolog. Kontrollen der Zervix erforderlich. Vor- u. Nachteile gegenüber anderen Hysterektomieverfahren: s. Hysterektomie (Tab. 2 dort).

Latero|positio uteri (lat. lateralis seitlich; positio Stellung, Lage) *f*: s. Positio uteri.

Latex|test *m*: (engl.) *latex agglutination test*; Latexagglutinationstest; immun. Methode zum Nachw. antigener Substanzen (z. B. Antistreptolysine, Antistaphylolysin, CRP, HCG, IgM) durch eine bei Antigen*-Antikörper-Reaktion erfolgende Agglutination von Latexpartikeln, die mit Testantigenen bzw. spezif. Testantikörpern beladen wurden.

Laufe-Zange: (engl.) *Laufe's forceps*; nicht mehr verwendete Form der Geburtszange*, die als Beckenausgangszange (Divergenzzange) die Kompression des kindl. Kopfs weitgehend vermindern soll.

Lavage|zytologie *f*: (engl.) *lavage cytology*; Methode, bei der durch Spülung mit physiol. Kochsalzlösung Zellmaterial aus Hohlräumen bzw. Hohlorganen (z. B. Bronchien, Verdauungstrakt, Douglas-Raum u. Harnblase) gewonnen, aufgearbeitet u. bes. hinsichtlich Tumorzellen zytol. untersucht wird; vgl. Zytodiagnostik.

LAVH: Abk. für **l**aparoskopisch **a**ssistierte **v**aginale **H**ysterektomie*.

Lazerations|ek|tropium (gr. ἐκτρέπειν nach außen wenden) *n*: (engl.) *laceration ectropion*; übermäßige Vorwölbung der Muttermundlippen nach außen als Folge der narbigen Abheilung eines unter der Geburt entstandenen Zervixrisses*.

LBW: Abk. für (engl.) *low birthweight*; s. Neugeborenes.

Le: (serol.) Symbol für Lewis*-Blutgruppensystem.

Lebend|geburt: (engl.) *live birth*; Geburt* eines lebenden Neugeborenen*; liegt vor, wenn bei einem Kind nach der Scheidung vom Mutterleib das Herz geschlagen od. die Nabelschnur pulsiert od. die natürliche Lungenatmung eingesetzt hat (nach § 31 Absatz 1 der Verordnung zur Ausführung des Personenstandsgesetzes, Personenstandsverordnung, Abk. PStV, vom 22.11.2008, BGBl. I S. 2263, zuletzt geändert am 22.12.2010, BGBl. I S. 2255). Vgl. Totgeburt.

Lebens|abschnitte: (engl.) *stages of life*; Phasen der nachgeburtl. Entw. u. des Lebenslaufs, die unter Berücksichtigung körperl., sexueller u. psychosozialer Entwicklungsphasen in best. Altersstufen (s. Tab.) eingeteilt werden; vgl. Wachstumsperioden; Reifung; Altern.

Lebensabschnitte

Alter			Bezeichnung
Geburt	–	28. Tag	Neugeborenes
29. Tag	–	12. Monat	Säugling
2.	–	3. Lebensjahr	Kleinkind
4.	–	6. Lebensjahr	Vorschulkind
7.	–	16. Lebensjahr	Schulkind
17.	–	18. Lebensjahr	Jugendlicher
19.	–	25. Lebensjahr	junger Erwachsener
	>	26. Lebensjahr	Erwachsener
26.	–	50. Lebensjahr	Leistungsphase
51.	–	65. Lebensjahr	Rückbildungsphase
	>	66. Lebensjahr	Alterung, Senium

Lecithin/Sphingo|myelin-Quotient (gr. σφίγγειν schnüren) *m*: s. Lungenreifediagnostik, pränatale.

Lee-Hand|griff (Joseph Bolivar de L., Gyn., Chicago, 1869–1942): (engl.) *Lee's maneuver*; (gebh.) äußerer Handgriff (Druck von 2 Fingern seitl. einer großen Schamlippe am Innenrand des absteigenden Schambeinasts in die Tiefe) zur Feststellung des auf dem Beckenboden* angekommenen kindl. Kopfes.

LEEP: Abk. für (engl.) ***L**oop **E**lectrical **E**xcision **P**rocedure*; s. Konisation.

Leibes|frucht: s. Embryo; Fetus.

Leichen|schau: (engl.) *inspection of the corpse*; ärztl. Untersuchung zur Feststellung des Todes, des Todeszeitpunkts, der Todesursache u. der Todesart; **Formen: 1.** äußere L.: vollständige äußerl. Untersuchung der entkleideten Leiche bei guter Beleuchtung. Diese allgemeine L. für jeden Todesfall ist auf Länderebene in den Bestattungsgesetzen z. T. sehr unterschiedl. geregelt. Anhaltspunkte für eine nichtnatürl. od. ungeklärte bzw. ungewisse Todesart erfordern die polizeiliche Anzeige. **2.** Krematoriumsleichenschau: erfolgt vor Einäscherung durch Amtsarzt od. Rechtsmediziner; **3.** innere L.: Sektion*. Vgl. Todeszeichen; Todesbescheinigung.

Leih|mutter: Ersatzmutter*.

Leio-: Wortteil mit der Bedeutung glatt, sanft; von gr. λεῖος.

Leio|myom *n*: (engl.) *leiomyoma*; aus glatten Muskelzellen bestehendes Myom*, das scharf abgegrenzten, oft nodulären Tumor bildet; **Vork.:** z. B. als Myoma* uteri.

Leio|myo|sarkom *n*: (engl.) *leiomyosarcoma*; malignes Weichteilsarkom aus glatten Muskelzellen; **Vork.:** u. a. Uterus (s. Uterussarkom; s. Leiomyosarkom, uterines), gastrointestinal (s. Dünndarmtumor; Magentumor), Haut (von Haarbalgmuskeln ausgehend); **Path.:** meist primär maligne; selten maligne Entartung eines Leiomyoms (z. T. Deletion des RB-Tumorsuppressorgens); **Pathol.:** vielgestaltige Zellkerne u. Riesenzellen, Zellpolymorphie, Mitosereichtum; Metastasierung v. a. hämatogen. Vgl. Myom.

Leio|myo|sarkom, uterines *n*: (engl.) *uterine leiomyosarcoma*; im Uterus auftretendes Leiomyosarkom*; **Epidemiol.:** 1 % aller malignen Uterustumoren*; Auftreten meist nach 30. Lj.; Altersgipfel in 6. Lebensdekade; **Klin.:** unspezifisch; rasche Gebärmuttervergrößerung mit abnormer vaginaler Blutung; Metastasierung v. a. in die Lunge; **Einteilung:** FIGO-Stadien: s. Uterussarkom (Tab. 2 dort); **Diagn.:** meist Zufallsbefund bei Hysterektomie, makroskop. i. d. R. nicht von Leiomyom zu unterscheiden (Differenzierung durch Mitose-Index u. Atypien, s. Uterussarkom); **Ther.:** operativ; Hysterektomie, Ovarektomie, möglichst komplette Tumorentfernung; **Progn.:** hohes Rezidivrisiko (50–70 %), Fünf-Jahres-Überlebensrate bei niedrig malignem u. L. ca. 50 %.

Leisten|hoden: s. Maldescensus testis.

Leisten|kanal (lat. canalis Kanal): Canalis* inguinalis.

Leit|stelle: (engl.) *presenting part*; tiefster Punkt des vorangehenden Kindsteils in der Führungslinie* des Beckens unter der Geburt*; bei regelrechter vorderer Hinterhauptlage: kleine Fontanelle*; Parameter des Bishop*-Scores.

Leitungs|an|ästhesie (gr. ἀναισθησία Unempfindlichkeit) *f*: (engl.) *anesthetic block*; syn. Leitungsblockade; Kurzbez. Blockade; Form der Regionalanästhesie mit perineuraler Injektion eines Lokalanästhetikums; i. e. S. periphere Nervenblockade (s. u.); Applikation des Lokalanästhetikums einmalig über die Punktionskanüle (Single-shot-Verf.) od. bei Verw. eines Katheters repetitiv od. kontinuierl.; **Einteilung:** s. Lokalanästhesie (Abb. dort); **I. zentrale** (rückenmarksnahe) L.: **1.** Periduralanästhesie* (Abk. PDA); **2.** Spinalanästhesie*; **3.** kombinierte Spinal-Periduralanästhesie (Abk. CSE für engl. combined spinal and epidural anesthesia): Spinalanästhesie im Single-shot-Verf. kombiniert mit PDA über Katheter (Abk. PDK für Periduralkatheter); dadurch zusätzl. Möglichkeit zur Analgesie über den PDK bei Nachlassen der Spinalanästhesiewirkung (intra- u. postoperativ); **II. periphere** L.: elektr. Nervenstimulation (v. a. bei Plexusanästhesie) zur optimalen Position der Kanüle (Stimulationsnadel) bzw. des Stimulationskatheters od. ultraschallgesteuerte Punktion; **1.** periphere Nervenblockade: Injektion in unmittelbare Umgebung peripherer Einzelnerven; u. a. **a)** obere Extremität: u. a. N. ulnaris, N. radialis od. N. medianus durch Punktion im Ellenbogen- bzw. Handwurzelbereich; Oberst-Anästhesie; **b)** untere Extremität: u. a. N. femoralis (wie bei 3-in-1-Block, aber mit weniger Lokalanästhetikum), N. ischiadicus (z. B. von ant. od. transgluteal von post.), N. peroneus communis (Kniegelenkbereich), N. tibialis (popliteal); Fußblock; **c)** Pudendusanästhesie*; **d)** Peniswurzelblock; **e)** Interkostalblockade; **2.** Paravertebralanästhesie; **3.** vegetative Nervenblockade: i. d. R. Sympathikusblockade; **4.** Plexusanästhesie; **Kompl.:** je nach Form der L.; z. B. Blutung, Inf., Nervenschäden (direkter Nervenkontakt); **Ind.:** zur Anästhesie z. B. bei kleinen (peripheren) bzw. ambulenten Eingriffen, erwünschter Patientenmitarbeit od. erhöhtem Narkoserisiko (Vermeidung einer Narkose) bzw. i. R. der Schmerztherapie; **Kontraind.:** u. a. hämorrhag. Diathese (z. B. durch Arzneimittel) je nach Form der L. (v. a. zentrale Blockade).

Lejeune-Syn|drom (Jérôme L., Päd., Paris, 1926–1994) *n*: Katzenschrei*-Syndrom.

LEOPARD-Syn|drom *n*: (engl.) *LEOPARD syndrome*; Multiple-Lentigines-Syndrom; seltenes (mehr als 75 Fälle) angeb. Fehlbildungssyndrom mit starker Penetranz u. variabler Expressivität; **Ätiol.:** genet. heterogen; **1.** L.-S. 1: autosomal-dominant erbl. Mutation im PTPN11-Gen (Genlocus 12q24.13, allelisch zu Noonan*-Syndrom Typ 1); **2.** L.-S. 2: RAF1-Mutation (Genlocus 3p25.2); **3.** L.-S. 3: BRAF-Mutation (Genlocus 7q34); **Sympt.:** Bez. des Syndroms ergibt sich aus den Anfangsbuchstaben der 7 Hauptmerkmale: (engl.) **l**entigines (Lentigo ohne Beteiligung der Schleimhäute), **e**lectrocardiographic conduction defects (Erregungsleitungsstörung, sowie hypertrophe obstruktive Kardiomyopathie), **o**cular hypertelorism (Hypertelorismus*), **p**ulmonary stenosis (Pulmonalstenose), **a**bnormalities of genitalia (Genitalfehlbildungen: Ovarhypoplasie bzw. Hodenhypoplasie, Maldescensus testis, Hypospadie, verzögerter Pubertätseintritt, genitaler Infantilismus), **r**etardation of growth (Wachstumsverzögerungen), **d**eafness (Taubheit).

Leopold-Hand|griffe (Christian G. L., Gyn., Dresden, 1846–1911): (engl.) *Leopold's maneuvers*; 4 Handgriffe zur manuellen Untersuchung der Schwangeren (s. Abb.); **1.** Ermittlung des Fundusstands* durch flaches Auflegen beider Hände, die

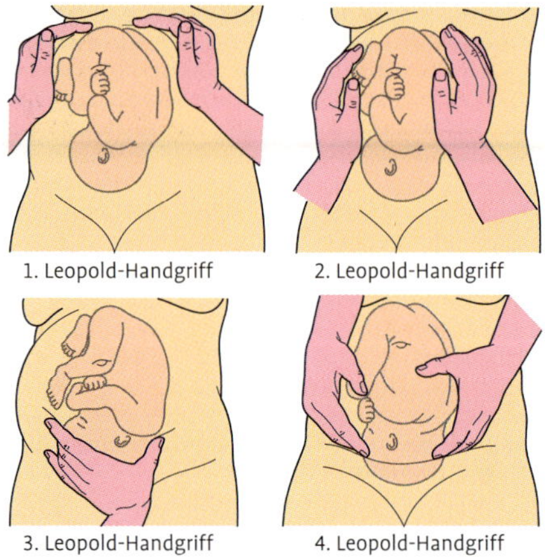

Leopold-Handgriffe [12]

sich mit den Fingerspitzen fast berühren, oberh. des Nabels u. leichtem Druck in die Tiefe; **2.** Feststellung des kindl. Rückens u. der kleinen Kindsteile* durch seitl. flaches Auflegen der Hände; **3.** Bestimmung von Lage u. Größe des vorliegenden Kindsteils durch Umgreifen in der Symphysengegend; **4.** als Ergänzung von 3. zur Feststellung des Standes des vorliegenden Teils nach Eintritt in das Becken durch flaches Auflegen beider Hände auf den Unterbauch u. vorsichtigen Druck der Fingerspitzen in die Tiefe; **5.** sog. Zusatzhandgriff; s. Zangemeister-Handgriff. Vgl. Kindslage.

Leprechaunismus *m*: (engl.) *leprechaunism*; syn. Donohue-Syndrom; seltenes (mehr als 50 Fälle) autosomal-rezessiv erbl., gynäkotropes Dysmorphiesyndrom mit Hyperinsulinämie u. Hypertrophie der Langerhans-Inseln inf. Insulin-Rezeptor-Defekts durch Mutation im entspr. INSR-Gen (Genlocus 19p13.2); Bez. erfolgte nach dem charakterist. Aussehen der Pat., das der Faungestalt der Romanfigur Leprechaun ähnelt (große weite Augen, Hypertelorismus, dysplast. lappige Ohren, Vollwangigkeit); daneben kongenitale Gynäkomastie, Hypertrophie der Klitoris u. der Labia minora sowie Kleinwuchs, psychomotor. Retardierung, Hepatosplenomegalie; fakultativ polyzystische Ovarien, Hypertrichose, Acanthosis nigricans.

Leptin *n*: (engl.) *leptin*; in Fettzellen gebildetes Proteohormon (M_r 16 000, 146 Aminosäurereste; Genlocus 7q32.1); Konz. in Serum korreliert mit Körperfettanteil u. Body*-mass-Index; während Schwangerschaft Synthese u. Sekretion auch in Plazenta; **Regulation: 1.** gesteigerte Sekretion bei Vermehrung der Fettspeicher, Überernährung, durch Hormone (z. B. Insulin, Glukokortikoide) u. Zytokine (z. B. TNF; IL-6); **2.** verminderte Sekretion bei Fasten, Abmagerung, durch Schilddrüsenhormone, Katecholamine; **Wirkung: 1.** neuroendokrine Regulation der Energiehomöostase (Körpergewicht, Hunger, Sättigung) über Bindung an Leptin-Rezeptoren im Hypothalamus*; bei hoher Serumkonzentration von L. Hemmung der Freisetzung von AgRP u. Neuropeptid Y sowie Stimulation der Synthese von TRH, Proopiomelanocortin u. GnRH* u. damit Sättigungsgefühl; **2.** Einfluss auf Reproduktion u. Immunmodulation: bei Leptinmangel sinkende Serumkonzentration von Schilddrüsen- u. Sexualhormonen; **klin. Bedeutung:** bei Adipositas* meist Hyperleptinämie mit zentraler u./od. peripherer Leptinresistenz; absoluter L.- bzw. L.-Rezeptoren-Mangel (sehr selten) durch homozygote (rezessiv erbl.) Mutationen (extreme Adipositas mit unstillbarer Esssucht u. endokrinen Störungen). Vgl. Adipokine.

Letal|faktor *m*: (engl.) *lethal gene*; (genet.) Mutation*, die dazu führt, dass die Entw. der Zygote gestört ist u. das fortpflanzungsfähige Alter nicht erreicht wird; kann vor dem Geburtstermin zum Absterben der Zygote führen (embryonaler od. fetaler L.), in seltenen Fällen auch zw. Geburt u. Erreichen der Fortpflanzungsfähigkeit (postfetaler L.); kann dominant od. rezessiv erbl. sein; L. sind z. T. Genmutationen, jedoch häufiger als andere Mutationen mit sichtbaren Chromosomenveränderungen, z. B. Stückverlusten (s. Chromosomenaberration), verbunden. Vgl. Krankheitsanlage.

Letrozol (INN) *n*: (engl.) *letrozole*; Aromatase*-Hemmer zur p. o. Anw., der Östrogenbiosynthese hemmt; **Ind.:** als Zytostatikum* bei Östrogen-Rezeptor-positivem Mammakarzinom* bei Frauen in der Postmenopause: **1.** als adjuvante Ther., auch als erweiterte adjuvante Ther. (nach vorheriger Standardtherapie mit Tamoxifen >5 Jahre); **2.** bei Diagnose im fortgeschrittenen Stadium als First-line-Therapie; **3.** nach Rezidiv od. Progression der Erkr. bei Frauen, die zuvor mit Antiöstrogenen behandelt wurden.

Leucinose *f*: Ahornsirupkrankheit*.

Leuko|malazie, periv|entrikuläre *f*: (engl.) *periventricular leucomalacia*; neonatale Erkr. mit hypox.-ischäm. bedingter typ. Läsion der Substantia alba im Bereich um die Hirnventrikel (insbes. dorsolateral des post. Anteils der Seitenhörner) inf. funkt. Unreife der periventrikulären Vaskularisation u. Vulnerabilität dort; **Vork.:** Frühgeborene*; **Diagn.:** **1.** zerebrale Ultraschalldiagnostik: initial Areale mit Echogenitätsvermehrung, später im Verlauf pseudozyst. Läsionen (vgl. Zyste), nach Mon. Gliose; **2.** MRT bei diffuser p. L.; **Progn.:** abhängig von Lok. u. Ausmaß; vgl. Hirnschaden, frühkindlicher. Vgl. Blutung, periventrikuläre.

Leuko|plakia (gr. πλάξ, πλακός Platte, Fläche) *f*: s. Leukoplakie.

Leuko|plakia portionis *f*: (engl.) *leukoplakia of the portio*; oft multipel auftretende Leukoplakie* an der Portiooberfläche (iodnegativ); als zarte L. p. harmlos, als grobe, ohne Essigsäureanwendung erkennbare L. p. über Schleimhautniveau verdächtiger Befund i. R. einer Kolposkopie*.

Leuko|plakie *f*: (engl.) *leukoplakia*; sog. Weißschwielenkrankheit; Bez. für weiße, nicht abwischbare flache od. papillomatöse Schleimhautveränderungen; **Pathol.:** Hyperkeratose u. Akanthose mit zellulären u. epithelialen Atypien sowie vermehrten od. atyp. Mitosen (In-situ-Karzinome); Übergang in invasives Plattenepithelkarzinom* (v. a. verruköse Formen) möglich; **Urs.:** **1.** idiopathisch (L. i. e. S.); **2.** chron. exogene Reizeinwirkung (mechanische, physik. u. chem. Noxen, insbes. Nicotin- u. Alkoholkonsum); **3.** i. R. von erbl. od. erworbenen systemischen Erkr., z. B. Dyskeratosis* congenita, Naevus spongiosus albus mucosae, Darier-Krankheit, Lichen ruber planus, Haarleukoplakie, chronischer diskoider Lupus erythematodes, Tuberculosis cutis luposa, tertiäre Syphilis*; **Diagn.:** Probeexzision; **Ther.:** chir. Exzision, Laser- od. Kryochirurgie; regelmäßige Kontrollen.

Leukor|rhö *f*: (engl.) *leucorrhea*; auch Weißfluss; vermehrte Bildung von nicht entzündl., weißl. Scheidensekret; **Vork.:** v. a. bei jungen Mädchen (meist inf. Östrogenmangels). Vgl. Fluor genitalis.

Leuko|zyten|anti|gene *n pl*: (engl.) *leukocyte antigens*; antigene Strukturen auf der Leukozytenmembran, u. a. HLA-Klasse-I- u. -II-Moleküle (s. HLA-System), Rezeptoren od. Adhäsionsmoleküle, meist i. R. der CD-Nomenklatur benannt; **klin. Bedeutung:** Induktion der Bildung von Leukozytenantikörpern*. Vgl. HNA-System.

Leuko|zyten|anti|körper: (engl.) *leukocyte antibodies*; gegen Antigene auf Leukozyten (HLA*-System od. HNA-System) gerichtete agglutinierende od. lysierende (komplementbindende) Antikörper*; **klin. Bedeutung:** L. gegen Oberflächenproteine von neutrophilen Granulozyten (u. a. Allotypen des Fc-Rezeptors gegen IgG); **1.** bei Bluttransfusion Übertragung von HLA- od. HNA-Alloantikörpern des Spenders durch Plasma (TRALI); **2.** neonatale Isoimmunneutropenie des Neugeborenen durch mütterl. (diaplazentar übertragene) L. gegen kindl. Granulozyten (s. Neutropenie, angeborene); **3.** primäre u. sekundäre Autoimmunneutropenie durch Autoantikörper v. a. gegen HNA-1a-Antigen; **4.** Autoantikörper gegen zytoplasmatische Komponenten der Granulozyten: s. ANCA.

Leuko|zyt|urie *f*: (engl.) *leucocyturia*; vermehrt Ausscheidung von Leukozyten im Harn (>5–10 Leukozyten/μl); **Vork.:** bei Harnwegsinfektion*, Nephropathie od. Tumor; **Nachw.:** Schnellnachweis mit Teststreifen (Nachweisgrenze 20 Leukozyten/μl); mikroskop. (s. Harnuntersuchung, Stansfeld-Webb-Verfahren); Windeltest.

Leupro|relin (INN) *n*: (engl.) *leuproreline*; GnRH*-Rezeptor-Agonist; **Ind.:** Endometriose*, Myoma* uteri (präoperativ), hormonabhängiges fortgeschrittenes Prostatakarzinom, Pubertas praecox. Vgl. Zytostatika.

Levator (lat. levare emporheben) *m*: Heber; z. B. M. levator ani.

L

Leventhal-Syn|drom (Michael L., Gyn., Chicago, 1901–1971) *n*: Stein-Leventhal-Syndrom; s. Ovarialsyndrom, polyzystisches.

Levo|nor|gestrel (INN) *n*: (engl.) *levonorgestrel*; syn. D-Norgestrel; stark wirkendes Gestagen*; **Ind.:** hormonale Kontrazeption*.

Levo|nor|gestrel-IUS: Kurzbez. für Levonorgestrel-**I**ntra**u**terin**s**ystem; Intrauterinsystem als Komb. von hormonaler Kontrazeption* u. Intrauterinpessar* (Abk. IUP) mit Freisetzung von Levonorgestrel, das die Vorteile von hormonaler Kontrazeption u. IUP verbindet (sog. Hormonspirale); **Wirkungsmechanismus:** Atrophisierung des Endometriums, Verdichtung des Zervixschleims; Pearl-Index: 0,1; auch therap. Anw. bei Hypermenorrhö*.

Lewis-Blut|gruppen|system *n*: (engl.) *Lewis blood group system*; Symbol Le; Blutgruppensystem aus lösl. Glykolipiden im Serum, die sich sekundär an die Erythrozyten anlagern; der Vererbungsmodus ist ungeklärt; es bestehen Beziehungen zum Sekretorsystem u. dem ABNull-Blutgruppensystem, wodurch beim Erwachsenen mehrere antigene Determinanten (Le^a, Le^b, Le^c, Le^d) u. Phänotypen zustande kommen. An den Erythrozyten Neugeborener ist meist nur Le^x-Ag als gemeinsamer Bestandteil von Le^a u. Le^b nachweisbar, deren endgültige Ausprägung innerh. der ersten Lebensjahre erfolgt, wobei Le^b etwa vom 6. Lj. an bei ca. 72 % der Europäer, Le^a dagegen mit zunehmendem Alter seltener nachweisbar wird. **Nachw.:** Le-Antigene sind serol. nur schwer nachzuweisen (v. a. mit indirektem Antiglobulintest, Supplement- u. Enzymtests). **Bedeutung:** Le-Antikörper kommen rel. häufig vor, v. a. als Kältehämagglutinine der Klasse IgM (klin. unbedeutend) insbes. bei Individuen mit dem Phänotyp Le (a-b-) sowie passager während Schwangerschaften mit Lewis-Inkompatibilität (werden als Urs. für habituelle Aborte diskutiert). Komplementbindende Le-Antikörper können hämolyt. Transfusionszwischenfälle auslösen, was i. d. R. durch Infusion von ca. 200 ml Spenderplasma vor Bluttransfusion verhindert werden kann (Neutralisation der Ak in vivo); transfundierte Erythrozyten verlieren innerh. von Tagen die lösl. Le-Antigene des Spenders u. nehmen die Le-Eigenschaft des Empfängers an. Vgl. Blutgruppen.

Leydig|zell-In|suffizienz (Franz von L., Anat., Würzburg, Bonn, 1821–1908; sufficiens hinreichend, genügend) *f*: (engl.) *Leydig-cell insufficiency*; unzureichende inkretor. Hodenfunktion mit verminderter Testosteronproduktion in den Leydig-Zwischenzellen; **Vork.:** u. a. bei Hypogonadismus*, Altershypogonadismus des Mannes, Hodenatrophie*, adrenogenitalem Syndrom*, Pasqualini-Syndrom; **Diagn.:** HCG*-Test.

Leydig-Zell|tumor (Franz von L., Anat., Würzburg, Bonn, 1821–1908) *m*: s. Androblastom.

LGA: Abk. für (engl.) ***l**arge for **g**estational **a**ge*; s. Neugeborenes, hypertrophes.

LH: Abk. für **l**uteinisierendes **H**ormon; (engl.) *LH (luteinizing hormone)*; in basophilen Zellen des Hypophysenvorderlappens gebildetes Gonadotropin; identisch mit ICSH beim Mann; **Grundstruktur:** Glykoprotein (M_r 28 000, 22 % Kohlenhydratanteil); Aufbau aus einer unspezif. α-Untereinheit (M_r 10 700, ident. zu der von HCG*, FSH* u. TSH*) u. einer spezif. β-Untereinheit (M_r 12 700), die immunogen wirkt u. (nur in Komb. mit der α-Untereinheit) für die biol. Wirkung verantwortlich ist; **Regulation:** Kontrolle der Ausschüttung durch GnRH* sowie Estradiol* u. Progesteron*; Hemmung der Sekretion durch erhöhte Prolaktinspiegel; **Wirkung:** (über Hormon*-Rezeptoren an Interstitialzellen der Keimdrüsen) Auslösung von Follikelreifung u. Ovulation; Entw. u. Funktion des Corpus* luteum (Synthese von Östrogenen* u. Progesteron*); beim Mann Wachstum der Leydig-Zwischenzellen des Hodens u. Androgensynthese.

LHRH: Abk. für **l**uteinisierendes **H**ormon-**R**eleasing-**H**ormon; GnRH*.

LHRH-A|gonisten (gr. ἀγωνιστής Wettkämpfer) *m pl*: GnRH*-Agonisten.

LHRH-Test *m*: GnRH*-Test.

Liberine *n pl*: syn. Releasing-Faktoren; s. Releasing-Hormone; s. Hypothalamus-Hypophysen-System (Abb. dort).

Libido (lat. Lust) *f*: **1.** (engl.) *libido, sexual desire*; Libido sexualis; (psychol./sexualwissenschaftl.) Bez. für sexuelle Appetenz; s. Sexualtrieb; **2.** (psychoanalyt.) Bez. (Freud) für die best. Triebmanifestationen begleitende psych. Energie; vgl. Trieb.

Lichen sclerosus *m*: (engl.) *lichen sclerosus*; syn. Weißfleckenkrankheit; früher Lichen sclerosus et atrophicus; seltene, chronisch entzündl. Bindegewebeerkrankung der Haut mit rundl., porzellanweißen, linsengroßen, atroph. erscheinenden Arealen, die zu größeren Herden konfluieren u. follikuläre Hyperkeratosen zeigen können; **Ätiol.:** unbekannt, vermutl. Autoimmunmechanismen; **Histol.:** epidermale Atrophie; hyalinisierte, zellarme papilläre Dermis; **Epidemiol.:** gehäuft bei Frauen nach der Menopause; Auftreten in jedem Lebensalter möglich; **Klin.:** **1.** genitaler L. s. (ca. 90 %): **a)** L. s. vulvae: Pruritus, häufig Dyspareunie; im fortgeschrittenen Stadium Verlust der kleinen Labien, Labiensynechien, Stenose des Introitus vaginae; **b)** L. s. penis: Verhärtung u. Verengung (Phimose*) der Vorhaut, weißl. Verfärbung der Eichel (Balanitis xerotica obliterans), des inneren Vorhautblatts, Verdickung, Schrumpfung des Frenulums, Pruritus; **2.** extragenitaler L. s. (ca. 10 %); atrophische porzellanweisse Plaques mit follikulären Keratosen, v. a. an Nacken, Rücken; **Kompl.:** Rhagaden, Blutungen; bei genitalem L. s. Meatusstenose; Risikofaktor für Plattenepithelkarzinom; **Diagn.:** klinisch; gesicherte Diagn. nur durch Biopsie; **Ther.:** **1.** operativ (Therapie der Wahl bei genitalem L. s.): Laservaporisation (L. s. vulvae), Zirkumzision (L. s. penis); ggf. Meatotomie; **2.** Pharmakotherapie: bei vulvärem L. s. lokal

Glukokortikoide (1. Wahl, z. B. Clobetasolpropionat, Hydrokortison) od. Calcineurin-Inhibitoren (2. Wahl, z. B. Tacrolimus, Pimecrolimus); additiv ggf. östrogen- bzw. testosteronhaltige Cremes, Balneophotochemotherapie, Teilbäder mit Zubereitungen aus Haferstroh; **Progn.:** ohne wirksame Ther. jahrelang schubartiger u. progredienter Verlauf; bei Kindern meist spontane Remission; Wahrscheinlichkeit der malignen Entartung bei Frauen <5 %, bei Männern nur Einzelfälle.

Li-Fraumeni-Syn|drom *n*: (engl.) *Li-Fraumeni syndrome*; familiäres Krebssyndrom* mit Auftreten solider Tumoren (auch im ZNS, Astrozytom) im Kindesalter in Familien, in denen auch bei anderen Familienmitgliedern <45 Jahre gehäuft Tumoren (z. B. Mammakarzinom, Knochen-, ZNS-, Lungentumoren, ALL, AML u. typischerweise Nierenrindenkarzinome) vorkommen; meist mit Mutation des Tumorsuppressorgens* p53 verbunden. Vgl. HNPCC.

Ligamentum cardinale *n*: mit glatter Muskulatur durchsetzte Bindegewebezüge an der Basis des Ligamentum* latum uteri zur Cervix uteri.

Ligamentum in|fundibulo-pelvicum *n*: Ligamentum* suspensorium ovarii.

Ligamentum latum uteri *n*: Bauchfellduplikatur von den Seitenkanten des Uterus zur seitl. Beckenwand; vgl. Mesometrium; Mesosalpinx; Mesovarium.

Ligamentum ovarii proprium *n*: Eierstockband, entstanden aus der kaudalen Keimdrüsenfalte. Extremitas uterina ovarii ↔ Tubenwinkel des Uterus; in der Hinterwand des Lig. latum uteri.

Ligamentum pubicum inferius *n*: Band am Unterrand der Symphyse.

Ligamentum pubicum superius *n*: Cooper-Band, Ligamentum pectinale; Verstärkung des Periost am oberen Schambeinkamm (Pecten ossis pubis); am Oberrand der Symphyse quer verlaufend; **klin. Bedeutung:** Fixierung der Vaginalfaszie am L. p. s. bei Burch-Cowan-Operation; vgl. Kolposuspension.

Ligamentum pubo|vesicale *n*: paarige Verstärkungszüge der Fascia superior diaphragmatis pelvis von der Hinterfläche der Schambeinäste zur Harnblase ziehend (vgl. Fascia pelvis); entspricht beim Mann dem Lig. puboprostaticum.

Ligamentum suspensorium clitoridis *n*: Symphyse ↔ Rücken der Klitoris.

Ligamentum sus|pensorium ovarii *n*: syn. Ligamentum infundibulo-pelvicum; Bauchfellfalte von der Extremitas tubaria des Eierstocks zur seitl. Beckenwand aufsteigend; enthält die Vasa ovarica; entwicklungsgeschichtl. aus dem kranialen Keimdrüsenband entstanden.

Ligamentum teres uteri *n*: Ligamentum rotundum; Verlauf vom Uterus-Tuben-Winkel in die Vorderwand des Ligamentum* latum uteri durch den Canalis inguinalis in das Bindegewebe der großen Schamlippen; entwicklungsgeschichtlich aus dem kaudalen Keimdrüsenband entstanden.

Ligamentum umbilicale medianum *n*: Chorda urachi; bindegewebiger Rest des obliterierten Urachus; vom Blasenscheitel in die Plica umbilicalis mediana an der vorderen Bauchwand zum Nabel.

Liley-Zonen (gr. ζώνη Gürtel, Streifen) *m*: s. Fruchtwasser-Spektrophotometrie (Abb. dort).

Linea arcuata ilii (lat. linea Linie) *f*: schräg von hinten oben nach vorn unten verlaufende Linie am Darmbein an der Grenze zwischen großem u. kleinem Becken*.

Linea arcuata vaginae musculi recti abdominis *f*: auch Linea arcuata Douglasi; unterer bogenförmiger Rand des hinteren Blatts der Rektusscheide unterh. des Nabels; meist nicht scharf begrenzt.

Linea fusca *f*: (engl.) *fusca line*; stark pigmentierter Hautbereich über der Linea alba; **Vork:** v. a. in der Schwangerschaft.

Linea terminalis *f*: s. Becken.

Lipo|dys|trophie, pro|gressive *f*: Berardinelli*-Seip-Syndrom.

Lipo|mastie *f*: s. Pseudogynäkomastie.

Lipo|matosis dolorosa *f*: Dercum*-Krankheit.

Lippen-Kiefer-Gaumen|spalte: (engl.) *cleft lip-alveolus-palate, cheilognathopalatoschisis*; sog. Wolfsrachen; angeb. Spalte im gesamten Gaumen (primärer u. sekundärer Gaumen einschließl. Velum palatinum); vgl. Gaumenspalte.

Lippen|spalte: (engl.) *cleft lip*; Cheiloschisis, Labium fissum; sog. Hasenscharte; Fehlbildung im Bereich der Oberlippe, im Allg. seitl. der Mittellinie (ein- od. beidseitig) od. selten als mediane L. in Ober- od. Unterlippe, häufig in Komb. mit Kiefer- u. Gaumenspalte; **Ätiol.:** multifaktoriell gestörte Mesenchymnivellierung; **Ther.:** operativ; der Eingriff erfolgt bei einem gesunden Säugling meist zwischen 3. u. 6. Lebensmonat. Vgl. Gesichtsspalten.

Liquor amnii *m*: s. Fruchtwasser.

Listeria|agglutination (Sir Joseph L., engl. Chir., 1827–1912; lat. agglutinare anheften) *f*: (engl.) *Listeria agglutination*; serol. Reaktion zum Nachw. von Agglutininen im Patientenserum bei Verdacht auf Listeriose* (Titer über 1 : 320 verdächtig) bzw. zur Identifizierung verdächtiger Bakterienkolonien mit spezif. agglutinierenden Immunseren. Vgl. Widal-Reaktion.

Listeria mono|cyto|genes (Sir Joseph L., engl. Chir., 1827–1912) *f*: (engl.) *Listeria monocytogenes*; für den Menschen pathogene Species der Gattung Listeria mit versch. Serotypen; **Morphol.:** grampositive, sporenlose Stäbchen; peritrich begeißelt, z. T. kokkoid; **Vork.:** ubiquitär, v. a. in mit tier. Ausscheidungen verunreinigtem Wasser u. im Boden; Übertragung durch engen Kontakt mit Vieh u. Haustieren, Verzehr von Weichkäse aus nichtpasteurisierter Milch; diaplazentar übertragbar; Inf. des Menschen kann sich in unterschiedl. Krankheitsbildern manifestieren (s. Listeriose); **Nachw.:** mikroskop. u. kulturell; Nachw. von O-(Körper-) u. H-(Geißel-)Antigenen; Antikörpernachweis im Serum von zweifelhaftem diagn.

L

Wert; direkter Nachweis (u. a. aus Blut, Liquor od. anderen physiol. sterilen Substraten od. Abstrichen von Neugeborenen) meldepflichtig nach § 7 IfSG.

Listeriose (Sir Joseph L., engl. Chir., 1827–1912) *f*: (engl.) *listeriosis*; Zoonose (Rind, Schaf, Ziege, Schwein, Hühner, Nager), selten auf Menschen übertragen; **Err.:** Listeria* monocytogenes; **Übertragung:** durch kontaminierte Lebensmittel, fäkal-oral od. direkten Kontakt; diaplazentar; **Inkub.:** 1–3 Tage bis zu Wochen; **Häufigkeit:** Deutschland (2011): ca. 340 gemeldete Infektionen (nach Referenzdefinition des RKI), Inzidenz 0,4 : 100 000; konnatale Infektionen: ca. 30–40/Jahr; **Klin.: 1.** bei Erwachsenen häufig stumme Infektion; bei bes. Disposition (Rekonvaleszenz, Schwangerschaft, Immunsuppression) evtl. Fieber, Muskelschmerzen, Erbrechen, Diarrhö u. eitrige Meningoenzephalitis, lokal als Keratokonjunktivitis, Arthritis od. Endokarditis; bei Schwangeren häufig als aszendierende Harnwegsinfektion od. Myometritis; selten sept. Bild mit Hepatosplenomegalie; **2.** Pränatalinfektion*: bei Infektion während der letzten Schwangerschaftswochen Fetopathie*; evtl. Tot- od. Frühgeburt durch hämatogene Streuung der Err. im gesamten kindl. Organismus (Sepsis); bei Neugeborenen inf. Überschwemmung des Körpers mit Erregern u. granulomatöser Gewebereaktion in Haut u. inneren Organen (Bakterienembolien; sog. Granulomatosis infantiseptica) papulöse Effloreszenzen der Haut, Meningoenzephalitis (u. a. epilept. Anfälle, Erbrechen, Benommenheit, Atemstörung bis Atemstillstand; Liquorbefund) u. Hepatosplenomegalie evtl. mit Icterus gravis prolongatus; **Diagn.: 1.** Pränataldiagnostik: Erregernachweis im Fruchtwasser (Amniozentese); in der Ultraschalldiagnostik evtl. Hydramnion; **2.** Bakteriennachweis in Stuhl, Harn, Nasen-, Rachen-, Vaginalabstrich, Blut od. Liquor des Kindes, evtl. im Mekonium od. im Fruchtwasser (schmutzig gefärbt) bzw. in Harn, Blut, Lochien od. Abrasionsmaterial bei der Mutter durch Anzucht od. PCR; **Ther.:** frühzeitig beginnen, Neugeborene auch bei klin. Verdacht behandeln; 14 Tage Amoxycillin kombiniert mit Aminoglykosid, alternativ Cotrimoxazol; evtl. zusätzlich Rifampicin; **Progn.:** Letalität bei Neugeborenen ca. 30–50 %, bei Erwachsenen bis zu 30 %, häufig Spätschäden (geistige Entwicklungsstörungen).

Lisurid (INN) *n*: (engl.) *lisurid*; Dopamin*-Rezeptor-Agonist mit zusätzl. hoher Affinität zu Serotonin-Rezeptoren; **Ind.:** Abstillen, Prolaktinom, Galaktorrhö, Amenorrhö, Akromegalie, Parkinson-Syndrom (Komb. mit Levodopa); **UAW:** Übelkeit, Schwindel, selten Schlafstörungen, Muskelschwäche.

Litzmann-Ob|liquität (Karl K. L., Gyn., Kiel, 1815–1890) *f*: s. Asynklitismus.

LLETZ: Abk. für (engl.) ***L****arge* ***L****oop* ***E****xcision oft the* ***T****ransformation* ***Z****one*; s. Konisation.

LN: Abk. für **l**obuläre **N**eoplasie; s. Mammatumoren; Mammakarzinom.

Lobus glandulae mammariae *m*: (engl.) *lobe of mammary gland*; Drüsenlappen der weibl. Brust; 15–20 in jeder Mamma.

Lochien (gr. λοχεῖα Wöchnerin) *fpl*: (engl.) *lochia*; sog. Wochenfluss; physiol. uterine Wundsekretion nach der Geburt; inf. bakt. vaginaler Besiedlung (s. Scheidenflora) mit sehr hoher Keimzahl; **Einteilung: 1.** Lochia cruenta (Lochia rubra): blutige L. in den ersten 3–4 Tagen p. p.; **2.** Lochia fusca: bräunl. L. über einige Tage am Ende der ersten Woche p. p; **3.** Lochia flava: gelbl. L. am Ende der zweiten Woche p. p; **4.** Lochia alba: weißl. L. nach 3–6 (im Allg. Abschluss der Wundheilung) Wochen p. p.; vgl. Lochiometra.

Lochio|metra (gr. μήτρα Gebärmutter) *f*: (engl.) *lochiometra*; Lochialstau; Stauung der Lochien* in der Gebärmutter; **Klin.:** verminderte u. fötide Lochien, (sub-)febrile Temp.; unzureichende Involutio uteri (vgl. Fundusstand, Abb. dort); **Kompl.:** Endometritis* durch Scheidenbakterien (v. a. Streptokokken, Enterokokken); **Ther.:** bei Zervixstenose Zervixdilatation, bei Infektion Antibiotika; evtl. Kürettage.

Locus (lat. Ort) *m*: (engl.) *locus*; (genet.) Genlocus*; Genort bzw. über einen genetischen Marker eindeutig definierter Ort auf einem Chromosom* (auch zwischen Genen).

Löffel|hand: (engl.) *spoon hand*; Fehlbildung mit Syndaktylie der Finger, z. B. bei Apert*-Syndrom.

Löffel, scharfer: (engl.) *sharp spoon*; (chir.) löffelartiges Instrument mit scharfen Rändern, z. B. zum Auskratzen von Wucherungen, zur Kürettage* od. Gewinnung von Spongiosa.

Lövset-Arm|lösung (Jörgen L., Gyn., Bergen): (engl.) *Lövset's maneuver*; (gebh.) Verf. der Manualhilfe* zur Armlösung bei Beckenendlage*; **Prinzip: 1.** Drehung des am Becken umfassten Kindes unter Zug um 180° nach vorn, wobei der nach vorn gebrachte Arm meist von selbst frei kommt; **2.** schraubenförmige Rückdrehung um 180°, wobei der nach hinten gebrachte Arm meist von selbst frei kommt (s. Abb.); anschl. Veit*-Smellie-Handgriff zur Entw. des Kopfs.

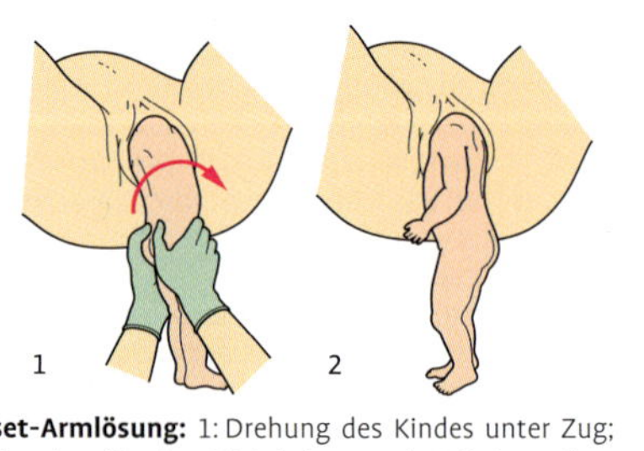

Lövset-Armlösung: 1: Drehung des Kindes unter Zug; 2: schraubenförmige Rückdrehung mit Befreiung des Arms [12]

-log: Wortteil mit der Bedeutung Wort, Lehre; von gr. λόγος.

Lokal|an|ästhesie (gr. ἀναισθησία Unempfindlichkeit) *f*: (engl.) *local anesthesia*; Abk. LA; örtl. Betäubung; Form der Anästhesie durch Lokalanästhetika zur temporären örtl. begrenzten Schmerzausschaltung bei Op. od. Schmerztherapie; i. d. R. postoperativ andauernde Analgesie (Vorteil); im Gegensatz zur Narkose ohne Einfluss auf das Bewusstsein; **Formen:** s. Abb.; **1.** Oberflächenanästhesie*; **2.** Infiltrationsanästhesie*. **3.** Regionalanästhesie. Vgl. Stand-by.

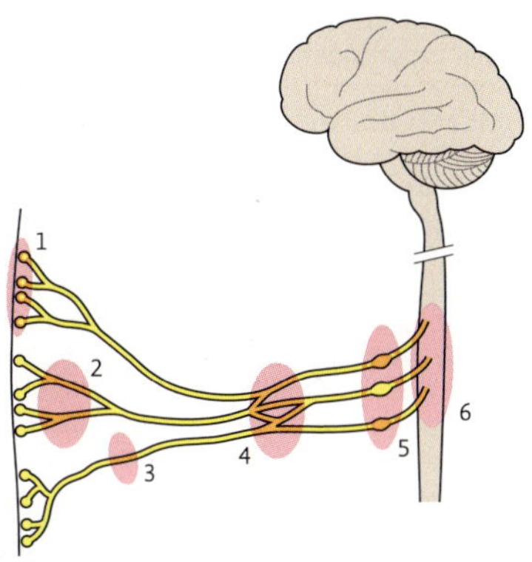

Lokalanästhesie: Blockade sensibler Nervenbahnen; Größe des anästhesierten Körperareals (distal der Blockade) je nach Lok.: maximal bei zentraler (rückenmarksnaher) Blockade; 1: Oberflächenanästhesie (kleines Areal); 2: Infiltrationsanästhesie (größere Fläche); 3–6: Leitungsanästhesie (Form der Regionalanästhesie); periphere Leitungsanästhesie (3–5), z. B. als periphere Nervenblockade (3), Plexusanästhesie (4) od. Paravertebralanästhesie (5); zentrale Leitungsanästhesie (6), z. B. als Spinalanästhesie

Loop-Ex|zision (engl. loop Schlinge) *f*: s. Konisation.

LOS: Abk. für (engl.) ***l**ate-**o**nset **s**epsis*; s. Neugeborenensepsis.

Low-dose-Heparinisierung (engl. low dose niedrige Dosis): s. Heparinisierung.

L/S-Quotient *m*: Kurzbez. für **L**ecithin/**S**phingomyelin-Quotient; s. Lungenreifediagnostik, pränatale.

LSR: Abk. für **L**abyrinth**s**tell**r**eflex*.

LTH: Abk. für **l**ak**t**otropes **H**ormon; Prolaktin*.

Lu: **1.** (serol.) Abk. für **Lu**theran*-Blutgruppensystem; **2.** (chem.) Symbol für **Lu**tetium.

Lubrikanzien (lat. lubricare schlüpfrig, glatt machen) *n pl*: **1.** (engl.) *lubricants*; Lubricantia, Gleitmittel; zu den Laxanzien gehörende Arzneimittel, die den Inhalt des Rektums durchweichen u. besser gleitend machen (z. B. Paraffinum (sub)liquidum); **2.** wasserlösl. L. zum Einführen von Kathetern od. Magensonden (mit Zusatz von Lokalanästhetika u. Desinfektionsmitteln), auch zur Verbesserung der vaginalen Lubrikation bei Dyspareunie* od. beim Gebrauch von Präservativen (ggf. mit Zusatz von Spermiziden).

Lubrikation *f*: (engl.) *lubrication*; Transsudation einer mukoiden Substanz (sog. Gleitsubstanz) durch das Vaginalepithel* während der sexuellen Erregungsphase (s. Reaktionszyklus, sexueller); neben der Sekretion der Bartholin*-Drüsen für die Gleitfähigkeit im Introitus vaginae verantwortl. u. damit für den Vollzug des Koitus von Bedeutung. Vgl. Lubrikationsstörung.

Lubrikations|störung *f*: (engl.) *disorder of lubrication*; Störung der Lubrikation*, meist i. S. einer Verminderung od. eines Ausbleibens, die bei der Frau zu Dyspareunie* führt; **Ätiol.:** meist sexuelle Appetenz-* od. Erregungsstörung, auch diabetische Angiopathie u./od. Neuropathie u. Östrogenmangel (z. B. postklimakterisch); **Ther.:** Behandlung der Appetenz- bzw. Erregungsstörung od. der diabet. Neuro- bzw. Angiopathie; ggf. Östrogensubstitution, Lubrikanzien*.

Lücken|schädel: (engl.) *lacunar skull*; Schädel mit angeb., reversiblen Ossifikationsstörungen (Knochenlücken); Hemmungsfehlbildung; **Vork.:** oft bei Hydrozephalus* internus, Spina* bifida u. Osteogenesis imperfecta; **DD:** Akrozephalus, Syphilis*, Osteomyelitis, Rachitis*, Achondroplasie, Hirndruckschädel (Schädelknochen driften bei Hirndruck auseinander), Kuppenweichheit*.

Lues (lat. lues Seuche, Pest) *f*: Syphilis*.

LUF-Syn|drom *n*: Kurzbez. für (engl.) ***l**uteinized **u**nruptured **f**ollicle syndrome*; Bez. für Luteinisierung eines Follikels (d. h. Bildung eines Corpus* luteum) ohne stattgefundene Ovulation* bei normal verlaufenden Progesteronwerten; häufig assoziiert mit Endometriose*.

Lugol-Lösung (Jean G. L., Arzt, Paris, 1786–1851): (engl.) *Lugol's solution*; wässrige Iodiodkaliumlösung zur Färbung mikrobiol. Präparate, zur Schiller*-Iodprobe u. als Desinfiziens; **Zusammensetzung:** 5 Teile Iod, 10 Teile Kaliumiodid u. 85 Teile Wasser.

Lump|ek|tomie (engl. lump Klumpen) *f*: (engl.) *lumpectomy*; syn. Tylektomie; Form der brusterhaltenden Operation* bei Mammakarzinom*; **Prinzip:** Exzision des suspekten Knotens u. Ausräumung der axillären Lymphknoten über zweiten Zugang; postop. Strahlentherapie; **Ind.:** bei relativ zur Brust kleinem Tumor, ausgeschlossener Multizentrizität, Abstand Tumorrand–Mamille ≥2 cm u. histol. freier Umgebungsmanschette ≥1 cm.

Lunar|monat (lat. luna Mond): (engl.) *lunar month*; Mondmonat; Monat mit 28 Tagen; vgl. Schwangerschaftsdauer.

Lungen|reife|dia|gnostik, prä|natale *f*: (engl.) *prenatal lung maturity tests*; klin. nicht mehr angewendetes Verf. zur Messung von Surfactant* im Fruchtwasser als Maß für die fetale Lungenreife;

ersetzt durch standardisierte Lungenreifeinduktion*; **Formen:** **1.** dünnschichtchromatograph. Bestimmung des Verhältnisses von Lecithin zu Sphingomyelin im Fruchtwasser (sog. L/S-Quotient; >2,0 bei ausreichender Lungenreife); **2.** Messung des Surfactant/Albumin-Quotienten mit Fluoreszenzfarbstoff (FLM-II-Test); Quotient >50 mg Surfactant/g Albumin bei ausreichender Lungenreife; vgl. Fruchtwasserdiagnostik; Pränataldiagnostik.

Lungen|reife|in|duktion (lat. inductio Hineinführen) *f*: (engl.) *induced lung maturation*; syn. pharmakologische Lungenreifeförderung; pränatale Arzneimittelgabe (v. a. Glukokortikoide*, meist Betamethason od. Dexamethason) an die Mutter zur transplazentaren Stimulierung der Synthese von Surfactant* in der fetalen Lunge bei zu erwartender Lungenunreife; **Ind.:** vorzeitiger Blasensprung, unmittelbar drohende Frühgeburt; empfohlen ab 22.–34. SSW; keine wiederholte Gabe. Vgl. Surfactantmangel-Syndrom.

Lungen|reifung, fetale: (engl.) *fetal lung development*; Entwicklung des Lungengewebes von den sich aufzweigenden Bronchialknospen (6.–14. SSW) über Zwischenstadien bis zum alveolären Lungentyp (etwa ab 25.–27. SSW) mit Lungenbläschen; neben dieser Gewebereifung gehört zur f. L. die Differenzierung der Gewebezellen in verschiedenartige Zellen (Bronchialepithelzellen, Pneumozyten Typ I u. II) u. die biochem. Reifung (Produktion von Surfactant*).

Lungen|schwimm|probe: (engl.) *pulmonary docimasia*; (forens.) Prüfung der Schwimmfähigkeit der Lunge, um festzustellen, ob das verstorbene Neugeborene geatmet hat; beruht auf dem Gehalt an Minimalluft. Vgl. Magen-Darm-Schwimmprobe.

Lupus erythematodes, neo|nataler (lat. lupus Wolf) *m*: (engl.) *neonatal lupus erythematosus*; Abk. NLE; Form des Lupus erythematodes (Abk. LE) bei Kindern inf. diaplazentarer Übertragung mütterl. Autoantikörper gegen das Ro/SS-A-Antigen (Anti-Ro/SS-A-Antikörper) mit spez. Affinität zum fetalen Endokard; **Klin.:** AV-Block (meist III. Grades) in 16.–32. SSW, fetale Arrythmie inf. degenerierten AV-Knotens; reversibler kutaner NLE mit Hautveränderungen ähnl. denen bei subakutem kutanem LE (Manifestation nach UV-Strahlenexposition); Zytopenie, Hepatitis, autohämolyt. Anämie, Thrombozytopenie; Rückbildung entspr. Abbau mütterl. IgG-Antikörper in ersten 6 Mon.; **Progn.:** 50 % Letalität im 1. Lebensmonat (kardiale Komplikationen); gut mit frühzeitiger Herzschrittmacherversorgung.

Luteal|phase *f*: s. Menstruationszyklus.

Lutein|zyste *f*: (engl.) *lutein cyst*; syn. Thekaluteinzyste; bis zu 30 cm große, meist beidseitig auftretende Ovarialzyste*, die mit klarer, teilweise hämorrhag. Flüssigkeit gefüllt ist; **Vork.:** v. a. bei Mehrlingsschwangerschaft, ovarieller Überstimulation, Blasenmole*, Chorionkarzinom*; **Ätiol.:** entsteht bei verlängerter od. verstärkter Stimulation der Ovarien durch endogene od. exogene Gonadotropine (β-HCG*, wahrscheinl. auch α-HCG, α-LH, α-TSH u. α-FSH) od. durch erhöhte Sensitivität gegenüber Gonadotropinen (Hyperreactio luteinalis); Luteinisierung der Zellen in unreifen, reifen u. atretischen Follikeln u. Vergrößerung der Ovarien.

Luteo|hormon *n*: Progesteron*.

Luteom *n*: (engl.) *luteoma*; seltener, aus luteinisierten Granulosa- bzw. Thekazellen im Ovar bestehender benigner Tumor*; **Vork.:** v. a. während der Schwangerschaft; spontane Rückbildung nach Beendigung der Schwangerschaft. Vgl. Granulosazelltumor; Thekazelltumor.

luteus (lat.): gelb.

Lutheran-Blut|gruppen|system *n*: (engl.) *Lutheran blood group system*; Symbol Lu; Blutgruppensystem mit antithetischen Hauptantigenen Lu^a bzw. Lu 1 u. Lu^b bzw. Lu 2; Vererbung der Hauptantigene erfolgt autosomal-kodominant; Häufigkeit des Lu^b-Antigens bei Weißen ca. 99 %, von Lu^a-Ag in Europa 4–10 %; dominantes (vom Lu-Genlocus unabhängiges) Suppressorgen, In (Lu), hemmt neben Ausprägung von Lu-Antigenen auch die von Au^a- u. P_1-Ag; zwischen Genorten für Lu u. Se (möglicherweise auch Le) besteht eine Kopplung; **klin. Bedeutung:** Anti-In^a u. Anti-Lu^b werden nur selten gebildet u. können leichte Transfusionszwischenfälle od. einen Morbus haemolyticus neonatorum mit mildem Verlauf verursachen. Vgl. Blutgruppen.

Lutropin alfa (INN): (engl.) *lutropin alfa*; rekombinantes humanes LH*; **Ind.:** In*-vitro-Fertilisation bei Frauen mit LH- u. FSH*-Mangel zur Stimulation der Follikelreifung (in Komb. mit FSH); **UAW:** evtl. Kopfschmerz, Somnolenz.

Lyell-Syn|drom (Alan L., Dermat., Aberdeen) *n*: (engl.) *Lyell's syndrome*; syn. toxisch epidermale Nekrolyse (Abk. TEN), Syndrom der verbrühten Haut; veraltet Epidermolysis acuta toxica; Necrolysis acuta toxica; tox. epidermale Einschmelzung mit generalisierter subepidermaler Blasenbildung (s. Abb.; Nikolski-Phänomen positiv) der Haut, auch der Mund-, Nasen-, Genitoanalschleimhaut u. Konjunktiven (Erblindungsgefahr); Nagelverlust, Hypo-/Anhidrose, Meningitis, Tracheobron-

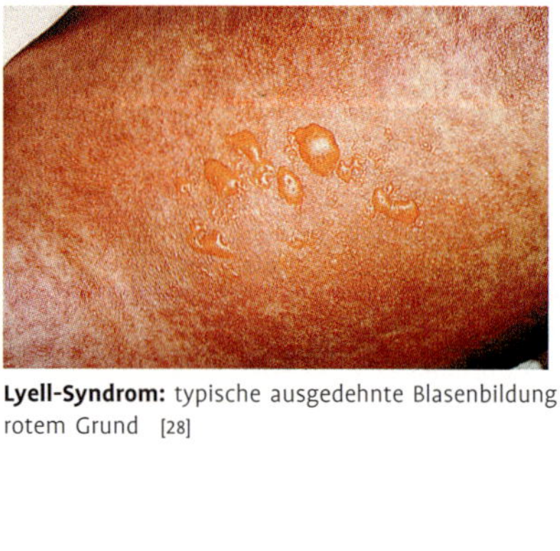

Lyell-Syndrom: typische ausgedehnte Blasenbildung auf rotem Grund [28]

chitis, Bronchopneumonie, nekrotisierende Ösophagitis, Nierenversagen; **Vork.:** tritt v. a. bei Erwachsenen, selten bei Kindern auf; schwerste Form des Stevens-Johnsons-Syndroms; **Ätiol.:** pharmak. u. a. induziert durch Sulfonamide, Antiepileptika; **Path.:** unklar; **Ther.:** Plasmapherese; sonst wie bei ausgedehnten Verbrennungen, Verhinderung von Sekundärinfektionen. Vgl. SSSS.

Lymph-: Wortteil mit der Bedeutung klares Wasser, Quellwasser; von lat. lympha.

Lymph|aden|ek|tomie *f*: (engl.) *lymphadenectomy*; syn. Lymphknotendissektion, Lymphonodektomie; op. Entfernung von Lymphknoten, isoliert od. systematisch-radikal i. R. der Diagn. (z. B. Staging*) od. der erweiterten Tumorchirurgie; **Kompl.:** bei systematisch-radikaler L. (z. B. axillär od. pelvin-paraaortal) u. a. Lymphödem, Serombildung u. Schmerzen.

Lymph|angio|leio|myo|matose *f*: (engl.) *lymphangiomyomatosis*; Systemerkrankung unbekannter Ätiol. mit diffuser Proliferation glatter Muskelzellen (myomatöse Wucherungen) im peribronchialen, perivaskulären u. perilymphat. Lungengewebe sowie in den abdominalen Lymphbahnen u. -knoten; **Vork.:** nur bei Frauen im gebärfähigen Alter; **Sympt.:** zunehmende Dyspnoe, Chylothorax, rezidiv. Pneumothorax, evtl. Myoma* uteri, Lymphödem im Bereich der Extremitäten; **Diagn.:** u. a. röntg., CT, ggf. Biopsie; **Ther.:** Gestagene* in hoher Dosierung (verhindern Fortschreiten der Krankheit, keine Heilung), evtl. Lungentransplantation.

Lymph|angiosis carcinomatosa *f*: (engl.) *carcinomatous lymphangiosis*; kontinuierl. Ausbreitung eines Karzinoms* in den Lymphgefäßen, makroskop. als feines, dem Lymphgefäßverlauf entsprechendes weißl. Netz (z. B. in der Pleura).

Lymph|drainage, manuelle (franz. drainage Entwässerung) *f*: (engl.) *lymphatic drainage*; Massageform zur Beseitigung von Lymphstauungen; **Prinzip:** unter kreisendem Druck werden ödematöse Areale von distal nach proximal massiert, fibrosklerot. Bindegewebe wird gelockert; **Ind.:** in Komb. mit komplexer physikalischer Entstauungstherapie bei Lymphödem, Ödem inf. von Operation (z. B. Armödem nach Mastektomie*), Verletzung, Erkrankungen des rheumatischen Formenkreises od. chronisch-venöser Insuffizienz.

Lymph|ödem *n*: (engl.) *lymphedema*; chron. Ödem* inf. Lymphabflussbehinderung; blasse, teigige, nur z. T. eindrückbare, schmerzfreie, regionale Schwellung (häufig im Bereich von Extremitäten, Genitale); **Urs.:** primäres od. hereditäres L. bei A- od. Hypoplasie von Lymphgefäßen; sekundäres L. z. B. bei Entz., Tumor, Filariose, nach Strahlentherapie od. op. Eingriff; L. des Armes früher häufig nach radikaler Mastektomie*; **Kompl.:** rezidiv. Erysipel; **Ther.:** manuelle u. maschinelle Lymphdrainage, evtl. Kompressionsverband. Vgl. Lymphangiopathia obliterans; Elephantiasis; Stewart-Treves-Syndrom.

Lymph|ödem, hereditäres *n*: (engl.) *hereditary lymphedema*; erbliche Hypoplasie des Lymphgefäßsystems unterschiedl. Ausprägung; **Einteilung: 1. Typ I** (syn. Nonne-Milroy-Syndrom): autosomal-dominant erbl. Mutation im FLT4-Gen (Genlocus 5q35.3), das für den vaskulären endothelialen Wachstumsfaktor-Rezeptor 3 (VEGFR3) codiert; Sympt.: angeb. ödematöse Schwellung der unteren Extremitäten ohne weitere Anomalie; **2. Typ II** (syn. Meige-Syndrom, Lymphoedema praecox): autosomal-dominant erbl. Mutation im MFH1-Gen (Genlocus 16q24.3); Sympt.: Auftreten des Ödems während der Pubertät mit entzündl. Veränderungen im Bereich der unteren Extremitäten, selten auch der Genitale, oberen Extremitäten u. im Gesicht; Exsudationen in den Pleura- u. Peritonealraum u. a. Fehlbildungen; **3.** kongenitales autosomal-rezessiv erbl. Lymphödem: pränatal beginnendes generalisiertes Lymphödem (intestinal mit Kerckring-Falten) mit hypertrophem Präputium, fazialer Dysmorpie, Chemosis u. konjunktivaler Injektion.

Lympho|granulomatosis inguinalis *f*: Lymphogranuloma* venereum.

Lympho|granuloma venereum *n*: (engl.) *lymphogranuloma venereum*; syn. Lymphopathia venerea, Lymphogranulomatosis inguinalis, Nicolas-Durand-Favre-Krankheit; durch Chlamydia* trachomatis (Serovar L_1–L_3) verursachte Geschlechtskrankheit; **Epidemiol.:** endemisch in Asien, Afrika, Südamerika u. Karibik; Vork. v. a. im 2. u. 3. Lebensjahrzehnt; **Inkub.:** 3–30 Tage; **Klin.: 1.** Lokalsymptome: **a)** 1. Stadium: Primärläsion an der Eintrittspforte (genital, rektal, oral) in Form einer kleinen, schmerzlosen, meist unbemerkt bleibenden Vesikel, Papel od. Ulzeration, die nach 10–14 Tagen spontan abklingt; **b)** 2. Stadium: nach 1–4 Wo. schmerzhafte Vergrößerung der regionalen Lymphknoten, im Genitalbereich ober- u. unterh. des Ligamentum inguinale (Furchenzeichen); weitere, zunächst einzeln abtastbare Knoten verbacken unter Einbeziehung der Haut, schmelzen ein u. sezernieren unter schlecht heilender Fistelbildung zähen Eiter; **c)** 3. Stadium: Strikturen im Bereich von Pharynx u. Trachea sowie Rektum; durch Behinderung des Lymphabflusses Entw. einer Elephantiasis* genitoanorectalis mögl.; **2.** Allgemeinsymptome: Fieber, Gelenk-, Muskel- u. Kopfschmerzen, Meningitis, Hepatitis, Konjunktivitis, Hauterscheinungen (Erythema exsudativum, Erythema nodosum); Ausheilung kann jederzeit spontan unter Bildung kleiner eingezogener Narben erfolgen; **Diagn.:** s. Chlamydia trachomatis; Meldepflicht nach § 6 IfSG bei ≥2 Erkr. mit epidemiol. Zusammenhang; **Ther.:** Doxycyclin, Tetracyclin, Azithromycin, Ofloxacin od. Erythromycin, evtl. chir. Behandlung der Elephantiasis; Partnermitbehandlung auch ohne Erregernachweis; **DD:** v. a. Syphilis*, Ulcus* molle, Pest, Tularämie, Tuberkulose, Mykosen, Malignome (einschließl.

Hodgkin-Lymphom). Vgl. Granuloma inguinale.

Lympho|pathia venerea *f*: Lymphogranuloma* venereum.

Lympho|toxin *n*: s. TNF.

Lyn|estrenol (INN) *n*: (engl.) *lynestrenol*; Gestagen*, das sich vom 19-Nortestosteron ableitet; **Ind.**: Endometriose*, funktionelle Störungen des Menstruationszyklus, Dysmenorrhö, Unterdrückung der Menstruation.

Lys-: auch Lyso-, -lyse, lyt-; Wortteil mit der Bedeutung Lösung, Auflösung, Beendigung; von gr. λύσις.

M

M.: **1.** (anat.) Abk. für Musculus; **2.** Abk. für Morbus.

Maculae caeruleae *fpl*: Taches* bleues.

Macula gonor|rhoica *f*: (engl.) *gonorrheal spot*; Rötung der Ostien der Bartholin*-Drüsen u. anderer Drüsen des Vestibulum vaginae im späten Stadium einer akuten Gonorrhö*.

Magen-Darm-Schwimm|probe: (engl.) *gastrointestinal hydrostatic test*; (forens.) Nachweis von stattgefundener Atmung bei verstorbenen Neugeborenen durch das Schwimmen von Magen u. Darm auf Wasser; vgl. Lungenschwimmprobe.

Magen-Darm-Syn|drom, funktionelles *n*: s. Abdominalbeschwerden, funktionelle.

Mager|sucht: s. Anorexia nervosa.

Magnesium *n*: (engl.) *magnesium*; chem. Element, Symbol Mg, OZ 12, rel. Atommasse 24,305; 2-wertiges Erdalkalimetall; **Funktion:** physiol. Calcium-Antagonist, Cofaktor bei enzymat. Reaktionen, z. B. Aktivator von Reaktionen, an denen ATP beteiligt ist. Die Resorption von Mg^{2+} wird durch Thyroxin (s. Schilddrüsenhormone) gefördert; eine Mg-Intoxikation kann durch Blockierung der Erregungsüberleitung im ZNS zur sog. Magnesiumnarkose führen. **Referenzbereich:** Serumkonzentration 0,75–1,1 mmol/l; vgl. Nährstoffzufuhr, empfohlene; **Ind.:** i. R. einer Elektrolyttherapie (z. B. Magnesiumacatat, Magnesiumchlorid o. a. Magnesiumsalze in Infusionslösungen), bei Hypomagnesiämie od. erhöhtem Bedarf (z. B. Schwangerschaft); best. Herzrhythmusstörungen u. antikonvulsiv bei Eklampsie (s. Magnesiumsulfat). Vgl. Referenzbereiche; Hypermagnesiämie; Chlorophyll.

Magnesium|sulfat *n*: (engl.) *magnesium sulfate*; syn. Bittersalz; Magnesium sulfuricum ($MgSO_4 \cdot 7H_2O$); **Ind.:** **1.** i. v. Anw.: Präeklampsie, Eklampsie*, neuromuskulär symptomat. Magnesiummangel (sofern p. o. Substitution nicht möglich) sowie (Off-Label-Use bei) Torsade de pointes; **2.** p. o. Anw. (als Osmolaxans): Obstipation.

Magnesium sulfuricum *n*: s. Magnesiumsulfat.

Magnus-Re|flex (Rudolf M., Physiol., Utrecht, 1873–1927) *m*: tonischer Nacken*-Extremitäten-Reflex.

Makro|globuline *n pl*: (engl.) *macroglobulins*; Globuline mit M_r >200 000; z. B. Alpha-2-Makroglobulin, Gamma-Makroglobulin (IgM-Polymer, M_r >1 000 000); vgl. Makroglobulinämie; Referenzbereiche.

Makro|glossie *f*: (engl.) *macroglossia*; abnorme Größe der Zunge; **Vork.:** z. B. bei Hypothyreose, Down-Syndrom, Wiedemann*-Beckwith-Syndrom, Mukopolysaccharid-Speicherkrankheit Typ I u. II, Akromegalie, Amyloidose, Hämangiom; akut auftretend inf. Wespenstichs, Inf. (z. B. Erysipel), bei Angioödem.

Makro|somie *f*: s. Hochwuchs.

Mal-: Wortteil mit der Bedeutung schlecht, schädlich, bösartig; von lat. malus.

-malazie: auch -malacia; Wortteil mit der Bedeutung Weichlichkeit, Krankheit; von gr. μαλακία.

Mal|de|scensus testis (lat. descensus Abstieg) *m*: (engl.) *maldescent of the testis*; ungenügende Wanderung des Hodens von kranial retroperitoneal in das Skrotum ab 5. Embryonalwoche bis zum 5. Lebensmonat; **Häufigkeit:** neonatal ca. 3 %, am Ende des 1. Lj. ca. 0,8 % der Jungen; **Vork.:** isoliert od. (i. R. genet. Syndrome) assoziiert mit anderen Sympt.; **Ätiol.:** multifaktoriell, z. B. intrauterine mechan. Behinderung (z. B. indirekter Leistenherniensack) od. Insuffizienz des gonadalen Hypothalamus*-Hypophysen-Systems (Hypogonadismus), auch inf. Chromosomenaberration syndromal (zahlreiche bekannt, z. B. Noonan*-Syndrom, Smith-Lemli-Opitz-Syndrom, Prader*-Willi-Syndrom) od. nicht syndromal (z. B. bei autosomal-dominant erbl. INSL-3-Genmutation, Abk. INSL für engl. insulin-like, mit Genlocus 19p13.2); **Formen:** s. Abb. 1; **1. Hodendystopie** (im Bereich der Deszensusbahn gelegen): **a)** Kryptorchismus (verborgener, nicht palpabler Hoden): Bauchhoden (Retentio testis abdominalis) od. nicht tastbarer Hoden in hoch inguinaler Lok. (s. Abb. 2); **b)** Leistenhoden (Retentio testis inguinalis): im Canalis inguinalis palpabler od. zwischen äußerem Leistenring u. Skrotaleingang fixierter Hoden; **c)** Gleithoden*: nur unter Zug in das Skrotum vorzubringen; **2.** Hodenektopie* (Abb. dort): außerhalb der physiol. Deszensusbahn gelegen; **Diagn.:** Palpation, Sonographie, Laparoskopie (bei Kryptorchismus); **DD:** Hodenatrophie*, z. B. nach (auch intrauteriner) Hodentorsion, Anorchie*, sek. narbiger Hodenhochstand nach Op. in der Leiste;

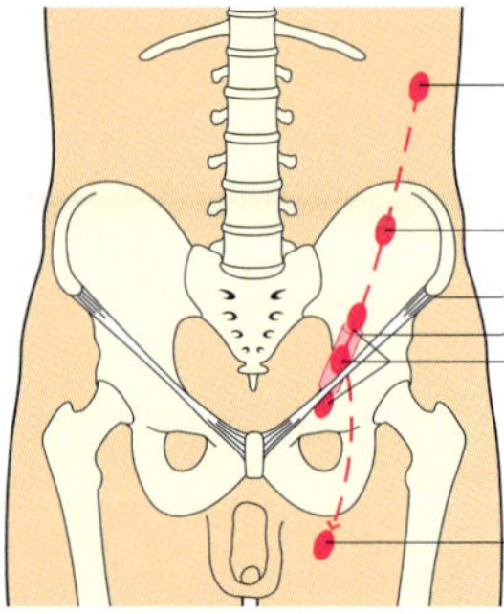

Maldescensus testis Abb. 1: Lageanomalie des Hodens

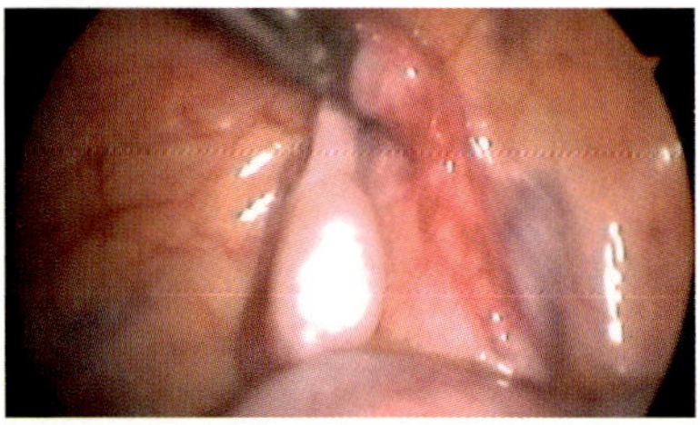

Maldescensus testis Abb. 2: Bauchhoden im laparoskopischen Bild [62]

Kompl.: spätere Fertilitätseinschränkung durch mangelhafte Spermatogonienentwicklung; erhöhtes Risiko der malignen Entartung; Beeinträchtigung der eigenen Körperwahrnehmung, psychosexuelle Entwicklungsstörung bes. bei bilateral leerem Skrotum; **Ther.:** bei Hodendystopie konservativ mit Gonadorelin u. Beta*-HCG, sonst op. mit Funikulolyse u. Orchidopexie vor Ende des 1. Lj.; Autotransplantation des Hodens bei hohem Bauchhoden u. bilateralem M. t.; hohe Ablatio testis bei dysplastischer Gonade. Vgl. Pendelhoden.

Mal|formation (lat. formatio Gestaltung) *f*: s. Fehlbildung.

Malign-: Wortteil mit der Bedeutung bösartig, ungünstig; von lat. malignus.

Malignität *f*: (engl.) *malignancy*; Bösartigkeit, meist von Tumoren (Karzinome bzw. Sarkome).

Malignitäts|grad: (engl.) *degree of malignancy*; histol. Differenzierungsgrad maligner Tumoren, der mit dem Grad der Malignität u. damit der Progn. der Tumorerkrankung korreliert; s. Grading.

Malignom *n*: (engl.) *malignant tumor*; nicht näher differenzierte Bez. für malignen Tumor; vgl. Tumoreinteilung; TNM-Klassifikation.

Mal|rotation (lat. rotatio Drehen) *f*: (engl.) *malrotation*; Störung der regelrechten Drehung des Darms während der Embryonalentwicklung; **Einteilung:**

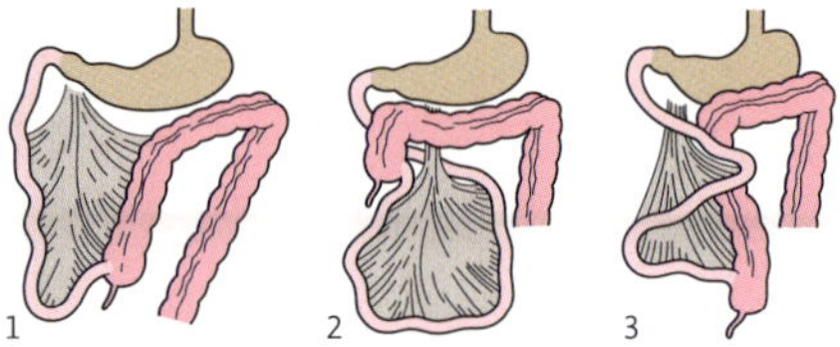

Malrotation: 1: Nonrotation; 2: Malrotation I; 3: Malrotation II

nach Grob (s. Abb.); **1.** Nonrotation: 90°-Rotation, Ausbleiben der 2. u. 3. Drehung; **2.** M. I: 180°-Rotation, Ausbleiben der 3. Drehung; **3.** M. II: inverse 2. Drehung mit regelrechter od. fehlgerichteter 3. Drehung; **Sympt.:** akute bzw. rezidiv. Bauchschmerzen im Kleinkindes- u. Kindesalter, (Sub-)Ileus durch Volvulus; **Ther.:** op. Lösung von Verwachsungen, anatomiegerechte Fixation.

Mamillar|re|flex *m*: (engl.) *mamillary reflex*; Erektion der Mamille* bei Reizung der Areola mammae durch Berührung.

Mamille (lat. mamilla Brustwarze) *f*: (engl.) *mamilla*; (anat.) Papilla mammaria; Mamilla, Brustwarze; etwas unterh. der Brustmitte gelegene, meist leicht nach oben-außen gerichtete gerunzelte pigmentierte Erhebung, umgeben vom Areola* mammae; nahe der helleren Warzenspitze münden die 12–20 Milchgänge (Ductus* lactiferi) in die sog. Milchporen; Gefäßfüllung u. Kontraktion glatter Muskelzellen unter M. u. Areola mammae führen zur Erektion der Mamille.

Mamille, blutende *f*: s. Thelorrhagie.

Mamillen|plastik *f*: (engl.) *mamilliplasty*; op. Verf. zur Rekonstruktion von Areola* mammae bzw. Mamille*; **Prinzip:** Übertragung von Teilen der kontralateralen Mamille od. stärker pigmentierter Haut von anderen Stellen (Oberschenkel, Augenlider, Haut hinter den Ohren); Ausgleich von Pigmentunterschieden zur Gegenseite durch Tätowierung; **Anw.:** z. B. nach Mastektomie*, i. R. einer Tumortherapie od. zur kosmet. Korrektur.

Mamillen|rand|schnitt: s. Schnittführung (Abb. dort).

Mamille, se|zernierende *f*: (engl.) *secreting mamilla*; Entleerung von wässrig-milchigem Sekret aus der Mamille außerhalb der Stillzeit; **Urs.:** fibrozyst. Mastopathie*, Milchgangektasien, u. U. Prolaktinom* od. Mammakarzinom*; **Diagn.:** dd Abklärung v. a. mit Galaktographie*, Mammazytologie*, Mammographie*, Ultraschalldiagnostik*, ggf. Bestimmung des Serumspiegels von Prolaktin*. Vgl. Thelorrhagie.

Mamma (lat. Brust) *f*: (engl.) *mamma*; Bez. für die (weibl.) Brustdrüse (Glandula mammaria) mit Mamille* u. umgebendem Fett- u. Bindegewebe; beim Mann auch als Mamma masculina bezeichnet; **Embryol.:** ektodermaler Ursprung; von der intrauterin beidseits angelegten Milchleiste bleibt beim Menschen i. d. R. je eine Brustanlage pro Sei-

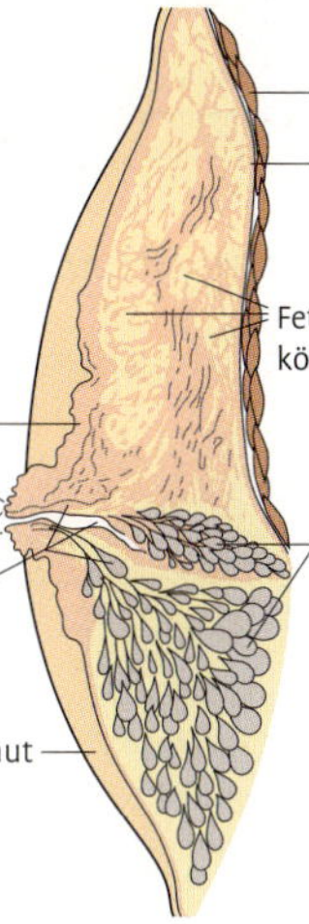

Mamma: anatomische Struktur [2]

te erhalten (vgl. Mamma, akzessorische); das Drüsengewebe reagiert auf mütterliche Hormone; **Anat.:** s. Abb.; Aufbau der Brustdrüse (geschlechtsunabhängig): 15–20 Einzeldrüsen, Bindegewebezüge u. individuell versch. großer Anteil Fettgewebe; durch Bindegewebesepten Aufteilung in Lappen (Lobi glandulae mammariae) u. Läppchen (Lobuli glandulae mammariae); **weibl. M.:** Veränderung von Form u. Größe während der Pubertät (sekundäres Geschlechtsmerkmal; s. Tanner-Stadien) u. im weiteren Verlauf der Entwicklung (Abrundung, bes. in der unteren Hälfte), hormonal gesteuert durch Östrogene, Progesteron, Prolaktin, Insulin, Cortisol, Thyroxin, Wachstumshormon u. Wachstumsfaktoren (IGF-I, EGF u. TGF-α), vermittelt über intrazelluläre Steroid-Rezeptoren (z. B. Östrogene*, Progesteron*) u. membrangebundene Rezeptoren (z. B. Wachstumsfaktoren); im Verlauf des Menstruationszyklus* östrogen- u. progesteroninduzierte zyklusabhängige Veränderungen des Drüsengewebes (z. T. mit schmerzhafter Schwellung u. Knotenbildungen, v. a. am Zyklusende); nach der Menopause Altersinvolution mit Ersatz des Brustparenchyms durch Fettgewebe; **männl. M.:** bleibt während der Entwicklung weitgehend unverändert; Wachstum (s. Gynäkomastie) u. Galaktorrhö* bei Änderungen des Hormonhaushalts möglich; **Histol.:** Drüsengewebe in Ruhe mit azinösen Endstücken, bei Laktation* stets alveolär mit apokriner Sekretion; **klin. Bedeutung:** u. a. Mastitis*, Mastopathie*, Mammatumoren* (v. a. Mammakarzinom*).

Mamma, ab|errierende *f*: (engl.) *aberrant mamma*; außerhalb der Milchleiste* lokalisiertes, vom normalen Brustdrüsenkörper entfernt liegendes Brustdrüsengewebe; meist im Bereich der li. Axilla, s. Abb.); u. U. ohne Mamille u. Areola (keine Abflussmöglichkeit) mit Beschwerden bei der Milchproduktion; Gefahr der Entartung; **Ther.:** Beobachtung, ggf. chir. Exzision. Vgl. Mamma, akzessorische.

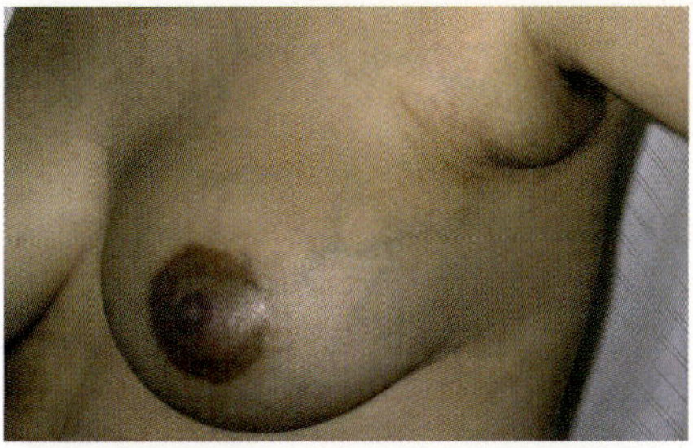

Mamma, aberrierende: ektopes Brustdrüsengewebe in der linken Axilla einer Wöchnerin

Mamma|adenom *n*: (engl.) *mammary adenoma*; häufigster benigner Mammatumor, meist Fibroadenom*.

Mamma, ak|zessorische *f*: (engl.) *accessory mammary gland*; syn. Polymastie, Hypermastie; Mamma accessoria; angeb. Vorhandensein überzähliger kompletter Brustanlagen (Drüsengewebe, Mamille, Areola mammae) im Bereich der Milchleiste*; oft in Komb. mit anderen strukturellen Anomalien (s. Syndrom, mammorenales); **Ther.:** Beobachtung, ggf. chir. Exzision. Vgl. Mamma, aberrierende; Polythelie.

Mamma|amputation (lat. amputatio das Abschneiden) *f*: s. Mastektomie.

Mamma|an|omalie *fpl*: (engl.) *breast anomaly*; von der Norm abweichende Mamma; **Formen: 1.** kongenitale M.: aberrierende Mamma*, akzessorische Mamma*, Polythelie*, Pseudomamma*, kongenitale Asymmetrie (Anisomastie), Amastie*, Hypomastie*; auch i. R. mammorenaler Syndrome*; **2.** erworbene M.: Mammahypertrophie*, Mastoptose*, Gynäkomastie*, posttraumat. od. postoperative Deformation.

Mamma|a|plasie *f*: s. Amastie.

Mamma|augmentation (lat. augmentum Vermehrung) *f*: (engl.) *mamma augmentation*; op. Vergrößerung der (weibl.) Brust; **Formen: 1.** Einsatz eines Mammaimplantats*; Durchführung: Bildung einer Implantattasche durch Hautschnitt; vor Implantation ggf. Schaffung einer hinreichend großen Prothesentasche mit vorübergehend implantiertem Hautexpander, der über ein subkutan gelegenes Ventil nach u. nach bis zur gewünschten Größe gefüllt wird; Operationszugang inframammär (Unterbrustfalte), transareolär (um od. durch den Warzenhof), transaxillär (über die Achselhöhle; auch endoskop.) od. über den Bauchnabel; Platzierung des Implantats submuskulär (teilweise od. vollständig unter M. pectoralis; Anw. v. a. bei Frauen mit wenig Fett- u. Drüsengewebe) od. sub-

M

glandulär (unter der Brustdrüse oberhalb des M. pectoralis); **2.** Eigengewebeaufbau mit Fettzellen (s. Mammaplastik); **Ind.:** Brustfehlbildung (Amastie*, Hypomastie*) od. nach Mastektomie; am häufigsten aus kosmetischen Gründen durchgeführt; **Kompl.:** (bei Mammaimplantat) **1.** asymmetrische Mammae durch Implantatdislokation; **2.** Abstoßungsreaktion; entzündl. Fremdkörpergranulom; **3.** Kapselfibrose*; **4.** Kapselruptur, Austritt von Silikongel in umliegendes Gewebe (sog. Silikonbleeding). Hinweis: Bisher kein Nachw. eines kausalen Zusammenhangs zwischen Mammaimplantaten u. malignen Erkrankungen.

Mamma|bi|opsie *f*: (engl.) *biopsy of the mamma*; möglichst vollständige Exzision eines verdächtigen Bezirks bzw. Knotens in der Mamma zur histol. Untersuchung; zur Diagnosesicherung vor primärer Chemotherapie Stanzbiopsie* ausreichend; bei palpatorisch u. mammograph. nicht sicher darstellbaren Knoten od. Zysten evtl. Durchführung einer Punktionszytologie* bzw. Lokalisationsdiagnostik (Drahtmarkierung) zur gezielten Biopsie.

Mamma|fibromatose *f*: s. Fibromatose.

Mamma|hyper|trophie *f*: (engl.) *mammary hypertrophia*; Hypermastie, Gigantomastie; abnorm groß entwickelte Mamma als erworbene Anomalie der Brustdrüse inf. eines überschießenden Wachstums aller Organbestandteile, häufig mit Mastoptose*; **Formen: 1.** Pubertätshypertrophie: mit der Menarche einsetzende ein- od. beidseitige M., u. U. Mammaplastik* (Reduktionsplastik) indiziert; **2.** Graviditätshypertrophie: meist reversible M. in der Schwangerschaft; **3.** M. in der Geschlechtsreife; Ätiol. unbekannt. Vgl. Gynäkomastie.

M

Mamma|im|plantat (lat. plantatus gepflanzt) *n*: (engl.) *breast implant*; implantierbare Mammaprothese* (z. B. Silikonprothese od. auffüllbare Prothese mit Füllung aus Kochsalzlösung); **Aufbau: 1.** Hülle: i. d. R. aus weichem Silikon (glatt od. texturiert), seltener Mikro-Polyurethan-Schaum (Abk. MPS; höherer Schutz vor Kapselfibrose) od. Polyurethan; Form der Hülle symmetrisch (linsenförmig) od. asymmetrisch (tropfenförmig; bildet Form der weibl. Brust im Stehen besser nach); **2.** Füllung: hochvernetztes, kohäsives Silikongel od. Kochsalzlösung (in Deutschland nur noch selten verwendet); mit Ventil versehenes, mit Kochsalzlösung gefülltes M. kann als sog. Expander nachträglich zur Dehnung des Hautmantels aufgefüllt werden; Größenangabe des Implantats in ml od. cm^3; **Anw.:** Mammaaugmentation*.

Mamma|karzinom *n*: (engl.) *breast carcinoma*; Brustkrebs; Carcinoma mammae; Karzinom* der Brustdrüse (s. Mamma); **Häufigkeit:**

> häufigster maligner Tumor der Frau; lebenslanges Erkrankungsrisiko ca. 12 %

jährl. Inzidenz in Deutschland über 57 000 Frauen (altersstandardisiert ca. 76 : 100 000; ca. 27 % aller

Mammakarzinom Tab. 1
Histologische Klassifikation (WHO)

nichtinvasive Karzinome
duktales Carcinoma in situ (Abk. DCIS)
lobuläre Neoplasie (Abk. LN)[1]
invasive Karzinome
invasives duktales Karzinom, nicht anders spezifiziert
gemischter Typ
pleomorphes Karzinom
Karzinom mit osteoklastenartigen Riesenzellen
Karzinom mit chorionkarzinomartigen Merkmalen
Karzinom mit melanotischen Merkmalen
invasives lobuläres Karzinom
tubuläres Karzinom
invasives kribriformes Karzinom
medulläres Karzinom
muzinöses Karzinom und andere Muzin-reiche Tumoren
muzinöses Karzinom
Zystadenokarzinom und zylinderzelliges muzinöses Karzinom
Siegelringzell-Karzinom
neuroendokrine Tumoren
solides neuroendokrines Karzinom
atypischer Karzinoidtumor
kleinzelliges Karzinom
großzelliges neuroendokrines Karzinom
invasives papilläres Karzinom
invasives mikropapilläres Karzinom
apokrines Karzinom
metaplastische Karzinome
rein epitheliale metaplastische Karzinome
Plattenepithelkarzinom
Adenokarzinom mit Spindelzellmetaplasie
adenosquamöses Karzinom
mukoepidermoides Karzinom
gemischt epithelial-/mesenchymales metaplastisches Karzinom
lipidreiches Karzinom
sekretorisches Karzinom
onkozytäres Karzinom
adenoid-zystisches Karzinom
Azinuszell-Karzinom
glykogenreiches Klarzellkarzinom
sebazeöses Karzinom
inflammatorisches Karzinom

[1] früher: lobuläres Carcinoma in situ (Abk. LCIS) und atypische lobuläre Hyperplasie

Mammakarzinom Tab. 2
TNM-Klassifikation (Kurzfassung)

Kategorie[1]	Bedeutung
Tis	Carcinoma in situ
Tis (DCIS)	duktales Carcinoma in situ
Tis (LCIS)	lobuläre Neoplasie
Tis (Paget)	Paget-Krankheit der Mamille ohne nachweisbaren Tumor
T1	≤2 cm
T1 mic	≤0,1 cm
T1 a	>0,1–0,5 cm
T1 b	>0,5–1 cm
T1 c	>1–2 cm
T2	>2–5 cm
T3	>5 cm
T4	Tumor jeder Größe mit Befall der Thoraxwand oder Haut
T4 a	Befall der Thoraxwand außer Pektoralismuskulatur
T4 b	Hautödem (einschließlich Orangenschalenhaut) oder Ulzeration der Brusthaut oder Satellitenknötchen der Haut der gleichen Brust
T4 c	T4 a und b gemeinsam
T4 d	inflammatorisches Karzinom
N1	Metastasen in beweglichen ipsilateralen Axillalymphknoten
N2	Metastasen in fixierten ipsilateralen Axillalymphknoten oder klinisch erkennbare Metastasen nur in Mammaria-interna-Lymphknoten
N2 a	Metastasen in fixierten ipsilateralen Axillalymphknoten
N2 b	klinisch erkennbare Metastasen nur in ipsilateralen Mammaria-interna-Lymphknoten
N3	Metastasen in ipsilateralen infraklavikulären Lymphknoten ohne Einbeziehung axillärer Lymphknoten oder klinisch erkennbare Metastasen in ipsilateralen Mammaria-interna-Lymphknoten und axillären Lymphknoten oder Metastasen in ipsilateralen supraklavikulären Lymphknoten
N3 a	Metastasen in ipsilateralen infraklavikulären Lymphknoten
N3 b	Metastasen in ipsilateralen Mammaria-interna-Lymphknoten und axillären Lymphknoten
N3 c	Metastasen in ipsilateralen supraklavikulären Lymphknoten
M1	Fernmetastasen vorhanden

T: Primärtumor; N: regionäre Lymphknoten; M: Fernmetastasen
[1] für alle Tumoren einheitlich definierte Kategorien (z. B. N0: keine Evidenz für Befall regionärer Lymphknoten; NX: regionäre Lymphknoten nicht beurteilbar): s. TNM-Klassifikation

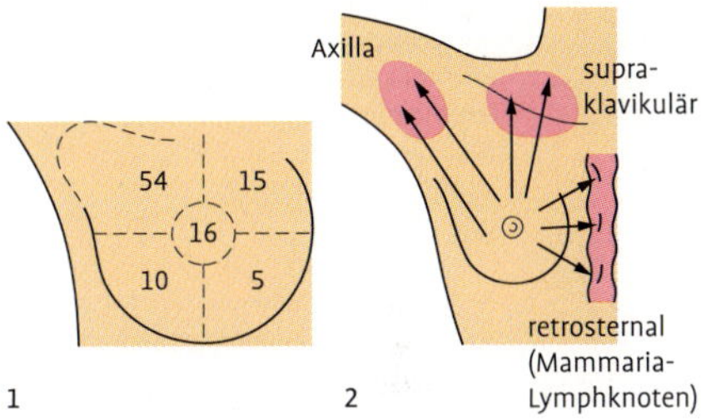

Mammakarzinom Abb. **1**: 1: Lokalisationshäufigkeit (in %) in den verschiedenen Quadranten; 2: Metastasierungswege

malignen Tumoren) u. ca. 500 Männer; **Epidemiol.:** v. a. Frauen zwischen 45. u. 70. Lj. (mittleres Alter ca. 63 Jahre; ca. 40 % vor 60. Lj.); selten Männer (w : m = 100 : 1); **Vork.: 1.** sporadisch; Risikofaktoren: frühe Menarche, späte Menopause, späte Schwangerschaft, Nulliparität, fettreiche Ernährung u. a.; **2.** familiär (hereditäres M.) bei erbl. Disposition (ca. 5 % der Fälle bei weibl. u. 20–30 % bei männl. Pat.); versch. Mutationen mit unterschiedl. hohem Erkrankungsrisiko nachgewiesen; sog. Hochrisikogene (lebenslanges Erkrankungsrisiko 80–90 %): v. a. BRCA1- (Genlocus 17q21) u. BRCA2-Gen (Genlocus 13q12.3), seltener RAD51C u. a.; **Pathol.: 1.** histopathol. Einteilung der invasiven u. nichtinvasiven M.: s. Tab. 1; Präkanzerosen*: flache epitheliale Atypie (Abk. FEA), atypische duktale Hyperplasie (Abk. ADH), s. Neoplasie, duktale intraepitheliale (Tab. dort); **2.** Metastasierung: lymphogen in regionäre Lymphknoten (Lymphabfluss aus oberem äußerem Quadranten hauptsächl. in Achsellymphknoten*, aus inneren Quadranten in retrosternale Lymphknoten; bei M. <2 cm Durchmesser in bis zu 60 % der Fälle bereits histol. nachweisbare axilläre Lymphknotenmetastasen) u. häufig früh hämatogen, v. a. in Wirbelsäule, Becken, Leber, Lunge, Pleura, Ovarien; **Lok.:** meist oberer äußerer Quadrant der Mamma (s. Abb. 1); auch multizentrisch (in versch. Quadranten) od. multifokal (mehrere M. innerhalb eines Quadranten); **Einteilung: 1.** TNM-Klassifikation: s. Tab. 2; pTNM-Klassifikation: s. Tab. 3; **2.** nach Risikogruppen: s. Tab. 4; **Klin.:**

M

Mammakarzinom Tab. 3
Histopathologische Klassifikation der Lymphknotenmetastasierung (pTNM-Klassifikation, Kurzfassung)

Kategorie	Bedeutung
pN0 (i+)	Nachweis isolierter Tumorzellen (Abk. ITC) in Lymphknoten
pN1 mi	Mikrometastasen, <0,2–2 mm
pN1 a	1–3 axilläre Lymphknotenmetastasen, mindestens eine Metastase >2 mm
pN1 b	mikroskopische (klinisch nicht erkennbare) Metastasen in ipsilateralen Mammaria-interna-Lymphknoten (Nachweis durch Sentinel-Lymphknoten-Untersuchung)
pN1 c	pN1 a und pN1 b
pN2 a	4–9 axilläre Lymphknotenmetastasen, mindestens eine Metastase >2 mm
pN2 b	klinisch erkennbare Metastase(n) in ipsilateralen Mammaria-interna-Lymphknoten; keine axilläre Metastase
pN3 a	≥10 axilläre oder infraklavikuläre Lymphknotenmetastasen
pN3 b	klinisch erkennbare Metastase(n) in ipsilateralen Mammaria-interna-Lymphknoten und mindestens eine axilläre Metastase oder >3 axilläre Metastasen und mikroskopische Metastasen in ipsilateralen Mammaria-interna-Lymphknoten (Nachweis durch Sentinel-Lymphknoten-Untersuchung)
pN3 c	supraklavikuläre Lymphknotenmetastase(n)

häufigstes Frühsymptom: palpable indolente Resistenz in der Brust

schmerzloser, derber (z. T. höckeriger), häufig mit der Haut verwachsener Knoten; u. U. schmerzhafte, sezernierende Mamille*, lokales Ödem* bzw. Lymphödem* (mit grobporiger Haut, sog. Orangenschalenhaut), kutane bzw. mamilläre Einziehung, Plateauphänomen*, offene Ulzeration u. Paget*-Krankheit; klin. Verlauf abhängig von Tumorstadium (v. a. vom Lymphknotenbefall) u. Differenzierungsgrad; **Diagn.:** möglichst frühzeitig im Stadium der Lokalerkrankung; **1.** Inspektion u. Palpation aller Quadranten der Mamma einschließl. Lymphabflussgebiet (axilläre u. supraklavikuläre Lymphknoten); **2.** Mammographie*, einschließl. mammograph. Zusatzaufnahmen, z. B.

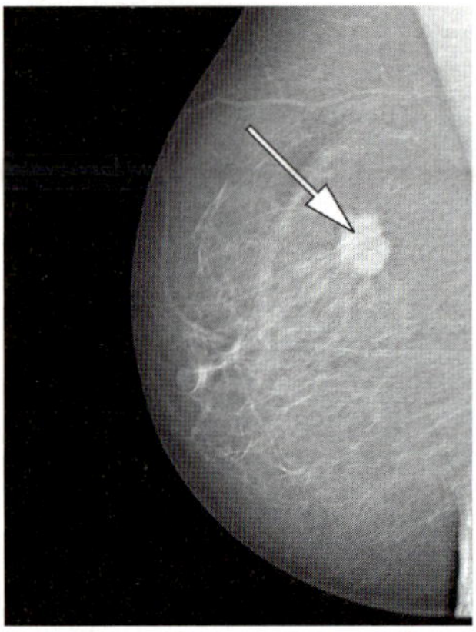

Mammakarzinom Abb. 2: unscharf begrenzter Rundherd mit radiären Ausläufern (Mammographie) [26]

Vergrößerungsmammographie (suspekt: unscharf begrenzter Rundherd, Verdichtung mit radiären Ausläufern, s. Abb. 2; Mikroverkalkungen*, Abb. dort); bei Männern häufig scharf begrenzte Raumforderung (Mikroverkalkungen grobkörniger u. seltener als bei Frauen); **3.** Mammasonographie* mit Hochfrequenzsonden (7,5–10 MHz); **4.** MR*-Mammographie mit Kontrastmittel; **5.** Stanz- u. Vakuumbiopsie u. histol. Nachweis bei jedem suspekten Befund der Mamma (vgl. Zytodiagnostik); Feinnadelpunktion nur in spez. Fällen (z. B. Lymphknotenpunktion der Axilla); **6.** Galaktographie*; **7.** zusätzliche Verf. i. R. des präoperativen Stagings (z. B. abdominale Sonographie, Skelettszintigraphie, Röntgen-Thorax-Aufnahme); **8.** molekulargenet. Mutationsnachweis i. R. der Beurteilung des individuellen Risikos bei familiärem M.; **9.** labordiagn.: evtl. Konz. von Tumormarkern* (CA15-3 u. CEA) im Blut erhöht; **10.** evtl. Mammazytologie* (bei sezernierendem M.); **11.** u. U. diagn. Exstirpation; **12.** Duktoskopie*; **Ther.: 1. operativ** (M. ohne Fernmetastasierung); **a)** (Standard) brusterhaltende Operation* mit Tumorexstirpation (Lumpektomie*, evtl. Quadrantenresektion*); histopathol. Staging der Lymphknotenmetastasierung durch Sentinel*-Lymphknoten-Entfernung (Abk. SLNE) od. Dissektion axillärer Lymphknoten (wenn SLNE nicht mögl. od. bei befallenem Sentinel*-Lymphknoten) mit systematischer Entfernung von mind. 10 Achsellymphknoten Level I u. II; cave: hohe postoperative Morbiditätsrate (Lymphödem) nach systematischer Axilladissektion; u. U. verzichtbar bei Tumorgröße <2 cm sowie klin. u. sonographisch unauffälligen Achsellymphknoten od. bei Befall von ≤2 axillären Lymphknoten, die gezielt reseziert werden können; **b)** bei größerem M. (u. U. subkutane) Mastektomie* (s. Abb. 3); vermindertes Lokalrezidivrisiko durch komplette Tumorentfer-

M

Mammakarzinom Tab. 4
Risikogruppen nach St. Gallen, 2007

Risikogruppe	Tumor hormonsensitiv (ER und/oder PR positiv)	nicht hormonsensitiv
niedrig	N0 + ER und/oder PR positiv + pT ≤2 cm + G1 (bei Tumoren <1 cm auch G2/3) + Alter ≥35 Jahre + keine Gefäßinvasion (L0, V0) + HER2 negativ	—
mittel	N0 + ER und/oder PR positiv + mindestens ein der folgenden Kriterien: pT >2 cm G2/3 (Ausnahme: Tumor <1 cm) Gefäßinvasion (L1, V1)[1] HER2 positiv **oder** N+ (1–3 positive Lymphknoten) ohne Gefäßinvasion (L0, V0) + HER2 negativ	bei Vorliegen einiger Kriterien (z. B. 1–3 befallene Lymphknoten und HER2 positiv)
hoch	ER und/oder PR positiv + N+ (≥4 positive Lymphknoten) **oder** + N+ (1–3 positive Lymphknoten) mit extensiver Gefäßinvasion[1] und HER2 positiv + Alter <35 Jahre	alle anderen Tumoren mit ER und PR negativ

ER: Östrogen-Rezeptor; PR: Progesteron-Rezeptor; HER2: human epidermal growth factor receptor 2;
[1] In Deutschland als Kriterium umstritten, da die Beschreibung einer Gefäßinvasion sehr subjektiv und sehr häufig erfolgt.

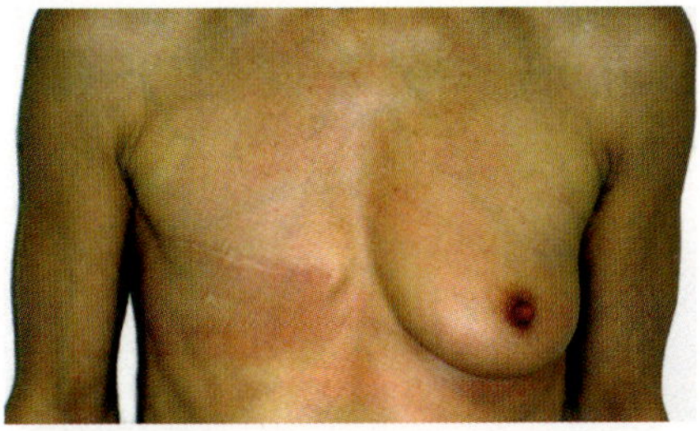

Mammakarzinom Abb. 3: Zustand nach Mastektomie rechts [69]

nung (empfohlener tumorfreier Rand für invasives Karzinom 1 mm, für duktales Carcinoma in situ 5 mm); evtl. Wiederherstellung mit Mammaimplantat* od. Brustrekonstruktion (s. Mammaplastik) u. ggf. Mamillenplastik*; **2. systemisch** (ab Grading* G2–G3): **a)** Chemotherapie: meist Polychemotherapie (Cyclophosphamid, Methotrexat u. 5-Fluorouracil; Anthrazykline*) als neoadjuvante (primär systemische) od. adjuvante Ther.; höhere Wirksamkeit dosisintensivierter Chemotherapieprotokolle bei M. ohne Lymphknotenmetastasierung; ggf. antiemetische Prophylaxe, G-CSF zur Minderung einer Myelosuppression u. Anämiebehandlung; **b)** endokrine Ther.: v. a. indiziert bei Nachw. spezif. Hormon*-Rezeptoren (Östrogen- u. Progesteron-Rezeptoren) im Tumorgewebe, bei langem Zeitabstand zwischen Diagn. des Primärtumors u. Auftreten von Fernmetastasen, bei viszeraler, Knochen- od. Weichteilmetastasierung u. nach der Menopause; Antiöstrogene (z. B. Tamoxifen*), hochdosierte Gestagene*, Aromatase*-Hemmer (Aminoglutethimid, Letrozol, Anastrozol) bzw. GnRH-Rezeptor-Agonisten; auch als sog. Switch-Therapie: Beginn der Hormonbehandlung mit Tamoxifen od. Aromatase-Hemmer u. Wech-

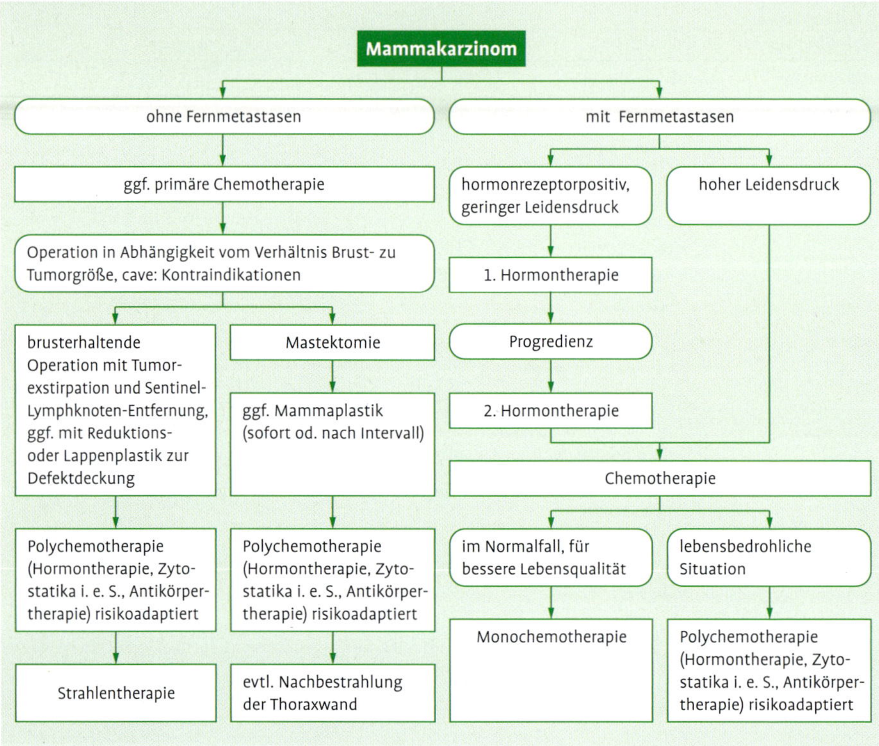

Mammakarzinom Abb. 4: therap. Stufenplan

sel auf den jeweils anderen Wirkstoff nach der halben Behandlungszeit (nach 2–3 Jahren); Vorteil: weniger UAW; **c)** Antikörpertherapie (Trastuzumab*; bei frühem M. ggf. neoadjuvant kombiniert mit Lapatinib*); bei Pat. >70 J. ggf. Verzicht auf systemische Ther., abhängig u. a. von Komorbidität (interdisziplinäre Morbiditäts- u. Mortalitätsabschätzung z. B. mit Charlson*-Komorbiditätsindex) u. Medikation (Interaktion mit Chemo- u. Tamoxifentherapie bei Multimedikation); **3. Strahlentherapie:** kombiniert mit operativer u. Pharmakotherapie, obligatorisch bei brusterhaltender Operation* (Reduktion des Rezidivrisikos um 50 %), bei lokoregionärem Rezidiv u. Fernmetastasen; i. d. R. postoperative Bestrahlung der gesamten Brust mit Linearbeschleuniger; evtl. intraoperativ nach Tumorentfernung gezielte Boost-Bestrahlung des Tumorbettes (Abk. IORT für intraoperative Radiotherapie) über 20–40 Min.; therapeutischer Stufenplan: s. Abb. 4; **Nachsorge:** s. Tab. 5; **Progn.:** Fünf-Jahres-Überlebensrate: ca. 84 % (deutl. geringer bei Männern); Prognosefaktoren: u. a. Alter, Tumorgröße, Lymphknotenmetastasierung, Grading, histol. Tumortyp (bes. ungünstig: inflammatorisches M.) u. Hormon-Rezep-

Mammakarzinom Tab. 5
Nachsorge

Untersuchung	Durchführung
Anamnese, gynäkologische Untersuchung	im 1.–3. Jahr nach Primärtherapie vierteljährlich, im 4.–5. Jahr halbjährlich, ab 6. Jahr jährlich
Mammographie	nach brusterhaltender Operation: betroffene und kontralaterale Brust jährlich (betroffene Brust im 1.–3. Jahr evtl. halbjährlich)
	nach Mastektomie: kontralaterale Brust einmal jährlich
Labordiagnostik, sonstige bildgebende Verfahren (z. B. Röntgen-Thorax-Aufnahme, Knochenszintigraphie)	bei klinischem Verdacht auf Rezidiv oder Metastasen

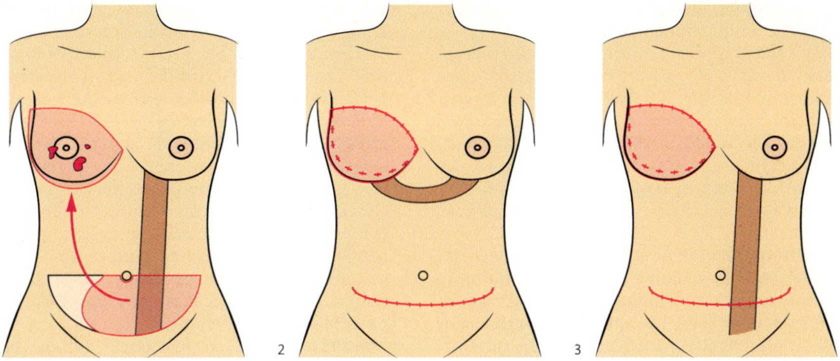

Mammaplastik Abb. 1**:** Brustrekonstruktion mit Gewebespende aus dem Unterbauch; 1: Mastektomiebereich u. Laparotomie zur Entnahme der Gewebespende; 2: rekonstruierte Brust mit TRAM-Lappen unter Mitnahme der Vasa epigastrica inferior; 3: rekonstruierte Brust mit DIEP-Lappen unter Anschluss der epigastrischen Perforatorgefäße an die Vasa mammaria od. Vasa thoracica interna

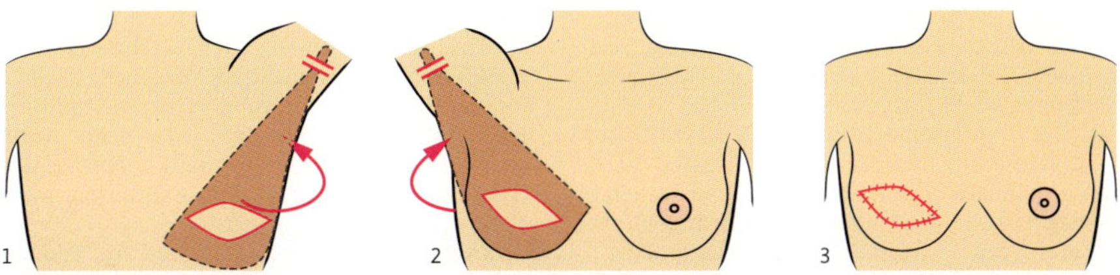

Mammaplastik Abb. 2**:** Brustrekonstruktion mit Latissimus-dorsi-Lappenplastik; 1: Entnahme des Muskels mit Hautinsel; 2: Durchzug des am sehnigen Ansatz durchtrennten Muskellappens in den Brustbereich; 3: Hautersatz im Mamillenbereich durch Hautinsel vom Rücken

tor-Status. **Prävention: 1.** (primär) Patientenaufklärung u. Reduktion vermeidbarer Risikofaktoren; **2.** (sekundär) Screening i. R. der Krebsfrüherkennungsuntersuchungen*: **a)** klin. Untersuchung der Brust einschließl. Unterweisung der Pat. in regelmäßiger Selbstuntersuchung; **b)** Mammographie (relative Risikoreduktion von ca. 15 %), Durchführung u. Häufigkeit nach individueller Risiko-Nutzen-Abwägung; im Allg. empfohlen zwischen 50.–70. Lj.; cave: prämenopausal inf. höherer Röntgendichte der Brustdrüse ca. 16 % falsch positive Befunde; **c)** bei individuell erhöhtem Risiko intensiviertes Screening mit molekulargenet. Diagn., jährl. MR*-Mammographie (mit 93 % höchste Trefferquote für Karzinome u. Vorstufen), evtl. Mammographie u. Mammasonographie*; ggf. zusätzl. Maßnahmen (pharmak. od. op., z. B. bilaterale prophylakt. Mastektomie).

Mamma pendulans *f*: s. Mastoptose.

Mamma|plastik *f*: (engl.) *mammoplasty*; op. Verfahren zur Herstellung einer physiol. Brustform, als wiederherstellende Op. nach Mastektomie* od. aus ästhetischen Gründen; häufig ergänzend Mamillenplastik*; **Formen: 1.** M. ohne Implantate; u. a. **a)** Mastopexie bei Mastoptose*; **b)** Reduktionsplastik bei Mammahypertrophie*; **c)** sekundäre Rekonstruktion nach Mastektomie durch muskulokutane Verschiebelappen- u. Schwenklappenverfahren, z. B. mit Latissimus-dorsi-Hautlappen od. TRAM-Lappen (Kurzbez. für Transversus-rectus-abdominis-Muskellappen); freie Geweberekonstruktion mit Unterbauchhautfettlappen (DIEP-Lappen, Abk. DIEP für engl. deep inferior epigastric perforator), Hautfettlappen aus der Gesäßregion als Perforator-Lappen, gestielte u. mikrovaskuläre Lappenplastiken; s. Abb. 1 u. Abb. 2; **d)** Eigengewebeaufbau der Brust mit Fettzellen (durch Aspiration gewonnenes u. durch spezielle Aufarbeitung mit Stammzellen angereichertes Fettgewebe); cave: Hebedefektmorbidität (ungenügende Hebewirkung des Muskellappens inf. mangelnder Gefäßversorgung), perioperative Morbidität u. Mortalität bei Indikationsstellung beachten; **2.** M. unter Verw. von Mammaimplantaten* zur Mammaaugmentation*.

Mamma|pro|these (gr. προτιθέναι vorsetzen, an eine Stelle setzen) *f*: (engl.) *breast prosthesis*; Prothese der weibl. Brust; **Formen: 1.** Büstenhalterprothese zur Erstversorgung nach Mastektomie* u. zur

Dauerversorgung als Epithese aus Baumwolle od. Silikon; **2.** Mammaimplantat*.

Mamma|sono|graphie (lat. sonare tönen) *f*: (engl.) *breast sonography*; Ultraschalldiagnostik* der Mamma; erlaubt die Unterscheidung von Zysten u. soliden Tumoren ohne röntg. Belastung u. die Erfassung von bindegewebedichten Bezirken, entzündl. Veränderungen u. Abszedierungen; im Gegensatz zur Mammographie* kein Nachw. von malignitätsverdächtigen Mikroverkalkungen* möglich.

Mamma|tumoren *m pl*: (engl.) *breast tumors*; Neoplasien der (weibl.) Mamma; **Formen: 1. benigne** M.: vorwiegend bei jüngeren Pat. auftretend; **a)** Fibroadenom* (evtl. Metaplasien* u. sarkomatöse Entartung); Pathol.: polsterartig gegen die Drüsenlichtungen vorwachsend u. dieses einengend (Fibroadenoma intracanaliculare; auch als Fibroadenoma intracanaliculare phylloides mit im Schnitt blattartigen Stromawucherungen) od. mit konzentrisch um die Drüsen u. Milchgänge herum angeordnetem Bindegewebe (Fibroadenoma pericanaliculare); **b)** Milchgangpapillom*; **c)** Adenom*; **d)** seltener Fibrome, Lipome, Angiome, Leiomyome, Chondrome, Osteome u. Myxome; **2. prämaligne** M.: duktales Carcinoma* in situ (Abk. DCIS) unterschiedlicher histol. Klassifikation (s. Neoplasie, duktale intraepitheliale, Tab. dort) u. lobuläre Neoplasie (Abk. LN; ausgehend von den Lobuli u. terminalen Milchgängen) als Vorläufer des invasiven Mammakarzinoms*; **3. maligne** M.: insbes. Mammakarzinom*, seltener Paget*-Krankheit (Adenokarzinom), sehr selten Mammasarkom mit rascher Entw. u. ungünstiger Progn. (Ausnahme: Cystosarcoma* phylloides).

M

Mamma|zyto|logie *f*: (engl.) *breast cytology*; zytol. Untersuchung von Absonderungen aus der Mamille (Exfoliativzytologie*), Zystenpunktat od. aus Solitärknoten aspirierten Zellen (Punktionszytologie*); **Ind.:** v. a. bei (pathol.) Sekretion der Mamma außerhalb der Laktation* (sezernierende Mamille*, Thelorrhagie*), zur Abklärung zyst. Mammaveränderungen (z. B. bei Mastopathie*) sowie fragl. Tastbefunde bei negativen od. zweifelhaften röntg. Befunden. Vgl. Zytodiagnostik.

Mammo|graphie *f*: (engl.) *mammography*; (röntg.) Nativaufnahme der Brust mit einer bes. Technik (meist Rastertechnik); **Prinzip:** kraniokaudale, mediolateral-schräge Aufnahme u. Profilaufnahme, zusätzl. Spezialaufnahme der Axilla; i. d. R. Untersuchung beider Seiten, da große individuelle Variationen in der physiol. Gewebestruktur; unscharf begrenzte Rundherde, seitendifferente suspekte Verdichtungen mit radiären Ausläufern u. gruppierte polymorphe Mikroverkalkungen* Zeichen für Mammakarzinom* (Abb. 2 dort); **cave:** unauffällige M. in ca. 5 % der Fälle von bestehenden Karzinomen; ggf. sichere Unterscheidung zwischen benignen u. malignen Veränderungen nicht möglich (histol. Abklärung); **Ind.:** v. a. Diagn. von Mammakarzinom u. Präkanzerosen*; **1.** Objektivierung u. Lokalisation eines pathol. Tastbefunds (z. B. bei Mastopathie*, Abb. dort), bei sezernierender Mamille* od. Thelorrhagie*; **2.** Überwachung von Risikopatienten bzw. Screening gesunder Kollektive (s. Krebsfrüherkennungsuntersuchungen, Tab. dort); individueller Nutzen der Screening-M. überwiegt gegenüber Risiko (Strahlenexposition) ab 40. Lj., optimales Nutzen-Risiko-Verhältnis zwischen 50.–70. Lj.; Durchführung u. Untersuchungshäufigkeit abhängig von individueller Nutzen-Risiko-Abwägung (mammographische Dichte, BRCA1/2-Mutation) u. Präferenz der Patienten. Vgl. Galaktographie; Mammasonographie.

mammo|trop: (engl.) *mammotropic*; auf die Brustdrüse wirkend.

Mangel|geborenes: hypotrophes Neugeborenes*.

Manual|hilfe (lat. manus Hand): (engl.) *assisted breech delivery*; halbe Extraktion*; (gebh.) Handgriffe zur Entw. aus Beckenendlage*, wenn das Kind bis zum unteren Schulterblattwinkel bzw. bis zum Nabelschnuransatz geboren ist; **Prinzip: 1.** einzeitiges Vorgehen durch Bracht*-Handgriff; **2.** falls erfolglos, zweizeitiges Vorgehen; erst Armlösung (Müller*-Armlösung, Lövset*-Armlösung, Bickenbach*-Armlösung od. klassische Armlösung*) u. danach Schulter- u. Kopfentwicklung (Veit*-Smellie-Handgriff). Vgl. Extraktion, manuelle.

Marfan-Syn|drom (Antoine-Bernard M., Päd., Paris, 1858–1942) *n*: (engl.) *Marfan syndrome*; autosomal-dominant erbl. generalisierte Bindegewebeerkrankung (Fibrillindefekt) mit variabler Expressivität, charakterisiert durch Veränderungen von Habitus, kardiovaskulärem System u. Augen; **Ätiol.:** Mutationen im FBN1-Gen (codiert für Fibrillin-1) mit Genlocus 15q21.1 (allelisch mit autosomal-dominant erbl. Marchesani-Syndrom); **Häufigkeit:** ca. 2 : 10 000; Vork. familiär (75 % der Fälle) od. sporadisch durch Neumutation; **Klin.: 1.** Habitus: lange, schmale Extremitäten (Dolichostenomelie, Arachnodaktylie*, sog. Madonnenhände; s. Abb. 1), Pectus carinatum od. Pectus excavatum, Kyphoskoliose, oft nichtfamiliärer Großwuchs, langer u. schmaler Kopf mit prominenten Augenleisten u. tiefliegenden Augen, spitzer Gaumen, Gelenke überstreckbar, weiche Haut, gehäuft Striae, Leistenhernien; **2.** kardiovaskulär: Aortendilatation (progressive Ektasie von Sinus aortae u. Aorta ascendens; s. Abb. 2) mit Aortenklappeninsuffizienz u. Aortenaneurysma bzw. Aortendissektion (cave: Aortenruptur); Mitralklappenprolaps, Mitralklappeninsuffizienz; assoziiert mit bikuspidaler Aortenklappe, Septumdefekt o. a. angeb. Herzfehler; **3.** Augen: Dysmorphie der Cornea, Linsenektopie (Subluxation od. Luxation), evtl. mit Iridodonesis, evtl. Kugellinse, Achsenmyopie, Glaukom, Netzhautablösung, enge Pupillen; **Ther.: 1.** kardiovaskulär: keine körperl. Maximalbelastung, regelmäßig Kontrollen (v. a. Echokar-

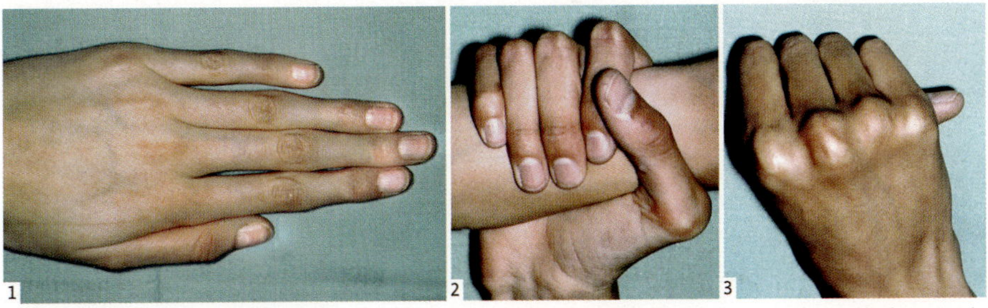

Marfan-Syndrom Abb. 1: 1: lange Finger (Arachnodaktylie); 2: Murdoch-Zeichen (erster u. zweiter Finger überlappen sich deutl. beim Umspannen des Handgelenks); 3: Steinberg-Zeichen (auch Daumenzeichen; eingeschlagener Daumen überragt deutl. die ulnare Handkante) [37]

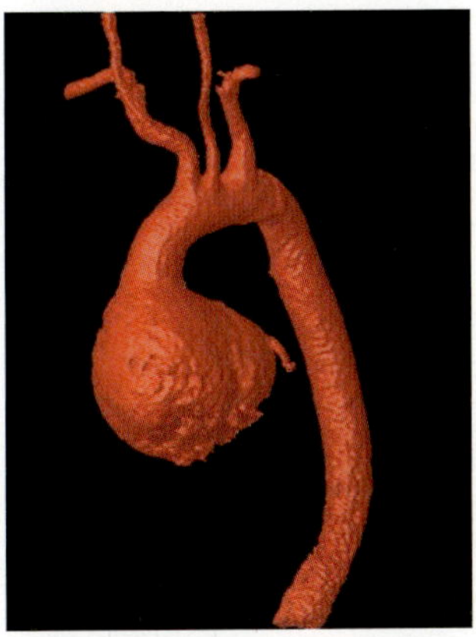

Marfan-Syndrom Abb. 2: thorako-abdominale Aorta (3D-Rekonstruktion einer MR-Angiographie) mit massiver Dilatation von Bulbus aortae u. proximaler Aorta ascendens [45]

diographie), bes. während Schwangerschaft; Endokarditisprophylaxe bei Aorten- od. Mitralinsuffizienz; rechtzeitig herzchir. Maßnahmen; ggf. pharmak. (Beta-Rezeptoren-Blocker) Prävention der Aortendilatation; **2.** orthop. Maßnahmen, evtl. frühzeitige Pubertätseinleitung zur Wachstumsreduktion, Augenkontrollen; **Progn.:** mittlere Lebenserwartung ohne Behandlung ca. 32–35 Jahre; mittlere Überlebenszeit nach op. kardiovaskulärer Korrektur 61 Jahre; **DD:** kontrakturelle Arachnodaktylie, Homocystinurie, Klinefelter*-Syndrom, Syndrom* des fragilen X-Chromosoms u. best. Formen des Ehlers*-Danlos-Syndroms; vgl. Achard-Syndrom.

Marịsken (franz. marisques Feigwarzen) *fpl*: (engl.) *mariscae*; Analfalten; nicht reponierbare Hautfalten außen am Anus (s. Abb.), oft als harmloses Residuum einer abgeheilten Analthrombose; M. füllen sich im Unterschied zu Hämorrhoiden* bei Betätigung der Bauchpresse nicht; größere M. können ein chron. Analekzem* unterhalten; **Ther.:** elektrochir. Abtragung.

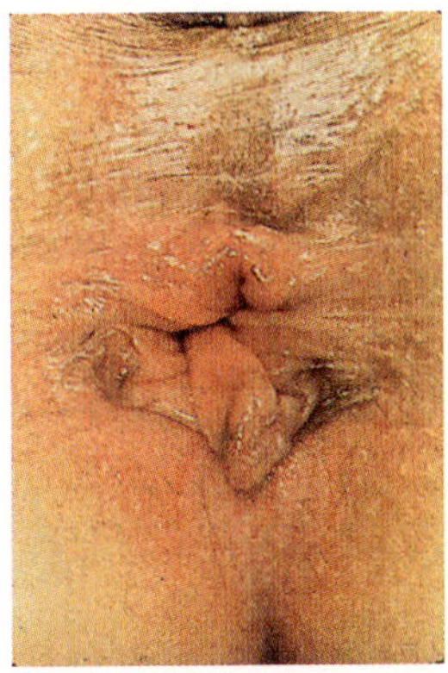

Marisken [1]

Marshall-Bonney-Test *m*: Bonney*-Probe.

Marshall-Marchetti-Krantz-Operation (Victor F. M., amerikan. Urol., 1913–2001; Andrew A. M., amerikan. Gebh., Gyn., 1901–1970) *f*: (engl.) *Marshall-Marchetti-Krantz operation*; wegen Gefahr der Periostitis nur noch selten angewendetes Verf. der Kolposuspension*; **Prinzip:** Elevation u. Fixation der Urethra durch Verankerung des paraurethralen bzw. -vaginalen Gewebes am Periost der Symphyse od. Einengung der Blasenhalsregion unter Sicht durch kleine Vesikotomie.

Marshall-Test *m*: (engl.) *Marshall test*; klin. Test zur Diagn. einer Belastungsinkontinenz*; **Prinzip:** nach Füllen der Harnblase (mit Katheter) Betätigung der Bauchpresse (z. B. Husten); bei unwillkürlichem Harnabgang positiver M.-T. (cave: negativer M.-T. erlaubt keine Rückschlüsse auf die Kontinenzsituation).

Marsupialisation (lat. marsupium Beutel) *f*: (engl.) *marsupialization*; (chir.) Herausnähen der Ränder einer schlecht entfernbaren Zyste (nach Eröffnen u. Entleeren) in die Oberfläche der Haut od.

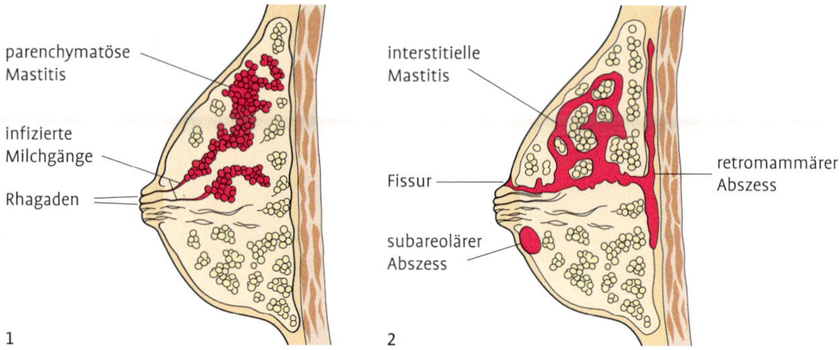

Mastitis: Formen; 1. parenchymatöse M.; 2. interstitielle M. mit subareolärem u. retromammärem Abszess [12]

Schleimhaut; **Anw.:** z. B. bei Bartholin*-Zyste od. Pankreaszyste mit Fistelbildung zum Verdauungstrakt.

Maskulinisierung (lat. masculinus männlich): (engl.) *masculinisation*; Bez. für klin. gering ausgeprägte Form der Virilisierung*.

Masochismus, sexueller (Leopold von Sacher-Masoch, österreich. Schriftsteller, 1836–1895) *m*: (engl.) *sexual masochism*; Form der Paraphilie mit sexuell erregenden Phantasien, sexuell dranghaften Bedürfnissen u./od. sexuellen Verhaltensweisen, bei denen die sexuelle Erregung u. Befriedigung durch das Erleben von psych. Demütigung, Unterwerfung od. körperl. Misshandlung u. Züchtigung erreicht wird; Gegensatz: sexueller Sadismus*. Vgl. Sadomasochismus.

M

Mast-: Wortteil mit der Bedeutung Brust; von gr. μαστός.

Mast|adenitis *f*: s. Mastitis.

Mast|algie *f*: Mastodynie*.

Mast|darm-Scheiden|fistel *f*: Rektovaginalfistel*.

Mast|darm|verschluss: s. Darmatresie; Fehlbildung, anorektale.

Mast|ek|tomie *f*: (engl.) *mastectomy*; Ablatio mammae; Mammaamputation; op. (Teil-)Entfernung der Brust; **Formen:** (nach Resektionsausmaß; fließender Übergang zur brusterhaltenden Operation*); **1.** partielle M.; teilweise Entfernung des Drüsenkörpers, z. B. Quadrantenresektion*, Reduktionsmastektomie (s. Mammaplastik); **2.** subkutane M.; Entfernung des Drüsenkörpers unter Erhalt von Hautmantel, subkutanem Fettgewebe u. Mamille; auch als hautsparende Mastektomie (engl. skin sparing mastectomy, Abk. SSM) od. mamillenerhaltende M. (engl. nipple sparing mastectomy, Abk. NSM) bezeichnet; **3.** einfache M.; Entfernung der Brustdrüse einschl. Hautspindel mit Mamille, Fettgewebe u. Faszie des M. pectoralis minor; **4.** modifizierte radikale M. (nach Patey) mit Entfernung von Brustdrüse, Faszie des M. pectoralis minor u. axillärer Lymphadenektomie od. Sentinel*-Lymphknoten-Entfernung; u. U. mit Beibehaltung des Mamillen-Areola-Komplexes; **5.** (veraltet) sog. klassische radikale M. (Halsted*-Operation) mit zusätzlich Entfernung des M. pectoralis maior; **Ind.:** **1.** (therap.) Mammakarzinom; modifizierte radikale M. bei fortgeschrittenem (ab Stadium T2) od. multizentrischem Mammakarzinom*; **2.** (proph.) bei hohem familiärem Mammakarzinomrisiko, v. a. Mutation der BRCA-Gene (subkutane M.); ggf. nachfolgend sekundäre Rekonstruktion der Brust (s. Mammaplastik).

Masters-Allen-Syn|drom (William H. M., Gyn., St. Louis, 1915–2001) *n*: s. Allen-Masters-Syndrom.

Mastitis *f*: (engl.) *mastitis*; auch Mastadenitis; Entz. der Brustdrüse; **Vork.:** meist im Puerperium od. während der Laktationsperiode (Mastitis* puerperalis), selten als Mastitis* non puerperalis od. beim Neugeborenen (Mastitis* neonatorum); **Formen:** s. Abb.; **1.** parenchymatöse (intrakanalikuläre) M. mit Ausbreitung in den Milchgängen (v. a. bei Milchstau*); **2.** interstitielle (extrakanalikuläre) M. (häufiger): phlegmonöse Entz. mit diffuser Ausbreitung im Brustbindegewebe auf lympho- od. hämatogenem Weg; kann u. U. zum subareolären, sub- od. retromammären Abszess führen; vgl. Mastopathie.

Mastitis, granulomatöse *f*: s. Mastitis non puerperalis.

Mastitis neo|natorum *f*: (engl.) *mastitis neonatorum*; Mastitis* der durch Östrogene stimulierten Brustdrüse bei Neugeborenen (unabhängig vom Ge-

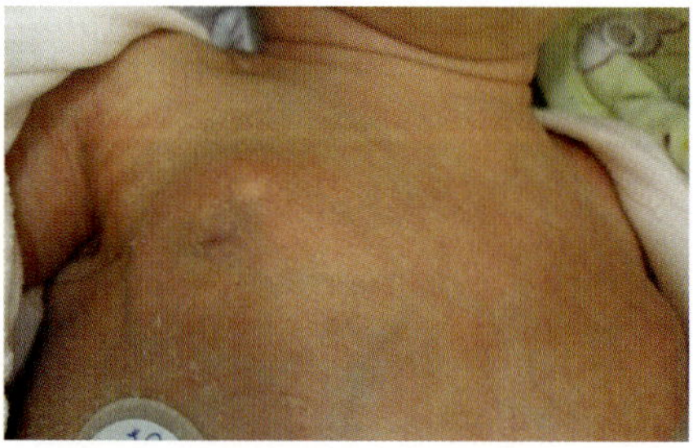

Mastitis neonatorum Abb. 1: mit Schwellung u. Rötung [30]

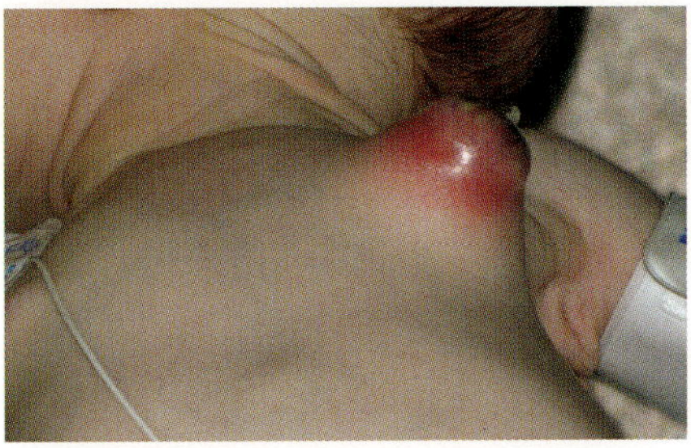

Mastitis neonatorum Abb. 2: mit Abszessbildung (hochgradige Mastitis) [30]

schlecht); meist durch Infektion mit Staphylococcus aureus, evtl. mit Abszessbildung (s. Abb. 1 u. 2); **Vork.:** meist 4.–6. Tag postnatal; begünstigt durch Manipulation an neonataler Brustdrüse (z. B. Ausdrücken von Lac* neonatorum); **Ther.:** i. v. Antibiotika.

Mastitis non puerperalis *f*: (engl.) *mastitis nonpuerperalis*; selten vorkommende, häufig rezidiv. Mastitis* außerhalb der Stillzeit; **Formen: 1.** interstitielle Mastitis: Erreger (Anaerobier) gelangen in die Lymphspalten des Bindegewebes; Ther.: Antibiotika; **2.** parenchymatöse Mastitis: Befall der Ductus lactiferi durch Anaerobier; Ther.: Antibiotika; **3.** granulomatöse Mastitis: destruierender granulomatöser Prozess, meist Spätphase einer unspezif. Mastitis; Urs.: Sekretretention u. abakterielle chron. granulierende u. sklerosierende Galaktophoritis (Mastitis obliterans); Ther.: Exzision im Gesunden; **DD:** histol. Ausschluss eines inflammator. Mammakarzinoms*.

Mastitis puerperalis *f*: (engl.) *puerperal mastitis*; Mastitis* der stillenden Wöchnerin, meist in 2.–4. Wo. nach Entbindung; **Err.:** Staphylococcus aureus (>90 %, z. T. als Nosokomialinfektion); Übertragung v. a. beim Stillen* vom Kind auf die Mutter (z. B. nach Übertragung vom Nasen-Rachenraum von Pflegepersonal in den kindl. Nasen-Rachenraum); **Häufigkeit:** 1 % aller Wöchnerinnen; **Klin.:** schmerzhafte Schwellung u. Rötung, evtl. Verhärtung, häufig plötzl. Temperaturanstieg; später u. U. Fluktuation als Zeichen der Gewebeeinschmelzung; s. Abb.; **Ther.:** Hochbinden u. Kühlen der Brust; Oxacillin, Erythromycin, ggf. Prolaktin-Hemmung durch Dopamin*-Rezeptor-Agonisten.

Mast|odynie *f*: (engl.) *mastodynia*; syn. Mastalgie; häufiger prämenstruell als kontinuierl. empfundenes Spannungs- u. Schwellungsgefühl meist mit diffusen od. umschriebenen Schmerzen in den Brüsten; **Urs.:** endokrin-vaskulär ausgelöstes Ödem* (bei Hormonsubstitution Zeichen von Östrogenüberdosierung), Mastopathie*, Mastitis*, u. U. Mammakarzinom*, Gynäkomastie*, Interkostalneuralgie; häufig auch unklar.

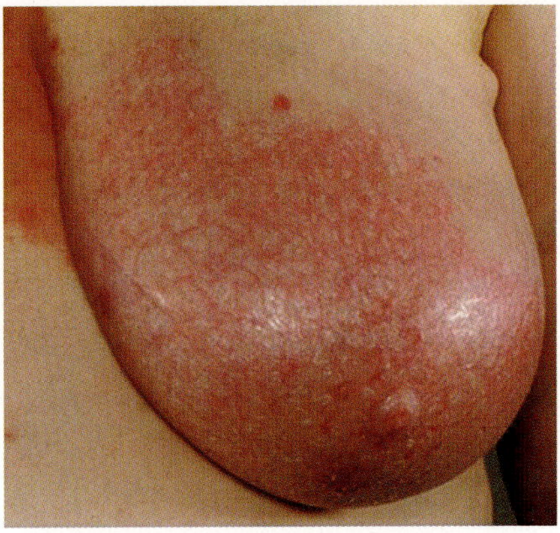

Mastitis puerperalis: klinischer Befund [61]

Masto|pathie *f*: (engl.) *mastopathy*; fibrös-zystische Mastopathie; Bez. für benigne proliferative Brusterkrankungen mit fibrozystischen Veränderungen, die bei ca. 50 % aller Frauen zwischen 35. u. 55. Lj. vorkommen; vorwiegend in den oberen äußeren Quadranten lokalisiert; nach epithelialem Erscheinungsbild als proliferativ od. nicht proliferativ eingestuft; **Path.:** dilatierte, flüssigkeitsgefüllte lobuläre Azini (Mikrozysten) mit relativer Zunahme des Stromabindegewebes aufgrund nicht völlig geklärter hormonaler Einflüsse (Östrogendominanz, relativer Gestagenmangel, erhöhte Prolaktinwerte, Funktionsstörungen der Schilddrüse); **Einteilung:** nach Prechtel: **Grad I:** ohne Epithelproliferation; **Grad II:** mit Epithelhyperplasie bzw. -proliferation, lobulär als Adenose, duktal als Papillomatose; **Grad III:** mit Epithelhyperplasie u. atyp. Zellen; Grad I u. II entsprechen nach aktueller Nomenklatur der duktalen Hyper-

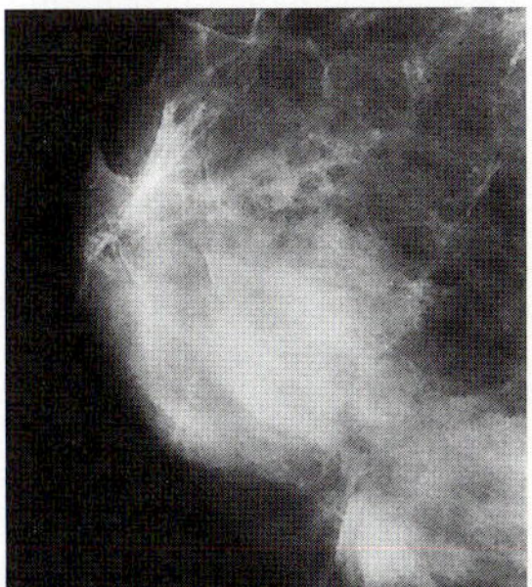

Mastopathie: fibrozystische Veränderungen der weiblichen Brust: typische homogene Verdichtungen mit einzelnen grobscholligen Verkalkungen (Mammographie) [59]

M

plasie, Grad III der flachen epithelialen Atypie od. der atypischen duktalen Hyperplasie; **Diagn.:** Palpation (evtl. Knötchen, Verhärtungen); Sonographie u. Mammographie* (abhängig vom Muster der epithelialen Strukturen u. des assoziierten Stromas erscheint die Brust mammographisch dicht, s. Abb.); Biopsie mit histol. Untersuchung.

Masto|pexie *f*: (engl.) *mastopexy*; sog. Brustlifting, Bruststraffung; op. Verfahren zur Anhebung od. Neuformung der (weibl.) Brust; meist mit Verkleinerung (Reduktion bei Mammahypertrophie; s. Mammaplastik), gelegentl. mit Vergrößerung verbunden (s. Mammaaugmentation); Stillfähigkeit wird nicht eingeschränkt; **Prinzip:** Durchführung meist in Narkose; **1.** Hautentfernung im unteren Brustbereich u. Umschichtung des Drüsengewebes nach oben unter Belassen des Coriums; Schnitttechnik: **a)** nach Hall-Findlay: vertikaler Schnitt vom Warzenhof zur Inframammärfalte; **b)** nach Lejour: perimamillärer u. senkrecht nach unten geführter Schnitt (I-Schnitt); **c)** nach Benelli: ausschließl. periareolärer Schnitt (Variante: perimamillär); **d)** periareolärer u. senkrecht nach unten u. horizontal in der Inframammärfalte geführter Schnitt (T- od. L-Schnitt); **2.** M. mit innerer Aufhängung: Verankerung eines od. mehrerer Läppchen aus Corium u./od. Fett- u. Drüsengewebe an Faserhülle des Brustmuskels od. fester Faserschicht des Fettgewebes; **Ind.:** Anisomastie*, Mastoptose* (Schnitttechnik nach Hall-Findlay, Lejour od. Benelli bei leichter Mastoptose u. geringer Notwendigkeit der Hautentfernung; T- od. L-Schnitt bei starker Verkleinerung); **Kompl.:** Blutung, Entzündung, Empfindungsstörung, Thrombose, Asymmetrie.

Masto|ptose *f*: (engl.) *mastoptosis*; Mamma pendulans, sog. Hängebrust; meist beidseitige Brustsenkung, wobei die Mamille auf Niveau od. unterh. der Inframammärfalte liegt; **Formen: 1.** hypertrophische, fettreiche M.: v. a. bei Mehrgebärenden, Mammahypertrophie* u. allg. Adipositas (insbes. im Klimakterium*); **2.** atrophische M.: vorwiegend bei älteren Frauen mit Bindegewebeschwäche; **Klin.:** u. U. diffuse Brustschmerzen; Schweregrade nach Lokalisation von Areola mammae mit Mamille: **1.** leichte M.: leicht unterh. od. auf Niveau der Inframammärfalte; **2.** mittlere M.: <3 cm unterh. der Inframammärfalte; **3.** starke M.: >3 cm unterh. der Inframammärfalte; **Ther.:** möglichst konservatives Vorgehen mit stützenden Miedern, bei jüngeren Frauen evtl. Mammaplastik*. Vgl. Mastopexie.

Masturbation (lat. masturbari sich selbst befriedigen) *f*: auch Onanie; sexuelle Selbstbefriedigung; biograph. frühe u. häufig zum Orgasmus* führende (meist manuelle) Stimulation der Genitalien*, begleitet von (u. U. sexualpsychol. aufschlussreichen) Masturbationsphantasien.

Material, genetisches *n*: (engl.) *genetic material*; Bez. für diejenigen Nukleinsäuren, die eine genetische Information* enthalten u. durch Reduplikation* vermehrt werden können; besteht bei den meisten Lebewesen aus doppelsträngiger DNA*, bei Prokaryoten in einem kernartigen Aggregat ohne umhüllende Membran, bei Eukaryoten im Chromatin* des Zellkerns organisiert; enthalten außerdem in Zellorganellen wie Mitochondrien od. Chloroplasten (in Form ringförmiger doppelsträngiger DNA) u. als extrachromosomale DNA (meist als ringförmige Moleküle) in Zellen (s. Plasmide); bei Viren Vorliegen entweder als doppel- od. einzelsträngige DNA bzw. RNA. Vgl. Genom.

Matratzen|phänomen *n*: s. Cellulite.

Matrix (lat. Muttertier, Gebärmutter) *f*: **1.** (engl.) *matrix*; (embryol.) Keimschicht; **2.** (labormed.) Untersuchungsgut, in dem sich der Analyt befindet; **3.** (nuklearmed.) Bez. für Anzahl u. Anordnung von Mess-, Abtast- od. Bildpunkten, z. B. in der Nuklearmedizin (Speicherung der szintigraph. Informationen in einer Bildmatrix; s. Szintigraphie) u. in der Radiologie bei der CT; **4.** (histol.) Interzellulärsubstanz des Knochengewebes.

Maturität (lat. maturare zur Reife bringen) *f*: (engl.) *maturity*; Zustand der Reife; i. e. S. durch Reifezeichen* des Neugeborenen gekennzeichneter Reifezustand des Neugeborenen.

Maturitas *f*: **1.** s. Reife; **2.** Maturitas praecox: s. Pubertas praecox.

Mayer-von-Rokitansky-Küster-Hauser-Syn|drom (August F. J. K. M., Anat., Physiol., Bonn, 1787–1865; Karl Freiherr von R., tschechischer Pathol., Wien, 1804–1878; Hermann K., Gyn., 1867–1964; G. A. H., Schweizer Arzt) *n*: (engl.) *Mayer-Rokitansky-Küster-Hauser syndrome*; syn. Rokitansky-Küster-Hauser-Syndrom; kongenitale Anomalie des weibl. Genitales inf. Aplasie od. Dysgenesie der Müller-Gänge im 2. Embryonalmonat mit unklarer Ätiol. (normaler XX-Karyotyp); **Häufigkeit:** 1:4000 bei weibl. Neugeborenen; **Klin.:** Vaginalaplasie bzw. -atresie, zweigeteilter rudimentärer Uterus, der i. d. R. nur aus einem dünnen Gewebestrang (Uterusleiste) besteht (s. Abb.) u. in ca. 50 % Endometrium enthält, sowie hochstehende Ovarien; primäre Amenorrhö, Unfähigkeit zur normalen Kohabitation u. primäre Sterilität; da die Ovarialfunktion nicht gestört ist, sind die sekundären Geschlechtsmerkmale normal entwickelt; fakultativ Begleitfehlbildungen der Nieren (dystope Einzelnieren, Nierenaplasie) od. Harnwege (33 %) u. Skelettanomalien (9 %); **Diagn.:** gyn. Untersuchung, Ultraschalldiagnostik, Laparoskopie*; **Ther.:** Kolpopoese*.

MBU: Abk. für **M**ikro**b**lut**u**ntersuchung des Fetus; s. Fetalblutuntersuchung.

McCune-Albright-Syn|drom (Donovan J. McC., Päd., New York, 1902–1976; Fuller A., Arzt, Boston, 1900–1969) *n*: (engl.) *McCune-Albright syndrome*; seltene, nicht erbl. konstitutionelle Entwicklungsstörung mit typ. klin. Trias; **Ätiol.:** Mosaik für eine postzygotische somatische Mutation im GNAS1-Gen, das für die Alphaeinheit eines G-Proteins codiert (Genlocus 20q13.2); sporad. Vork.;

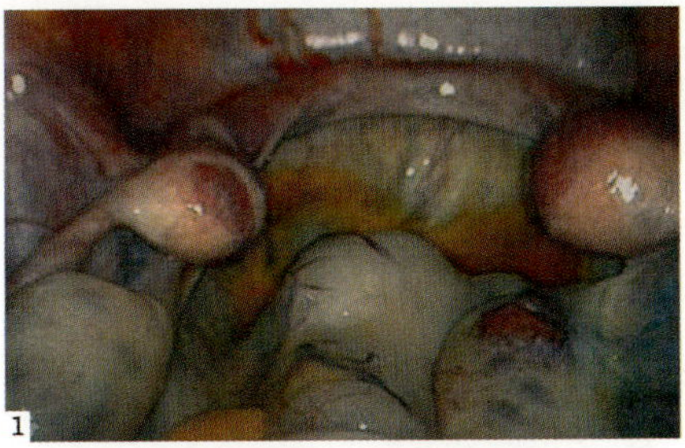

1

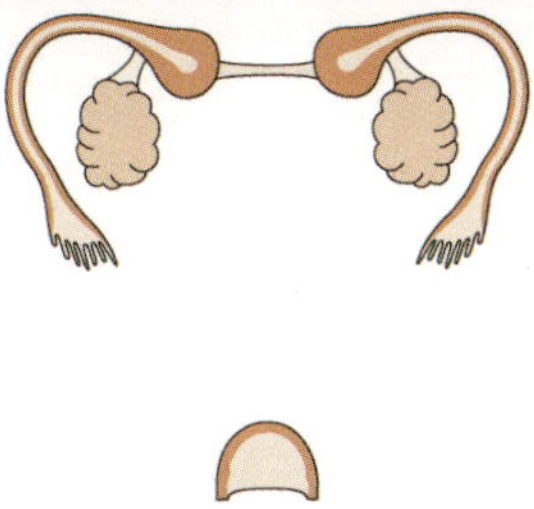

2

Mayer-von-Rokitansky-Küster-Hauser-Syndrom: zweigeteilter rudimentärer Uterus mit typ. Uterusleiste und rudimentären Uterushörnern; 1: Laparoskopie; 2: schematisch [56]

Klin.: Komb. von mono- od. polyostotischer fibröser Dysplasie (s. Jaffé-Lichtenstein-Syndrom) bes. der langen Röhrenknochen (v. a. Femur) u. Becken mit pathol. Frakturen, landkartenförmig angeordneten milchkaffeefarbenen Hautpigmentationen (Café-au-lait-Flecken) u. Pseudopubertas* praecox bei Mädchen; z. T. Überfunktion weiterer endokriner Organe (Hyperthyreose*, Akromegalie*, Hyperparathyroidismus, Cushing-Sydrom, Gynäkomastie*); anamnest. häufig Angaben über einen bes. ausgeprägten Neugeborenenikterus; **Diagn.:** (laborchem.) Erhöhung der Serumwerte für Estradiol bei niedrigen Gonadotropinspiegeln auch im GnRH-Test, von T_3 u. T_4 bei niedrigem TSH, Cortisol, STH u. alkal. Phosphatase. Vgl. Polyadenomatose-Syndrome.

McDonald-Operation *f*: s. Cerclage.

McRobert-Manöver *n*: (engl.) *McRobert maneuvre*; (gebh.) Verf. zur Behandlung der Schulterdystokie* durch Stellungsänderung der Symphyse; **Prinzip:** Beine der liegenden Gebärenden werden gestreckt, über die Längsachse nach dorsal gebogen u. anschl. rasch in den Hüftgelenken gebeugt (s. Abb.); die dabei tiefer u. wieder höhertretende Symphyse springt ggf. über die vorn stehende Schulter des Kindes; Unterstützung dieses Vorgangs durch suprasymphysären Druck mit der Faust bei gebeugten Beinen der Gebärenden. Vgl. Wood-Manöver.

Meadows-Syn|drom (William R. M., amerikan. Kardiol., geb. 1919) *n*: peripartale Kardiomyopathie*.

Meckel-Di|vertikel (Johann F. M. Jr., Anat., Chir., Halle, 1781–1833; lat. diverticulum Abweg, Abweichung) *n*: (engl.) *Meckel's diverticulum*; Diverticulum ilei; meist handschuhfingerförmige, ca. 2–10 cm lange Ausstülpung des Ileums zwischen 0,4 u. 1 m vor der Einmündung in das Caecum; **Path.:** als Darmanhang fortbestehender Rest des embryonalen Ductus* omphaloentericus; **Häufigkeit:** 1–3 % aller Menschen; **Klin.:** meist asymptomat. (Zufallsbefund bei Op. anderer Urs.); auch rezidiv.

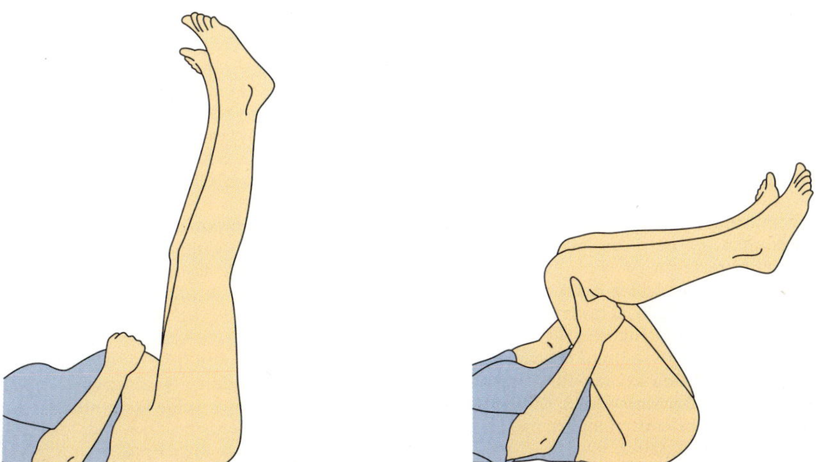

McRobert-Manöver: Prinzip: Beine senkrecht in die Höhe strecken (Anheben der Symphyse); Knie anwinkeln u. Hüftgelenk maximal beugen (maximale Erweiterung des Beckenausgangs)

Bauchschmerzen, Übelkeit, Erbrechen, anorektale Blutung (blutendes Ulkus bei ektoper Magenschleimhaut im M.-D.), Akutes Abdomen; **Kompl.:** Entz. (Divertikulitis) mit u. ohne Perforation, Blutung, Strangulationsileus, Invaginationsileus, Volvulus; **Ther.:** op. Abtragung; **DD:** Appendizitis, Divertikulitis. Vgl. Littré-Hernie.

Meckel-Gruber-Syn|drom (Johann F. M. Jr., Anat., Chir., Halle, 1781–1833; Georg B. O. G., Pathol., Göttingen, 1884–1977) *n*: (engl.) *Meckel-Gruber syndrome*; autosomal-rezessiv erbl. letales Fehlbildungssyndrom mit Hexadaktylie, Enzephalozele, multizystische degen. Nieren u. a. zyst. Veränderungen innerer Organe; **Formen: 1.** Typ 1: Mutation im MKS1-Gen (Genlocus 17q23); **2.** Typ 2: Mutation im TMEM216-Gen (Genlocus 11q13; codiert für Transmembranprotein 216); allel. zu Joubert*-Syndrom 2; **3.** Typ 3: Mutation im TMEM67-Gen (Genlocus 8q21.13–q22.1); allelisch zu Joubert*-Syndrom 6; **4.** Typ 4: Mutation im CEP290-Gen (Genlocus 12q21.3); **5.** Typ 5: Mutation im RPGRIP1L-Gen (Genlocus 16q12.2); allel. zu Joubert-Syndrom 7; **6.** Typ 6: Mutation im CC2D2A-Gen (Genlocus 4p15.3).

Medro|geston (INN) *n*: (engl.) *medrogestone*; Gestagen*; **Ind.:** Hormontherapie* im Klimakterium (Kombinationstherapie), dysfunktionelle Blutungen.

Medroxy|pro|gesteron (INN) *n*: (engl.) *medroxyprogesterone*; Gestagen* zur hormonalen Kontrazeption*, Hormontherapie* im Klimakterium u. Ther. bei Endometriumhyperplasie*.

Mega-: 1. auch Megalo-; Wortteil mit der Bedeutung groß, lang; von gr. μεγας, μεγαλη, μεγα; **2.** Dezimalvorsatz zur Kennzeichnung des Faktors 10^6 vor einer Einheit (Abk. M); z. B. Megawatt (Abk. MW); vgl. Einheiten.

Mega|kolon, kon|genitales *n*: (engl.) *congenital megacolon*; syn. Megacolon congenitum, aganglionotisches Megakolon, Hirschsprung-Krankheit; angeb. schwere Darmstenose mit umschriebener prästenot. Dickdarmerweiterung; **Path.:** Koprostase inf. Aganglionose im Bereich der intramuralen parasympath. Nervengeflechte (Meissner- u. Auerbach-Plexus; vgl. Dysplasie, neurointestinale) mit fehlender Peristaltik u. Stenose der betroffenen Darmsegmente (s. Abb. 1); prästenotische Dilatation mit Ausbildung eines Megakolons entsteht sekundär u. ist i. e. S. nicht angeboren. **Vork.:** Androtropie (m : w = 3–5 : 1), familiäre Häufung (in 10 % der Fälle); **Ätiol.:** bisher mind. 6 Genloci mit Mutationen identifiziert, z. B. dominant erblich im Protoonkogen RET (Genlocus 10q11.2; vgl. MEN-Syndrome) u. rezessiv erblich im EDNRB-Gen (codiert für Endothelin*-Rezeptor ET_B) mit Genlocus 13q22; **Klin.:** schwere Obstipation mit Bauchauftreibungen im Neugeborenen- bzw. Säuglingsalter; evtl. mechan. Ileus; **Kompl.:** Enterokolitis, Durchwanderungsperitonitis, toxisches Megakolon; **Diagn.:** pränatal: Ultraschalldiagnostik; postnatal digitale rektale Untersuchung (enger Analkanal, leere Ampulle; nach Untersuchung explosionsartige Stuhlentleerung), ggf. anorektale Manometrie; sonographisch u. röntg. enges Rektum mit Megakolon (s. Abb. 2); histol. Nachweis z. B. durch Drei-Stufen-Biopsie (fehlende Ganglienzellen mit histochem. nachweisbarer sekundär erhöhter Acetylcholinesteraseaktivität); ggf. molekulargenet. Diagn.; **Ther.:** op. Entfernung des aganglionären Segments (z. B. Rehbein-Operation od. endorektales Durchzugsverfahren nach Soave); **DD:** Mekoniumpfropfsyndrom*, zystische Fibrose*, Rektumatresie bei Neugeborenen; erworbene Aganglionose nach nekrotisierender Enterokolitis bei Frühgeborenen; sekundäres Megakolon durch Obstipation anderer Urs.; Darmobstruktion als Folge kongenitaler gastrointestinaler Rotationsstörungen od. Bridenileus. Vgl. Zuelzer-Wilson-Syndrom.

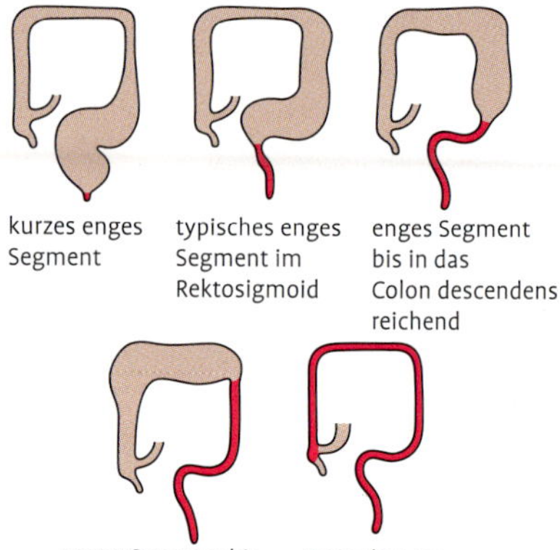

Megakolon, kongenitales Abb. 1: Ausdehnung des aganglionären Segments

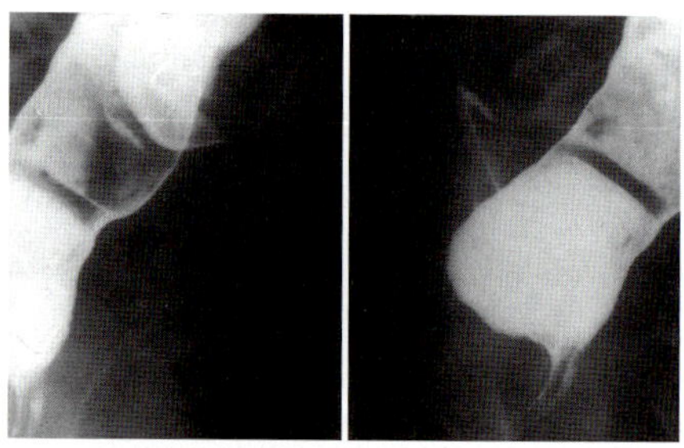

Megakolon, kongenitales Abb. 2: aganglionäres (stenotisches) rektosigmoidales Segment mit prästenotischer Kolondilatation (Kontrasteinlauf; a.-p., links) [5]

Megestrol (INN) *n*: (engl.) *megestrol*; Gestagen*; **Ind.:** fortgeschrittenes Mammakarzinom* u. Endometriumkarzinom*.

Mehrfach|malignome, primäre *n pl*: (engl.) *multiple primary malignancies*; gleichzeitiges Vorkommen versch. (primärer) maligner Tumoren, z. B. von Ovarial- od. Mammakarzinom bei Pat. mit Endometriumkarzinom* (in ca. 10 % der Fälle beschrieben).

Mehrlinge: (engl.) *multiples*; 2 oder mehr gleichzeitig intrauterin entwickelte u. kurz nacheinander geborene Kinder (Zwillinge*, Drillinge, Vierlinge usw.); **Häufigkeit:** ca. 30 Mehrlinge je 1000 geborene Kinder; natürl. Häufigkeit (ohne Beachtung der Häufigkeitserhöhung durch Verf. der Reproduktionsmedizin): s. Hellin-Regel (Tab. dort); **klin. Bedeutung: 1.** (Schwangerschaft) intrauterine Wachstumsretardierung* (vgl. Zwillingsschwangerschaft; bei Drillingen u. Vierlingen ab ca. 28. SSW) u. deutl. verkürzte Schwangerschaftsdauer (durchschnittl. 32 SSW bei Drillingen); erhöhtes Risiko für mütterl. (u. a. hypertensive Schwangerschaftserkrankungen*, Anämie*) u. fetale Morbidität (u. a. fetofetales Transfusionssyndrom*, intrauterine Wachstumsretardierung*, intrauteriner Fruchttod*, Frühgeburtlichkeit); **2.** (Geburt) perinatal überdurchschnittl. mütterl. (z. B. peripartale Blutung*) u. kindl. Risiko (u. a. Atemnotsyndrom* des Neugeborenen, zerebrale Schädigung); Entbindung möglichst in Perinatalzentrum, bei Zwillingen evtl. Spontangeburt mögl. (s. Zwillingsschwangerschaft), sonst Schnittentbindung. Vgl. Neugeborenes, hypotrophes; Risikoneugeborenes.

Meigs-Syn|drom (Joe V. M., Gyn., Chir., Boston, 1892–1963) *n*: (engl.) *Meigs' syndrome*; Symptomenkomplex mit Aszites*, (meist rechtsseitigem) Hydrothorax u. benignen Ovarialtumoren* (meist Ovarialfibrom*); **Vork.:** v. a. postmenopausal; **Path:** ungeklärt; nach op. Tumorentfernung Spontanrückbildung der Ergüsse. Vgl. Pseudo-Meigs-Syndrom.

Meiose (gr. μείωσις Verringerung) *f*: (engl.) *meiosis*; syn. Reifeteilung, Reduktionsteilung; genet. Grundvorgang aller sexuellen Vermehrungsvorgänge, durch den der Chromosomensatz einer Art erhalten bleibt; reduziert (bei höheren Organismen in somat. Zellen vorliegenden) diploiden Chromosomensatz zum haploiden Satz der reifen Gameten*, die bei Befruchtung wieder zu einer diploiden Zelle, der Zygote*, verschmelzen, aus der das neue Individuum mit einer Komb. väterl. u. mütterl. Erbanlagen hervorgeht; **Einteilung:** in Stadien; **1.** erste Reifeteilung (Reduktionsteilung; M. I): Spindelbildung mit Trennung gepaarter Chromosomen; **2.** zweite Reifeteilung (Äquationsteilung; M. II): Trennung der Chromatiden*; **Prinzip:** Ablauf der 1. u. 2. Reifeteilung in jeweils 4 Phasen, aus denen 4 haploide, homologe, aber genet. unterschiedl. Zellen resultieren (s. Abb.); **1.** Prophase: Kondensation des Chromatins; bei M. I nochmals in 5 Stadien unterteilt (Leptotän, Zygotän, Pachytän, Diplotän, Diakinese); bei Paarung der homologen Chromosomen (im Pachytän) evtl. Austausch gleichlanger Abschnitte zwischen homologen Chromosomen durch Bruch u. überkreuzte Wiedervereinigung (Crossing*-over) mit Neukombination von Merkmalsanlagen (Rekombination); **2.** Metaphase: Anordnung der kondensierten Chromosomen in der Äquatorialebene; **3.** Anaphase: Wanderung der Chromosomen/Chromatiden zu den beiden Zellpolen; **4.** Telophase: Bildung der Tochterzellkerne; **klin. Bedeutung:** Entstehung von Gameten mit über- bzw. unterzähligem Chromosomensatz (numerische Chromosomenaberration*) durch Non*-dis-

M

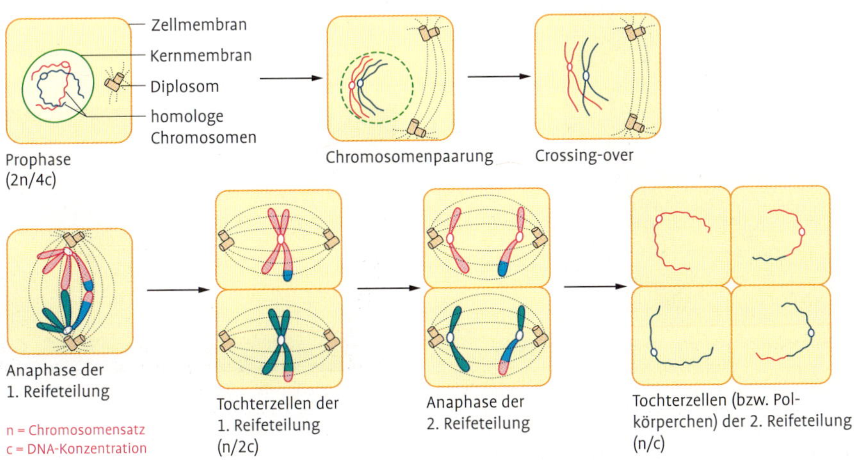

Meiose: schematische Darstellung am Beispiel eines homologen Chromosomenpaars (Autosomen)

junction homologer Chromosomen, z. B. bei Klinefelter*-Syndrom, Down*-Syndrom. Vgl. Mitose.

Mekonium (gr. μήκων Mohn, Mohnsaft) *n*: (engl.) *meconium*; sog. Kindspech; intrauterin gebildeter, aufgrund des hohen Biliverdingehalts schwärzl.-grünl. Stuhl des Kindes, der physiol. postnatal abgesetzt wird; **klin. Bedeutung:** mekoniumhaltiges Fruchtwasser* bei fetaler (auch zeitl. zurückliegender) Gefährdung (Fetal* Distress); cave: Mekoniumaspiration (s. Fruchtwasseraspiration). Vgl. Risikogeburt.

Mekonium|ileus (gr. εἰλεῖν zusammendrängen, einschließen) *m*: (engl.) *meconium ileus*; mechan. Ileus bei Neugeborenen inf. Verschlusses des terminalen Ileums mit zähklebrigem Mekonium*; **Häufigkeit:** 1:20 000 Neugeborene; **Vork.:** oft i. R. einer zystischen Fibrose*; **Kompl.:** intrauterine Mekoniumperitonitis; **Ther.:** **1.** konservativ: Auflösung u. Entleerung mit Spülungen; **2.** op., wenn Darmpassage konservativ nicht wiederhergestellt werden kann: Laparotomie mit Ileostomie, ggf. Bishop-Koop-Anastomose. Vgl. Mekoniumpfropfsyndrom.

Mekonium|pfropf|syn|drom *n*: (engl.) *meconium plug syndrome*; idiopath. Kolonobstruktion mit eingedicktem Mekonium* (fester weißer Schleimpfropf aus Darmepithel u. -sekret proximal des Colon sigmoideum; sog. Mekoniumpfropf; s. Abb.); **Vork.:** z. B. hypotrophes Neugeborenes*; **Klin.:** fehlender Mekoniumabgang, tiefer Ileus (Bauchauftreibung, galliges Erbrechen u. a.); **Ther.:** anale Stimulation, Einläufe; **DD:** zystische Fibrose*; neurointestinale Dysplasie; kongenitales Megakolon*. Vgl. Mekoniumileus.

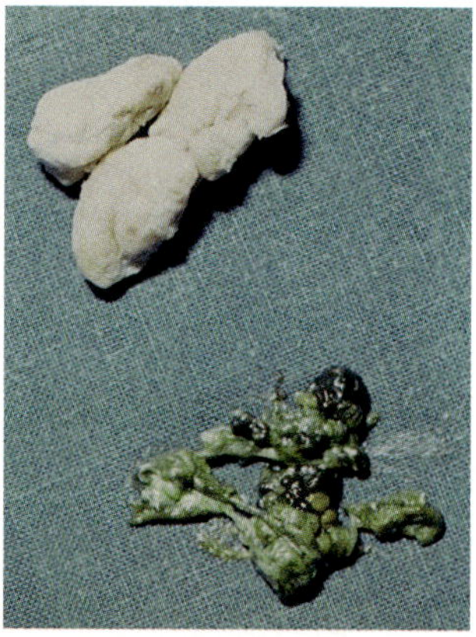

Mekoniumpfropfsyndrom: Mekoniumpfropf (weiß) u. nachfolgendes Mekonium (grün) [30]

Mekonium|test *m*: (engl.) *meconium test*; nicht mehr gebräuchl. Screening-Test bei Neugeborenen zur Früherkennung der zystischen Fibrose* durch Nachw. eines erhöhten Albumingehalts im Mekonium*.

Melaena neo|natorum *f*: (engl.) *melena neonatorum*; Blutstuhl bei Neugeborenen; **Formen:** **1.** M. n. vera: inf. intestinaler Blutung i. R. eines Morbus* haemorrhagicus neonatorum; **2.** M. n. spuria: nach kindl. Schlucken mütterl. Bluts aus Geburtskanal od. mamillärer Rhagade; im Gegensatz zu M. n. vera ohne HbF-haltige Erythrozyten.

Melasma *n*: Chloasma*.

Melde|erlaubnis: s. Anzeigerecht; Krebsregistergesetz.

Melde|pflicht: (engl.) *duty of notification*; durch Infektionsschutzgesetz* (§ 202 SGB VII; Berufskrankheiten) u. Chemikaliengesetzes (Intoxikationen, § 16 e) geregelte ärztl. Pflicht zur Meldung best. Krankheiten; vgl. Offenbarungspflicht.

-melie: auch -mel; Wortteil mit der Bedeutung -gliedrigkeit, mit ... Gliedern; von gr. μέλος.

Membrana ob|turatoria *f*: das Foramen obturatum des Hüftbeins verschließende Bindegewebezüge.

Membrana pellucida *f*: s. Zona pellucida.

Membrana perinei *f*: bindegewebiger Überzug auf der Unterseite des M. transversus perinei profundus (beim Mann) bzw. M. compressor urethrae u. M. sphincter urethrovaginalis (bei der Frau).

Men|arche (gr. μήν, μηνός Monat; ἀρχή Anfang) *f*: (engl.) *menarche*; erstes Auftreten der Menstruation* i. R. der Pubertät; in den westl. Industriestaaten etwa zwischen 9. u. 16. Lj., durchschnittl. mit 12,8 Jahren (aufgrund der Akzeleration* 4 Jahre früher als vor 100 Jahren); Zeitpunkt wird mit beeinflusst von ethnischen, klimat. u. konstitutionellen Faktoren.

Men|arche, prä|mature *f*: s. Menstruatio praecox.

Meningo|myelo|zele *f*: (engl.) *meningomyelocele*; Dysrhaphiesyndrom* der Wirbelsäule mit Vorwölbung von Rückenmark u. Meningen; häufigste Fehlbildung des Rückenmarks bei Spina* bifida (partialis); **Formen:** (vgl. Spina bifida, Abb. dort) **1.** gedeckte M. (geschlossene Haut über dem Defekt); **2.** offene M. (mit frei liegendem Rücken-

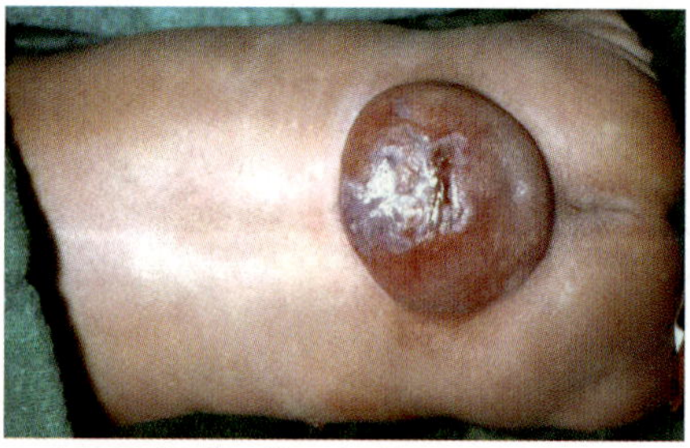

Meningomyelozele: offene lumbale Meningomyelo (zysto-)zele beim Säugling; zentral fehlgebildetes Rückenmark (Area medullo-vasculosa), daran angrenzend seröser Übergang zur Haut (Area epithelio-serosa) [20]

mark, s. Abb.); **3.** Meningomyelozystozele: M. mit zyst. Erweiterung des Zentralkanals des Rückenmarks u. Vorwölbung der Meningen; **4.** Hydromyelozele: M. mit Flüssigkeitsansammlung u. abnorm weitem Zentralkanal; **Klin.:** unterschiedlich ausgeprägte neurol. Funktionsstörung bis zur kompletten Querschnittlähmung od. Kaudasyndrom; **Kompl.:** Infektion; in ca. 80 % Arnold-Chiari-Syndrom, gestörte Rückenmarkaszension durch Adhäsion des Conus medullaris od. verdicktes Filum terminale (s. tethered cord), interner Hydrozephalus*; **Ther.:** chir. Verschluss, ggf. Lösung des tethered cord. Vgl. Meningozele.

Meno|lyse (gr. μήν, μηνός Monat) *f*: (engl.) *menolyse*; reversible Suppression der ovariellen Östrogenproduktion durch Gabe von GnRH*-Agonisten (Herabregulierung der GnRH-Rezeptoren); früher auch durch Anw. ionisierender Strahlung (sog. Radiomenolyse, obsolet); **Ind.:** v. a. Hormon-Rezeptor-positive gyn. Tumoren, z. B. Mammakarzinom*. Vgl. Therapie, antihormonale.

Meno|pause (gr. παῦσις Ende) *f*: (engl.) *menopause*; Zeitpunkt der letzten spontanen Menstruation*, der retrospektiv 1 Jahr lang keine weitere ovariell gesteuerte uterine Blutung folgt; meist zwischen 50. u. 52. Lj. Vgl. Klimakterium (Abb. 2 dort); Postmenopause; Syndrom, klimakterisches.

Meno|pausen|gonado|tropin, humanes *n*: Abk. HMG; Urofollitropin*.

Meno|pausen|syn|drom *n*: s. Syndrom, klimakterisches.

Menor|rhagie (gr. ῥαγῆναι reißen, hervorstürzen) *f*: (engl.) *menorrhagia*; verlängerte (>7 bis max. 10 Tage) u. verstärkte Menstruation* bei erhaltenem Menstruationszyklus; kann wegen erhöhtem Blutverlust zu Eisenmangelanämie* führen; **Urs.:** entzündl. bzw. infektiöse Erkr. des Uterus u. der Ovarien, benigne u. maligne Tumoren, hormonale Regulationsstörungen u. int. Erkr. (z. B. Gerinnungsstörungen, Stoffwechselkrankheiten).

Menses (lat. mens Monat) *m pl*: s. Menstruation.

Mensinga-Pessar (Wilhelm M., Gyn., Flensburg, 1836–1910) *n*: Scheidendiaphragma*.

Menstruation (lat. menstruus allmonatlich) *f*: (engl.) *menstruation*; auch Menses, monatl. Regelblutung, Periode; mit Blutung einhergehende Abstoßung des Stratum functionale der Gebärmutterschleimhaut (am Anfang eines jeden Menstruationszyklus*) als Hormonentzugsblutung nach ovulator. biphasischem Zyklus; vgl. Eumenorrhö; Menarche: vgl. Menopause.

Menstruations|störungen: s. Zyklusstörungen.

Menstruations|verschiebung: (engl.) *menstruation change*; Hinausschieben od. Vorverlegen der Menstruation* durch orale Gabe von Gestagen-Östrogen-Kombinationen, z. B. bei vorhersehbarer psych. bzw. phys. Belastungssituation.

Menstruations|zyklus *m*: (engl.) *menstrual cycle*; zwischen Menarche u. Menopause (mit Ausnahme von Schwangerschaft) regelmäßig sich wiederholende Veränderungen der Uterusschleimhaut, die

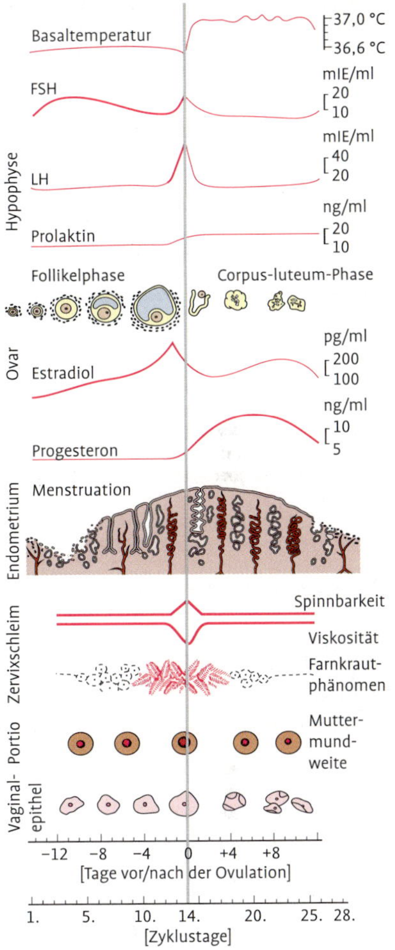

Menstruationszyklus: hormonale u. morphologische zyklische Veränderungen

bei Ausbleiben der Einnistung einer Blastozyste* in eine Menstruation* münden; durchschnittl. Zyklusdauer 28 Tage; **Regulation:** hormonal durch Hypothalamus*-Hypophysen-System u. davon abhängigen, untereinander in Wechselbeziehung stehenden Ovarialhormonen; **Einteilung:** nach zeitl. Verlauf (s. Abb.); **1.** Follikelreifungsphase (1. Zyklusphase): Proliferation der Uterusschleimhaut inf. der durch FSH* u. LH* induzierten Östrogenbildung im reifenden Follikel des Ovars (Reifung weiterer Follikel werden vom jeweils dominanten Follikel mit Inhibinsekretion verhindert); **2.** Ovulation: Follikelsprung nach Anstieg von FSH u. bes. LH etwa am 12.–13. Zyklustag (variabel); **3.** Corpus-luteum-Phase (auch Lutealphase, Sekretionsphase; 2. Zyklusphase): Transformation der Uterusschleimhaut in das prägravide Sekretionsstadium (konstant 14 Tage) durch das vom Corpus* luteum unter LH-Einfluss abgesonderte Progesteron*; bei ausbleibender Befruchtung u. Nidation Absinken der Ovarialhormonproduktion im sich zurückentwickelnden Corpus luteum; **4.** Desquamationsphase (Beginn der 1. Zyklusphase): Abstoßung des Stratum functionale des Endometriums aufgrund des Hormonmangels (Menstruation* als Hormonentzugsblutung). Vgl. Basaltemperatur; Kolpozytologie; Zervixschleim; Zyklusstörungen; Syndrom, prämenstruelles; Zyklus, anovulatorischer; Phase, präovulatorische.

Menstruatio prae|cox *f*: (engl.) *premature menstruation*; prämature Menarche; deutlich verfrühtes Auftreten der Menstruation* (vor dem 8. Lj.) bei Pubertas* praecox; bei vorzeitiger vaginaler Blutung ohne Pubertätszeichen V. a. Tumor, Fremdkörper od. sexuellen Missbrauch.

Menstruatio tarda *f*: (engl.) *delayed menstruation*; verspätetes Auftreten der Menstruation* (nach dem 15.–16. Lj.); vgl. Pubertas tarda.

Meristom (gr. μερίζειν teilen) *n*: Zytoblastom*.

MESA: Abk. für **m**ikrochirurgische **e**pididymale **S**permien**a**spiration; Spermiengewinnung durch Nebenhodenbiopsie i. R. eines Verf. der assistierten Reproduktion* (z. B. ICSI*).

M

Mes|aortitis luica (gr. ἀορτή Schlauch, Schlagader) *f*: s. Syphilis.

Mes|en|chym *n*: (engl.) *mesenchyma*; embryonales Bindegewebe, dessen verzweigte Zellen ein lockeres, von Interzellulärflüssigkeit ausgefülltes Schwammwerk bilden; **Herkunft** zunächst aus undifferenzierten Furchungszellen (intraembryonales M.), vom Trophoblasten* (extraembryonales M.), dann aus allen 3 Keimblättern*; multipotentes Muttergewebe aller Formen von Stütz- u. Bindegeweben, der quergestreiften Muskulatur, fast aller glatten Muskelzellen, der Herzmuskulatur, der Gefäßendothelien u. Blutzellen.

Meso|derm *n*: (engl.) *mesoderm*; (embryol.) mittleres der 3 embryonalen Keimblätter*; differenziert sich komplex durch epitheliomesenchymale Transformation ab dem Stadium der 3-blättrigen Keimscheibe* (ca. 17. Tag) u. entwickelt sich zum **1. paraxialen M.:** Skelett u. Muskeln des Rumpfs, Lederhaut, Unterhautbindegewebe; **2. intermediären M.:** Nieren, Keimdrüsen mit Ausführungsgängen außer Geschlechtszellen; **3. lateralen M.:** **a)** viszerales M. (Splanchnopleura): glatte Muskulatur, Herz, Blutzellen, Gefäße, Mesothel der Eingeweide, Nebennierenrinde, Milz, Bindegewebe, Trigonum vesicae der Harnblase; **b)** parietales M. (Somatopleura): Mesothel für Pleura, Perikard u. Peritoneum, Bindegewebe.

Meso|metrium (gr. μήτρα Gebärmutter) *n*: (engl.) *mesometrium*; Lig. latum uteri; breites Mutterband; Bauchfellduplikatur beidseits neben der Gebärmutter.

Meso|nephros *m*: s. Urniere.

Meso|salpinx *f*: (engl.) *mesosalpinx*; Bauchfellduplikatur um die Eileiter, bestehend aus den beiden Blättern des Lig. latum uteri.

Mes|ovarium (lat. ovarium Eierstock) *n*: (engl.) *mesovarium*; Gekröse des Eierstocks; Bauchfellduplikatur; s. Ligamentum latum uteri.

Messer|konisation *f*: s. Konisation.

Mestranol (INN) *n*: (engl.) *mestranol*; nicht mehr angewendetes synthet. Östrogen*; wird demethyliert zu Ethinylestradiol*; **Ind.:** mittelschwere Akne nach Versagen lokaler Maßnahmen (in Komb. mit Chlormadinon*).

Met|albumin *n*: Pseudomuzin*.

Meta|merie (gr. μέρος Teil) *f*: (engl.) *metamerism*; entwicklungsgeschichtl. Gliederung des embryonalen Körpers in hintereinander liegende Abschnitte; postnatal metamere od. segmentäre Innervation der Haut u. Zusammenhang der Hautnervenbezirke mit best. Rückenmarksegmenten.

Meta|plasie (gr. μεταπλάσσειν umbilden) *f*: (engl.) *metaplasia*; reversible Umwandlung eines differenzierten Gewebes in ein anderes differenziertes Gewebe, die v. a. nach chron. Irritation durch entzündl., chem. od. mechan. Faktoren i. R. der Regeneration auftritt; **Vork.:** z. B. als Plattenepithelmetaplasie des Bronchialepithels, an der Epithelgrenze* der Cervix uteri, bei chron. Prostatitis, als Form der intestinalen Metaplasie bei chron.-atroph. Gastritis od. als pathol. Ossifikation mit M. des Binde- u. Stützgewebes, z. B. bei Myositis ossificans circumscripta u. Spondylitis ankylosans. Vgl. Anaplasie; Dysplasie; Prosoplasie.

Meta|stase (gr. μετάστασις Veränderung) *f*: **1.** (engl.) *metastasis*; (allg.) als Folge der Verschleppung belebter Materie (körpereigene Zellen, Bakterien) od. unbelebter Stoffe (Pigment, Kalk) aus primärem Krankheitsherd an anderer Stelle im Organismus entstandener sekundärer Krankheitsherd (sog. Absiedlung); **2.** i. e. S. Tumormetastase maligner Tumoren (Karzinom*, Sarkom* u. a.) durch Absiedlung u. Verschleppung von Tumorzellen (sog. Tochtergeschwulst); **Einteilung: I.** nach Lok.: **a)** lokale M.: in der Umgebung des Primärtumors; **b)** regionäre M.: in der nächsten im Lymphabflussgebiet liegenden Lymphknotengruppe; **c)** Fernmetastasen; **II.** nach Art der Ausbreitung (Metastasierung*): **a)** hämatogene M.: Verschleppung über die Blutbahn nach Einbruch in das Gefäßsystem; **b)** lymphogene M.: Verschleppung von Tumorzellen über Lymphgefäße u. Durchsetzung der regionären Lymphknoten mit Tumorgewebe; **c)** Implantationsmetastasen: Implantation von Tumorzellen in serösen Häuten, v. a. Pleura u. Peritoneum; **d)** Abklatschmetastasen: durch Berührung mit einem gegenüberliegenden Tumor entstandene M.; **e)** Impfmetastasen: z. B. in Stichkanälen u. Wunden nach op. Eingriffen.

Meta|stasierung: (engl.) *metastasis*; syn. Filialisierung; Bez. für Krankheitsprozesse, bei denen eine

Absiedelung von Zellen od. Zellverbänden über Blut- od. Lymphweg in primär nicht erkrankte Körperregionen stattfindet; vgl. Embolie; Metastase.

Met|ergolin (INN) *n*: (engl.) *metergoline*; Dopamin*-Rezeptor-Agonist (Dopamin-D_2-Rezeptor) mit antagonist. Wirkung an Serotonin-5-HT_2-Rezeptoren; **Ind.:** als Prolaktin-Hemmer zum Abstillen, bei Galaktorrhö u. prolaktinbedingter Fertilitätsstörung.

Methode, sym|pto|thermale *f*: (engl.) *symptothermal method*; Messung der Basaltemperatur* u. Beobachtung des Zervixschleims* zur Bestimmung der fruchtbaren u. unfruchtbaren Tage der Frau als Methode der natürl. Kontrazeption*; sind nach Verschwinden des flüssigen Zervixschleims an 3 Tagen die Temperaturwerte höher als an den vorangegangenen 6 Tagen, ist die sicher unfruchtbare Phase erreicht; Zuverlässigkeit: s. Pearl-Index (Tab. dort).

Metho|trexat (INN) *n*: (engl.) *methotrexate*; syn. Amethopterin; als Antimetabolit wirksames Zytostatikum*; Analogon der Tetrahydrofolsäure (s. Folsäure), das kompetitiv die Dihydrofolsäurereduktase u. damit bes. die S-Phase des Zellzyklus hemmt; **Ind.:** lok. (laparoskop.) od. systemische Ther. bei Extrauteringravidität; Chorionkarzinom, Mamma- u. Zervixkarzinom, ALL, Non-Hodgkin-Lymphom, kleinzelliges Lungenkarzinom, Tumoren des ZNS, therapieresistente rheumatoide Arthritis, Wegener-Granulomatose, Psoriasis u. a.; **UAW:** Übelkeit, Stomatitis, Hepatotoxizität.

Methyl|ergo|metrin (INN) *n*: halbsynthet. Ergotalkaloid* mit kontrahierender Wirkung auf den Uterus; **Ind.:** Wehenmittel* in der Nachgeburtsperiode.

Metr-: auch -metrie, -meter; Wortteil mit der Bedeutung Maß, -prüfung, -messung; von gr. μέτρον.

Metritis (gr. μήτρα Gebärmutter) *f*: Myometritis*.

Metro|plastik (gr. μήτρα Gebärmutter) *f*: (engl.) *metroplasty*; rekonstruierende bzw. plastische Op. zur Beseitigung einer kongenitalen Uterusfehlbildung* (z. B. Uterus bicornis) bei bestehendem Kinderwunsch. **Prinzip:** s. Abb.; Durchführung i. d. R. per Laparotomie, in spezialisierten Zentren auch laparoskopisch.

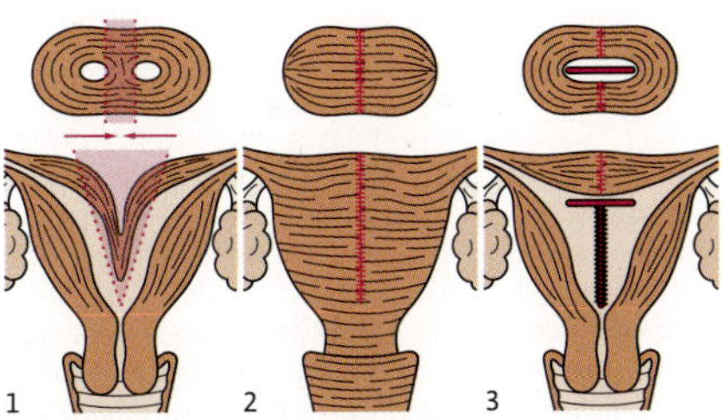

Metroplastik: op. Vorgehen bei Uterus bicornis; 1: Resektion der medialen Wände; 2: Vereinigung der beiden Höhlen; 3: Einlage eines Intrauterinsystems zur Adhäsionsprophylaxe für 3 Monate [56]

Metror|rhagie (gr. ῥαγῆναι reißen, hervorstürzen) *f*: (engl.) *metrorrhagia*; unregelmäßige u./od. länger als 10 Tage anhaltende uterine Blutung ohne Zyklizität; mögliche Blutungsmuster: s. Abb.; **Urs.:** **1.** hormonal (azykl. dysfunktionelle Blutung*); **2.** organisch (z. B. Endometritis*, Endometriumhyperplasie*, Myoma* uteri od. Uteruspolyp, Uteruskarzinom*, Granulosazelltumor*). Vgl. Menorrhagie; Menstruation.

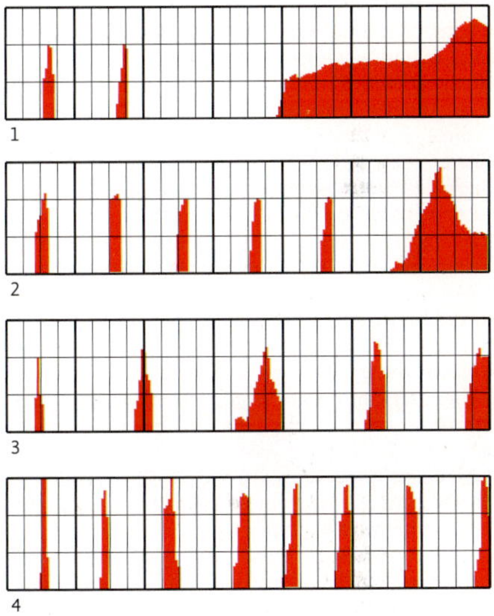

Metrorrhagie: mögl. Blutungsmuster (Kaltenbach-Schema) bei Endometriumhyperplasie; Häufigkeit: 1: ca. 50 %, 2: 25 %, 3: ca: 18 %, ca. 7 % [23]

Mg: chem. Symbol für Magnesium*.

Michaelis-Raute (Gustav A. M., Gyn., Kiel, 1798–1848): (engl.) Michaelis' rhomboid; rautenförmige, oberflächlich sichtbare Figur im Sakralbereich der Frau, begrenzt durch die eingezogene Haut über dem 5. Lendenwirbel, die beiden Spinae iliacae posteriores superiores u. den kaudalen Steißbein-

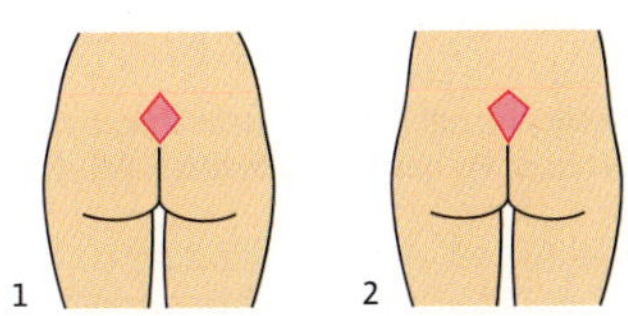

Michaelis-Raute: 1: normale Michaelis-Raute; 2: Michaelis-Raute bei plattrachitischem Becken

anteil; wichtig für die orientierende Beurteilung der Beckenform (s. Abb.).

Miconazol (INN) *n*: (engl.) *miconazol*; Antimykotikum mit breitem Wirkungsspektrum zur lokalen od. system. Anw.; Imidazolderivat; wirksam gegen alle humanpathogenen Pilzarten sowie Trichomonaden; **Ind.**: Dermatomykosen wie Haut- u. Genitalmykosen sowie Hefe-Infektion; **UAW:** lokale Überempfindlichkeitsreaktionen.

Mife|priston (INN) *n*: (engl.) *mifepristone*; RU 486; Antigestagen* mit 5-mal stärkerer Affinität zu Progesteron-Rezeptoren als Progesteron* u. einer 3-mal stärkeren zu Glukokortikoid-Rezeptoren als Dexamethason; **Ind.:** Schwangerschaftsabbruch (Induktion eines Frühaborts), nicht als Nidations*-Hemmer zugelassen; **UAW:** Uteruskontraktionen od. -krämpfe, genitale Blutungen.

Mikity-Wilson-Syn|drom (Viktor G. M., Röntg., Los Angeles, geb. 1919) *n*: Wilson*-Mikity-Syndrom.

Mikr-: auch Mikro-; Wortteil mit der Bedeutung klein, gering, niedrig; von gr. μικρός.

Mikr|en|zephalie *f*: (engl.) *micrencephaly*; (zu) kleines Gehirn, z. B. inf. familiär bedingter Anlagestörung, metabol. Erkr. im Embryonalstadium od. frühkindlichen Hirnschadens.

Mikro|blut|untersuchung des Fetus: s. Fetalblutuntersuchung.

Mikro|chir|urgie (gr. χειρουργία Handtätigkeit, Wundarzneikunst) *f*: (engl.) *microsurgery*; Durchführung von Op. mit feinsten Instrumenten bei 15–30-facher opt. Vergrößerung (durch Lupenbrille, Operationsmikroskop) zur funkt. Verbindung kleiner anat. Strukturen (∅ <2 mm) mit chir. Nahtmaterial der Größe 8–0 bis 11–0 (<25 µm); **Anw.:** z. B. **1.** (gyn.) Tubenchirurgie* (z. B. Tubenanastomose, Salpingostomatoplastik); Mammaplastik; **2.** Wiederherstellungschirurgie (Replantation); freie Gewebetransplantation bei Defekten, z. B. nach radikaler Tumorentfernung od. Verletzung, Osteomyelitis mit Verpflanzung von Haut-, Fett-, Muskel-, Knochengewebe; **3.** Mikrogefäßchirurgie; **4.** Handchirurgie.

Mikro|deletion *f*: (engl.) *microdeletion*; Form einer sehr kleinen strukturellen Chromosomenaberration (Deletion*); **Vork.:** z. B. DiGeorge*-Syndrom. Vgl. Contiguous-gene-Syndrom.

Mikro|endo|skopie *f*: (engl.) *microendoscopy*; Kombination aus Endoskopie u. Mikroskopie zur Vergrößerung endoskop. Bilder.

Mikro|genie (gr. γένειον Kinn) *f*: (engl.) *microgenia*; falsch Mikrognathie, Brachygnathie; extreme Kleinheit der Mandibula; **Vork.:** meist angeb., z. B. bei Robin*-Syndrom.

Mikro|glossie *f*: (engl.) *microglossia*; angeb. Kleinheit der Zunge; z. B. beim oroakralen Fehlbildungskomplex.

Mikro|gyrie (gr. γῦρος Kreis, Windung) *f*: (engl.) *microgyria*; Fehlbildung des Gehirns mit abnormer Kleinheit der Gehirnwindungen; meist als **Mikropolygyrie** mit gesteigerter Anzahl der Gehirnwindungen. Vgl. Ulegyrie.

Mikro|karzinom *n*: (engl.) *microcarcinoma*; mikroskopisch kleines Karzinom*; nach TNM-Klassifikation nur definiert für Zervixkarzinom* (T1a1, T1a2; s. Abb.) u. Mammakarzinom* (T1 mic).

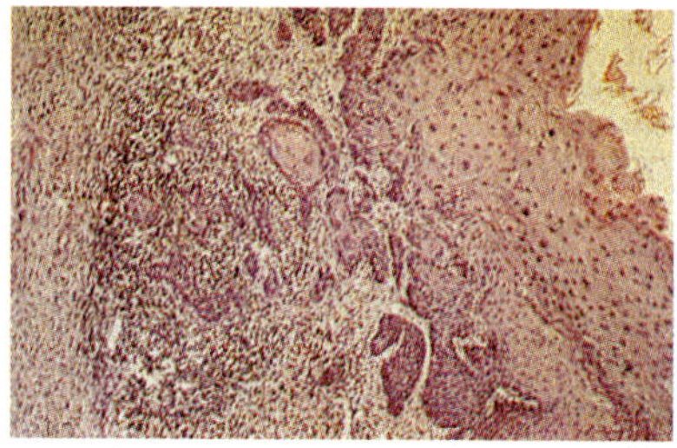

Mikrokarzinom: histologisches Präparat der Portio mit netzartiger Infiltration des Stromas [8]

Mikro|mastie *f*: s. Hypomastie.

Mikro|melie *f*: (engl.) *micromelia*; abnorm kurze, plumpe Gliedmaßen; **Vork.:** z. B. bei Achondrogenesie.

Mikro|phakie *f*: (engl.) *microphakia*; angeb. Kleinheit der Linse; **Vork.:** z. B. bei Marchesani-Syndrom.

Mikr|ophthalmie *f*: (engl.) *microphthalmia*; abnorm kleines Auge mit Mikrocornea (exakte Längenmessung durch Ultraschalluntersuchung), häufig in Komb. mit Iriskolobom; **Vork.:** als X-chromosomal-rezessiv erbl. Fehlbildung (Lenz-Syndrom), i. R. einer Embryopathie (z. B. Röteln-, Retinoid-, Thalidomid-Embryopathie) u. bei Chromosomenaberrationen (z. B. Chromosom-18q$^-$-Syndrom, Katzenaugensyndrom, Trisomie 13).

Mikro|pille: s. Kontrazeption, hormonale.

Mikro|trans|fusion (lat. transfusio das Hinübergießen) *f*: (engl.) *microtransfusion*; Bez. für Übertritt fetaler Erythrozyten aus Plazenta in mütterl. Kreislauf; **Vork.:** Eröffnungs-, Austreibungs- u. bes. Nachgeburtsperiode der Geburt*; invasive Pränataldiagnostik* (z. B. Amniozentese); durchflusszytometr. nachweisbar (fetale Erythrozyten); während Schwangerschaft; **klin. Bedeutung:** maternale Sensibilisierung gegen Antigene im fetalen Blut, z. B. auf Erythrozyten (s. Morbus haemolyticus fetalis; Morbus haemolyticus neonatorum), Granulozyten od. Thrombozyten (s. Alloimmunthrombozytopenie, neonatale und fetale). Vgl. Transfusion, fetomaternale.

Mikro|verkalkungen: (engl.) *microcalcifications*; (gyn.) nur mit Mammographie* nachweisbare, 150–400 µm große Kalkablagerungen in der Mamma; **Einteilung:** nach Erscheinung: **1.** meist benigne: einzeln od. diffus (disseminierte) im Parenchym verteilt, monomorph; **2.** dringend malignitätsverdächtig (Mammakarzinom*): polymorph,

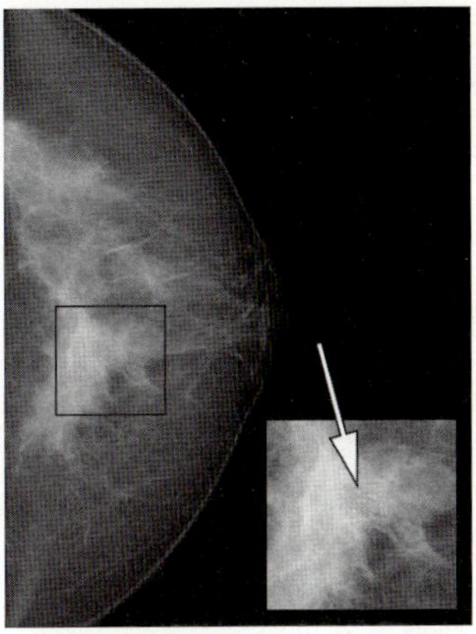

Mikroverkalkungen: malignitätsverdächtiger Befund mit polymorphen, gruppierten Kalkablagerungen (Pfeil); Mammographie [46]

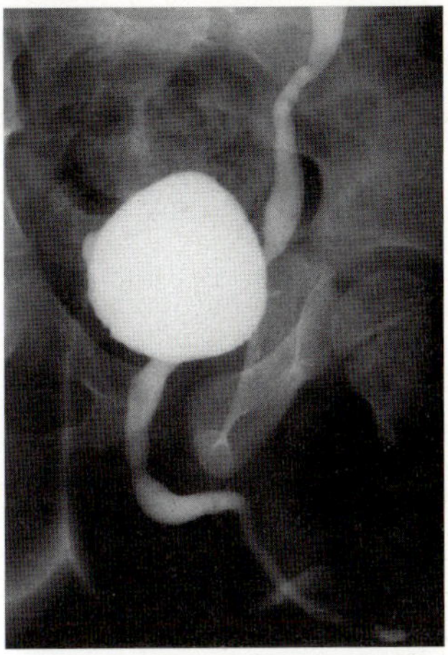

Miktionszystourethrographie: vesikoureterorenaler Reflux mit einseitigem Megaureter bei 5-jährigem Jungen [62]

gruppiert (s. Abb.) u./od. segmental mit mamilloradiärer Ausrichtung verteilt. Vgl. Kalkinfiltration.

Nicht eindeutig benigne Mikroverkalkungen sind durch Stanz- od. Vakuumsaugbiopsie od. durch gezielte Probeexzision nach stereotaktischer Drahtmarkierung zu entfernen.

Mikro|zephalie *f*: (engl.) *microcephaly*; Form der Dyszephalie mit Verkleinerung des Schädelumfangs (unterhalb des 3. Perzentils; vgl. Kopfumfang, kindlicher); **Einteilung:** nach Urs.: **1.** primäre M. ohne erkennbare Urs. als fam. (einfache) M. od. bei versch. Formen der Dysostosis*; **2.** sekundäre M. inf. pränataler Erkr. (Rötelnembryofetopathie*, Toxoplasmose*), die häufig auch zu Hydrozephalus* führen (Hydromikrozephalie). Vgl. Stenozephalie.

Miktion, imperative (lat. mictio Wasserlassen) *f*: (engl.) *urge micturition*; plötzl. notwendige Blasenentleerung inf. imperativen Harndrangs.

Miktions|druck: (engl.) *micturition pressure*; Blasendruck während der Entleerungsphase; vgl. Zystomanometrie.

Miktions|störung: (engl.) *urinary dysfunction*; Sammelbez. für Störungen der Entleerung der Harnblase; z. B. Dysurie*, Harninkontinenz*, Blasenspeicherstörung*, Blasenentleerungsstörung*.

Miktions|zysto|urethro|graphie *f*: (engl.) *micturating cystourethrography (Abk. MCU)*; Röntgenkontrastuntersuchung von Harnblase u. Harnröhre (im schrägen Strahlengang) während der Miktion, meist im Anschluss an eine Urographie* od. nach retrograder Füllung der Harnblase mit wasserlösl. Kontrastmittel; **Ind.:** Erkr. der Urethra (Striktur, Klappe, Tumor), Nachw. eines vesikoureterorenalen Refluxes (s. Abb.) bei Blasenentleerungsstörung in Verbindung mit Zystomanometrie. Vgl. Urethrographie; Videourodynamik.

Milch|drüse: Brustdrüse; s. Mamma.

Milch|einschuss: s. Laktation.

Milch|fistel *f*: (engl.) *lacteal fistula*; Fistel mit Verbindung zu einem Milchgang, aus der sich Muttermilch entleert; **Vork.:** bei Mastitis* puerperalis inf. Gewebeeinschmelzung.

Milch|fluss: s. Galaktorrhö; Laktation.

Milch|gänge: Ductus* lactiferi.

Milch|gängigkeit: (engl.) *breast milk passage*; Bez. für den Übergang von Arzneimitteln, Umwelt- u. Genussgiften aus dem Blut in die Muttermilch*.

Milch|gang|karzinom *n*: s. Komedokarzinom.

Milch|gang|papillom (lat. papilla Warze, Bläschen, Knospe) *n*: (engl.) *milk-duct papilloma*; papillomatöse, meist benigne Wucherung in den Milchgängen; **Vork.:** vorwiegend bei Frauen um die Menopause*; **Lok.:** zentral unter der Mamille; meist in zyst. erweiterten Milchgängen; **Klin.:** bei Einriss des Drüsengewebes Thelorrhagie*; sehr selten Übergang in Mammakarzinom*; **Diagn.:** ggf. Duktoskopie* (Abb. dort) u. histol. Untersuchung.

Milch|leiste: (engl.) *milk line*; Milchdrüsenleiste; embryonale Anlage der pektoralen Milchdrüse, die sich als ektodermale Epithelverdickung an der Rumpfwand von der vorderen Axillarfalte bis zur Leistengegend bzw. zum Oberschenkel bildet; s. Abb.; der größte Teil der M. bildet sich zurück, ein kleiner Teil bleibt in der mittleren Thoraxregion bestehen u. wird durch Aussprossung von Epithelzapfen in das darunter gelegene Bindegewebe zur Brustdrüse. An jeder Stelle der M. können aber akzessor. Mamillen (Polythelie) od. auch voll-

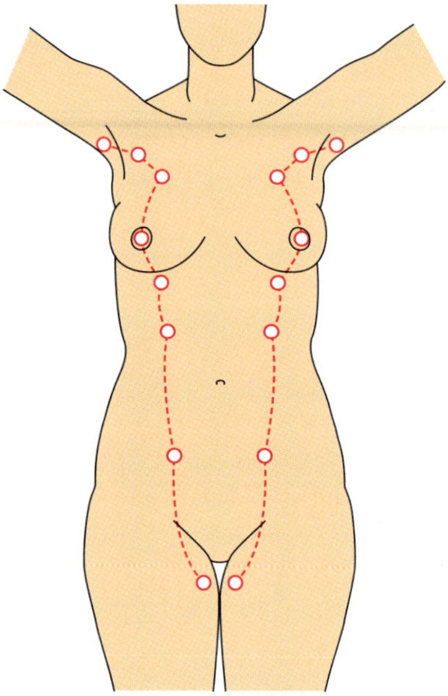

Milchleiste: mögliche Lokalisationen akzessorischer Mammae

ständige überzählige Brustdrüsen (Polymastie) entstehen; s. Mamma, akzessorische.

Milch|mangel: s. Hypogalaktie.

Milch|poren (gr. πόρος Öffnung, Loch): s. Mamille; Ductus lactiferi.

Milch|schorf: (engl.) *milk crust*; Erstmanifestation des atopischen Ekzems am behaarten Kopf beim Kind; häufig (nicht korrekt) verwendet für überstarke Talgproduktion im Säuglingsalter (infantiles seborrhoisches Ekzem*).

Milch|stau: (engl.) *galactostasis*; Galaktostase; Verhaltung der Muttermilch* im Drüsen- u. Gangsystem der Brustdrüse einer Stillenden; **Urs.:** Abflussbehinderung, unzureichende Entleerung; **Kompl.:** Entw. einer parenchymatösen Mastitis*, Zystenbildung; früher häufig Urs. eines Puerperalfiebers*.

Milch, transitorische: s. Muttermilch.

Miller-Kurzrok-Test *m*: s. SCMC-Test.

Milte|fosin (INN) *n*: (engl.) *miltefosine*; syn. Hexadecylphosphocholin; alkylierendes Zytostatikum* zur top. Anw. auf der Haut; Antiprotozoenmittel gegen Leishmania donovani zur Anw. p.o.; **Wirkung: 1.** zytostatisch vermutl. durch Hemmung membranöser Kinasen; **2.** antiparasitär vermutl. durch Hemmung des Metabolismus von Phospholipiden/Hemmung der Phospholipase in den Zellmembranen von Parasiten; **Ind.:** viszerale Leishmaniase, maligne Hautveränderungen bei Mammakarzinom* bei Refraktärität gegenüber anderen Therapieformen u. fehlender Alternative; **UAW:** bei p.o. Anw. u.a. Diarrhö, Erbrechen.

Mini|endo|skopie *f*: (engl.) *miniendoscopy*; Endoskopie mit dünnlumigen Optiken (kleiner als Standardoptiken); **Anw.:** (gyn.) z. B. Minilaparoskopie (Optiken mit <2 mm), Minihysteroskopie (Schaft 2 mm, Optiken <1,2 mm). Vgl. Mikroendoskopie.

Mini|pille: s. Kontrazeption, hormonale.

Mirror-Syn|drom (engl. mirror Spiegel) *n*: (engl.) *mirror syndrome*; mit Hydrops* fetalis assoziiertes (widerspiegelnd) pathophysiol. unklares generalisiertes maternales Ödem, häufig mit pulmonaler Beteiligung; Vork. selten u. zu jedem Zeitpunkt der Schwangerschaft möglich; kann postpartal persistieren.

Misch|tumoren *m pl*: (engl.) *mixed tumors*; Tumoren, die aus versch. Gewebearten bestehen, z. B. Keimzelltumoren* od. maligner Müller*-Mischtumor; vgl. Tumoreinteilung.

Misgav-Ladach-Methode (Misgav-Ladach, Hospital in Jerusalem) *f*: (engl.) *Misgav-Ladach method*; syn. Cohen-Methode; schonendes Verf. der Schnittentbindung*; **Prinzip:** Eröffnung der Bauchdecken mit Unterbauchquerschnitt überwiegend durch stumpfes Dehnen u. Reißen von Muskulatur, Faszie, Peritoneum u. Uterus; vereinfachter Verschluss durch jeweils einreihige fortlaufende Uterus- u. Fasziennaht (ohne Verschluss des viszeralen u. parietalen Peritoneums u. Adaptation der Rektusmuskulatur).

Miso|prostol (INN) *n*: (engl.) *misoprostol*; synthet. Derivat des PGE_1 (s. Prostaglandine) zur p.o. Anw.; **Ind.:** in der Geburtshilfe Anw. als Wehenmittel* (Off-Label-Use), zur Geburtseinleitung am Termin u. zum Schwangerschaftsabbruch im 1. u. 2. Trimenon (cave: kontraindiziert zur Geburtseinleitung bei Zustand nach Uterusoperation wegen Uterusrupturgefahr), bei Uterusatonie; gynäkol. vor Einlage eines Intrauterinpessars zur Zervixeröffnung; ansonsten v.a. Prävention arzneimittelbedingter Magenschleimhautschädigung; auch therap. (bei akutem gastroduodenalem Ulkus); **UAW:** häufig Bauchschmerzen u. Diarrhö, gelegentl. Übelkeit.

Miss|bildung: s. Fehlbildung.

Miss|bildungs|syn|drom *n*: s. Fehlbildungssyndrom.

Miss|brauch, sexueller: (engl.) *sexual abuse*; Sammelbez. für sexuelle Handlungen mit nicht od. nur eingeschränkt einwilligungsfähigen Personen, wobei für den Täter zum Nachteil des Opfers ein Vorteil entsteht (sog. Übergriffigkeit); **Folgen:** s. Trauma, sexuelles; **gesetzl. Regelungen:** s. Sexualstraftat. Der **sexuelle Missbrauch von Kindern** bezieht sich auf alle sexuellen bzw. sexuell motivierten Handlungen an/mit/vor Kindern (gemäß StGB <14 Jahre); ca. 15 000 angezeigte Fälle/Jahr; hohe Dunkelziffer; Körperkontakt nicht zwingend enthalten, daher selten körperl. Befunde; bei Verdacht: Ganzkörperuntersuchung, auch wegen Komorbidität mit anderen Misshandlungs-

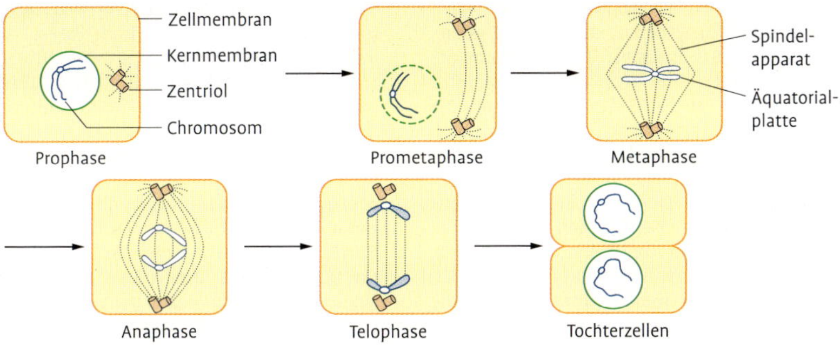

Mitose: schematische Darstellung am Beispiel eines Chromosoms, dessen Chromatingehalt sich in der Interphase verdoppelt hat

formen; Untersuchung nur bei ausreichender Qualifikation vornehmen wegen der Vermeidung von Mehrfachuntersuchungen (Vermeidung sekundärer Viktimisierung); Spurensicherungsmaßnahmen nur in Ausnahmefällen sinnvoll; keine Meldepflicht, aber nach Rechtsgüterabwägung Brechung der Schweigepflicht zum Schutz des Kindes möglich; vgl. Kindesmisshandlung.

missed abortion (engl. verhaltener Abort): Retention einer abgestorbenen unreifen Frucht im Uterus über Tage bis Wo. ohne Zeichen einer Ausstoßung (Wehen, Blutung); **Diagn.:** Ultraschalldiagnostik; **Ther.:** ggf. pharmak. Zervixreifeinduktion mit Prostaglandinen, anschl. (Abort-)Kürettage (cave: Endomyometritis bei unvollständiger Kürettage, extrem selten generalisierte Sepsis). Vgl. Abort; Fruchttod, intrauteriner.

Miss|verhältnis, feto|maternales: (engl.) *fetomaternal disproportion*; (gebh.) Missverhältnis zwischen mütterl. Beckenmaßen* u. Kopfdurchmesser des zu gebärenden Kindes (s. Kopfmaße); **Formen:** **1.** relatives f. M.: funktionelle Geburtskomplikation, z. B. bei Einstellungsanomalie*; **2.** absolutes f. M.: anat. begründete Kompl., die nicht mit einer vaginalen Geburt vereinbar ist, z. B. bei plattrachit. Becken; s. Beckenanomalie (Abb. dort).

Mistel: (engl.) *mistletoe*; Viscum album; immergrüner, kugelförmig mit kurzem Stamm wachsender, strauchartiger Halbschmarotzer auf Laub- u. Nadelbäumen aus der Fam. der Sandelholzgewächse; **Verw.:** Mistelkraut (Visci albi herba), bestehend aus frischen od. getrockneten Zweigen mit Blättern, Blüten u. Früchten bei Hypertonie, peripheren Durchblutungsstörungen, Arteriosklerose; zur palliativen Behandlung von malignen Tumoren u. zur Tumornachsorge; in Form von Injektionslösung zur Segmenttherapie bei entzündl.-degen. Gelenkerkrankungen.

Mito|gene *n pl*: (engl.) *mitogens*; Mitose* induzierende Substanzen; **Formen:** **1.** endogen: vom Körper produziert, z. B. IGF, EGF; vgl. Wachstumsfaktoren; **2.** exogen: versch. Substanzen, meist Proteine, die in einer Zellkultur einzelne Zellen zur Mitose anregen, z. B. Lektine (Concanavalin A, Pokeweed-Mitogen, Phytohämagglutinin). Vgl. Kanzerogene.

Mitose (gr. μίτος Faden) *f*: (engl.) *mitosis*; Zellteilung nach ident. DNA-Reduplikation* (Längsspaltung u. Verdoppelung der Chromosomen*) mit Verteilung je eines vollständigen Chromosomensatzes auf die neuen Tochterkerne (Karyokinese) u. Zuordnung eines Zytoplasmabereichs zu jedem Kern durch Zellteilung od. Furchung in 2 Tochterzellen (Zytokinese) im Anschluss an die Interphase (s. Zellzyklus); **Prinzip:** Ablauf in 4 Phasen (s. Abb.): **1. Prophase:** Trennung der beiden Zentriolenpaare u. Wanderung der Zentriolen an die Zellpole, Kondensierung des Chromatins, Auflösung der Kernhülle, Ausbildung des Spindelapparats, Ansetzen von Spindelfasern an den Zentromeren; **2. Metaphase:** Anordnung der Chromosomen in der Äquatorialebene durch die Spindelfasern; **3. Anaphase:** Spalthälften (Chromatiden) der Chromosomen werden durch den Spindelapparat zu den Polen gezogen; **4. Telophase:** Depolymerisierung der Spindelfasern, Einschnürung der Zelle, Neubildung der Kernmembran, Dekondensierung des Chromatins; aus einer Mutterzelle entstehen 2 ident., diploide Tochterzellen, auf die die Zellorganellen verteilt werden (sog. Zytokinese). Vgl. Meiose.

Mitose|in|dex (lat. index Anzeiger) *m*: (engl.) *mitotic index*; syn. Zellteilungsindex; rel. Anteil der Zellen einer Zellpopulation, der sich zum Beobachtungszeitpunkt in Teilung befindet; direkt proportional der Anzahl proliferierender Zellen u. der Dauer der Mitose*, umgekehrt proportional der Generationszeit.

Mito|xantron (INN) *n*: (engl.) *mitoxantrone*; dem Doxorubicin* chem. verwandtes synthet. Anthracendion; **Wirkung:** **1.** zytotox. (Zytostatikum*): Topoisomerase-Hemmung; **2.** immunsuppressiv (unspezif. Immunsuppressivum): Reduktion von Zytokinfreisetzung (T-Lymphozyten), Antikörperbildung (B-Lymphozyten) u. phagozytärer Effekte; **Ind.:** **1.** Mammakarzinom, Non-Hodgkin-Lym-

M

phom, AML; **2.** Multiple Sklerose mit schubförmigem od. sekundär progredientem Verlauf, Refraktärität gegenüber Basistherapie, EDSS 3–6, im aktiven Krankheitsstadium (während vergangener 18 Mon. 2 Schübe od. EDSS-Abfall um mind. 1); **Kontraind.:** Schwangerschaft; **UAW:** Knochenmarkdepression, Haarausfall.

Mittel|blutung: Ovulationsblutung*.

Mittel|linien|kom|plex (lat. complexus Umfassen) *m*: (engl.) *midline syndrome*; syn. Schisis-Assoziation; morphol. Störung der ventralen u/od. dorsalen Mittellinie des Körpers; **Häufigkeit:** 30 % aller fehlgebildeten Kinder, meist männl. Geschlecht; Prävalenz: 1:10 000; **Vork.:** z. B. Hypertelorismus*-Hypospadie-Syndrom, VATER*-Assoziation; **Path.:** Blastogenesestörung (Fusions-, Lateralisations-, Dekussations- u. Segmentationsstörung); **Klin.:** einzelne od. kombinierte Spaltbildungen im Bereich von ZNS, Gesicht, Kiefer, Thorax, Abdomen, Wirbelsäule u. Genitale; bei Pat. mit Neuralrohrdefekten zu zwei Drittel Gesichtsspalte, Anenzephalie mit Gaumenspalte in ca. 8 % u. Omphalozele in 19 %, mit Zwerchfelldefekten in 12 %; **Progn.:** hohe Letalität. Vgl. Sternumspalte; Meningomyelozele; Dysrhaphiesyndrom.

Mittel|schmerz: (engl.) *intermenstrual pain*; Unterleibschmerz zum Zeitpunkt der Ovulation*; **Urs.:** durch das Platzen des Follikels entstandene Bauchfellreizung.

M

MM: **1.** (gebh.) Abk. für **M**utter**m**und*; **2.** (dermat.) Abk. für **m**alignes **M**elanom.

Mm.: (anat.) Abk. für Musculi (Muskeln).

MMMT: Abk. für **m**aligner **M**üller*-**M**isch**t**umor.

MNSs-Blut|gruppen|system *n*: (engl.) *MNSs blood group system*; Blutgruppensystem mit den Hauptantigenen M, N, S u. s (in versch. Varianten); biochem. handelt es sich um N-Acetylneuraminsäure-haltige Glykoproteine, deren antigene Spezifität v. a. auf Strukturunterschieden im Peptidanteil beruht; zusätzl. werden dem MNSs-System zahlreiche weitere seltene Blutgruppenantigene zugeordnet. Die 4 Hauptantigene werden wahrscheinl. durch Allele an 2 eng benachbarten Genorten (M/N, S/s) determiniert, die Vererbung erfolgt autosomal-kodominant; Häufigkeit des Antigens M bei Weißen in Europa ca. 30 %, von N ca. 20 %, Vork. von MN bei ca. 50 %. Die Oligosaccharide best. MNSs-Antigene dienen als Rezeptoren für das Eindringen der Merozyten von Plasmodium falciparum (was das häufigere Vork. bestimmter Phänotypen in endem. Malariagebieten erklären könnte), ferner als Rezeptoren für versch. Bakterien (z. B. E. coli), Viren u. Komplement. **Bedeutung:** v. a. für die Abstammungsbegutachtung* (die Blutgruppenantigene sind bereits bei Geburt voll ausgeprägt). Anti-M, Anti-N u. seltener Anti-S kommen als reguläre Antikörper vor u. sind klin. ohne Bedeutung (Kälteagglutinine); irreguläre Antikörper (Anti-M, -N, -S u. -s) können durch Bluttransfusion u. Schwangerschaften induziert werden u. selten hämolyt. Transfusionszwischenfälle u. einen Morbus* haemolyticus neonatorum (insbes. bei Ss-Inkompatibilität) hervorrufen. Autoantikörper gegen versch. MNSs-Antigene konnten bei Kälteagglutininkrankheit u. autoimmunhämolyt. Anämien nachgewiesen werden.

Mönchs|pfeffer: (engl.) *chaste tree*; Vitex agnus-castus; Keuschlamm; Strauch aus der Fam. der Lippenblütler mit Steinbeeren (Agni casti fructus), die Iridoide (Aucubin, Agnusid), ätherisches Öl, Flavonoide, Bitterstoff u. fettes Öl enthalten; vermutl. Einfluss auf FSH- u. LH-Sekretion, in vitro Hemmung der Prolaktinsekretion; **Verw.:** bei Menstruationsstörungen, prämenstruellen Beschwerden u. Mastodynie*.

Mola hydati|formis (lat. mola verunstalteter Embryo) *f*: s. Blasenmole.

Mole (lat. mola verunstalteter Embryo) *f*: s. Blasenmole; Abortiv-Ei.

Molen|schwangerschaft (lat. mola verunstalteter Embryo): Schwangerschaft mit Abortiv*-Ei.

Mongolen|lücke: (engl.) *mongolian gap*; sog. 3. Fontanelle; z. B. beim Down*-Syndrom auftretende fontanellenartige Erweiterung im hinteren Abschnitt der Pfeilnaht.

Mono|choriate: s. Zwillinge.

Mono|somie *f*: (engl.) *monosomy*; numerische Chromosomenaberration* mit nur einfachem Vorliegen eines best. Chromosoms (gonosomal; s. Turner-Syndrom; autosomale M. mit Leben nicht vereinbar) im sonst diploiden Chromosomensatz (z. B. inf. von Non*-disjunction od. Chromosomenverlust bei Kernteilung) bzw. bei partieller M. (z. B. Katzenschrei*-Syndrom) Chromosomenaberration mit Verlust eines Chromosomenstücks (Deletion).

Mons pubis *m*: (engl.) *mons pubis*; Mons veneris; Venushügel, Schamberg; Fettpolster oberh. der vorderen Kommissur der großen Labien der Frau mit charakterist. Schamhaardreieck; s. Genitale.

Montevideo-Einheit: (engl.) *Montevideo unit*; veraltetes Maß für die Wehentätigkeit (Produkt aus Wehenstärke u. Wehenhäufigkeit in 10 Min.); vgl. Wehen.

Montgomery-Drüsen (William F. M., Gyn., Gebh., Dublin, 1797–1859): (engl.) *Montgomery's glands*; Glandulae areolares; 12–15 apokrine Drüsen an der Peripherie der Areola mammae.

Morbus haemo|lyticus fetalis *m*: (engl.) *fetal erythroblastosis*; syn. fetale Erythroblastose; immunhämolyt. Anämie* des Fetus durch mütterl. irreguläre Blutgruppenantikörper* (IgG); mit Erythroblastose (Hyperplasie von Leber, Milz u. Plazenta inf. gesteigerter extramedullärer Erythropoese); i. d. R. erst nach vorangegangener Blutgruppen-inkompatibler Schwangerschaft o. a. Urs. für primäre Sensibilisierung (Booster-Effekt); **Ätiol.:** Blutgruppeninkompatibilität*; meist Rhesus*-Inkompatibilität durch i. R. einer Rhesus-inkompatiblen Schwangerschaft nach fetomaternaler Transfusion* bzw. Mikrotransfusion* gebildete irreguläre Blutgruppenantikörper* (IgG) gegen kindl. Rhesus*-Blutgruppen (Anti-D u. Anti-c mit schwerem Verlauf,

Anti-E u. Anti-C mit meist mildem Verlauf, Anti-e sehr selten); selten durch andere Blutgruppenantikörper (z.B. Anti-Kell, Anti-Duffy, Anti-Kidd, Anti-S) bedingt mit i.d.R. leichterem klin. Verlauf; **Klin.:** intrauterin (od. postnatal) hämolyt. Anämie unterschiedl. Schweregrads, rasch zunehmende schwere Hyperbilirubinämie* des Neugeborenen beim Neugeborenen (Icterus praecox u. gravis, Gesamt-Bilirubin-Konzentration >342 µmol/l bzw. 20 mg/dl) mit Gefahr durch Kernikterus*; u.U. als schwerste Verlaufsform eines M.h.f. Hydrops* fetalis mit Flüssigkeitseinlagerung in Plazenta u. fetalem Gewebe sowie Ergussbildung beim Fetus inf. anämiebedingter Hypoxie u. Hypoproteinämie; unbehandelt innerh. weniger Tage intrauteriner Fruchttod*; **Diagn.:** Amniozentese* u. Fruchtwasserdiagnostik zur Beurteilung des Bilirubingehalts sowie PCR zur Bestimmung der fetalen Blutgruppe, Chordozentese* zur Anämiediagnostik (u. ggf. fetaler Bluttransfusion*); Ultraschalldiagnostik* (erhöhte Plazentadicke, Hydramnion*; fetale Kardiomegalie, Aszites*, Pleuraerguss, Galeaödem, Anämiezeichen bei Blutflussmessung mit Doppler-Sonographie); serol. Untersuchungen (z.B. Antikörpertiter im mütterl. Serum); **Ther.:** Sofortabnabelung; beim Neugeborenen in leichteren Fällen Phototherapie* u. evtl. Austauschtransfusion*; bei schwerem Verlauf fetale Bluttransfusion* über Nabelgefäße; postnatale Ig-Gabe; **Proph.:** Anti*-D-Prophylaxe; ggf. Beratung der Eltern über das individuelle Risiko.

Morbus haemo|lyticus neo|natorum *m*: (engl.) *neonatal erythroblastosis*; syn. Neugeborenenerythroblastose; immunhämolyt. Anämie* des Neugeborenen durch mütterl. irreguläre Blutgruppenantikörper* (IgG); **Ätiol.:** Blutgruppeninkompatibilität*; meist ABNull*-Inkompatibilität (in ca. 50 % der Fälle bereits beim ersten Kind; Schwere der Erkr. bei weiteren AB0-inkompatiblen Kindern nicht zunehmend) mit Immunisierung der Mutter nach fetomaternaler Transfusion* bzw. Mikrotransfusion* bei mütterl. Blutgruppe 0 u. kindl. Blutgruppe A od. B; selten Rhesus*-Inkompatibilität (häufig Morbus* haemolyticus fetalis); sehr selten durch andere irreguläre Blutgruppenantikörper (z.B. gegen Kell-, Duffy-, Kidd-Blutgruppen) bedingt; **Klin.:** i.d.R. milde hämolyt. Anämie (bis zur 4.–6. Lebenswoche zunehmend) u. Hyperbilirubinämie* des Neugeborenen; **Diagn.:** serol. Nachw. von IgG-Antikörpern der entspr. Spezifität im mütterl. Serum u. auf kindl. Erythrozyten (z.B. Radio-Immunoassay, Eluattest); direkter Antiglobulintest* oft negativ; **Ther.:** Phototherapie*, selten zusätzl. Austauschtransfusion* (frisches Erythrozytenkonzentrat der Blutgruppe 0 u. der Rhesusblutgruppe des Kindes entspr. mit alloagglutininfreiem AB-Plasma) erforderlich.

Morbus haemor|rhagicus neo|natorum *m*: (engl.) *hemorrhagic disease of the newborn (Abk. HDN)*; hämorrhagische Diathese des Neugeborenen durch Prothrombinkomplexmangel; **Urs.:** Ernährung mit Muttermilch (wenig Vitamin K), Antibiotika, parenterale Ernährung, Vitamin-K-Malabsorption (zyst. Fibrose od. Cholestase z.B. bei Leberparenchymschaden od. Gallengangatresie) u.a.; **Sympt.:** Blutung in Haut, Schleimhaut, Bauchhöhle, Lunge, Leber od. Darm (Melaena* neonatorum vera), Kephalhämatom, intrakranielle Blutung; **Ther.:** Phytomenadion* parenteral; bei schwerer Erkr. ggf. Substitution von Gerinnungsfaktoren, Transfusion von Erythrozytenkonzentrat bzw. Frischplasma; **Proph.:** bei gesunden, gestillten Neugeborenen orale Vitamin-K-Substitution (Phytomenadion i.R. der Kinderfrüherkennungsuntersuchungen* U1, U2 u. U3) ab erstem postnatalen Tag, bei Frühgeborenen od. Neugeborenen mit schwerer Erkr. parenteral. Vgl. Blutgerinnung; Adaptation, postnatale.

Morbus Paget (Sir James P., Chir., London, 1814–1899) *m*: s. Paget-Krankheit; Ostitis deformans Paget.

Morcellator *m*: speziell scharf geschliffenes Instrument zur Durchführung eines Morcellements*; **Anw:** z.B. laparoskop. Myomenukleation* od. Hysterektomie.

Morcellement (franz.): (engl.) *morcellation*; op. Zerstückelung eines als Ganzes schwer entfernbaren Gebildes, z.B. eines großen Myoma uteri bei vaginaler od. laparoskop. Hysterektomie*.

Morgagni-Syn|drom (Giovanni B. M., Anat., Padua, 1682–1771) *n*: (engl.) *Morgagni's syndrome*; syn. Morgagni-Trias; v.a. bei älteren Frauen vorkommende Komb. aus Adipositas*, Hirsutismus* u. Hyperostose an der Lamina interna des Os frontalis (Hyperostosis frontalis interna) mit ungeklärter Ätiologie.

Morgen|temperatur (lat. temperatura Wärme, Wärmemischung) *f*: Basaltemperatur*.

Moro-Re|flex (Ernst M., Päd., Heidelberg, 1874–1951) *m*: (engl.) *Moro reflex*; syn. Moro-Umklammerungsreflex; Erschütterungsphänomen; frühkindlicher Reflex* (Labyrinthreflex* bis 3.–6. Lebensmonat): Ausbreiten der Arme mit gespreizten Fingern (1. Phase) u. anschl. langsames wieder Zusammenführen der Arme über der Brust (2. Phase) durch lautes Geräusch, plötzl. Erschütterung der Unterlage bzw. abruptes Zurückfallenlassen des Kopfs (s. Abb.).

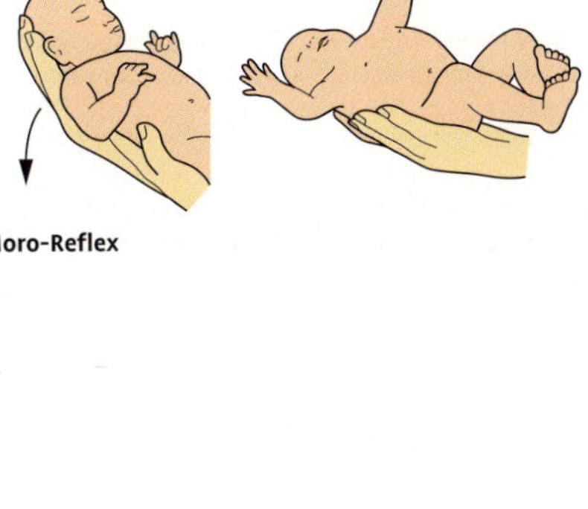

Moro-Reflex

M

-morph: auch Morpho-, Morphi-; Wortteil mit der Bedeutung Gestalt, Form; von gr. μορφή.

Mortalität, kindliche *f*: s. Kindersterblichkeit; Säuglingssterblichkeit.

Mortalität, mütterliche *f*: s. Müttersterblichkeit.

Mortalität, neo|natale *f*: s. Säuglingssterblichkeit (Tab. dort).

Mortalität, peri|natale *f*: (engl.) *perinatal mortality*; Zahl der Totgeborenen u. in den ersten 7 Lebenstagen Gestorbenen je 1000 Lebend- u. Totgeborene; Parameter des gebh. Standards einer Gesellschaft; in Deutschland 5,35 (2010). Vgl. Säuglingssterblichkeit.

Mortalität, post|neo|natale *f*: s. Säuglingssterblichkeit (Tab. dort).

Mortalität, prä|natale *f*: s. Abort; Totgeburt; Mortalität, perinatale; s. Säuglingssterblichkeit (Tab. dort).

Morula (lat. Dim. von morum Maulbeere) *f*: solide kugelige Ansammlung von Blastomeren*, umgeben von der Zona* pellucida; Ergebnis der Furchung* am 3.–4. Tag nach Befruchtung; Weiterentwicklung zur Blastozyste*.

Mosaik *n*: **1.** (engl.) *mosaic*; (genet.) unterschiedl. Zusammensetzung des Genoms in Zellen eines Individuums od. einer Zellkultur; i. e. S. nur bei Abstammung von einer Ursprungszelle mit Veränderung des Genoms inf. somat. Mutation*; i. w. S. auch nach Verpflanzung von Zellen eines Individuums auf ein anderes (Chimärismus, z. B. Blutchimärismus bei zweieiigen Zwillingen durch Gefäßanastomosen in der Schwangerschaft); **klin. Bedeutung: a)** Vork. bes. häufig in Zus. mit Störungen der Sexualentwicklung: in versch. Geweben Zellen mit unterschiedl. Anzahl von Geschlechtschromosomen, z. B. bei einem Teil der Zellen normal XX, bei einem anderen Teil X0 (sog. XX/X0-M.); **b)** Keimbahnmosaik (M., bei dem nur ein Teil der Gameten eine Mutation enthält): mit herkömmlicher genet. Diagn. nicht nachweisbar, erhöhtes Krankheitsrisiko für betroffene Nachkommen; vgl. Down-Syndrom; Lyon-Hypothese; **2.** (gyn.) atyp., verdächtiger Befund i. R. einer Kolposkopie* mit histol. verdickten Epithelpartien u. die Zervixdrüsen ausfüllenden Epithelzapfen, umrahmt von gefäßführenden Stromaleisten; zartes, im Niveau liegendes M. gilt als harmlos; grobes, sich papillomatös vom Niveau abhebendes M. muss histol. abgeklärt werden. Vgl. Zervixkarzinom; Punktierung.

MRgFUS: Abk. für **MR**T-**g**esteuerte **f**okussierte **U**ltraschalltherapie; s. Myoma uteri.

MRKH-Syn|drom *n*: Kurzbez. für **M**ayer*-von-**R**okitansky-**K**üster-**H**auser-Syndrom.

MR-Mammo|graphie *f*: Kurzbez. für **M**agnet**r**esonanz-Mammographie; (engl.) *magnetic resonance mammography*; MRT der Mammae*; Durchführung zwischen 7. u. 17. Zyklustag in Bauchlage in axialer u. koronarer Schnittführung nativ sowie mit Kontrastmittel (Gadolinium i. v.); **Ind.:** Differenzierung von Narbe u. Rezidiv nach brusterhaltender Ther. bei Mammakarzinom*; CUP-Syndrom mit axillärer Lymphknotenmetastase; diagn. Abklärung eines multizentrischen nichtinvasiven Mammakarzinoms (duktales od. lobuläres Carcinoma in situ); Befundung in Zus. mit Mammographie* u. Mammasonographie*.

M-Scan (engl. to scan abtasten, absuchen) *m*: syn. Time-motion-Verfahren; s. Ultraschalldiagnostik.

Muc-: auch Muko-, Muco-; Wortteil mit der Bedeutung Schleim, Schleimhaut; von lat. mucus.

Müller-Arm|lösung (Arthur M., Gyn., Gebh., München, 1863–1926): (engl.) *Müller's maneuver*; (gebh.) Verf. der Manualhilfe* zur Schulter- u. Armlösung bei Beckenendlage*; **Prinzip:** Entw. der vorderen Schulter durch starken Zug abwärts, der hinteren Schulter durch starken Zug nach oben (s. Abb.); anschl. Veit*-Smellie-Handgriff.

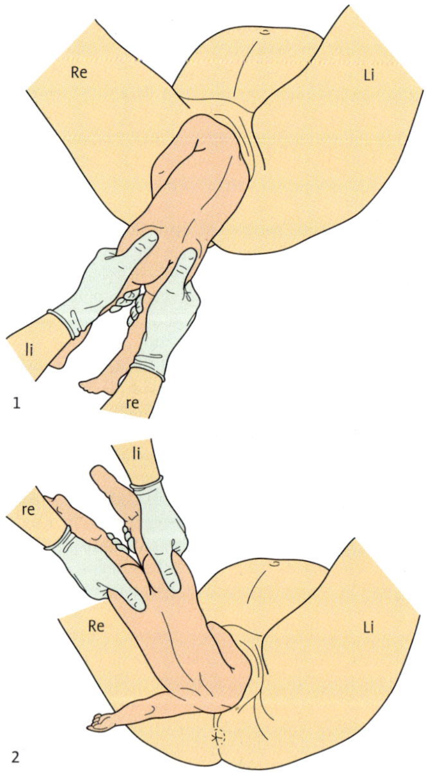

Müller-Armlösung: 1: Entwicklung der vorderen, 2: der hinteren Schulter [12]

Müller-Epi|thel|zyste (gr. ἐπί darauf, daran, dazu) *f*: (engl.) *Müller's epithelial cyst*; aus versprengten Resten der Müller*-Gänge entstehende, klin. meist unauffällige Epithelzyste; **Vork.:** vorwiegend in Uterus u. Vagina (75 % aller Vaginalzysten).

Müller-Gang (Johannes P. M., Physiol., Anat., Berlin, 1801–1858): (engl.) *müllerian duct*; Ductus paramesonephricus; embryonaler Geschlechtsgang, der zu Beginn des 2. Embryonalmonats aus einer Einsenkung des Zölomepithels seitl. vom Wolff-Gang entsteht; entwickelt sich **1.** bei Frauen im oberen Abschnitt zu Fimbrien u. Tuben, durch kaudale Verschmelzung mit dem kontralateralen M.-G. zu Uterus u. oberer Vagina; **2.** bei Männern zur gestielten Hydatide (Appendix testis) u. vermutlich zum Prostataschlauch (Utriculus prostaticus). Vgl. Müller-Epithelzyste; Müller-Mischtumor, maligner.

Müller-Hand|griff (Arthur M., Gyn., Gebh., München, 1863–1926): (engl.) *Müller's maneuver*; gebh. Handgriff zur Schulter- u. Armlösung bei Beckenendlage*; **Prinzip:** Entw. der vorderen Schulter durch starken Zug abwärts, der hinteren Schulter durch starken Zug nach oben; anschl. Veit*-Smellie-Handgriff. Vgl. Manualhilfe.

Müller-Misch|tumor, maligner *m*: (engl.) *malignant Müller's mixed tumor*; Abk. MMMT; maligner Tumor aus epithelialen u. mesenchymalen Komponenten (Karzinosarkom); s. Uterussarkom.

Münchner Nomen|klatur (lat. nomenclatura Namensverzeichnis) *f*: s. Papanicolaou-Abstrich (Tab. dort).

Mütter|sterblichkeit: (engl.) *maternal mortality*; Zahl der in einem Kalenderjahr aufgetretenen schwangerschafts- u. geburtsbedingten Sterbefälle von Frauen, i. d. R. bezogen auf 100 000 Lebendgeburten eines Kalenderjahrs; M. in Deutschland 2010: 5,5 (1960: 106,3; 1970: 51,8; 1980: 19,8; 1990: 9,1; 2000: 5,6; 2005: 4,1; 2009: 5,3).

Muko|kolpos *m*: (engl.) *mucocolpos*; Ansammlung von Zervixschleim in der Scheide bei Atresia hymenalis (s. Fehlbildung, vaginale); vgl. Mukometra.

Muko|metra (gr. μήτρα Gebärmutter) *f*: (engl.) *mucometra*; Ansammlung von Zervixschleim in der Cavitas uteri bei Atresia hymenalis (s. Fehlbildung, vaginale); vgl. Mukokolpos.

multi|faktoriell: **1.** (engl.) *multifactorial*; aus vielen Faktoren bestehend (z. B. multifaktorielle Ätiol. einer Krankheit); **2.** (humangenet.) polymerer Erbgang; die Genese einer Krankheit od. Fehlbildung wird als m. bezeichnet, wenn mehrere Gene u. versch. Umwelteinflüsse an der Entstehung beteiligt sind; z. B. bei Anenzephalie, Spina bifida, Pes equinovarus, angeb. Pylorusstenose u. Epilepsie.

Multi|gravida (lat. multum viel; gravida schwanger) *f*: (engl.) *multigravida*; Bez. für eine Frau, die 6-mal u. häufiger schwanger war. Vgl. Schwangerschaft.

Multi|para *f*: (engl.) *multipara*; Bez. für eine Frau, die mehr als 5 Kinder geboren hat.

Multi|semie (lat. semen Samen) *f*: (engl.) *multisemia*; veraltet Hyperspermie; Bez. für pathol. vergrößertes Ejakulatvolumen (>6 ml); vgl. Spermauntersuchung (Tab. dort).

Mund|boden|atmung: (engl.) *paraglossic breathing*; inspirator. Bewegung des Kinns mit Öffnung des Mundes als Vorläufer der Schnappatmung; Ausdruck höchster Atemnot im frühen Säuglingsalter; vgl. Asphyxie.

Musculus bulbo|spongiosus *m*: Centrum perinei, mediane Raphe des Corpus spongiosum ←→ Membrana perinei, Penisrücken, umgreift bei der Frau den Bulbus vestibuli; **I:** N. pudendus; **F:** Kompression, Verkürzung der Harnröhre, unterstützt stoßweise Entleerung bei der Ejakulation.

M. de|trusor vesicae *m*: dreischichtige Muskulatur der Blasenwand mit inneren u. äußeren Längsfaserzügen u. einer mittleren Zirkulärfaserschicht.

M. ischio|cavernosus *m*: Ramus ossis ischii ←→ Tunica albuginea corporum cavernosorum; **I:** Nn. perineales; **F:** unterstützt Erektion u. Ejakulation.

M. levator ani *m*: beide Muskeln bilden trichterförmiges Diaphragma pelvis; Os pubis, Fascia obturatoria (Arcus tendineus m. levatoris ani), Spina ischiadica ←→ Centrum perinei, Lig. anococcygeum; vordere mediale Fasern lassen Lücke für den Durchtritt von Urethra, Vagina (weibl.), Rektum frei; **Unterabteilungen:** M. pubococcygeus (mit M. puboperinealis, M. puboprostaticus, M. pubovaginalis, M. puboanalis), M. puborectalis, M. iliococcygeus; **I:** Plexus sacralis, N. pudendus; **F:** Trag- u. Haltefunktion für die Beckeneingeweide, Unterstützung des M. sphincter ani externus. **M. sphincter ani externus** *m*: quergestreift; Pars subcutanea: Unterhautbindegewebe hinter dem Anus ←→ Haut vor dem Anus, M. bulbospongiosus; Pars superficialis: Steißbein, Lig. anococcygeum ←→ Centrum perinei; Pars prof.: vom Centrum tendineum schlingenförmig um den Analkanal; **I:** Nn. perineales; **F:** willkürlicher Verschluss des Analkanals. **M. sphincter ani internus** *m*: Zone verdickter (glatter) Ringmuskulatur des Darmrohrs amAnalkanal; **I:** Nn. anales supp., enterisches Nervensystem; **F:** unwillkürlicher Verschluss des Anus. **M. sphincter urethrae externus** *m*: quergestreift; beim Mann zweigeteilt: oberer Teil zw. Harnblase u. Prostata hufeisenförmig, mit glatter Blasenmuskulatur verknüpft; unterer Teil ringförmig die Pars membranacea urethrae umfassend; bei der Frau die Urethra vom Blasengrund bis in Höhe der Mm. compressor urethrae et sphincter urethrovaginalis umfassend; **I:** N. pudendus; **F:** willkürlicher Harnröhrenverschluss, bedingt beim Mann mittlere Harnröhrenenge. **M. sphincter urethrae internus** *m*: glattmuskulär; verstärkte Ringmuskelschicht der Tunica muscularis der Urethra: beim Mann konzentriert oberhalb des Colliculus seminales (M. sphincter supracollicularis); bei der Frau diffuser angeordnet; **I:** N. pudendus; **F:** unwillkürlicher Harnröhrenverschluss. **M. trans|versus perinei pro|fundus** *m*: nur beim Mann; trapezförmige Muskelplatte zw. beidseitigen Sitz- u. unteren Schambeinästen; **I:**

Nn. perineales; **F:** ventrokaudaler Verschluss des Beckenausgangs. **M. trans|versus perinei superficialis** *m*: Ramus ossis ischii ←--→ Centrum perinei; **I:** Nn. perineales; **F:** Fixierung des Bulbus penis.

Muskel|dys|trophien, kon|genitale *fpl*: (engl.) *congenital muscular dystrophies (Abk. CMD)*; Gruppe von autosomal-rezessiv erblichen frühkindl. Erkr. mit Muskelschwäche u. Dystrophie der Muskulatur (oft mit starker Proliferation von Fett- od. Bindegewebe, aber ohne erhebl. Nekrose- od. Regenerationsherde); zusätzl. ZNS-Veränderungen (u. z. T. Augenveränderungen) bei Fukuyama-Typ, Muscle-eye-brain-disease, Walker-Warburg-Syndrom u. CMD mit Merosinmangel.

Muta|gene (lat. mutare verändern) *n pl*: (engl.) *mutagens*; Mutationen* auslösende Agenzien; **Formen:** z. B. **1.** ionisierende Strahlung (Alphastrahlung stärker als Beta- u. Gammastrahlung); **2.** Ultraviolettstrahlung mit Maximum um 260 nm (Absorptionsmaximum der DNA); **3.** bestimmte chem. Substanzen; Einteilung nach Gefahrstoffverordnung: **a)** **Kategorie 1:** Stoffe, die auf den Menschen bekanntermaßen mutagen wirken (z. B. Ethylnitrosoharnstoff); **b)** **Kategorie 2:** Stoffe, die als mutagen für den Menschen angesehen werden sollten (z. B. Benzol, Kaliumchromat); **c)** **Kategorie 3:** Stoffe, die wegen möglicher mutagener Wirkung auf den Menschen zu Besorgnis Anlass geben (z. B. Aminophenol, Anilin); **4.** bestimmte Viren; **5.** versch. Arzneimittel (z. B. Zytostatika, Vinca-Alkaloide); **klin. Bedeutung:** Nachw. entspr. mutagener Effekte experimentell an Mikroorganismen, Zellkulturen u. in Tierversuchen (s. Ames-Test); somat. Mutationen werden als eine mögl. Urs. der Kanzerogenese* angesehen, vererbbare Veränderungen inf. exogen ausgelöster (induzierter) Mutationen beim Menschen bisher nicht beobachtet. Vgl. Reparatursysteme.

Muta|genität *f*: (engl.) *mutagenicity*; Potential eines Agens, eine Mutation* auszulösen.

Mutante *f*: (engl.) *mutant*; Individuum, in dessen Genom mind. ein Gen inf. Mutation* verändert wurde.

Mutation (lat. mutare verändern) *f*: **1.** (engl.) *mutation*; (genet.) Veränderung des genet. Materials* (DNA od. RNA); **Urs.:** spontan (ohne erkennbare äußere Urs.) od. durch exogene Einflüsse (s. Mutagene) induziert; **Einteilung: I.** nach Ausmaß der Veränderung; **a)** Genmutation (nur ein einzelnes Gen betroffen; z. B. Punkt- od. Blockmutation); Formen: Transition (Austausch einer Purinbase gegen eine andere Purinbase), Transversion (Austausch einer Purinbase gegen eine Pyrimidinbase), Insertion* od. Deletion*; können zur Verschiebung des Leserahmens (Rastermutation*), zu Stoppcodon (Nonsensemutation), zur Codierung einer falschen Aminosäure (Missense-Mutation), zu verkürztem Protein od. (bei Translokation*) zu neu gebildetem Fusionsprotein führen, die Genregulation* od. das Spleißen der mRNA betreffen (Spleißmutation; s. mRNA-Reifung); Triplettexpansion in codierenden od. nichtcodierenden Genbereichen; **b)** Chromosomenmutation: strukturelle Chromosomenaberration*; **c)** Genommutation: Veränderung der Chromosomenanzahl (numerische Chromosomenaberration); **II.** nach Wirkung; **a)** aktivierende M.; bewirkt gesteigerte Aktivität des Genproduktes (sog. Gain-of-function-Mutation); **b)** inhibierende M.; bewirkt verminderte Aktivität des Genproduktes (sog. Loss-of-function-Mutation); **klin. Bedeutung: a)** somatische M. (betrifft Körperzellen u. lässt somat. Mosaik* entstehen; nicht vererbbar) z. B. für Tumorentstehung u. Alterungsprozesse; **b)** Keimbahnmutation (Keimzellen betreffend) mit erbl. Schädigung des daraus resultierenden Genträgers; unterschiedl. Auswirkung mögl., von Synthese eines unveränderten Genprodukts (stille M.) über nichtpathogene Veränderung des Phänotyps (z. B. Polymorphismus) bis zur letalen M. (vgl. Letalfaktor); vgl. Amplifikation; **2.** (päd.) Stimmbruch.

Mutations|rate: (engl.) *mutation rate*; syn. Mutationswahrscheinlichkeit; Anzahl der spontanen od. induzierten Mutationen*, die sich in einer Stichprobe von Zellen od. Organismen in einer best. Zeitspanne ereignen.

Mutter|band: 1. (engl.) *ligament of the uterus*; breites M.: Ligamentum* latum uteri; **2.** rundes M.: Ligamentum* teres uteri.

Mutter|korn: Secale cornutum; bis 35 mm lange, schwärzl. violette Dauerform (Sklerotium) von Claviceps purpurea (s. Mykotoxine), die v. a. auf Roggen parasitiert; enthält neben über 30 Ergotalkaloiden* fettes Öl, Farbstoffe, Amine u. Ergosterol; **Anw.:** zur Gewinnung der Reinalkaloide od. Alkaloidfraktionen.

Mutter|korn|alkaloide *n pl*: Ergotalkaloide*.

Mutter|kuchen: s. Plazenta.

Mutter|milch: (engl.) *breast milk*; i. R. der Laktation* von der weibl. Brustdrüse abgesondertes Sekret zur natürlichen Säuglingsernährung*; **Biosynthese:** s. Laktation; **Zusammensetzung:** qualitative u. quantitative Änderung in Abhängigkeit von Gestationsalter u. Laktationsphase; Laktose als einziges Kohlenhydrat; **1.** s. Kolostrum; **2.** transitor. M. (syn. Übergangsmilch): ca. ab 5.–15.Tag postpartal; niedrigerer Proteingehalt, höherer Kohlenhydrat- u. Fettgehalt als Kolostrum; **3.** reife M.: ab 2.–3. Woche postpartal, s. Tab.; im Vergleich zu Kuhmilch u. künstl. Säuglingsanfangsnahrung (s. Säuglingsernährung): **a)** geringerer Gehalt an Proteinen u. Mineralstoffen; **b)** höherer Gehalt von Laktose u. Oligosacchariden (durch bakt. Fermentation im Darm zu kurzkettigen Fettsäuren Hemmung von Enterobacter); **c)** höherer Gehalt ungesättigter (Linolsäure, Linolensäure, Ölsäure) u. mittelkettiger Triglyceride; **d)** enthält humanspezif. Faktoren (antimikrobielle, z. B. Lysozym, Laktoferrin, Ig*A, Neuraminsäure; antientzündl. u. immunmodulator.: z. B. Zytokine, T-Lymphozyten), die verminderte Anfälligkeit gestillter Kinder

M

Muttermilch		
Bestandteil	durchschnittliche Konzentration (g/100 ml)	Schwankungsbreite (g/100 ml)
Proteine	1,5	0,7–2,0
Casein	0,4	
Laktalbumin	0,4	
Laktoglobulin (Immunantikörper)	0,7	
Fette	4,5	1,3–8,2
Kohlenhydrate	7,0	4,5–9,5
Asche (Salze)	0,2	
Vitamin A	ca. 0,04	
Ascorbinsäure	ca. 0,005	

Nährwert schwankt zwischen 188 kJ (bzw. 45 kcal) und 502 kJ (bzw. 120 kcal) pro 100 ml.

gegenüber Infektionen u. Allergenen bewirken; **cave:** Milchgängigkeit* exogener Substanzen, z. B. Arzneimitteln, u. a. abhängig von Löslichkeit, Proteinbindung, Lipophilie u. Ionisationsgrad. Vgl. Stillen; Abstillen.

Mutter|milch|ikterus (gr. ἴκτερος Gelbsucht) *m*: (engl.) *breast milk jaundice*; indirekte Hyperbilirubinämie* des Neugeborenen inf. kompetitiver Hemmung der Glukuronyltransferase durch 5-β-Pregnan-3-α,20-β-diol od. unveresterte lange Fettsäuren in der Muttermilch*; zwischen 4.–7. Lebenstag beginnend bis zu mehreren Wo. anhaltend; sehr selten therapiebedürftig; rapider Abfall der Bilirubin-Konzentration bei Unterbrechung der Muttermilchernährung bereits für einzelne Mahlzeit; **Häufigkeit:** 0,5–5 % aller reifen Neugeborenen.

Mutter|mund: (engl.) *external os of uterus, internal os of uterus*; Abk. MM; **äußerer** MM: Ostium uteri; **innerer** MM: Ostium anatomicum, histologicum uteri internum.

Mutter|mund|spasmus *m*: (engl.) *spasm of the uterine cervix*; spast. Kontraktion des unteren Uterinsegments mit verzögerter Eröffnung des Muttermundes bei straffen Muttermundlippen; oft Folge unkoordinierter hyperaktiver Wehen od. psychisch bedingt; **Ther:** Schmerz- u. Entspannungstherapie, lokale Prostaglandinanwendung, manuelle Dehnung. Vgl. Zervixdystokie.

Mutter|mund|verschluss: (engl.) *occlusion of the uterine cervix*; op. Verschluss des äußeren Muttermunds, um das Aszendieren vaginaler Infektionen in den Uterus zu verhindern; **Ind.:** **1.** präventive Maßnahme (sog. früher totaler M. nach Saling) bei anamnest. ≥2 späten Aborten* (≥12 + 0 SSW) od. frühen Frühgeburten* (<32 + 0 SSW), die infektionsbedingt od. ohne erkennbare spezif. Urs. auftraten; **2.** als Notoperation (nach Szendy) bei vorzeitiger Zervixreifung. Vgl. Cerclage.

Mutter|pass: (engl.) *maternity card*; Dokument, in das administrative u. med. Basisinformationen über die Mutter (insbes. anamnest. u. aktuelle Risiken), den Schwangerschaftsverlauf, die Ergebnisse der Vorsorgeuntersuchungen nach den Mutterschafts*-Richtlinien, den Ablauf der Geburt* u. Angaben zum Neugeborenen* eingetragen werden; vgl. Schwangerenvorsorge.

Mutterschaft: (engl.) *maternity*; Zeit der Schwangerschaft* u. nach der Entbindung; vgl. Mutterschafts-Richtlinien; Schwangerenvorsorge; Elternzeit.

Mutterschafts|feststellung: s. Abstammungsbegutachtung.

Mutterschafts|geld: (engl.) *maternity allowance*; an in der gesetzlichn Krankenversicherung (Abk. GKV) versicherte erwerbstätige Frauen für die Zeit der im Mutterschutzgesetz* geregelten Schutzfrist* (§ 200 RVO, §§ 13 u. 14 Mutterschutzgesetz) durch die Krankenkasse als Lohnersatzleistung erbrachte Beträge. Anspruch auf M. ruht, wenn u. soweit Arbeitsentgelt gezahlt wird. Bei nicht in der GKV versicherten erwerbstätigen Frauen wird das M. aus Bundesmitteln gezahlt. Den Unterschiedsbetrag zwischen M. u. um gesetzl. Abzüge vermindertes durchschnittl. kalendertägliches Arbeitsentgelt trägt für den Zeitraum der gesetzl. Schutzfristen der Arbeitgeber; bei Frauen, deren Arbeitsverhältnis während der Mutterschutzfristen endet od. zulässig aufgelöst wird, wird dieser Zuschuss aus Bundesmitteln getragen. Wer keine od. keine volle Erwerbstätigkeit ausübt, hat ferner Anspruch auf Elterngeld*; zu zahlendes M. wird hierauf grundsätzlich angerechnet.

Mutterschafts|hilfe: (engl.) *maternity allowance*; Leistungen der gesetzlichen Krankenversicherung (Abk. GKV) bei Schwangerschaft u. Mutterschaft nach §§ 195–200 RVO; umfasst u. a. ärztl. Betreuung (entspr. den Mutterschafts*-Richtlinien) u. Hebammenhilfe*, Versorgung mit Arznei-, Verband- u. Heilmitteln, Pflege in einer Kranken- od. Entbindungsanstalt (längstens für 6 Tage nach der Entbindung), Betreuung durch Hauspflegerin sowie ein während der Schutzfrist* gezahltes Mutterschaftsgeld*.

Mutterschafts-Richtlinien: (engl.) *maternity guidelines*; Richtlinien des Bundesausschusses der Ärzte u. Krankenkassen über ärztl. Betreuung während der Schwangerschaft (s. Schwangerenvorsorge) u. nach Entbindung in der Fassung vom 10.12.1985, zuletzt geändert am 15.12.2011; umfasst ärztl. Betreuung in der Schwangerschaft als Regelleistung der gesetzlichen Krankenversicherung (§ 92 SGB V u. § 196 RVO): **1.** Feststellung der Schwangerschaft, Untersuchungen (u. a. gyn. Untersuchung, insbes. Feststellung von Fundusstand* u. Kindsla-

M

ge*, Messung von Blutdruck u. Körpergewicht, Urinuntersuchung, Hämoglobinbestimmung, Ultraschalldiagnostik*, Screening auf Gestationsdiabetes*) u. Beratung (Risiken von HIV-Infektion bzw. Erkr. an AIDS; Beratung über Impfungen, z. B. gegen saisonale Influenza; Ernährungshinweise, z. B. zur Iodzufuhr, einschließl. Hinweis auf mögl. Gefährdung des Fetus durch Alkohol u. Nicotin sowie best. Arzneimittel; ggf. genetische Beratung*, psychoprophylakt. Geburtsvorbereitung usw.) überwiegend im Abstand von 4, in den letzten beiden Schwangerschaftsmonaten von 2 Wo.; **2.** Erkennung u. Überwachung einer Risikoschwangerschaft* bzw. Risikogeburt; **3.** serol. Untersuchungen: Abklärung von Infektionen (z. B. Röteln, Syphilis, Hepatitis B, im Verdachtsfall weitere Infektionen, z. B. Toxoplasmose, Ausschluss einer HIV-Infektion auf freiwilliger Basis nach ärztl. Beratung), Bestimmung des Rhesusfaktors (Morbus* haemolyticus fetalis) u. der Blutgruppe, Antikörpersuchtest*; **4.** blutgruppenserol. Untersuchungen nach Geburt od. Abort u. ggf. Anti*-D-Prophylaxe; **5.** Untersuchungen u. Beratungen der Wöchnerin (bis 8 Wo. nach der Entbindung); **6.** Verordnung von Arznei-, Verband- u. Heilmitteln; **7.** Ausstellung des Mutterpasses*. Vgl. Kinderfrüherkennungsuntersuchungen; Mutterschutzgesetz.

M

Mutterschafts|urlaub: frühere Bez. für Elternzeit*.

Mutterschafts|vorsorge: s. Schwangerenvorsorge.

Mutter|schutz|gesetz: Abk. MuSchG; „Gesetz zum Schutze der erwerbstätigen Mutter" in der Fassung vom 20.6.2002 (BGBl. I S. 2318), zuletzt geändert am 20.12.2011 (BGBl. I S. 2854), das den arbeitsrechtl. Schutz von berufstätigen Frauen in der Schwangerschaft u. nach der Entbindung sichert; gilt für Arbeiterinnen, Angestellte, Heimarbeiterinnen u. Auszubildende; für Beamtinnen, Soldatinnen u. weibl. Sanitätsoffiziere bestehen durch Bundes- u. Ländergesetze analoge Regelungen. M. enthält Schutzfristen, in denen ein Beschäftigungsverbot vor u. nach der Entbindung besteht. Weitere Beschäftigungsverbote bei Schwangeren od. Stillenden betreffen Arbeiten, die mit besonderen körperl. Belastungen (schwer heben od. tragen, ständig stehen, ungünstige Körperhaltung, Akkord usw.) od. mit schädl. Einwirkungen (gesundheitsgefährdende Stoffe, Strahlen, Staub, Hitze, Kälte, Erschütterungen usw.) verbunden sind. M. regelt Fragen der Arbeitsplatzgestaltung, der Arbeitszeiten, ein Kündigungsverbot während der Schwangerschaft u. bis zum Ablauf von 4 Mon. nach der Entbindung sowie die Verpflichtung zur frühzeitigen Mitteilung der Schwangerschaft an den Arbeitgeber. Im Anschluss an das Beschäftigungsverbot nach der Entbindung besteht ein Anspruch auf Elternzeit*. In der gesetzlichen Krankenversicherung versicherte Frauen erhalten Leistungen der Mutterschaftshilfe*. Sie sind zur Durchführung notwendiger Untersuchungen (Schwangerenvorsorge*) sowie zum Stillen (sog. Stillzeit) von der Arbeit freizustellen. Während der Schutzfrist* wird ein Mutterschaftsgeld* gezahlt.

My-: auch Myo-; Wortteil mit der Bedeutung Muskel, Maus; von gr. μῦς, μυός.

Myco|plasma (Myk-) *n*: (engl.) *Mycoplasma*; Gattung zellwandloser Bakterien der Fam. Mycoplasmataceae; häufiges Vork. der Arten Mycoplasma pneumoniae (pathogen) sowie M. hominis u. Ureaplasma urealyticum (Kommensalen im Genitalbereich, fakultativ pathogen); **M. hominis:** verursacht Entz. des kleinen Beckens, Fieber post partum bzw. post abortum; **Ureaplasma urealyticum** (Gattung Ureaplasma der Mycoplasmataceae) verursacht unspezif. Urethritis u. wahrscheinl. Prostatitis; **Morphol.:** variable Form u. geringe Affinität zu Farbstoffen; **Nachw.:** Kultur auf proteinreichen (Pferdeserum) Nährböden; bei mikroskop. Beurteilung der Kolonien im Phasenkontrast- od. Dunkelfeldmikroskop weisen M.-hominis-Kolonien typ. Spiegeleiform auf, Ureaplasma-urealyticum-Kolonien wachsen ohne Hof; Bestätigung durch Nachw. der (für den Keim typ.) Harnstoffspaltung mit Indikator; (serol.) KBR spez. bei respirator. Inf., bei urogenitalen Inf. ohne klin. Relevanz.

Myco|plasma hominis *n*: s. Mycoplasma.

Myel-: auch Myelo-; Wortteil mit der Bedeutung Mark, Rückenmark; von gr. μυελός.

Myko|plasmen *n pl*: s. Mycoplasma.

Myom *n*: (engl.) *myoma*; benigner mesenchymaler Tumor, der überwiegend aus Muskelzellen besteht; **Formen: 1.** Leiomyom*; **2.** Rhabdomyom; **3.** Mischtumoren, z. B. Fibromyom, Adenomyom*; **Vork.:** im Uterus (Myoma* uteri), im Weichteilgewebe von Hals u. Kopf; auch als primärer Herztumor.

Myoma uteri *n*: (engl.) *uterine myoma*; Uterusmyom; benigne Muskelgeschwulst des Uterus* mit östrogen- u. gestagenabhängigem Wachstum (nach Klimakterium* oft Wachtumsstillstand od. Spontanrückbildung); **Vork.:** bei 20–50 % aller Frauen nach 30. Lj.; gehäuft in Komb. mit Endometriose auftretend; **Lok.:** meist Korpus, seltener Zervix (s. Abb. 1); häufig multipel (sog. Uterus myomatosus) auftretend; **Einteilung:** nach Wachstumsrichtung; **1.** intramural (innerh. der Muskelwand);

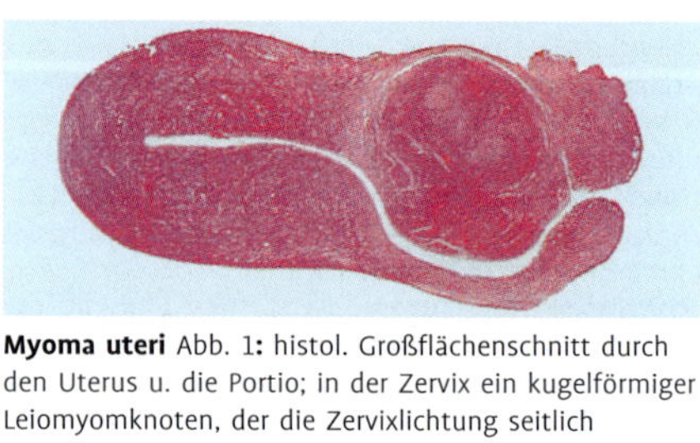

Myoma uteri Abb. 1: histol. Großflächenschnitt durch den Uterus u. die Portio; in der Zervix ein kugelförmiger Leiomyomknoten, der die Zervixlichtung seitlich komprimiert u. verdrängt [66]

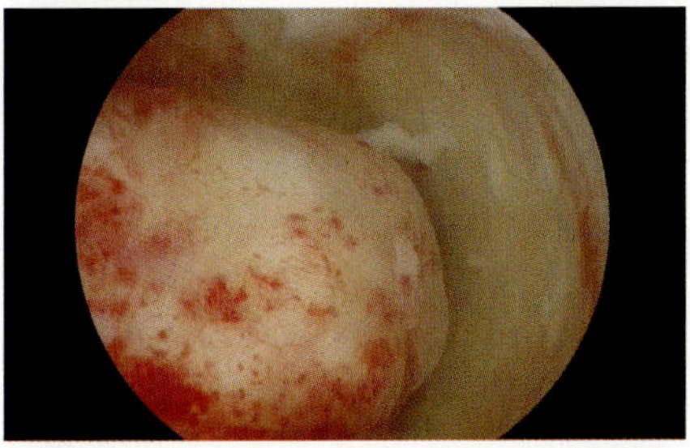

Myoma uteri Abb. 2**:** 4 cm großes, submuköses Myom; Hysteroskopie [57]

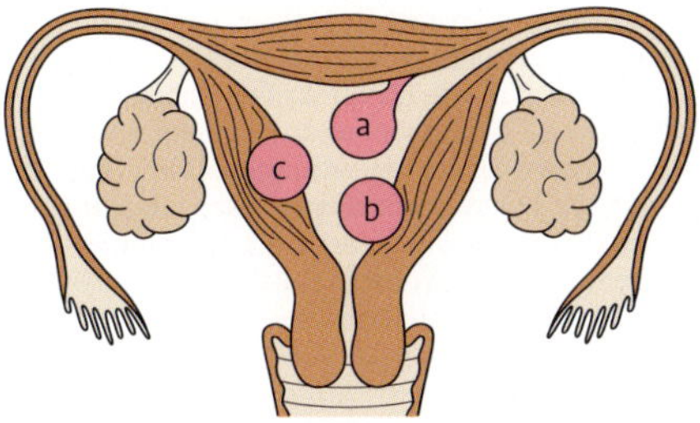

Myoma uteri Abb. 3**:** Gradeinteilung submuköser Myome nach European Society for Gynaecological Endoscopy (Abk. ESGE); a: kein intramuraler Anteil (Grad 0); b: intramuraler Anteil <50 % (Grad 1); c: intramuraler Anteil >50 % (Grad 2) [55]

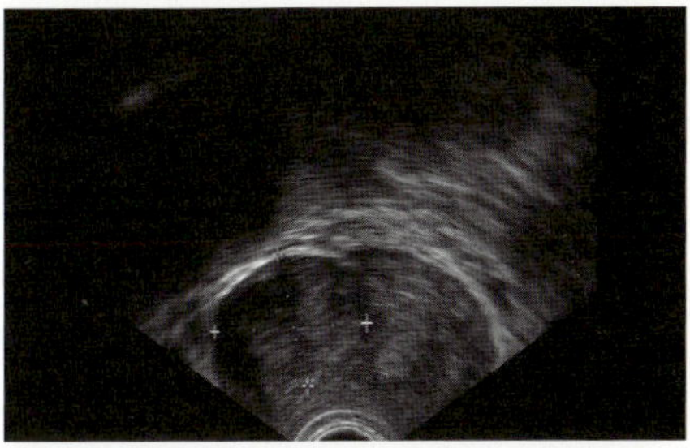

Myoma uteri Abb. 4**:** intramurales Myom; rechts im Bild Corpus uteri mit Endometrium, links daneben das die Uteruswand überragende Myom (Markierung); Vaginalsonographie [36]

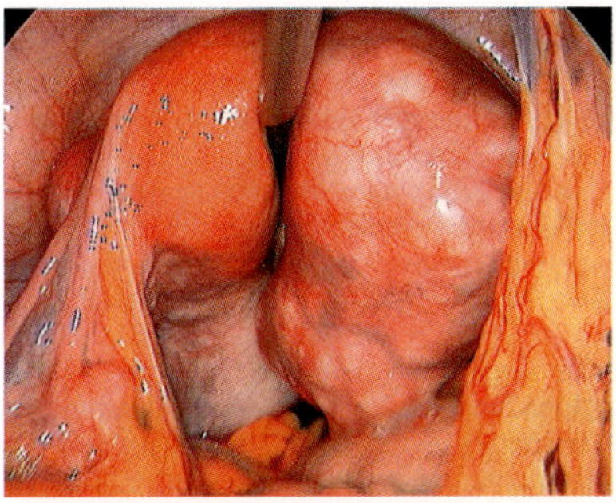

Myoma uteri Abb. 5**:** subseröses Myom mit höckeriger Oberfläche; Laparoskopie [69]

2. submukös (in Richtung Uterushöhle, s. Abb. 2; Gradeinteilung: s. Abb. 3); **3.** subserös (Außenschicht, unter der Serosa); **4.** intraligamentär (zwischen den beiden Blättern des Ligamentum* latum uteri); **Pathol.:** v. a. Leiomyom, Fibromyom, auch Adenomyom; in ca. 30 % der Fälle sekundäre benigne Veränderungen des Myomgewebes; Erweichung (Durchsetzung mit kavernösen Bluträumen, ödematöse u. myxomatöse Veränderungen, fettige Degeneration, Nekrose), seltener Verhärtung (Verkalkung, Fibrosierung); **Sympt.:** oft asymptomat.; z. T. verlängerte od. verstärkte Menstruation*, u. U. Metrorrhagie* (Folge: sekundäre Anämie*), Dysmenorrhö*; Sympt. durch Druck auf Nachbarorgane (u. a. Miktionsbeschwerden, Pollakisurie, Obstipation, selten Ileus), Schmerzen (bes. bei submukösem Myom); in der Schwangerschaft häufig vorübergehende Größenzunahme des Myoms mit erhöhter Neigung zu regressiven Veränderungen; erhöhte Abortgefahr, u. U. Geburtshindernis; **Kompl.:** Stieldrehung* (bei subserösem Myom), sept. Nekrose mit Fieber u. eitrigem Fluor* genitalis (bei submukösem Myom), Übergang in Sarkom* (sehr selten); Myoma in statu nascendi: vollständige Austreibung eines gestielten intrakavitären Myoms aus dem Zervikalkanal (Gefahr des Verblutens durch Abreißen des Myomstiels von der Uteruswand); **Diagn.:** bimanuelle Untersuchung, Ultraschalldiagnostik* (s. Abb. 4), Hysteroskopie*, Laparoskopie* (s. Abb. 5), MRT; **Ther.:** bei Symptomfreiheit Abwarten mit regelmäßigen Kontrolluntersuchungen mögl.; Therapieindikation bei Beschwerden, Fertilitätsstörung od. Sarkomverdacht; **1.** operativ; **a)** uteruserhaltend (Myomenukleation*, transzervikale Myomresektion*); **b)** Hysterektomie* (vaginal, abdominal, LASH od. LAVH); **2.** therap. Embolisation der A. uterina; Einbringen von Kunststoffperlen (sog. Embozene, ∅ 500–900 μm) in A. uterina über Gefäßkatheter in der Leiste; **3.** Ultraschalltherapie mit gezielter Denaturierung des Myomgewebes durch hochenergetischen Ultraschall (Abk. HIFUS für engl. high intensity focused ultrasound) unter MRT-Kontrolle (MRT-gesteuerte fokussierte Ultraschalltherapie; Abk. MRgFUS); Anw. in speziellen Zentren; nicht geeignet bei Myom >8 cm Durchmesser od. ungünstiger Lok. (z. B. dicht an Endometrium od. Darmschlingen); **4.** hormonale Ther. (Ulipristal, GnRH*-Agonisten bzw. -Antagonisten); auch präoperativ zur Reduzierung der Myomgröße (z. B. Leuprorelin*, Ulipristal*).

Myom|e|nukleation (lat. enucleare entkernen) *f*: (engl.) *myoma enucleation*; sog. konservative Myomoperation; Ausschneidung bzw. Ausschälung (Enukleation*) eines od. mehrerer Myomknoten; **Durchführung: 1.** laparoskop., z. B. bei subserösem od. intramuralem Myom; **2.** laparotom. bei Kinderwunsch u. multiplen intramuralen od. sehr großen Myomen; **3.** hysteroskopisch, z. B. bei submukösem Myom; **4.** über vaginalen Zugang, z. B. bei Myoma in statu nascendi (cave: uterine Blutung). Vgl. Myoma uteri.

Myo|metritis (gr. μήτρα Gebärmutter) *f*: (engl.) *myometritis*; syn. Metritis; Entz. der Gebärmuttermuskulatur; **Vork.:** i. R. einer Endomyometritis*. Vgl. Endometritis.

Myo|metrium *n*: (engl.) *myometrium*; Tunica muscularis uteri; Muskelschicht des Uterus*; ermöglicht außerordentl. Vergrößerung des Organs während der Schwangerschaft, Austreibung der Frucht (durch Wehen*) u. postnatale Retrahierung (Involutio* uteri); **Histol.:** bis zu 2 cm dickes, dichtes Gefüge aus glatten Muskelzellen, Bindegewebe u. Gefäßen; Anordnung der Bündel glatter Muskelzellen in 3 unscharf abgrenzbaren Schichten.

Myom|resektion, trans|zervikale (lat. resecare weg-, zurückschneiden) *f*: (engl.) *transcervical myomexcision*; uteruserhaltende Ther. bei submukösem Myoma* uteri durch transzervikale Abtragung des Myoms mit Resektionsschlinge.

M

Myo|pathien, kon|genitale *fpl*: (engl.) *congenital myopathies*; klin. u. genetisch uneinheitl. Gruppe von Muskelerkrankungen mit Manifestation im frühkindlichen Alter, die durch strukturelle u./od. histochem. Veränderungen charakterisiert sind; **Klin.:** meist proximal betonte Muskelschwäche mit geringer od. fehlender Progredienz; selten schwere Verläufe mit Ateminsuffizienz. Vgl. Muskeldystrophien, kongenitale.

Myo|sarkom *n*: (engl.) *myosarcoma*; maligner mesenchymaler Tumor (Sarkom*) des quergestreiften bzw. glatten Muskelgewebes; **Formen: 1.** Rhabdomyosarkom: äußerst selten (juvenil od. adult); **2.** Leiomyosarkom*. Vgl. Myom.

Myo|tonia con|genita *f*: (engl.) *myotonia congenita*; Muskelerkrankung inf. Mutation im CLCN1-Gen (codiert für einen Chloridkanal in der Skelettmuskulatur; Genlocus 7q35); **Häufigkeit:** 1 : 50 000; **Formen: 1. Typ Thomsen:** autosomal-dominant erbl.; Manifestation i. d. R. im frühen Kindesalter; Muskelverspannung an Kiefer u. im Bereich des Schultergürtels; verzögerte bzw. fehlende Erschlaffung der Muskulatur nach Kontraktion; Verkrampfung der Muskulatur bei Beklopfen (Perkussionsmyotonie); Besserung der Muskelsteifheit durch wiederholte Kontraktion; selten Muskelschwäche u. -hypertrophie; **2. Typ Becker:** autosomal-rezessiv erbl.; Manifestationsalter zwischen 3.–30. Lj.; Sympt. meist ausgeprägter als beim Typ Thomsen mit Muskelhypertrophie, insbes. an den Beinen; **Diagn.:** myoton. Reaktion in der EMG; in der Muskelbiopsie histochem. nachweisbares Fehlen von Typ-2B-Muskelfasern; molekulargenet. Nachw. des Gendefekts; **Ther.:** evtl. Dauertherapie mit Mexiletin, Phenytoin, Carbamazepin; **DD:** Paramyotonia congenita, progressive Muskeldystrophie, Stiff-man-Syndrom.

Myx-: auch Myxo-; Wortteil mit der Bedeutung Schleim, Schleimhaut; von gr. μύξα.

Myx|ödem, kon|genitales *n*: (engl.) *congenital myxedema*; i. R. eines angeb. Kretinismus* bzw. einer angeb. Hypothyreose* auftretendes Myxödem.

Myxoma peritonei *n*: s. Pseudomyxoma peritonei.

N

N.: Abk. für **N**ervus.

Nabel: (engl.) *navel*; Umbilicus, Omphalos; syn. Umbo; rundl. Vertiefung, in deren Grund der Rest des Nabelschnuransatzes als eine kleine Papille zu erkennen ist; liegt in einer ausgesparten Lücke der Linea alba, dem Anulus umbilicalis.

Nabel|an|omalie *f*: (engl.) *umbilical anomaly*; angeb. Störung im Bereich des Nabels*; meist harmlos, da sie i. d. R. den Nabelverschluss nicht verhindern; **Formen: 1.** Hautnabel (syn. Kutisnabel): Bauchhaut umfasst röhrenförmig Anfang der Nabelschnur, so dass nach ihrem Abfall die Wunde auf der Höhe eines Stumpfs liegt (s. Abb.); **2.** Amnionnabel: Amnionhülle der Nabelschnur greift auf Bauchhaut über, so dass nach Abfall des Nabelschnurrests runder Hautdefekt entsteht, der durch Granulation abheilt.

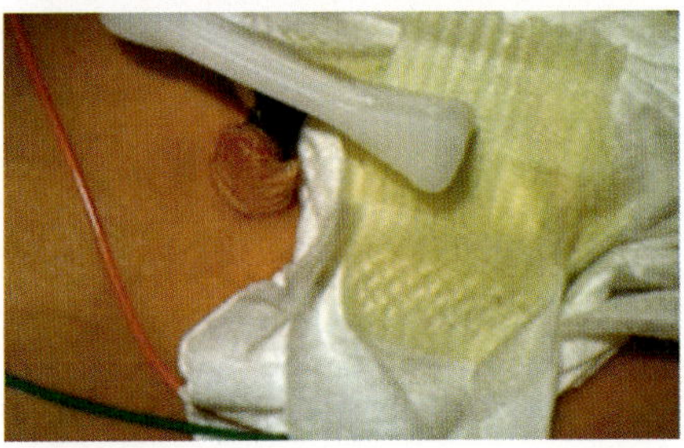

Nabelanomalie: Hautnabel [30]

Nabel|arterien-pH-Wert (gr. ἀρτηρία Schlagader): (engl.) *umbilical artery pH*; pH-Wert in Arteria* umbilicalis; **klin. Bedeutung:** wichtiger Parameter zur Zustandsdiagnostik* des Neugeborenen; bei Azidose $\leq$7,20; bei schwerer Azidose $<$7,0 (klin. Hinweis auf kindl. Hypoxämie sub partu; bei zusätzl. schwerer Störung der postnatalen Adaptation* Korrelation mit erhöhtem Risiko für hypoxäm. neurol. Spätfolge). Vgl. Hirnschaden, frühkindlicher; Azidose, fetale.

Nabel|blutung: (engl.) *umbilical hemorrhage*; Omphalorrhagie; Blutung aus Nabelgefäßen inf. Lockerung der Unterbindung od. aus Nabelgrund bzw. Nabelgranulom* nach Abfall des Strangrests; klin. meist unbedeutend; stärkere N. bei hämorrhag. Diathese, Sepsis, konnataler Syphilis, Hämophilie A u. B.

Nabel|bruch: s. Nabelhernie.

Nabel|diphtherie (gr. διφθέρα Haut, Membran) *f*: (engl.) *umbilical diphtheria*; fibrinöser Belag auf geröteter Nabelwunde inf. Infektion des Neugeborenen mit Corynebacterium diphtheriae; aufgrund von Schutzimpfung u. mütterl. Antikörpern in Europa nicht mehr vorkommende Diphtherie hoher Mortalität.

Nabel|entzündung: (engl.) *omphalitis*; Omphalitis; Entz. des Nabels u. der Umgebung, u. U. mit Ulzeration (Ulcus umbilici) u. Gangrän benachbarter Bauchdeckenpartien; Err. v. a. Staphylococcus aureus; mögl. Urs. einer Neugeborenensepsis*; **Ther.:** i. v. Antibiotika. Vgl. Omphalophlegmone.

Nabel|fistel *f*: (engl.) *umbilical fistula*; Fistula umbilicalis; komplette od. inkomplette Fistel* zwischen Nabel* u. Ileum; **Formen: 1.** erworben: z. B. nach Nabelentzündung*, Ther.: op. Verschluss nach Abheilen der Entzündung; **2.** (selten) angeb.: z. B. Fistula* omphaloenterica. Vgl. Ductus omphaloentericus.

Nabel|granulom (lat. granum Korn) *n*: (engl.) *umbilical granuloma*; Fungus umbilicalis; pilz- od. knopfförmige, etwa erbsengroße Wucherung von Granulationsgewebe am Nabel des Neugeborenen nach Nabelschnurabfall; **Ther.:** u. U. Ätzung mit Silbernitrat* (Off-Label-Use); bei Persistenz chir. Resektion.

Nabel|hernie (lat. hernia Bruch) *f*: (engl.) *umbilical hernia*; syn. Hernia umbilicalis; Nabelbruch; durch Anulus umbilicalis (Bruchpforte) hindurchtretende, bis kopfgroße Hernie im Bereich des Nabels; **Formen: 1.** Säuglinge: meist kleine N., z. B. inf. Persistenz der physiol. N., Heilungsstörung der Nabelwunde, starker Beanspruchung der Bauchpresse (Schreien, Husten); häufig bei kleinen Frühgeborenen inf. fehlenden Bauchdeckenschlusses; **2.** Erwachsene: häufig mit Verwachsungen des Bruchinhalts (Netz, Dünn- bzw. Dickdarm) mit der Haut (sog. Hernia accreta); begünstigende Faktoren: u. a. Adipositas, Schwangerschaft, körperl. Belastung, Aszites; **Diagn.:** palpable Faszienlücke mit Bruchsackvorwölbung bei Schreien (Säugling) od. Pressen; **Ther.:** op. Verschluss bei Kindern mit ausbleibender Spontanremission (s. unter Progn.) z. B. durch Mayo-Fasziendoppelung, bei Erwachsenen z. B. durch Spitzy-Operation u. Implantation eines Kunststoffnetzes; s. Hernioplastik; bei Risikopatienten evtl. korsettartige Bandage; **Progn.:** spontane Rückbildung bei Säuglingen u. Kleinkindern (meist bis 3. Lebensjahr). Vgl. Omphalozele.

Nabel, nässender: (engl.) *draining umbilicus*; Sekretion der Nabelwunde bei ausbleibender Epithelisierung innerhalb von 2–3 Wo. nach Nabelschnurabfall; **Urs.:** Nabelentzündung, -granulom, -fistel.

Nabel|schnur: (engl.) *umbilical cord*; (anat.) Funiculus umbilicalis; Nabelstrang; geht hervor aus dem Haft- od. Bauchstiel, führt vom Nabel des Kindes zur fetalen Seite der Plazenta; ca. 50–60 cm lang, 1–2 cm dick, meist spiralig gedreht, außen vom Amnion überzogen. Die N. enthält 3 Gefäße (s. Abb.): Die beiden Aa. umbilicales (Fortsetzungen der Äste der Aa. iliacae internae, führen kindl. Blut durch die N. zur Plazenta) u. eine V. umbilicalis (führt das Blut von der Plazenta zum Kind; die zweite, re. Vene bildet sich bereits im ersten Embryonalmonat zurück). Die Gefäße sind eingebettet in die Wharton*-Sulze. Die N. enthält ferner Reste der Allantois u. des Dottergangs. Vgl. Insertio.

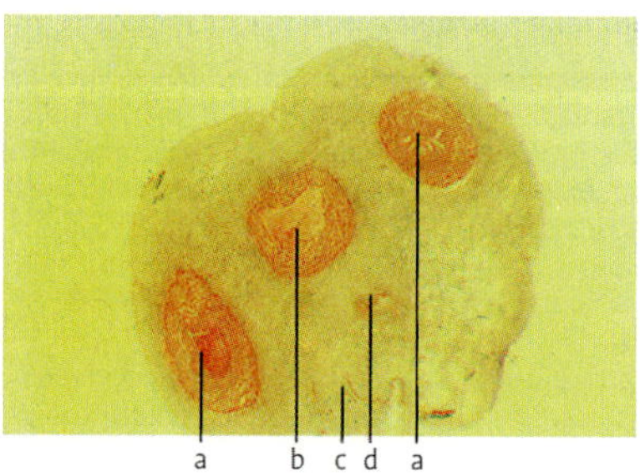

Nabelschnur: histologischer Schnitt (Eosin-Phosphormolybdänsäure-Methylenblau-Färbung); a: Aa. umbilicales; b: V. umbilicalis; c: Ductus allantoicus; d: Rest des Ductus omphaloentericus

Nabel|schnur|bruch: s. Omphalozele.

Nabel|schnur|geräusch: (engl.) *umbilical cord souffle*; Bez. für zischendes Geräusch, das synchron mit kindl. Herztönen* über dem Abdomen der Schwangeren mit Stethoskop od. i. R. des CTG* erfassbar ist; entsteht in Foramen ovale u. Ductus arteriosus, nicht in der Nabelschnur*.

Nabel|schnur|knoten: (engl.) *umbilical cord knot*; Knoten, der durch Schlingenbildung der Nabelschnur entsteht; **Formen: 1. wahrer** N.: meist nicht sehr fester, durch echte Schlingenbildung entstehender Knoten v. a. bei zu langer Nabelschnur* od. bei Hydramnion*; ggf. Urs. von Nabelschnurkomplikationen*; **2. falscher** N.: entsteht durch knäuelförmige Schlingenbildung der Gefäße od. (seltener) durch umschriebene Verdickungen der Wharton*-Sulze.

Nabel|schnur|kom|plikation (lat. complicare, complicatus verwickeln) *f*: (engl.) *umbilical cord complication*; während der Schwangerschaft od. unter der Geburt* auftretende Komplikation, die von der Nabelschnur ausgeht; ggf. mit fetaler Hypoxämie* u. fetaler Azidose* (Fetal* Distress) in der Folge; **Formen: 1.** Nabelschnurvorliegen*; **2.** Nabelschnurvorfall*; **3.** Nabelschnurumschlingung* des Fetus, u. U. mit Bildung wahrer Nabelschnurknoten*; **4.** Einreißen eines Nabelschnurgefäßes, z. B. bei Insertio* velamentosa; **5.** Aplasie einer Nabelarterie (häufig mit Fehlbildungen des Kindes verbunden, auch assoziiert mit intrauteriner Wachstumsretardierung u. Frühgeburt); **Ther.:** ggf. intrauterine Reanimation* bzw. op. Entbindung*.

Nabel|schnur|punktion (lat. punctio Einstich) *f*: Chordozentese*; vgl. Zustandsdiagnostik des Neugeborenen.

Nabel|schnur|umschlingung: (engl.) *loops of the umbilical cord*; Nabelschnurkomplikation* mit Umschlingung von Hals, Armen, Schultern od. Beinen des Fetus durch die (meist zu lange) Nabelschnur* od. bei Hydramnion*; **Häufigkeit:** 20–30 %; meist ohne fetale Hypoxämie*.

Nabel|schnur|vorfall: (engl.) *umbilical cord prolapse*; Nabelschnurkomplikation*, bei der eine od. mehrere Nabelschnurschlingen nach Blasensprung* vor dem vorangehenden Kindsteil eingeklemmt werden (s. Abb.); geburtshilflicher Notfall; **Vork.:** v. a. bei Mehrlingen, Frühgeburt*, Hydramnion*; **Urs.:** mangelhafter Abschluss des unteren Uterinsegments durch den vorliegenden Teil (enges Becken, Fußlage, Querlage u. a.); **Maßnahmen:** Beckenhochlagerung, manuelles Hochschieben des kindl. Kopfes, um Nabelschnurkompression zu verhindern; notfallmäßige Schnittentbindung (Rückverlagerung der Nabelschnur i. d. R. nicht möglich).

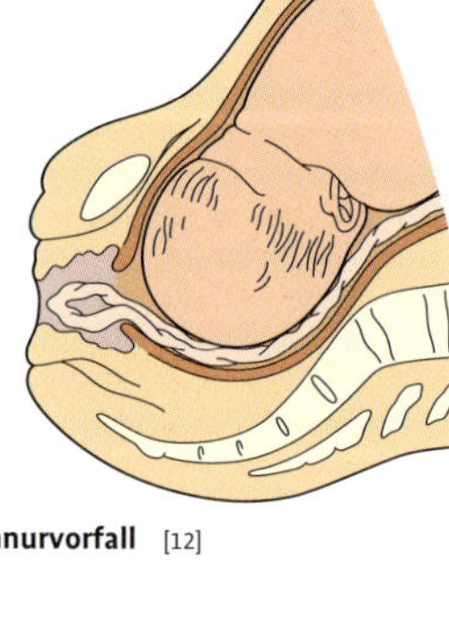

Nabelschnurvorfall [12]

Nabel|schnur|vorliegen: (engl.) *presenting umbilical cord*; Nabelschnurkomplikation*, bei der bei erhaltener Fruchtblase vor od. neben dem vorliegenden Kindsteil Nabelschnurschlingen zu tasten sind (s. Abb.); geht nach Blasensprung leicht über in Nabelschnurvorfall*.

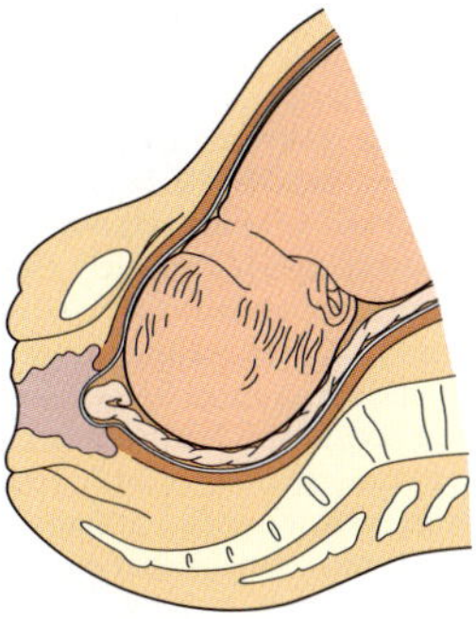

Nabelschnurvorliegen [12]

Nabel|schnur|zeichen: (engl.) *umbilical cord signs*; Plazentalösungszeichen; (gebh.) klin. Zeichen zur Beurteilung der Plazentalösung* mit Hilfe der Nabelschnur; **Formen: 1.** Ahlfeld*-Zeichen; **2.** Küstner*-Zeichen; **3.** Strassmann*-Zeichen. Vgl. Schröder-Zeichen; Plazentalösungsstörung.

Nabel|sinus (lat. Sinus Krümmung, Ausbuchtung) *m*: (engl.) *umbilical sinus*; Bez. für die Persistenz des umbilikalen Gangendes des Ductus omphaloentericus; wird durch den intraabdominalen Druck nach außen gestülpt u. sieht himbeerartig aus.

Naboth-Eier (Martin N., Anat., Leipzig, 1675–1721): Ovula* Nabothi.

Nach|blutung: 1. (engl.) *secondary bleeding*; (chir.) postop. lokale od. diffuse Einblutung in eine chir. gesetzte Wunde; **Ätiol.:** unversorgte (während der Op. häufig nicht blutende) Gefäße, abgerutschte Gefäßunterbindung, Gerinnungsstörungen, postop. Blutdruckanstieg; nach 10–20 Tagen: Entz., Fremdkörper od. Gefäßarrosion; **Diagn.:** Kontrolle der Drainage, Blutbild, Gerinnungsstatus, Sonographie; **Ther.:** Reintervention; **2.** (gebh.) s. Blutung, peripartale; **3.** (gyn.) s. Blutung, postmenstruelle.

Nach|geburts|blutung: (engl.) *postpartum hemorrhage*; physiol. Blutung in der Nachgeburtsperiode (ca. 200–400 ml); vgl. Blutung, peripartale; Rissblutung.

Nach|geburts|periode *f*: s. Geburt.

Nach|kürettage *f*: (engl.) *uterine curettage*; Kürettage* im Anschluss an Abort* od. Geburt; **Ind.:** Entfernung von intrauterin verbliebenen Resten nach Abort od. von Plazentaresten*.

Nach|sorge|register, onko|logisches *n*: s. Krebsregister.

Nach|sterblichkeit: s. Säuglingssterblichkeit (Tab. dort).

Nach|tastung, instrumentelle: (engl.) *instrumental palpation*; Bez. für unmittelbar postpartal durchgeführte Kürettage*.

Nach|tastung, manuelle: (engl.) *manual palpation*; Bez. für manuelle Entfernung von Plazenta od. Plazentaresten* bei unvollständiger od. nicht ausgestoßener Plazenta.

Nach|wehen: (engl.) *afterpains*; Wehen* in den ersten 2–3 Tagen des Puerperiums*; unterstützen die Blutstillung sowie die Involutio* uteri; **Vork.:** bes. bei Mehrgebärenden, verstärkt beim Stillen* (sog. Stillwehen*).

Nacken-Extremitäten-Re|flex, tonischer (lat. extremitas das Äußerste) *m*: syn. Magnus-Reflex; frühkindlicher Reflex* (bis 6. Mon.): Anziehen des kontralateralen Beins bei passiver Drehung des Kopfes.

Nacken|ödem *n*: syn. dorsonuchales Ödem; pathologisch erweiterte Nackentransparenz* (>3 mm) im 1. Schwangerschaftstrimenon; **Vork.:** bei Chromosomenaberration* (z. B. Turner*-Syndrom, Trisomie* 13, Trisomie* 18 u. Down*-Syndrom), Fehlbildung (v. a. angeborener Herzfehler*), Infektion, Stoffwechselerkrankung. Vgl. Hygrom, zervikales.

Nacken|re|flex, a|sym|metrisch tonischer *m*: (engl.) *asymmetric tonic neck reflex*; Abk. ATNR; frühkindlicher Reflex* (bis 6. Lebensmonat): durch Seitwärtsdrehung des Kopfes ausgelöste Streckung u. Tonuserhöhung des ipsilateralen Arms bei gleichzeitiger Beugung u. Tonusminderung des kontralateralen Arms (Fechterstellung); häufig gleichsinnige Bewegungen auch der Beine.

Nacken|re|flex, sym|metrisch tonischer *m*: (engl.) *symmetric tonic neck reflex*; Abk. STNR; pathol. frühkindlicher Reflex*: durch Neigung des Kopfes nach hinten ausgelöste Streckung u. Tonuserhöhung der oberen mit gleichzeitiger Beugung u. Tonusverminderung der unteren Extremität sowie Umkehrung dieses Bewegungskomplexes durch Neigung des Kopfes nach vorn.

Nacken|trans|parenz (lat. parere erscheinen) *f*: (engl.) *nuchal translucancy*; Abk. NT; syn. Nackenfalte; ätiol. ungeklärte, vorübergehend zwischen 11. u. 14. SSW physiol. auftretende Flüssigkeitsansammlung im Nackenbereich des Fetus; **Bestimmung:** standardisierte Messung der Dicke des Nackens durch Ultraschalldiagnostik (s. Abb.); **klin. Bedeutung:** Parameter zur individuellen Risikoabschätzung für Chromosomenaberrationen (Trisomie* 13, Trisomie* 18 u. Down*-Syndrom) u. Fehlbildungen (ggf. in Komb. mit biochem. Marker u. unter Berücksichtigung des mütterl. Alters; s. Ersttrimester-Screening); auffällig ab Dicke >3 mm (Nackenödem*).

Naegele-Becken (Franz K. N., Gyn., Gebh., Heidelberg, 1778–1851): (engl.) *Naegele's pelvis*; im schrägen Durchmesser verengtes Becken inf. einseitiger Ankylose des Iliosakralgelenks; vgl. Beckenanomalie.

N

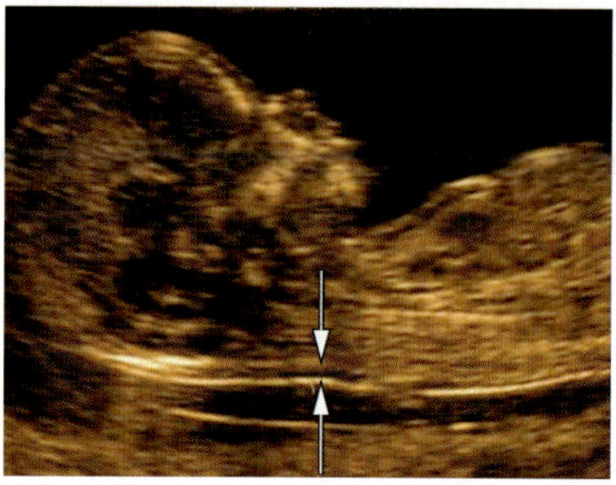

Nackentransparenz: physiol. Befund zwischen 11. u. 14. SSW (Ultraschalldiagnostik) [61]

Naegele-Ob|liquität (Franz K. N., Gyn., Gebh., Heidelberg, 1778–1851) *f*: s. Asynklitismus.

Naegele-Regel (Franz K. N., Gyn., Gebh., Heidelberg, 1778–1851): (engl.) *Naegele's rule*; Regel zur klin. Bestimmung des voraussichtl. Geburtstermins; ausgehend vom 1. Tag der letzten Menstruation* werden 3 Mon. zurück- u. 1 Jahr u. 7 Tage zugerechnet. Vgl. Schwangerschaftsdauer.

Naegele-Zange (Franz K. N., Gyn., Gebh., Heidelberg, 1778–1851): (engl.) *Naegele's forceps*; Geburtszange*, die aus 2 Löffeln mit Beckenkrümmung besteht.

Naevus araneus *m*: (engl.) *spider nevus*; syn. Sternnävus, Spinnennävus; veraltet Eppinger-Sternchen; art. Gefäßneubildung mit zentralem stecknadelkopfgroßem, evtl. pulsierendem Gefäßknötchen u. davon ausstrahlenden radiären, feinen Gefäßreisern (s. Abb.); meist ohne pathol. Bedeutung; **Lok.:** bes. im Gesicht; **Vork.:** bei chron. Lebererkrankungen (z. B. Alkoholhepatitis, Zirrhose) u. Sklerodermie; während der Schwangerschaft aufgetretene N. a. bilden sich i. d. R. nach der Entbindung zurück.

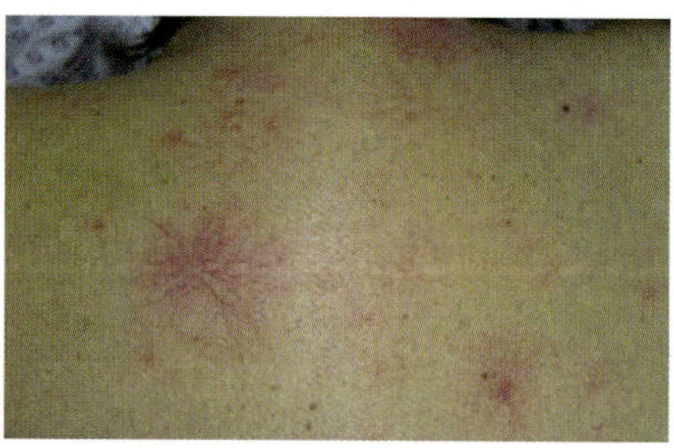

Naevus araneus: Gefäßknötchen mit ausstrahlenden radiären, feinen Gefäßreisern [48]

Nävus Unna-Politzer (Paul G. U., Dermat., Hamburg, 1850–1929; Adam P., Otol., Wien, 1835–1920) *m*: sog. Storchenbiss; häufig vorkommender medialer Naevus flammeus im Nacken.

Nafa|relin (INN) *n*: (engl.) *nafareline*; synthet. GnRH*-Rezeptor-Agonist; **Ind.:** Endometriose*, In*-vitro-Fertilisation; **Kontraind.:** ungeklärte vaginale Blutungen.

Naht|methoden *fpl*: (engl.) *suture techniques*; (chir.) Techniken zur Wiedervereinigung von Geweben; **Formen:** s. Abb.; **I. manuelle N.:** Einzelknopfnaht (1a in Abb.) od. fortlaufende Naht (Kürschnernaht) als einfache fortlaufende Naht (1b in Abb.), geschützte Naht (1c in Abb.), Matratzen- od. Zickzacknaht (1d in Abb.), Tabakbeutelnaht (1e in Abb.); **1.** Hautnaht: **a)** Einzelknopfnaht (2a in Abb.); **b)** Hautrückstichnaht nach Donati (2b in Abb.); **c)** Hautrückstichnaht nach Allgöwer (2c in Abb.); **d)** versenkte Subkutannaht mit resorbierbarem Nahtmaterial (2d in Abb.); **e)** Intrakutannaht nach Halsted (2e in Abb.) mit dünner chir. Nadel u. feinem, resorbierbarem Nahtmaterial (kosmet. bes. günstige Ergebnisse); **2.** Schleimhautnaht, meist mit feinem, resorbierbarem Nahtmaterial als Einzelknopfnaht; **3.** Muskelnaht (selten indiziert, instabil), meist mit resorbierbarem Nahtmaterial unter Mitfassen der Faszie, ggf. mit quer durchgesteppten Nähten, um ein Durchschneiden der Längsnähte zu verhindern; **4.** Fasziennaht meist mit resorbierbarem Nahtmaterial; **5.** sog.

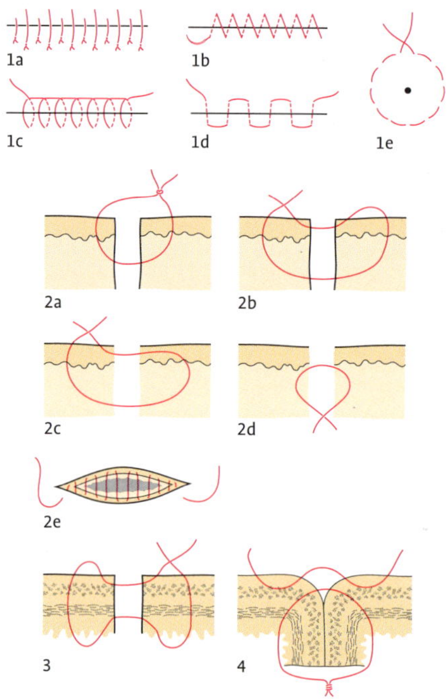

Nahtmethoden: 1: Nahtmuster; 2: Fadenverlauf im Gewebe; weitere Erläuterungen s. Text

Darmnaht (auch für andere Hohlorgane gebräuchl.), meist mit resorbierbarem Nahtmaterial als fortlaufende Naht od. als Einzelknopfnaht in versch. Variationen: **a)** nicht einstülpende Naht auf Stoß nach Herzog (3 in Abb.); **b)** einstülpende Naht nach Lembert (seromuskulär) mit versch. Modifikationen, vorwiegend als zweireihige Naht nach Lembert-Albert (innere Reihe durch alle Schichten, äußere Reihe seromuskulär, 4 in Abb.); **6.** Schicht- bzw. Etagennaht (schichtweise Naht von Peritoneum bzw. Pleura, Faszie, subkutanem Fettgewebe, Haut) zum Verschluss von Bauch- od. Thoraxwand; **7.** Entlastungs- bzw. Entspannungsnaht zum Verschluss von unter Spannung stehenden Bauchdecken (sog. Platzbauchnaht) durch Legen extraperitoneal u. weit von den Wundrändern entfernt ausgestochener u. geknüpfter U-Nähte, ggf. nach größeren Defekten unter Verw. von Kunststoff- od. Metallplatten zur Vermeidung eines Platzbauchs; **8.** spezielle N.: s. Gefäßnaht; Nervennaht; Sehnennaht; Hornhautnaht; **II. maschinelle N.:** bes. in der Abdominal- u. Thoraxchirurgie angewandte, zeitsparende Nahttechniken zur exakten u. zuverlässigen (gas- u. flüssigkeitsdichten) Anastomosierung bzw. Ligatur von Gefäßen, Hohlorganen u. Haut mit korrosionsbeständigen Metallklammern unter Verw. spez. Klammernahtgeräte.

Narbe, radiäre: (engl.) *radial scar*; von einer Narbe sternförmig in das Brustdrüsenparenchym wachsende, benigne, tubuläre Proliferate; radiol. u. histopathol. Abgrenzung vom Mammakarzinom* oft schwierig.

Nark-: auch Narc-; Wortteil mit der Bedeutung Erstarrung, Lähmung; von gr. νάρκη.

Narkose|risiko *n*: (engl.) *anesthetic risk*; Risiko der Gefährdung eines Pat. durch eine Narkose, i. w. S. auch durch andere anästh. Maßnahmen (z. B. Regionalanästhesie); Beurteilung des individuellen perioperativen Risikos (einschließl. N.) bei der präoperativen Visite (s. Prämedikation) mit Einteilung der Pat. in Risikogruppen durch Vielzahl von Methoden (Scores u. Klassifikationen): z. B. ASA-Klassifikation (einfach u. weit verbreitet; s. Tab.) od. multifaktorieller Risikoindex nach Goldmann (im Gegensatz zur ASA-Klassifikation mit Berücksichtigung von Art der Op. u. Patientenalter). Vgl. Atemwege, schwierige.

Narkoserisiko
Risikogruppen nach American Society of Anesthesiologists (ASA-Klassifikation)

Gruppe	klinische Merkmale
I	normaler, sonst gesunder Patient
II	leichte Allgemeinerkrankung ohne Leistungseinschränkung
III	schwere Allgemeinerkrankung mit Leistungseinschränkung
IV	schwere Allgemeinerkrankung, die mit oder ohne Operation das Leben des Patienten bedroht
V	moribunder Patient, Tod innerhalb von 24 Stunden mit oder ohne Operation zu erwarten
E (Zusatz)	Notfall

Natalität (lat. natalis zur Geburt gehörend) *f*: (engl.) *natality*; Geburtenhäufigkeit; Natalitätsrate: Anzahl der Lebendgeborenen (s. Lebendgeburt) pro Jahr auf 1000 Einwohner. Vgl. Fertlitätsrate.

Neben|eier|stock: s. Parovarium.

Neben|niere: (engl.) *suprarenal gland, adrenal gland*; Glandula suprarenalis; Epinephron; paarige endokrine Drüse, die von Fettgewebe umgeben dem oberen Pol der Niere aufliegt; **Anat.:** linke N. halbmondförmig, rechte N. dreieckig; Gewicht: 8–10 g; **Einteilung:** morphol. u. funkt. in: **1.** gelbl. braune Nebennierenrinde (Abk. NNR); **2.** rotbraunes Nebennierenmark (Abk. NNM); **Histol.: 1. NNR:** mesodermaler Herkunft; Einteilung in 3 fließend ineinander übergehende (alters- u. geschlechtsspezif. sowie individuelle Unterschiede) Zonen nach Anordnung der Zellen; **a) Zona glomerulosa:** schmale äußere Schicht; Zellballen u. knäuelartig gewundenen Zellstränge; häufig Mitosen u. nur wenig Lipide in kleinen Zellen; **b) Zona fasciculata:** breitester, mittlerer Rindenabschnitt; zu radiären Strängen angeordnete große, polygonale, helle, reichl. doppelbrechende Lipidtröpfchen (Cholesterol) u. Neutralfette sowie Ascorbinsäure enthaltende Zellen; **c) Zona reticularis:** innere Schicht; netzförmig verbundene, bräunl. Lipofuszinkörnchen enthaltende Zellen (arm an Lipiden). **2. NNM:** aus ektodermaler Sympathikusanlage hervorgehend; Stränge u. Nester bildende fein granulierte chromaffine Zellen, die in ein Netz weitlumiger Kapillaren u. Venen eingelagert sind; Ganglienzellen u. marklose sympath. Nervenfasern (aus Plexus coeliacus) enthaltend; **Funktion: 1.** NNR: Synthese über 40 versch. Kortikoide; **a)** Zona glomerulosa: Mineralokortikoide; **b)** Zona fasciculata: Glukokortikoide*; **c)** Zona reticularis: Sexualhormone*; **2.** NNM: Synthese der Katecholamine Adrenalin, Noradrenalin u. Dopamin; **klin. Bedeutung: 1.** NNR: s. Nebennierenrindeninsuffizienz; Cushing-Syndrom; Conn-Syndrom; Syndrom, adrenogenitales; **2.** NNM: bei Ausfall durch andere chromaffine Zellen ersetzbar; Überfunktion: s. Phäochromozytom.

Neben|nieren|rinde: (engl.) *adrenal cortex*; s. Nebenniere.

Neben|nieren|tumoren *m pl*: (engl.) *adrenal tumors*; in der Nebenniere lokalisierte Tumoren*; **Formen: 1.** Tumoren der Nebennierenrinde: **a)** benigne Tumoren, v. a. Adenome* (z. B. Aldosteronom), selten Myelolipome, adrenale Zysten; **b)** maligne Tumoren, v. a. Metastasen (insbes. Lungen- u. Mammakarzinom*); selten primäres adrenokortikales Karzinom; bei endokrin aktiven Tumoren klin. Manifestation evtl. als adrenogenitales Syndrom*, Cushing*- od. Conn-Syndrom; **2.** Tumoren des Nebennierenmarks: **a)** benigne Tumoren, v. a. Ganglioneurom, Phäochromozytom; **b)** maligne Tumoren, v. a. Neuroblastom, malignes Phäochromozytom. Vgl. Inzidentom.

Neben|plazenta *f*: s. Placenta succenturiata.

Neben|schild|drüsen: (engl.) *parathyroid glands*; Epithelkörperchen, Glandulae parathyroideae; 4 linsengroße, lebenswichtige endokrine Drüsen, die der Schilddrüse* von hinten anliegen; **Histol.:** 3 Zelltypen: **1.** hormonaktive wasserhelle Zellen; **2.** dunkle Hauptzellen (sezernieren überwiegend Parathormon); **3.** oxyphile Zellen; Überfunktion: s. Hyperparathyroidismus; Unterfunktion: s. Hypoparathyroidismus.

Neben|tube: Fehlbildung des Eileiters* mit zusätzlichen Äste (häufig bei hypoplast. Eileiter) od. akzessorischen Fimbrienenden; **klin. Bedeutung:** meist asymptomat. Zufallsbefund, evtl. path. Bedeutung bei tubarer Sterilität (Motilitätseinschränkung des Eileiters).

Neisseria gonor|rhoeae *f*: syn. Gonokokken; Err. der Gonorrhö*; **Morphol.:** gramnegative Diplokokken (s. Diplococcus) in Form eines Brötchens od. einer Kaffeebohne; meist adhärent an Mukosazellen od. intrazellulär im Protoplasma der Leukozyten; cave: können nach Antibiotikabehandlung gramlabil sein; **Epidemiol.:** Mensch ist Erregerreservoir, Übertragung durch Kontaktinfektion (Geschlechtsverkehr), auch bei der Geburt; **Nachw.:** spez. Transportmedien erforderl., da N. g. gegen Kälte (Temperaturoptimum 37 °C) u. Luftsauerstoff (mikroaerophil, CO_2-Atmosphäre von 5–10 %) empfindl. ist; Kultur auf eiweißhaltigen Nährböden (Serum-, Aszites- u. Kochblutagar; besser Thayer-Martin-Medium) nach 24–72 Std. in zarten, runden, durchscheinenden Kolonien (tautropfenähnlich); biochem. Differenzierung auf Lingelsheim-Nährböden; Oxidase-positiv; Nachw. im Abstrichpräparat auch durch Enzym-Immunoassay, direkte Immunfluoreszenz od. Koagglutination, sensitiver Nachw. durch PCR (oft kombiniert mit Chlamydia-trachomatis-PCR), bei chron. Fällen Antikörpernachweis sinnvoll.

Nekr-: auch Nekro-; Wortteil mit der Bedeutung abgestorben, tot; von gr. νεκρός.

Nekro|zoo|spermie (gr. ζῷον Lebewesen) *f*: (engl.) *necrozoospermia*; syn. Akinospermie; völliges Fehlen der Beweglichkeit aller Spermien; s. Spermauntersuchung.

Neo-: auch Ne-; Wortteil mit der Bedeutung neu, jung; von gr. νέος.

Neo|natal|peri|ode (lat. natus geboren) *f*: s. Neugeborenes.

Neo|natal|sterblichkeit: s. Säuglingssterblichkeit (Tab. dort).

Neo|natologie *f*: (engl.) *neonatology*; Schwerpunkt der Kinder- u. Jugendmedizin (s. Pädiatrie), das sich mit dem Neugeborenen* befasst. Vgl. Perinatalmedizin.

Neo|plasie *f*: (engl.) *neoplasia*; autonome Neubildung von Gewebe, die im Gegensatz zu Hyperplasie, Hypertrophie u. Regeneration auf einer Störung od. dem Verlust der Wachstumsregulation beruht; vgl. Tumor.

Neo|plasie, duktale intra|epitheliale *f*: (engl.) *ductal intraepithelial neoplasia*; Abk. DIN; intraduktale, proliferative Läsionen der Mamma; Präkanzerose des Mammakarzinoms*; **Einteilung:** s. Tab.; **Ther.:** bei duktaler Hyperplasie Dopamin*-Rezeptor-Agonisten (zur Prolaktin-Hemmung), Danazol, Gestagene u. Antiöstrogene; bei flacher epithelialer Atypie u. atypischer duktaler Hyperplasie Gestagene bzw. gestagenbetonte Östrogen-Gestagen-Kombinationen; cave: konsequente mammographische u. ggf. histologische Kontrolle hinsichtlich Entw. eines Mammakarzinoms; bei duktalem Carcinoma in situ: s. Mammakarzinom.

Neoplasie, duktale intraepitheliale
Klassifikation

konventionelle Klassifikation	DIN-Klassifikation
duktale Hyperplasie	duktale Hyperplasie
flache epitheliale Atypie (Abk. FEA)	DIN 1a
atypische duktale Hyperplasie (Abk. ADH)	DIN 1b
duktales Carcinoma in situ (Abk. DCIS), Grad 1	DIN 1c
duktales Carcinoma in situ, Grad 2	DIN 2
duktales Carcinoma in situ, Grad 3	DIN 3

DIN: duktale intraepitheliale Neoplasie

Neo|plasie, lobuläre *f*: s. Mammatumoren; Mammakarzinom.

Neo|plasie, vaginale intra|epitheliale *f*: s. VAIN.

Neo|plasie, vulväre intra|epitheliale *f*: s. VIN.

Neo|plasie, zervikale intra|epitheliale *f*: (engl.) *cervical intraepithelial neoplasia*; Abk. CIN; epitheliale Dysplasie* der Cervix* uteri (s. Abb.); Präkanzerose* des Zervixkarzinoms*, **Ther.:** s. Tabelle.

Neo|plasma *n*: s. Neoplasie.

Neo|vagina *f*: s. Kolpopoese.

Nephr-: auch Nephro-; Wortteil mit der Bedeutung Niere; von gr. νεφρός.

Nephro|pathia gravidarum *f*: (engl.) *nephritis of pregnancy*; Bez. für Nierenerkrankungen in der

Neoplasie, zervikale intraepitheliale Therapieoptionen nach Schweregrad		
Schweregrad	konservatives Vorgehen (Verlaufsbeobachtung)	operative Therapie
CIN I (geringgradige Dysplasie)	bis zu 24 Monate, kolposkopisch-zytologische Kontrolle alle 6 Monate[1]	Schlingen- oder Laserkonisation (bei Befundpersistenz)
CIN II (mäßiggradige Dysplasie)	bis zu 12 Monate, kolposkopisch-zytologische Kontrolle alle 6 Monate	Schlingen- oder Laserkonisation (bei Befundpersistenz)
CIN III (hochgradige Dysplasie und Carcinoma in situ)	nur während Schwangerschaft	Schlingen-, Laser-, Nadel- oder Messerkonisation

[1] auch bei Ausdehnung in die tiefe Endozervix möglich; bei Befundpersistenz Schlingen-, Laser- oder Messerkonisation

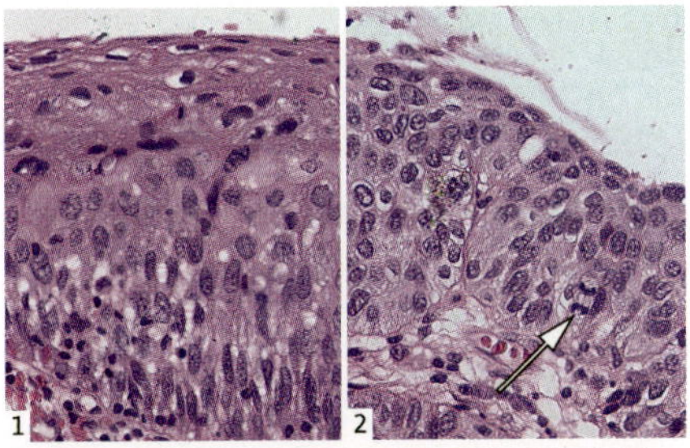

Neoplasie, zervikale intraepitheliale: Plattenepithel der Portio; 1: mittelschwere Dysplasie (CIN II); 2: schwere Dysplasie (CIN III) mit einzelnen Mitosen (Pfeil); HE-Färbung [11]

Schwangerschaft; **Formen: 1.** glomeruläre Endotheliose mit Ablagerung von Fibrinogen u./od. Fibrin in den Kapillarschlingen als Substrat einer Präeklampsie (s. Schwangerschaftserkrankung, hypertensive); **2.** Pyelonephritis* gravidarum. Vgl. Schwangerschaftsproteinurie.

Nephro|stomie *f*: (engl.) *nephrostomy*; syn. Pyelostomie, perkutane Nephrostomie (Abk. PNS); Verf. zur künstlichen Harnableitung* aus dem Nierenbecken; **Formen: 1.** op. Anlegen einer Fistel durch das Nierenparenchym mit Nephrostomiekatheter, z. B. bei Nierenteilresektion mit Hohlraumeröffnung od. nach Nierenbeckenplastik; **2.** Punktionsfistelung des Nierenbeckens unter Ultraschall- od. Röntgenkontrolle, v. a. bei Harnstauungsniere od. als Vorbereitung für perkutanen op. Eingriff, z. B. Lithotripsie.

Nerven|blockade: (engl.) *nerve anesthesia*; Unterbrechung der Nervenleitung; **Formen: 1.** reversibel: durch Lokalanästhetika i. R. der Lokalanästhesie*; **2.** irreversibel (chem. Rhizotomie): durch sog. Neurolytika (z. B. Ethanol, Phenol, Ammoniumsulfat, Glycerolinjektion) zur neurolyt. N. mit Nervenschädigung i. R. der Schmerztherapie; heute nur noch palliativ bei schweren Schmerzen eingesetzt, z. B. Glycerolinjektion bei Trigeminusneuralgie (vgl. Thermokoagulation); vgl. Neurolyse; Denervation.

Nervus genito|femoralis *m*: motorisch, sensorisch; *Plexus lumbalis; ---→ auf der Vorderfläche des M. psoas major abwärts; -→ R. genitalis, R. femoralis; **V:** motorisch: M. cremaster; sensorisch: Tunica dartos, Oberschenkelhaut über dem Hiatus saphenus. **N. pudendus** *m*: motorisch, sensorisch; *Plexus pudendus; ---→ unter dem M. piriformis durch das Foramen ischiadicum majus, durch das Foramen ischiadicum minus in die Fossa ischioanalis, im Canalis pudendalis; -→ Nn. anales inff., Nn. perineales; **V:** motorisch: Beckenbodenmuskeln; sensorisch u. vegetativ: Gesäß-, Anal-, Genitalhaut, Schwellkörper; **klin. Bedeutung:** s. Pudendusneuralgie; Pudendusanästhesie. **Nn. splanchnici pelvici** *m pl*: auch Nn. erigentes; *parasympathische Fasern aus S 2–S 4; ---→ mit den vorderen Wurzeln des Plexus sacralis u. Plexus pudendus, dann in der Plica rectovesicalis (rectouterina) in den Plexus hypogastricus inf. u. von da zu den nach den Organen bezeichneten Plexus; in den Nervengeflechten des kleinen Beckens kommt es zur Beimischung von sympath. Fasern; **V:** Becken u. Genitale, gefäßerweiternde Fasern für das äußere Genitale. **Nn. vaginales** *m pl*: s. Plexus uterovaginalis.

Neugeborenen|akne *f*: s. Acne neonatorum.

Neugeborenen|gelb|sucht: s. Hyperbilirubinämie des Neugeborenen.

Neugeborenen|glukos|urie *f*: (engl.) *neonatal glucosuria*; Glukose im Harn von Neugeborenen* ohne Krankheitswert; **Urs.:** niedrige Glukoseschwelle bei Unreife der Nierentubuli. Vgl. Adaptation, postnatale.

Neugeborenen|hyper|bili|rubin|ämie (lat. ruber rot) *f*: s. Hyperbilirubinämie des Neugeborenen.

Neugeborenen|hypo|thyreose *f*: s. Hypothyreose; Kretinismus.

Neugeborenen|ileus (gr. εἰλεῖν zusammendrängen, einschließen) *m*: (engl.) *neonatal ileus*; in der Neugeborenenperiode auftretender Ileus; **Urs.:** u. a.

Darmlageanomalie (z. B. Malrotation*, Volvulus), Darmatresie*, Pancreas anulare, Mekoniumileus*, kongenitales Megakolon*, Milchpfropfsyndrom, nekrotisierende Enterokolitis*; **Diagn.:** klin. Untersuchung, röntg. (Abdomenübersichtsaufnahme nativ u. mit Kontrastmittel); **Ther.:** nach Urs.; meist operativ.

Neugeborenen|krämpfe: (engl.) *neonatal seizures*; epileptische Anfälle des Neugeborenen*; **Häufigkeit:** 2–3 : 1000 Reifgeborene; 10–15 : 1000 Frühgeborene; **Urs.:** **1.** akute zerebrale Funktionsstörung: z. B. frühkindlicher Hirnschaden*, metabol. Störung (z. B. Hypoglykämie*, Hypokalzämie, Pyridoxinmangel), Intoxikation, Infektion (z. B. Meningitis, Enzephalitis); **2.** zerebrale Fehlbildung; **3.** selten hereditär: z. B. benigne familiäre N. (Abk. BFNE für benigne familiäre neonatale Epilepsie) inf. autosomal-dominant erbl. Mutation im Kaliumkanal-Gen KCNQ2 (Genlocus 20q13.3) mit Manifestation am 2.–4. Lebenstag; **Klin.:** häufig oligosymptomat. u. inkonstant; epileptische Anfälle wechselnder Lok. (multifokal) klon. myoklonisch od. tonisch; allg. od. umschriebene Tonuserhöhung, Tremor, muskuläre Hypotonie, passagerer Atemstillstand, Deviation der Augen, orale Automatismen (insbes. Schmatzen) u. a.; **Diagn.:** v. a. der Urs.; zusätzl. EEG (meist polymorphe pathol. Veränderung), zum kontinuierl. Monitoring als Amplituden-integrierte EEG (Abk. aEEG); **Ther.:** kausal nach Urs. u. ggf. symptomat. durch (neonatal) Off-Label-Use von Antiepileptika (v. a. Phenobarbital, Lidocain, Phenytoin); **Progn.:** abhängig von Urs.; nachfolgende Epilepsie in 10–20 %; **DD:** physiol. Myoklonie.

N

Neugeborenen|pemphigoid (gr. πέμφιξ Bläschen, Pustel) *n*: Pemphigus neonatorum; s. Impetigo contagiosa.

Neugeborenen|re|flexe *m pl*: s. Reflexe, frühkindliche.

Neugeborenen-Screening (engl. screen Sieb): (engl.) *neonatal screening*; Kinderfrüherkennungsuntersuchung* (Tab. dort) in der Neugeborenenperiode (U1 u. U2) mit zusätzl. Untersuchungen zur Früherkennung angeb. Stoffwechsel- u. endokriner Störungen (erweitertes N.-S.); Blutabnahme (i. d. R. Kapillarblut aus Ferse) für erweitertes N.-S. in 36.–72. Lebensstunde zur Untersuchung (Blutstropfen für Filterpapierfelder der Testkarte) auf best. Erkr.: **1.** mit konventionellen Labormethoden: **a)** primäre kongenitale Hypothyreose* (Screening auf erhöhte TSH-Konz.); **b)** adrenogenitales Syndrom* (Screening auf erhöhte Konz. von 17α-Hydroxyprogesteron); **c)** Biotinidasedefekt (Screening auf verminderte Biotinidaseaktivität); **d)** Galaktosämie*; **2.** mit Tandem-Massenspektrometrie: **a)** Phenylketonurie* u. Hyperphenylalaninämie; **b)** Ahornsirupkrankheit*; **c)** Mittelketten-Acyl-CoA-Dehydrogenase-Defekt; **d)** Langketten-3-Hydroxy-Acyl-CoA-Dehydrogenase-Defekt; **e)** Überlangketten-Acyl-CoA-Dehydrogenase-Defekt; **f)** Carnitin-Palmitoyl-Transferase-Mangel (CPT-I- u. -II-Mangel), Carnitin-Acylcarnitin-Translokase-Mangel; **g)** Glutarazidurie I; **h)** Isovalerianazidämie. Vgl. Emissionen, otoakustische; ERA.

Neugeborenen|sepsis (gr. σῆψις Fäulnis) *f*: (engl.) *neonatal sepsis*; Sepsis des Neugeborenen*; **Einteilung:** **1.** frühe Form (engl. early-onset sepsis, Abk. EOS): Krankheitsbeginn zwischen 1. u. 7. postnatalem Lebenstag (meist in ersten 48 Std.); Ätiol.: v. a. Infektion mit betahämolysierendem Streptococcus der Gruppe B (vgl. Streptococcus agalactiae) od. gramnegativen Stäbchenbakterien (v. a. E. coli) aus mütterl. Geburtskanal od. postnatal; **2.** späte Form (engl. late-onset sepsis, Abk. LOS): ab 8. Lebenstag bis Ende 3. Lebensmonat; Ätiol.: Infektion häufig mit grampositiven Kokken (z. B. Streptococcus der Gruppe B, Staphylococcus aureus) od. gramnegativen Stäbchenbakterien (bes. Darmbakterien, v. a. E. coli), selten diaplazentar übertragene Pränatalinfektion* mit Listeria* monocytogenes (s. Listeriose) od. anderen Erregern (z. B. Anaerobiern); auch nosokomial; **Klin.:** häufig unspezif. (Trinkunlust, Gedeihstörung, blassgraues Hautkolorit, Tachypnoe, Bradypnoe, Apnoe, Dyspnoe, Zyanose, Neugeborenenkrämpfe* od. Hypothermie, selten Fieber); u. U. foudroyanter Verlauf mit sept. Schock; **Ther.:** frühzeitig i. v. Antibiotika; **Prävention:** (frühe Form durch Streptococcus der Gruppe B) mit Wehenbeginn bzw. Blasensprung subpartale Antibiotikaprophylaxe (1. Wahl: Penicillin G) bei bekannter maternaler Besiedlung mit Streptococcus der Gruppe B (pränatales Screening zwischen 35 + 0 u. 37 + 0 SSW durch rektovaginalen Abstrich u. bakteriol. Kultur mit antibiotikahaltigem Elektivnährboden als Erweiterung der Infektionsdiagnostik i. R. der Mutterschafts*-Richtlinien) bzw. auch ohne Streptokokken-Screening bei Risiko einer Frühgeburt*, subpartal Fieber der Mutter, Blasensprung vor ≥18 Std., während der Schwangerschaft Bakteriurie* durch Streptococcus der Gruppe B (antibiot. zu therapieren) od. nach vorheriger Geburt eines Neugeborenen mit Infektion durch Streptococcus der Gruppe B. Vgl. Herpessepsis des Neugeborenen; Perinatalinfektion.

Neugeborenen|sterblichkeit: neonatale Sterblichkeit; s. Säuglingssterblichkeit (Tab. dort).

Neugeborenen|struma (lat. Drüsenschwellung am Hals, Geschwulst) *f*: s. Struma neonatorum.

Neugeborenen|tetanie (gr. τέτανος Spannung, Krampf) *f*: (engl.) *neonatal tetany*; neuromuskuläre Labilität mit Krampfbereitschaft (einschließl. der Atemmuskulatur) bis zu manifesten tetaniformen Krämpfen (selten als typ. Karpopedalspasmen) u. apnoische Anfälle durch vorübergehende Schwankungen der Calcium- u. Phosphatkonzentration (Hypokalzämie, Hyperphosphatämie) bei Neugeborenen inf. funkt. Niereninsuffizienz od. (transitor.) Hypoparathyroidismus od. mütterl. Calciferol-Mangel; vgl. Tetanie; Adaptation, postnatale.

Neu|geborenen|thrombo|zyto|penie *f*: s. Alloimmunthrombozytopenie, neonatale und fetale.

Neugeborenes: (engl.) *newborn*; lebendgeborenes Kind in der Zeit (Neonatalperiode) vom ersten Atemzug (Schrei) bis zum Alter von 4 Wo. (vollendeter 28. Tag); **Einteilung: 1.** nach Gestationsalter (Schwangerschaftsdauer* bis Geburtstermin): **a)** Frühgeborenes*; **b)** am Termin geboren (term, matur, reifgeboren): ≥37–42 abgeschlossene SSW (259–293 Tage) p. m.; **c)** nach dem Termin geboren (postterm, postmatur, übertragen): s. Übertragung; **2.** nach Geburtsgewicht*: **a)** normalgewichtig: Geburtsgewicht 2500–4500 g; **b)** übergewichtig: Geburtsgewicht >4500 g; **c)** untergewichtig (Abk. LBW für engl. low birthweight): Geburtsgewicht <2500 g; **d)** sehr untergewichtig (Abk. VLBW für engl. very low birthweight): Geburtsgewicht <1500 g; **e)** extrem untergewichtig (Abk. ELBW für engl. extremly low birthweight): Geburtsgewicht <1000 g; Urs. (LBW, VLBW, ELBW): Frühgeburt* od. intrauterine Wachstumsretardierung*; **3.** nach Körpergewicht unter Berücksichtigung von Entwicklungsstand (Gestationsalter) u. populationsspezif. Standardgewichtskurven (intrauterine Wachstumskurve; s. Abb.): **a)** eutrophes N. (Abk. AGA für engl. appropriate for gestational age; intrauterine Normalentwicklung): Geburtsgewicht innerh. des 10.–90. Perzentils; **b)** hypertrophes Neugeborenes*; **c)** hypotrophes Neugeborenes*; **4.** nach Reifezeichen* des Neugeborenen; **Physiol.:** s. Adaptation, postnatale; Reflexe, frühkindliche. Vgl. Zustandsdiagnostik des Neugeborenen; Risikoneugeborenes; Depressionszustand des Neugeborenen; Geburtsschäden; Wet-lung-Syndrom.

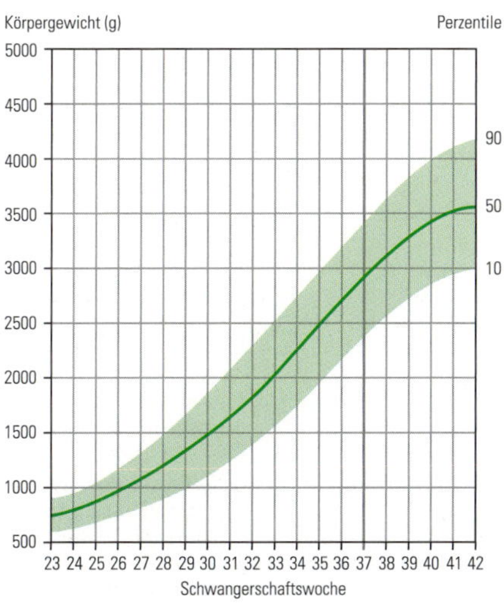

Neugeborenes: Klassifikation nach Gestationsalter u. Körpergewicht [12]

Neugeborenes, hyper|trophes: (engl.) *large for gestational age (Abk. LGA)*; Neugeborenes* (Abb. dort) mit Geburtsgewicht >90. Perzentil der Standardgewichtskurve; Risikoneugeborenes* (bei Geburtsgewicht >4500 g z. B. durch Geburtstrauma* gefährdet); **Urs.: 1.** unzureichend therapierter maternaler Diabetes* mellitus (z. B. Gestationsdiabetes*; cave: wegen Gefahr einer postnatalen Hypoglykämie des Neugeborenen Frühfütterung erforderlich); **2.** konstitutionell bei großen Eltern; **3.** (selten) i. R. genet. Syndrome, z. B. Wiedemann*-Beckwith-Syndrom. Vgl. Neugeborenes, hypotrophes.

Neugeborenes, hypo|trophes: (engl.) *small for gestational age (Abk. SGA)*; syn. Mangelgeborenes; Neugeborenes* (Abb. dort) mit Geburtsgewicht <10. Perzentil der Standardgewichtskurve; Risikoneugeborenes* (akut bes. durch Hypoglykämie u. Hypoxie gefährdet; vgl. Frühgeborenes); **Urs.: 1.** intrauterine Wachstumsretardierung*; **2.** konstitutionell (geringere genet. Wachstumspotenz) bei kleinen Eltern.

Neur-: auch Neuro-; Wortteil mit der Bedeutung Nerv, Sehne, Muskelband; von gr. νεῦρον.

Neur|algia spermatica *f*: (engl.) *spermatic neuralgia*; Spermatikusneuralgie; anfallartige heftige Schmerzen in Leiste, Skrotum bzw. Labia majora pudendi u. Dammbereich, evtl. einhergehend mit herabgesetzter Sensibilität u. Ausfall des Kremasterreflexes; **Urs.:** Schädigung des N. genitofemoralis durch Erkr. im Bereich des Canalis inguinalis (Hernie, Varikozele, Leistenhoden), u. U. durch Narben nach Herniotomie; **Ther.:** evtl. Neurolyse, Nervenblockade durch Lokalanästhetika.

Neural|rohr|defekt *m*: s. Dysrhaphiesyndrome.

Neuro|fibro|matose *f*: (engl.) *neurofibromatosis*; Abk. NF; erbl. Phakomatose mit 100 % Penetranz u. variabler Expression; **Formen: 1. Typ I** (peripherer Typ, syn. Recklinghausen-Krankheit); Ätiol.: autosomal-dominant erbl. Mutation des NF1-Gens (Genlocus 17q11.2; codiert für Neurofibromin, Tumorsuppressorprotein), in >50 % der Fälle als Neumutation auftretend; Häufigkeit: ca. 1 : 3000 Neugeborene; Klin.: meist puberal u. postpuberal entstehende, über Körper verteilte multiple kutane, subkutane Neurofibrome der Hautnerven, hautfarben bis bläul. schimmernd, klein bis sehr groß, oft weich, schlaff; plexiforme Neurofibrome (hängend, schürzenartig wachsend) od. auch derbe, tiefe Knoten; Pigmentanomalien der Haut (Café-au-lait-Flecke, axilläre u. inguinale Lentigines), im 1. Lj. haben bis zu 80 % aller betroffenen Säuglinge Café-au-lait-Flecke; variierende Sympt.: Knochenanomalien, Skoliose, Lisch-Knötchen), Epilepsie; Neurofibrome u. Neurinome der zervikalen u. lumbalen Wurzeln der Spinalnerven mit Schmerzen, Parästhesien; in 5–25 % Optikusgliome, vereinzelt Glioblastome; Malignomrate 5 % höher als in Normalpopulation; gelegentl. kombiniert mit u. a. Lernschwäche, endokrinen Störungen; **2. Typ II** (zentraler Typ); Ätiol.: autosomal-

Neurofibromatose Klinische Diagnose (National Institute of Health)
Kriterium
mindestens 6 Café-au-lait-Flecke mit Durchmesser >5 mm bei präpuberalen und mit Durchmesser >15 mm bei postpuberalen Patienten
Freckling (konzentriert Melanin) axillär und inguinal
mindestens 2 Lisch-Knötchen
mindestens 2 kutane oder subkutane Neurofibrome oder 1 plexiformes Neurofibrom
Optikusgliom
charakteristische Skelettdysplasie, z. B. des Keilbeinflügels (flächige, paarige Knochenfortsätze des Os sphenoidale), Pseudarthrosen und Verbiegung langer Röhrenknochen
ein Verwandter 1. Grades mit NF
Diagnose einer NF bei Zutreffen von mindestens 2 Kriterien

dominant erbl. NF2-Genmutation (Genlocus 22q12.2; codiert für Merlin, ein Tumorsuppressor- u. Zellinteraktionsprotein), auch als Neumutation auftretend; Häufigkeit: 1:35 000 (weltweit); Klin.: uni- od. (v. a.) bilaterale Vestibularisschwannome, im weiteren Verlauf Fazialisparese, Gleichgewichtsstörung; (häufig) zerebrale Meningeome sowie (rel. selten) Pigmentanomalien od. Neurofibrome; selten kutane Beteiligung; **Diagn.:** klinisch (s. Tab.), molekulargenet. Gen-Nachweis; **Ther.:** symptomat.; evtl. chir. Entfernung kosmet. störender Tumoren od. bei suspekter Dignität (regelmäßige Inspektion), ggf. Chemotherapie, Strahlentherapie. Vgl. Polyadenomatose-Syndrome.

Neuro|genetik *f*: (engl.) *neurogenetics*; Teilgebiet der Humangenetik, das sich mit Vererbungsmodus u. Genlokalisation neurol. u. muskulärer Erkr. befasst.

Neuro|hypo|physe *f*: (engl.) *neurohypophysis*; Bez. für Hypophysenstiel u. -hinterlappen; s. Hypophyse.

Neuro|syphilis *f*: (engl.) *neurosyphilis*; syn. Neurolues; Manifestationen der Syphilis* im zentralen u. peripheren Nervensystem; **Formen: 1.** Lues cerebrospinalis; **2.** Lues parenchymatosa; im Gegensatz zur Lues cerebrospinalis ohne erregertyp. Gewebeveränderungen; tritt sehr spät im Verlauf einer Syphilis auf; **a)** Tabes dorsalis; **b)** progressive Paralyse.

Neutro|penie, angeborene *f*: (engl.) *congenital neutropenia*; angeb. Verminderung der neutrophilen Granulozyten (<1500/mm^3); **Formen: 1.** angeb. chron. benigne Neutropenie: sowohl hereditär (autosomal-dominant erbl.) als auch nicht hereditär auftretende Erkr. mit rezidiv. Infektionen des Rachenraums u. oberen Respirationstrakts, Gingivitis, Lymphadenitis, eitrigen Hautinfektionen; Ther.: Antibiotika; Progn.: günstig; **2.** infantile hereditäre maligne Neutropenie: autosomal-dominant erbl. Erkr. mit schweren bakteriellen Infektionen; Kinder sterben meist im frühen Säuglingsalter; **3.** autosomal-rezessiv erbl. Kostmann-Syndrom; **4.** zyklische (z. T. familiäre) a. N.: im Abstand von 2–6 Wo. auftretende, ca. 4–10 Tage andauernde Neutropenie mit rezidiv. bakteriellen Infektionen; Ther.: Antibiotika; Progn.: günstig; **5.** Isoimmunneutropenie des Neugeborenen: passagere Neutropenie (Dauer 4–10 Wo.) durch mütterl. (diaplazentar übertragene) Antikörper, die gegen kindl. Granulozyten gerichtet sind; **6.** Neutropenie als Teilsymptom anderer angeb. Erkrankungen, z. B. bei Shwachman-Diamond-Syndrom, Chediak-Higashi-Syndrom, Dyskeratosis* congenita. Vgl. Immundefekte.

Nicolas-Durand-Favre-Krankheit (Joseph N., Dermat., Lyon, 1868–1960; Joseph D., Dermat., Lyon, geb. 1876; Maurice J. F., Dermat., Lyon, 1876–1954): Lymphogranuloma* venereum.

Nicotin *n*: (engl.) *nicotine*; syn. Nikotin; Alkaloid in der Tabakpflanze (Nicotiana tabacum; s. Tabak); **Wirkung:** an der muskulären Endplatte u. der postsynapt. Membran der vegetativen Ganglien in geringer Konz. erregend, in höherer Konz. auch lähmend (Ganglien-Blocker); tödl. Dosis bei oraler Aufnahme von ca. 1 mg/kg KG (in 3–5 Zigaretten enthalten); bei wiederholter Zufuhr Gewöhnung (Raucher 2- bis 3-mal weniger empfindl. als Nichtraucher) v. a. durch Stimulation des zentralnervösen mesolimbischen Dopaminsystems über Aktivierung nicotinerger Acetylcholin-Rezeptoren vom $\alpha_4\beta_2$-Subtyp; gehäuft intrauterine Wachstumsretardierung bei Nicotinaufnahme während Schwangerschaft; atherogener Faktor (s. Arteriosklerose); **Pharmakokinetik:** (inhalatives Rauchen) ca. 30 % vom N. gelangen in den Rauch, davon werden ca. 5 % bei Mundrauchen von Zigaretten, 70 % bei mäßigem Inhalieren, 95 % bei kräftigem Inhalieren u. 60 % beim Mundrauchen von Zigarren resorbiert; schneller Abbau im Organismus (HWZ 2 Std.); geht in Muttermilch über; **Ind.:** (Nicotinersatztherapie) pharmak. Unterstützung der Nicotinentwöhnung von erwachsenen Rauchern durch therap. Anw. von N. z. B. als Pflaster od. Kaugummi; vgl. Bupropion; Vareniclin. Vgl. Nicotinintoxikation.

Nidation (lat. nidus Nest) *f*: (engl.) *nidation*; syn. Implantation; Einnistung der Blastozyste* im Endometrium* od. extrauterin (in Eileiter, Peritoneum, Omentum majus, Douglas-Raum); Anheftung an die Schleimhaut am 5. u. 6. Entwicklungstag; Abschluss der N. am 11.–12. Tag. Vgl. Extrauteringravidität; Implantationsschaden.

Nidations-Hemmer: (engl.) *morning after pill*; Mittel, die Nidation* verhindern (nicht Konzeption*); **Anw.: 1.** als prophylakt. Maßnahme i. S. der Kontrazeption* (s. Intrauterinpessar); **2.** als Notfallmaßnahme bei vermuteter ungewollt eingetretener Konzeption (sog. Interzeption*); N.-H. sind keine Abortiva, weil nach § 218 StGB (s. Schwangerschaftsabbruch) Maßnahmen, die vor dem Ende der Nidation wirken, nicht von Strafvorschriften betroffen sind.

Nieren|fehl|bildungen: (engl.) *renal malformations*; angeb. Größen-, Struktur-, Lage- u. Formanomalie einer od. beider Nieren; oft. zusammen mit Uterusfehlbildung auftretend; **Formen: 1.** Größenanomalie: **a)** zu kleine Niere im Vergleich mit der Gegenseite mit normaler (Nierenhypoplasie) od. fehlerhafter (Nierendysplasie) Nierenstruktur; **b)** zu große Niere (Nierenhyperplasie, z. B. bei angeb. Einzelniere); **2.** Strukturanomalie mit Minderung od. Verlust der Funktion (Nierendysplasie); Pathol.: primitive Tubuli, fetale Glomeruli, Knorpelzellen, diffuses od. segmentales Auftreten, zyst. u. nicht zyst. Formen; **3.** Lageanomalie (Nierendystopie): **a)** bei gestörter Nierenaszension meist Beckenniere*, selten intrathorakale Lage; **b)** bei gekreuzter Dystopie (Nierenektopie) liegen beide Nieren auf der gleichen Körperseite (in 80 % der Fälle miteinander verschmolzen); **c)** kombinierte Lage- u. Rotationsanomalie; **4.** Formanomalie: **a)** Doppelniere; **b)** Verschmelzungsniere: beide Nierenanlagen sind zu einer Niere vereint, die U-, L-, S- od. Scheibenform haben kann, z. B. Hufeisenniere, Kuchenniere, Klumpenniere; **c)** Zystennieren.

Nieren|rinden|nekrose *f*: (engl.) *renal cortical necrosis*; syn. Juhel-Renoy-Syndrom; zu akutem Nierenversagen führende, ausgedehnte, meist beidseitige Nekrose im Bereich der Rinde beider Nieren unter Aussparung einer schmalen subkapsulären Zone; das Nierenmark ist kaum betroffen; charakteristisch ist die Thrombosierung der Aa. corticales radiatae u. der Vasa afferentia. **Urs.:** schwere Hypotonie mit Verbrauchskoagulopathie u. disseminierter intravasaler Gerinnung; **Vork.:** bei Sepsis durch grampositive u. gramnegative Bakterien, thrombotischer Mikroangiopathie u. HELLP*-Syndrom; **Progn.:** häufig Ausbildung einer Nephrokalzinose u. chron. Niereninsuffizienz.

Nimo|razol (INN) *n*: (engl.) *nimorazol*; Nitroimidazolderivat; **Wirkungsmechanismus:** antimikrobiell; verursacht DNA-Strangbrüche durch Reduktion der Nitrogruppe (v. a. in sauerstoffarmen Zellen); **Ind.:** Trichomoniasis*, Amöbiasis, Giardiasis; Infektion mit Gardnerella* vaginalis; **Kontraind.:** Schwangerschaft, aktive Erkr. des ZNS, schwere Leber- u. Nierenerkrankungen; **UAW:** Fieber, allerg. Reaktionen; Übelkeit, metallische Geschmackempfindung, Erbrechen, Diarrhö, bei längerer Anw. Schlafstörung, Schwindel, Kopfschmerzen.

NNR: Abk. für **N**eben**n**ieren**r**inde; s. Nebenniere.

N_2O: chem. Formel für Lachgas*.

Noble-Zeichen (George H. N., Gyn., Atlanta, 1860–1932): (engl.) *Noble's sign*; bei der vaginalen Untersuchung tastbare Verkleinerung des seitl. Scheidengewölbes; **Vork.: 1.** Einbeziehung des unteren Uterinsegments in die Fruchthöhle (ab 13. SSW nachweisbares Schwangerschaftszeichen*); **2.** auch bei anderen raumfordernden Prozessen im kleinen Becken, z. B. Uterustumor, Ovarialtumor.

Nodi lymphoidei humerales *m pl*: s. Achsellymphknoten.

Non-disjunction (engl. Nichttrennung): Fehlverteilung homologer Chromosomen* bei der Meiose* (Non-disjunction i. e. S.) u. Mitose* (sog. Non-separation), bei der 2 homologe Chromosomen, die normalerweise zu entgegengesetzten Polen der Kernspindel wandern, zusammenbleiben; in der Meiose entstehen dadurch Keimzellen mit Chromosomenüber- od. -unterzahl (s. Abb.); **Urs.:** im Einzelnen noch ungeklärt; eine Disposition scheint mit zunehmendem Alter gegeben zu sein; **klin. Bedeutung:** falls eine Befruchtung stattfindet, weist die Zygote eine Genommutation (Monosomie* bzw. Trisomie*) auf. Vgl. Turner-Syndrom; Chromosomenaberration.

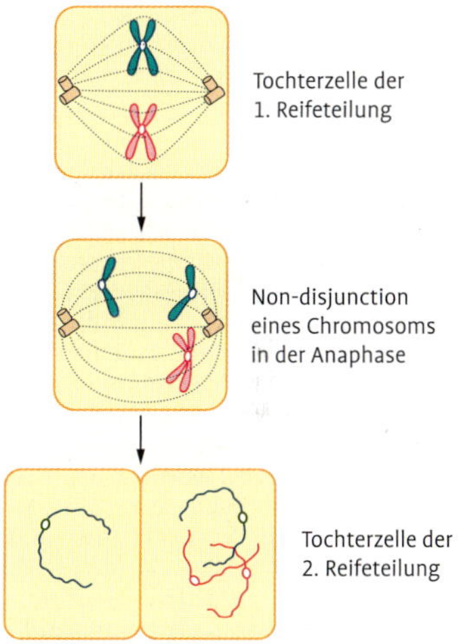

Non-disjunction: schematische Darstellung am Beispiel von 2 nichthomologen Chromosomen; normale Meiose findet bei dem blau dargestellten, Non-disjunction bei dem rot dargestellten Chromosom statt: Eine Tochterzelle der 2. Reifeteilung bleibt diploid in Bezug auf dieses Chromosom, der anderen fehlt es.

Non|oxinol 9 (INN) *n*: (engl.) *nonoxinol 9*; Wirkungssubstanz in lokal angewendeten chem. Kontrazeptionsmitteln; s. Spermizide.

Non-Stress-Test *m*: (engl.) *non-stress test*; Abk. NST; Verf. zur Beurteilung des fetalen Wohlbefindens (ohne Wehen); **Prinzip:** Beurteilung des Zusammenhangs zw. Kindsbewegung u. Änderung der fetalen Herzfrequenz im CTG*; **1.** reaktiver NST: unauffällige Oszillation* (Bandbreite) u. spo-

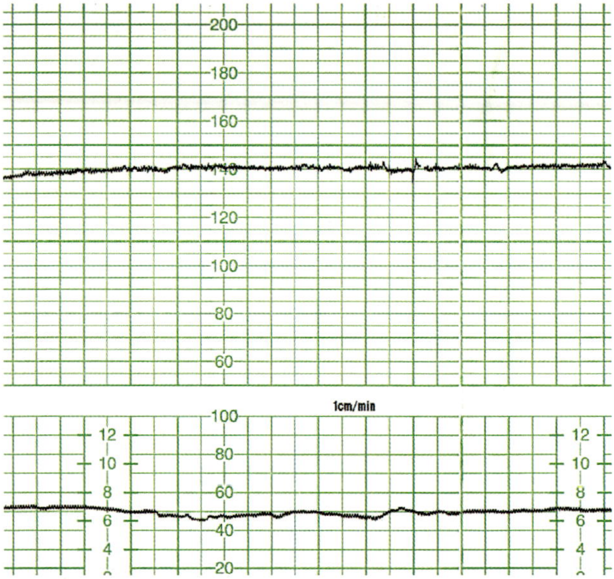

Non-Stress-Test: non-reaktiver NST mit silenter Oszillationsamplitude des Fetus [12]

radische Akzelerationen*; **2.** non-reaktiver NST: silentes CTG mit eingeschränkter Oszillation ohne Akzelerationen auch bei Kindsbewegung (s. Abb.).

Noonan-Syn|drom (Jacqueline A. N., Kardiol., Iowa, geb. 1921) *n*: syn. XX-Turner-Phänotyp, XY-Turner-Phänotyp; veraltet Pseudo-Turner-Syndrom; komplexes fam. Fehlbildungssyndrom, das klin. dem Turner*-Syndrom weitgehend gleicht u. beide Geschlechter betrifft; **Häufigkeit:** geschätzt 1 : 1000 Lebendgeborene; **Ätiol.:** genet. heterogen; in einem Drittel der Fälle autosomal-dominant erbl. Mutation im PTPN11-Gen (Genlocus 12q24.13; N.-S. Typ 1; allel. zu LEOPARD*-Syndrom 1); **Sympt.:** ähnl. Turner-Syndrom, jedoch geringer ausgeprägter, nicht obligater Kleinwuchs, angeb. Herzfehler* (insbes. Pulmonalklappen- u. Pulmonalarterienstenose) häufiger auftretend u. ausgeprägter, häufiger leichte Intelligenzminderung; bei Jungen Maldescensus* testis od. Hodenaplasie (große Variabilität der Gonadenfunktion), bei Mädchen regelrechte, z. T. verspätete Menarche; multiple Pigmentnävi; **Diagn.:** klin., molekulargenet. Nachweis; pränatal: Ultraschalldiagnostik (Hygroma colli, Herzfehler, Thoraxdeformität u. a.), molekulargenet. Nachweis durch Amniozentese.

Nor|elgestromin (INN) *n*: (engl.) *norelgestromin*; Gestagen*, aktiver Metabolit von Norgestimat; **Ind.:** hormonale Kontrazeption* (transdermales Pflaster in Komb. mit Ethinylestradiol*); **Kontraind.:** bestehende od. zurückliegende Thrombose (venös od. art.), bestehende Risikofaktoren für eine Thrombose, Schwangerschaft (strenge Indikationsstellung in der Stillzeit); **UAW:** u. a. Brustschmerzen, Kopfschmerzen, Reaktionen an der Applikationsstelle, Übelkeit.

Nor|ethisteron (INNv) *n*: (engl.) *norethisterone*; syn. Ethinyl-19-nortestosteron, Äthinyl-19-nortestosteron; hochwirksames synthet. Gestagen* zur peroralen Anw.; unterscheidet sich vom Ethinyltestosteron durch Fehlen der Methylgruppe am C19; **Ind.:** zystische Mastopathie, Substitutionstherapie mit Östrogenen, sek. Ovarialinsuffizienz, unregelmäßige Zyklen u. Menstruationsbeschwerden, Gestagentest, dysfunktionelle Blutungen, Endometriose, Endometriumhyperplasie.

Normal|gewicht: (engl.) *normal weight*; Bez. für das unter gesundheitl. Gesichtspunkten angestrebte Körpergewicht*; Beurteilung mit Hilfe von Somatogrammen u. Body*-mass-Index. Vgl. Sollgewicht.

Normo|kino|spermie *f*: (engl.) *normokinospermia*; Vorhandensein von ≥50 % bewegl. Spermien im Ejakulat; vgl. Spermauntersuchung.

Normo|morpho|spermie *f*: (engl.) *normomorphospermia*; Vorhandensein von ≥30 % normal geformter Spermien im Ejakulat; vgl. Spermauntersuchung.

Normo|semie (lat. semen Samen) *f*: (engl.) *normosemia*; Bez. für normales Ejakulatvolumen (2–6 ml); s. Spermauntersuchung (Tab. dort).

Normo|zoo|spermie (gr. ζῷον Lebewesen) *f*: (engl.) *normozoospermia*; Bez. für normale Spermiendichte im Ejakulat (>20 Mio./ml); vgl. Spermauntersuchung (Tab. dort).

Notstands|a|menor|rhö (gr. μήν, μηνός Monat) *f*: (engl.) *state of emergency amenorrhea*; veraltete Bez. für hypothalam. Amenorrhö* inf. erhebl. belastender Lebensumstände u. Mangelernährung.

NST: Abk. für **N**on*-**S**tress-**T**est.

NT: Abk. für **N**acken**t**ransparenz*.

Nuck-Di|vertikel (Anton N., Anat., Leiden, 1650–1692) *n*: (engl.) *Nuck's diverticulum*; mit dem Lig. teres uteri in Verbindung stehendes kleines Bauchfelldivertikel (Reste des Processus vaginalis peritonei); mögl. Ausgangspunkt einer Hernie od. Zyste (Hydrocele* feminae).

Nucl-: auch Nukl-; Wortteil mit der Bedeutung Kern, Zellkern; von lat. nucleus.

Nukleo|som *n*: (engl.) *nucleosome*; sich wiederholende morphol. Grundeinheit des Chromatins* aus ca. 146 DNA-Basenpaaren, die sich in etwa 1,8 Windungen um ein Oktamer aus Histonen (je 2 der Histone H2a, H2b, H3 u. H4) wickeln; durch Bindung von H1 zw. 2 N. (Internukleosomen-DNA) entsteht eine Nukleosomenkette, die sich spulenförmig aufwickelt u. eine ca. 30 nm dicke Faser, ein **Solenoid**, bildet. Weitere, bisher unbekannte Kondensationsvorgänge unter Beteiligung der nukleären Matrix führen zur Bildung von höheren Strukturen bis hin zu Chromosomen.

Null|durchgang: (engl.) *zero crossing*; Überschneiden von Basalfrequenz* u. Oszillationen* der Herzfrequenz im CTG*; physiol. >6/min (vgl. Fischer-Score).

Nulli|gravida (lat. nullus klein; gravida schwanger) *f*: (engl.) *nulligravida*; Bez. für eine Frau, die bisher noch nicht schwanger war. Vgl. Schwangerschaft.

Nulli|para (lat. nullus kein) *f*: (engl.) *nullipara*; Bez. für eine Frau, die nicht geboren hat.

Nulli|somie (lat. nullus klein) *f*: s. Aneuploidie.

NW: Abk. für **N**eben**w**irkung.

O

O_2: chem. Symbol für molekularen Sauerstoff.

OAB: Abk. für (engl.) *overactive bladder;* s. Blase, überaktive.

OAT-Syn|drom *n:* Kurzbez. für **O**ligo-**A**stheno-**T**eratozoospermie-Syndrom; (engl.) *OAT syndrome;* häufigste Fertilitätsstörung beim Mann mit gleichzeitigem Vork. verminderter Dichte, erniedrigter Motilität u. erhöhter Fehlformenrate der Spermien; **Ther.:** evtl. Gonadotropine*. Vgl. Spermauntersuchung; Sterilität.

Ob|duktion (lat. obducere vorführen) *f:* Sektion*.

Ober|flächen|an|ästhesie (gr. ἀναισθησία Unempfindlichkeit) *f:* (engl.) *surface anesthesia;* Form der Lokalanästhesie* mit Blockade sensibler Nervenfasern der (Schleim-)Haut per diffusionem durch Applikation von Lokalanästhetika (Oberflächenanästhetika) direkt auf das zu anästhesierende Areal; **Ind.:** u. a. zur Ausschaltung des Würgreflexes vor fiberopt. Wachintubation (s. Narkose), Bronchoskopie od. Gastroskopie sowie zur schmerzfreien Punktion der Haut (EMLA®-Pflaster) z. B. bei Kindern. Vgl. Kälteanästhesie.

Ober|flächen|karzinom *n:* präinvasives Karzinom; s. Carcinoma in situ.

Ober|lippen|spalte, mediane: (engl.) *median cleft lip;* seltene Form einer angeb. Lippenspalte* mit Defekt im mittleren Teil der Oberlippe (fehlendes Lippenrot bis Substanzverlust) aufgrund fehlender Verschmelzung beider medialer Nasenwülste; **Vork.:** z. B. bei Holoprosenzephalie*.

Ob|esität (lat. obesitas Wohlbeleibtheit) *f:* Adipositas*.

Ob|liquität (lat. obliquitas schiefe Richtung, Winkel) *f:* s. Asynklitismus.

Odont-: Wortteil mit der Bedeutung Zahn; von gr. ὀδούς, ὀδόντος.

-odynie: Wortteil mit der Bedeutung Schmerz, Qual; von gr. ὀδύνη.

Ödem (gr. οἴδημα Geschwulst, Schwellung) *n:* (engl.) *edema;* Oedema; nicht gerötete Schwellung inf. abnormer Flüssigkeitsansammlung z. B. in Subkutis od. Schleimhäuten; **Path.:** 1. erhöhter hydrostat. Druck, z. B. durch Herzinsuffizienz, Thrombose*; 2. erhöhter intravasaler osmotischer Druck, z. B. bei Natrium- od. Wasserretention (Schwangerschaftsödem, prämenstruelles Ö., Cushing*-Syndrom, Hyperaldosteronismus u. a.); 3. verminderter onkot. Druck (Hypoproteinämie), z. B. bei nephrot. Syndrom (s. Abb.), exsudativer Enteropathie, Leberparenchymschaden, Mangelernährung; 4. erhöhte Kapillarwandpermeabilität, z. B. entzündl., allerg. od. ischämisch; vgl. Schock; 5. Störung des Lymphabflusses (s. Lymphödem); **Formen:** 1. Stauungsödem (path. erhöhter hydrostat. Druck): **a)** kardiales Ö. (bei dekompensierter Herzinsuffizienz): bei Rechtsherzinsuffizienz primär in abhängigen Körperpartien; bei Linksherzinsuffizienz primär pulmonal (s. Lungenödem); **b)** lokales Ö., z. B. einer Extremität inf. Lymph- od. Blutstauung bei Thrombose*, Kompression (Tumor), Stenose; 2. renales Ö.: Hyperhydratation durch Nierenerkrankung bedingt (mit Albuminurie), initial im Gesicht (bes. Lidbereich); 3. hepatogenes Ö.: v. a. bei Leberzirrhose inf. sinkenden kolloidosmot. Drucks u. Pfortaderstauung, meist nach Entw. von Aszites*; 4. entzündl. Ö.: s. Entzündung; 5. kachektisches Ö. (marantisches Ö.): insbes. bei konsumierender Erkr., auch bei Hungerdystrophie; 6. allergisches Ö. bei Allergie bzw. Angioödem; 7. prämenstruelles Ö.: meist i. R. eines prämenstruellen Syndroms*, lokal insbes. im Gesicht, an Händen u. Brüsten (oft verbunden mit Mastodynie*) od. generalisiert; 8. sog. endokrines Ö.: s. Myxödem. Vgl. Anasarka; Hydrops; Lipödem; Hirnödem; Kehlkopfödem; Berlin-Ödem.

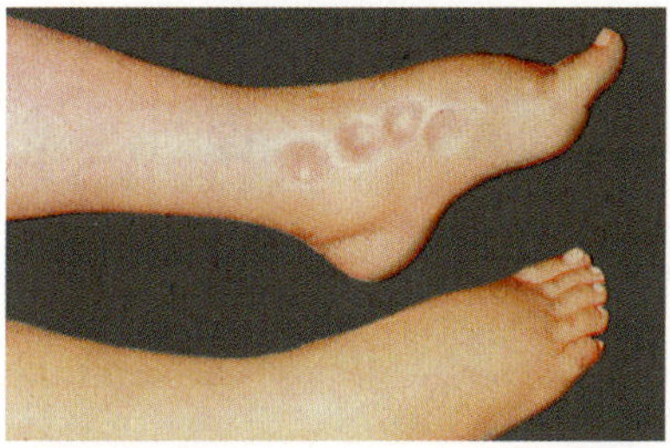

Ödem: Ödembildung an Fußrücken u. Unterschenkeln bei nephrotischem Syndrom [6]

Ödem, dorso|nuchales *n:* Nackenödem*.

Öso|phagus|a|tresie *f:* (engl.) *esophageal atresia;* angeb. Verschluss des Ösophagus, meist in Höhe der

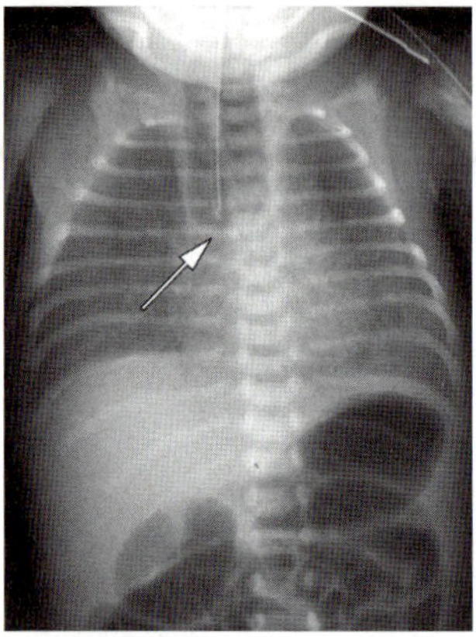

Ösophagusatresie Abb. 1: Typ III b mit Luft u. Sonde im proximalen Ösophagusstumpf [15]

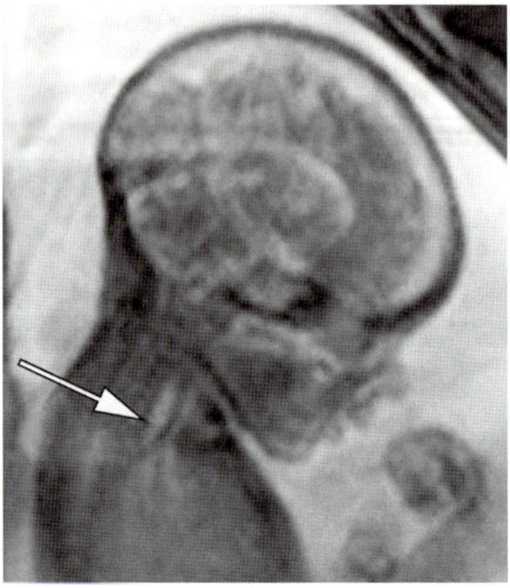

Ösophagusatresie Abb. 2: Darstellung des Ösophagusblindsacks in T2-Wichtung (fetale MRT) [61]

Bifurcatio tracheae; bei >90 % der Fälle in Komb. mit Ösophagotrachealfistel inf. gestörter ösophagotrachealer Septierung; **Häufigkeit:** ca. 1 : 3000–4000; **Einteilung: 1.** Typ I: weitgehendes Fehlen des Ösophagus, keine ösophagotracheale Fistel (1 %); **2.** Typ II: Atresie ohne ösophagotracheale Fistel (3 %); **3.** Typ III a: ösophagotracheale Fistel am oberen Segment (1 %); **4.** Typ III b: ösophagotracheale Fistel am unteren Segment (94 %; s. Abb. 1); **5.** Typ III c: ösophagotracheale Fistel am oberen u. unteren Segment (1 %); **Sympt.:** pränatal Hydramnion, postnatal vermehrter Speichelfluss, Erstickungsanfälle; **Diagn.: 1.** pränatale Verdachtsdiagnose durch Ultraschalldiagnostik (Polyhydramnion; Magen nicht darstellbar), ggf. fetale MRT (s. Abb. 2); **2.** postnatal Sondierung (federnder Stopp), Röntgen-Thorax-Aufnahme bei liegender (röntgendichter) Ösophagussonde in oberem Blindsack u. ggf. mit wasserlösl. Kontrastmittel; **Ther.:** op. Fistelverschluss u. End-zu-End-Anastomosierung i. d. R. nach individueller diagn. Abklärung in ersten 48 Lebensstunden (cave: Aspiration), bei Rupturgefahr (Notfall) früher; bei langstreckiger Ö. zuerst Dauerabsaugung des oberen Blindsacks u. Anlage einer Magenfistel, Bougierung* von oral u. aboral; **Progn.:** bei Geburtsgewicht >2500 g ohne weitere Fehlbildung Letalität <1 %. Vgl. VACTERL-Assoziation.

Östr-: Wortteil mit der Bedeutung Stachel, Leidenschaft, Brunst; von gr. οἶστρος; s. a. Estr-.

Östro|gene *n pl*: (engl.) *estrogens*; weibl. Sexualhormone (Steroidhormone*) mit Sterangerüst aus 18 C-Atomen u. aromat. A-Ring (s. Steroide); **Biosynthese:** bei Frauen v. a. in Graaf-Follikel, Corpus luteum u. Plazenta; bei Männern im Hoden; bei Männern u. Frauen in geringer Menge in der Nebennierenrinde, sowie in Fettgewebe, Leber, Haarfollikel, Gehirn durch enzymat. (Aromatase) Umwandlung von Androstendion* (bedeutendster Syntheseweg bei Ovarialinsuffizienz* u. in Postmenopause); renale Ausscheidung v. a. als Glukuronide; HWZ natürl. Ö. ca. 60–90 Min.; **Formen:** v. a. Estradiol*, Estron* u. Estriol* (Abnahme der biol. Aktivität in der genannten Reihenfolge jeweils etwa um den Faktor 3); **Wirkung: 1.** genital: **a)** bei Frauen zusammen mit Gestagenen* Steuerung der Reproduktion, im Allg. zunächst durch Ö. (Östrogen-Priming), z. B. Follikelreifung, Auslösung der ovulator. Ausschüttung von LH* (positive Rückkopplung*, sog. Hohlweg-Effekt), Eitransport, Proliferation des Endometriums in der 1. Zyklushälfte, Zusammensetzung der Uterus- u. Zervixsekrete u. Beschaffenheit des Vaginalepithels (vgl. Karyopyknoseindex); **b)** bei Männern Wachstumsförderung von Prostata u. Samenleitern; **2.** extragenital: s. Tab.; **Referenzbereich:** bei Frauen im Urin 4–25 μg/d (15–92 nmol/d); niedrigste Werte zum Zeitpunkt der Menstruation, hohe in Follikelphase; höchste Werte bei Schwangerschaft; **Ind.:** u. a. Hormontherapie im Klimakterium (ggf. in Kombination mit Gestagenen*); Kolpitis* in der Postmenopause (lokal); Sterilität; hormonale Kontrazeption*; **Kontraind.:** z. B. östrogenabhängiger Tumor, akute u. chron. Lebererkrankung, Thromboembolie, vaginale Blutung unklarer Genese, art. Hypertonie; cave: bei Sympt. thromboembolischer u. ischämischer Erkr., migräneartigem Kopfschmerz, akuter Sehstörung, Blutdruckanstieg, pathol. Leberwerten od. Hörsturz sofortiger Therapieabbruch erforderlich; **UAW:** z. B. Hautreaktionen, Pruritus, Schwindel, Depression, gastrointestinale Störungen, cholestatischer Ikterus, Ödeme*, Gewichtszunahme.

Östrogene
Physiologische Wirkungen

Blutgerinnung
- Anstieg der Faktoren I und VIII

Endometrium
- Proliferation

Knochen
- Förderung des Epiphysenschlusses
- Hemmung der osteoklastären Knochenresorption

Leber
- Bildung von Steroidtransportproteinen
- Steigerung der Angiotensinogensynthese

Mammae
- Förderung des Wachstums

Myometrium
- Erhöhung von Kontraktilität und Ansprechbarkeit auf Oxytocin

Ovarien
- Sensibilisierung auf Gonadotropine

Stoffwechsel
- allgemein
  - Steigerung von Durchblutung und Zellpermeabilität
  - Natrium- und Wasserretention
  - Stimulation der Proteinsynthese
  - Senkung der Körpertemperatur
- Fette
  - Anstieg von Triglyceriden (vermehrter VLDL-Metabolismus), Cholesterol, HDL und LDL

Tuben
- Erhöhung von Motilität und Sekretion

Vagina
- Vermehrung der Oberflächenzellen
- Glykogeneinlagerung
- Zunahme des Karyopyknoseindexes

Zentralnervensystem
- Wirkung auf Hypothalamus und Hypophyse
  - Steigerung der LH/FSH-Sekretion
  - Hemmung der Sekretion von GnRH
  - Bildung von Endorphinen

Zervix
- Weitstellung von Muttermund und Zervikalkanal
- Schleim: vermehrt, klar, spinnbar, Farnkrautphänomen

Östro|gen-Gestagen-Test (lat. gestare tragen) *m*: (engl.) *estrogen-gestagen test*; Verf. zur hormonalen Diagnostik bei Amenorrhö*, meist im Anschluss an einen negativen Gestagentest*; **Prinzip:** zyklusgemäße Verabreichung von Östrogenen* u. Gestagenen*, z. B. in sog. Zweiphasenpräparaten; **Beurteilung:** bei positivem Ergebnis (Abbruchblutung*) reaktionsfähiges Endometrium vorhanden, endogene Östrogenproduktion jedoch unzureichend (zentral bedingte od. ovarielle Amenorrhö); bei negativem Ergebnis wahrscheinl. uterine Amenorrhö od. distale Gynatresie* mit Kryptomenorrhö*.

Östro|gen-Re|zeptoren (lat. recipere, receptus aufnehmen, empfangen) *m pl*: s. Hormon-Rezeptoren.

Offenbarungs|pflicht: (engl.) *duty of disclosure*; in gesetzlich bes. bestimmten Fällen bestehende Verpflichtung des Arztes, geheimnisgeschützte Patientendaten (unter Einhaltung der Grenzen des jeweils unbedingt Erforderl.) Dritten zu offenbaren; **1.** aus gesundheitspolit. Gründen zur Bekämpfung übertragbarer Krankheiten erlassenen Meldepflichten nach Infektionsschutzgesetz*, Meldepflicht nach Transplantationsgesetz, Schwangerschaftskonfliktgesetz, Personenstandsgesetz, Feuerbestattungsgesetz bzw. Bestattungsgesetzen der Länder u. a. Vorschriften; **2.** Auskunfts- u. Mitteilungspflichten i. R. der Sozialversicherung zur Übermittlung u. Aufbereitung von Leistungsdaten (§§ 294, 294 a, 295, 298, 301 SGB V, 202, 203 SGB VII, 100 SGB X, 62 Bundesmantelvertrag-Ärzte, Abk. BMV-Ä); **3.** zur Verbrechensverhinderung statuierte, selten bestehende Anzeigepflichten (§§ 138, 139 StGB). Vgl. Anzeigerecht; Betäubungsmittelrezept; Leichenschau; Todesbescheinigung.

Ok|klusiv|pessar *n*: Portiokappe*.

Olig-: auch Oligo-; Wortteil mit der Bedeutung wenig, klein; von gr. ὀλίγος.

Oligo-A|menor|rhö-Galaktor|rhö-Syn|drom (gr. μήν, μηνός Monat) *n*: s. Galaktorrhö-Amenorrhö-Syndrom.

Oligo|daktylie|syn|drom *n*: (engl.) *oligodactyly syndrome*; syn. Weyers-Syndrom II; autosomal-dominant erbl. Fehlbildungssyndrom; tierexperimentell wurde Parallelmutation durch Röntgenschädigung bei der Maus beschrieben. **Sympt.:** Ausbildung einzelner Finger des Radialsegments (Daumen u. Zeigefinger) bei Aplasie der ulnaren Randstrahlen, Fehlen der Ulna, Verkürzung des Radius, Dislokation des proximalen Radiusköpfchens, Lippen-Kiefer-Gaumenspalte, Sternum- u. Nierenanomalien; **DD:** Cornelia-de-Lange-Syndrom.

Oligo|hydr|amnion *n*: (engl.) *oligohydramnios*; Mangel an Fruchtwasser* (Volumen <400 ml); **Bestimmung:** sonograph.; größte gemessene anteriorposteriore Ausdehnung <2 cm od. Amniotic*-fluid-Index <5 cm; **Vork.:** bei fetofetalem Transfusionssyndrom*, Zytomegalie*, intrauteriner Wachstumsretardierung*, Terminüberschreitung*, Übertragung*, Plazentainsuffizienz* od. unbemerktem vorzeitigem Blasensprung*; in 8 % mit kindl. Fehlbildung assoziiert (z. B. Potter*-Sequenz); Hinweis auf fetale Gefährdung; **Maßnahmen:** Ursache abklären, bei V. a. Plazentainsuffizienz intensive fetale Überwachung mit CTG u. Doppler-Sonographie; bei V. a. vorzeitigen Blasensprung in Abhängigkeit vom Gestationsalter stationäre Überwachung mit Immobilisation u. Infektionsprophylaxe od. Geburtseinleitung; **Kompl.:** erhöhtes Geburtsrisiko wegen Nabelschnurkompression.

Oligo|menor|rhö (gr. μήν Monat) *f*: (engl.) *oligomenorrhea*; Menstruation* von normaler Dauer mit Verlängerung der Zyklusdauer des Menstruationszyklus* auf >35 Tage; Darstellung im Kaltenbach-Schema: s. Zyklusstörungen (Abb. dort); **Formen:** **1.** primäre O. nach Menarche*; **2.** sekundäre O., häufig im Klimakterium* als Zeichen der beginnenden Ovarialinsuffizienz.

Oligo|zoo|spermie (gr. ζῷον Lebewesen) *f*: (engl.) *oligozoospermia*; Bez. für verminderte Spermiendichte im Ejakulat (<20 Mio./ml); s. Spermauntersuchung (Tab. dort).

-om: auch -oma, -omat; Wortteil mit der Bedeutung Geschwulst; bei Flüssigkeiten: Erguss; von gr. -ωμα.

Oment|ektomie (lat. omentum Haut um Eingeweide) *f*: (engl.) *omentectomy*; op. vollständige (infragastrische O.) od. teilweise (infrakolische O.) Entfernung des Omentum majus, z. B. bei Ovarialkarzinom. Vgl. Omentumplastik.

Omphal-: auch Omphalo-; Wortteil mit der Bedeutung Nabel; von gr. ὀμφαλός.

Omphalitis *f*: Nabelentzündung*.

Omphalo|phlegmone (gr. φλεγμονή Entzündung) *f*: (engl.) *purulent omphalitis*; eitrige (phlegmonöse) Nabelentzündung* des Neugeborenen.

Omphalo|zele *f*: (engl.) *omphalocele*; syn. Exomphalos, Hernia funiculi umbilicalis; Nabelschnurbruch; Fehlbildung der Bauchdecke mit Vorfall von Baucheingeweiden (meist Dünn- u. Dickdarm, großes Netz, Teile der Leber) durch den Nabelring in den Nabelschnuransatz (s. Abb. 1), häufig in Komb. mit weiteren (extraabdominalen) Fehlbildungen; **Häufigkeit:** Inzidenz 1 : 4000–5000; **Diagn.:** pränatal mit Ultraschalldiagnostik (s. Abb. 2) ab Ende des 1. Trimenons (vorher physiologische O.); Ther.: Erstversorgung wie bei Gastroschisis*, Reposition u. (in Abhängigkeit von der Größe) primärer Bauchwandverschluss od. op. Bauchdeckenerweiterungsplastik. Vgl. Nabelhernie; Eventeration.

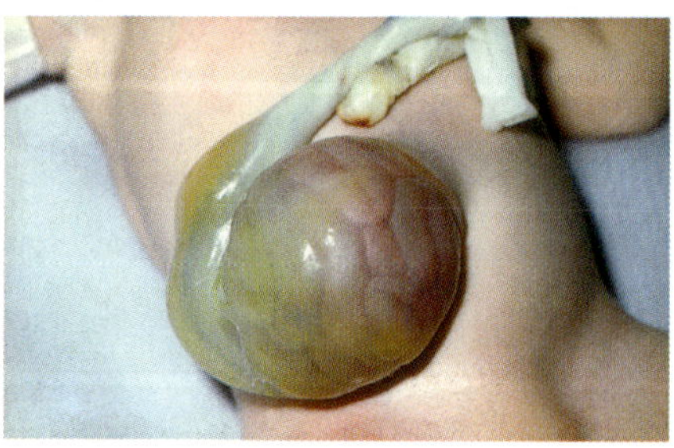

Omphalozele Abb. 1 [5]

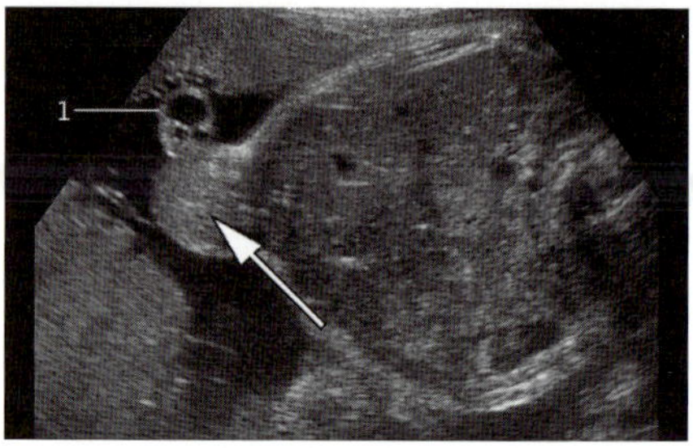

Omphalozele Abb. 2: pränataler Nachweis (Ultraschalldiagnostik; 1: Nabelschnur mit Blutgefäßen) [60]

Onanie (biblische Gestalt Onan) *f*: s. Masturbation.

Onk-: auch Onko-; Wortteil mit der Bedeutung Geschwulst; von gr. ὄγκος (Umfang, Größe).

onko|gen: (engl.) *oncogene*; geschwulsterzeugend; Eigenschaft biologischer, chem. u. physik. Faktoren, die über ganz unterschiedl. Mechanismen normale Zellen zur malignen Transformation veranlassen; vgl. Onkogene; Viren, onkogene.

Onko|gene *n pl*: (engl.) *oncogenes*; an Proliferation, Differenzierung u. Zellwachstum beteiligte Gene, die durch Mutation* (z. B. Amplifikation) aus Protoonkogenen entstehen (aktivierte O.) u. dadurch zu maligner Transformation* führen; **Einteilung:** **1.** virale O. (Abk. v-O., v-onc): mutiertes, ursprüngl. zelluläres Gen (aus Wirtsgenom); s. Viren, onkogene; **2.** zelluläre O. (Abk. c-O., c-onc): durch Mutation aktivierbare (Wildtyp-)Form (zelluläres Protoonkogen; s. Tab.); Aktivierung z. B. durch Kanzerogene, ionisierende Strahlung als mögl.

Onkogene
Beispiele für zelluläre Onkogene

Onkogene	Genprodukt (Lokalisation)
c-src	Tyrosinkinase (Plasmamembran)
c-abl	Tyrosinkinase (Zytosol)
c-erbA	Glukokortikoid-Rezeptor (Zellkern)
c-erbB	EGF-Rezeptor (Plasmamembran)
c-mos	STH-Rezeptor (Plasmamembran)
c-sis	Beta-Kette von PGDF (Sekretionsprodukt)
c-ras	GTP-Bindung (Plasmamembran)
c-fos, c-myc	DNA-Bindung (Zellkern)

path. Mechanismus der Transformation normaler Zellen in Tumorzellen. Vgl. Tumorsuppressorgen.

Onko|logie *f*: (engl.) *oncology*; Teilgebiet der Medizin, das sich mit Prävention, Diagn., Ther. u. Nachsorge maligner Erkrankungen beschäftigt.

onko|statisch (gr. στατικός stehend, zum Stehen bringend): (engl.) *oncostatic*; Vermehrung von Tumorzellen hemmend.

onko|toxisch: (engl.) *oncotoxic*; Tumorzellen schädigend.

onko|zid: (engl.) *oncocidal*; Tumorzellen vernichtend.

Onto|genese (gr. ὄν, ὄντος das Seiende) *f*: (engl.) *ontogenesis*; Entwicklung eines Individuums von der Zygote zum differenzierten Organismus, i. w. S. bis zum Tod; während der ersten Stadien der O. (Embryogenese) können phänotyp. Ähnlichkeiten mit Stadien der Phylogenese beobachtet werden. Vgl. Ovogenese; Haeckel-Gesetz.

Oo-: Wortteil mit der Bedeutung Ei; von gr. ᾠόν.

Oo|lemma (gr. λέμμα Schale, Rinde) *n*: Zona* pellucida.

Oo|phoritis *f*: (engl.) *oophoritis*; Entz. des Ovars*; **Vork.**: selten isoliert, meist sekundär bei Salpingitis*; **Ätiol.**: aszendierende, lymphogene bzw. hämatogene Infektion (z. B. bei Sepsis), Peritonitis*; **Formen**: **1.** meist parenchymatöse Form (Ausbildung von Follikel- u. Corpus-luteum-Abszessen od. entzündl. Atrophie); **2.** exsudativ-interstitielle Form (serös, eitrig, hämorrhag.); **Sympt.**: s. Salpingitis.

Oo|zyte *m*: s. Eizelle.

Op.: Abk. für **Op**eration*.

Op-: auch Opt-, -opsie, -opie, Ops-; Wortteil mit der Bedeutung Auge, Angesicht; auch Sehen, Betrachtung; von gr. ὄψις.

Operation (lat. operatio Bewerkstelligung, Bemühung) *f*: (engl.) *operation*; Abk. Op.; zu diagn. bzw. therap. Zwecken durchgeführter chir. Eingriff in den lebenden menschl. Organismus u. damit in die körperl. Integrität des Betroffenen; Op. gilt rechtlich als Körperverletzung*; ein operierender Arzt bedarf zu seiner Rechtfertigung daher grundsätzl. der Einwilligung* des Betroffenen zu einem Eingriff (vgl. Aufklärungspflicht); **Einteilung**: nach Operationszeitpunkt: **1.** Notfalloperation bei vitaler Indikation; **2.** dringliche Op.; **3.** Elektivoperation zum Zeitpunkt der Wahl; **4.** Intervalloperation in der symptomfreien Zwischenphase nach Abklingen der akuten Symptomatik bei chron. rezidivierenden Erkrankungen. Vgl. Prämedikation.

Operation, brust|erhaltende *f*: (engl.) *breast-preserving operation*; auch brusterhaltende Therapie (Abk. BET); Op. kleiner Mammakarzinome* mit dem Ziel der Erhaltung der Brust od. der Erleichterung einer späteren Rekonstruktion (s. Mammaplastik); **Formen**: **1.** Exzision des Tumors (Lumpektomie*); **2.** teilweise Entfernung des Drüsenkörpers (Segmentektomie od. Quadrantenresektion*); **3.** Entfernung des gesamten Drüsenkörpers unter Erhalt umliegender Strukturen (subkutane Mastektomie*).

Ophthalm-: auch Ophthalmo-; Wortteil mit der Bedeutung Auge; von gr. ὀφθαλμός.

Ophthalmia neo|natorum *f*: Gonoblennorrhö*.

Oral|verkehr: (engl.) *oral sex*; orogenitaler Sexualkontakt* mit oraler Stimulation der Vulva (Cunnilingus*) od. des Penis (Fellatio*).

Orangen|schalen|haut: (engl.) *orange-peel skin*; (franz.) peau d'orange, auch Apfelsinenschalenhaut; i. R. der Cellulite* auftretende Veränderung des subkutanen Fettgewebes, v. a. in der Gluteal- u. Oberschenkelregion bei adipösen jüngeren Frauen; Haut wirkt beim Zusammenziehen induriert, vergrößerte Follikelöffnungen; im Bereich der Brust Zeichen eines fortgeschrittenen Mammakarzinoms*. Vgl. Zellulitis.

Orch-: auch Orcheo-, Orchi-, Orchido-; Wortteil mit der Bedeutung Hoden; von gr. ὄρχις, ὄρχεως.

Orchitis *f*: (engl.) *orchitis*; veraltet Didymitis; Entz. eines od. beider Hoden; **Vork.**: meist i. R. von Allgemeininfektionen (v. a. Gonorrhö*, Urogenitaltuberkulose, postpuberal am häufigsten Mumps); selten isoliert den Hoden betreffend (Virusorchitis), lokal bedingt durch Übergreifen einer Epididymitis* od. nach Trauma; **Sympt.**: plötzl. einsetzende Schmerzen mit Ausstrahlung in Leistenregion u. Rücken, Schwellung, hohes Fieber, oft Rötung der Skrotalhaut; **Kompl.**: Sterilität inf. Defektheilung; **DD**: s. Akutes Skrotum.

Organo|genese *f*: (engl.) *organogenesis*; (embryol.) Vermehrung, Wachstum u. Differenzierung der Zellen der dreiblättrigen Keimscheibe* zu embryonalen Organanlagen; Teil der Embryogenese*.

Orgasmus (gr. ὀργή Leidenschaft, Trieb) *m*: (engl.) *orgasm*; Höhepunkt u. (meist) Befriedigung sexueller Erregung, i. d. R. beim Geschlechtsverkehr* od. bei der Masturbation*; **physiol. Reaktionen**: unwillkürl. Muskelkontraktionen insbes. im Genitalbereich, aber auch im übrigen Körper; daneben Steigerung der Herzfrequenz, Blutdruckanstieg, Zunahme von Atemfrequenz u. -tiefe sowie versch. ausgeprägte Bewusstseinsveränderungen; bei Männern gefolgt von einer Refraktärperiode mit geringer sexueller Erregungsempfindlichkeit (s. Reaktionszyklus, sexueller). Bei Männern sind O. mit Eintritt der Geschlechtsreife generell von einer Ejakulation* begleitet; bei Frauen wird z. T. eine Sekretion paraurethraler Drüsen beobachtet (s. Gräfenberg-Zone). Vgl. Anorgasmie; Orgasmusstörungen; Funktionsstörungen, sexuelle.

Orgasmus|störungen: (engl.) *orgasmic disorders*; Bez. für sexuelle Funktionsstörungen*, welche die Orgasmusphase des sexuellen Reaktionszyklus* betreffen; **Einteilung**: **1.** nach Zeitpunkt u. Kontrolle des Orgasmus*: bei Männern v. a. zu früh (Ejaculatio* praecox) od. zu spät (Ejaculatio* retardata) eintretende Ejakulation; bei Frauen v. a. verzögerter od. ausbleibender (Anorgasmie*) Orgasmus; **2.** nach Auftreten: **a)** primäre (schon immer bestehende) u. sekundäre (später entstandene) O.;

O

b) vollständige (bei jeder sexuellen Aktivität auftretende) u. situative O. (nur bei best. Partnern od. best. Formen sexueller Aktivität auftretend, z. B. koitale Anorgasmie); **Ätiol.:** u. a. sexuelle Ängste, Störungen der Partnerbeziehung, UAW (z. B. bei selektiven Serotoninwiederaufnahme-Hemmern, Clomipramin); **Ther.:** Sexualpsychotherapie* (meist unter Einbeziehung beider Partner); Paarpsychotherapie*, ggf. Arzneimittelumstellung.

Orientierung, sexuelle: (engl.) *sexual orientation*; sexuelle Partnerorientierung; (psychol.) Bez. für die (mehr od. weniger eindeutige) Ausrichtung des sexuellen Interesses (Phantasien, Wünsche) auf bestimmte Sexualobjekte u. deren Bevorzugung bei sexuellen Aktivitäten gemäß sexueller Determiniertheit; vgl. Homosexualität; Heterosexualität; Bisexualität; Geschlechtsidentität.

originär (lat. originarius ursprünglich): (engl.) *original*; (gyn.) Bez. für das glatte, unveränderte Epithel der Portioschleimhaut; s. Kolposkopie.

Os coccygis *n*: Steißbein; aus meist 4 verkümmerten, miteinander verschmolzenen Wirbeln (Vertebrae coccygeae I–IV) zusammengesetzt.

Osiander-Zeichen (Johann F. O., Gyn., Göttingen, 1787–1855): (engl.) *Osiander's sign*; unsicheres Schwangerschaftszeichen* mit deutl. fühlbarer Pulsation am Zervixrand im 1. u. 2. Schwangerschaftsmonat.

-osis: auch -ose; Wortteil mit der Bedeutung Krankheit, krankhafter Zustand.

Osler-Rendu-Weber-Krankheit (Sir William O., Int., Oxford, Baltimore, 1849–1919; Henri J. L. M. R., Int., Paris, 1844–1902; Frederick P. W., Arzt, London, 1863–1962): (engl.) *Osler-Rendu-Weber disease*; syn. hereditäre hämorrhagische Teleangiektasie (Abk. HHT), Teleangiektasia hereditaria haemorrhagica; autosomal-dominant erbl. Angiophakomatose (kapilläre Malformation; s. Malformation, vaskuläre); **Ätiol.:** **1.** HHT-I: Mutation im ENG-Gen (Genlocus 9q34.11), codiert für Endoglin (Mitglied der TGF-β-Rezeptor-Familie mit Funktion des Erhalts der Gefäßintegrität); **2.** HHT-II: Mutation im ACVRL1-Gen (Genlocus 12q13.13); **3.** HHT-III: Mutation im HHT-3-Gen (Genlocus 5q31.3–q32); **4.** HHT-IV: Mutation im HHT-4-Gen (Genlocus 7p14); **5.** bei juvenilem Polyposissyndrom: Mutation im SMAD4-Gen (Genlocus 18q21.2); **Häufigkeit:** 1:2700–50 000; **Klin.:** Bildung multipler, leicht blutender, angiomatöser Teleangiektasien (s. Abb.) in Form kleiner (∅ 1–3 mm), flacher, rotbrauner Knötchen v. a. im Gesicht, unter den Fingernägeln, an Nasen- u. Mundschleimhaut (oft sublingual) u. an den Lippen sowie an inneren Organen, die endoskop. v. a. in Magen, Rektum, Harnwegen u. Bronchialbaum nachweisbar sind; auch arteriovenöse Fisteln in Leber (ggf. atrophische septale Zirrhose) u. Lunge mit u. U. sehr hohen Shuntvolumina; häufig Nasenbluten (Leitsymptom), aber auch rezidiv. Blutungen aus Magen-Darm-Trakt, Harnblase od. Bronchien mit Entw. einer chron. Eisenmangelanämie u. evtl. Verbrauchskoagulopathie od. hyperdyname Herzinsuffizienz mit pulmonaler Hypertonie; **Ther.:** symptomatisch: lokale Blutstillung, Eisenzufuhr, evtl. Bluttransfusion, Fibrinolyse-Hemmer, interventionell radiologischer Fistelverschluss, vereinzelt Lebertransplantation bei unkontrollierbaren intrahepatischen arteriovenösen Fisteln; Anw. hormonaler Kontrazeptiva als Langzeiteinnahme (Gefäßabdichtung durch Ethinylestradiol).

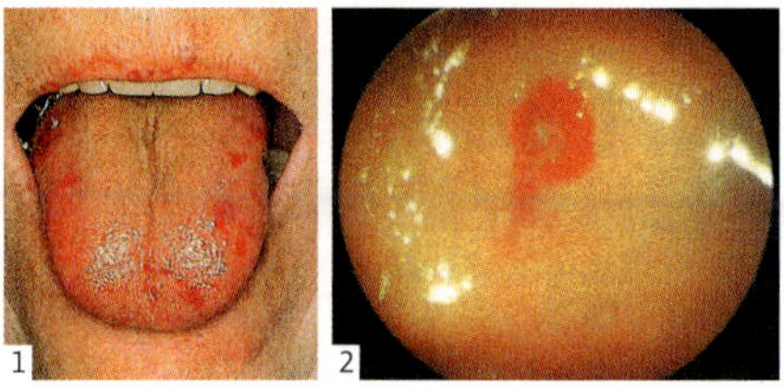

Osler-Rendu-Weber-Krankheit: 1: Teleangiektasien auf der Zunge; 2: Angiom im Magen, Gastroskopie [1] [9]

Os pubis *n*: Schambein; Bestandteil des Os coxae; Teile: Corpus, Ramus superior et inferior (Begrenzung des Foramen obturatum).

Os sacrum *n*: (engl.) *sacrum*; Kreuzbein; die einschließlich Zwischenwirbelscheiben u. zugehörigem Bandapparat zu einem Knochen verschmolzenen 5 ehemaligen Kreuzwirbel (Vertebrae sacrales I–V); Teile: Basis (ehemaliger Wirbelkörper u. Zwischenwirbelscheiben), Pars lateralis (ehemalige Querfortsätze, Rippenreste u. Bänder), Facies dorsalis, Apex (nach unten weisende Spitze).

Ossi|fikations|kern: (engl.) *ossification center*; Knochenkern, von dem die enchondrale Ossifikation ausgeht; **Vork.:** z. B. in der Epiphyse der langen Röhrenknochen u. im Hand- u. Fußskelett; kann nach Rö. zur Bestimmung des Knochenalters eines Kindes (der Béclard*-Knochenkern auch als Reifezeichen* des Neugeborenen) herangezogen werden.

Ost-: auch Oste-, Osteo-; Wortteil mit der Bedeutung Knochen; von gr. ὀστέον.

Osteo|chondritis, syphilitische *f*: (engl.) *syphilitic osteochondritis*; Osteochondritis syphilitica; Parrot-Pseudoparalyse; im Säuglingsalter auftretende Epiphysenlösung mit schlaff herunterhängendem Arm als Erstmanifestation von Syphilis* connata; **Diagn.:** (röntg.) typ. welliger od. gezackter Verlauf der sonst geraden, weißen Grenzlinie zwischen Epi- u. Diaphyse des Femurs (sog. Wegner-Zeichen).

Osteo|chondro|dys|plasie *f*: (engl.) *osteochondrodysplasia*; Sammelbez. für meist i. R. erbl. Fehlbildungssyndrome* vorkommende Knochen- u. Knorpelanomalien; **Einteilung:** (nach Pathogenese) **1.** Störung von Knochendichte u. -struktur, z. B. Osteogenesis imperfecta; **2.** Störung von Wachstum u. Entwicklung der Röhrenknochen u. Wirbelsäule; **a)** kongenital, z. B. Achondrogenesie,

O

Achondroplasie, thanatophore Dysplasie*; **b)** spätere Manifestation, z. B. Hypochondroplasie; **3.** Knorpeldysplasie, z. B. multiple kartilaginäre Exostosen. **Klin.:** (stark variierend) u. a. Verkürzung der Extremitäten, Deformität von Thorax u. Gelenken, Poly- u. Syndaktylie; **Diagn.: 1.** (pränatal) Verdachtsdiagnose mit Ultraschalldiagnostik, Fetometrie der Röhrenknochen; Diagnosesicherung durch Amniozentese u. molekulargenetische Diagnostik; **2.** (postnatal) radiologisch; **Progn.:** häufig bereits intrauterin (z. B. Achondrogenesie) od. in Neugeborenenperiode (z. B. thanatophore Dysplasie) letal.

Osteo|pathia ovari|priva *f*: Knochenveränderungen i. S. einer postmenopausalen Osteoporose* nach vorzeitigem Ausfall der endokrinen Ovarialfunktion.

Osteo|porose *f*: (engl.) *osteoporosis*; system. Skeletterkrankung mit Verminderung der Knochenmasse u. -mikroarchitektur (s. Abb.) u. erhöhter Frakturanfälligkeit; **Häufigkeit:** Prävalenz der klin. O. in Deutschland insgesamt 4–8 % (mit Lebensalter zunehmend: z. B. ca. 19 % bei Frauen im 80. Lj.); **Path.: 1. primäre** O.: weitgehend ungeklärt; path. Risikofaktoren: v. a. Östrogenmangel (Frauen: postmenopausale O.), hohes Lebenalter (senile O.); anamnest. atraumat. Wirbelkörperfraktur, Fraktur nach Bagatelltrauma, proximale Femurfraktur bei einem Elternteil, multiple Stürze; Rauchen, Immobilisierung, BMI <20; **2. sekundäre** O.: inf. Grunderkrankung od. iatrogen; **Sympt.: 1. klin.** O.: keine Frakturen od. Wirbelverformungen; signifikante Verminderung der Knochenmasse gegenüber alters- u. geschlechtsentsprechender Norm; **2. manifeste** O.: mind. eine Wirbelfraktur bei inadäquatem od. fehlendem Trauma u. evtl. extravertebrale Frakturen; in ausgeprägten Fällen Rumpfverkürzung, Rundrücken, quere Hautfalten in der Flankenregion; chron. Schmerzsyndrom bes. im Rumpfbereich; **Diagn.:** (radiol.) Verminderung der Knochenmasse in der Osteodensitometrie (DXA; Stadieneinteilung: s. Tab.); Grund- u. Deckplatteneinbrüche der Wirbelkörper, Keilwirbel, Fischwirbel; (labordiagn.) Calcium, Phosphor, alkalische Phosphatase im Referenzbereich; (histol.) evtl. Beckenkammbiopsie; **Ther.:** physik. Ther., Analgetika, optimale Calciumzufuhr, Calciferole u. Calciferolmetaboliten (Alfacalcidol, Calcitriol), Bisphosphonate*, Strontium, Teriparatid, Raloxifen*; Stimulation der Osteoblasten mit Fluoriden, Hemmung der Osteoklasten mit Calcitonin; **Prävention:** körperl. Aktivität (Gymnastik, Krafttraining), Vermeidung von Untergewicht, calciumreiche Ernährung, evtl. Östrogen-Gestagen-Substitution in der Postmenopause.

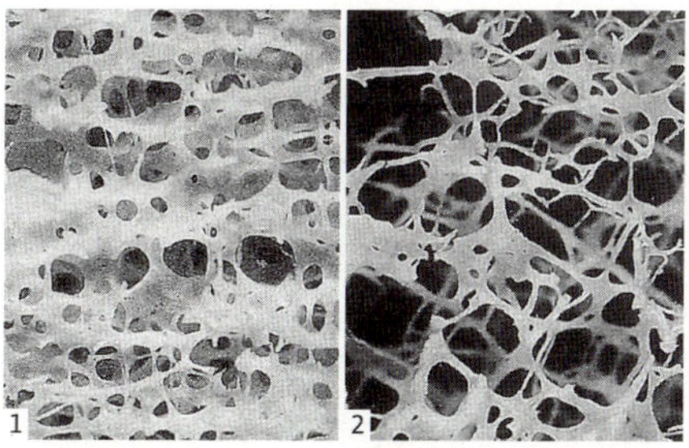

Osteoporose: Wirbelkörperspongiosa; 1: Normalbefund; 2: Spongiosaverlust bei schwerer Osteoporose [47]

Osteo|radio|nekrose *f*: Radioosteonekrose*.

Ostium (lat.) *n*: Mündung, Eingang.

Ostium ureteris *n*: Einmündungsstelle des Harnleiters in die Harnblase.

Ostium urethrae externum, internum *n*: äußere u. innere Öffnung der Harnröhre.

Ostium uteri *n*: äußerer Muttermund.

Ostium uterinum tubae uterinae *n*: Öffnung des Eileiters in die Uterushöhle.

Ostium vaginae *n*: der in den Scheidenvorhof mündende Scheideneingang.

Oszillationen (lat. oscillatio Schaukeln) *fpl*: (engl.) *oscillations*; auch Fluktuationen; (gebh.) im CTG*

Osteoporose
Stadieneinteilung nach Osteodensitometrie- und Röntgenbefund

klinisches Stadium		Kriterien
0	Osteopenie	Knochenmineralgehalt vermindert (T-Score: −1,0 bis −2,5 SD) keine Frakturen
1	klinische Osteoporose	Knochenmineralgehalt vermindert (T-Score: <−2,5 SD) keine Frakturen
2	manifeste Osteoporose	Knochenmineralgehalt vermindert 1–3 Wirbelfrakturen ohne adäquates Trauma
3	fortgeschrittene Osteoporose	Knochenmineralgehalt vermindert multiple Wirbelfrakturen, oft auch extravertebrale Frakturen

SD: Standardabweichung

Oszillationen
Schwankungstypen der fetalen Herzfrequenz im CTG

Oszillationstyp	Bezeichnung	Oszillationsamplitude (Δ FHF; Schläge/min)	Oszillationsfrequenz (Änderungen der FHF/min) <2 (langsam)	≥2–<6 (mittel)	≥6 (schnell)	Bewertung
III	saltatorisch	≥25	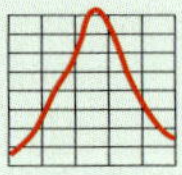 III a	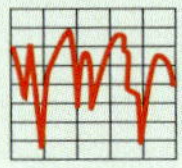 III b	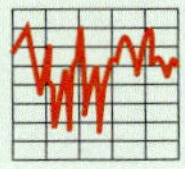 III b	physiologisch
II	undulatorisch	≥10–<25	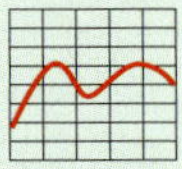 II a	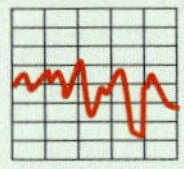 II b	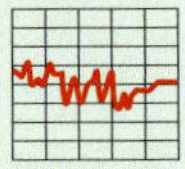 II c	evtl. Hinweis auf Nabelschnurkomplikation (Kompression, Nabelschnurumschlingung)
I	eingeschränkt undulatorisch	≥5–<10	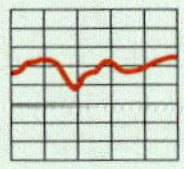 I a	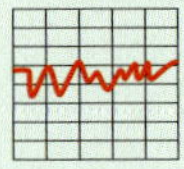 I b	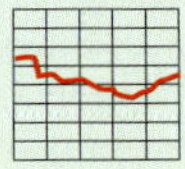 I c	Weckversuch positiv: Arzneimittelwirkung, Schlafzustand des Fetus; Weckversuch negativ: fetale Hypoxämie
0	silent	<5	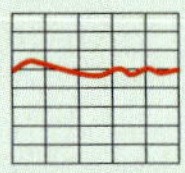 0 a	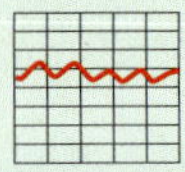 0 b	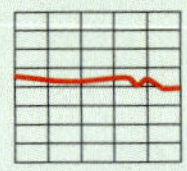 0 c	

FHF: fetale Herzfrequenz

auftretende wehenunabhängige, kurzfristige Schwankungen der fetalen Herzfrequenz; **Einteilung: 1.** Oszillationstypen 0–III nach Bandbreite u. Amplitude der Herzfrequenzschwankungen; physiol. im Wachzustand des Fetus: saltatorische O. mit Amplitude ≥25 Schläge/min (Typ III); Abweichung evtl. Hinweis auf Nabelschnurkomplikation, Arzneimittelwirkung od. fetale Hypoxämie; s. Tab.; **2.** nach Häufigkeit der O. (Anzahl der Umkehrpunkte pro Minute).

Ot-: auch Oto-; Wortteil mit der Bedeutung Ohr; von gr. οὖς, ὠτός.

Ov-: auch Ovo-; Wortteil mit der Bedeutung **1.** Ei; von lat. ovum; **2.** kleines Ei, Eizelle; von lat. ovulum.

Ovar *n*: (engl.) *ovary*; syn. Eierstock, Ovarium; weibl. Keimdrüse; **Anat.:** pflaumengroßes Organ, paarig aufgehängt unterh. der Tube in einer schmalen Bauchfellduplikatur (Mesovarium) zwischen Uterusfundus u. seitl. Beckenwand, besteht aus einer peripheren Rindenschicht (mit den Follikeln, kleinen kugeligen bis erbsengroßen Gebilden) u. der zentralen Markschicht (s. Abb.); **Funktion: 1. generativ:** Produktion von befruchtungsfähigen Eizellen* (Follikelreifung*, Follikelsprung, Ovulation*, Bildung des Corpus* luteum); **2. vegetativ:** Hormonbildung; Bildung der Östrogene* u. Gestagene* (Progesteron) sowie geringer Mengen von Androstendion; **klin. Bedeutung:** z. B. Ovarialinsuffizienz*, Ovarialtumoren*.

Ovar|ek|tomie *f*: (engl.) *ovariectomy*; op. Entfernung eines (Semikastration) od. beider Eierstöcke (Kastration*) bei pathol. Veränderungen (Zyste, Tumor) od. zur Ausschaltung der endokrinen Funktion (z. B. bei Mammakarzinom*).

Ovarial|ab|szess *m*: (engl.) *ovarian abscess*; syn. Pyovar; eitrige Einschmelzung von Ovarialgewebe durch hämatogene od. direkte (aszendierte od. übergeleitete) Infektion, z. B. bei Salpingitis*, Pelveoperitonitis, Appendizitis; **Sympt.:** einseitiger Druckschmerz, oft schwerste Beeinträchtigung des Allgemeinbefindens (bis hin zur Sepsis); **Diagn.:** Ultraschalldiagnostik*, Laparoskopie*; **Ther.:** Antibiotikatherapie; bei ausbleibender Besserung nach 3–4 Tagen chir. Exstirpation, evtl. mit Anlegen einer Drainage. Vgl. Tuboovarialabszess (Abb. dort).

Ovarial|bi|opsie *f*: (engl.) *ovarian biopsy*; selten angewendetes Verf. zur Entnahme einer Gewebeprobe aus dem Ovar (Stanzbiopsie*); i. d. R. durch komplette Exzision des auffälligen Befundes od. Vaporisation ersetzt.

Ovarial|fibrom *n*: (engl.) *ovarian fibroma*; benigner, vorwiegend einseitig auftretender mesenchymaler

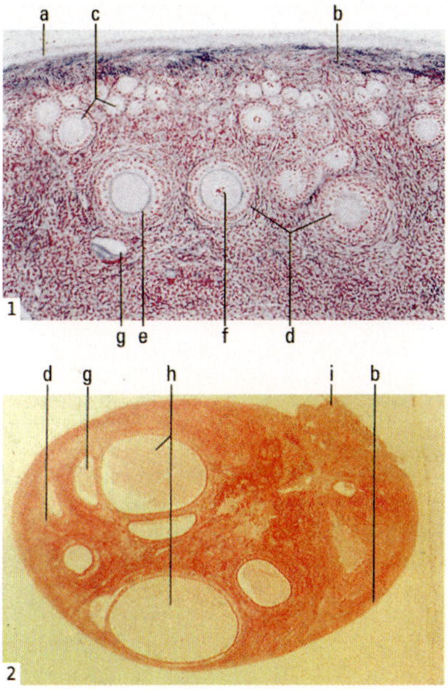

Ovar: histologische Schnitte; 1: durch das Rindengebiet (starke Vergrößerung, Azanfärbung); 2: durch das ganze Organ (schwache Vergrößerung, Hämatoxylin-Eosin-Färbung); a: Oberflächenepithel; b: Tunica albuginea; c: Primärfollikel in verschiedenen Wachstumsphasen; d: Sekundärfollikel; e: Zona pellucida einer Eizelle; f: Kern einer Eizelle; g: atretische Follikel; h: Tertiärfollikel; i: Mesovarium [24]

Ovarialtumor*, der von den Stromazellen ausgeht; **Vork.:** v. a. postmenopausal; **Pathol.:** v. a. aus faserreichem Bindegewebe bestehend; bei größeren Tumoren oft Erweichung u. Ausbildung zyst. Hohlräume; meist gestielter Tumor (cave: Stieldrehung); langsames Wachstum (kann Größe eines Kinderkopfs erreichen); **Kompl.:** bei ca. 25 % der Pat. Entwicklung eines Meigs*-Syndroms.

Ovarial|gravidität *f*: (engl.) *ovarian pregnancy*; Extrauteringravidität* mit primärer od. sekundärer (nach Tubarabort bei Tubargravidität*) Nidation* im Ovar; **Sympt.:** meist chron., selten krampfartige Unterbauchschmerzen; **Diagn.:** Vaginalsonographie*; **Ther.:** op. Ausschälung (organerhaltend); alternativ Pharmakotherapie mit Methotrexat u. Prostaglandin $F_{2\alpha}$.

Ovarial|hormone *n pl*: (engl.) *ovarian hormones*; im Eierstock gebildete Hormone, v. a. Östrogene* u. Gestagene*, in geringer Menge auch Androgene*.

Ovarial|hypo|plasie *f*: (engl.) *ovarian hypoplasia*; seltene Form der primären Ovarialinsuffizienz* mit kleinen, parenchymarmen Ovarien u. Verminderung od. völligem Fehlen des Keimepithels; kein Ansprechen vorhandener Primärfollikel auf Gonadotropine*, keine Bildung od. nur geringer Mengen von Östrogenen*; Folge: Unterentwicklung des Genitales u. der sekundären Geschlechtsmerkmale, hypergonadotrope Amenorrhö*, Sterilität*.

Ovarial|in|suf|fizienz (sufficiens hinreichend, genügend) *f*: (engl.) *ovarian insufficiency*; Funktionsschwäche der Ovarien; **Urs.:** **1.** primäre O. (primär ovariell bedingt), **a)** angeb., z. B. Ovarialhypoplasie*, Gonadendysgenesie*; **b)** erworben als sog. prämature O. (Abk. POI) vor dem 40. Lj., z. B. nach Ovarektomie*, Infektion od. bei Stoffwechselerkrankung (z. B. Galaktosämie); genet. bei weibl. fra X-Prämutationsträgerinnen (s. Fragiles-X-Syndrom; sog. Syndrom der präpuberalen Menopause); **2.** sekundär (i. R. anderer Erkr. bei primär funktionstüchtigen Ovarien): hypothalamisch, hypophysär, hyperprolaktinämisch od. hyperandrogenämisch; **Einteilung:** s. Tab.; **Diagn.:** Bestimmung von Prolaktin, LH, FSH, Androgenen u. Östradiol im Serum. Vgl. Amenorrhö; Sterilität; Hypogonadismus.

Ovarial|karzinom *n*: (engl.) *ovarian carcinoma*; vom Oberflächenepithel (Zölom) ausgehender maligner Ovarialtumor*; **Häufigkeit:** in Deutschland ca. 5 % der Krebserkrankungsfälle bei Frauen (ca. 9600 Erkrankungen u. 5500 Todesfälle pro Jahr); **Ätiol:** **1.** genet. Disposition (ca. 10 %) durch Keimbahnmutation in einem verantwortl. Gen, z. B. BRCA1-Gen (Lebenszeitmorbidität 36–46 %), BRCA2-Gen (Lebenszeitmorbidität 10–27 %), MLH-1-, MSH-2- od. TP-53-Gen (Lebenszeitmorbidität ca. 60 %), z. T. assoziiert mit gehäuftem Auftreten anderer Tumoren, v. a. hereditäres Mammakarzinom, seltener kolorektales Karzinom, Endometriumkarzinom* u. a. (HNPCC, Li*-Fraumeni-Syndrom); **2.** Risikofaktoren des sporadischen O.: Alter, Adipositas, polyzystisches Ovarialsyndrom*, Hormonersatztherapie (Zunahme der Erkrankungshäufigkeit um 40 %; Risiko normalisiert sich innerhalb von 2 Jahren nach Absetzen); protektive Wirkung durch Ovulations-Hemmer (Reduktion der Inzidenz von 1,2 auf 0,8/100 Anwenderinnen); **Einteilung:** TNM-Klassifikation u. FIGO-Stadien, s. Tab.; **Klin.:** keine spezifische Symptomatik (daher Diagnose bei 70 % erst in FIGO-Stadium II B–IV); diffuse abdominale Beschwerden, Meteorismus, Veränderung der Stuhlgewohnheiten, unklare Gewichtsabnahme, Zunahme des Bauchumfangs; evtl. paraneoplast. Syndrom (z. B. vermehrte Serotoninausschüttung mit Flush-Syndrom, Kleinhirnatrophie, Opsoklonus-Myoklonus-Syndrom); **Diagn.:** v. a. Vaginalsonographie; intraoperatives Staging; Tumormarker* (CA-125); ggf. molekulargenet. (prädisponierende Genmutation); **Ther.:** stadienadaptiert; **1.** FIGO I–II A: **a)** op.: i. d. R. Adnexektomie beidseits, Hysterektomie, (infrakolische) Omentektomie u. Lymphadenektomie; Durchführung: Längsschnittlaparotomie (keine vergleichbare Sicherheit mit Laparoskopie), systematische Exploration der gesamten Abdominalhöhle; Peritonealzytologie u.

Ovarialinsuffizienz
WHO-Klassifikation

Gruppe		Ursache	Befund
I	hypogonadotrope normoprolaktinämische Ovarialinsuffizienz	hypothalamisch-hypophysäre Unterfunktion	hochgradiger Östrogenmangel, normwertiger Prolaktinspiegel
II	normogonadotrope normoprolaktinämische Ovarialinsuffizienz	hypothalamisch-hypophysäre Dysfunktion, z. B. bei polyzystischem Ovarialsyndrom, adrenogenitalem Syndrom, Untergewicht	bis auf Progesteron normale Hormonparameter
III	hypergonadotrope Ovarialinsuffizienz	primäre Ovarialinsuffizienz, z. B. bei Gonadendysgenesie, nach Strahlen- oder Chemotherapie	erhöhte FSH-Werte, normwertiger Prolaktinspiegel
IV	anatomisch bedingte Amenorrhö	kongenitale od. erworbene Anomalie von Genitaltrakt, Endometrium, Uterus oder Vagina	normale Hormonparameter, Störungen mit negativem Östrogentest
V	hyperprolaktinämische Ovarialinsuffizienz bei Hypophysentumor	Prolaktinom	nachweisbarer Tumor der Hypophyse
VI	hyperprolaktinämische Ovarialinsuffizienz ohne Tumor	funktionell oder pharmakologisch induziert	
VII	normoprolaktinämische bedingte Ovarialinsuffizienz	hypothalamisch-hypophysäre Raumforderung, z. B. Kraniopharyngeom	

multiple Peritonealbiopsien; systematische pelvine u. paraaortale Lymphadenektomie, vollständige Entfernung aller makroskopisch erkennbaren Tumormanifestationen, Resektion von Adnexen, Uterus u. Omentum majus; bei muzinösem od. unklarem Tumortyp auch Appendektomie; ggf. extraperitoneales Vorgehen bei Verwachsungen; bei FIGO I A, Grad 1 fertilitätserhaltende Op. (einseitige Ovarektomie unter Erhalt von Uterus u. kontralateralem Ovar) mögl.; **b)** adjuvant (außer Stadium I A, Grad 1) platinhaltige Chemotherapie (z. B. Carboplatin) über 3–6 Zyklen; **2.** FIGO II B–IV: **a)** op.: möglichst komplette Tumorresektion (stärkster Prognosefaktor) einschließl. befallener Nachbarstrukturen; in 30–50 % Resektion infiltrierter Darmanteile erforderl.; außerdem ggf. Resektion des befallenen parietalen Peritoneums, Leber- od. Pankreasteilresektion, Splenektomie, Cholezystektomie; **b)** postoperativ platin- u. taxanhaltige Chemotherapie über 6 Zyklen; molekularbiol. Therapieansätze (monoklonale Antikörper) i. R. von Studien, z. B. Labetuzumab (Zielstruktur CEA), Oregovomab (Zielstruktur CA-125), Pertuzumab (Zielstruktur HER2/neu-Rezeptor), Trastuzumab (Zielstruktur HER2/neu-Rezeptor); für alternative Heilverfahren (z. B. Misteltherapie, spezielle Diäten, Vitamin- bzw. Mineralstoffsupplementation) keine Wirksamkeit nachgewiesen, wegen mögl. Nebenwirkungen nicht empfohlen; **Nachsorge:** Anamnese, körperliche Untersuchung einschließl. gyn. Spiegel- u. Tastuntersuchung, rektale Untersuchung, Vaginalsonographie; Untersuchung u. Intervall abhängig u. a. von Primärtherapie u. Prognosefaktoren; bei symptomfreier Pat. nach Primärtherapie 3-monatige Intervalle während der ersten 3 Jahre, ab 4. Jahr 6-monatige, ab 6. Jahr jährliche Untersuchungsintervalle; **Proph.:** bei genet. Disposition evtl. beidseitige Adnexektomie (empfohlen ab 40. Lj.; mindert Karzinomrisiko um 80 %); cave: derzeitig keine Empfehlung für systematische Screeninguntersuchungen, z. B. Vaginalsonographie, Bestimmung von CA 125- u. HE4 (Abk. für human epididymis protein 4) im Blut, da keine Reduktion der Mortalität nachweisbar; **Progn.:** Fünf-Jahres-Überlebensrate in FIGO-Stadium I–II A >80 %, in fortgeschrittenen Stadien <40 %; Prognosefaktoren: Tumorstadium u. -typ, histol. Grading; Alter u. AZ der Pat.; postoperativer Tumorrest (signifikant bessere Überlebensrate bei Tumorrest <1 cm); Vorliegen einer BRCA-Gen-Mutation progn. günstig, u. a. durch besseres Ansprechen auf platinhaltige Chemotherapie.

Ovarial|kystom *n*: Cystoma ovarii; s. Kystadenom.

Ovarial|syn|drom, poly|zystisches *n*: (engl.) *polycystic ovary syndrome (Abk. PCOS)*; auch PCO-Syndrom, veraltet Stein-Leventhal-Syndrom; klin. Syndrom mit variabler Komb. aus polyzystischen Ovarien, endokrin. u./od. metabol. Störungen; nach European Society of Human Reproduction and Em-

Ovarialkarzinom
TNM-Klassifikation und FIGO-Stadien (Kurzfassung)

Kategorie (TNM)[1]	FIGO-Stadium	Bedeutung
T1	I	auf Ovarien begrenzt
T1 a	I A	auf ein Ovar begrenzt; Kapsel intakt, Ovaroberfläche tumorfrei
T1 b	I B	auf beide Ovarien begrenzt; Kapsel intakt, Ovaroberfläche tumorfrei
T1 c	I C	begrenzt auf ein oder beide Ovarien mit Kapselruptur, Tumor an Ovaroberfläche oder maligne Zellen in Aszites oder bei Peritonealspülung
T2	II	befällt ein Ovar oder beide Ovarien, Ausbreitung im Becken
T2 a	II A	Ausbreitung auf und/oder Implantate an Uterus und/oder Tube(n)
T2 b	II B	Ausbreitung auf andere Beckengewebe
T2 c	II C	Ausbreitung im Becken (2 a oder 2 b) und maligne Zellen in Aszites oder bei Peritonealspülung
T3 und/ oder N1	III	befällt ein oder beide Ovarien, mit mikroskopischen Peritonealmetastasen außerhalb des Beckens und/oder regionären Lymphknotenmetastasen
T3 a	III A	mikroskopische Peritonealmetastasen jenseits des Beckens
T3 b	III B	makroskopische Peritonealmetastasen jenseits des Beckens, ≤2 cm
T3 c und/ oder N1	III C	Peritonealmetastasen jenseits des Beckens, ≥2 cm und/oder regionäre Lymphknotenmetastasen
M1	IV	Fernmetastasen (ausschließlich Peritonealmetastasen)

T: Primärtumor; N: regionäre Lymphknoten;
M: Fernmetastasen
[1] für alle Tumoren einheitlich definierte Kategorien (z. B. N0: keine Evidenz für Befall regionärer Lymphknoten; NX: regionäre Lymphknoten nicht beurteilbar): s. TNM-Klassifikation

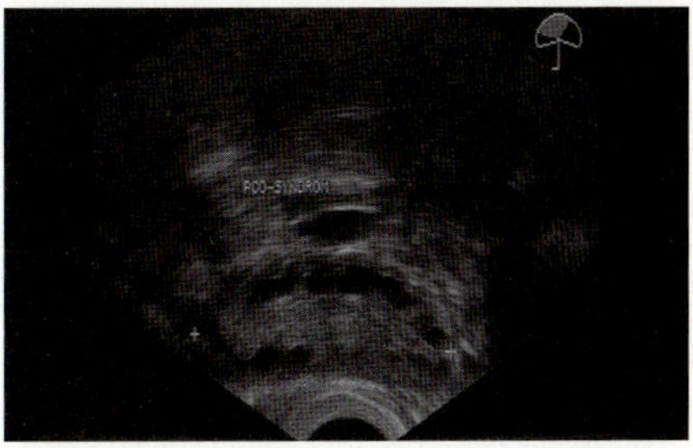

Ovarialsyndrom, polyzystisches: typische perlschnurartig aufgereihte kleine Zysten unter der Kapsel (Vaginalsonographie, rechtes Ovar) [36]

bryology (Abk. ESHRE) u. American Society for Reproductive Medicine (Abk. ASRM) Vorliegen von mind. 2 der folgenden Kriterien: **1.** polyzyst. Ovarien* (vergrößert, multiple subkapsuläre Zysten); **2.** Oligo- u./od. Anovulation; **3.** Hyperandrogenämie; **Epidemiol.:** häufigste Endokrinopathie der Frau; Prävalenz 5–10 %, Tendenz steigend; **Ätiol.:** unklar; vermutl. Insulinresistenz mit nachfolgender Hyperinsulinämie u. erhöhtem LH, klin. Assoziation mit Diabetes mellitus u. Adipositas (>50 % der PCOS-Patientinnen); evtl. hypothalamisch-hypophysäre Fehlsteuerung od. primäre Störung der Steroidsynthese in den Ovarien mit vermehrter Bildung von Androgenen*; v. a. durch Lebensstil bedingt, genet. Disposition zur Insulinresistenz wird diskutiert; genet. Form mit autosomal-dominanter bzw. heterogener Vererbung (Genlocus 5q11.2.; FST-Gen); **Klin.:** Zyklusstörungen (Oligomenorrhö, Amenorrhö*), zurückbleibende Brustentwicklung, Sterilität*; Sympt. der Hyperandrogenämie: Seborrhö, Akne, Hirsutismus* od. Alopezie; selten Virilisierung mit Klitorishypertrophie, tiefer Stimme, Stirnglatze, männlichem Körperbau; evtl. metabolisches Syndrom; bei Schwangerschaft erhöhes Risiko für Gestationsdiabetes; **Diagn.:** Ultraschalldiagnostik (vergrößertes Ovar, perlweiße fibrosierte Kapsel; Nachw. von Zysten, s. Abb.); labordiagn. Bestimmung von LH, FSH, Androstendion, Testosteron, Prolaktin, SHBG; erhöhte Androgenspiegel; Funktionstests: GnRH*-Test, oraler Glukosetoleranztest*; **Ther.:** keine kausale bekannt; Therapieziele sind Reduzierung der Folgen der Androgenisierung, Normalisierung von Zyklus u. metabolischen Veränderungen u. Verhinderung bzw. Ther. der Adipositas; Antiandrogene (Cyproteron), bei Kinderwunsch: Clomifen* (Antiöstrogen), bei Clomifenresistenz Gonadotropine*, pulsatile Gabe von GnRH; endoskopische Vaporisierung der Ovaroberfläche (sog. Ovar-Drilling); op. Verfahren (Keilexzision) wegen konsekutiver schwerer Verwachsungen weitgehend obsolet. Vgl. Hyperthecosis ovarii.

O

Ovarial|tumoren *m pl*: (engl.) *ovarian tumors*; echte Tumoren (Blastome) des Eierstocks (Ovar*); jeder dritte O. ist od. wird ein Karzinom; **Häufigkeit:**

maligner O.: zweithäufigster maligner Genitaltumor in Deutschland

in Deutschland jährl. nahezu 10 000 neu diagnostizierte maligne O. (höchste Mortalität aller weibl. genitalen Tumoren); **Einteilung:** nach WHO; **1.** epitheliale O. (ca. 65 %): seröse, muzinöse, endometrioide u. hellzellige (mesonephroide) Tumoren, Brenner*-Tumor, gemischte epitheliale Tumoren; Ovarialkarzinom*; unklassifizierte epitheliale Tumoren; **2.** Keimzelltumoren (20–25 %): aus unreifen Keimzellen (Dysgerminom*) od. aus embryonalen (embryonales Karzinom*, Polyembryom*, Teratom*) bzw. extraembryonalen Zellen (endodermaler Sinustumor*, Chorionkarzinom*); gemischte Formen; **3.** Keimstrang-Stromatumoren (ca. 6 %): Granulosazelltumor*, Tumoren der Thekom-Fibrom-Gruppe (z. B. Thekazelltumor*, Ovarialfibrom*), Sertoli-Leydig-Zelltumor (Androblastom*), Gynandroblastom*, Steroidzelltumoren, unklassifizierte Stromatumoren; **4.** gemischte Keimzell- u. Keimstrang-Stromatumoren: reine u. gemischte (mit Dysgerminom u. anderen Keimzelltumoren) Gonadoblastome*; **5.** bindegewebige, nicht ovarspezif. Tumoren; **6.** unklassifizierte Tumoren; **7.** sekundär metastat. Tumoren (z. B. Krukenberg*-Tumor); **Klin.:** keine charakterist. Frühsymptome; im späteren Verlauf v. a. Zyklusstörungen*, Dysmenorrhö* bzw. Blutungen in der Postmenopause (Leitsymptome bei hormonbildenden O.), unklare diffuse Unterleibsbeschwerden, Zunahme des Bauchumfangs u. Beeinträchtigung des Allgemeinbefindens; **Kompl.:** Stieldrehung*, Ruptur (u. U. Peritonealkarzinose*, Pseudomyxoma* peritonei); **Diagn.:** Palpation, Vaginalsonographie; Tumormarker* CA-125 (hohe Werte progn. ungünstig), Alphafetoprotein u. Beta-HCG (bei Keimzell- u. Keimstrang-Stromatumoren); Laparoskopie (s. Abb.), explorative Laparotomie, Histopathologie; **Ther.:** **1.** bei benignem O. i. d. R. Laparoskopie mit Absetzen des Tumors im Ganzen u. Extraktion im Bergesack; **2.** bei malignem O. i. d. R. operative Tumorresektion durch Laparotomie erforderl., ggf. Chemotherapie; Durchführung: **a)** epitheliale Tumoren: s. Ovarialkarzinom; **b)** maligne Keimzelltumoren: möglichst komplette Tumorresektion, operatives Vorgehen u. intraoperatives Staging wie bei Ovarialkarzinom; FIGO-Stadium I A einseitige Adnektomie Therapie der Wahl; postoperativ Cisplatin-haltige Chemotherapie ab FIGO-Stadium I B; bei fortgeschrittenem Tumorstadium ggf. neoadjuvante Chemotherapie, um fertiliätserhaltende Therapie zu ermöglichen; **c)** maligne Keimstrang-Stromatumoren bzw. Tumoren mit malignem Potential (Granulosazelltumor, Sertoli-Leydig-Zelltumor G2/G3, Steroidzelltumor, unklassifizierte Stromatumoren): untere mediane Laparotomie, Zytologie, Entfernung des Tumors durch Adnexektomie; Exploration des Abdomens, intraoperatives Staging wie bei Ovarialkarzinom, bei Belassen des Uterus Hysteroskopie u. Kürettage empfohlen (Risiko von Endometriumhyperplasie, Endometriumkarzinom); **DD:** Ovarialzysten*, Myoma* uteri, reguläre Schwangerschaft u. Extrauteringravidität*, Endometriose*, Darmtumoren. Vgl. Rosenfeld-Syndrom.

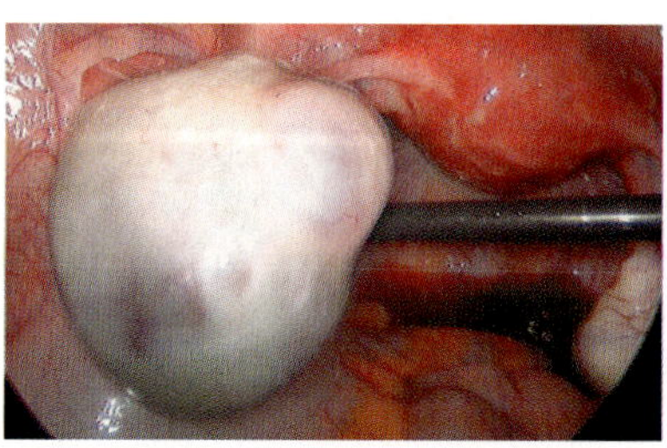

Ovarialtumoren: linksseitiger, teils zystischer, teils solider Ovarialtumor mit glatter Oberfläche (Dignität unklar); Laparoskopie [69]

Ovarial|venen|thrombose (lat. vena Röhrchen, Kanal) *f*: (engl.) *ovarian vein thrombosis*; selten, v. a. im Puerperium ein- od. beidseitig auftretende Thrombose* der V. ovarica; **Urs.:** erworbene od. angeborene Thrombophilie, erhöhte Thromboseneigung im Puerperium; **Klin.:** subakutes bis Akutes* Abdomen; **Kompl.:** Fortschreiten der Thrombose in die V. cava inferior, Lungenembolie; **Ther.:** chir. Intervention, Antikoagulanzien.

Ovarial|zyklus *m*: (engl.) *ovarian cycle*; zykl. Prozess mit Bereitstellung von zur Befruchtung geeigneten Eizellen (v. a. unter dem Einfluss von FSH*, LH* u. Prolaktin*) u. Vorbereitung des Organismus durch die vom Ovar gebildeten Hormone (Östrogene*, Progesteron*) auf eine mögl. Schwangerschaft; vgl. Menstruationszyklus.

Ovarial|zysten *f pl*: (engl.) *ovarian cysts*; im Ovar* lokalisierte funkt. bzw. Retentionszysten* unterschiedl. Urs., insbes. Follikelzyste*, Corpus*-luteum-Zyste, Luteinzyste* u. Schokoladenzyste*; O. sind trotz ähnl. klin. Symptomatik von zyst. Ovarialtumoren* abzugrenzen, bei denen es sich um echte Neoplasien handelt. Vgl. Parovarialzysten; Ovarien, polyzystische.

Ovarien, poly|zystische *n pl*: (engl.) *polycystic ovaries*; syn. kleinzystische Degeneration der Ovarien; beidseitige Vergrößerung des Ovariums* auf das Zwei- bis Fünffache der Norm durch zahlreiche, meist bis 1 cm große, bes. subkapsulär gelegene Zysten; dabei weißl. graue Oberfläche u. Kapselverdickung der Ovarien. Vgl. Ovarialtumoren; Ovarialzysten; Ovarialsyndrom, polyzystisches.

Ovario|lyse *f*: (engl.) *ovariolysis*; Adhäsiolyse bindegewebiger Verwachsungen am Ovar; **Anw.:** op. Ther. tubarer Sterilität* (vgl. Tubenchirurgie).

Ovarium (lat. Eierstock) *n*: syn. Eierstock; s. Ovar.

Ovo|genese *f*: (engl.) *ovogenesis*; Entw. der Eizelle*; Urkeimzellen (s. Gametogenese) differenzieren sich beim weibl. Embryo in der 5. Wo. zu **Ovogonien** u. vermehren sich mitotisch bis zum 5. Mon., in dem sie ihre max. Anzahl (ca. 6 Mio.) erreichen. Die Mehrzahl der Ovogonien geht bis zur Geburt zugrunde, ca. 700 000 bis 2 Mio. Ovogonien differenzieren sich zw. dem 3. u. 7. Mon. zu **primären Ovozyten**, die sich bei der Geburt in einem Ruhestadium zw. Prophase u. Metaphase der ersten Reifeteilung (s. Meiose) befinden (sog. Diktyotänstadium) u., von Epithelzellen umgeben, Primärfollikel im Ovar bilden. Bis zu Beginn der Pubertät vermindert sich die Anzahl primärer Ovozyten auf ca. 40 000, von denen bis zur Menopause ca. 400 nach Follikelreifung* i. R. des Ovarialzyklus* die erste Reifeteilung vollenden. Dabei entstehen eine **sekundäre Ovozyte** u. ein erstes **Polkörperchen**. Die zweite Reifeteilung beginnt unmittelbar danach u. wird nur abgeschlossen, wenn die Eizelle befruchtet wird. Vgl. Ovulation; Befruchtung.

Ovo|gonien (gr. ἀρχή Anfang) *fpl*: syn. Oogonien; Ureier; s. Ovogenese.

Ovo|testis (lat. testis Hoden) *m*: (engl.) *ovotestis*; syn. Testovar; intraabdominal auf der Bahn des Hodendeszensus lokalisierte Gonadenanlage mit unreifen weibl. u. männl. Keimzellen; **Vork.**: bei ovotestikulärer DSD (s. Differenzierungsstörung, sexuelle); u. U. nur einseitig.

Ovo|zyte *m*: Eizelle*.

Ovula Nabothi (Martin Naboth, Anat., Leipzig, 1675–1721) *n pl*: (engl.) *Naboth's follicles*; schleimhaltige, gelb-weißl. Retentionszysten* an der Portiooberfläche; **Ätiol.**: Überwachsen von Drüsenausführungsgängen ektropionierter Zervixschleimhaut mit Plattenepithel. Vgl. Umwandlungszone.

Ovulation *f*: (engl.) *ovulation*; syn. Eisprung; die bei der geschlechtsreifen Frau mit 28-tägigem Menstruationszyklus* normalerweise etwa am 12.–13. Tag nach Einsetzen der Menstruation durch FSH* u. LH* ausgelöste Ausstoßung einer reifen Eizelle* aus dem Graaf-Follikel des Ovariums nach Follikelsprung; vgl. Ovulationstest; Ovulationsinduktion; Konzeptionsoptimum; Ovulationsblutung; Phase, präovulatorische.

Ovulations|blutung: (engl.) *midcycle bleeding*; syn. Mittelblutung; Sonderform der zykl. Zwischenblutung* mit geringer Blutung aus dem Endometrium zum Zeitpunkt der Ovulation*, häufig in Verbindung mit einem Mittelschmerz*, als Folge eines relativen Östrogenmangels; Darstellung im Kaltenbach-Schema: s. Zyklusstörungen (Abb. dort); abzugrenzen von verstärkter Blutung aus rupturiertem Follikel.

Ovulations-Hemmer: s. Kontrazeption, hormonale.

Ovulations|in|duktion (lat. inductio Hineinführen, -geleiten) *f*: (engl.) *ovulation induction*; (gyn.) Verfahren zur pharmak.-hormonalen Auslösung einer Ovulation*; **Prinzip:** HCG*-Applikation nach vorheriger Substitution mit FSH* od. HMG*, pulsatile GnRH*-Applikation, Gabe von Antiöstrogenen (z. B. Clomifen*) od. Eingriff in den Neurotransmitterstoffwechsel durch Gabe von Dopamin-Antagonisten; ggf. Bestimmung des optimalen Zeitpunkts zur O. (Follikeldurchmesser 18-20 mm) durch Follikulometrie; **Anw.**: v. a. bei Sterilität* der Frau inf. Anovulation, u. U. auch i. R. einer In*-vitro-Fertilisation.

Ovulations|methode *f*: s. Billings-Ovulationsmethode.

Ovulations|test *m*: (engl.) *ovulation test*; Verf. zum Nachw. einer Ovulation*; **Formen: 1.** klin. (orientierend, kein sicherer Nachw.); z. B. Beobachtung von Basaltemperatur*, Zervixschleim* (s. Cervix-Score), Muttermundweite u. Hormonbestimmungen (LH*); **2.** indirekter Nachw. mit Ultraschalldiagnostik* (s. Abb.); **3.** direkte Beobachtung der Ovulation unter Laparoskopie*. Vgl. Menstruationszyklus.

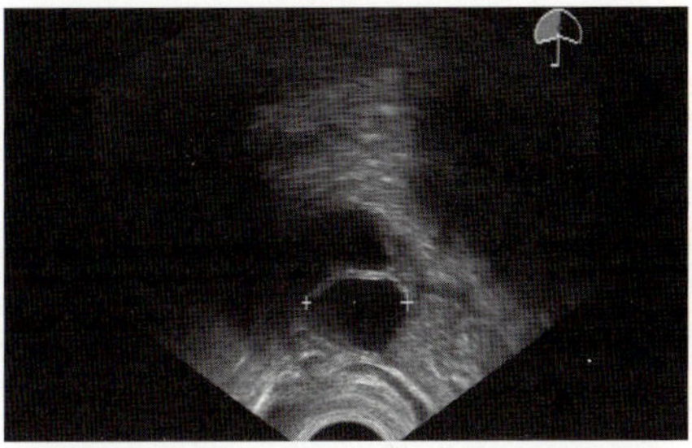

Ovulationstest: Darstellung des rechten Ovars: späte Follikelphase, dominanter präovulatorischer Follikel mit ∅ 21 mm, daneben 2 kleinere Follikel; Vaginalsonographie [36]

Ovulum (Dim. von lat. ovum Ei) *n pl*: (engl.) *ovule*; kleines Ei; s. Ovula Nabothi.

Ovum (lat.) *n*: Ei; s. Eizelle.

Ox-: auch Oxy-, Oxi-; Wortteil mit der Bedeutung 1. scharf, sauer, spitz, schnell von gr. ὀξύς; 2. Sauerstoff (Oxygenium).

Oxi|conazol (INN) *n*: (engl.) *oxiconazol*; Antimykotikum zur top. Anw.; Imidazolderivat; wirkt auch auf grampositive Bakt. (Staphylokokken, Streptokokken); **Ind.**: oberflächl. Hautmykosen, Mischinfektionen durch Hautpilze u. grampositive Bakt.; **UAW:** Brennen, Pruritus, bei längerer Anw. Austrocknung, evtl. Kontaktallergie.

Oxy|tocin (INN) *n*: (engl.) *oxytocine*; Ocytocin, Oxytozin; cyclisches Nonapeptidhormon (M_r 1007), dem ADH strukturell ähnl.; **Biosynthese:** im Nucleus supraopticus u. Nucleus paraventricularis des Hypothalamus, Speicherung im Hypophysenhinterlappen; **Abbau:** durch Oxytocinase*; **Regulation:** pulsatile Sekretion aus der Neurohypophyse, stimuliert durch: **1.** Reizung od. geburtsbedingte Dehnung des Genitales; **2.** Saugakt beim Stillen (neurohumoraler Reflex; s. Laktation); **3.** i. R. der Stressreaktion; **4.** durch visuelle u. olfaktor. Reize; **Wirkung: 1.** Kontraktion der glatten Muskulatur von Uterus u. Milchdrüse (Milchejektion); vermittelt durch O.-Rezeptoren, deren Zahl durch Östrogene* erhöht u. durch Gestagene* gesenkt wird (in der Schwangerschaft gering, kurz vor u. während der Geburt exponentieller Anstieg der Rezeptorzahl); **2.** Stresshormon mit neurotroper Wirkung (sog. Liebeshormon); **Ind.:** Geburtseinleitung* u. aktive Leitung der Nachgeburtsperiode, Wehenschwäche, Schnittentbindung*, Laktationsstörung.

Oxy|tocinase *f*: (engl.) *oxytocinase*; syn. Cystinaminopeptidase; lysosomale Protease v. a. der Plazenta, die Oxytocin* u. Angiotensine als Substrate akzeptiert; O.-Enzymaktivität steigt in der Schwangerschaft bis zum Beginn der Geburt. **klin. Bedeutung:** früher Bestimmung der Enzymaktivität im mütterl. Serum als Parameter der Plazentafunktion; vermindert bei intrauteriner Wachstumsretardierung*, erhöht bei Gestationsdiabetes* u. Rhesus*-Inkompatibilität.

Oxy|tocin|belastungs|test *m*: (engl.) *oxytocin tolerance test*; Abk. OBT; (gebh.) veraltetes Verf. zur Früherkennung eines kindl. Sauerstoffmangels inf. chron. Plazentainsuffizienz* in der Spätschwangerschaft; ersetzt u. a. durch Doppler-Sonographie der Fetalgefäße; **Prinzip:** Nachw. später Dezeleration* während oxytocininduzierter Uteruskontraktionen mit CTG*.

P

p53: s. Tumorsuppressorgen.

PA: **1.** Abk. für **P**rimär**a**ffekt der Syphilis*; **2.** Abk. für **P**ulmonal**a**rterie.

Paar|psycho|therapie *f*: (engl.) *marital therapy*; syn. Partnerschaftstherapie; Psychotherapie von Paaren, bei der beide Partner gemeinsam an der Ther. teilnehmen; **Formen:** **1.** verhaltenstherap. P.: Einüben neuer Verhaltensweisen i. R. eines von beiden Partnern vereinbarten Therapievertrags zur Behebung von Beziehungsstörungen; Ind.: Partnerschaftsprobleme, affektive Störungen, Angststörungen; **2.** system. P.: s. Psychotherapie, systemische; **3.** analyt. P.: Verbalisierung u. Förderung des Verstehens somatisierter Affekte u. unbewusster Konflikte; s. Psychoanalyse; **4.** psychodramat. P.: s. Psychodrama; **5.** emotionsfokussierte P.: Identifizieren u. Erleben negativer Paarinteraktionen u. zugrunde liegender, häufig unbewusster od. vorbewusster Emotionen (s. Therapie, emotionsfokussierte). Vgl. Sexualpsychotherapie; Gruppenpsychotherapie.

Paclitaxel (INN) *n*: (engl.) *paclitaxel*; Taxan*; Zytostatikum*, wie Docetaxel ein Mitosehemmstoff (Spindelgift); **Wirkungsmechanismus:** Hemmung der mikrotubulären Depolymerisation; **Ind.:** z. B. Ovarialkarzinom, metastasierendes Mammakarzinom, fortgeschrittenes nichtkleinzelliges Lungenkarzinom, AIDS-assoziiertes Kaposi-Sarkom; **Kontraind.:** schwere Leberfunktionsstörung, Neutropenie; Stillzeit; **UAW:** schwere Überempfindlichkeitsreaktion, Knochenmarksuppression, periphere Polyneuropathie, Anämie.

Pätau-Syn|drom (Klaus P., Humangenet., Madison) *n*: Trisomie* 13.

PAG: Abk. für (engl.) ***p****regnancy* ***a****ssociated* ***g****lycoprotein*; SP*-3.

Paget-Krankheit (Sir James P., Chir., London, 1814–1899): **1.** (engl.) *Paget's bone disease*; Ostitis deformans Paget; **2.** (engl.) *Paget's disease*; sog. Krebsekzem der Brust, Paget-Krebs; sehr seltene, meist einseitig auftretende, langsam progrediente, ekzemähnl. Veränderung der Mamille u. Areola mammae durch intraepidermale Ausbreitung von Zellen eines intraduktalen Adenokarzinoms* der Milchdrüsenausführungsgänge; bei Männern selten; **Sympt.:** initial scharf u. unregelmäßig begrenzter, rundl. Herd mit geröteter, schuppender, nässender, evtl. krustöser Oberfläche ohne subjektive Beschwerden; bei längerem Bestehen Einsinken der Mamille (palpabler retromamillärer Tumor); ggf. gleichzeitiges Auftreten eines Mammakarzinoms* durch Einwachsen in den Milchdrüsenkörper; gelegentl. Metastasierung in regionäre Lymphknoten; **Sonderform:** extramammäre P.-K.: sehr seltenes Karzinom der Ausführungsgänge apokriner Schweißdrüsen im Anogenitalbereich, in den Achselhöhlen u. periumbilikal; bei anogenitaler Lok. auch gleichzeitig Genital- od. Intestinaltumoren; **Diagn.:** Biopsie (Akanthose, Durchsetzung des Stratum basale u. oft auch der Milchgänge mit Paget*-Zellen); **DD:** Ekzem, Scabies*, Bowen*-Krankheit; **Ther.:** chir. Exzision über Ekzemrand hinaus mit Schnittrandkontrolle; ggf. zusätzl. Chemo- od. Strahlentherapie.

Paget-Zellen (Sir James P., Chir., London, 1814–1899; lat. cella Kammer, Raum, Speisekammer): (engl.) *Paget cells*; für die Paget*-Krankheit typ. Zellen; **Pathol.:** keine Tonofibrillen enthaltende große Zellen mit großem, ovalem, hyperchromem Zellkern u. hellem, glykogenhaltigem Zytoplasma; wachsen u. wandern zunächst im Stratum germinativum der Epidermis u. durchbrechen nach Dedifferenzierung erst spät die Basalmembran.

-pagus: Wortteil mit der Bedeutung das Zusammengefügte, Festgewordene; von gr. πάγος.

Palato|schisis (gr. σχίσις Spaltung) *f*: Gaumenspalte*.

Palmar|re|flex *m*: s. Greifreflex, palmarer.

Palpation (lat. palpare tasten) *f*: Untersuchung durch Betasten.

Panzer|krebs: s. Cancer en cuirasse.

Pap: Abk. für **Pap**anicolaou*-Abstrich.

Pap-Abstrich: Kurzbez. für **Pap**anicolaou*-Abstrich.

Papanicolaou-Abstrich (George P., Anat., Athen, New York, 1883–1962): (engl.) *Papanicolaou smear*; Kurzbez. Pap-Abstrich; gyn. Abstrich mit anschl. Spezialfärbung (Papanicolaou*-Färbung) zur Zytodiagnostik*; **Anw.:** **1.** Zervixabstrich (fraktionierter Abstrich mit Watteträger od. Spatel von der Portiooberfläche u. mit Watteträger od. Spezialbürstchen aus Zervikalkanal) zur Tumordiagnostik (s. Abb.); **2.** Vaginalsmear* zur hormonalen Di-

Papanicolaou-Abstrich
Einteilung und Bewertung zytologisch-gynäkologischer Befunde nach Münchner Nomenklatur II und Bethesda-Klassifikation

Münchner Nomenklatur II (Pap)	Münchner Nomenklatur II (zytologischer Befund)	Empfehlung	Bethesda-Klassifikation
0	Zellabstrich unbrauchbar (z. B. zu wenig Material oder unzureichende Fixierung)	sofortige Abstrichkontrolle	kein Äquivalent
I	normales Epithel	Routinekontrolle (jährlich)	kein Anhalt für intraepitheliale Läsion oder Malignität
II	deutliche, entzündliche oder degenerative Veränderungen, unreife Metaplasie, Zeichen einer HPV-Infektion ohne wesentliche Zellkernveränderungen	Kontrolle in 3–12 Monaten	kein Anhalt für intraepitheliale Läsion oder Malignität; LSIL bei Zeichen einer HPV-Infektion
IIk (kontrollieren/ wiederholen)[1]	unzureichende, für eine Beurteilung nicht ausreichende Abstriche; nicht normale, aber auch nicht eindeutig pathologische Zellveränderungen	erneuter Abstrich	ASCUS, LSIL bei Zeichen einer HPV-Infektion, AGC
III	schwere entzündliche oder degenerative Veränderung oder auffällige Drüsenzellen; Unterscheidung von benigne und maligne nicht möglich, ein Karzinom ist nicht sicher auszuschließen	je nach klinischem Befund kurzfristige zytologische Kontrolle oder histologische Abklärung	ASCUS, atypische Plattenepithelzellen und HSIL nicht auszuschließen, AGC
III D	leichte (CIN I) oder mäßige (CIN II) Dysplasie	erneuter Abstrich und Kolposkopie in 3 Monaten; bei mehrfach auffälligen Befunden (persistent >1 Jahr): histologische Klärung	LSIL: milde Dysplasie; HSIL: mäßige Dysplasie
IV a	hochgradig veränderte Zellen, schwere Dysplasie (CIN III)	erneuter Abstrich und Kolposkopie sowie histologische Klärung	HSIL: schwere Dysplasie
IV b	schwere Dysplasie (CIN III) oder Carcinoma in situ, invasives Karzinom nicht auszuschließen	erneuter Abstrich und Kolposkopie sowie histologische Klärung	HSIL: schwere Dysplasie oder invasives Karzinom
V	invasives Zervixkarzinom oder anderer invasiver Tumor	histologische Sicherung	Plattenepithelkarzinom, Adenokarzinom, andere maligne Neubildung; kein HSIL, da invasives Karzinom

AGC: atypical glandular cells (atypische Drüsenzellen); ASCUS: atypical squamous cells of undetermined significance (atypische Plattenepithelzellen unklarer Bedeutung); CIN: (c)zervikale intraepitheliale Neoplasie; HPV: Humanpapillomaviren; HSIL: high grade squamous intraepithelial lesion (höhergradige intraepitheliale Läsion); LSIL: low grade squamous intraepithelial lesion (geringgradige intraepitheliale Läsion)
[1] kein offizieller Bestandteil der Münchner Nomenklatur II, jedoch klinisch häufig angewandt

P

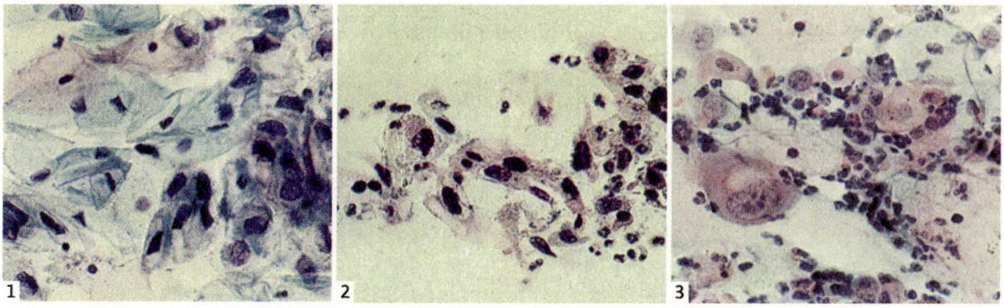

Papanicolaou-Abstrich: Zervixabstrich mit Papanicolaou-Färbung; 1: Pap III D; 2: Pap IV a; 3: Pap V [63]

agnostik (s. Kolpozytologie, Abb. dort); **Prinzip:** Befundeinteilung von Pap I (regelrechtes Zellbild) bis Pap V (eindeutig maligne Tumorzellen) nach Empfehlung der Deutschen Gesellschaft für Zytologie (Münchner Nomenklatur) od. international nach Bethesda-Klassifikation (s. Tab.).

Papanicolaou-Färbung (George P., Anat., Athen, New York, 1883–1962): (engl.) *Papanicolaou staining*; Spezialfärbemethode in der Zytodiagnostik, bei der nach Fixierung der Abstriche in 96 %igem Ethanol od. 99 %igem Isopropylalkohol Kernfärbung mit Hämatoxylin u. kombinierte Plasmafärbung mit Orange G6 u. Polychromfarbstoff erfolgen; **Anw.:** v. a. in der Gynäkologie (s. Papanicolaou-Abstrich); **Prinzip: 1.** Kernfärbung zur Beurteilung der Kernstrukturen (Größe, Form u. Chromatingehalt) u. Festlegung des Karyopyknoseindex* (Kernreifung) bei Karzinomdiagnostik; **2.** Plasmafärbung zur Bestimmung des Reifegrades des Zytoplasmas (Eosinophilieindex) aufgrund der Farbveränderung von blaugrün nach rot.

Papilla mammaria *f*: Mamille*.

Papillom *n*: (engl.) *papilloma*; vom Oberflächenepithel ausgehender, histol. meist benigner Tumor mit papillärem Aufbau, der häufig viel Bindegewebe enthält; **Lok.:** z. B. Mundschleimhaut, ableitende Harnwege (u. a. Blasenpapillom), Milchgänge (Milchgangpapillom*), als Basalzellpapillom der Haut (Verrucae seborrhoicae), Kehlkopfpapillom. Vgl. Fibroepitheliom.

Papilloma|virus (lat. virus Schleim, Gift) *n*: (engl.) *papilloma virus*; syn. Warzenvirus; Genus der Fam. Papillomaviridae; DNA-Tumorviren, ∅ 55 nm, ikosaedrische Kapside aus 72 Kapsomeren, 2 Strukturproteine; **Einteilung:** ca. 75 Humanpapillomavirus- (Abk. HPV) u. tierpathogene Typen; streng auf eine Wirtsspecies beschränkt, nur Infektion von Epithelzellen; **Übertragung:** Kontaktinfektion der Basalzellen der Epidermis nach Mikrotraumen; **klin. Bedeutung:** Humane P. verursachen mehrere Mon. nach Infektion benigne Tumoren der Haut u. Schleimhaut, die häufig spontan wieder verschwinden; auch best. Präkanzerosen u. maligne Tumoren sind mit spezif. HPV-Typen assoziiert (s. Tab.). **Infektionsprophylaxe:** aktive Immunisierung (s. Schutzimpfung) mit parenteral angewendetem rekombinantem tetravalentem Impfstoff aus Partikeln des Hauptkapsoidproteins L1 der HPV-Typen 6, 11, 16, 18 zur Prävention des Zervixkarzinoms* (Zulassung für Frauen u. Mädchen von 9–26 Jahren); Impfung: Standardimpfung entsprechend Impfkalender, Grundim-

Papillomavirus

Tumor	auslösende HPV-Typen
Hautviruswarzen	
Verrucae plantares	1, 2, 4
Verrucae vulgares	2, 4, 26, 28, 29, 41, 48, 60, 63, 65
Verrucae planae juveniles	3, 10, 27
Epidermodysplasia verruciformis	3, 5, 8, 9, 12, 14, 15, 17, 19–29, 36–38, 46–50
anogenitale Warzen	
Condylomata acuminata	6, 11, 40, 42–44
Condylomata plana	6, 11, 16, 18, 30, 31, 33–35, 39, 40, 42–45, 51, 52, 56–59, 61, 64, 66–68
bowenoide Papulose	16, 18
Schleimhautwarzen	
Papillome an Larynx und Mundschleimhaut	6, 11
fokale epitheliale Hyperplasie	13, 32
maligne Tumoren	
Bowen-Krankheit	selten 2, 16, 34
Penis- und Vulvakarzinom	6, 16, 18
Zervixkarzinom	v. a. 16, 18; seltener 6, 31, 33, 35, 39, 45, 51, 52, 56, 58, 59, 66, 68, 70, 73, 82
Larynxkarzinom	selten 16, 18, 30
Zungenkarzinom	selten 2, 16

P

munisierung in 3 Teilimpfungen (0, 2, 6 Mon.) für Mädchen von 12–17 Jahren; sollte vor erstem Geschlechtsverkehr abgeschlossen sein. Wirksamkeit gegen HPV-Inf. bei vorher nicht HPV-infizierten Probandinnen in klinischen Studien 98–100 %; UAW der Impfung: Fieber, Schmerzen in der Extremität, an der Injektionsstelle Bluterguss, Pruritus; selten Urtikaria, sehr selten Bronchospasmus.

PAPP-A: Abk. für (engl.) *pregnancy associated plasma protein a*; im mütterl. Blut ab 21. Tag p. c. nachweisbares hochmolekulares Glykoprotein (Schwangerschaftsprotein*); **klin. Bedeutung:** Bestimmung zur Risikoabschätzung von Chromosomenaberration (i. R. des Ersttrimester*-Screenings) u. Präeklampsie im 1. Trimenon; Serumkonzentration mit Gestationsalter zunehmend; erniedrigt bei fetalem Down*-Syndrom od. Plazentationsstörung*.

Par-: auch Para-; Wortteil mit der Bedeutung neben, abweichend, teilweise, wechselseitig; von gr. παρά.

para-: (chem.) Bez. für die 1,4-Substitution am Benzolring; s. Benzol.

-para: Wortteil mit der Bedeutung die Gebärende; von lat. parere gebären.

Para|colpium *n*: (engl.) *paracolpium*; Gesamtheit des Bindegewebes um die Vagina*.

Para|keratose *f*: (engl.) *parakeratosis*; Verhornungsstörung der Epidermis mit kernhaltigen Keratinozyten im Stratum corneum u. weitgehend fehlendem Stratum granulosum; **Vork.:** z. B. Psoriasis, Ekzem, Carcinoma* in situ u. Plattenepithelkarzinom*, auch im Bereich der Vagina u. Portio sowie bei Infektion mit Herpes*-simplex-Virus Typ 2.

Par|albumin *n*: Pseudomuzin*.

Parallel|zange: s. Geburtszange.

Para|metritis (gr. μήτρα Gebärmutter) *f*: (engl.) *parametritis*; Entz. des Parametriums*; meist i. R. einer Endometritis* od. nach Verletzung unter der Geburt (Zervixriss, Drucknekrose am Scheidengewölbe), u. U. mit eitriger Einschmelzung u. Abszessbildung bzw. Ausbildung einer Phlegmone.

Para|metrium *n*: (engl.) *parametrium*; der Teil des unter dem Peritoneum gelegenen Bindegeweberaums, der die Cervix* uteri seitl. umgibt, einschließl. des bindegewebigen Inhalts des Ligamentum* latum uteri; enthält u. a. die Ureteren, zahlreiche Lymph- u. Blutgefäße mit Venengeflechten sowie glatte Muskulatur.

Para|metro|pathia spastica *f*: Pelvipathia* vegetativa.

Para|neo|plasie *f*: paraneoplastisches Syndrom*.

Para|trachom (gr. τραχύς rau, uneben) *n*: (engl.) *paratrachoma, inclusion conjunctivitis*; Sammelbez. für die Schwimmbadkonjunktivitis der Erwachsenen u. Einschlusskonjunktivitis* der Neugeborenen, bei denen sich in den Epithelien die gleichen Einschlüsse wie beim Trachom finden.

Para|urethral|drüsen: s. Skene-Gänge.

para|vaginal repair (engl. paravaginal neben der Scheide; repair Wiederherstellung): s. Descensus uteri et vaginae.

Para|zervikal|blockade *f*: (engl.) *paracervical block (Abk. PCB)*; Form der peripheren Leitungsanästhesie* mit Blockade des Plexus hypogastricus inferior; **Prinzip:** transvaginale Injektion von Lokalanästhetikum in das parazervikale Gewebe (s. Abb.); **Ind.:** 1. intrauteriner Eingriff ohne Narkose, z. B. Hysteroskopie*, Endometriumbiopsie, Einlage eines Intrauterinpessars*; 2. (früher) Schmerzminderung während der Eröffnungsperiode der Geburt*; wegen fetaler Gefährdung (u. U. letale Bradykardie u. Azidose durch akzidentelle Injektion in Gefäße des uterinen Kreislaufs) ersetzt durch Pudendusanästhesie* od. Periduralanästhesie*; **Kompl.:** allerg. u. tox. Reaktionen durch system. Wirkung des Lokalanästhetikums.

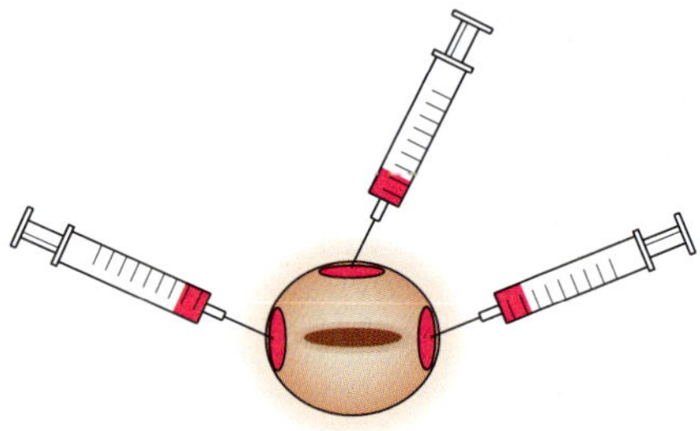

Parazervikalblockade: transvaginale Injektion von Lokalanästhetikum unter die Scheidenhaut [54]

Para|zystitis *f*: (engl.) *paracystitis*; Entz. des die Harnblase umgebenden Gewebes; vgl. Zystitis.

Par|en|chym|em|bolie *f*: (engl.) *parenchymal embolism*; durch körpereigene Zellen verursachte Embolie (meist Lungenembolie), z. B. durch Megakaryozyten des Knochenmarks, Leberzellen nach Leberquetschung, Plazentazellen (v. a. Synzytium) nach Geburt u. durch Tumorzellen.

Parität (lat. paritas, paritatis Gleichheit): Bez. zur Beschreibung der individuellen Geburtenbiographie (einschließl. Schwangerschaften) einer Frau; Beispiel: Bez. II. Gravida, I. Para für eine Frau, die zum zweiten Mail schwanger ist u. bereits einmal geboren hat.

Par|oo|phoron *n*: platt-rundl., bräunl. Körper, im kindl. Alter neben der Extremitas tubaria des Ovariums innerh. der Plica lata, kaudal von der Ansatzstelle des Mesovariums; Reste des kaudalen Abschnitts der Urniere (persistierende Urnierenkanälchen), enthält Kanälchen u. Glomerula; kaudaler Anteil des Parovariums*.

Par|orexie (gr. ὄρεξις Verlangen) *f*: (engl.) *parorexia*; ungewöhnl. Essgelüste bei Schwangeren.

Par|ovarial|zysten (lat. ovarium Eierstock) *fpl*: (engl.) *parovarian cysts*; dysontogenet. Zysten (Retentionszysten*), die vom Parovarium*, u. U. auch von heterotopem Ovarialgewebe ausgehen u. immer innerh. des Ligamentum* latum uteri liegen;

wachsen teilweise gestielt (Stieldrehung); pathognomon. sind die sich überkreuzenden Gefäße von Zyste u. Mesosalpinx. Vgl. Ovarialzysten.

Par|ovarium *n*: (engl.) *parovarium*; sog. Nebeneierstock; Rest des kranialen Wolff*-Gangs bei der Frau, unterh. der Tube zw. den beiden Blättern der Mesosalpinx* lokalisiert; sein kranialer Anteil wird auch als Epoophoron* (beim Mann dem Nebenhoden entsprechend) u. sein kaudaler Anteil als Paroophoron* (beim Mann der Paradidymis entsprechend) bezeichnet.

Parrot-Furchen (Joseph M. P., Päd., Paris, 1839–1883): s. Syphilis connata.

Parrot-Pseudo|paralyse (Joseph M. P., Päd., Paris, 1839–1883; gr. παραλύειν Lähmung der Glieder an einer Seite des Körpers) *f*: s. Osteochondritis, syphilitische.

Partial|mole (lat. mola verunstalteter Embryo) *f*: s. Blasenmole.

Partial|pro|laps *m*: s. Prolapsus uteri et vaginae.

Parto|gramm *n*: (engl.) *partogram*; graph. Darstellung des Geburtsverlaufs (s. Geburt) z. B. anhand der Wehenmessdaten, des Höhenstands des vorangehenden Teils u. der Weite des Muttermunds.

Partus (lat.) *m*: (engl.) *partus*; Geburt*, Entbindung; vgl. post partum; sub partu.

Partus prae|cipitatus *m*: s. Geburt, überstürzte.

Partus prae|maturus *m*: s. Frühgeburt.

-pathie: auch -pathia; Wortteil mit der Bedeutung Schmerz, Krankheit; von gr. πάθος.

Patho-: auch Path-; Wortteil mit der Bedeutung Schmerz, Krankheit; von gr. πάθος.

PCO-Syn|drom *n*: Abk. für (engl.) ***p**oly**c**ystic **o**vary*; s. Ovarialsyndrom, polyzystisches.

PDA: **1.** (kardiol.) Abk. für **p**ersistierender **D**uctus **a**rteriosus; **2.** (anästh.) Abk. für **P**eri**d**ural**a**nästhesie*.

PE: Abk. für **P**robe**e**xzision*.

Pearl-In|dex (Raymond P., Biol., Genet., Baltimore, 1879–1940; lat. index Anzeiger) *m*: (engl.) *Pearl's index*; Abk. PI; Beurteilungsmaß für die Zuverlässigkeit der Kontrazeption* (s. Tab.); Anzahl der ungewollten Schwangerschaften auf 1200 Anwendungsmonate (≙100 Frauenjahre; entspricht der Anw. einer Meth. über 1 Jahr von 100 Frauen) (s. Abb. 1); modifizierter PI (Abk. mPI; s. Abb. 2) auf Basis von 13 (statt 12) Menstruationzyklen pro Jahr (genauere Angabe bei Eumenorrhö od. Einnahme hormonaler Kontrazeptiva).

$$PI = \frac{\text{Zahl der Schwangerschaften} \times 12 \times 100}{\text{Anzahl der Zyklen}}$$

Pearl-Index Abb. 1: Berechnung

$$mPI = \frac{\text{Zahl der Schwangerschaften} \times 13 \times 100}{\text{Anzahl der Zyklen}}$$

Pearl-Index Abb. 2: Berechnung des modifizierten Pearl-Index (Abk. mPI)

Pearl-Index
Zuverlässigkeit unterschiedlicher Kontrazeptionsverfahren

Methode	Pearl-Index		
natürliche Kontrazeptionsmethoden			
Coitus interruptus	10	-	38
Kalendermethode	14	-	40
Temperaturmethode	0,5	-	3
symptothermale Methode	0,7	-	2
Billings-Ovulationsmethode	15,5	-	32
mechanische Kontrazeptiva			
Präservativ (für Männer oder Frauen)	0,4	-	2 (–12)
Scheidendiaphragma mit Spermizid	1,3	-	4
Portiokappe mit Spermizid	2	-	4
Intrauterinpessar	0,5	-	2,7
chemische Kontrazeptiva			
Spermizide	5	-	29
hormonale Kontrazeptiva			
Einphasenpille	0,2	-	0,5
Mikropille	0,2	-	0,5
Zweistufenpille	0,2	-	0,5
Dreistufenpille	0,2	-	0,5
Minipille	0,8	-	1,5
Hormonpflaster	0,7	-	0,88
Vaginalring	ca. 0,65		
Gestagendepotinjektion	ca. 0,5		
Gestagenimplantat	ca. 0,3		
gestagenhaltiges Intrauterinpessar	ca. 0,1		
Sterilisation	0,004	-	0,06

Peau d'orange (franz.): Orangenschalenhaut*.

Pedikulose *f*: (engl.) *pediculosis*; Befall der Haut durch Läuse*; **Formen: 1. Pediculosis pubis** (syn. Phthiriasis): Filzlausbefall bes. im Genitoanalbereich; **2. Pediculosis corporis:** Kleiderlausbefall mit Aussparen der Kopf- u. Genitalregion; **3. Pediculosis capitis:** Kopflausbefall bes. am Hinterkopf u. hinter den Ohren; **Sympt.:** starker Juckreiz, gerötete bis tiefblaue (Taches bleues) Einstichstellen, oft ekzematisierte u. superinfizierte Kratzspuren; **Diagn.:** makroskopischer Nachw. der Nissen u. Läuse; **Ther.:** Aufsprühen od. Auftragen u. nachfolgend Auswaschen von Dimeticon 100 % (Silikonöl), einer Komb. aus Allethrin u. Piperonylbutoxid, Permethrin od. Pyrethrumextrakt; Einwirkungszeit variiert nach Wirkstoff; Nissen mit feinem Kamm nach Einweichen der

Haare mit Essigwasser entfernen; bei Pediculosis pubis Entsorgen od. heißes Reinigen der befallenen Kleidung; Untersuchung u. ggf. Behandlung von Kontaktpersonen; Kontrolluntersuchung nach ca. 1 Woche.

Pelv-: auch Pelvi-, Pelvio-; Wortteil mit der Bedeutung Becken; von lat. pelvis

Pelv|ek|tomie *f*: (engl.) *pelvectomy*; totale Exenteration* des Beckens bei malignem Tumor der Beckenorgane.

Pelveo|peri|tonitis (gr. περιτόναιον das Herumgespannte, Bauchfell) *f*: (engl.) *pelviperitonitis*; auch Pelviperitonitis, Beckenbauchfellentzündung; auf das kleine Becken beschränkte Peritonitis* (z. B. bei akuter Salpingitis*).

pelvic inflammatory disease (engl. entzündliche Beckenerkrankung): Abk. PID; Sammelbez. für Entz. der Organe u. Gewebe des oberen weiblichen Genitaltrakts; umfasst Endometritis*, Parametritis*, Adnexitis* (Salpingitis*, Oophoritis*) u. Pelveoperitonitis*.

Pelvi|pathia vegetativa: (engl.) *pelvipathia vegetativa, pelvic congestion*; Parametropathia spastica, Plexalgia hypogastrica, Beckenneuralgie; chron. fokales Schmerzsyndrom im kleinen Becken bei der Frau; **Urs.:** vermutl. Komb. psychovegetativer u. somatischer Faktoren, z. B. entzündl. Prozesse (z. B. Zervizitis*) od. venöse Insuffizienz im Bereich des kleinen Beckens (Varicosis pelvis); **Klin.:** chronische Unterbauchschmerzen, oft einhergehend mit Dyspareunie*, Dysmenorrhö*, Rückenschmerzen, spast. Obstipation, Blasenentleerungsstörungen, evtl. auch Vulvodynie; **Diagn.:** Ultraschalldiagnostik: häufig Gefäßerweiterungen nachweisbar; **Ther.:** Embolisation od. Ligatur der erweiterten venösen Gefäße, Gestagene, Danazol, GnRH-Analoga, hormonale Kontrazeptiva; positiver Einfluss einer Hysterektomie beschrieben; **DD:** Adhäsionen, chron. Adnexitis, Endometriose*, Tumoren od. chron.-entzündl. Darmerkrankungen.

Pelvis angusta *f*: enges Becken*; s. Beckenanomalie.

Pelvi|skopie *f*: (engl.) *pelviscopy*; Laparoskopie* in Beckenhochlagerung zur Inspektion des Beckenraums u. Durchführung kleiner op. Eingriffe; **Ind.: 1. diagn.** v. a. bei Erkr. von Beckenorganen (insbes. des weibl. inneren Genitales) mit der Möglichkeit zur Biopsie*; **2. therap.** z. B. zur Lösung von Verwachsungen, Fimbriolyse*, Salpingostomatoplastik (s. Tubenchirurgie), Entfernung u. Elektrokoagulation* von Endometrioseherden, zur op. Behandlung bei Extrauteringravidität* (insbes. Tubargravidität*) u. von Ovarialzysten*; größere Op. mit Zusatzeinstichen zur subtotalen u. totalen Hysterektomie, zur pelvinen od. paraaortalen Lymphadenektomie od. zur pelviskopisch bzw. laparoskopisch assistierten vaginalen Hysterektomie. Vgl. Bag-Technik.

Pelvis nana *f*: Zwergbecken; s. Beckenanomalie.

Pelvis plana *f*: plattes Becken; s. Beckenanomalie.

Pemphigoid gestationis *n*: (engl.) *pemphigoid gestationis*; syn. Herpes gestationis; seltene Schwangerschaftsdermatose*, die meist in der 2. Schwangerschaftshälfte, seltener post partum u. bei Einnahme hormonaler Kontrazeptiva auftritt; **Path.:** Autoimmunkrankheit mit Bildung von Antikörpern (Ablagerung von Immunkomplexen) gegen ein in der Lamina lucida der Basalmembranzone u. im Amnionepithel vorhandenes Antigen (bullöses Pemphigoid-Antigen 2; Abk. BP-Antigen 2); **Klin.:** v. a. periumbilikal, im Bereich von Striae distensae u. an Extremitäten lokalisierte, stark juckende, teils erythematöse, teils urtikarielle Läsionen, die generalisieren u. in herpesartige Bläschen u. Blasen übergehen können; bei erneuter Schwangerschaft ausgeprägtere perinatale Rezidive; **Ther.:** Glukokortikoide, Austrocknen mit Farbstoffen.

Pemphigus neo|natorum *m*: s. Impetigo contagiosa.

Pemphigus syphiliticus *m*: s. Syphilis.

Pendel|bestrahlung: s. Bewegungsbestrahlung.

Penetranz (lat. penetrare durchdringen) *f*: (engl.) *penetrance*; Manifestationshäufigkeit od. -wahrscheinlichkeit eines Allels od. einer Mutation*, d. h. der Anteil der Merkmalsträger bezogen auf die Gesamtanzahl der Genträger, die nach ihrer genet. Konstitution das betreffende Merkmal zeigen könnten; unvollständige od. fehlende P., ausgelöst durch Umwelteinflüsse od. Interaktion mit anderen Genen, bei genet. Krankheiten* mit dominantem Erbgang* sehr häufig. Vgl. Expressivität.

Penetration *f*: (engl.) *penetration*; Eindringen; **1.** (pathol.) eines Krankheitsprozesses (z. B. Tumor od. Ulkus) in das angrenzende Gewebe od. in Nachbarorgane; **2.** (mikrobiol.) von Mikroorganismen in einen Organismus bzw. dessen Zellen (vgl. Infektion); **3.** (sexualmed./rechtsmed.) des Penis beim Koitus* bzw. Analverkehr*; **4.** (pharmaz.) Eindringen u. Anreicherung eines Stoffes in Membranen, Lipoidfilmen od. Organen (vgl. Permeation).

Penetrations|test *m*: (engl.) *penetration test*; syn. Spermieninvasionstest; diagn. Test zur Abklärung einer Sterilität*; **Formen: 1.** Sims*-Huhner-Test (in vivo); **2.** SCMC*-Test (in vitro).

-penie: auch -penia; Wortteil mit der Bedeutung Mangel, Not; von gr. πενία.

Penis|kurvatur (lat. curvare krümmen, biegen) *f*: (engl.) *penile curvature*; auch Penisdeviation; Abknickung des erigierten Penis; **Urs.: 1.** kongenital mit Krümmung nach ventral od. lateral (vgl. Epispadie; Hypospadie); **2.** erworben bei Induratio penis plastica (Abk. IPP), meist nach dorsal; posttraumatisch nach Penisruptur; **Sympt.:** erschwerte bzw. unmögliche Kohabitation; **Ther.:** op. Penisbegradigung, z. B. Nesbit-Operation, Plikationsverfahren (Verkürzung der einen Seite durch Raffnähte) od. Plaquechirurgie bei IPP (Exzision od. Inzision der Plaque u. Deckung des Defekts mit körpereigenem od. allogenem Material, z. B. Vene, Kollagen-Flies).

Penis|schaft|rotation (lat. rotatio Drehen) *f*: (engl.) *rotation of shaft of the penis*; syn. Penistorsion; Penisfehlbildung mit Verdrehung des Penis um seine

Längsachse, so dass Frenulum preputii seitlich od. oben liegt; meist in Komb. mit anderen Genitalfehlbildungen, z. B. Hypospadie*, Epispadie*; Harnstrahl normal, Erektion unbehindert.

Per-: Wortteil mit der Bedeutung ringsum, umher, durch, hindurch, Zer-, Hin-, Ver-, völlig, sehr; von lat. per.

Pereira-Naht: (engl.) *Pereira's suture*; Kompressionsnaht bei Uterusatonie*; **Prinzip:** s. Abb.; **1.** Anlage zweier longitutinaler, durchgreifender Nähte; **2.** Anlage mehrerer Transversalnähte durch die Parameterien (den Uterus umschlingend u. damit auch die laterale Gefäßversorgung komprimierend).

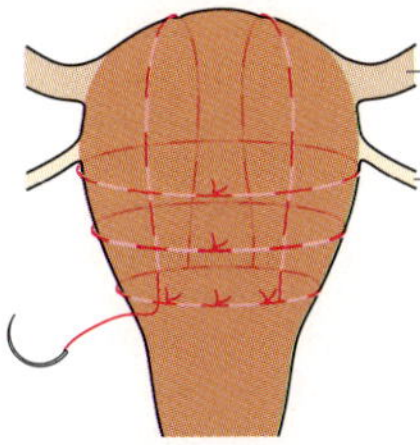

Pereira-Naht: Uteruskompressionsnaht mit mehreren transversalen u. 2 longitudinalen Nähten

Per|foration *f*: (engl.) *perforation*; Durchbruch, Durchbohren; Eröffnung einer geschlossenen Körperhöhle od. Struktur, meist eines Hohlorgans; **1.** spontan inf. nekrot.-entzündl. Gewebeschädigung (z. B. Magenperforation, Trommelfellperforation); **2.** traumat. bedingt (auch iatrogen, z. B. P. des Uterus bei Kürettage*, des Ösophagus bei Ösophagoskopie). Vgl. Penetration.

Peri-: Wortteil mit der Bedeutung um ... herum, in der Umgebung von, überschreitend, übermäßig, über-; von gr. περί.

Peri|dural|an|ästhesie (lat. durus hart; gr. ἀναισθησία Unempfindlichkeit) *f*: (engl.) *peridural anesthesia*; Abk. PDA; syn. Epiduralanästhesie (Abk. EDA); Form der zentralen Leitungsanästhesie* mit

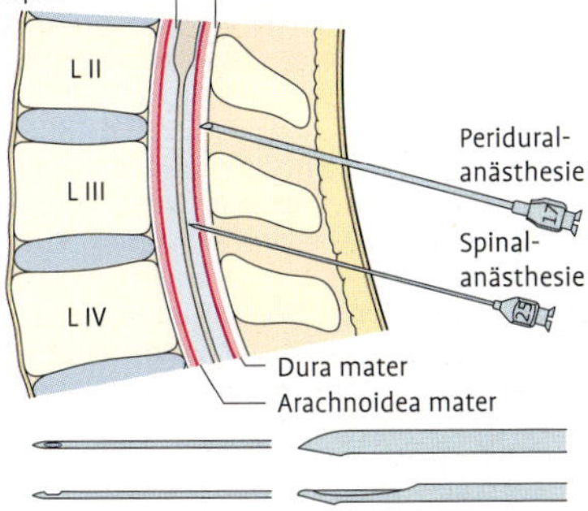

Periduralanästhesie: Darstellung der lumbalen Punktion bei Periduralanästhesie (epidural) u. Spinalanästhesie (subarachnoidal) sowie der Punktionskanülen (Periduralnadel: Tuohy-Kanüle, 17 G; Spinalnadel: Sprotte-Kanüle, 25 G)

Injektion von Lokalanästhetikum in den spinalen Epiduralraum nach Punktion meist im lumbalen od. thorakalen, bei Kindern häufig im sakralen (Kaudalanästhesie*) Bereich; **Wirkung:** temporäre segmentale Blockade an den Wurzeln der Spinalnerven je nach Konz. der Lokalanästhetika-Lösung: sympath. (Sympathikolyse; vgl. Sympathikusblockade), bei höherer Konz. zusätzlich sensor. u. bei noch höherer auch motorisch; **Formen: 1.** (meist) P. über Katheter (Abk. PDK für Periduralkatheter): gute Steuerbarkeit durch repetitive od. kontinuierl. Applikation des Lokalanästhetikums; auch kombiniert mit Spinalanästhesie* (CSE; s. Leitungsanästhesie) od. Narkose (s. Kombinationsanästhesie); **2.** (selten) Single-shot-Verf.; Vergleich zwischen P. u. Spinalanästhesie: s. Tab. u. Abb.; **Prinzip:** Punktionshöhe entspr. dem zu anästhesierenden Bereich; (nach Infiltrationsanästhesie*) Punktion durch spez. Punktionskanüle (häufig Tuohy*-Kanüle) mit aufgesetzter u.

Periduralanästhesie
Vergleich mit Spinalanästhesie

Kriterium	Periduralanästhesie	Spinalanästhesie
Punktionsstelle	lumbal, sakral, thorakal, zervikal	lumbal
Punktionstechnik	schwierig	einfach
Injektionsort	Epiduralraum	Subarachnoidalraum
Lokalanästhetikamenge	groß	gering
Wirkungseintritt	langsam	rasch
Wirkungsdauer	lang	weniger lang
postpunktionelle Kopfschmerzen	keine	bei ca. 0,2–24 %

P

mit physiol. Kochsalzlösung gefüllter Spritze bis zu plötzl. Widerstandsverlust (Abk. LOR für engl. loss of resistance) als Hinweis auf epidurale Lok. der Katheterspitze bzw. Ansaugen eines hängenden Tropfens; Injektion einer Testdosis des Lokalanästhetikums mit Abwarten der Wirkung (bei intravasaler bzw. subarachnoidaler Katheterfehllage Tachykardie bzw. Spinalanästhesie) erhöht die Sicherheit vor (epiduraler) Applikation der Hauptdosis. **Ind.:** **1.** Op. (v. a. am Rumpf u. an den unteren Extremitäten) bzw. Entbindung; **2.** zur Schmerztherapie als Epiduralanalgesie (epidurale Applikation über PDK meist von Lokalanästhetikum mit langer Wirkungsdauer in Komb. mit Opioid-Analgetikum); ggf. patientengesteuert (PCEA; s. PCA); **Kontraind.** u. **Kompl.:** s. Spinalanästhesie; postpunktionelle Kopfschmerzen nur bei akzidenteller Duraperforation. Vgl. PONV.

Peri|hepatitis acuta gonor|rhoica *f*: (engl.) *Perihepatitis acuta gonorrhoica*; seltene gonorrhoische akute Perihepatitis; **Vork.:** fast ausschließl. bei Frauen; direkt fortgeleitet bei Adnexitis* durch Neisseria* gonorrhoeae od. metastatisch bei Gonokokkensepsis*; **Klin.:** s. Fitz-Hugh-Curtis-Syndrom.

Peri|meno|pause (gr. μήν, μηνός Monat): (engl.) *perimenopause*; Zeitraum von ca. 2 bis max. 4 Jahren, der mit Einsetzen endokrin., biol. u. klinischer Zeichen einer nahenden Menopause beginnt u. ca. 1–2 Jahre nach der Menopause endet; vgl. Klimakterium (Abb. 2 dort).

Peri|metrium *n*: (engl.) *perimetrium*; der Bauchfellüberzug der Gebärmutter; vgl. Uterus; Douglas-Raum.

Peri|natal|in|fektion *f*: (engl.) *perinatal infection*; Infektion des Kindes während der Perinatalperiode*; **1.** i. e. S. Allgemeininfektion; Ätiol.: aszendierende Infektion aus mütterl. Geburtsweg vor od. unter der Geburt (z. B. bei vorzeitigem Blasensprung u. Geburtsdauer >12 Std.); nosokomial bei Frühgeborenen*; Err.: v. a. Streptococcus, Klebsiella, Listeria, Mycoplasma* u. Err. des TORCH*-Komplexes; Klin.: respirator. Adaptationsstörung, muskuläre Hypotonie, Trinkschwäche, blasse Hautfarbe, rasche Verschlechterung des AZ; Diagn.: Verdachtsdiagnose vor Auftreten erster Sympt. bei best. Risikokonstellation (vorzeitiger Blasensprung, mekoniumhaltiges Fruchtwasser, Tachykardie u. Dezelerationen*, Fieber der Mutter unter der Geburt); Bestätigung labordiagn. (z. B. Granulozytose, Erhöhung des CRP) u. durch Erregernachweis (Fruchtwasser, Blutkultur, Ohr- u. Rachenabstrich am Neugeborenen u. a.); Ther.: frühzeitig Antibiotika parenteral; vgl. Neugeborenensepsis; **2.** i. w. S. auch lokale Infektion, z. B. Nabelentzündung*, Einschlusskonjunktivitis*, Gonoblennorrhö*. Vgl. Pränatalinfektion; Amnioninfektionssyndrom.

Peri|natal|medizin *f*: (engl.) *perinatal medicine*; interdisziplinäre Fachrichtung der Medizin, die auf die Mutter u. insbes. das Kind (in zeitl. Hinsicht v. a. auf die Perinatalperiode*) bezogene Aspekte der Geburtshilfe, Neonatologie, Humangenetik, Anästhesiologie u. Kinderheilkunde umfasst.

Peri|natal|patho|logie *f*: (engl.) *perinatal pathology*; Teilgebiet der spez. Pathol., das die Lehre von den Krankheiten des ungeborenen Kindes, der Plazenta, der Eihäute, der Nabelschnur u. des Neugeborenen* (Neonatalpathologie) umfasst.

Peri|natal|peri|ode *f*: (engl.) *perinatal period*; i. e. S. Zeitraum zwischen Geburtsbeginn u. 7. Tag (einschließlich) nach der Geburt, i. w. S. zwischen 24. SSW (empirisch festgelegter Zeitpunkt wahr-

P

Perinatalzentrum
Aufnahmekriterien

Indikation	Level 1	Level 2
Frühgeborenes	fetales Gewicht <1250 g oder Gestationsalter <29 + 0 SSW	fetales Gewicht 1250–1499 g oder Gestationsalter 29 + 1 SSW bis 32 + 0 SSW
Mehrlinge	Drillinge <33 + 0 SSW, Mehrlinge >3	Zwillinge 29 + 1 SSW bis 33 + 0 SSW
mütterliche Erkrankung	Erkrankung mit fetaler Gefährdung, bei der eine unmittelbare Notfallversorgung des Neugeborenen erforderlich ist, z. B. Phenylketonurie, Hypo- oder Hyperthyreose, Zustand nach Transplantation, HIV-Erkrankung	schwere hypertensive Schwangerschaftserkrankung, insulinpflichtiger Diabetes mellitus mit fetaler Gefährdung
fetale Erkrankung	angeborene Fehlbildung, bei der eine unmittelbare Notfallversorgung des Neugeborenen erforderlich ist, z. B. bestimmte angeborene Herzfehler, Zwerchfellhernie, Meningomyelozele, Gastroschisis	intrauterine Wachstumsretardierung <3. Perzentil infolge hypertensiver Schwangerschaftserkrankung

SSW: Abk. für Schwangerschaftswoche

scheinlicher extrauteriner Lebensfähigkeit) u. 7. Lebenstag.

Peri|natal|zentrum *n*: (engl.) *perinatal center*; med. Abteilung für die Betreuung von Frauen mit Risikoschwangerschaft* bzw. Risikogeburt* u. von Frühgeborenen* durch spezialisiertes Personal von Frauen- u. Kinderklinik; **Einteilung:** (nach Gemeinsamem Bundesausschuss; Aufnahmekriterien: s. Tab.) **1.** Level 1: Versorgung von Neugeborenen mit höchstem Risiko (z. B. Mehrlingsschwangerschaft ab Drillinge) u. Frühgeborene <1250 g; **2.** Level 2: flächendeckende intermediäre Versorgung von Früh- u. Neugeborenen mit hohem Risiko (z. B. Zwillingsschwangerschaft, hypertensive Schwangerschaftserkrankung).

Peri|neo|plastik *f*: (engl.) *perineoplasty*; syn. Perineorrhaphie; op. Rekonstruktion des Perineums; **Ind.:** ausgedehnter od. schlecht heilender Dammriss*.

Perineum (gr. περίνεος Raum zwischen After u. Genitalien) *n*: (engl.) *perineum*; Damm; i. e. S. identisch mit dem Corpus perineale, i. w. S. umfasst es alle Strukturen des Beckenbodens von der Haut bis zur Fascia inf. diaphragmatis pelvis, welche die Unterfläche des M. levator ani überzieht.

Peri|ode (gr. περίοδος Rundreise) *f*: **1.** (engl.) *period*; Umlauf, Kreislauf, Zeitabschnitt; **2.** (gyn.) Menstruation*.

Peri|oo|phoritis *f*: (engl.) *perioophoritis*; Entz. des Peritoneums um das Ovar herum, meist mit ausgedehnten Verwachsungen in der Bauchhöhle; **Vork.:** z. B. bei Adnexitis*.

peri|partal: (engl.) *peripartal*; um den Geburtstermin herum auftretend.

Peri|salpingitis *f*: (engl.) *perisalpingitis*; Entz. des Bauchfellüberzugs der Eileiter; **Vork.:** meist i. R. einer Salpingitis*; ggf. ausgedehnte Verwachsungen.

Peritoneal|gravidität *f*: s. Extrauteringravidität.

Peri|toneal|karzinose *f*: (engl.) *peritoneal carcinosis*; Ansiedlung zahlreicher Metastasen eines Karzinoms* im Peritoneum; **Vork.:** v. a. bei intraabdominalen Karzinomen, z. B. Ovarialkarzinom, Magenkarzinom.

Peri|toneum (gr. περιτόναιον das Herumgespannte, Bauchfell) *n*: Bauchfell; seröse Haut, die als P. parietale die Wand der Bauch- u. Beckenhöhle auskleidet u. als P. viscerale einen großen Teil der Bauch- u. Beckenorgane überzieht; den Übergang zwischen beiden Blättern bilden Peritonealduplikaturen (Gekröse, Mesenterium, Ligamenta).

Peri|tonitis *f*: (engl.) *peritonitis*; sog. Bauchfellentzündung; Entz. des Peritoneums*; **Path.: I.** Infektion (ca. 95 % der Fälle); meist bakt.; **1.** primäre P. (selten): v. a. durch hämatogene Streuung (sog. metastat. P., z. B. durch Pneumo- od. Streptokokken; vgl. Sepsis) od. aszendierend (Gonokokken über die Eileiter), auch als spontan-bakterielle Peritonitis; **2.** (meist) sekundäre P.; **a)** endogene Kontamination (vgl. Bakterienflora): v. a. durch Perforation* eines Hohlorgans, bakt. Translokation* od. lymphogen (s. Durchwanderungsperitonitis), auch nosokomial (u. a. als postoperative Kompl. z. B. bei Anastomoseninsuffizienz); tertiäre P.: klin. Bez. für P. nach op. Fokussanierung bei Immunsuppression; **b)** exogene Kontamination (z. B. Dialysat, Messerstichverletzung); **II.** nichtinfektiös: **1.** chem.-tox.: lokale Einwirkung von sterilen, eine Entz. verursachenden Substanzen bzw. Noxen, z. B. Galle (gallige Peritonitis), Harn, Pankreassekret, Chylus, Zysteninhalt, Mekonium, Blutgerinnsel, bariumhaltige Röntgenkontrastmittel, Fremdkörper (z. B. Nahtmaterial) od. i. R. einer Urämie; **2.** strahlenbedingt (s. Strahlensyndrom); **Einteilung: I.** nach Ausdehnung: **1. lokale P.** (P. circumscripta) in der näheren Umgebung der Infektionsquelle, z. B. als Pelveoperitonitis* bei Salpingitis od. epigastr. P. nach freier Ulkusperforation, bei akuter Pankreatitis od. als Kompl. von intraabdominalen Abszessen; **2. diffuse P.** (P. diffusa, generalisierte P.) mit rascher Ausbreitung in der gesamten Bauchhöhle; chron.-exsudative P. evtl. mit zuckergussähnl. Auf- bzw. Einlagerungen von Amyloid in versch. intraabdominalen Organen i. R. einer Polyserositis (z. B. als sog. rheumat. P. nach Streptokokkeninfektion), durch Beteiligung des Peritoneums bei Darm-, Urogenital- od. retroperitonealer Lymphknotentuberkulose (P. tuberculosa, heute selten) u. als sog. Pneumokokkenperitonitis (meist bei Kindern mit nephrot. Syndrom); **II.** klinisch (veraltet): **1.** nach **Verlauf** in akute u. chron. P.; s. u. Klin.; **2.** in **Stadien:** u. a. **a)** nach Teichmann: Stadium I: P. ohne Organausfall; Stadium II: Funktionseinschränkung von Organen bzw. Insuffizienz eines Organsystems; Stadium III: manifeste Insuffizienz von 2 od. mehr Organen (z. B. respirator., hämodynam. u. Niereninsuffizienz); **b)** nach Hinchey i. R. der Klassifikation der Divertikulitis (Kompl.): Stadium I: mesokolischer od. perikolischer Abszess; Stadium II: abgekapselter Unterbauchabszess (retroperitoneal, pelvin) i. S. einer gedeckten Perforation; Stadium III: freie eitrige P.; Stadium IV: freie kotige P.; **3.** Graduierung durch **Scoring-Systeme:** APACHE II, MPI, PSS, SOFA-Score u. a.; **III.** pathol.-anat.: seröse, fibrinöse, hämorrhag., purulente (eitrige), putride (jauchige) u. sterkorale (kotige) P.; **Klin.: 1.** (meist) akute P.: Akutes* Abdomen mit heftigen bewegungsabhängigen Bauchschmerzen (Leitsymptom), dabei zunächst eingezogenes, später aufgetriebenes Abdomen mit Obstipation u. Meteorismus, Übelkeit, Erbrechen inf. gastrointestinaler Motilitätsstörung (bis paralytischer Ileus), bei zwerchfellnaher Entz. Singultus; Exsikkose durch Flüssigkeitsverlust in die Bauchhöhle mit art. Hypotonie (hypovolämischer Schock), Tachykardie, Facies abdominalis, ggf. Fieber u. septischem Schock* (v. a. bei Infektion durch gramnegative u. anaerobe Bakt. mit starker Endotoxinbildung); Kompl.: abdominales Kompartmentsyndrom mit Multiorganversagen; **2.** chron. P.: häufig als Kompl. bei Peritonealdialyse od. als P. tuberculosa (s. Tuberkulose); **Di-**

agn.: 1. palpator. lokaler od. generalisierter abdominaler Druckschmerz, Abwehrspannung*, auskultator. klingendes od. fehlendes Darmgeräusch, labordiagn. (bes. Laktat); vgl. Ileus; ggf. Messung des intraabdominalen Drucks (Abk. IAP für engl. intraabdominal pressure); **2.** apparativ: Ultraschalldiagnostik (freie Luft od. Flüssigkeit), röntg. Abdomenleeraufnahme (freie Luft inf. Perforation, Flüssigkeitsspiegel im Darmlumen bei Ileus), Röntgen-Thorax-Aufnahme (Pleuraerguss, Pneumonie), CT (nekrotisierende Pankreatitis, Abszess), selten Angiographie (Mesenterialinfarkt); **3.** Peritoneallavage (nach Bauchtrauma); **4.** ggf. Laparoskopie* bzw. Laparotomie; **Ther.:** **1.** primär chir.: op. Beseitigung der Urs. (Herdsanierung, Fokussanierung); möglichst einzeitige extensive intraoperative Massenlavage (20–30 l) mit peritonealer Spülung u. Drainage, Dekompression (nach ausreichender Volumensubstitution), ggf. Relaparotomie (cave: Mortalitätserhöhung) on-demand od. programmiert (Etappenlavage); **2.** zusätzl. konservativ (intensivmed.): frühzeitig Antibiotika (initial kalkuliert, dann gezielt), Stressulkusprophylaxe, künstl. Ernährung unter Sicherung der Vitalfunktionen einschließl. Schock- u. Ileustherapie; nur im Ausnahmefall ausschließl. konservative Ther., z. B. mit Antibiotika u. symptomat. Maßnahmen bei Gonokokkenperitonitis; vgl. Sepsis; **Progn.:** Gesamtletalität 5–30 % in Abhängigkeit von Err., Ausbreitung u. Abwehrlage des Pat.; postoperative (frühe) Letalität ca. 55 %; häufige Spätfolgen: intraabdominale Adhäsionen bzw. Briden (cave: mechan. Ileus in der Folge); **DD:** u. a. Pseudoperitonitis diabetica.

Pero|melie *f*: s. Dysmelie.

Per|tubation *f*: (engl.) *pertubation*; Feststellung der Durchgängigkeit der Eileiter; **Formen: 1. Hydropertubation:** Durchspülung der Eileiter mit Flüssigkeit; Ind.: postoperativ zur Aufrechterhaltung einer wiederhergestellten Eileiterdurchgängigkeit; **2. Chromopertubation:** aszendierende Füllung der Eileiter mit Farblösung (z. B. Indigokarmin); Ind.: Prüfung der Tubendurchgängigkeit i. R. einer Pelviskopie*.

Per|zentil (italienisch per auf, von, Pro-; lat. centum hundert) *n*: **1.** (engl.) *percentile*; (klin.) durchschnittliche Messwerte einer best. Größe abhängig von anderen Faktoren; z. B. durchschnittl. Körperlänge*, Körpergewicht* od. Body*-mass-Index (Abb. 2 dort) in Abhängigkeit vom Lebensalter; dabei besagt z. B. die 75. Längenperzentile, dass von 100 Menschen eines bestimmten Alters 75 unter u. 25 über der genannten Größe liegen; in der Geburtshilfe klin. relevant: Normkurven des fetalen Wachstumsverlauf (Scheitel-Steiß-Länge, biparietaler Durchmesser u. abdominaler Transversaldurchmesser; s. Fetometrie) u. Körpergewicht des Neugeborenen (Abb. dort); **2.** (statist.) Hundertstelwert; Parameter, der eine nach der Größe geordnete Reihe von Beobachtungs- od. Messwerten in 100 gleichgroße Teile teilt; vgl. Quantil.

PESA: Abk. für **p**erkutane **e**pididymale **S**permien**a**spiration für ICSI*.

Pes equino|varus (lat. pes Fuß) *m*: (engl.) *pes equinovarus*; sog. Klumpfuß, veraltet Pes varus; komplexe Fußdeformität* (Abb. dort) mit Spitzfußstellung u. Vorfußadduktion; **Formen: 1. angeb.** (P. e. congenitus): Spitzfußstellung des Gesamtfußes, Varus-(Supinations-)Stellung des Rückfußes u. Supinationsadduktionsstellung des Vorfußes (vgl. Pes adductus) u. Hohlfuß, da der Vorfuß stärker als der Rückfuß plantarflektiert ist; röntg. Verlauf der Längsachsen des Talus u. Kalkaneus annähernd parallel (normal: Winkel von ca. 40°) sowohl in der a.-p. als auch in der seitl. Ebene; Urs.: meist genet., gehäuft bei Chromosomenaberration u. Fehlbildungssyndromen (z. B. Dysplasia cranio-carpo-tarsalis, Kampomelie* u. TAR*-Syndrom), multifaktorielle Vererbung mit Androtropie (m : w = 2 : 1); symptomat. durch Amnionschäden od. Oligohydramnion* (Raumbeengung; z. B. Potter*-Sequenz) bedingt; vermutet wird aufgrund der Ähnlichkeit mit dem embryonalen Fuß in der 5.–12. SSW ein Stehenbleiben auf früher embryonaler Entwicklungsstufe od. neurogene Störung mit Entwicklungsstörung der Muskulatur mit Muskelfasertypdysbalance u. Typ-I-Prädominanz (sog. Klumpfußwade); **2. erworben:** neurogen (Myelodysplasie des Rückenmarks), paralyt. (Poliomyelitis, periphere Nervenlähmung), spast., posttraumat., postinfektiös; **Diagn.:** pränatal durch Ultraschalldiagnostik im 2. Trimenon; **Ther.:** ggf. unmittelbar postnatal beginnend etappenweise Redressement od. Reposition mit Redressionsgips (Imhäuser, Ponseti); häufig op. perkutane od. offene Achillessehnenverlängerung u. Kapsulotomie im oberen u. unteren Sprunggelenk zur Talusreposition; später ggf. Tibialis-anterior-Plastik, Kuboidkeilosteotomie, subtalare od. Tripleosteotomie.

Pessar (gr. πεσσός ovales Steinchen, Stöpsel) *n*: (engl.) *pessary*; Ring od. Schale aus Hartgummi od. Kunststoff zur Pessarbehandlung*; vgl. Intrauterinpessar.

Pessar|behandlung: (engl.) *pessary treatment*; Anw. eines Pessars*; i. w. S. auch Kontrazeption durch Portiokappe* od. Scheidendiaphragma*; **Ind.:** **1.** symptomat. Behandlung von Lageanomalie des inneren Genitales (Prolapsus* uteri et vaginae, Scheidenstumpfprolaps) durch Einlegen von ring-, schalen- od. würfelförmigen Gummi- od. Kunststoffkörpern (s. Abb.) in die Vagina; bei Harninkontinenz* Verw. spez. Urethrapessare zur Reposition der Blasenhalsregion; **2.** Ther. der Zervixinsuffizienz* mit Cerclagepessar, z. B. Arabin*-Pessar; klin. Bedeutung u. Effizienz umstritten.

Petrussa-In|dex (lat. index Anzeiger) *m*: (engl.) *Petrussa index*; Index zur einfachen Abschätzung des Gestationsalters eines Neugeborenen* (>30. SSW) durch Bewertung des äußeren Aspekts von Haut, Lanugo, Ohr, Mamille, Fußsohle u. Hoden bzw.

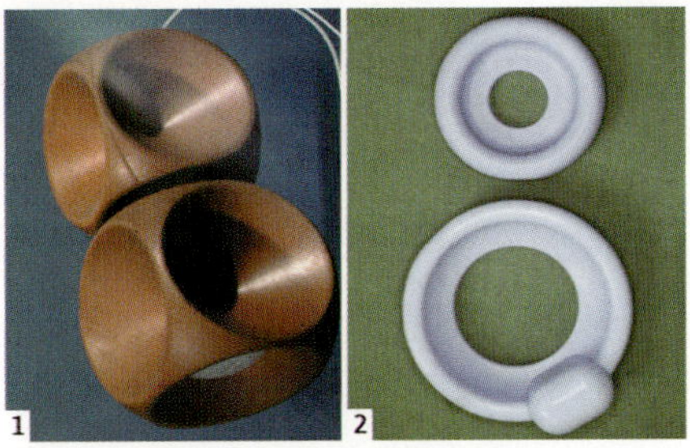

Pessarbehandlung: 1: Arabin-Würfelpessare zur Behandlung von Descensus u. Prolapsus uteri et vaginae; konkave Flächen saugen sich an der Scheidenwand fest u. stützen das Gewebe; 2: Arabin- u. Urethra-Schalenpessar zur Unterstützung des deszendierenden Blasenhalses u. der Zystozele zur Beeinflussung der Harninkontinenz [13]

Labium majus et minus pudendi; vgl. Reifezeichen des Neugeborenen.

Petting (engl. to pet streicheln) *n*: wechselseitige Reizung der Geschlechtsteile ohne Koitus* bis zum Orgasmus.

-pexie: Wortteil mit der Bedeutung das Befestigen; von gr. πῆξις.

Pfählungs|verletzung: (engl.) *impalement trauma*; tief penetrierende Stichverletzung durch Aufspießung, z. B. auf einen Pfahl, Deichsel (Roller) meist im Bereich des Genitales u. der Dammregion; häufig kombiniert mit Begleitverletzungen des Harntrakts (Harnröhrenabriss, Blasenruptur) bzw. des Rektosigmoids u. anderer Beckenorgane; hohe Komplikationsrate u. a. durch Infektion, Fistelbildung; **Ther.:** Resektion zerstörter Strukturen, ggf. Anlage eines Enterostomas, mehrzeitige Rekonstruktion.

Pfannenstiel-Quer|schnitt (Hermann J. P., Gyn., Breslau, 1862–1909): suprapubischer Querschnitt*.

PFC-Syn|drom *n*: Abk. für (engl.) ***p****ersistent* ***f****etal* ***c****irculation syndrome*; s. PPHN.

Pfeil|naht: (engl.) *sagittal suture*; Sutura sagittalis, Sagittalnaht; in der Mittellinie zwischen beiden Scheitelbeinen.

Pflaumen|bauch|syn|drom *n*: s. Prune-belly-Syndrom.

Pfropf|gestose (lat. gestatio das Tragen, Ausgetragenwerden) *f*: s. Schwangerschaftserkrankung, hypertensive.

PG: Abk. für **P**rostaglandine*.

PGF: Abk. für (engl.) ***p****lacental* ***g****rowth* ***f****actor*; s. PLGF.

Phäno|kopie *f*: (engl.) *phenocopy*; durch exogene, während der Schwangerschaft einwirkende Faktoren im Zusammenspiel mit den spez. Erbanlagen bewirkte Veränderung in der Merkmalsbildung (Phänogenese) eines Genotyps, die zur Nachbildung des Manifestationsmusters eines anderen Genotyps führt; die entstehenden phänotyp. Modifikationen sind nicht erblich, d. h. der Genotyp selbst bleibt unbeeinflusst. **Beispiel:** durch Rötelninfektion od. Strahlenexposition in der Frühschwangerschaft bedingte Katarakt als Ph. der rezessiven erbl. Katarakt, Warfarin-Embryopathie als Ph. genet. bedingter Chondrodysplasia*-punctata-Syndrome. Vgl. Pränatalerkrankung; Krankheiten, genetische.

Phäno|typ (gr. τύπος Gepräge, Bild) *m*: (engl.) *phenotype*; syn. Erscheinungsbild; Summe aller an einem Einzelwesen vorhandenen Merkmale (Phäne), sein äußeres Bild, seine äußere Erscheinungsform u. seine funkt. Eigenschaften; geprägt durch erbl. (idiopath.) Merkmale (Genotyp*) im Zusammenwirken mit nichterbl. (paratyp.) Merkmalen wie Umwelteinflüssen versch. Art; Beschreibung des Grades der phänotyp. Ausprägung durch Expressivität*.

Phako-: Wortteil mit der Bedeutung Linse; von gr. φακός.

Phase (gr. φάσις Erscheinung) *f*: (engl.) *phase*; Abschnitt, Reihe, Wandlung.

Phase, hyper|therme *f*: (engl.) *hyperthermic phase*; Phase der erhöhten Basaltemperatur*; entspricht der Corpus-luteum-Phase des Menstruationszyklus*; die Länge der h. Ph. ist wichtig für die Beurteilung der Fertilität.

Phase, prä|ovulatorische *f*: (engl.) *preovulatory phase*; Phase des Menstruationszyklus* (3–4 Tage vor Ovulation*) mit charakterist. Veränderungen des Zervixschleims*, die den Spermien die Durchwanderung des Zervikalkanals ermöglichen; vgl. Konzeptionsoptimum.

Phase, sensible *f*: (engl.) *sensitive phase*; Zeitraum während der Blasto- u. Embryogenese, selten auch der Fetogenese, in dem der Keim od. einzelne Organe od. Teile gegenüber exogenen Noxen (Teratogenen) sehr empfindlich sind; durch Eingriff in den Zellzyklus, Zellmembranschäden, Entkopplung von Reaktionsketten od. Enzym- u. Synthesehemmung kann die Normogenese in eine Teratogenese übergehen. Die s. Ph. besteht aus einem ansteigend empfindl. Bereich, einer max. Reaktionszeit u. einem Abschnitt nachlassender Reaktionen. Viele Organe besitzen mehrere s. Ph. in ihrer Entwicklung. Vgl. Embryopathie; Fetopathie; Fehlbildung.

Phenyl|keton|urie *f*: (engl.) *phenylketonuria*; Abk. PKU; syn. Fölling-Krankheit, Phenylbrenztraubensäure-Oligophrenie; autosomal-rezessiv erbl. Stoffwechselstörung (Genlocus 12q24.1 mit mehr als 400 Mutationen); **Häufigkeit:** in Deutschland 1:10 000; **Pathol.:** Mangel an Phenylalanin-4-Monooxygenase (syn. Phenylalaninhydroxylase) führt zu vermehrter Bildung von Phenylbrenztraubensäure u. a. Metaboliten (s. Abb.), die im Harn ausgeschieden werden (Geruch nach Mäusekot). **Klin.:** ohne Behandlung psychomotor. Retardierung mit Krampfneigung u. Mikrozephalie, Pigmentarmut (blonde Haare, blaue Skleren), Neigung zu Ekzemen; milde Varianten mit Restakti-

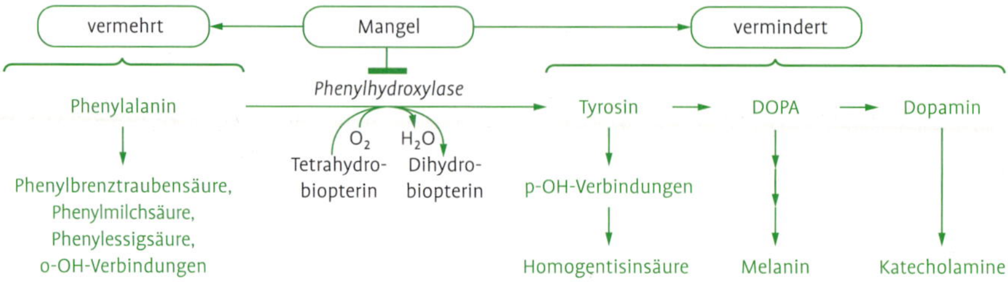

Phenylketonurie: Stoffwechselveränderungen bei unbehandelter Phenylketonurie [42]

vität des Enzyms kommen vor. **Diagn.:** Neugeborenen*-Screening am 3. Lebenstag mit Tandem-Massenspektrometrie; Erfassung von Heterozygoten u. Pränataldiagnostik* i. d. R. möglich; **Ther.:** phenylalaninarme Diät u. Aminosäurensubstitution mit Kontrolle der Phenylalaninkonzentration im Blut (<243 µmol/l bzw. <4 mg/dl) mind. in den ersten 10 Lj. (evtl. Lockerung der Diät nach 10. Lj.), Behandlung lebenslang; Frauen mit PKU müssen bes. im fertilen Alter die Diät einhalten mit einer präkonzeptionellen Einstellung der Phenylalaninkonzentration <243 µmol/l (<4 mg/dl), um eine Phenylalanin-Embryopathie (Dystrophie, Fehlbildungen, Mikrozephalie, Retardierung) zu verhindern. Vgl. Tetrahydrobiopterin-Mangel.

Phero|mone (lat. monere erinnern) *n pl*: (engl.) *pheromones*; Moleküle der chem. Biokommunikation zwischen Individuen einer Species, z. B. Sexuallockstoffe; **Vork.:** gesichert in tierischen Sekreten; auch Androstendion* im Achselschweiß des Menschen wird eine sexuelle Signalwirkung zugeschrieben.

-phil: auch -philie, -philia; Wortteil mit der Bedeutung **1.** lieben von gr. φιλεῖν; **2.** Freundschaft, Zuneigung von gr. φιλία.

Philadelphia-Chromo|som *n*: (engl.) *Philadelphia chromosome*; Abk. Ph¹; kleines akrozentr. Chromosom der G-Gruppe, das durch reziproke Translokation zwischen Chromosom 9 u. Chromosom 22 [t(9;22) (q34;q11)] entstanden ist; als Ergebnis entsteht ein Fusionsgen (BCR-ABL-Onkogen); die resultierenden BCR-ABL-Onkoproteine sind im Wesentlichen aktive Tyrosinkinasen (vgl. Tyrosinkinase-Rezeptor), die ihre leukämogene Wirkung durch Autophosphorylierung od. Phosphorylierung einzelner Signaltransduktionspfade entfalten; **Vork.:** **1.** CML (90–95 % der Pat., die übrigen haben variante od. komplexe Translokationen, weisen aber auch das BCR-ABL-Fusionsgen auf); im Lauf der klonalen Evolution Entw. zusätzl. Ph¹ od. anderer Chromosomenaberrationen (Trisomie 8 od. Isochromosom 17) als Zeichen einer ungünstigen Prognose möglich; vgl. Blastenkrise, terminale; **2.** ALL; Häufigkeit: im Kindesalter bei ca. 3 %, im Erwachsenenalter bei ca. 25 % der Patienten, mit zunehmendem Alter häufiger, korreliert mit ungünstiger Prognose; **Nachw.:** FISH-Analyse, RT-PCR od. Southern-Blotting-Methode.

Phimose (gr. φίμωσις Knebelung) *f*: (engl.) *phimosis*; Verengung der Penisvorhaut; **Vork.:** **1.** physiol.: bis zur Pupertät (sog. physiol. Vorhautenge) mit Verklebung zwischen Glans u. Preputium penis, die sich spätestens in der Pubertät vollständig löst (s. Abb.); **2.** pathol.: **a)** präpuberal bei Harnstrahlbehinderung (klin. Zeichen: Vorhautballonierung unter Miktion) od. entzündl. Kompl. (Balanitis); **b)** postpuberale Ph.; **Ätiol.:** angeb. (primäre Ph.) od. sekundär erworben, z. B. durch Entz. (Balanitis, Lichen* sclerosus), auch als sekundäre Narbenphimose bei Rezidiv nach unvollständiger Zirkumzision od. inf. von Einrissen durch verfrühte Retraktionsversuche im Kindesalter od. Geschlechtsverkehr; **Formen:** **1.** absolute Ph.: Vorhaut lässt sich bei erschlafftem Penis nicht über Glans zurückziehen; **2.** relative Ph.: Zurückziehen der Vorhaut schwierig u. bei Erektion unmöglich; **Kompl.:** Paraphimose, Balanoposthitis, Peniskarzinom (erhöhtes Risiko), Behinderung beim Geschlechtsverkehr; **Ther.:** Zirkumzision*.

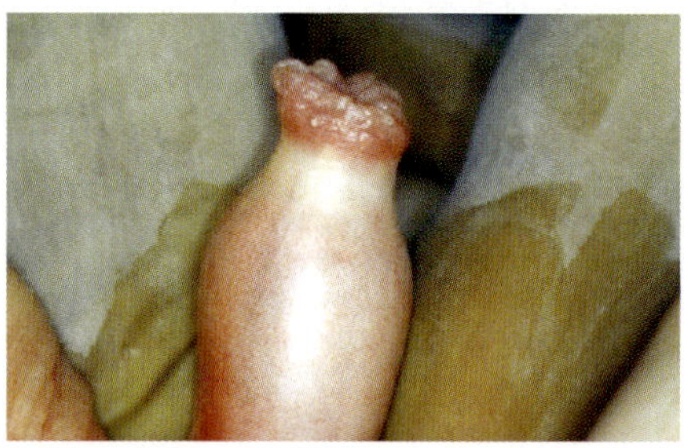

Phimose: kindliche Ph. [5]

Phlegmasia alba dolens (gr. φλεγμασία Entzündung) *f*: (engl.) *phlegmasia alba dolens*; Becken- u. Oberschenkelvenenthrombose, meist nach Parametritis puerperalis; **Sympt.:** Schwellung des Beins mit hochgradiger Druckschmerzhaftigkeit u. reflektor. Blässe (sog. Milchbein), Fieber.

Phoko|melie (gr. φώκη Robbe) *f*: s. Dysmelie.

-phor: auch -phorese, -phorie; Wortteil mit der Bedeutung tragen; von gr. φορεῖν.

Phot-: auch Photo-, Foto-; Wortteil mit der Bedeutung Licht, Helligkeit; von gr. φῶς, φωτός.

Photo|therapie *f*: **1.** (engl.) *phototherapy*; (dermat.) s. PUVA; **2.** (päd.) Lichttherapie bei Hyperbilirubinämie* des Neugeborenen; **Prinzip:** unter Einwirken von sichtbarem blaugrünem Licht (Spektralbereich 410–530 nm, opt. 460 nm; Strahlungsintensität 30 μW/cm²/nm) Bildung von wasserlösl., leicht ausscheidbarem Photobilirubin in der Haut durch Isomerisierung aus unkonjugiertem Bilirubin*; Bestrahlung einer möglichst großen Körperoberfläche bei geringem Abstand zur Lichtquelle; **Ind.:** Überschreiten von Schwellenwerten der Gesamt-Bilirubin-Konzentration im Blut Neugeborener (sog. Phototherapiegrenze) abhängig von Gestationsalter u. a. Risikofaktoren; z. B. >20 mg/dl bei Neugeborenen >3 Tage postnatal, Gestationsalter ≥38 SSW u. ohne Hämolyse, Hypoxie, Azidose, Sepsis o. a. Risikofaktor; niedriger bei Vorliegen von Risikofaktoren (z. B. Phototherapiegrenze in mg/dl bei Gestationsalter <38 SSW: ca. Differenz zw. Gestationsalter in Wochen u. 20, entspr. weniger bei zusätzl. Risikofaktor bzw. ≤3 Tagen postnatal); minimale Phototherapiegrenze 5 mg/dl (Hautikterus); grobe Orientierung: ≥ ein Zehntel des Körpergewichts in μmol/l, aber <500 μmol/l; **Kontraind.:** direkte Hyperbilirubinämie (vgl. Bronze-Baby-Syndrom); **NW:** retinale Schädigung (daher Ph. immer unter Augenschutz), Hyperthermie, erhöhte Perspiratio insensibilis (cave: Flüssigkeitsbedarf). Vgl. Austauschtransfusion.

Phthiriasis (gr. φθείρ Laus) *f*: Filzlausbefall; s. Pedikulose.

Phthirus pubis *m*: Filzlaus, Schamlaus; s. Läuse.

Phyt-: auch Phyto-; Wortteil mit der Bedeutung Gewächs, Pflanze; von gr. φυτόν.

Phyto|menadion (INN) *n*: (engl.) *phytomenadion*; syn. Vitamin K_1; Wirkstoff aus Vitamin-K-Gruppe; **Anw.:** p. o. od. parenteral; **Ind.: 1.** Proph. u. Ther. von Vitamin-K-Mangel u. a. auch bei Morbus* haemorrhagicus neonatorum; **2.** Blutung durch Cumarinderivat; meist bei INR (s. Thromboplastinzeit) ≥5; cave: Wirkungseintritt mit Latenz von 2–3 Tagen, daher ggf. Kombination mit PPSB.

Phyto|östro|gene *n pl*: (engl.) *phytoestrogens*; Pflanzeninhaltsstoffe, z. B. Flavonoide (u. a. in Hopfen), Isoflavonoide (u. a. in Soja), Lignane (u. a. in Leinsamen) mit östrogenähnl. Wirkung; können (mit deutl. niedrigerer Wirkpotenz) an denselben Rezeptor binden wie Estradiol*.

PI: **1.** Abk. für **P**earl*-**I**ndex; **2.** Abk. für **P**rotease-**I**nhibitoren; s. Protease-Hemmer; **3.** Abk. für **P**lazenta**i**nsuffizienz*.

PID: **1.** Abk. für **P**räimplantations**d**iagnostik*; **2.** Abk. für (engl.) ***p**elvic* **i**nflammatory **d**isease*.

PIH: Abk. für (engl.) ***p**rolactin **i**nhibiting **h**ormone*; syn. Prolaktostatin; Sammelbez. für Prolaktin* hemmende Releasing*-Hormone (Dopamin, GnRH-assoziiertes Peptid).

Pille: **1.** (pharmaz.) Pilula; **2.** s. Kontrazeption, hormonale.

Pille danach: s. Interzeption.

Pinard-Zeichen: (engl.) *Pinard's sign*; Schwangerschaftszeichen* mit typ. passiver Bewegung des Fetus im Fruchtwasser nach Anstoßen des Uterus mit dem inneren Finger bei bimanueller Untersuchung; i. d. R. nicht vor 16. SSW nachweisbar.

Piskaček-Ausladung (Ludwig P., Gyn., Gebh., Wien, 1854–1932): (engl.) *Piskaček's sign*; unsicheres Schwangerschaftszeichen* mit asymmetr. Formveränderungen des Uterus inf. stärkerer Vorwölbung (hormonal bedingte Hyperämie) der Tubenecke, in der sich die Embryonalanlage eingenistet hat.

Piver-Klassifikation (M. Steven P., Gyn., Buffalo) *f*: s. Hysterektomie (Tab. 1 dort).

PKD: Abk. für **P**ol**k**örper**d**iagnostik*.

PKU: Abk. für **P**henyl**k**eton**u**rie*.

Placenta ac|creta *f*: (engl.) *placenta accreta*; Plazenta*, deren Chorionzotten bis zur Uterusmuskulatur gewachsen sind, Decidua basalis fehlt; gebh. Maßnahmen: manuelle Plazentalösung, Proph. der Uterusatonie*, ggf. Kürettage unmittelbar postpartal wegen Plazentaresten*; evtl. Hysterektomie*. Vgl. Implantationsschaden.

Placenta ad|haerens *f*: (engl.) *adherent placenta*; anhaftende Plazenta*, die sich aus funkt. Gründen nicht löst. Vgl. Plazentalösungsstörung.

Placenta circum|vallata *f*: (engl.) *circumvallate placenta*; Form der Placenta* marginata mit zirkulärer Taschenbildung der Eihäute* u. aufgeworfenem Plazentarand.

Placenta extra|chorialis *f*: (engl.) *placenta extrachorialis*; Entwicklungsanomalie der Plazenta*, bei der die Zotten außerhalb des Bereichs der Chorionplatte um den Plazentarand herumgewachsen sind u. die Eihäute* nicht am Rand der Plazenta, sondern weiter nabelschnurwärts ansetzen; mögl. Urs. einer Plazentainsuffizienz*. Vgl. Placenta marginata; Implantationsschaden.

Placenta in|carcerata *f*: (engl.) *incarcerated placenta*; Einklemmung der gelösten Plazenta inf. Muttermundspasmus*.

Placenta in|creta *f*: (engl.) *placenta increta*; Plazenta*, deren Chorionzotten in die Uterusmuskulatur hineinwachsen; gebh. Maßnahmen: abhängig von Ausdehnung u. Eindringtiefe sowie dem Wunsch der Patientin evtl. Hysterektomie od. Belassen der Plazenta u. Ther. mit Methotrexat. Vgl. Placenta accreta; Placenta percreta; Implantationsschaden; Plazentalösungsstörung.

Placental-site-Tumor (site Lage) *m*: s. Trophoblasttumoren.

Placenta marginata *f*: (engl.) *marginal placenta*; Placenta* extrachorialis mit ringförmig verlaufendem, dem Ansatz entspr. weißlichem Fibrinstreifen; fetale Fläche ist kleiner als mütterliche; Sonderform: Placenta* circumvallata; **klin. Bedeutung:** mögl. Urs. einer Plazentainsuffizienz*.

Placenta membranacea *f*: (engl.) *placenta membranacea*; Bauanomalie der Plazenta* mit sehr geringer Plazentadicke inf. Plazentationsstörung*; **klin. Bedeutung:** führt zu Plazentainsuffizienz mit mangelhafter Versorgung des Fetus. Vgl. Implantationsschaden.

Placenta per|creta *f*: (engl.) *placenta percreta*; Plazenta*, deren Chorionzotten durch die Uterusserosa z. T. bis in benachbarte Organe (häufig Harnblase) eingewachsen sind; **Diagn.:** pränatal durch hochauflösende Ultraschalldiagnostik od. FKDS; **Kompl.:** bei Diagn. erst unter der Geburt häufig lebensbedrohl. uterine Massenblutung; **Ther.:** bei pränatal erkannter P. p. primäre Schnittentbindung durch Fundus uteri u. anschließende Hysterektomie unter Hinzuziehen eines Urologen (Blasenbeteiligung); bei noch bestehendem Kinderwunsch ggf. Schnittentbindung mit Erhalt des Uterus u. Therapieversuch mit Methotrexat; bei uteriner Massenblutung Notfallhysterektomie u. intensivmedizinische Betreuung. Vgl. Implantationsschaden.

Placenta prae|via *f*: (engl.) *placenta previa*; atypische Lok. der Plazenta* im unteren Uterinsegment; unterschiedl. großer Teil der Plazentafläche bedeckt Innenwand des unteren Uterinsegments; **Einteilung:** s. Abb.; **1.** P. p. totalis: innerer Muttermund vollständig bedeckt; P. p. centralis: Mitte der Plazenta über Muttermund; **2.** P. p. marginalis: unterer Rand der Plazenta erreicht inneren Muttermund od. überragt ihn mit kleinem Segment; **3.** tiefer Sitz der Plazenta: im unteren Uterinsegment sitzender Teil der Plazenta rückt nicht an inneren Muttermund heran; **Vork.:** v. a. Pluri- u. Multipara, bes. nach aufeinanderfolgenden Geburten od. Kürettagen*, bei Quer-* u. Beckenendlage*, bei Uterusnarbe z. B. nach Schnittentbindung; **Sympt.:** schmerzlose vaginale Blutung in 2. Schwangerschaftshälfte (sog. Warnblutung); unter Geburt bedrohl. mütterl. Blutung aus eröffneten intervillösen Räumen u. kindl. Blutung durch Zerreißung von Zottengefäßen im kindl. Teil der Plazenta; **Kompl.:** **1.** mütterl.: hämorrhag. Schock, Infektion u. Sepsis, Fruchtwasserembolie*; **2.** fetal: fetale Hypoxämie, hämorrhag. Schock; **Diagn.:** sonograph. pränatal ab ca. 25. SSW (vorher oft noch physiol.); klin. sub partu ab 3 cm Muttermunderöffnung; **Ther.:** bei P. p. totalis immer primäre Schnittentbindung (vaginale Geburt unmögl.); bei P. p. marginalis meist primäre Schnittentbindung erforderl., bei tiefem Sitz der Plazenta nur bei Blutung; cave: auch bei primärer Schnittentbindung hohes Risiko für Massenblutung durch Atonie des unteren Uterinsegmentes (Plazentahaftfläche); **DD:** u. a. vorzeitige Plazentalösung*, Zervixkarzinom*, Zervixpolyp*.

Placenta suc|centuriata *f*: (engl.) *placenta succenturiata*; Nebenplazenta; durch Teilung der Plazenta* entstandende zweite Plazenta; mögl. Urs. fetaler Blutungen (inf. Vasa aberrantia).

Plako|pathie *f*: (engl.) *placopathy*; Endzustand einer Plazentareifungsstörung, z. B. bei Diabetes* mellitus, Morbus* haemolyticus fetalis, Syphilis* connata.

Plantar|re|flex *m*: s. Greifreflex, plantarer.

Planum (lat. planus flach) *n*: **1.** Fläche; (gebh.) Durchtrittsebene des Kopfs bei der Geburt; s. Kopfmaße; **2.** (zahnmed.) sog. P. alveolare: nach vollständiger Atrophie des Alveolarfortsatzes des Unterkiefers entstandene Fläche (v. a. im Molarenbereich), die als Prothesenlager dient.

-plasie: auch -plasia; Wortteil mit der Bedeutung das Bilden, Formen; von gr. πλάσις.

-plasma: auch -plasmie; Wortteil mit der Bedeutung Gebilde; von gr. πλάσμα.

Plast-: auch -plast; Wortteil mit der Bedeutung gebildet, geformt; von gr. πλαστός.

-plastik: auch -plastie; Wortteil mit der Bedeutung Bildnerkunst, Wiederherstellung; von gr. πλαστική.

Plateau|phänomen (franz. plateau Ebene, Fläche) *n*: (engl.) *plateau phenomenon*; Zeichen, das auf ei-

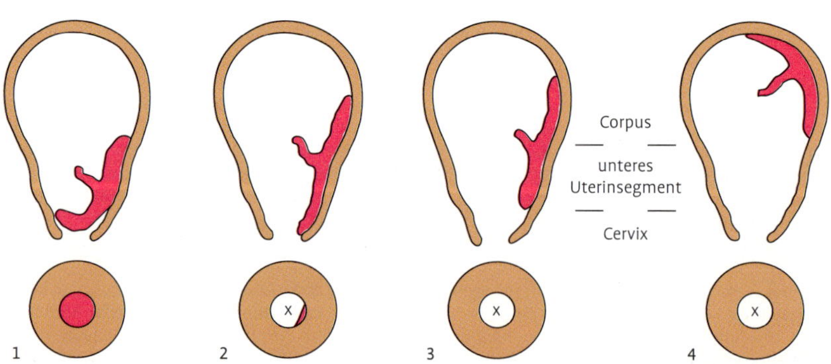

Placenta praevia: schematische Darstellung der Plazentalokalisation im Uterus (Kind nicht dargestellt) nach Muttermunderöffnung u. Sicht auf den Muttermund, 3 cm eröffnet (x: freiliegende Eihaut); 1: P. p. totalis; 2: P. p. marginalis; 3: tiefer Sitz der Plazenta; 4: physiologischer Sitz der Plazenta (hoher Sitz) [12]

nen malignen Prozess in der weibl. Brust hinweist; durch Infiltration der Retinacula cutis kommt es zu einer Entrundung der Mamma; im Anfangsstadium eines Mammakarzinoms* kann durch konzentr. Zusammenschieben der Haut (Jackson-Test) über dem tastbaren Knoten häufig eine plateauartige Einziehung sichtbar gemacht werden.

Platten|epi|thel|karzinom *n*: (engl.) *squamous-cell carcinoma*; syn. Spinaliom, spinozelluläres Karzinom, Stachelzellenkrebs; veraltet Epithelioma spinocellulare; maligner Tumor der Plattenepithelien (Haut, Schleimhaut); **Häufigkeit:** P. der Haut: 50 : 100 000 (Frauen) u. 100 : 100 000 (Männer) pro Jahr; **Formen:** **1.** verhornendes P.; Ätiol.: **a)** UV-bedingt; Beginn als Keratosis actinica (Carcinoma in situ), später invasives Wachstum; Lok. in chron. lichtexponierter Haut; gehäuft bei Xeroderma pigmentosum; **b)** ionisierende Strahlung (sog. Strahlenkrebs; vgl. Strahlendermatitis; Strahlenschaden); **c)** chemisch induziert, z. B. Arsen; oft an Handtellern u. Fußsohlen; **d)** duch Humanpapillomavirus (Abk. HPV) bedingt: z. B. Bowen*-Krankheit, verruköses Karzinom (hochdifferenziertes Karzinom mit HPV-Ätiologie) u. bowenoide Papulose; s. Papillomavirus (Tab. dort); **e)** chron. Entzündung, z. B. bei chron. Hauttuberkulose (Lupus-Karzinom); **2.** häufiger nicht verhornendes P.: Lok. an Schleimhäuten von Harnröhre u. Genitale (s. Vaginalkarzinom; Peniskarzinom; Vulvakarzinom, Zervixkarzinom), oropharyngeal (s. Mundhöhlenkarzinom; Larynxkarzinom; Pharynxtumoren; Zungenkarzinom), After (s. Analkarzinom), Ösophagus, Konjunktiven, Bronchien (s. Lungenkarzinom); induziert durch chem. Noxen (Arsen, Tabakrauch) od. HPV; **3.** Karzinome der hautnahen Schleimhäute: schnell u. aggressiv wachsend; **Klin.:** harter, schmerzloser, flächig, exophytisch-papillomatös od. ulzerierend wachsender Tumor (s. Abb.) mit lymphogener Metastasierung; seltene Fernmetastasierung; histol. Einteilung in 4 Grade entspricht Anteil undifferenzierter Zellen; **Ther.:** chir. Exzision im Gesunden mit histol. Kontrolle, Untersuchung der regionären Lymphknoten; evtl. ergänzend od. bei schwieriger Lok. u. hohem Lebensalter Strahlentherapie; bei Metastasierung Bleomycin.

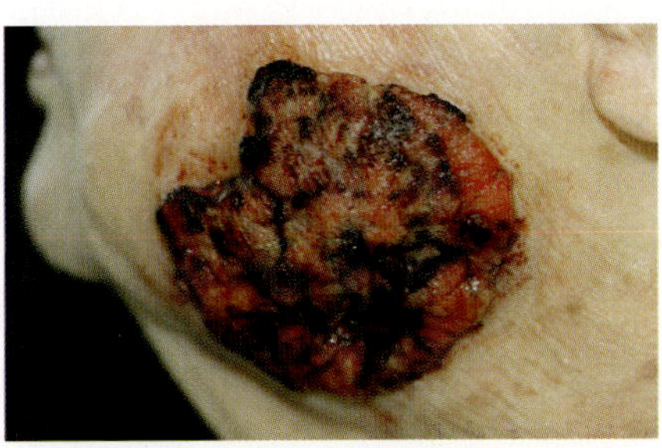

Plattenepithelkarzinom: verhornendes P. der Haut [67]

Plazẹnta (lat. placẹnta Kuchen) *f*: (engl.) *placenta*; Placenta; Mutterkuchen, Nachgeburt; während der Schwangerschaft innerhalb des Uterus befindl. Organ, das sich aus der äußeren Zellschicht der Blastozyste* entwickelt; wird nach Geburt des Kindes ausgestoßen (s. Plazentalösung); **Lok.:** physiol. hoch im Fundus an Vorder- od. Hinterwand im Uterus; atyp. Lokalisation: s. Placenta praevia (Abb. dort); **Entw.:** s. Plazentation; **Anat.:** scheibenförmig mit 15–20 cm Durchmesser, 2–4 cm Dicke u. ca. 500 g Gewicht; durch Plazentarsepten in 15–20 höckerige Felder (Kotyledonen) unterteilt; **Schichten:** **1.** Chorionplatte (Pars fetalis): besteht aus Synzytiotrophoblast, Zytotrophoblast u. Chorionmesoderm, wird an der fetalen Seite (Ansatzstelle der Nabelschnur*) von spiegelnd glattem Amnion* überzogen, von der uterinen Seite gehen in zahlreiche Chorionzotten verästelte Zottenstämme ab; im Laufe der Schwangerschaft erfolgt Septierung, die bei der reifen P. die Basalplatte erreicht; **2.** Zottenschicht: umfasst alle Plazentazotten u. intervillöse Räume* (Placenta haemochorialis); fetale Chorionzotten (mit kindl. Blutgefäßen) tauchen in mütterl. Blut ein, jedoch keine direkte Kommunikation zwischen mütterl. u. kindl. Kreislauf (Plazentaschranke*); **3.** Basalplatte (Pars materna od. Pars uterina): Abkömmling der Decidua basalis, an Gebärmutterwand haftend; durch Basalplatte hindurch Öffnung mütterl. Blutgefäße in intervillöse Räume; **Funktion:** Ernährungs- u. Ausscheidungsorgan des Fetus (Austausch von Stoffwechselprodukten u. Gasen zwischen mütterl. u. fetalem Blut), endokrine Drüse (s. Plazentahormone); **klin. Bedeutung:** s. Plazentainsuffizienz; Plazentationsstörung; Implantationsschaden. Vgl. Plazenton; Einheit, fetoplazentare.

Plazẹnta|bett|knoten: (engl.) *placental site nodule (Abk. PSN)*; benigne, tumorähnliche Läsion des intermediären Trophoblasten; Form der gestationsbedingten nichtvillösen Trophoblasttumoren*; **Urs.:** retiniertes Trophoblastepithel im Bereich der Implantationsstelle (Abstand zur vorausgegangenen Schwangerschaft variabel, auch mehrere Jahre); **Lok.:** etwa zwei Drittel im unteren Uterinsegment; **Pathol.:** in hyalinisiertes Material eingelagerte polymorphe Zellen des intermediären Trophoblasten ohne Mitosen; **Klin.:** oft asymptomatisch (Zufallsbefund bei Kürettage od. Hysterektomie), in ca. 50 % dysfunktionelle Blutungen; **Ther.:** Kürettage.

Plazẹnta|bett|tumor *m*: (engl.) *placental site trophoblastic tumor (Abk. PSTT)*; sehr seltener, v. a. im Reproduktionsalter auftretender, durch Proliferation des intermediären Trophoblasten gebildeter, nichtvillöser Trophoblasttumor*; **Epidemiol.:** mittleres Erkrankungsalter ca. 30. Lj.; Intervall zur vorausgegangenen Schwangerschaft 3–18 Jahre; **Pathol.:** vereinzelt Riesenzellen, dissoziierendes, nichtdestruktives Wachstum in das Myometrium; meist benigne, 10–15 % maligne; immunhistochem. positiv gegenüber HPL* u. CD 146, schwächer gegen Beta-HCG-Antikörper; **Klin.:** azyklische Blutungen od. Amenorrhö, in ca. 25 % der Fälle vergrößerter Uterus; **Diagn.:** in 75–80 % erhöhte Beta-HCG-Werte; Ultraschalldiagnostik (Tumornachweis); **Ther.:** Hysterektomie* (ggf. mit Adnexektomie) bei auf Uterus begrenztem Tumor; in fortgeschrittenerem Stadium Chemotherapie; z. B. EMA-CO-Schema (Etoposid, Methotrexat, Actinomycin-D, Vincristin, Cyclophosphamid), EP/EMA-Schema (Etoposid, Cisplatin, Methotrexat, Actinomycin-D) od. (Ultima Ratio) BEP-Schema (Bleomycin, Etoposid, Cisplatin); **Nachsorge:** Verlaufskontrolle der Beta-HCG-Werte wie bei Blasenmole **Progn.:** Mortalitätsrate bei malignem P. bis 20 %.

Plazenta|dicken|messung, intra|uterine: (engl.) *intrauterine placental thickness measurement*; Messung der Dicke der Plazenta mit Ultraschalldiagnostik*; pathol. Verdickung v. a. bei schwerem Morbus* haemolyticus fetalis, mütterl. Kohlenhydratstoffwechselstörung, Infektion.

Plazenta|hormone *n pl*: (engl.) *placental hormones*; in der Plazenta* gebildete, sowohl in mütterl. als auch fetalen Kreislauf abgegebene Hormone; **Einteilung:** u. a. **1.** Proteohormone, z. B. HCG*, HPL*, Leptin*, CRH; **2.** Steroidhormone, z. B. Östrogene*, Progesteron*, Relaxin*; **3.** Peptidhormone, z. B. Alphafetoprotein*, PAPP*-A. Vgl. Schwangerschaftsproteine.

Plazenta|in|farkt (lat. infarcire hineinstopfen) *m*: (engl.) *placental infarct*; nekrot. Bezirk der Plazenta* mit Abbauerscheinungen, u. a. mit Fibrin- u. Fibrinoidablagerung; **Formen: 1. weißer Infarkt:** entstehende Fibrinknoten als weißl. gelbe, flache Bezirke zu erkennen; **2.** (selten) **roter Infarkt:** entsteht durch Thrombosierungen im intervillösen Raum; **Vork.:** z. B. Antiphospholipid*-Syndrom, essentielle Thrombozythämie, Eklampsie*; **Kompl.:** Plazentainsuffizienz*, u. U. intrauteriner Fruchttod*.

P

Plazenta|in|suf|fizienz (sufficiens hinreichend, genügend) *f*: (engl.) *placental insufficiency*; Beeinträchtigung des Stoffaustauschs zwischen Mutter u. Fetus; **Formen: 1. akute** P.: kann innerh. von Min. od. Std. zu fetaler Hypoxämie* u. intrauterinem Fruchttod* führen; Urs.: oft unklar; gehäuftes Vork. bei Plazentationsstörung*, Blutung inf. Placenta* praevia, vorzeitiger Plazentalösung*, Plazentainfarkt*; **2. chron.** P.: Urs.: Plazentationsstörung; kann zu intrauteriner Wachstumsretardierung*, vorzeitiger Plazentalösung od. Präeklampsie führen; Vork.: gehäuft bei Diabetes* mellitus, Antiphospholipid*-Syndrom u. a.; **Diagn.: 1.** Früherkennung duch Doppler*-Sonographie der uteroplazentaren Gefäße im 2. Trimenon (persistierender hoher Gefäßwiderstand); **2.** fetale Zustandsdiagnostik durch CTG*, Doppler-Sonographie, Beurteilung des fetalen Wachstums (Fetometrie*); **3.** sonograph. Beurteilung von Fruchtwassermenge (Amniotic*-fluid-Index) u. Plazentamorphologie; **Ther.:** keine kausale Ther. mögl.; in Abhängigkeit vom fetalen Zustand ggf. vorzeitige Entbindung (vor 34+0 SSW mit vorausgehender Lungenreifeinduktion*).

Plazenta|lakto|gen *n*: HPL*.

Plazenta|lösung: (engl.) *placental separation*; physiol. Ablösung der Plazenta* durch Kontraktion u. Retraktion des Uterus nach Geburt des Kindes (Nachgeburtswehen); **Formen:** abhängig vom Sitz der Plazenta; **1.** Schultze*-Modus (ca. 80 %); **2.** Duncan*-Modus (ca. 20 %); **klin. Bedeutung:** s. Hämatom, retroplazentares; Plazentalösungsstörung.

Plazenta|lösung, manuelle: (engl.) *manual placental separation*; Ablösung der Plazenta* mit den Händen bei Vorliegen von Plazentalösungsstörungen*; vgl. Credé-Handgriff.

Plazenta|lösungs|blutung: (engl.) *placental separation bleeding*; Blutung während u. nach der Plazentalösung; **klin. Bedeutung:** verstärkte P. (Blutverlust >300 ml), vor Ausstoßen der Plazenta bei Plazentalösungsstörung*, nach Ausstoßen der Plazenta bei Atonia uteri, Plazentaresten, Fibrinogenmangel (vgl. Blutung, peripartale).

Plazenta|lösungs|störung: (engl.) *anomaly of placental separation*; Regelwidrigkeit bei der Ablösung der Plazenta*, die zu Verlängerung der Nachgeburtsperiode od. zu peripartaler Blutung* führt; Prävalenz steigend inf. zunehmender Häufigkeit von Schnittentbindungen; **Formen: 1.** verzögerte Plazentalösung (Plazentaretention): keine Lösungszeichen (s. Nabelschnurzeichen) 30 Min. p. p. od. Blutverlust >500 ml; **2.** unvollständige Plazentalösung (mit Plazentaresten* in uteri); **Urs.: 1.** Uterusatonie mit Placenta* adhaerens; **2.** Verwachsung der Plazenta mit der Haftstelle; s. Implantationsschaden; **Ther.:** Wehenmittel, Entleerung der Harnblase, evtl. Credé*-Handgriff od. manuelle Plazentalösung*; u. U. Hysterektomie*; **DD:** Placenta* incarcerata bei Zervixspasmus.

Plazenta|lösungs|zeichen: s. Schröder-Zeichen; Nabelschnurzeichen.

Plazenta|lösung, verzögerte: s. Plazentalösungsstörung.

Plazenta|lösung, vorzeitige: (engl.) *premature placental separation*; Abk. VL; syn. Ablatio placentae, Abruptio placentae; partielle od. komplette Ablösung der normal sitzenden Plazenta* während der letzten Mon. der Schwangerschaft od. unter der Geburt (meist in der Eröffnungsperiode) mit Blutungen aus mütterl. Gefäßen im Bereich der Haftfläche u. Bildung eines retroplazentaren Hämatoms*; **Ätiol.:** meist Plazentationsstörung, Trauma, Blasensprung*, Geburt des ersten Zwillings; **Sympt.:** plötzl. auftretender Schmerz im Unterbauch, Angstgefühl, Schwindel, Atemnot, evtl. Schock, Blutgerinnungsstörungen (Hypo- bzw. Afibrinogenämie); Schwangere fühlt häufig keine Kindsbewegungen mehr; **Diagn.:** Ultraschalldiagnostik, CTG (evtl. Zeichen fetaler Hypoxämie*); **Ther.:** Entbindung; **Progn.:** bei Ablösung eines

Viertels der Plazentafläche evtl. fetale Hypoxämie* u. intrauteriner Fruchttod*; bei Ablösung der Hälfte u. mehr: lebensbedrohl. Blutverluste von Mutter u. Kind; **DD:** Placenta* praevia, Uterusruptur*. Vgl. Couvelaire-Syndrom.

Plazenta|lokalisation *f*: (engl.) *placental localization*; Feststellung des Plazentasitzes an der Uteruswand mit Hilfe der Ultraschalldiagnostik*; **Ind.: 1.** Blutungen in der 2. Schwangerschaftshälfte (Verdacht auf tiefen Sitz der Plazenta, auf Placenta* praevia od. vorzeitige Plazentalösung*); **2.** vor Amniozentese* u. a. invasiven Eingriffen. Vgl. Plazentadickenmessung, intrauterine.

Plazenta|polyp (gr. πώλυπους Vielfüßler, Tintenfisch) *m*: (engl.) *placental polyp*; in utero zurückgebliebener Plazentarest* od. Deziduarest, der durch Ummantelung mit vielen Schichten geronnenen Bluts ein polypöses Aussehen annehmen kann.

Plazenta|rand|blutung: (engl.) *placental margin bleeding*; früher Randsinusblutung; Einreißen der Plazentarandvene bei Flächenverschiebung zwischen Uteruswand u. Plazenta; **Vork.:** meist gegen Schwangerschaftsende od. unter der Geburt; **Maßnahme:** evtl. Schnittentbindung (bei geringer, schmerzloser Blutung meist nicht notwendig).

Plazenta|reste: (engl.) *placental remnants*; nach Ausstoßung der Plazenta* in Cavitas uteri zurückgebliebene Plazentateile; **Kompl.:** peripartale Blutung*, Infektion (Endometritis*); sehr selten Entw. eines Chorionkarzinoms*, evtl. Laktationshemmung; **Diagn.:** nicht vollständige od. abgerissene Plazenta (z. B. bei Placenta succenturiata); Maßnahme: in Zweifelsfällen Nachtastung notwendig; ggf. Nachkürettage. Vgl. Plazentapolyp.

Plazenta|re|tention (lat. retentio das An-, Zurückhalten) *f*: (engl.) *placental retention*; Retentio placentae; verzögerte Ausstoßung der Plazenta* nach der Geburt; vgl. Plazentalösungsstörung.

Plazentar|periode *f*: s. Geburt.

Plazenta|schranke: (engl.) *placental barrier*; morphol. u. funktionelle Barriere für korpuskuläre u. großmolekulare Teilchen zwischen mütterl. u. fetalem Blut; gebildet aus Synzytiotrophoblasten, Basalmembran u. Endothel der embryonalen bzw. fetalen Kapillaren; **Funktion:** Schutz des Kindes vor tox. Substanzen durch selektiven fetomaternalen Austausch von Stoffwechselprodukten; Passage abhängig u. a. von Molekülgröße der Teilchen, ihrer Eiweißbindung, Lipidlöslichkeit, dem Dissoziationsgrad u. der elektr. Ladung; Transportmechanismen: Diffusion (z. B. Sauerstoff, CO_2), erleichterte Diffusion (z. B. Glukose), aktiver Transport (z. B. Elektrolyte, Aminosäuren; IgG-Transport über Pinozytose); **klin. Bedeutung:** Embryopathie* bzw. Fetopathie* bei Infektion mit diaplazentar übertragbaren Erregern (s. Pränatalinfektion) od. plazentagängigen tox. Substanzen (z. B. Alkohol, Arzneimittel, Narkosegase); Störung der Plazentaschranke bei Plazentationsstörung, Plazentainsuffizienz od. hypertensiver Schwangerschaftserkrankung mögl., z. B. vermehrter Übertritt fetaler Zellen, Proteine u. freier DNA in das maternale Blut bei Präeklampsie.

Plazentation *f*: (engl.) *placentation*; Bildung u. Entwicklung der Plazenta* mit Ausbildung u. Reifung der Plazentazotten, der intervillösen Räume* u. der fetomaternalen Kreislaufbeziehung; **Einteilung: 1.** Nidationsphase mit Implantation der Blastozyste an das Endometrium; von erster Ausbreitung des Trophoblasten* (ab 6. Tag p. c.) bis zur Formierung der Zotten; Einwanderung der Trophoblastenzellen u. Bildung des Zytotrophoblasten*, durch Verschmelzung Bildung des Synzytiothrophoblasten; Anschluss an die Uteruskapillaren durch Invasion der Uterusschleimhaut u. Lakunenbildung; Bildung des uteroplazentaren Kreislaufs (9. Tag p. c.), Differenzierung der Lakunen zum intervillösen Raum zw. den Trabekeln, die aus Einwanderung des Zytotrophoblasten entstehen u. so die sog. Primärzotten bilden; **2.** Sekundärzottenstadium: Weiterentwicklung der Primärzotten zu sog. Sekundärzotten (16. Tag p. c.); **3.** Tertiärzottenstadium: Ersatz des Mesenchyms durch Zottenkapillaren; Reifung der sog. Tertiärzotten durch Gefäßeinsprossung u. Anschluss an embryonales Blutsystem; Zotten reichen von der Chorionplatte in den intervillösen Raum, der von mütterl. Seite durch die Basalplatte zur Dezidua hin abgegrenzt wird; **klin. Bedeutung:** s. Plazentationsstörung. Vgl. Implantationsschaden.

Plazentations|störung: (engl.) *placentation disorder*; qualitative u. quantitative Abweichung von der physiol. Entw. der Plazentazotten i. R. der Plazentation*; **Formen: 1.** Reifungsarretierung: Reifungshemmung (z. T. mit Fehldifferenzierung) im 1. Trimenon; Sonderform: Chorangiosis placentae (auch Chorangiomatosis placentae bei multiplem Auftreten): Mesenchymfehldifferenzierung: Gefäßproliferation; Übergang zu Chorangiom* mögl.; **2.** Reifungsretardierung: Reifungsverzögerung aller Zottenstrukturen im 2. Trimenon; **3.** dissoziierte Zottenreifungsstörung: z. T. verzögerte, z. T. beschleunigte Reifung der Zotten in versch. Verzweigungsabschnitten; **4.** kompensator. Reifungsabweichung: arealweise beschleunigte (vorzeitige od. überschießende) Zottenreifung; **Klin.:** (teratogener Aspekt abhängig von terminationskrit. Phase einer spez. Fehlbildung u. zugehöriger P.) **1.** harmonische Pränatalerkrankung*: Synchronie von Reifungsarretierung u. eines Vitium primae formationis (z. B. Persistenz embryonaler Zottenstrukturen u. dorsale Dysrhaphie); **2.** disharmonische Pränatalerkrankung: primär Plazentareifungsstörung u. nachfolgend fetale Fehlbildung (bei diabet. Müttern; z. B. Persistenz embryonaler Zottenstrukturen u. Fehlbildungen der Gliedmaßen bzw. des Magen-Darm-Trakts); **3.** primäre Embryopathie: fetal manifestierte (diaplazentare) Entwicklungsstörungen (z. B. Rötelnembryofetopathie*); **4.** komplexes Fehlbildungssyndrom: z. T. vor-, z. T. nachgeschaltete P. u. Komb. mit primären u. sekundären Entwicklungsstörungen des Fetus (z. B. Dysmelie*). Vgl. Implantationsschaden.

Plazenta|wachstums|faktor *m*: s. PLGF.

Plazenton *n*: (engl.) *placenton*; plazentare Funktionseinheit (funkt. Strömungseinheit des maternalen Blutstroms), die aus Lobuli (fetaler Anteil) mit zugehöriger Spiralarterie u. der sie umgebenden Dezidua* besteht. Vgl. Plazenta.

Pleio|tropie *f*: **1.** (engl.) *pleiotropism*; syn. Polyphänie; (genet.) gleichzeitige Beeinflussung u. Ausprägung mehrerer bis vieler Merkmale durch ein Gen*, wobei pleiotrope Mutation* in Bezug auf ein Merkmal rezessiv u. gleichzeitig in Bezug auf ein anderes dominant sein kann; **Formen: a)** Mosaikpleiotropie: Ausprägung der Merkmale unabhängig voneinander aufgrund der zelleigenen Konstitution; **b)** Relationspleiotropie: Angriff des betreffenden Gens an übergeordneten Zentren; dadurch sekundäre Beeinflussung versch. Merkmalsbereiche, z. B. bei einfach dominant erbl. Marfan*-Syndrom mit Sympt. an Skelett, Auge, Gefäßsystem. **2.** (pharmak.) Bez. für versch. Wirkungen durch eine Substanz, z. B. pleiotrope Wirkung von HMG-CoA-Reduktase-Hemmern (s. Lipidsenker).

Pleuro|peri|toneal|höhle: (engl.) *pleuroperitoneal cavity*; Leibeshöhle in einem frühen Entwicklungsstadium des Embryos, die sich in einem späteren Stadium in Pleura- u. Peritonealhöhle differenziert.

-plexie: Wortteil mit der Bedeutung Schlag, Treffen; von gr. πλῆξις.

Plexus ovaricus (lat. plexus geflochten) *m*: (engl.) *ovarian nerve plexus*; Plexus nervosus ovaricus (TA); vegetatives Nervengeflecht entlang der Arteria* ovarica, hauptsächl. für Ovar, Eileiter; Ursprung: Plexus aorticus abdominalis, renalis.

Plexus rectalis inferior *m*: (engl.) *inferior rectal nerve plexus*; Plexus nervosus rectalis inferior (TA); vegetatives Nervengeflecht, begleitet A. rectalis inf.; Fortsetzung des Plexus iliacus u. Plexus hypogastricus sup.; Versorgungsgebiet: Rektum.

Plexus rectalis medius *m*: (engl.) *middle rectal nerve plexus*; Plexus nervosus rectalis medius (TA); vegetatives Nervengeflecht, begleitet A. rectalis media; Fortsetzung des Plexus hypogastricus inf. auf die Rektumwand.

Plexus rectalis superior *m*: (engl.) *superior rectal nerve plexus*; Plexus nervosus rectalis superior (TA); Fortsetzung des vegetativen Plexus mesentericus inferior auf die A. rectalis sup. u. das Rektum; enthält auch Fasern aus dem Plexus hypogastricus inferior.

Plexus utero|vaginalis *m*: (engl.) *uterovaginal nerve plexus*; Plexus nervosus uterovaginalis (TA); vegetatives Nervengeflecht im Parametrium; Ursprung: Plexus hypogastricus inf.; Äste: Nn. vaginales zur Scheide; Versorgungsgebiet: inneres weibl. Genitale.

Plexus venosus uterinus *m*: (engl.) *uterine venous plexus*; Venengeflecht seitl. des Uterus, v. a. in der Basis des Lig. latum uteri, verbunden mit dem Plexus venosus vaginalis; Einmündung: Vv. uterinae; Sammelgebiet: Uterus, Scheide.

Plexus venosus vaginalis *m*: (engl.) *vaginal venous plexus*; Venengeflecht seitl. der Scheide; s. Plexus venosus uterinus.

PLGF: Abk. für (engl.) ***p****lacental* ***g****rowth* ***f****actor*; auch PGF, Plazentawachstumsfaktor; v. a. in der Plazenta (Trophoblast*), aber auch in Endothelzellen gebildeter Wachstumsfaktor der VEGF-Familie; **Wirkung:** u. a. Steigerung der Angiogenese u. Erhöhung der Gefäßpermeabilität, z. B. bei Entzündung; **klin. Bedeutung:** (diagn.) erniedrigte Serumkonzentration bei Präeklampsie (hoher Vorhersagewert).

Plicae tubariae *fpl*: stark verzweigte Längsfalten der Schleimhaut des Eileiters.

Plica recto|uterina *f*: Bauchfellfalte zwischen Rektum u. Uterus; seitl. Begrenzung des Douglas*-Raums.

-ploid: Wortteil mit der Bedeutung -fach; von gr. πλόος.

Ploidie|grad *m*: (engl.) *ploidy*; quant. Charakterisierung von vollständigen Chromosomensätzen (einfach od. ganzzahlig mehrfach) im Zellkern; von bes. Bedeutung für die Beurteilung der Proliferation von (malignen) Zellen; **Einteilung:** Euploidie* (Diploidie), Triploidie, Tetraploidie u. Hypertetraploidie (s. Polyploidie).

Pluri|gravida (lat. gravida schwanger) *f*: (engl.) *plurigravida*; Bez. für eine Frau, die 2–5-mal schwanger war. Vgl. Schwangerschaft.

Pluri|para *f*: (engl.) *pluripara*; Bez. für eine Frau, die 2–5 Kinder geboren hat.

p. m.: **1.** (allg.) Abk. für **p**ost **m**ortem, nach dem Tod; **2.** (kardiol.) Abk. für **p**unctum **m**aximum; Punkt bzw. Stelle der größten auskultator. Lautstärke eines Herztons od. Herzgeräuschs; s. Herzauskultation; **3.** (gyn.) Abk. für **p**ost **m**enstruationem, nach (Eintritt) der Menstruation.

PMS: Abk. für **p**rä**m**enstruelles **S**yndrom*.

PN: **1.** Abk. für **P**olyarteriitis **n**odosa; **2.** Abk. für **P**yelo**n**ephritis*.

PND: Abk. für **Pr**ä**n**atal**d**iagnostik*.

Pneumo|peri|toneum *n*: (engl.) *pneumoperitoneum*; Luft- od. Gasansammlung im Peritonealraum; **Formen: 1.** pathol.: durch Magen- od. Darmperforation, Pertubation od. postop. nach intraabdominalen Eingriffen; **2.** iatrogen: Insufflation von Gas (CO_2; Kapnoperitoneum) in die Bauchhöhle zur Vergrößerung des Abstandes zwischen Bauchdecke u. Eingeweiden als Vorbereitung für die Laparoskopie* (z. B. zur minimal-invasiven Chirurgie) bzw. Pelviskopie*.

Pneumo|zysto|graphie *f*: (engl.) *pneumocystography*; nur noch selten angewendetes Verf. der Pneumographie von Zysten durch Punktion u. Füllen der Zysten mit Gas; weitgehend durch Mammasonographie u. MR*-Mammographie ersetzt; **Anw.:** z. B. DD von Zyste u. solidem Tumor; bei Mammazysten (zyst. Mastopathie) auch therap. (kollabieren u. verkleben der Zyste nach Gasfüllung).

Podo|phyllo|toxin *n*: (engl.) *podophyllotoxine*; Mitosehemmstoff (Spindelgift) zur top. Anw.; Ligninderivat aus Podophyllum peltatum; **Ind.:** Condylomata* acuminata.

-poese: Wortteil mit der Bedeutung Bildung, Schöpfung; von gr. ποίησις.

Poland-Sym|ptomen|kom|plex (Alfred P., Chir., London, 1820–1872) *m*: (engl.) *Poland complex*; komplexe Fehlbildung aus dem Formenkreis der Brachydaktylie- u. mammorenalen Syndrome; **Häufigkeit:** ca. 100 Fälle bekannt; **Ätiol.:** Disruption inf. frühembryonalen Verschlusses der A. subclavia; **Sympt.:** einseitige Anomalie der Hand (Syndaktylie*, Symbrachydaktylie), homolaterale Aplasie des M. pectoralis u. fakultativ einseitige Hypo- od. Aplasie der Mamille od. Mamma, in diesem Fall häufig mit Hypo- od. Aplasie der homolateralen Niere assoziiert.

Pol|körper: (engl.) *polar body*; syn. Richtungskörperchen; einen haploiden Chromosomensatz u. wenig Zytoplasma enthaltende Zellen, die i. R. der Meiose* durch asymmetrische Zellteilung zugunsten der Eizelle entstehen; haften an der Eizelle (s. Befruchtung, Abb. dort) u. degenerieren anschließend.

Pol|körper|dia|gnostik (gr. διαγνωστικός fähig zu unterscheiden) *f*: Abk. PKD; Verf. zur Präfertilisationsdiagnostik* durch genet. Untersuchung der Polkörper (s. Befruchtung, Abb. dort) einer i. R. der assistierten Reproduktion* entnommenen Eizelle.

Pollakis|urie *f*: (engl.) *pollakisuria*; häufige Entleerung kleiner Harnmengen (>7-mal/d); **Vork.:** z. B. bei überaktiver Blase, Blaseninstabilität, Blasenhalsobstruktion, Zystitis, Störung der Blaseninnervation, Schwangerschaft, postmenopausalem Östrogenmangel u. Schrumpfblase. Vgl. Polyurie.

Pollution (lat. polluere beflecken) *f*: (engl.) *pollution*; unwillkürliche Ejakulation*, meist im Schlaf.

Pollutiones feminae *fpl*: Sekretion der Bartholin-Drüsen bei sexueller Erregung der Frau in der späten Erregungsphase (s. Reaktionszyklus, sexueller); abzugrenzen von der sog. weibl. Ejakulation beim Orgasmus (s. Gräfenberg-Zone).

Poly-: Wortteil mit der Bedeutung viel, zahlreich; von gr. πολύς.

Poly|chromasie *f*: (engl.) *polychromasia*; Bez. für unterschiedl. Anfärbbarkeit von Zellen; z. B. werden polychrome Erythrozyten (s. Abb.) im Unterschied zu normalen Erythrozyten, die sich nur mit sauren Farbstoffen (Eosin) färben lassen, auch durch bas. Farbstoffe (Methylenblau) angefärbt (Zeichen einer noch nicht abgeschlossenen Hämoglobinisation u. eines hohen RNA-Gehalts); **Vork.:** bei Anämien* mit gesteigerter Regeneration od. ineffektiver Erythrozytopoese.

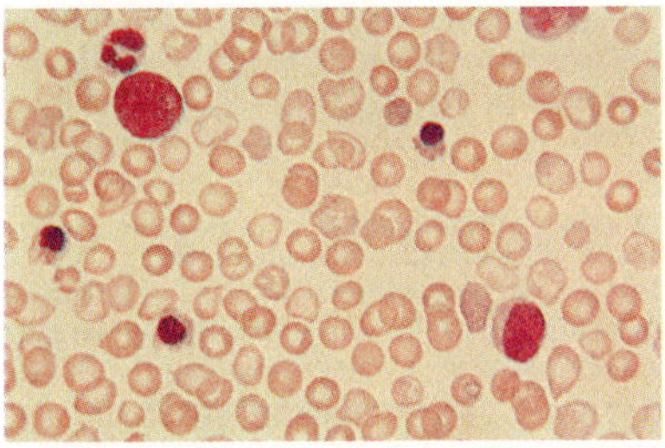

Polychromasie: bläulich violett angefärbte neben normalen Erythrozyten im Blutausstrich (Pappenheim-Färbung) [32]

Poly|em|bryom *n*: (engl.) *polyembryoma*; sehr seltener, hochgradig maligner Keimzelltumor des Ovars bei jungen Frauen; **Pathol.:** von pluripotenten malignen Embryonalzellen abstammend, die sich teratogen zu kleinen Embryonen mit Embryonalscheibe, Amnionhöhle u. Dottersack differenzieren; **Progn.:** infaust. Vgl. Ovarialtumoren.

Poly|genie *f*: (engl.) *polygenia*; Abhängigkeit eines Erbmerkmals von mehreren Genen*; **Vork.:** bei den meisten quant. variablen physiol. Eigenschaften; auch als additive P. (Polymerie), bei der Abstufungen der Ausprägung eines Merkmals durch unterschiedl. Anzahl von aktivierten Genen bewirkt werden (z. B. Körperlänge, Hautfarbe). Vgl. Pleiotropie.

Poly|globulie des Neugeborenen *f*: (engl.) *polycythemia of the newborn*; i. d. R. physiol. Polyglobulie des Neugeborenen*; u. U. (z. B. intrauterine Dehydratation bei Übertragung, reaktive Polyglobulie inf. Plazentainsuffizienz, übermäßige Plazentanachtransfusion bei Spätabnabelung od. maternofetale Transfusion) vital bedrohl. pathol. P. d. N. mit Hämatokrit >70 Vol.% u. Hämoglobin-Konzentration im Blut >230 g/l; cave: hämodynam. Störung, rel. Plasmavolumenabnahme mit Hypoglykämie u. a.; Ther.: ggf. Teilaustausch des kindl. Bluts gegen physiol. Kochsalzlösung.

Poly|hydr|amnion *f*: s. Hydramnion.

Poly|mastie *f*: akzessorische Mamma*.

Poly|menor|rhö (gr. μήν Monat) *f*: (engl.) *polymenorrhea*; zu häufige Menstruation* von normaler Stärke u. Dauer mit Verkürzung der Zyklusdauer des Menstruationszyklus* auf <24 Tage; **Urs.:** verkürzte Follikelreifungs- bzw. Lutealphase, anovulator. Zyklus. Vgl. Zyklusstörungen.

Polyp (gr. πώλυπους Vielfüßler, Tintenfisch) *m*: (engl.) *polyp*; Bez. für eine Schleimhautvorwölbung in das Lumen eines Hohlorgans unabhängig von histol. Aufbau u. Dignität; **Einteilung: 1.** nach Wuchsform: gestielter, breitbasiger u. taillierter P.; **2.** entspr. Histol.: epithelialer (Adenom*, Karzinom*) u. mesenchymaler P. (Lipom, Leiomyom, Fibrom, Neurinom, Leiomyosarkom); vgl. Korpuspolyp; Zervixpolyp.

Poly|phänie (gr. φαίνεσθαι erscheinen, sich zeigen) *f*: Pleiotropie*.

Poly|thelie (gr. θηλή Brustwarze) *f*: (engl.) *polythelia*; kongenitale Anomalie (Atavismus*) mit Vorhan-

P

densein überzähliger Mamillen ohne darunterliegendes Drüsenparenchym im Bereich der (beidseitigen) Milchleiste* od. auch etwas weiter außerhalb; **Vork.:** bei 1 % aller Neugeborenen, meist links; Ausschluss von Nierenanomalien durch Ultraschalldiagnostik erforderlich. Vgl. Mamma, aberrierende; Syndrom, mammorenales.

Poly|trichie *f*: Hypertrichose*.

Por|en|zephalie *f*: (engl.) *porencephaly*; angeborener od. erworbener Defekt der Hirnsubstanz mit Lückenbildung u. kraterförmiger Einziehung der Gehirnoberfläche, die in der Tiefe mit dem Ventrikelraum kommunizieren kann; **Urs.:** Kreislaufstörungen in der Embryonalzeit, Geburtstrauma, Valproinsäureintoxikation, Enzephalitis, Meningitis; **Pseudoporenzephalie:** zystische Substanzdefekte (ohne Verbindung zum Ventrikelraum) inf. Narbenschrumpfung. Vgl. Hydranenzephalie; Hirnschaden, frühkindlicher.

Portio (lat.) *f*: Teil, Anteil; i. e. S. Portio vaginalis cervicis (bzw. uteri), in die Vagina* hineinragender Teil des Gebärmutterhalses; s. Cervix uteri.

Portio|ad|apter (lat. adaptare angleichen) *m*: (engl.) *vacuum cervical adapter*; flexibles Instrument zur Abdichtung des Zervikalkanals unter Vakuum; **Verw.:** z. B. zur Hysterosalpingographie*, Insemination*, diagn. Menstrualblutgewinnung u. Pertubation*.

Portio|e|rosion (lat. erodere, erosus abnagen) *f*: (engl.) *cervical erosion*; syn. Erosio vera, Erosio simplex; Bez. für einen echten Epitheldefekt an der Portio; unklarer kolposkop. Befund, gilt bei regelmäßigem Verlauf der Kapillaren im freiliegenden Bindegewebe als unverdächtig (traumatisch od. entzündl. bedingt); bei Vorliegen von Gefäßatypien od. evtl. weiteren kolposkop. Auffälligkeiten im Randbereich der Erosion Verdacht auf beginnendes Zervixkarzinom* u. Indikation zur Probeexzision. Vgl. Kolposkopie; Papanicolaou-Abstrich.

Portio|kappe: (engl.) *cervical cap*; syn. Okklusivpessar; feste Kunststoffkappe, die zur Kontrazeption* bis zu 2 Std. vor dem Geschlechtsverkehr auf die Portio gesetzt wird (s. Abb.) u. 6–8 Std. danach liegen bleiben muss (nicht baden); Zuverlässigkeit: s. Pearl-Index (Tab. dort); Anw. auch zur künstl. Befruchtung: Sperma enthaltende P. bleibt für 8–10 Std. in situ; heute nur noch selten angewandt. Vgl. Scheidendiaphragma (Abb. dort).

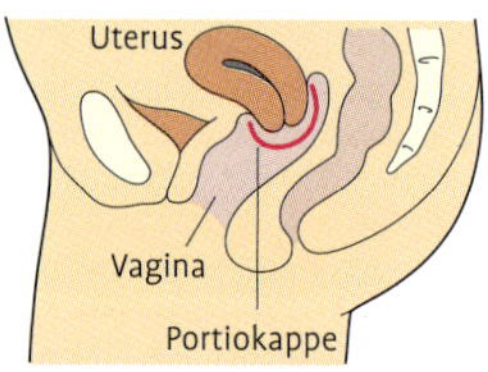

Portiokappe: in korrekter Lage

Portio|konisation (gr. κῶνος Kegel) *f*: s. Konisation.

Portio|polyp (gr. πώλυπους Vielfüßler, Tintenfisch) *m*: s. Zervixpolyp.

Portio supra|vaginalis cervicis *f*: oberh. der Scheide gelegener Abschnitt der Cervix* uteri.

Positio uteri *f*: (engl.) *uterine position*; Stellung der Gebärmutter im Beckenraum; mögl. **Abweichungen: 1.** in der Sagittalen **a)** nach vorn (Antepositio); physiol. bei starker Füllung der Rektumampulle, pathol. z. B. bei retrouterinem Tumor; **b)** nach hinten (Retropositio); **2.** seitl. in der Horizontalen (Lateropositio); **3.** in der Vertikalen nach oben (Elevatio uteri) od. unten (Descensus* uteri et vaginae bei Beckenbodeninsuffizienz). Vgl. Uteruslagen.

Post|ab|lations|syn|drom *n*: (engl.) *postablation syndrome*; (Sero-)Hämatometra* der Tubenecken als spez. Komplikation 12–36 Wo. nach Endometriumablation*; **Sympt.:** zunehmender, meist einseitiger Spannungsschmerz des Unterbauchs; **Diagn.:** Ultraschalldiagnostik der Tubenecken; **Ther.:** Hysterektomie, Adhäsiolyse mit Nachkoagulation.

Post-abortion-Hystero|skopie (engl. abortion Abort) *f*: (engl.) *postabortion hysteroscopy*; Hysteroskopie* ca. 8–10 Wo. nach Abortkürettage zur Diagn. intrauteriner Abortursachen, Frühdiagnostik intrauteriner Adhäsionen u. ggf. Adhäsiolyse zur Sekundärprävention weiterer Aborte.

Post|koital|test (lat. coitus Zusammentreffen, Vereinigung) *m*: Sims*-Huhner-Test.

Post|mast|ek|tomie-Häm|angio|sarkom *n*: s. Stewart-Treves-Syndrom.

Post|meno|pause (gr. μήν Monat; παῦσις Ende) *f*: (engl.) *postmenopause*; nach der Menopause* beginnender u. mit dem Eintritt in das Senium* (ca. im 70. Lj.) endender Zeitabschnitt des Klimakteriums* (Abb. 2 dort) der Frau.

Post|menstruum (lat. menstruus monatlich wiederkehrend) *n*: (engl.) *postmenstruum*; 5.–12. Tag des Menstruationszyklus*.

post|natal (lat. natalis die Geburt betreffend): nach der Geburt.

post partum (lat. nach der Niederkunft, Geburt): Abk. p. p.; nach der Geburt.

Post|plazentar|peri|ode *f*: (engl.) *postplacental stage*; Zeitraum der ersten 2 Std. nach Ausstoßung der Plazenta*. Vgl. Geburt.

Potentia co|eundi (lat. potentia Fähigkeit) *f*: (engl.) *capacity for coitus*; physische Fähigkeit zum Vollzug des Koitus*.

Potentia con|cipiendi *f*: (engl.) *fecundity*; Empfängnisfähigkeit; vgl. Impotentia concipiendi.

Potentia generandi *f*: (engl.) *procreative capacity*; Fähigkeit zur Fertilität*, i. e. S. zur Produktion befruchtungsfähigen Spermas (Zeugungsfähigkeit) od. von Eizellen (Fruchtbarkeit). Vgl. Potentia coeundi.

Potenz *f*: **1.** (engl.) *potency*; Vermögen; Fähigkeit; z. B. Potentia* coeundi, Potentia* concipiendi, Potentia* generandi; vgl. Impotenz; **2.** (pharmaz.) in der Homöopathie Bez. für Verdünnung u. postulierte Wirkungsverstärkung durch spez. Zubereitung der Substanzen; **3.** (pharmak.) neuroleptische P.: s. Neuroleptika.

Potter-Sequenz (Edith L. P., Pathol., Chicago, 1901–1993) *f*: (engl.) *Potter's sequence*; syn. Oligohydramnionsequenz; Fehlbildungskomplex aufgrund eines primären intrauterinen Mangels an Fruchtwasser* als Folge einer fetalen Nierenfunktionsstörung mit verminderter od. fehlender fetaler Urinproduktion (vgl. Oligohydramnion); **Häufigkeit:** 12 : 100 000 Geburten; **Klin.:** Amnion nodosum, Potter-Facies (Hypertelorismus, Epikanthus, Ohrmuscheldysplasie, Mikrogenie), Lungenhypoplasie, Klumpfüße; fakultative Fehlbildungen der Wirbelsäule, der Finger u. Zehen sowie des Urogenitaltrakts; **Einteilung:** Typ I: infantile juvenile polyzystische Nierendysplasie (autosomal-rezessiv erbl.); Typ II: multizystische Nierendysplasie; Typ III: adulte polyzystische Nierendysplasie (autosomal-dominant erbl.); Typ IV: obstruktive Uropathie; **Progn.:** Fetus nicht lebensfähig; empir. Wiederholungsrisiko je nach elterl. Nierenbefund (bei Agenesie od. Dysplasie beider Nieren: 9 %).

PP14: Abk. für **P**lazenta**p**rotein 14; s. Glycodelin.

p. p.: **1.** (chir.) Abk. für **p**er **p**rimam (intentionem); s. Wundheilung; **2.** (gebh.) Abk. für **p**ost* **p**artum.

PPCM: Abk. für (engl.) ***p**eri**p**artum **c**ardio**m**yopathy*; s. Kardiomyopathie, peripartale.

PPH: Abk. für (engl.) ***p**eri**p**artal **h**emorrhage*; s. Blutung, peripartale.

PPHN: Abk. für **p**ersistierende **p**ulmonale **H**ypertonie des **N**eugeborenen; Persistenz fetaler Kreislaufverhältnisse im Bereich der Lungenstrombahn mit Rechts-Links-Shunt über Foramen ovale, Ductus arteriosus u. intrapulmonale Kurzschlussverbindungen bei neonataler pulmonalarterieller Hypertonie; s. Hypertonie, pulmonale; **Vork.:** meist reife Neugeborene, häufig i. R. schwerer Grunderkrankung mit Hypoxie u. Azidose (z. B. Mekoniumaspiration, Pneumonie, Lungenhypoplasie, Schock, Sepsis), selten idiopath.; **Klin.:** Zyanose* (trotz Sauerstoffbeatmung), Tachypnoe; **Diagn.:** Echokardiographie (Nachweis), Zeichen der Rechtsherzbelastung im EKG (s. Herzhypertrophie), Hinweise in Röntgen-Thorax-Aufnahme (helle Lungenfelder inf. verminderter Lungendurchblutung); **Ther.:** Sauerstoffzufuhr, maschinelle Hyperventilation, Alkalisierung, pharmak. Senkung des Lungengefäßwiderstands (Sildenafil, Iloprost, Epoprostenol, Beatmung mit Zusatz von Stickstoffmonoxid), evtl. ECMO; **Progn.:** Letalität 15–20 %.

Prader-Willi-Syn|drom (Andrea P., Päd., Endokrin., Zürich, 1919–2001; Heinrich W., Päd., Zürich, 1900–1971) *n*: (engl.) *Prader-Willi syndrome*; syn. Prader-Labhart-Willi-Syndrom; ätiol. heterogenes Fehlbildungssyndrom mit minimaler Deletion (Contiguous-gene-Syndrom) im proximalen Abschnitt des langen Arms eines väterlichen Chromosoms 15 (65 %) u. maternaler Disomie (30 %), in 1 % Imprinting-Mutationen, in 4 % Chromosomopathien; **Häufigkeit:** 1 : 10 000 bis 1 : 15 000; **Sympt.:** Intelligenzminderung, Adipositas, Kleinwuchs, Diabetes mellitus, angeb. Muskelhypotonie mit verzögerter Entw. der stat. Funktionen, Akromikrie; meist auch Hypogenitalismus u. Maldescensus testis; hypopigmentierte Haut; blonde bis braune Haare bei 3/4 aller Pat. mit Deletionen, aber nicht bei maternaler Disomie; vgl. Angelman-Syndrom.

Prä-: auch Prae-, engl. pre-; Wortteil mit der Bedeutung davor liegend, einen Vorzug (vor anderen) habend, vorzeitig; von lat. prae.

Prä|di|lektions|haltung, kon|natale *f*: (engl.) *connatal predilection*; syn. konnatale Vorzugshaltung; Bez. für durch intrauterine Haltung verursachte Verformungen an Kopf, Gesicht, Kiefern u. Füßen mit Lagebelastungen u. meist einseitigen Impressionen an Weichteilen u. Knochen, vielfach inf. hochgeschlagener Beine u. Fußimpressionen; sekundär mitbetroffen auch Wirbelsäule (Skoliose u. atyp. Torsion), durch Kopfhaltung auch Hirn- u. Gesichtsschädelbildung; bei rechtskonvexer Wirbelsäulentorsion linkskonkave Gesichtsskoliose mit Linksneigung u. Rechtsdrehung des Kopfes (u. umgekehrt); in Neonatalperiode reversibel u. beeinflussbar; **Häufigkeit:** 15–20 % der Neugeborenen (unterschiedl. Ausprägung); **DD:** Hemihypertrophien des Gesichts, Proteus-Syndrom, Hemiatrophia faciei progressiva u. orofaziale Hemikranien, aber auch muskuläre Dysplasien wie der angeb. Torticollis*.

Prä|dis|position, genetische *f*: (engl.) *genetic predisposition*; Genvariante, die mit einer best. Veranlagung assoziiert ist; das Vorhandensein dieser Genvariante allein determiniert i. d. R. nicht die Ausprägung eines abweichenden Phänotyps. Erst das Zusammentreffen mit einzelnen od. versch. Varianten (Allelen) anderer Gene bzw. die Wechselwirkung der Allele mit best. Umwelteinflüssen bewirkt eine phänotyp. Manifestation.

Prä|ek|lampsie *f*: s. Schwangerschaftserkrankung, hypertensive.

Prä|fertilisations|dia|gnostik (gr. διαγνωστικός fähig zu unterscheiden) *f*: (engl.) *prefertility testing*; genet. Untersuchung einer i. R. der assistierten Reproduktion* entnommenen Eizelle vor Abschluss der Befruchtung* durch Bildung der Zygote*; im Gegensatz zur Präimplantationsdiagnostik* nach Embyonenschutzgesetz* in Deutschland zugelassen. Vgl. Polkörperdiagnostik.

Prä|im|plantations|diagnostik (lat. plantatus gepflanzt; gr. διαγνωστικός fähig zu unterscheiden) *f*: (engl.) *preimplantation genetic diagnosis*; Abk. PID; syn. präimplantive genetische Diagnostik (Abk. PGD); Entnahme u. Untersuchung (Genanalyse*) einer Zelle eines durch In*-vitro-Fertilisation entstandenen Embryos vor Embryotransfer*, um Embryonen ohne ererbte Gendefekte zu transferie-

P

ren; nach Embryonenschutzgesetz* in Deutschland rechtswidrig, aber straffrei, wenn aufgrund genet. Dispositionen der Frau u./od. des Mannes für die Nachkommen das hohe Risiko einer schwerwiegenden genet. Krankheit* besteht od. zur Feststellung einer schwerwiegenden Schädigung des Embryos, die mit hoher Wahrscheinlichkeit zu einer Tot- od. Fehlgeburt führen wird; Durchführung erst nach Einwilligung der zu medizinischen, sozialen u. psychischen Folgen aufgeklärten u. beratenen Frau u. zustimmender Bewertung einer Ethikkommission. Vgl. Pränataldiagnostik.

Prä|im|plantations|verlust (lat. plantatus gepflanzt): (engl.) *preimplantation loss*; **1.** Bez. für Untergang der Zygote* bzw. der Frühstadien der Blastogenese* auf dem Weg zum Uterus; **2.** Unvermögen der Blastozyste* zur Nidation* im Endometrium*; **3.** in der experimentellen Teratologie Differenz der Anzahl der Corpora lutea zur Anzahl der Implantationen in der Uterusschleimhaut; **Urs.:** mechan., hormonal, alimentär od. immun. bedingt.

Prä|kanzerose *f*: (engl.) *precancerosis*; syn. Präneoplasie; klinisch-morphol. (z. B. Leukoplakie*) bzw. durch histol. Kriterien (zelluläre u. epitheliale Atypie, epitheliale Dysplasie* u. a.) definiertes potentielles Vorstadium eines Karzinoms*; **Einteilung:** nach statist. Wahrscheinlichkeit des Übergangs in malignen Tumor; **1.** fakultative P. mit niedriger Entartungsfrequenz (z. B. Colitis ulcerosa); **2.** obligate P. mit hohem Entartungsrisiko in rel. kurzem Zeitintervall (z. B. Polyposis intestinalis). Vgl. Carcinoma in situ.

prae|maturus (lat. maturus reif): vorzeitig, vor der Reife.

P

Prä|men|arche (gr. μήν Monat; ἀρχή Anfang, Beginn) *f*: (engl.) *premenarche*; Entwicklungsabschnitt der Pubertät* vor der Menarche* beim Mädchen, charakterisiert durch die Wirkung ovarialer Östrogene* mit Auftreten sekundärer Geschlechtsmerkmale; vgl. Thelarche; Pubarche.

Prä|meno|pause (gr. παῦσις Ende) *f*: (engl.) *premenopause*; Abschnitt (ca. 2–7 Jahre) des Klimakteriums* vor der Menopause* mit unregelmäßiger Menstruation* u. leichten klimakter. Beschwerden.

Prä|menstruum (lat. menstruus monatlich wiederkehrend) *n*: (engl.) *premenstruum*; 17.–28. Tag des Menstruationszyklus*.

Prä|natal|dia|gnostik *f*: (engl.) *prenatal diagnosis*; Abk. PND; Untersuchung des ungeborenen Kindes u. der Schwangeren zur pränatalen Diagn. kindl. Erkrankungen od. Fehlbildungen; **Formen:** **1.** nichtinvasive P.; **a)** Ultraschalldiagnostik*: nach Mutterschafts*-Richtlinien mind. 3-mal während jeder Schwangerschaft (10., 20. u. 30. SSW), ermöglicht neben Schwangerschaftsnachweis (ggf. Nachw. von Mehrlingen) Plazentalokalisation*, Bestimmung kindl. Körpermaße (s. Fetometrie), Beurteilung einzelner Organe, z. B. Herz- (s. Echokardiographie, fetale) u. Gefäßuntersuchung (s. Doppler-Sonographie) sowie Messung der Nackentransparenz*; **b)** Serumanalyse der Schwangeren, z. B. Bestimmung von Alphafetoprotein*, Triple*-Test; **c)** nichtinvasive molekulargenet. P. durch multiplexe DNA-Sequenzierung von fetaler DNA aus mütterl. Blut; in Deutschland zugelassen als Testverfahren bezügl. fetalem Down*-Syndrom (Stand: Juli 2012); Anw. ab der 12. SSW nach auffälligem Ersttrimester*-Screening u. Risikoschwangerschaft anstelle invasiver Verf.; Rate falsch positiver Befunde 0,2 %, falsch negativer Befunde 0,8 %; **d)** CTG* mit u. ohne Belastung; **e)** Fetalblutuntersuchung* sub partu; **2.** invasive P.; **a)** Fruchtwasserdiagnostik* nach Amniozentese*; **b)** Chorionbiopsie*; **c)** Chordozentese*. Vgl. Präimplantationsdiagnostik; Pränataltherapie.

Prä|natal|erkrankung: (engl.) *prenatal diseases*; früher Kyematopathie; Bez. für Entwicklungsfehler des ungeborenen Kindes inf. Schädigung des Keimlings (Embryo, Fetus) u. seiner Anhangsgebilde (Plazenta, Eihäute, Nabelschnur); führt zu intrauterinen Entwicklungsstörungen, ggf. Fehlbildung* od. intrauterinem Fruchttod*; Art der Schädigung v. a. von Zeitpunkt (s. Phase, sensible) u. Intensität, weniger von auslösender Urs. abhängig; **Einteilung:** **1.** nach Zeitpunkt des Beginns der intrauterinen Entwicklungsstörung: **a)** bezogen auf Keimling: Blastopathie*, Embryopathie*, Fetopathie*; **b)** bezogen auf Plazenta*: Choriopathie (bis Sekundärzottenstadium), Plakopathie (ab Tertiärzottenstadium); vgl. Plazentationsstörung; **2.** bezogen auf Keimzellen: Gametopathie*; **Ätiol.:** exogene Noxen od. genet. Urs. (s. Phänokopie); Abgrenzung nicht immer möglich. Vgl. Pränatalinfektion; Perinatalinfektion.

Prä|natal|in|fektion *f*: (engl.) *prenatal infection*; Infektion des ungeborenen Kindes; **Err.:** Viren, Bakterien, Protozoen; selten Pilze; Infektionswege: aszendierend (meist nach Blasensprung), hämatogen (diaplazentar), deszendierend (aus den Eileitern); **Sympt.:** Art der Fruchtschädigung (Embryopathie, Fetopathie, angeb. Fehlbildung) u. Manifestationszeitpunkt (prä- od. postnatal, u. U. sich erst in der Kindheit manifestierende Spätfolgen) in Frühschwangerschaft v. a. durch Infektionstermin, ab Fetogenese auch von Erreger bestimmt; Auswahl klin. relevanter P. (TORCH-Komplex): Toxoplasmose*, Syphilis*, Listeriose*, Röteln*, Zytomegalie*, Herpes* simplex. Vgl. Perinatalinfektion; IgM-Latextest.

Prä|natal|peri|ode *f*: **1.** (engl.) *prenatal period*; i. w. S. gesamte vorgeburtliche Entwicklung von Befruchtung* bis Geburt*; **2.** i. e. S. vorgeburtlicher Teil der Perinatalperiode*.

Prä|natal|therapie *f*: (engl.) *prenatal therapy*; syn. intrauterine Therapie; Behandlung des ungeborenen Kindes; **Formen:** u. a. **1.** pharmak. über die Mutter: bei adrenogenitalem Syndrom*, fetaler Tachyarrhythmie, unzureichender Lungenreife (s. Lungenreifeinduktion); **2.** direkte Ther. des Fetus: fetale Bluttransfusion*, therap. Chordozentese* (ggf.

mit direkter Pharmakotherapie), Amnioninfusion*, Entlastungspunktion durch Amniozentese*, Drainage intrakavitärer Flüssigkeiten, Shuntanlagen; **3.** (experimentell) Fetalchirurgie*; alternativ bei ausreichendem Reifegrad des Fetus: Entbindung u. postnatale Behandlung.

Prä|natal|toxiko|logie *f*: (engl.) *prenatal toxicology*; Teilgebiet der Reproduktionstoxikologie*, das sich mit der Untersuchung exogen (insbes. durch chem. od. physik. Noxen) ausgelöster pränataler Entwicklungsstörungen beschäftigt.

prä|partal: (engl.) *prepartal*; korrekte Bez. präpartual; vor der Entbindung.

prä|puberal (lat. pubes erwachsen, geschlechtsreif): (engl.) *prepubertal*; vor der Pubertät*.

Prä|pubertät (lat. pubertas Geschlechtsreife) *f*: (engl.) *prepuberty*; Zeitraum vor dem Auftreten der ersten sekundären Geschlechtsmerkmale; vgl. Pubertät.

Prä|servativ (lat. servare unversehrt erhalten, behüten) *n*: (engl.) *condom*; syn. Kondom; mechan. Mittel aus dünnem Kautschuk (Latex, selten allergen, Risiko eines Kontaktekzems) od. Kunststoff zur Kontrazeption*; **Formen: 1.** für Männer: wird zum Geschlechtsverkehr über den Penis gestreift (häufig mit Gleitmitteln od. Spermiziden* versehen); **2.** für Frauen: wird mit innerem Ring an der Cervix uteri, mit äußerem Ring außerhalb der Vagina befestigt; **Funktion:** Verhütung von Konzeption u. sexuell übertragbaren Infektionen (s. STD), insbes. HIV-Erkrankung; Zuverlässigkeit bei Verw. von Markenpräservativen vor Erreichen des Verfalldatums u. bei korrekter Handhabung relativ hoch (s. Pearl-Index, Tab. dort).

Predni|solon (INN) *n*: (engl.) *prednisolon*; synthet. nichthalogeniertes Glukokortikoid* (dehydriertes Cortisol) mit ähnl. Wirkung wie Prednison.

Pregnandiol *n*: (engl.) *pregnandiol*; 3α,20α-Dihydroxy-5β-pregnan; durch Reduktion entstandener Metabolit (Hauptausscheidungsprodukt) von Progesteron*; biol. weitgehend inaktiv.

Pre|putium clitoridis, penis (lat.) *n*: (engl.) *prepuce*; Vorhaut von Klitoris* bzw. Penis.

Press|wehen: (engl.) *expulsive pains*; Wehen* unter reflektor. Mitwirkung der Bauchpresse vom Beginn der Austreibungsperiode an; **Funktion:** Überwindung des Widerstands der äußeren Beckenbodenmuskulatur.

PRH: Abk. für (engl.) ***P****rolactin* ***r****eleasing* ***h****ormone*; syn. Prolaktoliberin; vermutlich mit TRH ident. hypothalam. Peptid, das zusammen mit PIH* die Ausschüttung von Prolaktin* aus dem Hypophysenvorderlappen reguliert. Vgl. Releasing-Hormone.

Primär|af|fekt (lat. affectus Zustand, Neigung) *m*: (engl.) *primary lesion*; Abk. PA; Primärläsion; erste lokale Manifestation einer Infektion an der Eintrittsstelle, i. e. S. bei Syphilis*.

Primär|follikel *m*: s. Follikelreifung.

Primi|gravida (lat. primarius einer der ersten; gravida schwanger) *f*: (engl.) *primigravida*; Bez. für eine Frau, die zum ersten Mal schwanger ist. Vgl. Schwangerschaft.

Primi|para (lat. primarius einer der ersten) *f*: Erstgebärende.

Prim|ordial|follikel *m pl*: s. Follikelreifung.

Pro-: Wortteil mit der Bedeutung vor(stehend), vorn, stellvertretend, vorzeitig; von lat. pro bzw. gr. πρό.

Probe|ex|zision *f*: (engl.) *excision biopsy*; Abk. PE; op. Gewebeentnahme für diagn. Zwecke als Form der Biopsie*.

Probe|laparo|tomie (gr. λαπάρα Weiche, Flanke) *f*: (engl.) *exploratory laparotomy*; syn. Explorativlaparotomie; Eröffnung der Bauchhöhle zu diagn. Zwecken (Sicherung der Diagn., Klärung unklarer Befunde, z. B. der Operabilität eines malignen Prozesses); vgl. Laparoskopie.

Probe|punktion (lat. punctio Einstich) *f*: (engl.) *exploratory puncture*; diagn. Punktion von physiol. (Körperhöhlen, Hohlorgane) od. pathol. Körperhohlräumen (v. a. Abszesse*) zur Entnahme von Flüssigkeiten u. (zytol. od. mikrobiol.) Untersuchung des Punktats.

Profil, bio|physikalisches *n*: (engl.) *biophysical profile*; Abk. BPP; nicht invasives Verf. der fetalen Zustandsdiagnostik im 3. Trimenon, basierend auf CTG u. Ultraschalldiagnostik; Anw. v. a. im angloamerikanischen Raum, in Deutschland weitgehend durch Doppler-Sonographie ersetzt; **Prinzip:** max. 30 Min. Untersuchungsdauer; standardisierter Bewertungsscore (nach Manning) mit 0–2 Punkten für 5 Kriterien: **1.** fetale Reaktivität im Ruhe-CTG (Non*-Stress-Test); **2.** fetale Atembewegungen; **3.** fetale Körperbewegungen; **4.** fetaler Muskeltonus; **5.** Fruchtwassermenge; Bewertung: 8–10 Punkte: unauffällig; 5–6 Punkte: suspekt; <4 Punkte: pathologisch; positive Vorhersagewahrscheinlichkeit für fetale Hypoxie 82 %, negative Vorhersagewahrscheinlichkeit 98 %.

Pro|gesteron (INN) *n*: (engl.) *progesterone*; syn. Luteohormon, Corpus-luteum-Hormon, Pregnen-3,20-dion; physiol. Gelbkörperhormon; wichtigstes natürl. Gestagen*; **Biosynthese:** aus Cholesterol über Pregnenolon v. a. in Corpus* luteum, Plazenta u. Nebennierenrinde (auch beim Mann); nach Umsetzung zu 17α-Hydroxyprogesteron* Vorläufer der Androgene* u. Nebennierenrindenhormone (s. Glukokortikoide; Mineralokortikoide); biol. HWZ ca. 20 Min.; **Abbau:** Biotransformation in Leber u. Niere zu hydroxylierten Pregnanen; renale Ausscheidung von Pregnandiol (wichtigster Metabolit) als Glukuronid; **Wirkung:** antagonist. zu Östrogenen* u. Aldosteron*, funkt. antagonist. zu Cortisol; katabol, thermogenet. (Erhöhung der Körpertemperatur um ca. 0,6 °C; s. Basaltemperatur); reguliert bei der Frau zusammen mit Östrogenen den Menstruationszyklus* (Proliferation der Uterusschleimhaut), fördert Implantation u. Weiterentwicklung der Zygote, verhindert in der Schwangerschaft Reifung weiterer Follikel u. stimuliert Milchdrüsenentwicklung (bei mangelhafter Bildung Gefahr des Aborts*); beim Mann Förderung der Motilität u. Akrosomenreaktion von Spermatozoen.

Pro|gesteron|test *m*: s. Gestagentest.

Prokto|zele *f*: Rektozele*.

Pro|laktin *n*: (engl.) *prolactin*; syn. laktotropes Hormon (Abk. LTH), Laktotropin, Laktationshormon; in azidophilen Zellen des Hypophysenvorderlappens gebildetes monomeres Gonadotropin*; **Grundstruktur:** 198 Aminosäurereste, 3 Disulfidbrücken; M_r 22 500; höhermolekulare Formen (sog. big prolactin bzw. big big prolactin) in Hypophyse u. Serum mit noch unbekannter physiol. Bedeutung; **Regulation:** durch Releasing*-Hormone (PRH u. PIH*); verstärkte Bildung ab 8. SSW u. in Stillzeit; Förderung der Sekretion durch TRH, mechan. Reizung der Mamillen (Saugreiz), Stress, op. Eingriff u. Hunger; Hemmung durch Dopamin; **Wirkung:** vermittelt über JAK/STAT-Signalweg (s. Januskinase); **1.** Stimulation der Milchproduktion (s. Laktation; Galaktorrhö); **2.** Hemmung der hypophysären FSH- u. LH-Produktion u. damit der Ovarialfunktion (postpartale Laktationsamenorrhö* u. Ovulationshemmung); **3.** Einfluss auf Osmoregulation (Stimulation der Natriumresorption in Dünndarm u. Milchgangsepithel); **4.** Empfindung sexueller Befriedigung nach Orgasmus; **5.** stimuliert REM-Schlaf; **6.** vermutl. immunmodulator.; **klin. Bedeutung:** s. Hyperprolaktinämie; Prolaktinom.

Pro|laktin-Hemmer: s. Dopamin-Rezeptor-Agonisten.

Pro|laktinom *n*: (engl.) *prolactinoma*; seltenes Makro- od. Mikroadenom (∅ <1 cm) des Hypophysenvorderlappens mit autonomer Sekretion von Prolaktin*;

P

häufigstes endokrin aktives Hypophysenadenom

Sympt.: Amenorrhö, Galaktorrhö, sexuelle Appetenz- u. Erektionsstörungen; bei lokaler Raumforderung evtl. Hypophysenvorderlappen*-Insuffizienz, Sehstörungen (Druck im Bereich des Chiasma opticum) u. Kopfschmerz; **Diagn.:** CT od. MRT der Sella turcica, Prolaktinbestimmung im Serum (>300 µg/l beweisend); ggf. Überprüfung anderer endokriner Funktionen des Hypophysenvorderlappens, z. B. mit TRH-Test; **Ther.:** Dopamin*-Rezeptor-Agonisten (Tumorverkleinerung in ca. 70 % der Fälle durch Bromocriptin), op. Entfernen (transsphenoidal bzw. -frontal), Strahlentherapie. Vgl. Hyperprolaktinämie.

Pro|lakto|liberin *n*: s. PRH.

Pro|lakto|statin *n*: PIH*.

Pro|laps (lat. pro vor, vorn; lapsus Ausgleiten, Fallen, Fehler) *m*: (engl.) *prolapse*; Vorfall; Hervortreten von Geweben od. Organen.

Pro|lapsus uteri et vaginae *m*: (engl.) *prolapse of uterus and vagina*; Vorfall (von Teilen) des Genitales aus der Vulva; hochgradiger (über den Hymenalsaum hinausgehender) Descensus* uteri et vaginae; **Formen: 1.** Partialprolaps: nur Teil des Uterus (z. B. nur Portio) bzw. des Uterus u. der Scheide außerhalb der Vulva (vgl. Scheidenvorfall); **2.** Totalprolaps: Scheidenrohr ist umgestülpt u. liegt vor der Vulva (s. Abb.); evtl. mit Dekubitus; **Ther.:** vaginale Hysterektomie mit hohem Peritonealverschluss u. Scheidenstumpffixation sowie Scheidenplastik; bei Inoperabilität Pessarbehandlung*.

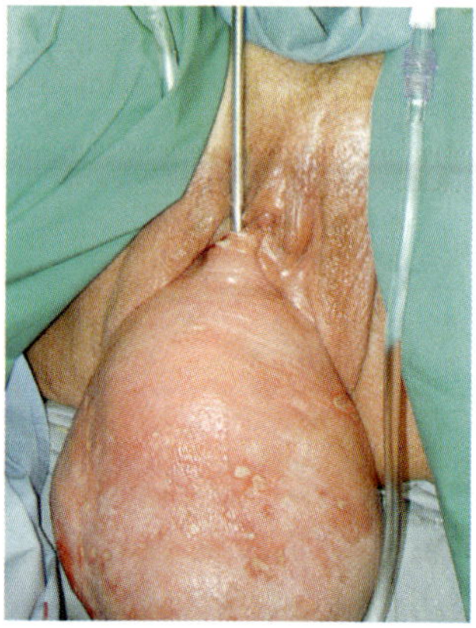

Prolapsus uteri et vaginae: Totalprolaps des Uterus mit Prolaps der Harnblase (Zystoskop in der Urethra) [69]

Pro|liferations|dosis (gr. δόσις Gabe) *f*: (engl.) *proliferative dose*; erforderl. Gesamtdosis an Östrogenen (s. Tab.), welche die ruhende Funktionalis des Endometriums* so zur Proliferation stimuliert, dass anschl. eine sekretor. Umwandlung durch Gestagene mögl. ist. Vgl. Transformationsdosis.

Proliferationsdosis
14-tägige Anwendung

Substanz	Proliferationsdosis (mg)
perorale Applikation	
Ethinylestradiol	1,5
Estradiol (mikronisiert)	60
Estradiolvalerat	60
konjugierte Östrogene	60
parenterale Applikation	
Estradiolbenzoat	25–30
Estradiolvalerat	20

Proli|ferations|phase *f*: (engl.) *proliferative phase*; erste Phase des Menstruationszyklus* mit Proliferation der Uterusschleimhaut u. gleichzeitiger Reifung des Follikels im Ovar.

Pro|miskuität (lat. promiscuus gemischt, ohne Unterschied) *f*: (engl.) *promiscuity*; durch häufigen Partnerwechsel gekennzeichnetes Sexualverhalten*; ggf. Risikofaktor für STD*, insbes. HIV*-Erkrankung/AIDS*.

Pro|montorium ossis sacri (lat. promonturium Vorgebirge, Vorsprung) *n*: (engl.) *promontory of sacrum*; nach ventral in das Becken ragender Vorsprung der Wirbelsäule an ihrem lumbosakralen Übergang; verursacht durch die deutl. Abwinkelung der LWS gegen das Kreuzbein.

Prosta|glandine (gr. προστάτης Vorsteher; lat. glandula Drüse) *n pl*: (engl.) *prostaglandins*; Abk. PG; Sammelbez. für natürl. od. teilsynthet. Derivate der Prostansäure; strukturell den Leukotrienen u. Thromboxanen ähnl. Form der Eikosanoide; **Vork.:** ubiquitär; **Einteilung:** u. a. chem. in PGA (α,β-ungesättigte Ketone), PGE (β-Hydroxyketone), PGF (1,4-Diole); am biol. aktivsten: PGE_2, $PGF_{2\alpha}$, PGD_2, PGG_2, PGH_2, PGI_2 (Prostacyclin); **Biosynthese:** aus Arachidonsäure, die durch Phospholipase A_2 aus Membranlipiden frei- u. durch einen Cyclooxygenase/Peroxidase-Komplex (PGH-Synthase) zu PGH_2 (Precursor aller physiol. PG u. Thromboxane) umgesetzt wird; Aktivierung z. B. durch Gewebehormone (Acetylsalicylsäure hemmt die Cyclooxygenase); **Wirkung:** (über Bindung an unterschiedl., v. a. G-Protein-gekoppelte Rezeptoren) vielfältig u. z. T. gegensätzl. (PGE_2: über Bindung an 4 Subtypen Aktivierung od. Hemmung der Adenylatcyclase; PGD_2: Bindung an Chemokin-Rezeptor; PGI_2: Bindung an PPAR-γ) z. B. auf Katecholamin-Sekretion, Tonus der glatten Muskulatur u. Blutdruck (Steigerung, Senkung); hemmend auf Thrombozytenaggregation, Lipolyse, Magensaftsekretion; aktivierend auf Synthese u. Sekretion von Gewebehormonen u. Hormonen endokriner Organe (Schilddrüse, Nebenschilddrüse, Nebennierenrinde, Ovar); zytoprotektiv; beteiligt an Entstehung von Fieber, Schmerzen u. Entzündung (Antagonisierung durch nichtsteroidale Antiphlogistika u. Glukokortikoide*); **Ind.:** PGE_1: (Alprostadil) zur zeitweiligen Aufrechterhaltung der Durchgängigkeit des Ductus arteriosus Botalli bei Neugeborenen mit best. angeborenem Herzfehler* sowie bei chron. pAVK Stadium III–IV od. Erektionsstörung; gebh. (z. B. Gemeprost*), gastroenterol. (s. Misoprostol); PGE_2 (Dinoproston, Sulproston*): u. a. Geburtseinleitung, Uterusatonie (als Wehenmittel*); $PGF_{2\alpha}$: ophth. (s. Bimatoprost; Latanoprost; Tafluprost; Travuprost); PGI_2: s. Iloprost; **UAW:** je nach PG z. B. Übelkeit, kolikartige Schmerzen, Diarrhö, Kopfschmerz, Flush, Tachykardie. Vgl. Laropiprant.

Prot-: auch Prote-, Proto-; Wortteil mit der Bedeutung **1.** erster, vorderster, wichtigster; **2.** wichtigster Eiweißbaustein (Protein); von gr. πρῶτος.

Protein-C-Mangel: (engl.) *protein C deficiency*; erniedrigte Protein-C-Konzentration (inf. Synthesehemmung) bzw. -Aktivität (dysfunktionelles Protein C normaler Konz.) im Serum; **Formen:** **1.** kongenital: autosomal-dominant od. autosomal-rezessiv erbl. PROC-Mutation (Genlocus 2q14.3); Häufigkeit 1 : 16 000; **a)** Typ I: sowohl Aktivität als auch Konz. vermindert; **b)** Typ II: verminderte Aktivität bei normaler Konz.; **2.** erworben: Leberparenchymschaden, Verbrauchskoagulopathie, ARDS, Mangel an Vitamin K bzw. Ther. mit Cumarinderivat (Beginn; vgl. Cumarinnekrose); **Klin.:** Thrombophilie; bei homozygotem kongenitalem P.-C-M. ausgeprägte Thromboseneigung mit Verbrauchskoagulopathie*, bei heterozygoten Merkmalsträgern zwischen 2. u. 4. Lebensjahrzehnt auftretende Thromboembolien bes. der tiefen Beinvenen u. Mesenterialvenen sowie habituelle Aborte*; neonatale Purpura fulminans bei autosomal-rezessiver Form (unbehandelt im 1. Lj. letal); Late-onset-Form bei Homozygotie mit Klin. wie bei heterozygoter Form. Vgl. Protein C; Hyperkoagulabilität.

Protein-S-Mangel: (engl.) *protein S deficiency*; erniedrigte Protein-S-Aktivität im Serum mit od. ohne Verminderung der Konzentration des freien Protein S; **Formen:** **1.** kongenital: autosomal-dominant erbl. Mutation im PROS1-Gen (Genlocus 3q11.1); **a)** Typ I: sowohl Aktivität als auch Konz. (frei u. gesamt) vermindert; **b)** Typ II: verminderte Aktivität bei normaler Konz. (frei u. gesamt); **c)** Typ III: sowohl Aktivität als auch freie Konz. vermindert bei normaler Gesamtkonzentration durch vermehrte Bindung an Komplementfaktor-C4b-bindendes-Protein; **2.** erworben: intra graviditatem, Leberparenchymschaden, ARDS, Vitamin-K-Mangel, Therapie mit Cumarinderivat, hormonale Kontrazeptiva; **Klin.:** Thrombophilie; bei kongenitalem P.-S-M. zwischen 20. u. 30. Lj. auftretende, rezidivierende (v. a. venöse) Thromboembolien. **DD:** Protein*-C-Mangel, Antiphospholipid*-Syndrom.

Proto|onko|gene *n pl*: s. Onkogene.

Prune-belly-Syn|drom (engl. prune belly Pflaumenbauch) *n*: (engl.) *prune-belly syndrome*; syn. Bauchdeckendysplasie-Syndrom; sog. Pflaumenbauchsyndrom; Fehlbildungskomplex der Bauchmuskulatur u. des urogenitalen Systems; **Epidemiol.:** selten (1 : 50 000 Neugeborene), 95 % männl.; **Ätiol.:** primäre Anlagestörung der Urethra; **Klin.:** Dysplasie der muskulären Bauchwand (s. Abb.), der Harnleiter- u. Harnblasenwand u. der prostatischen Harnröhre mit erhöhter Dehnbarkeit u. Dilatation der ableitenden Harnwege (Megazystis) u. Nierenfunktionsstörung; beim Jungen Maldescensus* testis; häufig assoziierte Fehlbildungen, z. B. Herzfehler (Ductus arteriosus apertus, Vorhofseptumdefekt, Ventrikelseptumdefekt) u. Lungenhypoplasie bei ca. 25 %, gastrointestinale Fehlbildungen (Malrotation*, kongenitales Megakolon*, Analatresie, intestinale Atresien) bei ca. 13 %, Genitalfehlbildungen (Penisaplasie, Hypospadie, Skrotumdysplasie, Ovarialaplasie, Urethralagenesie) bei ca. 13 %, außerdem Gelenkkon-

P

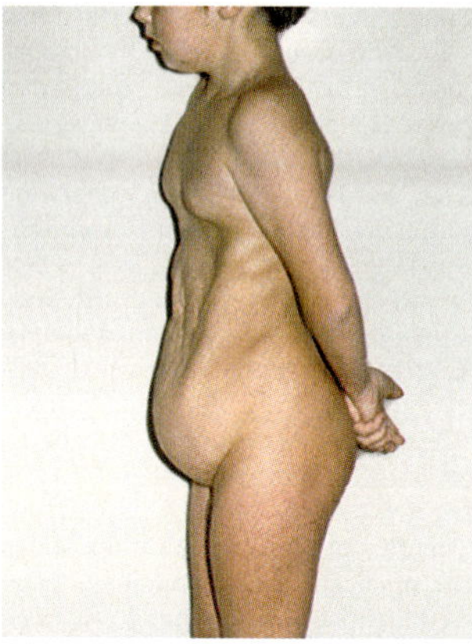

Prune-belly-Syndrom [62]

trakturen, Pes equinovarus, Hüftgelenkluxation, Pectus excavatum, Spina bifida occulta, Meningomyelozele, Hydrozephalus u. Gaumenspalte; psychomot. Retardierung u. fokale epileptische Anfälle in der späteren Entw. bei ca. 20 %; **Ther.:** Pränataltherapie bisher nicht mögl.; postnatal möglichst konservativ (Verlaufskontrolle, ggf. prophylaktisch Antibiotika zur Vermeidung von Harnwegsinfektionen); urodynamische Abklärung, evtl. rasche Primärentlastung z. B. durch Zystostomie; Reduktionsplastik der Harnwege od. Bauchdecke selten indiziert; bei Maldescensus testis Funikulolyse u. Orchidopexie vor Ende des 1. Lj.; **Progn.:** abhängig von Nierenfunktionsstörung; bei schwerer Form in ca. 30 % Totgeburt od. Tod in Perinatalperiode, bei milderer Form erreicht ein Großteil der Patienten das Erwachsenenalter ohne terminale Niereninsuffizienz; ggf. sind andere assoziierte Fehlbildungen (Herzfehler, Lungenhypoplasie) prognostisch ausschlaggebend.

Prurigo simplex sub|acuta *f*: syn. Strophulus adultorum, Urticaria papulosa chronica; bes. bei jungen Frauen schubweise auftretende, stark juckende, ca. 5 mm große, hellrote, urtikarielle Papeln, die rasch aufgekratzt werden (worauf der Juckreiz verschwindet) u. braunrote Krusten hinterlassen; u. a. assoziiert mit Magen-, Darm-, Leber- u. Wurmerkrankungen, hormonalen Veränderungen (bes. Menarche, Schwangerschaft, Klimakterium), Leukämie, Hodgkin-Lymphom, Diabetes mellitus, Urämie; **Lok.:** bes. an den Streckseiten der Extremitäten.

Pruritus ani *m*: (engl.) *anal pruritus*; Afterjucken; **Urs.:** z. B. Hämorrhoiden, Analekzem, Pilzinfektion, Analprolaps, Anitis, Proktitis, Nahrungsmittelallergie, Enterobiasis, Kontaktallergie (Waschmittel, Toilettenpapier), psychogene Erkrankungen. Vgl. Symptomenkomplex, analer.

Pruritus gravidarum (lat. prurire jucken) *m*: (engl.) *pruritus gravidarum*; im letzten Trimenon der Schwangerschaft auftretender generalisierter Pruritus; **Urs.:** wahrscheinl. Cholestase bei Prädisposition (u. U. cholestatischer Ikterus); verschwindet wenige Tage nach Entbindung. Vgl. Icterus gravidarum.

Pruritus vulvae *m*: (engl.) *vulvar pruritus*; meist starker Juckreiz im Bereich der Vulva*; Auftreten insbes. nachts inf. Kapillarerweiterung (Bettwärme); **Formen: 1.** primär (essentiell, idiopath.): vermutlich psychosomat. bedingt; **2.** sekundär: als Symptom z. B. bei Diabetes* mellitus, Östrogenmangel (im Klimakterium*), Lichen* sclerosus vulvae; inf. Fluor* genitalis, Candidose, Enterobiasis, Parasitosen (Filzläuse, Scabies), mangelnder od. übertriebener Hygiene mit gestörtem mikrobiellem Milieu.

Pschyrembel-Zeichen (Willibald P., Gyn., Gebh., Autor, Berlin, 1901–1987): (engl.) *Pschyrembel's sign*; sog. Stock-Tuch-Zeichen; unsicheres Schwangerschaftszeichen* mit ab 2.–3. Schwangerschaftsmonat an der Cervix uteri tastbarem festerem Kern (s. Abb.), der von weicher Hülle umgeben ist.

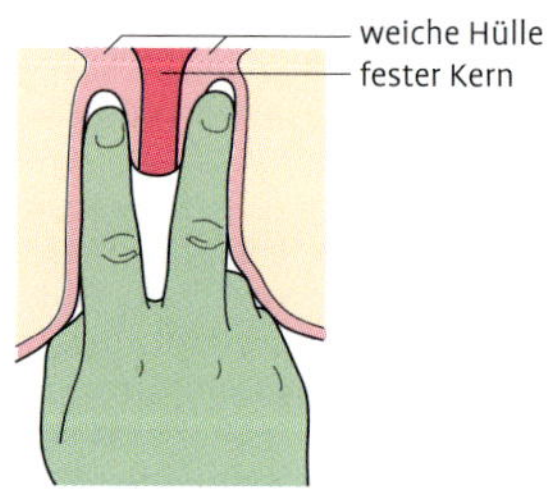

Pschyrembel-Zeichen [12]

Pseud-: auch Pseudo-; Wortteil mit der Bedeutung falsch, Lügen-, Schein-; von gr. ψευδής, ψεῦδος.

Pseudo|gravidität (lat. graviditas Schwangerschaft) *f*: s. Scheinschwangerschaft.

Pseudo|herm|aphroditismus (gr. ἑρμαφρόδιτος Zwitter, eigentl. Sohn des Hermes u. der Aphrodite) *m*: (engl.) *pseudohermaphroditism*; auch falscher Hermaphroditismus, sog. Scheinzwittertum; veraltete Bez. für das Vorliegen von Gonadengewebe, das dem chromosomalen Geschlecht entspricht, u. davon abweichendem Erscheinungsbild des Genitales u. der sekundären Geschlechtsmerkmalen (P. femininus: vorwiegend männlicher äußerer Habitus; P. masculinus: vorwiegend weibliches äußeres Genitale u. sekundäre Geschlechtsmerkmale). Vgl. Differenzierungsstörung, sexuelle; Intersexualität.

Pseudo-Klinefelter-Syn|drom (Harry F. K., Endokrin., Baltimore, 1912–1990) *n*: (engl.) *pseudo-Klinefelter syndrome*; hypergonadotroper Hypogonadismus* inf. Sklerose der Hodenkanälchen mit Verlust von Leydig-Zwischenzellen; **Urs.:** unbekannt; **Klin.:** Manifestation im 3. bis 4. Lebensjahrzehnt, Verlust von Libido u. Potenz sowie Aspermie; klin. Sympt. ähneln in dieser Hinsicht denen des Klinefelter*-Syndroms. Karyotyp der Pat. ist normal (46,XY).

Pseudo|kyesis (gr. κύησις Schwangerschaft) *f*: s. Scheinschwangerschaft.

Pseudo|mamma *f*: (engl.) *pseudomamma*; angeb. Vorhandensein einer überzähligen Brustanlage mit Warze u. Areola, jedoch Fett- anstelle von Drüsengewebe; vgl. Mammaanomalie.

Pseudo-Meigs-Syn|drom (Joe V. M., Gyn., Chir., Boston, 1892–1963) *n*: (engl.) *pseudo-Meigs' syndrome*; Symptomenkomplex mit Aszites* u. (meist rechtsseitigem) Hydrothorax bei malignem Ovarialtumor od. Myoma uteri. Vgl. Meigs-Syndrom.

Pseudo|menstruation (lat. menstruus monatlich wiederkehrend) *f*: (engl.) *pseudomenstruation*; menstruationsähnliche Abbruchblutung*, v. a. durch Östrogenabfall bzw. relativen Östrogenmangel in einem anovulatorischen Zyklus*.

Pseudo|muzin *n*: (engl.) *pseudomucine*; syn. Metalbumin, Paralbumin; durch Essigsäure nicht fällbares Glykoprotein; dünn- od. zähflüssiger, gallertiger Tumorinhalt eines Kystadenoms* od. Kystadenokarzinoms*.

Pseudo|myx|oma peri|tonei *n*: (engl.) *gelatinous ascites*; sog. Gallertbauch, auch Myxoma peritonei; Ansammlung gallertiger Massen (Pseudomuzin*) in der Bauchhöhle; **Urs.:** meist Ruptur eines muzinösen Kystadenoms* od. Kystadenokarzinoms* des Ovars u. Implantation schleimproduzierender Tumorzellen auf dem gesamten Peritoneum; auch in Verbindung mit Mukozele der Appendix; **Klin.:** Auftreibung des Abdomens, evtl. Störung der Darmfunktion; **Ther.:** möglichst vollständige Entfernung aller schleimbildenden Zellen durch zytoreduktive Chirurgie (Laparotomie), ggf. mit intraperitonealer Chemotherapie; **Progn.:** häufig Rezidive; letaler Ausgang nach jahrelangem Verlauf (auch bei benignem Tumor u. trotz wiederholter Op.) inf. fortschreitender Kachexie möglich.

Pseudo|pelade (franz. pelade Haarausfall) *f*: (engl.) *pseudopelade*; atrophisierende Alopezie*, der eine bekannte Hauterkrankung zugrunde liegt; **Urs.:** z. B. chronischer diskoider Lupus erythematodes, Lichen ruber follicularis decalvans, Sclerodermia circumscripta, Folliculitis sycosiformis atrophicans; physik. Schädigungen u. Infektionen der Haut, angeb. Dermatosen u. maligne Hauttumoren.

Pseudo|pelade Brocq (Louis B., Dermat., Paris, 1856–1928) *f*: (engl.) *pseudopelade of Brocq*; syn. Alopecia atrophicans; erworbene, atrophisierende Alopezie* der Kopfhaut mit kleinen, scharf begrenzten Herden (sog. Fußstapfen im Schnee), die konfluieren können; **Urs.:** unklar; meist Endzustand anderer vernarbender Alopezien; betroffen sind bes. Frauen mittleren Alters; **Ther.:** Versuch mit Glukokortikoiden (topisch).

Pseudo|por|en|zephalie (gr. πόρος Öffnung, Loch, Pore) *f*: s. Porenzephalie.

Pseudo|pubertas praecox (lat. pubertas Geschlechtsreife) *f*: (engl.) *precocious puberty*; periphere Form der Pubertas* praecox mit iso- od. heterosexueller Frühentwicklung; **Urs.:** Hormonproduktion (ohne Beteiligung der Hypophyse) in Keimdrüsen u./od. NNR; im Gegensatz zur echten Pubertas praecox keine Ovulation od. Spermatogenese. Vgl. Granulosazelltumor; Androblastom; McCune-Albright-Syndrom; Syndrom, adrenogenitales.

Pseudo|thalidomid|syn|drom *n*: s. Roberts-Syndrom.

Pseudo-TORCH-Syn|drom *n*: (engl.) *Pseudo-TORCH syndrome*; Erkr., die Infektion aus dem TORCH*-Komplex nachahmt (keine Nachweisbarkeit pränataler Infektion); **Ätiol.:** wahrscheinl. autosomal-rezessiv erbl.; möglicherweise ident. mit dem Aicardi-Goutieres-Syndrom; **Sympt.:** Mikrozephalie*, schwere Entwicklungsretardierung, Spastik, Krämpfe, Hirnatrophie, Leukenzephalopathie, symmetr. intrazerebrale Verkalkungen (Basalganglien, Thalamus, Kleinhirn, periventrikuläre Region), Hepatosplenomegalie, neonataler Ikterus, Thrombozytopenie, Petechien; **Progn.:** Beginn im Säuglingsalter, Tod meist im 1. Lebensjahr.

Pseudo-Turner-Syn|drom (Henry H. T., Endokrin., Oklahoma City, 1892–1970) *n*: s. Noonan-Syndrom.

PSN: Abk. für (engl.) *placental site nodule*; s. Plazentabettknoten.

PSTT: Abk. für (engl.) *placental site trophoblastic tumor*; s. Plazentabetttumor.

Psych-: auch Psycho-; Wortteil mit der Bedeutung Seele, Gemüt; von gr. ψυχή.

Pterygium (gr. πτέρυξ Flügel, Feder) *n*: **1.** (engl.) *pterygium*; sog. Flügelfell; P. colli: Hautfalte am Hals zwischen Mastoid u. Akromion (s. Abb.), z. B. bei Noonan-Syndrom u. Turner*-Syndrom; Ätiol.: Residuen nicht komplett rückgebildeter embryol. nuchaler Blasen; **2.** Hautmembran zwischen einzelnen Fingern, Zehen u. im Bereich von Gelenken; Ätiol.: inkomplette Rückbildung embryonaler P. nach Ausknospung der Finger; **3.** (dermat.) Nagelpterygium: Wachstum eines Nagelhäutchens über die Nagelplatte bei Raynaud-Syndrom, Li-

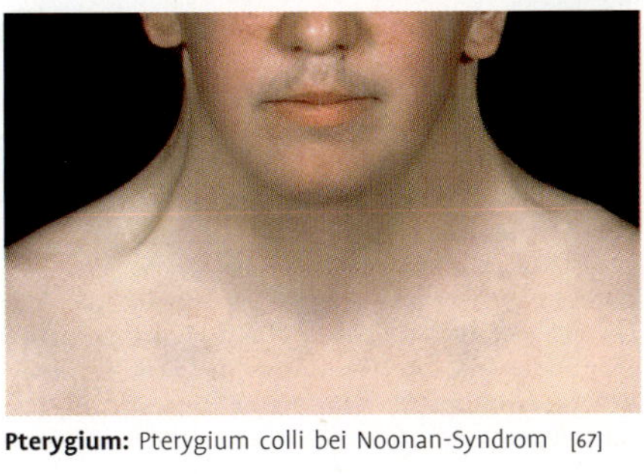

Pterygium: Pterygium colli bei Noonan-Syndrom [67]

P

chen ruber planus u. Ektodermaldysplasie-Syndromen sowie nach Trauma; **4.** (ophth.) dreieckige, gefäßreiche Bindehautverdickung im (meist nasalen) Lidspaltenbereich, die auf die Hornhaut überwächst; Ätiol.: entzündlich, evtl. exogene Faktoren (UV-Strahlung); Kompl.: entzündl. Veränderungen, Astigmatismus, Rezidiv; Ther.: op. Entfernung.

pTNM-Klassifikation *f*: (engl.) *pTNM classification*; postoperative histopathol. Erweiterung der TNM*-Klassifikation.

-ptose: auch -ptosis; Wortteil mit der Bedeutung Fall, Senkung; von gr. πτῶσις.

Ptyalismus *m*: (engl.) *ptyalism*; syn. Sialorrhö, Hypersalivation; übermäßig gesteigerter Speichelfluss; **Vork.:** z. B. bei Parkinson-Syndrom, als Frühsymptom eines Ösophaguskarzinoms, bei Erkr. von Mundhöhle u. Pharynx, bei frühkindl. Hirnschaden, in der Schwangerschaft (Ptyalismus* gravidarum).

Ptyalismus gravidarum *m*: (engl.) *ptyalism*; Ptyalismus* in der Schwangerschaft (meist im 2.–4. Mon.); hängt wahrscheinl. mit einer verstärkten Parasympathikuswirkung zusammen.

Pub|arche (lat. pubes Schamhaare, Schamgegend; gr. ἀρχή Anfang, Beginn) *f*: (engl.) *pubarche*; Beginn des Wachstums der Schamhaare (Androgenwirkung) i. R. der Pubertät*. Vgl. Tanner-Stadien.

Pubertät (lat. pubertas Geschlechtsreife) *f*: (engl.) *puberty*; Entwicklungsperiode des Menschen vom Beginn der Ausbildung der sekundären Geschlechtsmerkmale* bis zum Eintritt der Geschlechtsreife*; geht mit tief greifenden Veränderungen im körperl., seel. u. sozialen Bereich einher; Auftreten (in Europa) bei Mädchen zwischen 9 u. 13 Jahren, bei Jungen zwischen 11 u. 15 Jahren; **Kennzeichen: 1.** körperliche Entw.: Herausbildung der sekundären Geschlechtsmerkmale (s. Adrenarche; Pubarche; Thelarche), Menarche* bzw. Beginn der Produktion von Sperma*, Wachstumsschub, Stimmbruch; häufig Acne* vulgaris; **2.** seelische Entw.: dauert länger als die körperliche Entw., wird begleitet von typ. Pubertätskrisen unterschiedl. Ausprägung (Selbstunsicherheit, Aggressivität, selbstbeschädigendes Verhalten, evtl. Anorexia* nervosa u. a.). Vgl. Pubertätsstörungen; Adoleszenz; Lebensabschnitte; Tanner-Stadien.

P

Pubertäts|mager|sucht: s. Anorexia nervosa.

Pubertäts|störungen: 1. (engl.) *disorders of puberty*; Sammelbez. für Störungen der körperl. Veränderungen in der Pubertät*, die sowohl Zeitpunkt als auch Art der Veränderungen betreffen können; **Einteilung: a)** verfrühtes Eintreten der Pubertät (Pubertas* praecox); **b)** verspätetes Eintreten der Pubertät (Pubertas* tarda); **c)** Ausbleiben der Pubertät od. nur geringe Ausprägung der geschlechtstyp. Veränderungen inf. hormonaler od. chromosomaler Störungen od. als Folge genitaler Fehlbildungen*. **2.** i. w. S. Bez. für vorübergehende körperl. u. psych. Störungen, die in der Pubertät auftreten können, z. B. Essstörungen*, Pubertätsgynäkomastie, Pubertätsstruma, Acne* vulgaris.

Pubertas prae|cox *f*: (engl.) *pubertas praecox, sexual precocity*; vorzeitige Geschlechtsentwicklung mit Zeichen der sexuellen Reife durch Auftreten von sekundären Geschlechtsmerkmalen* (Mädchen: vor dem vollendeten 8. Lj. bzw. Menarche vor dem vollendeten 9. Lj.; Jungen: vor dem vollendeten 9. Lj.); **Einteilung: 1.** (klin.) **a)** isosexuelle P. p.: Ausprägung körperl. Merkmale, die dem gonadalen u. chromosomalen Geschlecht entsprechen; fast immer mit Kleinwuchs verbunden; **b)** anisosexuelle (intersexuelle) P. p.: gekennzeichnet bei Mädchen durch Sympt. der Virilisierung (Sekundärbehaarung, Klitorishypertrophie), bei Jungen durch Sympt. der Feminisierung (v. a. Gynäkomastie*); **2.** (ätiol.) **a)** zentrale P. p. (P. p. vera hypothalamica): isosexuelle Frühentwicklung bei Raumforderung im Diencephalon (z. B. Pinealistumor) od. idiopathisch (hypothalam. Fehlsteuerung); i. d. R. mit Konzeptions- bzw. Zeugungsfähigkeit; **b)** periphere P. p.: s. Pseudopubertas praecox; **Ther.:** GnRH*-Agonisten.

Pubertas tarda *f*: (engl.) *delayed pubertas*; verzögertes Eintreten der Pubertät* (fehlendes Kennzeichen nach 15. Lj. od. zwischen Tanner*-Stadium B2 u. Menarche bzw. erstem Pubertätskennzeichen u. Tanner-Stadium P5 >5 Jahre od. nach erstem Kennzeichen >18 Mon. keine weitere Entwicklung); **Urs.: 1.** idiopathische (häufig fam.) Reifungsverzögerung; **2.** Mangelernährung, Anorexia* nervosa, Allgemeinerkrankung, Leistungssport; **3.** primärer Hypogonadismus* (z. B. Gonadendysgenesie, Turner-Syndrom); **4.** sekundärer Hypogonadismus (zentrale Urs., z. B. Tumor im Hypothalamus, Kallmann*-Syndrom); **Diagn.:** Beurteilung der somat. Entwicklung einschließl. Bestimmung des Knochenalters.

Pubes (lat. Geschlechtsreife, Scham-, Barthaare, Schamgegend) *f*: Schamhaare, Schamgegend.

Pudendum femininum (lat. pudendus dessen man sich zu schämen hat) *n*: (engl.) *pudendum*; syn. Vulva; weibliche Scham; das äußere weibl. Genitale*.

pudendus: zur Schamgegend gehörend, die Schamgegend betreffend.

Pudendus|an|ästhesie (gr. ἀναισθησία Unempfindlichkeit) *f*: (engl.) pudendal anesthesia; Form der Leitungsanästhesie* mit Blockade des N. pudendus (S 2–4) durch transvaginale Punktion u. Injektion von Lokalanästhetikum im Bereich der Spina ischiadica (s. Abb.); keine vollständige perineale (Innervation durch Plexus sacralis) Anästhesie; **Ind.:** geburtshilfl.-gyn. Eingriffe; Entbindung (Minderung des Dehnungsschmerzes am Damm in der späten Austreibungsperiode; Erleichterung des Kopfdurchtritts); **Kompl.:** system. Wirkung von Lokalanästhetika; häufig zusätzl. s. c. Infiltration im Bereich der anterioren Vulva (Blockade von N. genitofemoralis u. N. ilioinguinalis) erforderlich.

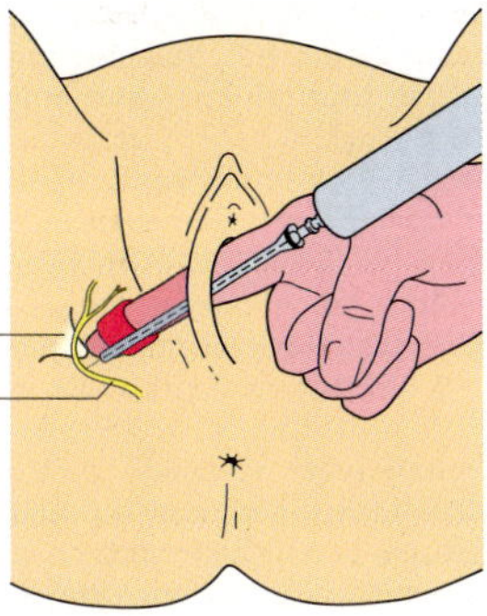

Pudendusanästhesie: Spezialnadel mit Führungshülse als Führungsschiene [12]

Pudendus|neur|algie *f*: (engl.) *pudendal neuralgia*; neuralgiformes Schmerzsyndrom im Versorgungsgebiet des N. pudendus (Genital-, Perineal- u. Analbereich); **Urs.:** z. B. mechan. Kompression (Fahrradsattel), lokaler Tumor.

Puerperal|fieber: (engl.) *childbed fever*; Febris puerperalis; Kindbettfieber, Wochenbettfieber; (heute seltener) fieberhafter Krankheitsprozess der Wöchnerin, der durch Eindringen pathogener Bakt. in Geburtswunden entsteht; **Formen: 1.** lokal begrenzte Infektion: z. B. Endometritis puerperalis; **2.** septisches P.: Puerperalsepsis, v. a. hämatogene Ausbreitung von der infizierten Wunde (meist Plazentahaftstelle) aus; **Err.:** gramnegative (z. B. Chlamydien) u. grampositive (z. B. Peptostreptococcus) Erreger, Anaerobier, Mycoplasma*; **Klin.:** hohes, meist remittierendes Fieber mit Schüttelfrost, stark beschleunigter, weicher Puls, Tachypnoe, Anämie mit Leukozytose u. Linksverschiebung; Benommenheit wechselnd mit Euphorie; **Kompl.:** ggf. Kreislaufversagen u. Tod im sept. Schock (vgl. Sepsis). **DD:** Harnwegsinfektion, Mastitis puerperalis, venöse Thrombose; **Ther.:** Antibiotika, bei Plazentaresten Kürettage. Vgl. Abortus febrilis.

Puerperal|psychose *f*: Wochenbettpsychose*.

Puerperal|sepsis (gr. σῆψις Fäulnis) *f*: s. Puerperalfieber.

Puerperium (lat. puerperium Kindbett, Niederkunft, Geburt) *n*: (engl.) *puerperium*; Kindbett, Wochenbett; Zeitraum von 6–8 Wo. von Entbindung bis Rückbildung der Schwangerschafts- u. Geburtsveränderungen bei der Mutter (z. B. Involutio* uteri); Frühwochenbett: erste 7 Tage p. p.; **klin. Bedeutung:** s. Lochiometra; Puerperalfieber; Mastitis puerperalis; Dysphorie, postpartale; Wochenbettdepression; Wochenbettpsychose. Vgl. Lochien.

Pulsions|zysto|zele *f*: s. Zystozele.

Puls|oxy|metrie (lat. pulsus Stoß) *f*: (engl.) *pulse oxymetry*; transkutane (unblutige) Messung der art. Sauerstoffsättigung aufgrund pulssynchroner Absorptionsänderungen im durchstrahlten Gewebe i. d. R. über einen Sensor am Finger (od. Ohrläppchen); **Prinzip:** s. Oxymetrie.

Punching|ball-Hand|griff: s. Hamilton-Handgriff.

Punktierung: (engl.) *punctation*; sog. Grund; auf der Portiooberfläche liegende, iodnegative Areale mit Bindegewebepapillen, deren Kapillarschlingen bei Kolposkopie* als rötl. Punkte zu sehen sind; **1.** zarte P.: harmlos; **2.** grobe P.: erweiterte Kapillaren; Verdacht auf beginnendes Karzinom. Vgl. Mosaik.

Punktions|zyto|logie *f*: (engl.) *puncture cytology*; zytol. Untersuchung des nach Feinnadelbiopsie* auf einen Objektträger ausgespritzten Nadelinhalts auf karzinomverdächtige Zellen; vgl. Zytodiagnostik; Exfoliativzytologie.

Puppen|augen|phänomen *n*: s. Reflex, vestibulo-okularer.

Puppen|gesicht: (engl.) *doll's face*; typ. Physiognomie (rundes Gesicht, weiter Augenabstand) in Neonatalperiode u. frühem Säuglingsalter; symptomat. z. B. bei Wachstumshormonmangel, Pseudohypoparathyroidismus u. Katzenschrei*-Syndrom.

PUPPP: Abk. für (engl.) ***p**ruritic **u**rticarial **p**apules and **p**laques of **p**regnancy*; Schwangerschaftsdermatose ungeklärter Ätiol. mit stark juckendem Exanthem auf der Bauchhaut im letzten Schwangerschaftsdrittel; möglicherweise milde Form des Pemphigoid* gestationis.

Py-: Wortteil mit der Bedeutung Eiter; von gr. πύον.

Pyel-: auch Pyelo-; Wortteil mit der Bedeutung Becken, Trog; von gr. πύελος.

Pyelo|nephritis *f*: (engl.) *pyelonephritis*; Abk. PN; bakterielle Infektion der oberen Harnwege mit Entz. des Niereninterstitiums u. Nierenbeckenkelchsystems; häufigste Nierenerkrankung; Gynäkotropie (m : w = 1 : 2,5); oft sind auch Kleinkinder bis zum 3. Lj. betroffen; **Err.:** v. a. Enterobacteriaceae, Pseudomonas, Enterokokken, Staphylokokken; **Einteilung:** nach Pathogenese: **1.** primäre PN: Erkr. ohne Obstruktion od. andere lokale, begünstigende Faktoren; **2.** sekundäre PN: **a)** inf. mechan. Obstruktion der Harnwege od. Fehlbildung mit Harnstauung; **b)** inf. hämatogener Infektion i. R. anderer entzündl. Prozesse; **c)** inf. aszendierender Infektion nach Zystitis* bei vesikoureterorenalem Reflux; **d)** inf. prädisponierender Faktoren, z. B. Schwangerschaft (Pyelonephritis* gravidarum), Stoffwechselkrankheit (Diabetes* mellitus, Gicht), Missbrauch peripher wirkender Analgetika, Immunsuppression od. funkt. Störung (vesikoureterorenaler Reflux, Querschnittläsion); **Klin.: 1.** akute PN: Fieber (evtl. Schüttelfrost), Flankenschmerz, Dysurie u. Pollakisurie, häufig Abgeschlagenheit u. Durstgefühl, u. U. Übelkeit, Erbrechen, Diarrhö; **2.** chronische PN: oft symptomlos od. symptomarm (uncharakterist. Allgemeinsymptome, z. B. Krankheitsgefühl, Appetitlosigkeit, Kopfschmerz); subfebrile Temp. in ca. 25 % der Fälle; evtl. Blässe, Durst u. Polyurie;

P

Diagn.: Harnuntersuchung* (Nachw. von Leukozyturie u. Bakteriurie*); Erregerbestimmung mit Antibiogramm*; Bestimmung von CRP; Ultraschalldiagnostik* (Organvergrößerung in der Akutphase; Hydronephrose*, Restharnbildung inf. Harnstauung); bei Auffälligkeiten in der Sonographie weitere bildgebende Verf., z. B. Urographie*, CT, MRT (typ. Befunde bei Infektion des Nierenparenchyms: Größenänderung der Niere u. ihres Hohlraumsystems, Veränderungen der Endkelche u. der Papillen, Auflockerung der pyelorenalen Sperre in Form gehäufter u. vermehrter pyelorenaler Rückflüsse, Reduktion des Nierenparenchyms u. verminderte Durchblutung der Niere bei chronischer PN u. pyelonephritischer Schrumpfniere); Miktionszystourethrographie* zur Diagn. eines vesikoureteralen Refluxes bei Deformierung des Nierenbeckenkelchsystems u. Parenchymnarben; Nierendiagnostik bei Verdacht auf eingeschränkte Nierenfunktion; **Ther.:** Erzeugen einer Polyurie durch reichl. Flüssigkeitszufuhr; Gabe von Amoxicillin, Cotrimoxazol od. Chinolonen, bei Fortbestehen des Fiebers (>3 Tage) gezielte antibiot. Ther. entspr. dem Antibiogramm, u. U. als Dauerprophylaxe; evtl. künstliche Harnableitung* od. op. Beseitigung disponierender Faktoren; **Progn.:** gut bei rechtzeitiger Diagn. u. Ther. der primären akuten PN; Neigung zu Rezidiven bei sekundärer PN ohne Sanierung prädisponierender Faktoren; die erst im Spätstadium erkannte (chronische) PN neigt zum Übergang in eine pyelonephrit. Schrumpfniere mit progredienter Niereninsuffizienz. Vgl. Pyonephrose.

Pyelo|nephritis gravidarum *f*: (engl.) *pyelonephritis of pregnancy*; auch Pyelitis gravidarum; Schwangerschaftspyelonephritis (häufige Kompl. in der 2. Hälfte der Schwangerschaft); **Path.:** Exazerbation einer asymptomat. Bakteriurie* inf. **1.** mechan. Kompression der ableitenden Harnwege durch den sich vergrößernden Uterus (re. Niere häufiger betroffen); **2.** progesteronbedingter Ureteratonie u. verminderter Ureterperistaltik; **3.** Kompression des Ureters durch den Plexus der V. ovarica; **4.** rascher Vermehrung von Bakt. im Schwangerenharn durch Verschiebung des pH-Werts u. den höheren Gehalt v. a. an Aminosäuren, Kreatinin, Glukose, Laktose; **Ther.:** bereits bei asymptomat. Bakteriurie Penicilline u. Cephalosporine.

Pyknose *f*: (engl.) *pyknosis*; Verdichtung, Verdickung; s. Karyopyknose.

Pyo|metra (gr. μήτρα Gebärmutter) *f*: (engl.) *pyometra*; Eiteransammlung in der Cavitas uteri inf. Zervixstenose; **Vork.:** bes. im höheren Lebensalter; z. B. bei Endometritis*, Colpitis senilis, bei Endometriumkarzinom* u. Zervixkarzinom*, nach intrakavitärer Strahlentherapie; nach B-Lynch-Naht; **Diagn.:** Ultraschalldiagnostik, MRT od. CT; ggf. Hysteroskopie, fraktionierte Kürettage; **Ther.:** Dilatation des Zervikalkanals u. Einlage einer Drainage; ggf. Antibiotika. Vgl. Hämatometra.

Pyo|salpinx *f*: s. Salpingitis.

Pyo|spermie *f*: (engl.) *pyospermia*; eitriges Sperma; **Vork.:** bei Gonorrhö*, Prostatitis od. Vesikulitis.

Py|ovar (lat. ovarium Eierstock) *n*: Ovarialabszess*.

Pyo|zele *f*: (engl.) *pyocele*; Eiteransammlung in vorgebildetem Hohlraum; **Vork.:** z. B. **1.** im Douglas-Raum bei eitriger Pelveoperitonitis* (s. Douglas-Abszess); **2.** skrotal bei eitriger Orchitis mit Schwellung des Hodens u. ausgeprägten Entzündungszeichen; **Ther.:** Drainage bzw. chir. Entlastung od. Eröffnung, Antibiotika, ggf. Ablatio testis.

Pyrazolon|derivat *n*: (engl.) *pyrazolone derivative*; Nichtopioid-Analgetikum (s. Analgetika) aus der Gruppe der nichtsteroidalen Antiphlogistika; **Vertreter:** Metamizol (syn. Novaminsulfon, Noramidopyrin), Propyphenazon, Phenazon, Phenylbutazon (erster Wirkstoff der nichtsteroidalen Antiphlogistika); **Wirkung:** stark analgetisch u. antipyret. sowie auf glatte Muskulatur relaxierend (spasmolyt. v. a. Metamizol); teils antiphlogist.; **Anw.:** meist p. o. od. rektal, auch parenteral: Metamizol (i. v.), selten Phenylbutazon (tief i. m.); **Ind.:** leichter bis mäßig starker Schmerz od. Fieber; Metamizol: starker Schmerz (Kolik, nach Op. bzw. Trauma, Tumorschmerz u. a.) od. sonst therapierefraktäres Fieber; Phenylbutazon: akuter Schub bei Spondylitis ankylosans od. rheumatoider Arthritis od. akuter Gichtanfall (als Antiphlogistikum); **UAW:** cave: allerg. Reaktion einschließl. anaphylaktischem Schock, Agranulozytose (Reihenfolge in abnehmender Häufigkeit: Metamizol, Phenylbutazon, Propyphenazon, Phenazon), art. Hypotonie (v. a. bei schneller i. v. Applikation).

Pyruvat|de|hydro|genase|defekt *m*: (engl.) *pyruvate dehydrogenase deficiency*; Sammelbez. für mehrere mitochondriale, meist autosomal-rezessiv erbl. Stoffwechselanomalien mit Störungen der Enzyme des Pyruvatdehydrogenase-Komplexes (Kurzbez. PDH-Komplex); häufigste Urs. der kongenitalen Laktatazidose; **Einteilung: 1.** (meist) E_1: **a)** (meist) Defekt der E-1-alpha-Untereinheit (Alpha-Untereinheit der Pyruvatdecarboxylase) des PDH-Komplexes inf. Mutation im PDHA1-Gen, Genlocus Xp22.2–p22.1 (dominant erbl.: auch heterozygote Mädchen erkranken); **b)** Defekt der E-1-beta-Untereinheit des PDH-Komplexes inf. Mutation im PDHB-Gen, Genlocus 3p13–q23; **2.** E_2: Defekt der E-2-Untereinheit (Dihydrolipoyl-Acetyltransferase) des PDH-Komplexes inf. Mutation im DLAT-Gen, Genlocus 11q23.1; **3.** E_3: Defekt der E-3-Untereinheit (Dihydrolipoyl-Dehydrogenase) des PDH-Komplexes inf. Mutation im DLD-Gen, Genlocus 7q31–q32; **4.** Defekt des Proteins X (PDHX-Genmutation, Genlocus 11p13); **5.** Defekt der Pyruvatdehydrogenase-Phosphatase (PDP1-Genmutation, Genlocus 8q22.1); **Klin.:** postnatal Muskelhypotonie, Atem- u. Trinkstörungen, Laktatazidose (mit meist normalem Laktat/Pyruvat-Verhältnis), Alaninvermehrung, gelegentl. Hyperammonämie (bes. bei E_2-Defekt); später psychomotor. Retardierung mit Mikrozephalie, Ataxie, Optikusatrophie; nicht selten angeb., bes. kraniofaziale Fehlbildungen; **Ther.:** ketogene Diät (kohlenhydratarm u. fettreich) mit Substitution von Thiamin, Liponsäure, Carnitin u. Dichloroacetat (in Deutschland nicht zugelassen) zur Hemmung der Pyruvatdehydrogenase-Kinase. Vgl. Mitochondriopathien.

Py|ureter (gr. οὐρητήρ Harnleiter) *m*: (engl.) *pyoureter*; gestauter, mit eitrigem Harn gefüllter Harnleiter; vgl. Megaureter.

Py|urie *f*: (engl.) *pyuria*; Eiterbeimischung im Harn mit makroskopisch schlieriger Trübung bei eitriger Entz. im Bereich des Urogenitaltrakts; vgl. Harnwegsinfektion.

PZD: Abk. für **p**artielle **Z**ona**d**issection; (engl.) *partial zona dissection*; Entfernung einer Scheibe der Zona* pellucida (mechan. od. mit Laser) zur Verbesserung der Fertilisation bei konventioneller In*-vitro-Fertilisation; vgl. Reproduktion, assistierte.

PZP: Abk. für (engl.) ***p**regnancy **z**one **p**rotein*; SP*-3.

P

Q

Quadranten|re|sektion (lat. resecare weg-, zurückschneiden) *f*: (engl.) *quadrant resection*; sog. Mailänder Mammaoperation (Veronesi); Form der brusterhaltenden Operation* bei kleinem Mammakarzinom*; **Prinzip:** Exstirpation des betroffenen Quadranten mit Entfernen des zugehörigen Mamillensegments, axillärer Lymphknotenausräumung u. anschl. Bestrahlung des Restdrüsenkörpers; **Nachteil:** kosmet. ungünstige Resultate mit Narbeneinziehungen u. Mamillenverziehung.

Quer|lage: (engl.) *transverse presentation*; Kindslage*, bei der die Hauptachse des Kindes mit der des mütterl. Körpers einen spitzen (Schräglage) od. rechten Winkel bildet (s. Abb. 1); geburtsunmögliche Lage, lebensgefährl. für Mutter u. Kind; Selbstwendung od. Selbstentwicklung* sehr selten; **Häufigkeit:** ca. 1 % aller Geburten; **Ätiol.:** überdehnter Uterus (Mehrlingsschwangerschaft, Mehrgebärende), Beckenanomalie, Placenta* praevia; **Kompl.:** Uterusruptur* bei verschleppter (s. Abb. 2) od. eingekeilter Qu.; **Ther.:** äußere Wendung* vor einsetzender Wehentätigkeit, Schnittentbindung*.

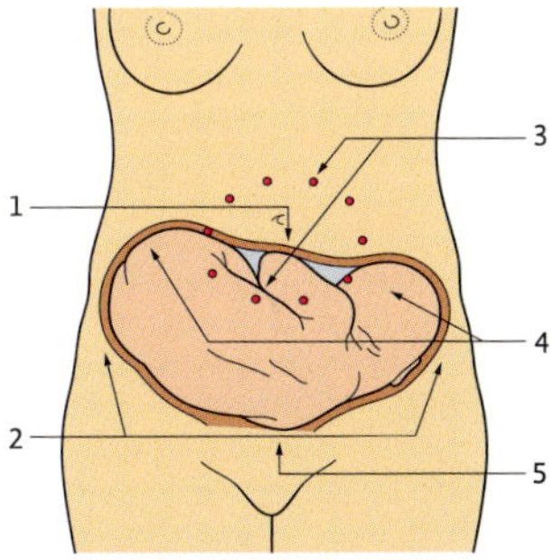

Querlage Abb. 1: Kennzeichen bei äußerer Untersuchung: 1: Herztöne am deutlichsten in Nähe des Nabels; 2: Abdomen stärker quer als längs gedehnt; 3: Fundusstand auffallend tief; 4: große Kindsteile (Kopf, Steiß) auf den Seiten; 5: vorangehender Kindsteil fehlt [12]

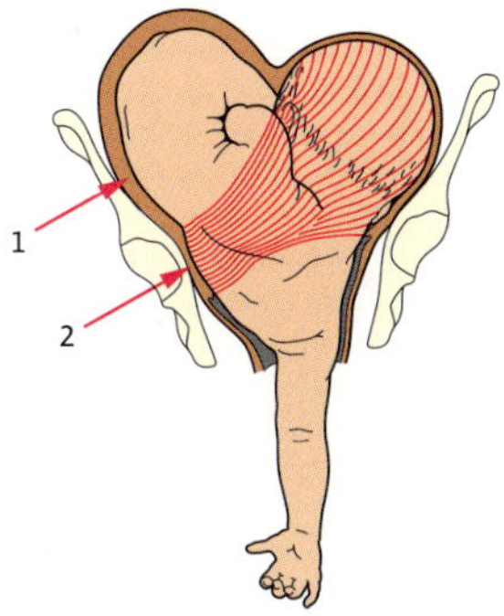

Querlage Abb. 2: verschleppte Querlage: Die Schulter hat sich in das kleine Becken gesenkt (hier mit Armvorfall); maximale Kontraktion des Corpus uteri (1) und Überdehnung des unteren Uterinsegments (2) [12]

Quer|schnitt, sub|umbilikaler: s. Schnittführung (Abb. dort).

Quer|schnitt, supra|pubischer: (engl.) *Pfannenstiel incision*; syn. Pfannenstiel-Querschnitt; auch Fasziénquerschnitt; (chir.) Bauchschnitt mit querer Durchtrennung von Haut, Unterhautgewebe u. Faszie etwa 2–3 Querfinger oberh. der Symphyse (kosmetisch günstig); s. Schnittführung (Abb. dort).

Quer|stand, tiefer: (engl.) *deep transverse arrest*; (gebh.) Einstellungsanomalie* mit regelwidriger Kindsentwicklung unter der Geburt*, bei der die Pfeilnaht des auf dem Beckenboden stehenden Kopfs quer verläuft; **Ätiol.:** Beckenanomalien, kleiner runder Kopf, sekundäre Wehenschwäche; **Sympt.:** Verzögerung od. Stillstand des Geburtsverlaufs durch fehlende Beugung u. Rotation des Kopfs; **Ther.:** Seitenlagerung, bei sekundärer Wehenschwäche Oxytocin-Infusion, evtl. Vakuum*- od. Zangenextraktion*. Vgl. Kindslage (Abb. 2 dort).

R

R.: (anat.) Abk. für **R**amus.

Rachitis *f*: (engl.) *rachitis*; gestörte Mineralisation der Grundsubstanz (Matrix) des wachsenden Knochens inf. unzureichenden Calcium- bzw. Phosphatangebots; **Formen:** entspr. therap. bzw. prophylaktischer Wirkung von Calciferolen (Vitamin D): **1. Vitamin-D-Mangel-R.** (früher Englische Krankheit, Glisson-Krankheit): im Kleinkindesalter, selten bei älteren Kindern (als R. tarda) auftretende, durch Mangel an Calciferolen bedingte Störung des Calcium- u. Phosphatstoffwechsels mit typ. Skelettveränderungen inf. ungenügender Verkalkung des Osteoids (Form der sekundären Ossifikationsstörungen, entspricht der Osteomalazie im Erwachsenenalter); angeb. R. als Sonderform bei mütterl. Osteomalazie; **Urs.:** unzureichende photochem. Umwandlung von Calciferolvorstufen zu Colecalciferol in der Haut durch mangelnde UV-Bestrahlung (Anaktinose) od. unzureichende Zufuhr bzw. Resorption; ohne ausreichende Calciferolsubstitution kommt es v. a. in den Wintermonaten zu einem Calciferolmangel. **Path.:** Verminderung der Calciumresorption aus dem Darm, der Rückresorption von Phosphat in den Nierentubuli u. des Calciumaustauschs zwischen Skelett u. Blut; sekundärer Hyperparathyroidismus mit verstärkter Calciummobilisation aus den Knochen u. gesteigerter renaler Phosphatausscheidung inf. Hypokalzämie; **Klin.:** Manifestation meist im 2.–3. Lebensmonat mit Unruhe, Schreckhaftigkeit, Schwitzen (bes. am Kopf), Hinterkopfglatze; im 3.–4. Mon. Muskelhypotonie, schlaffe Bauchdecken (sog. Froschbauch), Obstipation, Berührungsempfindlichkeit, evtl. Zeichen einer Tetanie u. Krämpfe sowie abnorme Weichheit des Schädelknochens (sog. Kraniotabes) als häufigste Erstmanifestation der im Vordergrund stehenden Skelettveränderungen, später sog. Caput quadratum durch Abflachung des Hinterhaupts u. Epiphytenbildung im Bereich der Stirn- u. Scheitelbeine sowie Auftreibungen der metaphysären Wachstumszonen u. becherförmige Erweiterungen der distalen Enden der Röhrenknochen durch Störungen des Knorpelabbaus u. Anlagerung von nicht verkalktem Osteoid, an den Rippen als tast- u. später sichtbarer sog. rachitischer Rosenkranz inf. von Auftreibungen an der Knorpel-Knochen-Grenze, an den inneren Fußknöcheln als sog. Doppelknöchel (Marfan-Zeichen) u. als sog. Perlschnurfinger; am übrigen Skelett Knochenverformungen (u. a. Beckendeformierung, Kyphose, sog. Glockenthorax mit Harrison-Furche durch Einziehungen des Zwerchfellansatzes, Pectus carinatum, Beinverkrümmungen); verzögerter (Milch-)Zahndurchbruch mit Schmelzdefekten; **Kompl.:** rachitogene Tetanie (syn. Spasmophilie), pathol. Frakturen (Grünholzfraktur); **Diagn.:** (röntg.) Osteopenie, verspätete Ausreifung u. Verkalkung der Knochenkerne, verbreiterte u. unregelmäßige Epiphysenlinien, becherförmige Metaphysenendzonen, subperiostale Aufhellungen mit doppelter Konturierung, bandförmige Looser-Umbauzonen im meta- u. epiphysären Bereich; (labordiagn.) Konz. der alkal. Phosphatase im Serum erhöht, Calcium im unteren Referenzbereich, im Spätstadium erniedrigt, Phosphat initial normal od. erhöht, später erniedrigt; im Spätstadium Hyperaminoazidurie u. vermehrte Ausscheidung von freiem Ammoniak mit dem Urin; **Ther.:** orale (nur bei Resorptionsstörungen parenterale) Zufuhr von Colecalciferol (Vitamin D_3) unter Kontrolle der Röntgen- u. Laborbefunde; **Proph.:** Substitution von Colecalciferol (s. Calciferol); **2. kongenitale R.:** Vitamin-D-abhängige sowie -resistente (auf therap. Calcitriolgaben nicht reagierende) Formen; z. B. **a)** Pseudomangelrachitis; **b)** X-chromosomal-dominante u. autosomal-dominante hypophosphatämische Vitamin-D-resistente R. (s. Phosphatstörungen, primäre); **c)** Rachitis renalis; **d)** Hypophosphatasie.

Radiär|schnitt: (engl.) *radial incision*; längsförmiger Schnitt z. B. bei Reduktionsplastik der Mamma, der vom Zentrum (Mamille) zur Peripherie gezogen wird; vgl. Schnittführung.

Radio-: Wortteil mit der Bedeutung Strahl, Stab, Speiche; von lat. radius.

Radio|chemo|therapie *f*: Abk. RCT; auch Chemoradiotherapie; Komb. von Strahlen*- u. Chemotherapie*; **Prinzip:** simultane Anw. od. zeitl. versetzt nach festgelegtem Schema; als definitive (ausschließliche) R. od. in Komb. mit op. Therapie (adjuvant od. neoadjuvant).

Radio|osteo|nekrose *f*: (engl.) *radioosteonecrosis*; syn. Osteoradionekrose; nach externer Bestrahlung in

Abhängigkeit von absorbierter Dosis der ionisierenden Strahlung auftretende Knochennekrose inf. Schädigung der zellulären Elemente des Knochengewebes sowie der Bindegewebezellen der den Knochen versorgenden Blutgefäße; **Klin.:** evtl. Spontanfraktur, da betroffenes Knochengewebe statisch weniger belastbar (z. B. Schenkelhalsfraktur nach Bestrahlung im Beckenbereich bei weibl. Genitalkarzinom); **Kompl.:** Infektion (Osteomyelitis), v. a. bei R. des Kiefers nach Kopf-Hals-Bestrahlung (insbes. bei durch dentale Implantate od. Karies vorgeschädigtem Gewebe; Proph.: Zahnsanierung vor Strahlentherapie); **Diagn.:** röntg. (Demineralisation, Strukturauflockerungen; oft erst nach Mon. bis Jahren erkennbar). Vgl. Strahlenschaden.

Räume, inter|villöse: (engl.) *intervillous spaces*; mit mütterl. Blut gefüllte Räume zwischen den Chorionzotten der Plazenta*.

Raloxifen (INN) *n*: (engl.) *raloxifene*; Benzothiophenderivat; SERM; **Wirkung:** östrogen-antagonistisch auf Brustdrüse u. Gebärmutter, östrogen-agonistisch auf Knochen; **Ind.:** Osteoporose* in der Postmenopause (Proph. u. Ther.); **UAW:** erhöhtes Risiko einer Thromboembolie, Wadenkrämpfe.

Rand|sinus|blutung, plazentare: s. Plazentarandblutung.

rASRM-Klassifikation *f*: Abk. für (engl.) ***R**evised Classification der **A**merican **S**ociety for **R**eproductive **M**edicine*; s. Endometriose (Tab. dort).

Raster|mutation *f*: (engl.) *frame shift mutation*; (genet.) Insertion* od. Deletion* einer (Punktmutation) od. mehrerer DNA-Basen, die bei Transkription zur Verschiebung des Leserasters führt; es kommt zum Kettenabbruch u. zu einem funktionsuntüchtigen bzw. dominant negativ wirkenden Genprodukt od. zum selektiven Abbau der mRNA, die diese Form der Mutation* trägt; **Urs.:** spontan od. durch Mutagene* induziert.

Raum, peri|vitelliner: (engl.) *perivitelline space*; spaltförmiger flüssigkeitserfüllter Raum zwischen Eizelle* u. umgebender Zona* pellucida.

RDS: **1.** Abk. für (engl.) ***r**espiratory **d**istress **s**yndrome*; s. ARDS; Atemnotsyndrom des Neugeborenen; Surfactantmangel-Syndrom. **2.** Abk. für **Reiz**d**arm**s**yndrom.

Re-: auch Red-; Wortteil mit der Bedeutung **1.** zurück, Rück-; **2.** in den früheren Zustand, an die richtige Stelle, Wieder-; von lat. re-.

Read-Verfahren (Grantley Dick-R., Gyn., London, 1890–1959): (engl.) *Read's method*; Verf. zur Erzielung einer schmerzarmen Geburt u. a. durch Aufklärung über den Geburtsvorgang, gezielte Entspannungsübung u. Schwangerschaftsgymnastik.

Re|aktions|zyklus, sexueller *m*: (engl.) *sexual response cycle*; Sexualreaktion; von W. Masters u. V. Johnson beschriebene physiol. Veränderungen bei Geschlechtsverkehr* u. Masturbation* als Abfolge von Phasen (Erregungs-, Plateau-, Orgasmus- u. Rückbildungsphase) eines Zyklus; Erlebnisqualität u. erreichte Befriedigung trotz relativer Konstanz des physiol. Prozesses in Abhängigkeit von psych., körperl. u. situativen Faktoren (z. B. Alter) intra- u. interindividuell variabel; Frauen u. Männer durchlaufen trotz grundsätzl. Gleichartigkeit des phasenhaften Ablaufs den s. R. im Geschlechtsverkehr nicht notwendig synchron; **klin. Bedeutung:** mögl. Störungen in Abhängigkeit von der Phase des s. R: s. Tab.; Phasen des s. R. vorgeschaltet ist von Masters u. Johnson noch nicht beschriebene Appetenzphase, in der sexuelle Appetenzstörungen* auftreten können.

Re|animation des Neugeborenen, primäre (lat. animatio Belebung) *f*: (engl.) *primary neonatal resuscitation*; (gebh.) Sofortmaßnahmen zur Beseitigung eines Depressionszustands* des Neugeborenen unmittelbar nach der Geburt; z. B. taktile Stimulation (v. a. von Fußsohlen u. Rücken zur Stimulation der Atmung), Wärmezufuhr u. Verhinderung von Wärmeverlust (Abtrocknen, Zudecken), Freimachen der Atemwege (Absaugen von Mund, Rachen, Nase, Trachea), Sauerstoffgabe (Maskenbeatmung, ggf. Intubation; vgl. Atemspende), ggf. i. v. Infusion (Volumenersatz durch physiologische Kochsalzlösung), bei Herzfrequenz <60/min Herzdruckmassage u. ggf. i. v. Adrenalin. Vgl. Reanimation.

Reaktionszyklus, sexueller
Störungen in Abhängigkeit von der Phase des sexuellen Reaktionszyklus

Phase	Störungen beim Mann	bei der Frau
Erregungsphase	Erektionsstörung*	sexuelle Erregungsstörungen
Plateauphase	Dyspareunie*	Dyspareunie*, Vaginismus*
Orgasmusphase	Ejaculatio* praecox, Ejaculatio* deficiens, Anorgasmie*, Aspermie*	Orgasmusstörungen*
Rückbildungsphase	unvollständige oder ausbleibende sexuelle Befriedigung, nachorgastische Verstimmung: u. a. Gereiztheit, innere Unruhe, Schlafstörungen, Depressionen, Missempfindungen im Genitalbereich	

Re|animation, intra|uterine *f*: (engl.) *intrauterine resuscitation*; Behandlung einer fetalen Hypoxie während der Geburt* durch pharmak. Wehenhemmung (s. Tokolyse) u. Lageveränderung (Seitenlagerung, Beckenhochlagerung) zur Vermeidung bzw. zur Zeitüberbrückung bis zu einer gebh. Notoperation.

Rebound-Phänomen (engl. rebound Rückstoß) *n*: **1.** (engl.) *rebound phenomenon*; Absetzphänomen; (neurol.) promptes Abbremsen u. kurze Rückstoßbewegung durch reflektor. Innervation der Muskel-Antagonisten, wenn der gegen den Widerstand des Untersuchers im Ellenbogengelenk rechtwinklig gebeugte Arm des Pat. plötzlich losgelassen wird; beim **pathol.** R.-Ph. kommt es zu einer ausfahrenden Bewegung des Arms; z. B. bei Erkr. des Cerebellums, Störungen der Koordination; vgl. Symptome, zerebellare. **2.** (pharmak.) überschießende, der Wirkung entgegengesetzte Reaktion nach plötzl. Absetzen von Arzneimitteln nach länger dauernder Ther.; z. B. Myomwachstum nach Ther. mit GnRH-Analoga, Tachykardie u. Blutdruckanstieg nach abruptem Absetzen von Beta-Rezeptoren-Blockern.

Reclus-Krankheit (Paul R., Chir., Paris, 1847–1914): (engl.) *Reclus' disease*; syn. Mastopathia fibrosa chronica cystica; veraltete Bez. für ausgeprägte Form der einfachen Mastopathie* (Grad I nach Prechtel) mit zahlreichen Zysten.

Rect-: auch Rekt-; Wortteil mit der Bedeutung **1.** gerade, aufrecht von lat. rectus; **2.** gerader Darm, Mastdarm (Intestinum rectum).

Re|duktions|mast|ek|tomie *f*: s. Mammaplastik.

Re|duktions|teilung: Meiose*.

Re|duplikation (lat. duplicare verdoppeln) *f*: (engl.) *reduplication*; auch Replikation; ident. Verdoppelung genet. Materials (DNA* od. RNA*); erfordert energiereiche Substrate (dATP, dGTP, dCTP, dTTP) sowie ein komplexes Enzymsystem mit DNA-Polymerasen als wichtigsten Enzymen; **Formen: 1.** semikonservative R.: R. doppelsträngiger DNA pro- u. eukaryot. Zellen durch Neusynthese jeweils eines Tochterstrangs mit den beiden Parentalsträngen als Matrize (Entstehung von 2 ident. Doppelsträngen); i. d. R. vor Zellteilung eintretend (vgl. Zellzyklus); **2.** R. einzelsträngiger DNA bzw. RNA (Bakteriophagen) über eine replikative Zwischenform (Negativkopie), an der dann wiederum Positivstränge synthetisiert werden können; **3.** R. der RNA von Tumorviren, bei der mit Hilfe der Reversen Transkriptase die komplementäre DNA (cDNA) synthetisiert wird (sog. Retrotranskription), die dann der normalen Vermehrung unterliegt; **4.** Selbstreduplikation mitochondrialer DNA (unabhängig von der des Zellkerns).

Re|fertilisierung (lat. fertilis fruchtbar): s. Sterilitätsoperation.

Reflekt-: auch Reflect-, Reflex-; Wortteil mit der Bedeutung zurückbiegen; von lat. reflectere, reflexus.

Re|flex|blase: (engl.) *neurogenic bladder*; Bez. für Miktionsstörung inf. neurogener Detrusorhyperaktivität nach Rückenmarkschädigung (z. B. Meningomyelozele* od. Querschnittläsion); bei noch erhaltenem Reflexbogen unwillkürl. Miktion (Blasenautomatie), ggf. mit Restharnbildung; je nach Höhe der Läsion mit Koordination von M. detrusor vesicae u. Sphinkter od. Detrusor-Sphinkter-Dyssynergie; vgl. Blasenlähmung.

Re|flexe, früh|kindliche *m pl*: (engl.) *neonatal reflexes*; syn. primitive Reflexe; zwischen erster Lebenswoche u. ersten Lebensmonaten physiol. Reflexe u. Bewegungsautomatismen; weite reflexogene Zonen u. undifferenzierter Reizbeantwortung durch Bewegungskomplexe (Globus pallidus); Reflexbogen hauptsächl. von Sensoren der Haut u. vom Labyrinth (s. Innenohr) ausgehend über Thalamus u. Globus pallidus ohne Beteiligung des Großhirns (s. Telencephalon); verschwinden allmähl. mit zunehmender Ausreifung stammesgeschichtl. jüngerer ZNS-Strukturen (Neostriatum, Großhirnrinde u. Pyramidenbahn), ausgenommen Schaltenbrand*-Reflex; **Einteilung: 1.** f. R. der Nahrungsaufnahme (verschwinden etwa im 3. Lebensmonat): u. a. **a)** Suchreflex* (Abb. dort); **b)** Saugreflex*; **c)** Hand*-Mund-Reflex; **d)** Schluckreflex*; **2.** Labyrinthreflexe*, Haltungsreflexe, Stellreflexe*: **a)** palmarer Greifreflex* (Abb. dort); **b)** plantarer Greifreflex* (Abb. dort); **c)** Schreitphänomen* (Abb. dort); **d)** Bauerphänomen*; **e)** Aufrichtungsreflex*; **f)** Galant*-Reflex (Abb. dort); **g)** asymmetrisch tonischer Nackenreflex*; **h)** symmetrisch tonischer Nackenreflex*; **i)** tonischer Nacken*-Extremitäten-Reflex; **j)** Moro*-Reflex (Abb. dort); **k)** vestibulookularer Reflex*; **l)** den Pyramidenbahnzeichen entspr. f. R. bei Neugeborenen u. Säuglingen (selten auch im Kleinkindesalter) durch Bestreichen der Fußsohle vor Ausreifung des Pyramidenbahnsystems (v. a. Zurückziehen des Beins als Fluchtreflex mit Monakow-Zeichen u. Dorsalflexion einer od. mehrerer Zehen wie Babinski*-Zeichen I); **m)** Schaltenbrand*-Reflex; **n)** im 2. Lebenshalbjahr besonders aktive Stellreflexe, die zum Ende des 1. Lj. schwächer werden, verschwinden od. (abgeändert) in willkürl. Bewegungen eingebaut werden: Halsstellreflex*, Körperstellreflex*, Labyrinthstellreflex*; **klin. Bedeutung:** bei zerebraler Störung (s. Hirnschaden, frühkindlicher) Fehlen, Seitenasymmetrie od. verlängertes Bestehenbleiben. Vgl. Lagereaktionen.

Re|flex|in|kontinenz *f*: (engl.) *reflex incontinence*; Harninkontinenz bei Reflexblase*.

Re|flex, vestibulo|okularer *m*: (engl.) *vestibulo-ocular reflex (Abk. VOR)*; syn. okulozephaler Reflex; sog. Puppenaugenphänomen, Puppenkopfphänomen; von den Bogengängen des Innenohrs gesteuerter Stellreflex (Hirnstammreflex) zur Stabilisierung des Netzhautbilds mit kompensator. Gegenbewegung der Augen bei passiver Kopfdrehung; **klin. Bedeutung: 1.** (physiol.) frühkindlicher Reflex* bis 10. Lebenstag; danach Suppression durch Fixation; 2. (pathol.) s. Symptom, zerebellares; Mittelhirnsyndrom, akutes; Hirntod. Vgl. Nystagmus.

Regad-Syn|drom: (engl.) *Regad's syndrome*; akut od. protrahiert auftretende, meist einseitige Stieldrehung* des Eileiters*, i. d. R. in Zusammenhang mit Ovarialtumor od. -zyste; **Sympt.:** Akutes Abdomen; **Ther.:** bei frühzeitiger Diagn. (innerhalb 8 Std.) organerhaltende Op. mögl., sonst Salpingektomie.

Regel|an|omalie *f*: s. Zyklusstörungen.

Regel|blutung: s. Menstruation.

Regel|kreis: (engl.) *feedback mechanism*; Vorgang, bei dem ein tatsächlicher (gemessener) Wert (Ist-Wert) mit dem vorgegebenen Wert (Soll-Wert) einer konstant zu haltenden Größe (Regelgröße) verglichen u. an ein regulierendes Zentrum (Regler) gemeldet wird; **Prinzip:** bei Differenz (Regelabweichung) zwischen Soll-Wert u. Ist-Wert der Regelgröße Steuersignale an einen Korrekturmechanismus, die meist das umgekehrte Vorzeichen der Regelabweichung (negative Rückkopplung*) haben; **Funktion:** u. a. Homöostase von mittlerem Blutdruck, Blutzuckerspiegel u. Körperkerntemperatur sowie Regelung von Atmung u. endokrinen Funktionen.

Re|gression, kaudale *f*: (engl.) *caudal regression syndrome*; seltener Fehlbildungskomplex unbekannter Ätiol. mit sakrokokzygealer Agenesie* bzw. Hypoplasie der unteren Wirbelsäule, dysplast. Becken u. hypoplast. unteren Extremitäten (bis zur sog. Sirenomelie) sowie assoziierten ösophagealen (Atresie), intestinalen (meist analen), urogenitalen bzw. kardialen Fehlbildungen; Beteiligung vom Rückenmark mögl.; **Vork.:** gehäuft u. a. bei Kindern diabet. Mütter (1 : 1000).

Re|gressions|syn|drom, testikuläres: s. Agonadismus.

Reife|bestimmung, intra|uterine: (engl.) *intrauterine maturity test*; Reifebestimmung des ungeborenen Kindes, v. a. durch Fetometrie* u. Amniozentese*, u. Beurteilung des Reifegrads der Plazenta durch Ultraschalldiagnostik.

Reifenstein-Syn|drom (Edward C. R. Jr., amerikan. Endokrin., 1908–1975) *n*: s. Androgenresistenz.

Reife|teilung: Meiose*.

Reife|zeichen des Neugeborenen: (engl.) *neonatal maturity signs*; typ. klin. Befunde der Geburtsreife eines Neugeborenen*; **Einteilung: 1.** somat.: Körperlänge mind. 48 cm, Körpergewicht mind. 2500 g, Schulterumfang größer als Kopfumfang (Frank-Zeichen), rel. Kopfhöhe 25 cm (Stratz), rel. Brustumfang 33–35 cm (von Jaschke), subkutane Fettpolster prall, guter Hautturgor, Farbe rosig (nicht rot) mit vereinzelt sichtbaren Venen, Mamillen leicht erhaben, Glandula mammaria ∅ >1 cm, Fältelung über gesamte Handinnenflächen u. Fußsohlen (s. Abb.), Lanugobehaarung nur noch an Schultern, Oberarmen u. oberem Rücken, Nägel bedecken od. überragen die Fingerkuppen, große Labien bedecken die kleinen, Hoden im

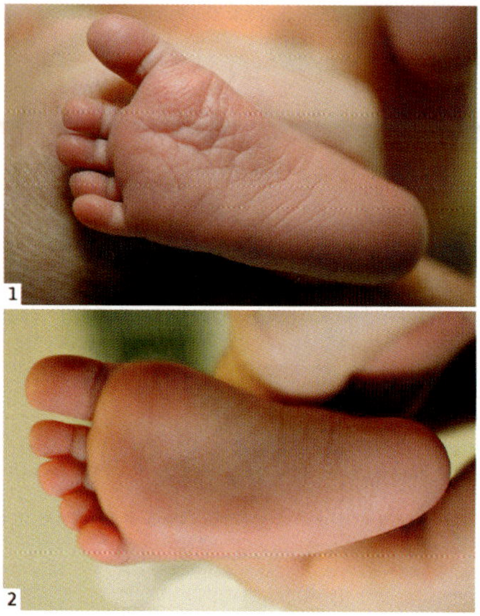

Reifezeichen des Neugeborenen: 1: Fußsohlenfältelung eines reifgeborenen, 2: eines unreif geborenen Neugeborenen [30]

Skrotum, Nasen- u. Ohrenknorpel fest; vgl. Béclard-Knochenkern; **2.** neurol.: Körperhaltung (physiol. Beugehaltung der Extremitäten); vgl. Reflexe, frühkindliche; **klin. Bedeutung:** postnatale Reifebestimmung i. R. der Neugeborenenuntersuchung (vgl. Zustandsdiagnostik des Neugeborenen) einschließl. Reife-Scores zur Schätzung des Gestationsalters (s. Schwangerschaftsdauer), v. a. nach Finnström (bewertet Hautdurchsichtigkeit, Ohrmuschelknorpel, Fußsohlenfältelung, Glandula mammaria, Mamille, Daumennagel u. Kopfhaar), auch Petrussa*-Index, Dubowitz*-Farr-Index, Ballard*-Score; Reife-Scores mit abnehmendem Gestationsalter zunehmend ungenau (<28 abgeschlossene SSW nicht anwendbar), genauere Ermittlung des Gestationsalters durch frühe pränatale Ultraschalldiagnostik (sonograph. Reifebestimmung).

Reif|geborenes: s. Neugeborenes.

Reihen|verdünnungs|test *m*: (bakteriol.) s. Antibiogramm.

Reinke-Kristalle (Friedrich B. R., Anat., Rostock, 1862–1919): (engl.) *Reinke's crystalloids*; im Zytoplasma der Leydig-Zwischenzellen manchmal nachzuweisende stäbchen- od. keilförmige Eiweißkristalloide.

Reiz|blase: s. Blase, überaktive.

Reiz|serum *n*: (engl.) *irritant serum*; Reizsekret; zum mikroskop. Nachweis (Dunkelfelduntersuchung) von Treponema* pallidum bei Syphilis* verwendetes, meist klares Exsudat, das nach kräftigem Reiben des Primäraffekts austritt.

Re|kanalisierung (lat. canalis Kanal): **1.** (engl.) *recanalization*; (physiol.) Wiedereröffnung eines (thrombosierten) Gefäßlumens i. R. der Organisation von nekrot. Gewebe; vgl. Revaskularisation; **2.** (therap.) Eröffnung eines verengten od. verschlossenen Gefäßes od. Hohlorgans, z. B. von Blutgefäßen durch Desobliteration, Angioplastie, Thrombolyse, Thrombektomie; **3.** Refertilisierung; s. Sterilitätsoperation.

Rektal|fistel *f*: s. Analfistel.

Rektal|temperatur (lat. temperatura Wärme, Wärmemischung) *f*: (engl.) *rectal temperature*; die im Rektum gemessene Körpertemperatur (normal 37,0–37,4 °C); entspricht annähernd der Körperkerntemperatur.

Rekto|pexie *f*: (engl.) *rectopexy*; Suspensionsfixierung des Rektums bei Rektumprolaps*; das Rektum wird dabei von abdominal mobilisiert, gespannt u. anschl., ggf. nach Fixierung eines Kunststoffnetzes, an der Fascia praesacralis durch seromuskuläre Nähte angeheftet; Rezidivrate 1–11 %.

Rekto|skopie *f*: (engl.) *rectoscopy*; endoskop. Untersuchung des Rektums mit einem starren od. flexiblen Spezialendoskop (Rektosigmoidoskop) in Steinschnitt-, Knie-Ellenbogen- od. Seitenlage des Pat.; ggf. in Erweiterung als Proktorektosigmoidoskopie; **Ind.:** wichtigste Untersuchungsmethode zur Früherkennung eines kolorektalen Karzinoms (nach vorheriger rektaler Untersuchung), außerdem in der Diagn. anderer Enddarmerkrankungen u. bei weibl. Genitalkarzinomen zum Ausschluss einer Tumorinfiltration (z. B. bei Zervix- u. Vaginalkarzinom). Vgl. Endoskopie.

Rekto|vaginal|fistel *f*: (engl.) *rectovaginal fistula*; syn. Mastdarm-Scheidenfistel; Fistel zwischen Rektum u. Vagina; **Ätiol.:** u. a. Geburtsverletzung, Manipulation mit Fremdkörper, kolorektales Karzinom, entzündl. Erkr. (Appendizitis, Divertikulitis, Enteritis regionalis Crohn, Colitis ulcerosa), Strahlentherapie; **Klin.:** vaginaler Stuhlabgang u. Flatus* vaginalis; Schmerzen bei Defäkation u. im Sitzen, Fieber; **Diagn.:** laborchem. (erhöhte Entzündungsparameter), digitale rektale Untersuchung, Proktoskopie, Rektosigmoidoskopie, Koloskopie, transrektale Endosonographie, röntg. Darstellung der Fistel mit Kontrastmittel, Sphinktermanometrie; **Ther.:** bei kleiner Fistel evtl. Spontanheilung, sonst op. Exzision; Durchführung: präoperativ orthograde Darmreinigung; ausgedehnte Exzision des gesamten Fistelgangs, ggf. mit Durchtrennung des M. sphincter ani u. Resektion betroffener Darmschleimhaut (cave: bei nicht ausreichend ausgedehnter Exzision Rezidivrisiko); schichtweiser Verschluss von Darmschleimhaut, Muscularis u. Sphinkter; exakte Adaptation von Damm u. Scheidenhaut; postoperative Kompl.: Wundheilungsstörung, Fournier-Gangrän, Stuhlinkontinenz durch Insuffizienz des Schließmuskels. Vgl. Darmfistel.

Rekto|zele *f*: (engl.) *rectocele*; syn. Proktozele; Aussackung des Rektums u. der hinteren Scheidenwand nach ventral bei Descensus* uteri et vaginae wegen Schwäche des rektovaginalen Bindegewebes; häufig kombiniert mit Aussackung des Douglas-Raums (sog. Douglasozele) u. Herniation von Darmschlingen (Enterozele); **Urs.:** v. a. starke Geburtsbelastung u. Geburtstrauma; **Ther.:** posteriore Kolporrhaphie*.

Rektum|a|tresie (gr. ἄτρητος ohne Öffnung) *f*: s. Fehlbildung, anorektale.

Rektum|pro|laps *m*: (engl.) *rectal prolapse*; Prolapsus recti; syn. Mastdarmvorfall; Prolaps aller Schichten des Rektums (Invagination), i. w. S. auch Gleithernie des Beckenbodens; **Vork.:** selten angeb., meist erworben (Schwäche des Beckenbodens) bei älteren Frauen u. Mehrgebärenden; **Klin.:** Darmvorfall mit zirkulärer Fältelung, Nässen, Blut- u. Schleimabgang, Stuhlinkontinenz; **Ther.:** transabdominale Suspensionsfixierung durch Rektopexie* bzw. perineale Rektosigmoidektomie nach Altemeier, rektale Mukosektomie u. Analplastik nach Rehn-Delorme od. seltener anale Cerclage nach Thiersch (bei Risikopatientinnen). Vgl. Analprolaps.

Rektus|dia|stase *f*: (engl.) *rectus diastasis*; Auseinanderweichen der geraden Bauchmuskeln (Mm. recti abdominis) mit Verbreiterung u. ovalärer Vorwölbung der Linea alba; als angeb. Anomalie od. erworben, z. B. bei Adipositas, Cutis laxa od. nach Geburten. Vgl. Hernie.

Relaxin *n*: (engl.) *relaxin*; weibl. Sexualhormon (heterodimeres cycl. Peptid, M_r 12 000), das während der Schwangerschaft unter Progesteroneinfluss in Corpus luteum, Plazenta, Uterus u. Eihäuten gebildet wird; **Wirkung:** Lockerung des Bindegewebes, u. a. des Beckens u. der Cervix uteri, Förderung der Laktogenese (s. Laktation).

Release-inhibiting-Hormone (engl. to release freisetzen; to inhibit hemmen) *n pl*: s. Releasing-Hormone.

Releasing-Faktoren *m pl*: s. Releasing-Hormone.

Releasing-Hormone *n pl*: (engl.) *releasing hormones*; Abk. RH; im Hypothalamus* gebildete, C-terminal amidierte Peptidhormone, die auf Produktion u. Sekretion von Hypophysenvorderlappen-Hormonen stimulierend (Releasing-Faktoren, Liberine) od. hemmend (Release-inhibiting-Hormone bzw. -Faktoren, Statine) wirken (s. Tab.); nach Biosynthese in versch. hypothalam. Kernen (Nucleus ventromedialis, Nucleus premamillaris, Nucleus supraopticus, Area preoptica) über neurovaskuläre Kette Weiterleitung zur Hypophyse* (höchste Konz. im Hypophysenstiel); Wirkungsvermittlung über Hormon*-Rezeptoren. Vgl. Hypothalamus-Hypophysen-System.

Re|produktion, assistierte (lat. producere, productus hervorbringen) *f*: (engl.) *assisted reproduction*; ärztliche Meth. zur Erfüllung des Kinderwunsches eines Paares, i. d. R. Anw. in Zus. mit hormonaler Stimulationstherapie zur Ovulationsinduktion*;

Releasing-Hormone

Releasing-Hormon/ Release-inhibiting-Hormon	Hormon des Hypophysenvorderlappens	Wirkung (Auswahl)
somatotrope Hormone		
SRH/SIH	STH	Knochenwachstum; Mobilisierung der Fett- und Glykogenreserven
MRH/MIH	MSH	Ausbreitung der Melanozyten, Bildung von Melanin
PRH/PIH	Prolaktin	Milchbildung
glandotrope Hormone		
LHRH, FSHRH	LH/ICSH	Bildung der Sexualhormone in Eierstock und Hoden
	FSH	Entwicklung und Reifung der Geschlechtszellen
TRH/TRIH	TSH	Bildung von Schilddrüsenhormonen
CRH	ACTH	Bildung von Hormonen der Nebennierenrinde

Formen: 1. extrakorporale Befruchtung: a) In*-vitro-Fertilisation mit Embryotransfer* (Abk. IVF-ET); b) intrazytoplasmat. Spermieninjektion (ICSI*); c) intratubarer Zygotentransfer (ZIFT*); 2. intrakorporale Befruchtung: a) Insemination*; b) intratubarer Gametentransfer (GIFT*); c) direkter Oozyten-Spermientransfer (engl. direct ovum and sperm transfer, Abk. DOST): Transfer von Eizellen u. Spermien in den Uterus; heute weitgehend verlassen. Vgl. Reproduktionsmedizin.

Re|produktions|medizin *f*: (engl.) *reproductive medicine*; interdisziplinäre Fachrichtung, die menschl. Infertilität* unter Berücksichtigung gyn., urol., genetischer, biol., juristischer u. ethischer Aspekte behandelt; vgl. Reproduktion, assistierte; Embryonenschutzgesetz.

Re|pro|duktions|toxiko|logie *f*: (engl.) *reproduction toxicology*; Bereich der Toxikologie, der den Einfluss chem., biol. u. physik. Noxen auf die Reproduktion (Fertilität, pränatale u. postnatale Entw. der Reproduktionsorgane) erforscht; vgl. Pränataltoxikologie.

Re|sectio (lat. resecare weg-, zurückschneiden) *f*: (engl.) *resection*; (gebh.) erneute Schnittentbindung*.

Re|sektion, totale meso|metriale (lat. resecare weg-, zurückschneiden) *f*: s. TMMR.

Re|sektion, trans|urethrale *f*: (engl.) *transurethral resection*; Abk. TUR; diagn. u. therap. Elektroresektion an der Prostata (Abk. TUR-P) bzw. an der Harnblase (TUR-B) mit einer durch die Harnröhre eingeführten elektr. Schlinge unter endoskop. Sicht; Durchführung ggf. unter perioperativer Antibiotikaprophylaxe (meist Cotrimoxazol od. Fluorchinolone); **Ind.:** benignes Prostatasyndrom, Blasentumor, Blasenhalsobstruktion; **Kontraind.:** hochgradige BPE, erhöhtes Narkoserisiko* (ASA ≥III), INR ≥1,2 (s. Thromboplastinzeit); **Kompl.:** Blutungen, TUR*-Syndrom, neurogene Erektionsstörung*, Perforation, Harnwegsinfektion, Urethrastriktur, Harninkontinenz. Vgl. Prostataadenomektomie; Sphinkterotomie.

Re|serve|zell|hyper|plasie (lat. cella Kammer, Raum, Speisekammer) *f*: (engl.) *reserve-cell hyperplasia*; benigne doppelreihige bis mehrschichtige Hyperplasie der Reservezellen des zylindrischen Drüsen- u. Oberflächenepithels; **Vork.:** hauptsächl. im Bereich der Zervixschleimhaut, insbes. unter gestagener Stimulation.

respiratory distress syndrome (engl. Atemnotsyndrom): s. ARDS; Atemnotsyndrom des Neugeborenen.

Rest|harn: (engl.) *residual urine*; Residualharn; nach Miktion in der Harnblase verbleibender Urin (pathol.: >50 ml); **Urs.:** Harnblasenentleerungsstörung; bei Frauen häufig inf. op. Eingriffs zur Behandlung von Harninkontinenz* od. Radikaleingriff im Bereich des Genitales (z. B. Wertheim-Meigs-Operation); bei Männern v. a. bei benignem Prostatasyndrom, Sphinktersklerose, Harnröhrenstriktur u. neurogen bedingter Harnblasenstörung; **Bestimmung:** v. a. Ultraschalldiagnostik; seltener Ausscheidungsurographie, Zystographie, Zystomanometrie; **Kompl.:** Zystitis, Harnblasensteine, Harnabflussbehinderung der oberen Harnwege, Überlaufinkontinenz.

Re|stitutio ad integrum (lat. Wiederherstellung des unversehrten Zustands) *f*: (engl.) *restitutio ad integrum*; völlige Heilung, d. h., nach vorausgegangener Schädigung komplette Wiederherstellung des früheren (normalen) Zustandes.

Re|tentions|zysten *fpl*: (engl.) *retention cysts*; durch Sekretverhaltung von Drüsen od. Drüsenteilen entstandene (unechte) Zysten, z. B. Atherom, Mukozele, Ranula, Schleimzysten, Milchgangzysten, Ovarialzysten*.

Re|tentio placentae *f*: s. Plazentaretention.

Re|tentio urinae *f*: s. Harnverhalt.

Rete ovarii (lat. rete Netz) *n*: Netz solider od. hohler Epithelstränge am Hilum des Eierstocks (s. Ovar); entspricht entwicklungsgeschichtl. Rete testis.

Retinacula uteri *n pl*: (engl.) *parametrium*; Haltebänder des Uterus*; die den Gebärmutterhals umgebenden, im subperitonealen Beckenbindegewebe (Parametrium*) verlaufenden, glatte Muskulatur enthaltenden, strafferen Bindegewebezüge; setzen v. a. an der Cervix* uteri an, um so die Gebärmutter flexibel zu verankern. Als wichtige paarige Zügel ziehen das Lig. cardinale uteri (s. Ligamentum latum uteri) fächerförmig zur seitlichen Beckenwand, das Ligamentum pubovesicale nach vorn u. die Plica recto-uterina (s. Douglas-Raum) nach hinten. Auch das nicht zu den eigentlichen parametranen R. u. zählende Ligamentum* teres uteri trägt zur Fixierung der Gebärmutter bei, indem es den Fundus nach vorn hält. Beim Geburtsvorgang verhindern die R. u. ein Ausweichen des Uterus während der Wehen nach oben.

Retinoid-Embryo|pathie *f*: (engl.) *fetal retinoic acid syndrome*; nach Exposition des Embryos mit Retinoiden auftretende Embryopathie*; **Vork.**: auch bei Konzeption nach Therapieende inf. einer sehr langen Verweildauer (Monate bis Jahre); **Sympt.**: Mikrozephalie mit schwerer Intelligenzminderung, Mikrophthalmie, Helixaplasie, Herzfehler, Thymusaplasie, Gesichtsdysmorphien.

Retino|pathia prae|maturorum *f*: (engl.) *retinopathy of prematurity*; fast ausschließl. bei Frühgeborenen* mit Geburtsgewicht <1500 g vorkommende Netzhauterkrankung; **Urs.**: wahrscheinl. tox. Wirkung erhöhter art. Sauerstoffkonzentration auf unreife Netzhautgefäße z. B. bei therap. Sauerstoffgabe (vgl. Sauerstofftoxikose); **Klin.**: Demarkierung gefäßfreier peripherer von gefäßhaltiger zentraler Netzhaut; nach 4–8 Wo. (ggf. nach Absetzen der Sauerstofftherapie) Proliferation unreifer Gefäße im Bereich der Grenzlinie mit Blutungen, Glaskörperfibrose, Netzhauttraktion, zunehmender Ablatio retinae; vermehrte Füllung u. Schlängelung zentraler Netzhautgefäße; im Endstadium u. U. Ausbildung einer retrolentale Fibroplasie*; **Einteilung: 1.** Stadium I: Demarkationslinie; **2.** Stadium II: Leiste, retinale Proliferation; **3.** Stadium III: Leiste, retinale u. praeretinale Proliferation; **4.** Stadium IV: Leiste, retinale u. praeretinale Proliferation, subtotale Ablatio retinae; **5.** Stadium V: komplette Ablatio retinae; **Ther.**: im Frühstadium Kälte- bzw. Lichtkoagulation der erkrankten Netzhaut, später Vitrektomie; **Progn.**: meist zunächst spontane Abheilung mit später auftretenden Sympt. wie Nystagmus, Schielen, Sehschwäche, Myopie, Glaukom, Katarakt; in schweren progressiven Fällen Erblindung; **Proph.**: Kontrolle des art. Sauerstoffpartialdrucks bei Sauerstofftherapie, ophth. Untersuchung von Risikokindern.

Retorten|baby (lat. retortus zurückgedreht, umgekehrt): (engl.) *test-tube baby*; umgangssprachl. Bez. für extrakorporal gezeugtes Kind; s. In-vitro-Fertilisation; Reproduktion, assistierte.

Retro|flexio uteri (lat. flexus Krümmung) *f*: s. Flexio uteri.

Retro|flexio uteri gravidi *f*: s. Flexio uteri.

Retro|flexio uteri gravidi in|carcerata *f*: Einklemmung des i. R. einer Schwangerschaft nach hinten verlagerten Uterus im kleinen Becken (meist ca. 16. SSW) mit Gefahr der Inkarzeration u. akutem Harnverhalt. Vgl. Flexio uteri.

Retro|positio uteri (lat. positio Lage, Stellung) *f*: s. Positio uteri.

retro|pubisch (lat. pubes Schamgegend): (engl.) *retropubic*; hinter der Symphyse gelegen.

Retro|versio uteri *f*: s. Versio uteri.

Rett-Syn|drom (Andreas R., Neuropäd., Wien, 1924–1997) *n*: (engl.) *Rett syndrome*; X-chromosomal-dominant erbl. Erkr. mit Hirnatrophie, verringerter Dendritenzahl kortikaler Neuronen u. Hypopigmentierung der Substantia nigra; **Ätiol.**: in 80 % der Fälle Mutation im väterlichen MECP2-Gen (Genlocus Xq28), das für das Methyl-CpG-Bindungsprotein codiert; **Häufigkeit:** 1 : 15 000; fast ausschließl. bei Mädchen; bei männl. Pat. vereinzelt mit somatischem Mosaik der MECP2-Mutation, selten MECP2-Genduplikation am Xp28-Locus; **Klin.**: Manifestation zwischen 6. u. 18. Monat; Abnahme des Schädelwachstums bis zur Mikrozephalie mit frontaler kortikaler Atrophie, Verhaltensstörungen i. S. sozialer u. psychomotor. Regression (tief greifende Entwicklungsstörung) mit Verlust bereits erworbener Fähigkeiten, Stereotypie (waschende, knetende Handbewegung), periodische Apnoen mit intermittierenden Hyperventilationen, Demenz, Gangstörungen, Apraxie u. Rumpfataxie, häufig tonisch-klonische epilept. Anfälle, Spastik; evtl. Herzrhythmusstörungen od. progrediente Skoliose, Kachexie, Obstipation, Skoliose, Kyphose, kleine Hände, kalte Füße; **Verlauf** in 4 klin. Stadien: Stagnation der Entw. vom 6.–18. Lebensmonat, rasche Regression der Entw. vom 1.–4. Lj., pseudostationäre Periode, späte motor. Verschlechterung.

Rh: **1.** (chem.) Symbol für Rhodium; **2.** (serol.) Abk. für **Rh**esus*-Blutgruppensystem.

Rhachi-: auch Rachi-; Wortteil mit der Bedeutung Rücken, Rückgrat; von gr. ῥάχις.

Rhachi|schisis (gr. σχίσις Spaltung) *f*: Wirbelspalt; s. Spina bifida.

Rhaph-: auch Raph-; Wortteil mit der Bedeutung Naht; von gr. ῥαφή.

Rhesus-Blut|gruppen|system *n*: (engl.) *rhesus blood group system*; molekular komplexes u. neben dem ABNull-Blutgruppensystem klin. wichtigstes Blutgruppensystem; Symbol Rh (nach Wiener) bzw. CDE (nach Fisher u. Race); **Einteilung: 1.** Antigene (ausschließlich auf Erythrozyten exprimierte glykolisierte Proteinantigene): **a)** D-Antigen (höchste Immunogenität); codiert durch RHD-Gen (Chromosom 1); Proteinantigen mit 12 Transmembranregionen; ca. 10 000–80 000 Kopien pro

R

Erythrozyt; serol. durch mind. 9 Epitope charakterisiert; Varianten (ca. 1 %): $D^{partial}$ mit qualitativer u. quantitativer Veränderung v. a. durch extrazelluläre Aminosäuresubstitution od. Hybridisierung durch Austausch zwischen RHD- u. RHCE-Gen (serol. Einteilung in Kategorien, z. B. D^{IV}); D^{weak} mit quantitativer Abschwächung (z. T. <1000 Kopien pro Erythrozyt) v. a. durch intrazelluläre u. transmembranäre Aminosäurensubstitution; **b)** Antigene C/c u. E/e (deutlich geringere Immunogenität); enge Kopplung der Haplotypen C/c, D/d u. E/e als Triplett mit Kopplungsgleichgewicht (häufigstes Triplett: CDe); codiert durch RHCE-Gen (Chromosom 1 in enger Nachbarschaft u. mit großer Homologie zu RHD-Gen; phylogenetisch vermutl. Dupilkatur des RHD-Gens aus dem RHCE-Gen); **c)** andere (>50 weitere hoch- u. niedrigfrequente Rh-Antigene bekannt); **2.** Blutgruppen: **a)** Rh-positiv; Individuen mit D-Antigen (Genotyp DD od. Dd; Häufigkeit in Europa ca. 85 %); cave: bei Vorliegen von $D^{partial}$ Typisierung als Rh-positiv bzw. Rh-negativ z. T. nicht eindeutig (Gefahr der Anti-D-Bildung nach Transfusion Rh-positiven Bluts; transfusionsmed. klassifiziert als Blutempfänger als Rh-negativ, als Spender als Rh-positiv; Individuen mit D^{weak} transfusionsmed. klassifiziert sowohl als Blutspender als auch als Empfänger als Rh-positiv); **b)** Rh-negativ (Häufigkeit in Europa ca. 15 %): Individuen ohne D-Antigen (Genotyp dd: stummes Allel; in Europa v. a. komplettes Fehlen des RHD-Gens); **c)** -D- (selten): teilweises Fehlen der Rh-Antigene, Deletion von RHCE; **d)** Rh_{null} (selten): komplettes Fehlen aller Rh-Antigene (auch andere Blutgruppenantigene nicht od. nur in modifizierter Form vorhanden); **klin. Bedeutung: 1.** Bildung von Rh-Antikörpern (am häufigsten Anti-D-Ak; meist inkomplette Antikörper der Klasse IgG) durch Immunisierung (Transfusion Rh-inkompatiblen Bluts, Rh-inkompatible Schwangerschaft) mit schweren, häufig erst zeitlich verzögert auftretenden Transfusionszwischenfällen bzw. Morbus* haemolyticus neonatorum od. Morbus* haemolyticus fetalis (s. Rhesus-Inkompatibilität); **2.** Vork. oligoklonaler Autoantikörper mit relativer Rhesus-Spezifität (häufig Auto-Anti-e) bei autoimmunhämolytischen Anämie (v. a. Wärmeantikörper; s. Anämie, hämolytische); **3.** bei Rh_{null} z. T. Membrandefekt mit Stomatozytose u. Anäme durch verkürzte Lebensdauer der Erythrozyten. Vgl. Blutgruppen.

Rhesus-De|sensibilisierung (lat. sensibilis der Wahrnehmung fähig): s. Anti-D-Prophylaxe.

Rhesus-Erythro|blastose *f*: s. Morbus haemolyticus neonatorum; Morbus haemolyticus fetalis.

Rhesus-In|kompatibilität (lat. compati mitleiden, zusammen ertragen) *f*: (engl.) *rhesus incompatibility*; blutgruppenserol. Unverträglichkeit im Rhesus*-Blutgruppensystem; gebh. von Bedeutung bei Rh-negativer Mutter u. Rh-positivem Vater wegen Gefahr durch Rhesus-Erythroblastose (s. Morbus haemolyticus fetalis; Morbus haemolyticus neonatorum) bei Rh-positivem Fetus u. vorausgegangener Sensibilisierung der Rh-negativen Mutter (in 90 % der Fälle durch mütterl. Anti-D-Antikörper gegen fetales Antigen D). Vgl. Mikrotransfusion.

Rhino|pathia gravidarum *f*: (engl.) *rhinitis during pregnancy*; syn. Schwangerschaftsrhinopathie; zunehmende Behinderung der Nasenatmung während der Schwangerschaft (v. a. in der 2. Hälfte) inf. Schwellung der Schleimhaut der Conchae nasales; **Kompl.:** Sinusitis durch Verlegung der Ausführungsgänge; **Progn.:** i. d. R. Abklingen der Sympt. nach Entbindung. Vgl. Laryngopathia gravidarum.

-rhö: auch -rhoe, -rhoea, -rhe; Wortteil mit der Bedeutung das Fließen, Strömung, Flut; von gr. ῥοή.

Rhythmus|methode *f*: (engl.) *rhythm method*; Meth. der natürlichen Kontrazeption* durch Beschränkung des Geschlechtsverkehrs auf die unfruchtbaren Tage der Frau, z. B. Kalendermethode* od. Temperaturmethode*.

Riesen|kondylome *n pl*: s. Condylomata gigantea.

Righting-Re|flex (engl. to right sich aufrichten) *m*: Aufrichtungsreflex*.

Rima ani *f*: Gesäßspalte.

Rima pudendi *f*: (engl.) *pudendal cleft*; Schamspalte; zwischen den großen Schamlippen (Labia majora pudendi).

Risiko|familien, genetische: (engl.) *high-risk families*; Bez. für Familien, in denen für die Nachkommen eine erhöhte Wahrscheinlichkeit für das Auftreten genet. Krankheiten* besteht; vgl. Beratung, genetische.

Risiko|geburt: 1. (engl.) *high-risk birth*; Geburt* nach Risikoschwangerschaft*; **2.** Geburt mit Sympt., die auf eine erhöhte Gefährdung des Fetus bzw. der Mutter hinweisen (z. B. mekoniumhaltiges Fruchtwasser, abnorme fetale Herzfrequenz, Blutdruckerhöhung der Gebärenden, Blutung, protrahierter Geburtsverlauf).

Risiko|neugeborenes: (engl.) *high-risk neonate*; Neugeborenes* mit Sympt. bzw. Risikofaktoren, die auf eine erhöhte Gefährdung hinweisen; erfordert Neonatologen bei Geburt; Risikofaktoren: **1.** Fetal* Distress; **2.** Depressionszustand* des Neugeborenen; **3.** intrauterine Wachstumsretardierung*, hypotrophes Neugeborenes*, hypertrophes Neugeborenes*, Frühgeborenes*; **4.** Schnittentbindung*, vaginale op. Entbindung* od. Entw. aus Beckenendlage*; **5.** Placenta* praevia, vorzeitige Plazentalösung*; **6.** Mehrlinge*; **7.** Morbus* haemolyticus fetalis; **8.** mittelgradige od. schwere hypertensive Schwangerschaftserkrankungen* od. Übertragung* (Clifford*-Syndrom); **9.** Allgemeinerkrankung der Mutter, z. B. Diabetes* mellitus, Thrombozytopenie od. Myasthenia gravis; **10.** intrauterine Infektion, Amnioninfektionssyndrom*; konnatale Infektion (z. B. Syphilis* connata, konnatale Toxoplasmose*); **11.** sonograph. festgestellte fetale Fehlbildung. Vgl. Reanimation des Neugeborenen, primäre.

Risiko|schwangerschaft: (engl.) *high-risk pregnancy*; Schwangerschaft, bei der eine Gefährdung des Fetus od. der Mutter besteht; **Häufigkeit:** ca. 30 %; **Risikofaktoren** in der Schwangerschaft: **1.** hypertensive Schwangerschaftserkrankungen*; **2.** Allgemeinerkrankung der Mutter, z. B. Diabetes* mellitus, Infektionskrankheiten, organische Erkr.; **3.** Adipositas; **4.** Schwangerschaft nach Anw. von Verf. der assistierten Reproduktion*; **5.** schwere Schwangerschaftsanämie*; **6.** ältere Erst- (≥35 Jahre) od. Mehrgebärende (≥40 Jahre), junge Erstgebärende (<18 Jahre); **7.** Schwangerschaft mit Mehrlingen*; **8.** anamnest. Früh*- od. Totgeburt*, habitueller Abort*, Zustand nach Schnittentbindung* od. schwieriger vaginaler op. Entbindung*; **9.** drohende od. in Gang befindl. Frühgeburt*, Zervixinsuffizienz*; **10.** Placenta* praevia; **11.** Beckenendlage*, Querlage*; **12.** fetomaternales Missverhältnis*, z. B. bei Beckenanomalie*; **13.** Missverhältnis zwischen Größenzunahme des Uterus u. Schwangerschaftsdauer; **14.** Übertragung*; **15.** Morbus* haemolyticus fetalis; **16.** fetale Fehlbildung.

Riss|blutung: (engl.) *postnatal bleeding due to laceration*; (gebh.) Blutung aus zerrissenen Weichteilen in der Nachgeburtsperiode (s. Geburt), z. B. bei Scheidenriss*, Dammriss*, Labienriss, Zervixriss*, Klitorisriss*; **Ther.:** sofortige chir. Versorgung.

Ritgen-Hand|griff (Ferdinand A. von R., Gyn., Gebh., Gießen, 1787–1867): Hinterdammhandgriff*.

RNA: Abk. für (engl.) ***r****ibo****n****ucleic* ***a****cid*; syn. RNS (Abk. für Ribonukleinsäure); Biopolymer aus Ribonukleotideinheiten, das in allen Organismen u. in Viren vorkommt; **Aufbau:** RNA-Monomere aus Ribonukleotiden (s. Nukleotide) mit den Basen Adenin, Cytosin, Guanin u. Uracil; definierte Positionen der RNA sind mit seltenen Nukleinsäurebestandteilen besetzt; im Gegensatz zu DNA* meist einzelsträngig (Abk. ss für engl. single stranded), bildet jedoch dreidimensionale Strukturen aus, in denen komplementäre Abschnitte durch Basenpaarung kurzer Bereiche doppelsträngig (Abk. ds) sind; **Einteilung: 1.** mRNA; **2.** ribosomale RNA (rRNA; s. Ribosomen); **3.** tRNA; **4.** virale RNA (s. Virusklassifikation); **5.** katalyt. aktive RNA (s. Ribozyme); **6.** snRNA (Abk. für engl. small nuclear RNA), U1–U10 als Bestandteil der snRNP (Abk. für engl. small nuclear ribonucleoprotein), bilden Spleißosom; **7.** 7S-RNA als Bestandteil des SRP (Abk. für engl. signal recognition particle); **8.** Antisense-RNA: s. Antisense-Nukleotide; **9.** ncRNA (Abk. für engl. noncoding RNA): miRNA (Abk. für micro RNA, aus ca. 22 Nukleotiden), dsRNA (Abk. für engl. double-stranded RNA), shRNA (Abk. für engl. short hairpin RNA), siRNA (Abk. für engl. short interfering RNA, aus 21–28 Nukleotiden), piRNA (Abk. für piwi-interagierende RNA, aus 26–31 Nukleotiden); ncRNA-Moleküle enthalten komplementäre Sequenzabschnitte zu ihrer Ziel-RNA (mRNA), deren Bindung Hemmung der Translation od. selektiven Abbau der Ziel-RNA bewirkt, durch den sie wichtige zelluläre Prozesse wie Wachstum, Differenzierung u. Apoptose steuern.

RNS: Abk. für **R**ibo**n**uklein**s**äure; RNA*.

Roberts-Syn|drom *n*: (engl.) *Roberts' syndrome*; autosomal-rezessiv erbl. Fehlbildungskomplex mit hoher Letalität (50 % Totgeburten) inf. Mutationen im ESCO2-Gen (Genlocus 8p21.1); allelisch zum SC-Phokomelie-Syndrom (syn. SC-Pseudothalidomid-Syndrom); **Sympt.:** Tetraphokomelie (s. Dysmelie) mit variablen Strahlanomalien (Daumenhypo- bzw. -aplasie, Ektrodaktylie, Flexionskontrakturen der großen Gelenke), beiderseits Lippen-Kiefer-Gaumenspalte, Exophthalmus, Mikrophthalmie, intrauterine Wachstumsretardierung, Kleinwuchs, Mikrozephalie, Mikrogenie, Aortenstenose, Hüftkontrakturen, Entwicklungsverzögerung, Krämpfe; zytogenet. geteilte Zentromere der C-Banden-gefärbten Chromosomen; **DD:** TAR*-Syndrom; vgl. Thalidomid-Embryopathie.

Robin-Syn|drom (Pierre R., Zahnarzt, Paris, 1867–1950) *n*: (engl.) *Robin syndrome, Pierre Robin syndrome, Robin's anomalad*; auch Robin-Sequenz; Fehlbildungskomplex mit Mikrogenie*, Glossoptose, evtl. Mikroglossie* u. Gaumenspalte*, evtl. in Komb. mit angeb. Herzfehlern, Extremitätenfehlbildungen u. Choanalatresie*; **Ther.:** sofortige intermittierende Drahtextension des Unterkiefers mit Drahtumschlingung in Kiefermitte, da die Neugeborenen durch die Atmungsbehinderung u. Aspirationsmöglichkeit sehr gefährdet sind.

Roederer-Kopf|einstellung (Johann G. R., Gebh., Göttingen, 1727–1763): (engl.) *Roederer obliquity*; (gebh.) bei allg. verengtem Becken max. Verkleinerung des kindl. Kopfs durch dessen extreme Beugung, so dass die kleine Fontanelle* schon im Beckeneingang in der Führungslinie steht. Vgl. Becken, enges.

Roederer-Selbst|entwicklung (Johann G. R., Gebh., Göttingen, 1727–1763): s. Conduplicato-corpore-Geburt; Selbstentwicklung.

Röhren|spekulum *n*: (engl.) *tube-shaped speculum*; Spekulum* zur Betrachtung der Portio.

Röntgen|kastration *f*: (engl.) *X-ray castration*; Kastrationsbestrahlung, Strahlenkastration; (radiol.) veraltetes Verf. zur Ausschaltung der Keimzellen durch Röntgenstrahlung; ersetzt durch op. Kastration* od. antihormonale Therapie*.

Röteln: (engl.) *German measles*; Rubella, Rubeola; i. d. R. harmlose Virusinfektion mit Ausnahme der hohen Gefährdung von Embryo od. Fetus insbes. während der ersten 3 Schwangerschaftsmonate bei Erkr. der Mutter (s. Rötelnembryofetopathie); **Err.:** Röteln*-Virus; **Übertragung:** Tröpfcheninfektion, diaplazentar; **Epidemiol.:** Erkrankungsgipfel bei Kindern zwischen 3. u. 10. Lj.; relativ geringer Kontagionsindex; **Häufigkeit:** weltweit jährl. ca. 180 000 Erkr.; **Inkub.:** 14–21 Tage; Beginn der Kontagiosität bereits 2–4 Tage vor Ausbruch des typ. Exanthems, Dauer max. bis Ende des Exanthemstadiums; **Klin.:** nach kurzem (inkonstantem) fieberhaftem Prodromalstadium (ca. 2 Tage) mit leichten katarrhalischen Sympt. im Bereich der oberen Atemwege oft schmerzlose Lymphknotenschwellungen (erbsen bis bohnengroß, zunächst v. a. nuchal u. retroaurikulär, später generalisiert); gleichzeitig od. kurz darauf Auftreten eines Exanthems (erst im Gesicht, dann auf Rumpf übergehend) in Form etwa linsengroßer, wenig erhabener u. nicht konfluierender rosaroter Flecken, u. U. mit hellem anämischem Hof, das nach 2–3 Tagen abblasst; im Rachen mittelfleckiges Enanthem; Fieber meist nur um 38 °C über wenige Tage, in 50 % der Fälle Splenomegalie; keine bes. Beeinträchtigung des Allgemeinbefindens; Verlauf bei Kindern fast immer komplikationslos; vereinzelt thrombozytopenische Purpura, Enzephalitis u. Arthralgien mehrerer Gelenke (v. a. bei Jugendlichen u. Erwachsenen); sehr selten Spätschäden u. Todesfälle; in Einzelfällen mit Latenz von Jahrzehnten (v. a. nach konnataler od. frühkindlicher Infektion) Auftreten sog. progressiver Rötelnpanenzephalitis mit Myoklonien, Krämpfen, zerebellarer Ataxie u. schlechter Progn. (vermutl. Form der Slow-virus-Infektionen); **Diagn.:** klin. Bild, Blutbild (prodromal Leukozytose, in der klin. Phase Leukopenie mit rel. Lymphozytose insbes. mit Vermehrung der Plasmazellen), Nachw. spezifischer IgM-Antikörper; **Proph.:** 1. aktive Immunisierung mit parenteral angewendetem Lebendimpfstoff aus vermehrungsfähigen, virulenzabgeschwächten Röteln-Viren, Stamm Wistar, auf Human-Diploidzellen gezüchtet (HDC-Impfstoff); Impfung: Standardimpfung entsprechend Impfkalender, Grundimmunisierung ab 11 Lebensmonaten in 2 Teilimpfungen (meist mit Masern-Mumps-Röteln-Kombinationsimpfstoff); Impfschutz: vermutl. lebenslang; Indikationsimpfung u. a. bei berufl. Exposition u. unzureichendem Impfschutz: s. Schutzimpfung; 2. vor geplanter Schwangerschaft bei Frauen Kontrolle des Antikörpertiters (im Hämagglutinationstest 1:32 od. mehr) u. ggf. Indikationsimpfung; bei Fehlen von Rötelnantikörpern im Serum schwangerer Frauen nach Kontakt mit an Röteln erkrankter Person Versuch der passiven Immunisierung innerh. der ersten 4 Tage der Inkubationsphase mit Röteln*-Immunglobulin, das bei Infektion vor 6. SSW nach 6 Wo. nochmals verabreicht werden muss.

Röteln|em|bryo|fetopathie *f*: (engl.) *rubeolar embryofetopathy*; Embryofetopathia rubeolosa; Gregg-Syndrom; Embryofetopathie inf. intrauteriner Rötelninfektion bei Erkr. der Mutter an Röteln*; Sympt. abhängig vom Zeitpunkt der mütterl. Rötelninfektion; 1. Schwangerschaftsmonat: v. a. Augenanomalien, 2. Schwangerschaftsmonat: v. a. Herzfehler u. ZNS-Anomalien, 3. Schwangerschaftsmonat: v. a. Innenohrschädigung; nach 3. Schwangerschaftsmonat (Fetopathie) v. a. Entwicklungsverzögerung, hämolytische Anämie, thrombozytopenische Purpura; **Klin.:** Augen: v. a. Cataracta congenita, fakultativ mit Glaukom, Mikrophthalmie, Augenhintergrundveränderungen (Pseudoretinitis pigmentosa); Herz: v. a. Septumdefekte, persistierender Ductus arteriosus, Pulmonalstenose; ZNS: Mikrozephalie, psychomotor. Retardierung u. a. Sympt. einer ZNS-Schädigung (Bewegungsstörungen, epilept. Anfälle); Ohren: v. a. Innenohrschwerhörigkeit; als Zeichen einer noch floriden Infektion bei Geburt Hepatosplenomegalie, thrombozytopenische Purpura, Anämie u. a.; persistierende Infektiosität des Säuglings noch nach Mon. post partum möglich; **Diagn.:** Nachweis spezif. IgM-Röteln-Virusantikörper im kindl. (sowie mütterl.) Serum, Liquoruntersuchung (fakultativ Enzephalomyelitis mit Pleozytose u. Eiweißerhöhung, Virusnachweis); **Proph.:** s. Röteln.

Röteln-Im|mun|globulin (lat. immunis frei, verschont, unberührt, rein; globulus Kügelchen) *n*: (engl.) *antirubella immunoglobulin*; Hyperimmunglobulin (Humanpräparat), das spezif. Antikörper gegen Röteln*-Virus enthält; **Anw.:** Sofortprophylaxe innerh. der ersten 4 Tage nach Exposition gegenüber Röteln* bei seronegativen Schwangeren im 1. Trimenon od. Dauerprophylaxe bei seronegativen Schwangeren (i. m.).

Röteln-Virus (lat. virus Schleim, Gift) *n*: (engl.) *rubella virus*; syn. Rubellavirus; Rubivirus aus der Fam. der Togaviridae (∅ ca. 60 nm); Err. der Röteln*; **Übertragung:** v. a. durch Tröpfcheninfektion; diaplazentar (s. Rötelnembryofetopathie); **Infektiosität:** 1 Woche vor bis 1 Woche nach Ausbruch des symptomatischen Stadiums (Exanthem); weniger kontagiös als Masern-Virus; **Nachw.:** PCR zum DNA-Nachweis aus Körperflüssigkeiten od. Fruchtwasser; Eikultur; serol. Antikörpernachweis 2–3 Tage nach Exanthembeginn; direkter od. indirekter Nachweis (nur bei konnataler Inf.) meldepflichtig nach § 7 IfSG; lebenslange Immunität; **Infektionsprophylaxe:** s. Röteln.

Rohr-Fibrinoid (Karl R., Gyn., Bern, 1863–1930) *n*: (engl.) *Rohr's layer*; oberer Fibrinstreifen der Plazenta; grenzt an den intervillösen Raum.

Rokitansky-Küster-Hauser-Syn|drom (Karl Freiherr von R., tschech. Pathol., Wien, 1804–1878; Hermann K., Gyn., 1897–1964; G. A. H., Schweizer Arzt) *n*: Mayer*-von-Rokitansky-Küster-Hauser-Syndrom.

Roller-Ball-Ko|agulation *f*: Form der Endometriumablation*, bei der mit einer Kugelelektrode das Endometrium elektrokoaguliert wird.

Rooting-Re|flex *m*: Suchreflex*.

Rosenfeld-Syn|drom (Eugene D. R., Arzt, New York) *n*: (engl.) *Rosenfeld syndrome*; paraneoplast. Syndrom mit paroxysmaler Hypoglykämie* mit physiol. Insulinkonzentration im Blut bei Pseudomyxom von Ovar, Appendix od. Peritoneum (s. Pseudomyxoma peritonei), meist in Verbindung mit Aszites*; **Path.:** Sekretion von IGF-II; in der Folge Aktivierung von Insulin-Rezeptoren; **Ther.:** Tumorresektion; kurzfristig Gabe von STH.

Rosenmüller-Organ (Johann Ch. R., Anat., Chir., Leipzig, 1771–1820) *n*: s. Epoophoron.

Rotor-Syn|drom (Arturo B. R., Int., Manila) *n*: (engl.) *Rotor's syndrome*; erbl. Defekt im Bilirubinstoffwechsel mit einer Störung des hepatozellulären Bilirubintransports; **Klin.**: chron. Ikterus, Erhöhung von konjugiertem Bilirubin, erhöhte Ausscheidung von Koproporphyrin im Urin; **Progn.**: sehr gut. Vgl. Dubin-Johnson-Syndrom; Gilbert-Syndrom.

Rotter-Halsted-Operation (Josef R., Chir., München, Berlin, 1857–1924) *f*: s. Halsted-Operation.

Rr.: (anat.) Abk. für Rami (Zweige, Äste).

RU 486: s. Mifepriston.

Rubella (lat. rubellus rötlich) *f*: s. Röteln.

Rubeola (lat. ruber rot) *f*: s. Röteln.

Rubeosis faciei *f*: dauernde Rötung des Gesichts, oft nur der Stirn od. der Wangen; **Vork.**: z. B. bei Polyglobulie, Hypertonie, akuter Pankreatitis, Diabetes mellitus (Rubeosis diabetica), nach langfristigem Gebrauch steroidhaltiger Externa od. konstitutionell bedingt. Vgl. Erythema perstans faciei; Flush.

Rubin-Manöver: (engl.) *Rubin's maneuvre*; (gebh.) Verf. zur Behandlung der Schulterdystokie* durch innere Rotation der Schultern des Kindes; **Prinzip:** mit 2 Fingern Druck auf vorn stehendes Schulterblatt des Kindes ausüben. Vgl. Wood-Manöver; McRobert-Manöver.

Rück|bildungs|phase *f*: **1.** (engl.) *involutionary phase*; (gebh.) Zeitraum, in dem sich während Schwangerschaft* u. Geburt* erfolgte Veränderungen des mütterl. Organismus zurückbilden; erreichbarer Rückbildungszustand entspricht in anat. u. funkt. Hinsicht nicht immer Zustand vor Schwangerschaft. Vgl. Puerperium. **2.** (sexualmed.) s. Reaktionszyklus, sexueller.

Rückgrat|re|flex *m*: s. Galant-Reflex.

Rück|kopplung: (engl.) *feedback*; aus der Regelungstechnik übernommener Begriff (vgl. Regelkreis) zur Beschreibung eines metabol. Regulationsmechanismus; **Formen: 1. negative R.:** Endprodukt wirkt hemmend auf Aktivität od. Synthese; z. B. hemmen Hormone die Ausschüttung von Releasing*-Hormonen, u. Endprodukte einer Biosynthesekette hemmen Schlüsselenzyme meist am Anfang dieser Kette (Endprodukthemmung); vgl. Allosterie; **2. positive R.** (Feedback-Aktivierung): Endprodukt aktiviert das zu seiner Synthese wichtige Enzym; z. B. aktiviert Thrombin bei der Blutgerinnung die Faktoren VIII u. V, Östrogene u. Gestagene können die Ausschüttung von LH* induzieren u. zur Auslösung der Ovulation* beitragen (sog. Hohlweg-Effekt, der u. U. therap. zur Ovulationsinduktion* nutzbar ist). Vgl. Rebound-Phänomen.

Rugae vaginales *fpl*: (engl.) *rugae of the vagina*; querverlaufende Schleimhautfalten an Vorder- u. Hinterwand der Vagina; verstärken sich jeweils in ihrem mittleren Anteil zu 2 nahezu in der Mittellinie kranialwärts laufenden Leisten (Columna* rugarum ant. u. post.; erstere wird in ihrem kaudalen Abschnitt von der Urethra verstärkt zum sog. Harnröhrenwulst, der Carina* urethralis vaginae, vorgewölbt); verstreichen nach Geburten.

Runge-Zeichen (Hans R., Gyn., Gebh., Heidelberg, 1892–1964): (engl.) *postmaturity signs*; (gebh.) objektive Zeichen für Übertragung* bei Neugeborenen; u. a.: **1.** Gelbverfärbung der Körperhaut, der Eihäute od. der Nabelschnur; **2.** Waschhaut*; **3.** Abschälung od. Abschilferung der Epidermis; **4.** Rötung der Labien bzw. des Skrotums; **5.** fehlende Vernix* caseosa; **6.** Dystrophie.

runt disease (engl. Zwergenkrankheit): durch Kleinwuchs, Infektionsanfälligkeit, Hepato- u. Splenomegalie sowie geringe Lebenserwartung gekennzeichnetes Krankheitsbild als Sonderform der Graft-versus-Host-Reaktion; **Vork.:** bei immun. unreifen Versuchstieren nach Injektion allogener Lymphozyten; beim Menschen z. B. nach maternofetalem Übertritt immunkompetenter Zellen.

S

Sadịsmus, sexueller (Donatien A. F. Marquis de Sade, franz. Schriftsteller, 1740–1814) *m*: (engl.) *sadism*; Form der Paraphilie mit sexuell erregenden Phantasien, sexuell dranghaften Bedürfnissen u./od. sexuellen Verhaltensweisen, die durch psych. Demütigung, Unterwerfung od. körperl. Misshandlung u. Züchtigung von Partnern gekennzeichnet sind; **Formen: 1.** s. S. in gegenseitigem Einvernehmen; **2.** s. S. gegen den Willen des Partners z. B. als Vergewaltigung* od. Körperverletzung*. Vgl. Masochismus, sexueller.

Sado|masochịsmus *m*: (engl.) *sadomasochism*; Form der Paraphilie, bei der sexuelle Erregung u. Befriedigung durch die Komb. von sexuellem Sadismus* u. sexuellem Masochismus* erreicht wird; Bez. verdeutlicht, dass beide Verhaltensweisen sich nicht gegenseitig ausschließen, sondern komplementär u. abwechselnd eingesetzt werden. Einvernehmliche Sadomasochisten wechseln daher auch zwischen beiden Rollen.

Säugling: (engl.) *infant, baby*; Bez. für ein Kind nach der Geburt bis zur Vollendung des 1. Lj.; die körperl. (statomotorische) u. geistige (psychische) Entw. des S. folgt innerh. normaler Schwankungsbreiten best. Altersregeln. Vgl. Lebensabschnitte.

Säuglings|ernährung: (engl.) *infant nutrition*; Nahrungszufuhr des Säuglings; erfolgt unter Substitution von Vitamin K zur Primärprävention eines Morbus* haemorrhagicus neonatorum u. von Vitamin D zur Rachitisprophylaxe (s. Calciferole); **Einteilung: I.** bis Beginn des 7. Lebensmonats: 5–6 Mahlzeiten täglich im Abstand von 4 Std. od. nach Bedarf mit Dokumentation der Gewichtsentwicklung* des Säuglings zur Kontrolle der ausreichenden Nahrungszufuhr; **1.** ausschließlich Muttermilch* (sog. voll Stillen*); **2.** (alternativ) industriell hergestellte Säuglingsanfangsnahrung: **a)** auf Basis von Kuhmilchprotein: an Zusammensetzung der Muttermilch adaptierte Säuglingsmilchnahrung; sog. PRE-Nahrung (Kurzbez. für Premium-Nahrung; enthält wie Muttermilch Laktose als einziges Kohlenhydrat) od. sog. PRE-1-Nahrung (enthält Laktose, bis zu 2 % glutenfreie Stärke sowie z. T. weitere Kohlenhydrate, z. B. Saccharose); **b)** milchfreie Säuglingsnahrung*; **II.** spätestens ab 7. Lebensmonat: zusätzl. schrittweises Einführen von Beikost (Lebensmittel in Breiform, z. B. Getreide-Obst-Brei, Gemüse-Kartoffel-Fleisch-Brei, Milch-Getreide-Brei) zusammen mit Flüssigkeitszufuhr durch kalorienfreie Getränke (Trinkwasser, ungesüßter Früchte- od. Kräutertee; cave: ggf. bei Fieber od. Brechdurchfall des Säuglings unabhängig vom Lebensalter erforderl.); evtl. Umstellen der Säuglingsanfangsnahrung auf Säuglingsfolgenahrung (weniger adaptiert als Anfangsnahrung; sog. PRE-2- bzw. PRE-3-Nahrung: Mischung aus zwei Drittel bis drei Viertel Kuhmilch mit modifiziertem Fett). Vgl. Zwiemilchernährung; Heilnahrung; Sondenernährung.

Säuglings|nahrung: s. Säuglingsernährung.

Säuglings|nahrung, milch|freie: (engl.) *milk-free baby food*; Spezialnahrung zur Säuglingsernährung* bei Kuhmilchunverträglichkeit; höherer Proteingehalt (1,6–2,1 g/100 g) als kuhmilchbasierte Säuglingsanfangsnahrung; mit Zusatz von Methionin u. Carnitin; **Anw.:** z. B. Galaktosämie*, Kuhmilchallergie; **Formen: 1.** HA-Kost (Kurzbez. für hypoallergene Kost; syn. hypoantigene Kost): industriell hergestellte Säuglingsanfangsnahrung auf Basis partiell od. extensiv hydrolysierter Proteine; Ind.: nicht gestillte Säuglinge bei genet. Prädisposition für eine Allergie; **2.** u. U. sojabasierte (laktosefreie) Säuglingsanfangsnahrung aus Sojamehl als Eiweiß u. Olivenöl als Fett sowie Reismehl als Kohlenhydrat; erfordert Zerstörung des Trypsin-Inhibitors der Sojabohnen (s. Protease-Hemmer) durch Erhitzen; u. U. allergene Wirkung (s. Nahrungsmittelallergie); Ind.: Alaktasie.

Säuglings|sterblichkeit: (engl.) *infant mortality*; Anzahl der im 1. Lj. gestorbenen Kinder bezogen auf die Lebendgeborenen in diesem Jahr; in letzten Jahrzehnten sinkende Tendenz; 1993 in Deutschland je 1000 Lebendgeburten 6,5 männl. u. 5,1 weibl. Säuglinge, 2005 je 1000 Lebendgeburten 4,4 männl. u. 3,5 weibl. Säuglinge, 2010 je 1000 Lebendgeburten 3,7 männl. u. 3,1 weibl. Säuglinge; regionale Differenzen; in Großstädten höher als auf dem Land; **Einteilung:** s. Tab.; Todesursachen bei Frühsterblichkeit Folge von Kompl. bei Schwangerschaft u. Geburt sowie verkürzter Schwangerschaftsdauer bzw. Untergewicht (hypotrophe Neugeborene*) u. Fehlbildung, bei Nachsterblichkeit zusätzl. v. a. angeb. Fehlbildung od.

Säuglingssterblichkeit
Terminologische Übersicht

Bezeichnung	Sterblichkeit im Zeitraum
perinatale Mortalität*[1]	22. SSW bis 7. Lebenstag postnatal
neonatale Mortalität (Neugeborenensterblichkeit)	1.–28. Tag postnatal
neonatale Frühmortalität (Frühsterblichkeit)	1.–7. Tag postnatal
neonatale Spätmortalität (Spätsterblichkeit)	8.–28. Tag postnatal
postneonatale Mortalität (Nachsterblichkeit)	29.–365. Tag postnatal

[1] gehört anteilig (1.–7. Tag postnatal ohne Totgeburten) zur Säuglingssterblichkeit

plötzlicher Kindstod*. Vgl. Mortalität, perinatale; Risikoneugeborenes.

Säuglings|tod, plötzlicher: s. Kindstod, plötzlicher.

sagittal (lat. sagitta Pfeil): (engl.) *sagittal*; sagittalis; in Pfeilrichtung.

Sakral|an|ästhesie (lat. sacralis heilig; gr. ἀναισθησία Unempfindlichkeit) *f*: **1.** (engl.) *sacral anesthesia*; (neurol.) Unempfindlichkeit im Gebiet der Sakralnerven; vgl. Kaudasyndrom; **2.** Kaudalanästhesie*.

Sakto|salpinx (gr. σακτός vollgestopft) *f*: s. Salpingitis.

Saling-Schema (Erich S., Gebh., Berlin, geb. 1925) *n*: (engl.) *Saling's score*; 1987 vorgeschlagenes, klin. ungebräuchl. Punkteschema für Zustandsdiagnostik des Neugeborenen*; erlaubt Differenzierung, ob Depressionszustand* des Neugeborenen durch Hypoxie (immer Vorliegen einer Azidose) od. andere Noxen (z. B. Narkotika, op. Eingriff) verursacht ist; **Prinzip: 1.** Hauptschema: Einfachstbeurteilung sofort nach der Geburt sowie 5 u. 10 Min. später; **2.** Nebenschema: Befundung wichtiger Adaptationsmerkmale unter Einbeziehung von pH-Werten aus Nabelschnurblut. Vgl. Apgar-Schema.

Saling-Technik (Erich S., Gebh., Berlin, geb. 1925) *f*: Verf. zur Fetalblutentnahme sub partu; s. Fetalblutuntersuchung.

Salivation *f*: (engl.) *salivation*; syn. Speichelfluss; klin. häufig i. S. der Hypersalivation (s. Ptyalismus) verwendete Bezeichnung.

Salping|ek|tomie *f*: (engl.) *salpingectomy*; op. Entfernung eines Eileiters*.

Salpingitis *f*: (engl.) *salpingitis*; Entzündung der Eileiter; **Ätiol.:** meist aus tiefer liegenden Abschnitten des Genitales aszendierende Infektion; Vork. fast ausschließl. im geschlechtsreifen Alter (bes. bei 16- bis 24-Jährigen), insbes. während der Menstruation (inf. geöffneten Zervikalkanals u. Veränderung des Scheidenmilieus), post partum (bei weit geöffnetem Zervikalkanal u. infizierten Lochien, Endometritis* puerperalis), nach intrauterinem Eingriff sowie durch Intrauterinpessare*; Infektion auch lymphogen od. aus der Umgebung fortgeleitet (z. B. bei Appendizitis) möglich; **Err.:** meist polymikrobiell durch aerobe (Chlamydia* trachomatis, Neisseria* gonorrhoeae, Mycoplasma* hominis, Streptococcus, Staphylococcus, Haemophilus, Escherichia coli) u./od. anaerobe Bakt. (Bacteroides, Peptococcus, Peptostreptococcus, Clostridium, Actinomyces); **Pathol.:** zunächst klin. stumm verlaufende Infektion der Tubenschleimhaut (Endosalpingitis), die folgenlos ausheilen kann; bei Epitheldefekten u. Ulzerationen evtl. fibrinöse Verklebungen (Eitransportstörung, Begünstigung einer Tubargravidität*); bei Übergreifen der Entz. auf die Muskulatur (S. i. e. S.) Hyperämie, leukozytäre Infiltration u. Anschwellung der Tubenwand, u. U. Erweiterung der Tube bei entzündl. Verschluss der Tube (Saktosalpinx) u. Retention des serös-fibrinösen (Hydrosalpinx) od. eitrigen Exsudats (Pyosalpinx), evtl. mit Einblutung (Hämatosalpinx); bei Chronifizierung weitere Ausbreitung (Adnexitis*) u. Ausbildung intraabdominaler Adhäsionen (z. B. Tuboovarialzyste*), Fixierung der Tube u. Einschränkung der Uterusbeweglichkeit (Retroflexio uteri fixata; s. Flexio uteri); **Klin.: 1.** akute S.: Fieber, Schmerzen im Unterbauch, peritoneale Reizerscheinungen, umschriebene Abwehrspannung; palpatorisch Portioschiebeschmerz, evtl. prallelastisch druckdolente Resistenzen im Adnexbereich; **2.** chron. S.: Dysmenorrhö, Dyspareunie, Schmerzen bei körperl. Betätigung u. Defäkation; **Kompl.:** v. a. Oophoritis*, Pelveoperitonitis, Douglas*-Abszess, Tuboovarialabszess*; **Diagn.:** klin. Untersuchung, diagn. Laparoskopie, Vaginalsonographie od. andere bildgebende Verfahren; laborchem. Entzündungszeichen; bakteriol. Erregernachweis; **Ther.:** zunächst konservativ mit Breitband-Antibiotika (bei Infektion mit Chlamydia trachomatis u. Neisseria gonorrhoeae Partnerbehandlung erforderlich); ergänzend evtl. Glukokortikoide* (bei Diabetes mellitus kontraindiziert), Antiphlogistika u. hyperämisierende physik. Maßnahmen; bei Hydro- u. Pyosalpinx op. Laparoskopie*, u. U. Salpingektomie; **Proph.:** Verw. von Präservativen u./od. Spermiziden; hormonale Kontrazeptiva (erschweren Keimaszension durch erhöhte Viskosität des Zervixschleims); **Progn.:** Sterilität in 20–30 % der Fälle; auf das 6–10-fache erhöhtes Risiko einer Extrauteringravidität; **DD:** Appendizitis, Extrauteringravidität*, Harnwegsinfektion*, Divertikulitis.

Salpingitis isthmica nodosa *f*: (engl.) *salpingitis isthmica nodosa*; knotige, tumorartige Verdickung der Tubenwand durch kleindrüsige Strukturen (Adenomyose*) nah am Uterus; führt häufig zu proximalem Tubenverschluss; **Kompl.**: Extrauteringravidität, Sterilität.

Salpingitis pro|fluens *f*: (engl.) *salpingitis profluens*; Salpingitis* mit zeitweiser, massiver Entleerung des bei Verschluss des Eileiters gestauten Sekrets über eine Ventilstenose des uterinen Eileitersegments in den Uterus.

Salpingitis tuberculosa *f*: (engl.) *tuberculous salpingitis*; Infektion der Eileiter (meist beide betroffen) mit Mycobacterium tuberculosis; Befall v.a. der Schleimhaut hämatogen od. durch Aszension (s. Endometritis tuberculosa); **Kompl.**: häufig Sterilität* bzw. Extrauteringravidität*. Vgl. Genitaltuberkulose.

Salpingo|graphie *f*: s. Hysterosalpingographie.

Salpingo|lyse *f*: (engl.) *salpingolysis*; op. Lösung von regionalen Verklebungen u. Verwachsungen des Eileiters, meist pelviskop. durchführbar; Therapieversuch bei tubar bzw. postinfektiös bedingter Sterilität*. Vgl. Tubenchirurgie.

Salping|oophor|ek|tomie *f*: Adnexektomie*.

Salpingo|skopie *f*: (engl.) *salpingpscopy*; laparoskop. Inspektion des ampullären Eileiteranteils durch Einführen eines dünnlumigen Endoskops in den Fimbrientrichter zur Beurteilung des Einfangmechanismus. Vgl. Falloposkopie.

Salpingo|stomato|plastik (gr. στόμα Mund, Öffnung) *f*: s. Tubenchirurgie.

Salpingo|tomie *f*: (engl.) *salpingotomy*; Eröffnung des Eileiters, z.B. bei Tubargravidität*.

Salpinx (gr. σάλπιγξ Trompete) *f*: **1.** (engl.) *salpinx*; Muttertrompete (Eileiter*, Tuba uterina), nur in Zusammensetzungen gebräuchl. (Salping-, -salpinx); **2.** (engl.) *auditory tube*; Ohrtrompete (Tuba auditiva), in Zusammensetzungen wie Plica salpingopharyngea.

Salz|verlust|syn|drom, ad|reno|genitales *n*: s. Syndrom, adrenogenitales.

Samen: s. Sperma.

Samen|bank: (engl.) *sperm bank*; Einrichtung zur Konservierung u. Lagerung von Sperma; s. Spermakonservierung.

Samen|erguss, vor|zeitiger: s. Ejaculatio praecox.

Samen|fäden: s. Spermien.

Samen|flüssigkeit: s. Sperma.

Samen|spender: s. Insemination.

Samen|wegs|verschluss: (engl.) *occlusion of the seminal duct*; angeborener, entzündl. (meist nach Epididymitis*) od. iatrogener (Sterilisation*) Verschluss der Kanälchen im Nebenhoden od. des Samenleiters; Azoospermie* bei beidseitigem Verschluss.

Sandalen|lücke: (engl.) *sandals' gap*; Verbreiterung der Zwischenzehenlücke zwischen 1. u. 2. Strahl; i.R. der Pränataldiagnostik* (Ultraschalldiagnostik) nachweisbar; morphol. Hinweis auf mögliches Down-Syndrom (sog. soft marker); **Vork.**: z.B. bei Down*-Syndrom, Börjeson-Forssman-Lehmann-Syndrom u. bei Gesunden.

Sarcoma botryoides *n*: (engl.) *botryoid sarcoma*; embryonales Rhabdomyosarkom mit traubenförmigem Wachstum; **Lok.**: in Hohlräumen (Harn- u. Gallenblase) od. aus Körperöffnungen heraus wachsend (Gehörgänge, Vagina); **Vork.**: meist vor 6. Lj., gehäuft bei Jungen; bei Mädchen von Zervix od. Vagina ausgehende juvenile Variante des malignen Müller*-Mischtumors mit rel. später lympho- u. hämatogener Metastasierung; **Ther.**: primäre Chemotherapie; nach Diagnosesicherung durch Biopsie Chemotherapie, danach lokal Op. bzw. Strahlentherapie u. Fortsetzung der Chemotherapie; **Progn.**: Fünf-Jahres-Überlebensrate 90 %.

Sark-: auch Sarc-; Wortteil mit der Bedeutung Fleisch; von gr. σάρξ, σαρκός.

Sarkom *n*: (engl.) *sarcoma*; von mesenchymalem Gewebe ausgehender maligner Tumor, der häufig frühzeitig hämatogen metastasiert; **Path.**: meist primär maligne; im Einzelfall sarkomatöse Entartung eines primär benignen mesenchymalen Tumors (z.B. Myom*, Lipom) möglich; **Einteilung: 1.** differenziertes S. (ca. 90 %) mit immunhistol. Zuordnung, z.B. Myxo-, Osteo-, Lipo-, Hämangio- od. Myosarkom*; **2.** undifferenziertes od. unklassifizierbares S. (ca. 10 %): nach vorherrschendem Zelltyp, z.B. spindelzelliges, rundzelliges, polymorphzelliges S. ohne eindeutige Histogenese; **Ther.**: möglichst vollständige chir. Primärentfernung; alternativ Chemo- u. Strahlentherapie, ggf. in Komb. mit Hyperthermie. Vgl. Weichteilsarkom; Knochentumoren; Tumoreinteilung.

Sattel|block: (engl.) *saddle block*; Sonderform der Spinalanästhesie* mit ausschließl. Blockade sakraler Spinalnerven (S 1–5); Ausbreitungsgebiet sattelförmig (s. Reithosenanästhesie); **Prinzip:** lumbale Punktion (zwischen L IV u. L V od. L V u. S I) mit Injektion nicht isobar gelösten Lokalanästhetikums in entspr. Lagerung des Pat.; **1.** (meist) sitzend bei S. mit hyperbarar Lokalanästhetika-Lösung; **2.** liegend in Bauchlage in sog. Taschenmesserposition bei S. mit hypobarer Lokalanästhetika-Lösung; **Ind.**: chir. Eingriff im Dammbereich; vgl. Kaudalanästhesie.

Sattel|nase: (engl.) *saddle nose*; sattelförmig eingesunkene Nase; **Urs.**: meist Trauma (ggf. mit Septumhämatom), Infektion (Syphilis* connata), durch Granulome bei Wegener-Granulomatose od. postop. entstanden; **Ther.**: evtl. Rhinoplastik.

Sauer|stoff|toxikose *f*: (engl.) *oxygen toxicity*; Bez. für Schädigung der Lunge (chron. Beatmungslunge, bronchopulmonale Dysplasie, nachfolgend Lungenfibrose), des ZNS (Sauerstoffkrämpfe) u. v.a. bei Frühgeborenen Schädigung des Auges (Retinopathia* praematurorum) durch länger dauernde Atmung von Luft mit hohem Sauerstoffpartialdruck, bei sehr früh geborenen Neugeborenen bereits bei Sauerstoffgabe mit 21 % FiO_2; **Pathophysiol.**: Freisetzung von Sauerstoffradikalen im

Gewebe, die bei längerer Einwirkung zur Erschöpfung der (bei Frühgeborenen unreifen) Antioxidationssysteme führen.

Saug|glocke: s. Vakuumextraktion.

Saug|kürettage *f*: (engl.) *suction curettage*; syn. Vakuumkürettage; intermittierende Entleerung der Cavitas uteri durch Absaugen (schonender als Kürettage* mit scharfer Kürette); **Ind.:** Schwangerschaftsabbruch* od. missed* abortion bis Ende 12. SSW, Blasenmole*, zweizeitiger Abort*. Vgl. Aspirationskürettage.

Saug|re|flex *m*: (engl.) *sucking reflex*; frühkindlicher Reflex*: Spitzen des Mundes (Mundphänomen) u. kräftige Saugbewegungen bei Berühren der Lippen.

Saug|schwäche: (engl.) *sucking weakness*; mangelhafte Ausbildung des Saugreflexes, z. B. bei Frühgeborenen*, bei perinatal erworbener zerebraler Schädigung (z. B. intrakranielle Blutung, Kernikterus*) od. aufgrund von Infektion; u. U. auch Folge einer Arzneimitteleinnahme der stillenden Mutter.

s. c.: Abk. für **s**ub**c**utaneus (subkutan).

Scabies (lat.) *f*: (engl.) *scabies*; auch Skabies, Krätze; durch Krätzmilben (Sarcoptes scabiei) verursachte Epizoonose mit typ. Hautveränderung; Übertragung durch engen körperl. Kontakt; **Vork.:** weltweit, alle Altersstufen; gelegentl. epidem. Ausbreitung; **Inkub.:** i. d. R. 4 bis max. 8 Wo. (abhängig vom Milbenbefall); **Sympt.:** winkelig geknickte, bis 1 cm lange Milbengänge, an deren Ende die weibl. Milbe in einer gelbl. Erhebung (Milbenhügel) sitzt; Lok.: bes. Interdigitalräume, Handgelenke, Ellenbogen, vordere Achselfalten, Areola mammae, Penis, Nabel, Fußränder; juckendes, oft ekzemähnl. Exanthem mit Knötchen (s. Abb. 1), Krusten, Kratzspuren u. Pusteln an den genannten Stellen u. an der Vorderseite des Rumpfs; Rücken u. Kopf bleiben meist frei; sekundäre bakterielle Inf. möglich (s. Abb. 2); **Sonderformen: 1.** S. discreta: abortive Form bei Menschen, die sich häufig waschen, mit starkem Juckreiz bes. in der Bettwärme; kaum Hautveränderungen; **2.** S. nodosa (granulomatosa): bis erbsengroße, juckende, durch Ausscheidungen der Milben allerg. bedingte Knötchen, die monatelang trotz antiskabiöser Behandlung bestehen bleiben; bes. bei Kleinkindern; **3.** S. norvegica: Erythrodermie mit dicken Borken an Händen u. Füßen, die massenhaft Milben enthalten; Vork. bes. bei Störung der Immunabwehr (z. B. HIV-Erkrankung), Kachexie od. ausgeprägter Polyneuropathie; sehr ansteckend; **Nachw.:** tangentiale Abtragung eines gangtragenden Hautstückchens u. mikroskop. Untersuchung nach Hinzufügen von 30 %iger Kalilauge; Auflichtmikroskopie; **Ther.:** Piperonylbutoxid in Komb. mit Allethrin; Permethrin (5 %) Crème (einmalige Applikation, Einwirkdauer 8 Std.), auch bei Schwangeren, Stillenden, Säuglingen u. Kleinkindern; Benzylbenzoat (2,5 %); bei Säuglingen u. Kleinkindern Benzylbenzoat (10 %); bei ekzemartiger Hautveränderung lokal Glukokortikoide; Wäschewechsel; Untersuchung u. Ther. von Kontaktpersonen.

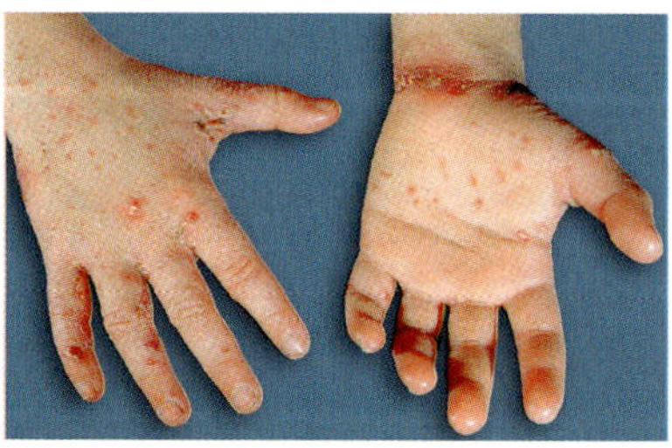

Scabies Abb. 1: exkoriierte Knötchen u. Ekzematisierung an den Händen

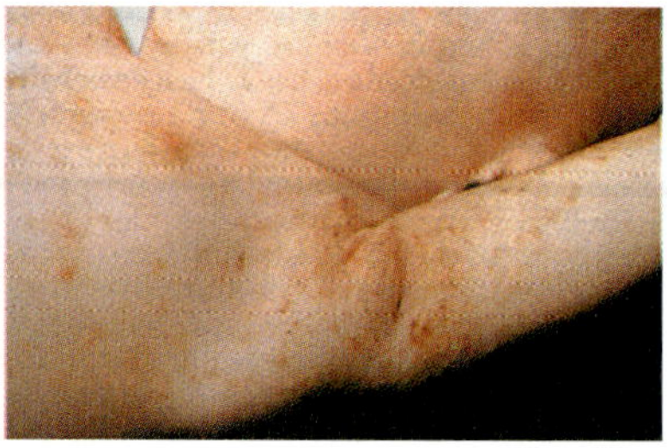

Scabies Abb. 2: bakteriell sekundärinfiziert [32]

Scanzoni-Manöver (Friedrich W. S., Gyn., Gebh., Würzburg, Prag, 1821–1891): (engl.) *Scanzoni's manœuvre*; Zangenextraktion* mit zweimaligem Anlegen der Geburtszange*; **Ind.:** Entw. einer hinteren Hinterhauptlage*.

Schädel|lage: (engl.) *skull presentation*; syn. Kopflage; Kindslage*, bei der der Kopf vorausgeht; **Häufigkeit:** >90 % aller Termingeburten; **Einteilung:** (nach vorangehendem Kindsteil*) Hinterhauptlage*, Vorderhauptlage*, Stirnlage*, Gesichtslage*.

Schaf|haut: s. Amnion.

Schaltenbrand-Re|flex (Georges Sch., Neurol., Würzburg, 1897–1979) *m*: Stützreaktion; frühkindlicher Reflex* (ab 6. Lebensmonat, bleibt lebenslang): Vorstrecken der Arme u. Abstützen mit geöffneten Händen durch rasches Absenken des Oberkörpers eines freischwebend in Bauchlage gehaltenen Kindes; entspricht Sprungbereitschaft.

Scham|bein: Os* pubis.

Scham|berg: (anat.) Mons* pubis.

Scham|bogen|weite: (engl.) *width of pubic arch*; Weite des Arcus* pubicus; physiol. ca. 90°; **klin. Bedeutung:** in der Geburtshilfe bei Beckenendlage u. fetaler Makrosomie; Winkelgröße abhängig von mütterlicher Beckenform (vgl. Beckenanomalie, Abb. dort) u. Position der Gebärenden.

Scham|fuge: Symphysis pubica; (anat.) Symphyse*.

Scham|haare: (engl.) *pubic hair*; Pubes; Behaarung des Mons* pubis.

Scham|lippen: (anat.) Labia* majus et minus pudendi.
Schanker: (engl.) *chancre*; Geschwür bei Geschlechtskrankheiten; **Formen: 1.** harter Sch.: s. Syphilis; **2.** weicher Sch.: s. Ulcus molle.
Schaum|ovulum *n*: (engl.) *contraceptive foam*; schaumbildende, Spermizide* enthaltende Arzneiform zum Einführen in die Vagina.
Schauta-Stoeckel-Operation (Friedrich Sch., Gyn., Wien, 1849–1919; Walter St., Gyn., Berlin, 1871–1961) *f*: (engl.) *Schauta's operation*; erweiterte (radikale) Hysterektomie* über vaginalen Operationszugang bei Zervixkarzinom*; **Prinzip:** Bildung einer Scheidenmanschette u. meist paravaginale Inzision (Schuchardt*-Schnitt); vollständige Mobilisation der Ureteren; Entfernung der Sakrouterinligamente, des Parakolpiums u. der Parametrien; Durchführung in Komb. mit vorheriger laparoskop. Lymphadenektomie der pelvinen u. ggf. paraaortalen Lymphknoten.
Scheide: (anat.) Vagina*.
Scheiden|abstrich: s. Vaginalsmear.
Scheiden|bakterien *fpl*: s. Scheidenflora.
Scheiden|damm|riss: s. Dammriss.
Scheiden|damm|schnitt: s. Episiotomie.
Scheiden|dia|phragma (gr. διάφραγμα Zwischenwand, -haut) *n*: (engl.) *vaginal diaphragm*; syn. Mensinga-Pessar, Scheidenpessar; wiederverwendbares Gummidiaphragma mit federndem Außenring zur Kontrazeption*, das wie die Portiokappe* jeweils bis zu 2 Std. vor dem Geschlechtsverkehr eingeführt wird (s. Abb.) u. danach noch mind. 6–8 Std. in situ verbleiben soll (nicht baden); zusätzl. wird ein spermizides Gel (s. Spermizide) aufgetragen; keine UAW bekannt; **Zuverlässigkeit:** s. Pearl-Index (Tab. dort).

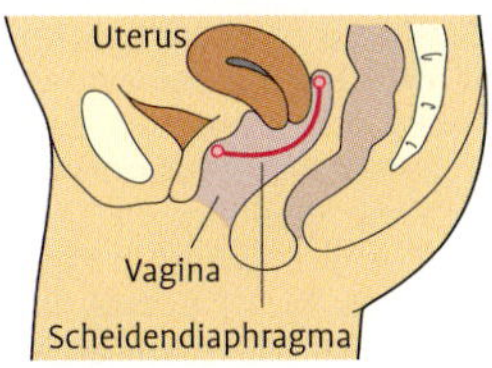

Scheidendiaphragma: Sch. in korrekter Lage

Scheiden|eingang: (anat.) Ostium* vaginae.
Scheiden|entzündung: s. Kolpitis.
Scheiden|flora (lat. Flora röm. Blumengöttin) *f*: (engl.) *vaginal flora*; weitgehend vom hormonal gesteuerten Glykogengehalt des Scheidenepithels abhängige, natürl. mikrobielle Besiedlung der Vagina; bis zur Pubertät überwiegen Staphylococcus u. Streptococcus (alkal. Milieu), mit Pubertätsbeginn bis in die Postmenopause (bei saurem Milieu u. Glykogenablagerung auf der Vaginaloberfläche) v. a. Lactobacillus* als sog. Leitkeim (Döderlein-Flora) einschließl. H_2O_2-bildender Species; daneben sind apathogene (Staphylococcus epidermis u. a. Staphylokokken, Corynebacterium), fragl. pathogene (Streptococcus viridans, nichthämolysierende u. mikroaerophile Streptokokken) sowie fakultativ-pathogene Mikroorganismen (Enterokokken, Escherichia coli, Proteus, Bacteroides) mit versch. Häufigkeit nachweisbar. Mikroskop. Einteilung in Reinheitsgrade I–IV (s. Tab.) zur orientierenden Diagn. bei Kolpitis*.

Scheidenflora
Reinheitsgrade

Grad	mikroskopischer Befund
I	fast ausschließlich (grampositive) Döderlein-Stäbchen, abgestoßene Epithelien
II	wie I, jedoch vereinzelt auch andere Bakterien oder Leukozyten
III	erhebliche Vermehrung von Leukozyten, gramnegativen Stäbchenbakterien, Staphylo- und Streptokokken
IV	reichlich Leukozyten, grampositive und gramnegative Bakterien

Scheiden|gewölbe: Fornix* vaginae.
Scheiden|karzinom *n*: s. Vaginalkarzinom.
Scheiden|krampf: s. Vaginismus.
Scheiden|pessar *n*: Scheidendiaphragma*.
Scheiden|plastik *f*: (engl.) *vaginoplasty*; plastische Op. mit Raffung des Blasenbodens zur Hebung des Blasenhalses (vordere Sch.) u. Raffung der Beckenbodenmuskulatur zur Verstärkung des Damms (hintere Sch.); **Anw.:** bei Descensus* uteri et vaginae bzw. Prolapsus* uteri et vaginae; vgl. Belastungsinkontinenz. Vgl. Kolporrhaphie
Scheiden|riss: (engl.) *vaginal rupture*; Zerreißung der Scheidenhaut; schwerste Form: Scheidenabriss (s. Kolporrhexis); **Vork.:** z. B. bei Geburt (Scheidendammriss; s. Dammriss) od. durch Koitus, insbes. bei intaktem Hymen (s. Kohabitationsverletzung).
Scheiden|schnitt: s. Kolpotomie.
Scheiden|senkung: (engl.) *colpoptosis*; Tiefertreten der Scheide, meist in Komb. mit Gebärmuttersenkung; s. Descensus uteri et vaginae.
Scheiden|spekulum *n*: s. Spekulum.
Scheiden|spülung: (engl.) *vaginal douche*; Spülung der Vagina; **Anw.:** vor Durchführung aszendierender Verf., z. B. Chromopertubation (s. Pertubation); unmittelbar nach Geschlechtsverkehr zur Kontrazeption (cave: Pearl-Index: ca. 30).
Scheiden|vorfall: (engl.) *vaginal prolapse*; Prolapsus vaginae; Austritt der Scheide vor die Vulva; meist verbunden mit Aussackung der Harnblase (Traktions- od. Pulsionszystozele; s. Zystozele) od. des Rektums (Rektozele*); s. Descensus uteri et vaginae.

Schein|schwangerschaft: (engl.) *pseudocyesis*; Pseudogravidität, Pseudokyesis, Graviditas nervosa, Graviditas imaginata; auch (franz.) grossesse nerveuse, eingebildete Schwangerschaft; kognitive Überzeugung, schwanger zu sein mit typischen körperl. (unsicheren) Schwangerschaftszeichen*; **Vork.:** selten; u. a. i. R. einer Depression* od. somatoformen Störung bei Schwangerschafts- bzw. Mutterschaftskonflikt, bei intensivem Schwangerschaftswunsch od. Angst vor Schwangerschaft, pathol. Trauer nach Frühabort od. Kindstod; **Klin.:** u. a. Amenorrhö* (durch psychogene hypothalam. Dysfunktion), zunehmender Bauchumfang, Striae gravidarum, Linea fusca, Pigmentierung der Mamillen, Brustvergrößerung, Galaktogenese (durch vermehrte Prolaktinausschüttung), vermeintl. Kindsbewegungen (Fehlinterpretation von Darmbewegungen), Wehen; **Diagn.:** labordiagn. (erhöhte Androgen- u. Prolaktinkonzentration im Blut), Ultraschalldiagnostik; **Ther.:** störungsorientierte Psycho- u. ggf. Pharmakotherapie; **DD:** Hirntumor mit hormonalem Ungleichgewicht u. Veränderungen der LH-Pulsfrequenz, Chorionkarzinom*. Vgl. Couvade-Syndrom.

Scheitel|bein|einstellung: s. Asynklitismus.

Scheitel|lage: (engl.) *vertex presentation*; (gebh.) Haltungsanomalie* mit Scheitelgegend als führendem Kindsteil u. indifferenter Kopfhaltung zwischen Flexion u. Deflexion; **Vork.:** bes. bei Akrozephalus. Vgl. Kindslage; Flexionslage; Deflexionslage.

Scheitel-Steiß-Länge: Abk. SSL; s. Fetometrie.

Schild|drüse: (engl.) *thyroid*; Glandula thyroidea; schmetterlingsförmige endokrine Drüse am Hals; **Lok.:** unterh. des Schildknorpels ventral der Luftröhre in Nachbarschaft zur A. carotis communis u. zum N. recurrens; **Anat.:** rechter u. linker Lappen, verbunden durch Isthmus (in Höhe des 2.–4. Trachealrings); oft auch Vork. eines Lobus pyramidalis glandulae thyroideae (entwicklungsgeschichtl. kaudaler Rest des Ductus thyroglossalis); Gewicht u. Volumen bei Erwachsenen: 20–60 g, ≤18 ml (Frauen) bzw. ≤25 ml (Männer); stark vaskularisiert (art. Versorgung: A. thyreoidea sup. u. inf.), Perfusion ca. 5 ml/g × min; **Histol.:** von einschichtigem Epithel umgebene kolloidhaltige Follikel (Drüsenbläschen), in denen Thyreoglobulin u. somit Schilddrüsenhormone gespeichert werden; disseminiert C-Zellen; **Funktion:** Synthese u. Sekretion von Schilddrüsenhormonen* u. Calcitonin; darüber u. a. Einfluss auf Energiestoffwechsel sowie Calcium- u. Phosphathaushalt; **klin. Bedeutung:** **1.** (pathol.) Schilddrüsenerkrankungen: **a)** funkt. (Schilddrüsenfunktionsstörungen): s. Hypothyreose, Hyperthyreose; **b)** morphol.: s. Struma, Athyreose, Schilddrüsendystopie; **c)** entzündl.: s. Thyroiditis; **d)** neoplast.: s. Schilddrüsentumoren, Schilddrüsenknoten; **2.** (chir.) u. U. Rekurrensparese bei Thyroidektomie.

Schild|drüsen|anti|körper: (engl.) *thyroid antibodies*; Autoantikörper gegen schilddrüsenspezif. Proteine; **Formen: 1. TR-AK** (Abk. für TSH-Rezeptor-Antikörper; auch TRAK): an TSH-Rezeptor der Schilddrüse bindende Antikörper; imitieren od. blockieren physiol. Wirkung von TSH*; Vork.: v. a. Basedow-Krankheit (s. Thyroiditis), bes. im Anfangsstadium; cave: plazentagängig (u. U. neonatale Hyperthyreose*); **2. TPO-AK:** Antikörper gegen Schilddrüsenperoxidase (engl. thyroid peroxidase, Abk. TPO; früher Abk. MAK für mikrosomale Antikörper wegen mikrosomaler Lok. der TPO); Vork.: v. a. Struma lymphomatosa Hashimoto (hohe Sensitivität), atroph. Thyoiditis, Basedow-Krankheit; **3. TG-AK** (Abk. für Thyreoglobulin-Antikörper): Autoantikörper gegen Thyreoglobulin; Vork.: (hoher Titer) v. a. Struma lymphomatosa Hashimoto, atroph. Thyroiditis; (niedriger Titer) v. a. Basedow-Krankheit; **Nachw.:** Radio- od. Enzym-Immunoassay. Vgl. Thyroiditis; Schilddrüsendiagnostik.

Schild|drüsen|hormone *n pl*: (engl.) *thyroid hormones*; Sammelbez. für Thyroxin (Abk. T_4) u. Triiodthyronin (Abk. T_3); Transport im Blut (T_4 10-fach mehr als T_3) zu >99,5 % proteingebunden, insbes. an TBG (Abk. für thyroxinbindendes Globulin; ca. 70 %), Albumin (ca. 5–10 % des T_4, ca. 25–30 % des T_3) u. Transthyretin (ca. 15–20 % des T_4, T_3 in geringer Menge); biol. aktiv (T_3 3–8-fach stärker als T_4): proteinungebundene (freie) Sch. (FT_3, FT_4) im Blut; **Biosynthese: 1.** in der Schilddrüse*; **a)** Iodination; **b)** Iodisation; **c)** Iodierung von Tyrosinresten des Thyreoglobulins unter Bildung von Mono- u. Diiodtyrosinresten, die durch Transaminasen, Tautomerasen u. Peroxidasen unter Freisetzung jeweils eines Alaninrests zu T_3 bzw. T_4 oxidativ kondensiert werden (Kopplung); **d)** Speicherung in Thyreoglobulin der Schilddrüsenfollikel (75 % des Schilddrüsengewichts); **e)** Sekretion (tägl. ≤50 µg T_3 u. ca. 80 µg T_4): Exozytose von Sch. (u. biol. inaktiven Iodthyroninen sowie Iodid) in die Blutkapillaren nach Pinozytose von gespeichertem Kolloid durch die Schilddrüsenzellen, proteolyt. Spaltung des Thyreoglobulins in Phagolysosomen u. Freisetzung von T_3, T_4 u. biol. inaktiven Iodthyroninen (Mono- u. Diiodtyrosin; werden durch mikrosomale Iodtyrosindehalogenasen deiodiert u. das dabei freigesetzte Iodid z. T. zur Iodisation u. Iodination wiederverwendet) in das Zytoplasma; **2.** extrathyroidal (v. a. in Leber, Muskel, Niere): T_3-Bildung (zu ca. 80 %) durch enzymat. Monodeiodierung (periphere Konversion durch Thyroxindehalogenase) von T_4 unter Anfall von rT_3; **Regulation:** Regelkreis (s. Abb.) in Abhängigkeit von Konz. freier Sch. im Blut: **1.** im Hypothalamus* durch negative Rückkopplung* gesteuerte Bildung u. Sekretion von TRH (bei niedriger Sch.-Konz.) u. Somatostatin (Abk. TRIH für engl. thyreotropin release inhibiting hormone; bei hoher Sch.-Konz.); **2.** im Hypophysenvorderlappen durch der hypothalam. Sekretion entspr. TSH-

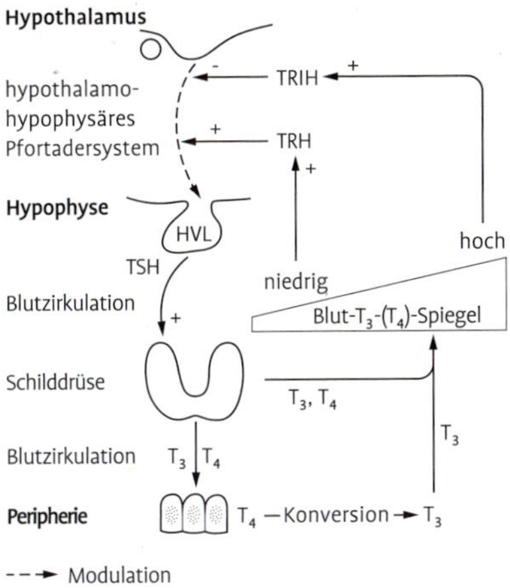

Schilddrüsenhormone: Regelkreis der Schilddrüsenfunktion

Sekretion (Steigerung durch TRH, Hemmung durch TRIH); vermehrte Sch.-Biosynthese bei gesteigerter TSH-Sekretion (s. TSH); **Wirkung:** **1.** kalorigen: Steigerung von Sauerstoffverbrauch u. Grundumsatz v. a. durch gesteigerte Expression der Gene für Na^+/K^+-ATPase u. Thermogenin; **2.** Verminderung der Glukosetoleranz; **3.** proteinanabol, in hohen Dosen proteinkatabol; **4.** lipolyt.: Erniedrigung der Blutlipid- u. Cholesterolkonzentration im Blut; **5.** Wachstum u. Differenzierung (Transkription versch. lysosomaler Enzyme, z. B. Hyaluronidase, unter T_3-Kontrolle); **6.** Regulation der adrenergen Rezeptoren i. S. einer erhöhten Adrenalinempfindlichkeit (permissiver Effekt); **klin. Bedeutung:** erhöhte Konz. bei Hyperthyreose*, erniedrigte bei Hypothyreose*; Bestimmung i. R. der funkt. Schilddrüsendiagnostik, v. a. von FT_4, selten der Sch.-Gesamtkonzentration (TT_4, TT_3); cave: Abhängigkeit (inf. 10-fach höherer Transportproteinbindung bei TT_4 ausgeprägter als bei TT_3) von Konz. u. Bindungsverhalten der Sch.-Transportproteine (v. a. TBG; erniedrigt z. B. bei Hypoproteinämie, chron. Lebererkrankungen; erhöht z. B. bei akuter Hepatitis, akuter intermittierender Porphyrie, erhöhter Östrogenkonzentration); **Referenzbereich:** **1.** T_4: **a)** Gesamt-T_4 (TT_4): 5–12 µg/dl; **b)** FT_4 (0,04 % des TT_4): 0,8–2,0 ng/dl; **2.** T_3: **a)** TT_3: 1,1–2,0 nmol/l (70–132 ng/dl); **b)** FT_3 (0,4 % des TT_3): 3–8 pmol/l (0,2–0,52 ng/dl); cave: physiol. Abnahme der (peripheren) Konversion von T_4 zu T_3 im Alter; **Ind.:** s. Levothyroxin-Natrium; Liothyronin i. d. R. nur in Kombination mit Levothyroxin-Natrium. Vgl. Calcitonin.

Schiller-Iod|probe (Walter Sch., Gyn., Pathol., Wien, Chicago, 1887–1960; gr. ἰοειδής veilchenfarben): (engl.) *Schiller's iodine test*; Methode zum Nachw. u. zur Lok. verdächtiger Epithelbezirke im Bereich der Portio vaginalis durch Betupfen mit 3–5 %iger Lugol*-Lösung; ermöglicht die Unterscheidung von normalem glykogenhaltigem Plattenepithel (tiefbraune Färbung, iodpositiv) u. glykogenarmem bzw. -freiem, nicht ausgereiftem Epithel (hellbraun bis ockerfarben, iodnegativ); **Anw.:** in Ergänzung zur Kolposkopie*, zur Vorbereitung einer gezielten Probeexzision* u. bei Konisation*.

Schimmelbusch-Krankheit (Curt Sch., Chir., Berlin, 1860–1895): sklerosierende Adenose*.

Schleim|pfropf: **1.** (engl.) *mucous plug*; aus Zervixschleim* bestehender Verschluss des Zervikalkanals; Ausstoßung ist ein Kriterium für Beginn der Geburt*; **2.** (pneumonolog.) s. mucoid impaction.

Schlingen|operation *f*: (engl.) *sling procedure*; Op. zur Beseitigung der Belastungsinkontinenz* der Frau durch Rückverlagerung der Blasenhalsregion in eine intraabdominale Position mit Faszienstreifen od. Stabilisierung der mittleren Urethra durch suburethrale Kunststoffschlingen; **Formen:** **1.** alloplastische, suburethrale, Schlingenoperationen: spannungsfreie Einlage von Polypropylene-Bändern um die mittlere Urethra (s. Abb.), offen od. laparoskopisch; **a)** retropubisches Verf.: TVT (Abk. für engl. tensionfree vaginal tape); **b)** transobturatorische Verf. (durch Foramina obturatoria): TOT (Abk. für engl. trans-obturator tape; von außen nach innen implantierte Bänder) od. TVT-O (transobturatorisch von innen nach außen implantierte Bänder); **c)** andere, z. B. Minischlinge, Kurzschlinge, nachjustierbare Schlinge; **2.** autogene abdomino-vaginale Schlingen (blasenhalsnahe Schlingen) unter Verw. von Rektusfaszie od. Fascia lata; **Kompl.:** obstruktive Miktionsbeschwerden u. Dranginkontinenz* inf. Überkorrektur, Verletzung von Harnblase, Darm od. großen Becken- u. Beingefäßen, Banderosionen u. chron. Unterbauchschmerzen, Einschränkungen bei Ge-

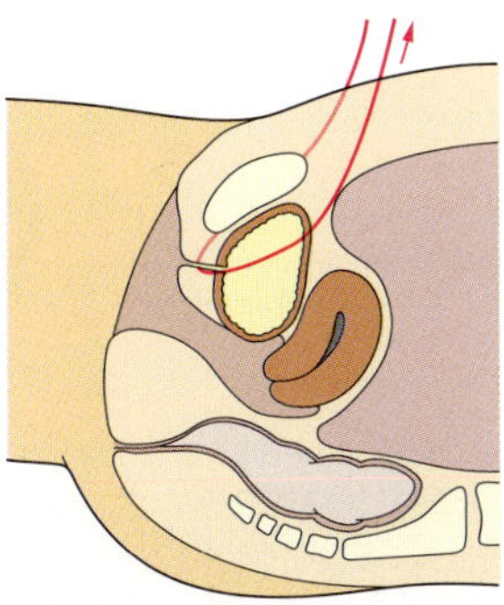

Schlingenoperation: Zugrichtung bei spannungsfreier Einlage eines Polypropylene-Bandes um die mittlere Harnröhre (selbsthaltende Schlingenenden durch raue Oberflächenstruktur u. Vernarbung)

S

schlechtsverkehr u. Orgasmusfähigkeit, endogene Narbenbildung.

Schluck|re|flex *m*: (engl.) *swallowing reflex*; durch mechan. Reizung der Pharynxschleimhaut u. des Zungengrundes ausgelöste reflektor. Kontraktion der Pharynxmuskulatur mit gleichzeitigem Verschluss des Nasen-Rachen-Raums u. Kehlkopfs; afferente Bahnen: Nn. IX, X; Schluckzentrum in der Medulla oblongata; efferente Bahnen: Nn. V, VII, X, XII, C_1-C_3; bereits pränatal ausgebildeter Fremdreflex (frühkindlicher Reflex*).

Schlüssel|zellen: (engl.) *clue cells*; Scheidenepithelzellen, die bei bakterieller Vaginose* dicht mit kokkoiden Bakterien übersät sind; vgl. Fluor genitalis.

Schlupf|warze: Hohlwarze*.

Schmerz|syn|drome, genitale *n pl*: (engl.) *genital pain syndromes*; Sammelbez. für versch. fokale Schmerzsyndrome des kleinen Beckens u. des Genitale, bei denen typischerweise keine körperl. Urs. gefunden u. daher eine psych. Verursachung angenommen wird; vgl. Dyspareunie.

Schmier|blutung: (engl.) *vaginal spotting*; schwache genitale Blutung bei der Frau; **Urs.: 1.** bei zykl. Auftreten häufig org. Veränderungen am Genitale (Myoma* uteri, Uteruspolyp u. a.), auch Störungen der Blutgerinnung; **2.** prä- u. postmenstruelle Sch. (s. Zusatzblutungen, Abb. dort) u. Ovulationsblutung* meist endokrin bedingt (z. B. Corpus*-luteum-Insuffizienz); **3.** vom Menstruationszyklus* unabhängige Sch. in der Schwangerschaft oft in Zus. mit drohendem Abort* od. Extrauteringravidität* sowie bei malignen Veränderungen am Genitale (Karzinom); **4.** Sch. insbes. zu Beginn der Hormonzufuhr bei hormonaler Kontrazeption*; **5.** mechan. Urs.: u. a. Intrauterinpessar* u. Kohabitationstraumen (Kontaktblutung*).

Schnauz|re|flex *m*: Fressreflex*.

Schnell|schnitt|dia|gnostik (gr. διαγνωστικός fähig zu unterscheiden) *f*: (engl.) *rapid section diagnostics*; histol. Untersuchung von Gewebeproben unmittelbar nach Entnahme während einer Op.; op. Vorgehen abhängig vom histol. Befund, nicht von der unsicheren makroskop. Beurteilung; z. B. zur Beurteilung der Resektionsränder eines Mundboden- od. Mammakarzinoms*; vgl. Gefrierschnitt.

Schnitt|entbindung: (engl.) *cesarean section*; Sectio caesarea; Kaiserschnitt; op. Beendigung der Schwangerschaft od. der Geburt unter chir. Eröffnung des Uterus bei hohem mütterl. u. kindl. Risiko od. auf Wunsch der Mutter; **Häufigkeit:** in D. (2010) ca. 30 % der Geburten in Krankenhäusern; Tendenz steigend; **Ind.: a)** primäre Sch. (vor spontanem Geburtsbeginn): z. B. absolutes fetomaternales Missverhältnis*, Placenta* praevia, vorzeitige Plazentalösung*, Risikoschwangerschaft* mit erhebl. fetaler Gefährdung, Zustand nach Hysterotomie*, Querlage*, Wunsch der Mutter; **b)** sekundäre Sch. (unter der Geburt notwendig werdend): z. B. Fetal* Distress, rel. Missverhältnis*, protrahierter Geburtsverlauf, drohende Uterusruptur; **Prinzip:** Ausführung in Inhalationsnarkose* od. meist mit Periduralanästhesie* in leichter Linkslagerung (Vermeiden eines Vena*-cava-inferior-Syndroms); op. Verfahren: **a)** Misgav*-Ladach-Methode (sog. sanfter Kaiserschnitt); **b)** intraperitoneale supra-zervikale Sch. meist mit Uteruseröffnung durch bogenförmigen Querschnitt im unteren Uterinsegment od. durch Längsschnitt (erhöhte Gefahr der Uterusruptur bei erneuter Schwangerschaft); **c)** extraperitoneale (abdominale) Sch. (nur noch selten angewendet): Eröffnung des unteren Uterinsegments nach Ablösung vom Peritoneum; **Kompl.: 1.** Mutter: peripartale Blutung, Narkosekomplikation; Verletzung benachbarter Organe (z. B. Harnblase, Ureter), lagerungsbedingte Nerven- u. Weichteilschäden; postoperative Infektion, Adhäsionen; **2.** Kind: u. a. Schnittverletzung, postnatale Anpassungsstörung (s. Adaptation, postnatale); durch Sch. entwickeltes Kind gilt als Risikoneugeborenes*; **3.** bei nachfolgender Schwangerschaft erhöhtes Risiko für Plazentationsstörung* (z. B. Placenta* increta, Placenta percreta*, Placenta* praevia) u. Uterusruptur*; höheres Risiko für erneute Schnittentbindung.

Schnitt|führung: (engl.) *incision*; Verlauf von chir. Schnitten zur Durchtrennung von Haut u. Weich-

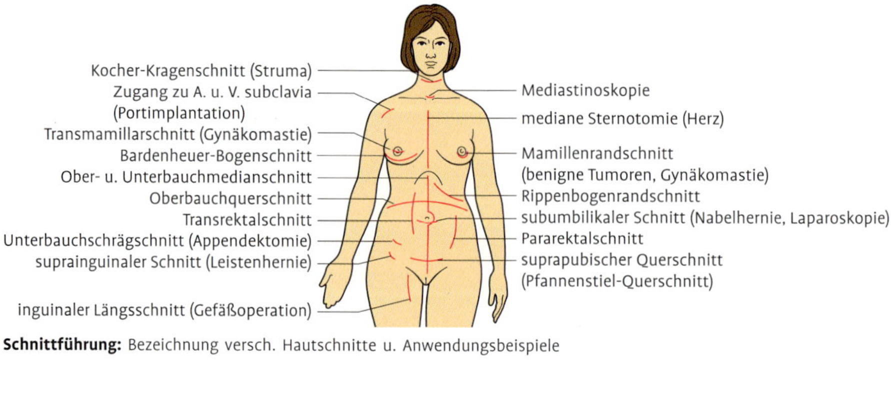

Schnittführung: Bezeichnung versch. Hautschnitte u. Anwendungsbeispiele

S

teilen bei op. Eingriffen; die Sch. soll das Operationsgebiet übersichtl. darstellen u. eine intraop. Erweiterungsmöglichkeit bieten; durch Hautschnitt entlang der Hautspaltlinien (Langer-Linien) soll ein kosmet. günstiges Ergebnis erzielt sowie Narbenspannung u. -kontraktur vorgebeugt werden (s. Abb.). Vgl. V-Y-Plastik; W-Plastik; Z-Plastik.

Schnür|furchen, amniotische *n*: (engl.) *amniotic ring constriction*; syn. ADAM-Komplex, Streeter anomaly; Sammelbez. für nicht erbl. Fehlbildungen unbekannter Ätiol. mit amputationsähnl. Fingerdefekten (s. Abb.), zirkulären (Schnürring) od. semizirkulären (Schnürfurche) Einschnürungen mit distalem Lymphödem, Syndaktylie (meist Akrosyndaktylie); entstehen vor dem 26. Tag der Schwangerschaft; amniogene Einschnürung bis zur Amputation mögl.; **Lok.:** an Händen u. Füßen, seltener an Unter- u. Oberarm, Unter- u. Oberschenkel sowie Gesicht, Kopf u. Rücken; Häufigkeit: 1:1000 bis 1:11 000 Neugeborene.

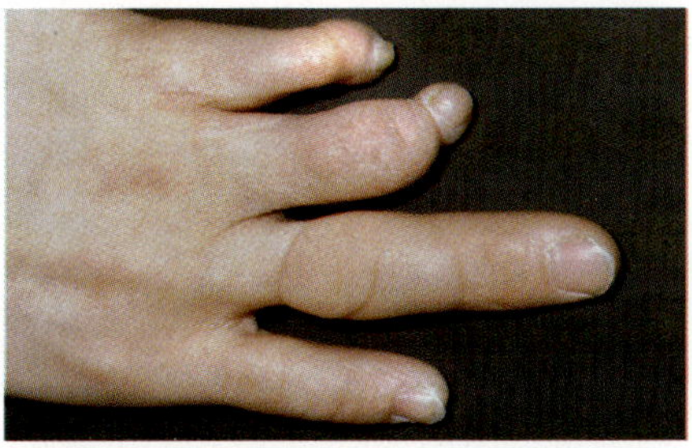

Schnürfurchen, amniotische: Erwachsener mit inkompletter Fingeramputation [37]

Schock|in|dex (lat. index Anzeiger) *m*: (engl.) *shock index*; syn. Allgöwer-Index; (rechner.) Quotient aus Pulsfrequenz u. systol. Blutdruck zur orientierenden Abschätzung des Volumendefizits bei hypovoläm. Schock (s. Tab.); cave: Sch. <1 schließt hämorrhag. Schock nicht aus.

Schockindex

Wert	Bewertung	Bedeutung
0,5	kein manifester (hypovolämischer) Schock	Volumendefizit <10 %
1	drohender (hypovolämischer) Schock	Volumendefizit <20–30 %
1,5	manifester (hypovolämischer) Schock	Volumendefizit >30–50 %

Schock, septischer: (engl.) *septic shock*; früher infektiös-toxischer Schock; distributiver Schock bei Sepsis; **Path.:** pathogene Mikroorganismen (Bakterien, Pilze, Viren, Parasiten; Erregerspektrum: s. Sepsis) u. deren Bestandteile u. Toxine; **Diagn.:** zusätzl. zu Kriterien der Sepsis (Inf. u. SIRS) art. Hypotonie: genaue Kriterien s. Sepsis (Diagn.); **Klin.** u. **Ther:** s. Sepsis, Schock. Vgl. Sanarelli-Shwartzman-Phänomen; Schocksyndrom, toxisches.

Schock|syn|drom, toxisches *n*: (engl.) *toxic shock syndrome (Abk. TSS)*; auch Syndrom des toxischen Schocks; Syndrom mit hohem Fieber, Haut- u. Schleimhautsymptomen (Konjunktivitis, scarlatiniformes Exanthem, später palmoplantare Desquamation), hypovolämischem Schock; u. U. mit Diarrhö u. Erbrechen, Bewusstseinstrübung, Leber- u. Niereninsuffizienz, cave: z. T. schwere (letale) Verlaufsform; erstmals 1978 in den USA bei jungen Frauen in Zus. mit der Anw. von Tampons aus synthet. Material (sog. Tamponkrankheit) beobachtet; **Vork.:** bei beiden Geschlechtern, häufig nach Staphylokokkeninfektionen; **Urs.:** vermutl. Toxine v. a. von Staphylococcus aureus (Enterotoxin F, Exotoxin C); seltener von Streptococcus pyogenes (auch als Streptokokken-TSS od. Toxic-shock-like-Syndrom, Abk. TSLS bezeichnet); **Ther.:** Schockbehandlung (s. Schock), penicillinaseresistente Antibiotika. Vgl. Schock, septischer.

Schokoladen|zyste *f*: (engl.) *chocolate cyst*; syn. Teerzyste; häufig mit der Umgebung verwachsene, teerartig eingedickte, Blutabbauprodukte enthaltende (beidseitige) Endometriosezyste im Ovar; **DD:** eingeblutete Corpus*-luteum-Zyste. Vgl. Ovarialzysten; Endometriose.

Schoß|fugen|rand|ebene: s. Beckenebenen (Abb. dort).

Schräg|lage: s. Querlage.

Schreit|phänomen *n*: (engl.) *stepping reflex*; frühkindlicher Reflex* (1. Lebensmonat): Schreitbewegungen bei Berühren der Fußsohlen des aufrecht gehaltenen Kindes mit der Unterlage (s. Abb.); vgl. Bauerphänomen.

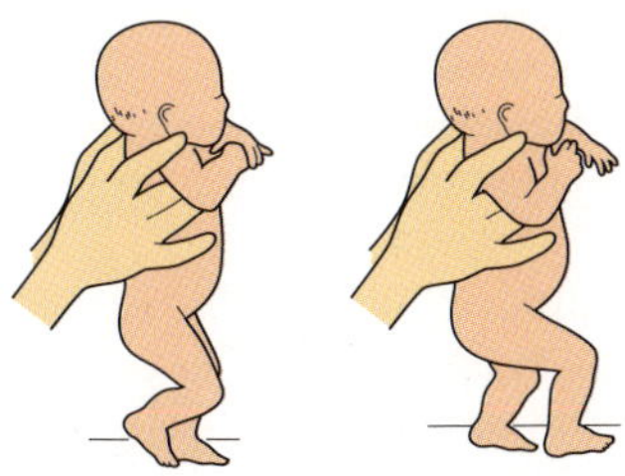

Schreitphänomen

Schröder-Zeichen (Karl L. Sch., Gyn., Berlin, 1838–1887): (engl.) *Schröder's sign*; Plazentalösungszeichen; Hochsteigen des Fundus uteri über den Nabel hinaus (meist rechts) als Zeichen der Plazentalösung*, wobei Fundus uteri schmal u. kantig wird.

Schrot|kugel|brust: (engl.) *shotty breast*; meist beidseitige Mastopathie* mit ausgeprägten zystisch-knotigen Verhärtungen.

Schuchardt-Schnitt (Karl A. Sch., Chir., Stettin, Breslau, 1856–1901): (engl.) *Schuchardt's incision*; syn. Dührssen-Schuchardt-Schnitt; Scheiden-Damm-Beckenbodenschnitt als Hilfsschnitt bei erweiterter vaginaler Hysterektomie* (Schauta*-Stoeckel-Operation); vgl. Episiotomie.

Schulter|dys|tokie *f*: (engl.) *shoulder dystocia*; Dystokie*, bei der nach Geburt des kindl. Kopfs die vordere Schulter über der mütterl. Symphyse hängen bleibt; **Häufigkeit:** 0,1–2,3 % aller Geburten; **Vork:** (Risikofaktoren) u. a. mütterl. Adipositas, exzessive Gewichtszunahme in der Schwangerschaft, Übertragung, hypertrophes Neugeborenes* (z. B. bei Gestationsdiabetes*), protrahierte Geburt, vaginal op. Entbindung*; **Diagn.:** klin. (protrahierte Austreibungsperiode; sog. Turtle-Phänomen: Zurückweichen des bereits geborenen Kindskopf in Vulva-Dammbereich; livide Verfärbung des Kopfes inf. fetaler Hypoxämie); **Kompl.:** kindl. Humerus- od. Klavikulafraktur, Armplexuslähmung*; u. U. letale Nabelschnur- od. Thoraxkompression; traumat. od. hypoxische Schädigung des Gehirns (s. Hirnschaden, frühkindlicher); **Ther.:** s. Tab.; u. a. Stellungsänderung der Gebärenden (Gaskin*-Manöver); suprasymphysärer Druck (s. McRobert-Manöver; Wood-Manöver).

Schulterdystokie
Maßnahmen

Basismaßnahmen	
	ggf. laufende Oxytocininfusion beenden
	Beckenhochlagerung
	Positionsänderung der Schwangeren (McRobert-Manöver, Gaskin-Manöver)
erweiterte Maßnahmen	
	Akut-Tokolyse
	suprasymphysärer Druck
	Episiotomie anlegen bzw. erweitern
	Wood-Manöver (hintere Schulter)
	Rubin-Manöver (vordere Schulter)
Ultima Ratio	
	iatrogene digitale Klavikulafraktur
	Intubationsnarkose im Kreißbett
	Symphysiotomie

Schultze-Mọdus (Bernhard S. Sch., Gyn., Jena, 1827–1919; lat. mọdus Art, Weise) *m*: (engl.) *Schultze's mechanism*; Form der Plazentalösung* mit Ablösung der Plazenta in ihrer Mitte (s. Abb.); Austritt becherartig mit der fetalen Seite voran. Vgl. Duncan-Modus.

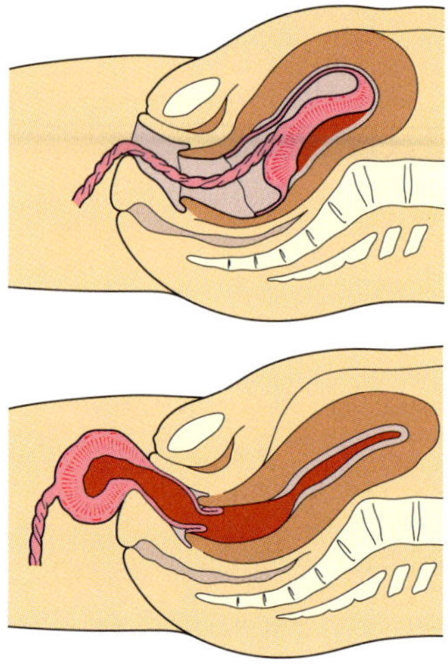

Schultze-Modus: zentrale Plazentalösung [12]

Schultz-Gerät (G. K. F. Sch., Gyn., Greifswald, 1896–1945): (engl.) *Schultz's device*; Gerät, das an der Portio fixiert wird u. den Zervikalkanal mit einem Konus abdichtet; **Anw.:** Instillation von Kontrastmittel (z. B. zur Hysterosalpingographie*) od. Farbstofflösung (z. B. Chromopertubation).

Schutz|frist: (engl.) *maternity leave*; im Mutterschutzgesetz* festgelegte Frist für Beschäftigungsverbote berufstätiger Frauen vor u. nach der Entbindung*; beträgt 6 Wo. vor der Entbindung bis 8 Wo. nach der Entbindung (bei Früh- u. Mehrlingsgeburten 12 Wo.). Schwangere können in den letzten 6 Wo. vor der Entbindung beschäftigt werden, wenn sie sich zur Arbeitsleistung ausdrücklich bereit erklärt haben; diese Erklärung kann jederzeit widerrufen werden. Beschäftigungsverbot nach der Entbindung gilt außer bei Tod des Kindes ohne Ausnahmen.

Schwangeren|vorsorge: (engl.) *prenatal care*; Beratung der Schwangeren u. Überwachung der Schwangerschaft durch Arzt (u. Hebamme i. R. berufl. Befugnisse) mit dem Ziel, Abweichungen vom normalen Schwangerschaftsverlauf (s. Risikoschwangerschaft) früh zu erkennen u. Dauerschäden während od. nach der Schwangerschaft vorzubeugen; vgl. Mutterschafts-Richtlinien; Mutterschutzgesetz; Vorsorgeuntersuchungen.

Schwangerschaft: (engl.) *pregnancy*; Graviditas; Gravidität, Gestation; Zustand der Frau von Konzeption* bis zum Eintritt der Geburt*; **Physiol.:** Nidation* der Blastozyste* in der Cavitas uteri (Veränderungen von Endometrium u. Ovar in der

S

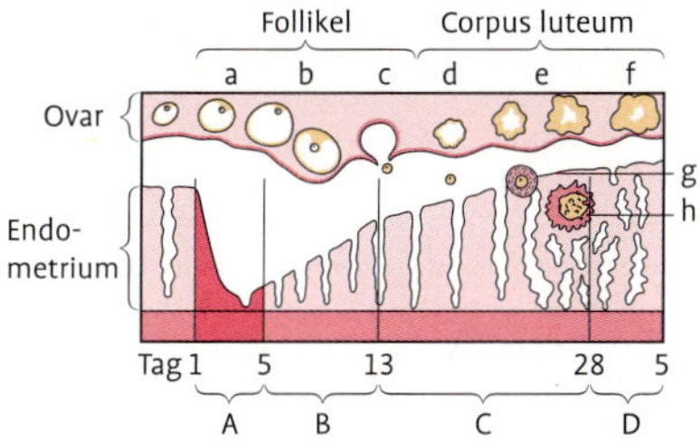

Schwangerschaft: Veränderungen von Endometrium u. Ovar bei Eintritt einer Sch.; a: wachsend; b: sprungreif; c: gesprungen; d: Bildung; e: Blütestadium; f: Corpus luteum graviditatis; g: Nidation der Blastozyste; h: Keimling; A: Desquamation; B: Proliferation; C: Sekretion; D: Schwangerschaft [2]

Frühschwangerschaft, s. Abb.) u. Entw. eines, ggf. auch mehrerer Embryonen bzw. Feten (s. Mehrlinge; Hellin-Regel); Zeitraum: s. Schwangerschaftsdauer; Gewichtszunahme der Mutter: s. Tab. 1; Adaptation des mütterl. Organismus: s. Tab. 2; **Einteilung:** in 1.–3. Trimenon: 1.–13. SSW, 14.–26. SSW, 27.–39./40. SSW; **Nachw.:** s. Schwangerschaftstest; Schwangerschaftszeichen; **klin. Bedeutung: 1.** Nidation außerhalb der Gebärmutter (s. Extrauteringravidität); **2.** Gefährdung von Fetus od. Mutter durch bes. Risikofaktoren: s. Risikoschwangerschaft; **3.** Schwangerschafts-assoziierte Erkr., z. B. Schwangerschaftsdermatose*, hypertensive Schwangerschaftserkrankung*, Gestationsdiabetes*; **4.** zu kurze od. zu lange Schwangerschaftsdauer: Abort*, Frühgeburt*; Terminüberschreitung*, Übertragung*.

Schwangerschaft Tab. 1
Optimale schwangerschaftsbedingte Gewichtszunahme in Abhängigkeit vom Body-mass-Index (nach Institute of Medicine, Abk. IOM; 2009)

Body-mass-Index (kg/m²)	Gewichtszunahme (kg)
<18,5 (Untergewicht)	12,5–18
18,5–24,9 (Normalgewicht)	11,5–16
25,0–29,9 (Übergewicht)	7–11,5
≥30,0 (Adipositas)	5–9

Schwangerschaft, eingebildete: s. Scheinschwangerschaft.

Schwangerschaft, ek|tope: s. Extrauteringravidität.

Schwangerschaft Tab. 2
Adaptation des mütterlichen Organismus

Bereich	schwangerschaftsbedingte Veränderungen
Genitale	Größenzunahme des Uterus (von ca. 60 g auf 1000 g); Spannen, Schwellung und Größenzunahme der Brüste, Bildung von Kolostrum, Aufrauung und Auflockerung der Vagina
Harntrakt	Zunahme der glomerulären Filtrationsrate, Abnahme der Harnblasenkapazität, progesteronbedingte Erweiterung von Nierenbecken und Ureteren (erhöhtes Risiko für Harnwegsinfektionen)
Wasser- und Elektrolythaushalt	Natrium- und Wasserretention, Zunahme des Körperwassers um 6–7 l (evtl. Ausbildung von Ödemen)
Blut	Anstieg des Blut- und Erythrozytenvolumens, Leukozytose, Hyperkoagulabilität (erhöhte Thromboseneigung)
Herz-Kreislauf-System	Zunahme des Herzminutenvolumens; evtl. venöse Rückflussbehinderung (s. Vena-cava-inferior-Syndrom)
Lunge	Zunahme des Atemminutenvolumens, Schwangerschaftsdyspnoe
Magen-Darm-Trakt	vermehrte Speichelbildung, progesteronbedingter Tonusverlust (evtl. atonische Obstipation, Sodbrennen)
Hormone	Grundumsatzsteigerung (reversible Schilddrüsenhyperplasie), Steigerung der Cortisol- und Aldosteronbildung
Haut	Striae gravidarum, Schwangerschaftspigmentierung
Skelett	Beckenringlockerung, veränderte Statik (Lordose)
Psyche	Stimmungsschwankungen

S

Schwangerschaft, inter|stiti̦elle: s. Tubargravidität.

Schwangerschafts|abbruch: (engl.) *termination of pregnancy*; Abruptio graviditatis; Abort, artifizieller, Interruptio, Abtreibung; absichtl. herbeigeführte Beendigung einer Schwangerschaft* vor Erreichen der extrauterinen Lebensfähigkeit von Embryo od. Fetus; **Prinzip: 1.** instrumentell: Dilatation des Gebärmutterhalskanals, anschl. Saugkürettage*, Kürettage* od. Komb. der Verfahren; **2.** pharmak.: Wehenmittel* zur Spontanausstoßung von Embryo od. Fetus; Anw. v. a. von Prostaglandinen* (bis zum 49. Tag der Amenorrhö kombinierte Anw. mit Mifepriston* mögl.), je nach Schwangerschaftsdauer intravaginale, intrazervikale, retroamniale od. intraamniale Applikation; anschl. Kürettage. **Rechtslage:** In Deutschland ist seit 1.10.1995 das Abtreibungsstrafrecht durch das „Schwangeren- und Familienhilfeänderungsgesetz" vom 21.8.1995 (BGBl. I S. 1050) als Komb. aus Indikationslösung u. Fristenlösung mit Beratungspflicht neu geregelt. Sch. ist danach (mit Ausnahme nidationshemmender Handlungen; s. Nidations-Hemmer) grundsätzl. gemäß § 218 StGB strafbar; er kann jedoch nach § 218 a StGB durch einen Arzt rechtmäßig bzw. straffrei vorgenommen werden: **1.** Nach der Beratungsregelung (§ 218 a Absatz 1 StGB) ist der Sch. zwar rechtswidrig, aber straffrei, wenn die Schwangere, die den Eingriff verlangt, durch eine Bescheinigung nachweist, dass mind. 3 Tage vor dem Eingriff in einer staatl. anerkannten Schwangerschaftskonfliktberatungsstelle ein Beratungsgespräch stattgefunden hat. Sch. muss innerhalb von 12 Wo. nach Konzeption von einem Arzt vorgenommen werden, der selbst nicht an der Beratung teilgenommen hat. **2.** Innerhalb von 12 Wo. seit Konzeption ist Sch. rechtmäßig bei kriminologischer Indikation (§ 218 a Absatz 3 StGB), wenn nach ärztl. Erkenntnis die Schwangerschaft auf einem Sexualdelikt (§§ 176–179 StGB) beruht. **3.** Ohne zeitl. Befristung ist ein Sch. rechtmäßig, wenn er unter Berücksichtigung der gegenwärtigen u. zukünftigen Lebensverhältnisse der Schwangeren nach ärztl. Erkenntnis angezeigt ist, um eine Gefahr für das Leben od. die Gefahr einer schwerwiegenden Beeinträchtigung des körperlichen u. seelischen Gesundheitszustandes der Schwangeren abzuwenden, u. die Gefahr nicht auf eine andere für sie zumutbare Weise abgewendet werden kann (med. Indikation nach § 218 a Absatz 2 StGB). Schriftl. Indikationsstellung muss durch einen anderen Arzt als den abbrechenden Arzt vorliegen. Die frühere embryopathische Indikation (schwere Fehlbildung od. ähnliche Erkr. des Embryos) ist als solche entfallen; ihr bislang zuzuordnende Fälle können jedoch unter die med. Indikation fallen. Die Teilnahme am Sch. ist dem Arzt freigestellt; vor der Durchführung des Sch. treffen ihn nach § 218c StGB best. strafbewehrte Pflichten (u. a. zur med. Beratung u. Untersuchung der Schwangeren). Im Schwangerschaftskonfliktgesetz finden sich Vorgaben zu Inhalt u. Durchführung der Beratung, die durch das Gesetz zur Änderung des Schwangerschaftskonfliktgesetzes insbes. mit Bezug auf durch Pränataldiagnostik* festgestellte Schädigung des Kindes ergänzt wurden. Vorgaben zur vorgeburtlichen genet. Untersuchung finden sich auch im Gendiagnostikgesetz*. Anders als in den Indikationsfällen besteht bei einem Sch. nach § 218 a Absatz 1 StGB eine Leistungspflicht der gesetzlichen Krankenversicherung (Abk. GKV) nur unter best. Voraussetzungen, die zudem weder die Abbruchvornahme noch die Nachbehandlung umfasst (§ 24 b SGB V).

Schwangerschafts|an|ämie *f*: (engl.) *anemia of pregnancy*; multifaktorielle Anämie* während der 2. Hälfte der Schwangerschaft; **Urs.:** Hydrämie, Eisenmangel (s. Eisenmangelanämie) u./od. Folsäuremangel*.

Schwangerschafts|chole|stase, intra|hepa̲tische: (engl.) *intrahepatic cholestasis of pregnancy (Abk. ICP)*; schwangerschaftsbedingte reversible intrahepatische Cholestase; **Vork.:** meist im letzten, seltener im 2. Trimenon (persistierend bis zur Entbindung); familiäre Häufung, je nach ethnischer Gruppe (höchste Inzidenz bei Araukanos-Indios in Chile) unterschiedl. Inzidenz (0,1–15,6 %; in Deutschland 0,5–1 %);); z. T. Assoziation mit progredienter familiärer intrahepatischer Cholestase Typ 3; **Klin.:** Pruritus, Ikterus, erhöhte Serumgallensäuren; **Ther.:** Ursodesoxycholsäure, symptomatisch Hydroxyzin, Colestyramin; **Progn.:** i. d. R. komplette Rückbildung nach Entbindung, bei erneuter Schwangerschaft Rezidiv in 60–70 %; kann mit Frühgeburt des Kindes, Fetal* Distress, intrauterinem Fruchttod einhergehen; **DD:** Schwangerschaftsfettleber, HELLP*-Syndrom. Vgl. Icterus gravidarum.

Schwangerschafts|dauer: 1. (engl.) *gestation, duration of pregnancy*; Tragezeit; i. e. S. (tatsächliche od. echte Sch.) Dauer einer Schwangerschaft* von Konzeption* (post conceptionem; Abk. p. c.) bis zum Tag der Geburt*; 263–273 Tage (durchschnittl. 266 Tage = 38 Wochen = 9,5 Lunarmonate*); **2.** i. w. S. Zeit vom ersten Tag der letzten Menstruation* (post menstruationem; Abk. p. m.) bis zum Tag der Geburt; etwa 280 Tage (40 Wochen, 10 Lunarmonate); s. Naegele-Regel.

Schwangerschafts|de|pression *f*: (engl.) *depression of pregnancy*; während der Schwangerschaft auftretende unipolare Depression*; meist als Anpassungsstörung; häufig anamnest. depressive Episoden; **Häufigkeit:** in Deutschland bei 10–30 % der Schwangeren; **Ther.:** v. a. Psychotherapie, z. B. interpersonelle Psychotherapie; bei schwerer Sympt. Antidepressiva unter Nutzen-Risiko-Abwägung für Mutter u. Kind (Beachtung von Kontraind., diaplazentarer Passage, teratogenem Risiko v. a. bei tricyclischen Antidepressiva, selektiven Serotoninwiederaufnahme-Hemmern u. Lithium). Vgl.

S

Schwangerschaftspsychose; Wochenbettdepression; Wochenbettpsychose.

Schwangerschafts|dermatose *f*: (engl.) *dermatosis of pregnancy*; Sammelbez. für durch Schwangerschaft bedingte Hautveränderung; **1.** i. e. S. schwangerschaftsspezifische Dermatose; **a)** Pruritus* gravidarum; **b)** Pemphigoid* gestationis; **c)** Impetigo* herpetiformis; **d)** Autoimmunprogesterondermatitis der Schwangerschaft; **e)** PUPPP*; **f)** papulöse Schwangerschaftsdermatose*; **2.** i. w. S. auch Schwangerschaftspigmentierung*, Hypertrichose, Striae* cutis atrophicae u. best. Gefäßveränderung (Palmarerythem, Naevi aranei, Varikose), sowie Progression bestehender Hauterkrankung (Lupus erythematodes, Neurofibromatose*, chron. hepatische Porphyrie).

Schwangerschafts|dermatose, papulöse *f*: (engl.) *papulous dermatosis of pregnancy*; Auftreten weniger, stark juckender, nach einigen Tagen wieder abheilender Papeln am gesamten Integument während der gesamten Dauer der Schwangerschaft*; **Ätiol.:** ungeklärt; **Kompl.:** hohes Abortrisiko; **Progn.:** spontanes Abklingen nach Entbindung. Vgl. Schwangerschaftsdermatose.

Schwangerschafts|dia|betes *m*: s. Gestationsdiabetes.

Schwangerschafts|erbrechen: s. Emesis gravidarum; Hyperemesis gravidarum.

Schwangerschafts|erkrankung, hyper|tensive: (engl.) *hypertensive disorder of pregnancy*; Sammelbez. für Erkr. mit arterieller Hypertonie, die i. R. einer Schwangerschaft* auftritt; **Formen:** **1.** schwangerschaftsinduzierte Hypertonie (Abk. SIH; syn Gestationshypertonie): transitor. arterielle Hypertonie (≥140/90 mmHg) ohne Proteinurie nach der 20. SSW bei einer zuvor normotensiven Schwangeren; **2.** Präeklampsie: arterielle Hypertonie u. Proteinurie (≥300 mg/24 Std.) mit od. ohne Ödeme* nach der 20. SSW; **3.** schwere Präeklampsie: art. Hypertonie ≥170/110 mmHg u./od. Proteinurie ≥500 mg/24 Std. od. klinische Kompl. (z. B. fetale Wachstumsretardierung, Thrombozytopenie, Hämolyse, Leberenzymerhöhung, Oligourie, Kopfschmerzen, Sehstörung); **4.** Eklampsie*; **5.** HELLP*-Syndrom; **6.** chron. Hypertonie: präkonzeptionell od. in der ersten Schwangerschaftshälfte diagnostizierte art. Hypertonie ≥140/90 mmHg; **7.** Pfropfgestose: chron. Hypertonie mit zusätzl. Präeklampsie; **Häufigkeit:** ca. 6–8 % aller Schwangeren (häufige geburtshilfl. Kompl.); **Path.:** zweiphasig; **1.** gestörte Plazentation im 1. Trimenon; **2.** generalisierte Endotheldysfunktion mit Vasokonstriktion, Hämokonzentration, Koagulopathie u. Endotheläsion mit Schädigung von Leber (HELLP*-Syndrom), Niere (Proteinurie), Gehirn (Eklampsie*) u. Plazenta (Plazentainsuffizienz*); Prädisposition: Erstgebärende, höheres Lebensalter, fam. Belastung, Präeklampsie in früherer Schwangerschaft, Mehrlingsschwangerschaft, chron. Hypertonie, Nierenerkrankung, Diabetes* mellitus, Lupus erythematodes; **Klin.:** bei Blutdruck >170/110 mmHg Gefahr vaskulärer Kompl., bei Präeklampsie Gefahr der Eklampsie* mit zerebraler Blutung, des Nierenversagens od. eines

Schwangerschaftserkrankung, hypertensive
Antihypertensive Therapie

Eignung	Wirkstoff	Anmerkung
geeignet	Alphamethyldopa	Mittel der 1. Wahl
eingeschränkt geeignet	Nifedipin	kontraindiziert im 1. Trimenon aufgrund teratogener Effekte im Tierversuch
	Metoprolol	deutlich erhöhtes Risiko intrauteriner Wachstumsretardierung
	Dihydralazin	Reflextachykardie, Kopfschmerz, Tachyphylaxie
nicht geeignet	Diuretika	potentielle Beeinträchtigung der uteroplazentaren Perfusion durch zusätzliche Plasmavolumenreduktion; Ausnahme: Anwendung möglich bei Frauen mit mittelschwerer oder schwerer arterieller Hypertonie, die bereits vor Eintritt der Schwangerschaft >3 Monate mit einer ein Thiaziddiuretikum enthaltenden Kombinationstherapie behandelt worden sind
	ACE-Hemmer	Oligohydramnion, Schädelkalottendefekt, teratogener Effekt; akutes Nierenversagen beim Neugeborenen
	AT_1-Rezeptor-Antagonisten	Oligohydramnion, Schädelknochenhypoplasie; im Analogieschluss zu ACE-Hemmern potentiell teratogen und nephrotoxisch für das Neugeborene
	andere	ungenügende Information über Anwendung in der Schwangerschaft

HELLP*-Syndroms, Leberruptur od. schweren Gerinnungsstörung (bes. bei vorzeitiger Plazentalösung*); beim Fetus Wachstumsretardierung, intrauteriner Fruchttod od. erhöhte perinatale Mortalität; **Ther.:** bei Blutdruck >170/110 mmHg Antihypertensiva (s. Tab.); bei drohender Eklampsie Magnesiumsulfat (2. Wahl: Phenytoin), bei Lungenödem od. Herinsuffizienz Furosemid; Überwachung des Fetus (s. Pränataldiagnostik); evtl. vorzeitige Beendigung der Schwangerschaft (einzige kausale Ther.). Vgl. Risikoschwangerschaft.

Schwangerschafts|fettleber: s. Icterus gravidarum; Fettleber.

Schwangerschafts|glukos|urie *f*: s. Glukosurie, renale.

Schwangerschafts|ikterus (gr. ἴκτερος Gelbsucht) *m*: s. Icterus gravidarum.

Schwangerschafts|nachweis: s. Schwangerschaftstest; Schwangerschaftszeichen.

Schwangerschafts|pigmentierung (lat. pigmentum Farbe): (engl.) *chloasma gravidarum*; Melaninablagerung im Gesicht (s. Chloasma), an Mamillen, Linea alba, Vulva u. Anus während der Schwangerschaft; **Urs.:** Stimulation der MSH-gesteuerten Synthese von Melanin durch erhöhte Östrogen- u. Progesteronkonzentration im Blut (v. a. letztes Trimenon). Vgl. Striae cutis atrophicae; Schwangerschaftsdermatose.

Schwangerschafts|proteine *n pl*: (engl.) *gestational proteins*; Abk. SP; ausschließl. od. vorwiegend während der Schwangerschaft* gebildete Proteine; **Einteilung:** (nach Ort der Biosynthese) **1.** Mutter: z. B. SP*-3, Glycodelin*, EPF*; **2.** Plazenta: z. B. SP*-1, SHBG* (SP-2), PAPP*-A, PLGF*; **3.** Embryo bzw. Fetus: Alphafetoprotein*, CEA*.

Schwangerschafts|protein|urie *f*: (engl.) *pregnancy kidney*; deutliche Proteinurie in der Schwangerschaft (<300 mg/24 h nicht pathol.); vgl. Schwangerschaftserkrankung, hypertensive.

Schwangerschafts|psychose *f*: (engl.) *psychosis of pregnancy*; syn. Gestationspsychose; während der Schwangerschaft auftretende seltene Form der Psychose; **Häufigkeit:** in Deutschland bei <5 % der Schwangeren; **Klin.:** Angst, Unruhe, psychot. Symptome (v. a. Wahn, Halluzinationen); **Ther.:** je nach Krankheitsbild Neuroleptika bzw. Antidepressiva unter Beachtung von Kontraind. (diaplazentare Passage), Psychotherapie; **Progn.:** u. U. langwieriger Verlauf (über das Ende der Schwangerschaft hinaus), z. T. Übergang in affektive Störung. Vgl. Schwangerschaftsdepression; Wochenbettpsychose.

Schwangerschafts|pyelonephritis *f*: s. Pyelonephritis gravidarum.

Schwangerschafts|streifen: s. Striae cutis atrophicae.

Schwangerschafts|test *m*: (engl.) *pregnancy test*; immun. Verf. (Antigen-Antikörper-Reaktion) zum Nachw. einer Schwangerschaft*; **Prinzip:** Nachw. von HCG* in Harn od. Serum durch Immunoassay, auch mit monoklonalen Antikörpern; Zuverlässigkeit ≥95 %; bereits vor (Serum; ab 10 m IU/ml) bzw. bei (Harn) Ausbleiben der Menstruation positiv.

Schwangerschafts|unterbrechung: s. Schwangerschaftsabbruch.

Schwangerschafts|varizen (lat. varix Krampfader) *f pl*: (engl.) *varicose veins of pregnancy*; während der Schwangerschaft auftretende Varizen (meist in Form einer Varikose); häufigste Gefäßerkrankung in der Schwangerschaft; **Urs.:** u. a. hormonale Einflüsse (Östrogeneffekt), Kompression der Beckenvenen durch den an Größe zunehmenden Uterus, Zunahme des Blutvolumens u. Drucksteigerung im Niederdrucksystem der unteren Körperhälfte. **Ther.:** symptomat.: Kompressionsbehandlung mit angepassten elastischen Kompressionsstrümpfen, selten Antikoagulation (niedermolekulares Heparin).

Schwangerschafts|verhütung: s. Kontrazeption; Interzeption.

Schwangerschafts|wehen: (engl.) *painless contractions*; während der gesamten Schwangerschaft auftretende Kontraktionen der Gebärmuttermuskulatur; **Formen:** (physiol. Sch., ab der 20. SSW) **1.** Alvarez-Wellen: lokale Kontraktionen mit niedriger Amplitude u. hoher Frequenz ohne Wirkung auf den Muttermund; **2.** Braxton-Hicks-Kontraktionen: unkoordinierte, leichte Kontraktionen; bis zu 3 pro Stunde. Vgl. Wehen.

Schwangerschafts|zeichen: (engl.) *pregnancy signs*; Bez. für klin. Zeichen einer eingetretenen Schwangerschaft*; **Einteilung: 1. sichere** Sch.: **a)** Nachw. von HCG* im Urin (s. Schwangerschaftstest); **b)** Ultraschalldiagnostik*: Nachw. des Embryos (ab 4.–5. SSW) u. kindlicher Herzaktionen* (ab 5.–7. SSW); **c)** Fühlen der Kindsbewegungen u. Kindsteile durch Dritte (im 2. Trimenon); **2. unsichere** Sch.: u. a. Ausbleiben der Menstruation, morgendl. Übelkeit, gelegentl. Erbrechen (s. Emesis gravidarum), Spannen od. Schwellung der Brüste, Bildung von Kolostrum, Vergrößerung u. Auflockerung des Corpus uteri (s. Fundusstand), Schwangerschaftswehen*, Pigmentierung, Pollakisurie; weitere klin. Sch. (nicht mehr gebräuchl.): z. B. Labhardt*-Zeichen, Piskaček*-Ausladung, Ahlfeld*-Zeichen, Hegar*-Zeichen, Gauss*-Zeichen, Pschyrembel*-Zeichen, Osiander*-Zeichen.

Schweige|pflicht: (engl.) *professional confidentiality*; ethische u. rechtliche (Berufsgeheimnis §§ 203, 204 StGB, § 9 Muster-Berufsordnung Ärzte) Pflicht des Arztes, Verschwiegenheit über alles (auch nichtmed. Sachverhalte) zu wahren, was ihm bei der Ausübung seines Berufes bekannt wird. Unter die Sch. fällt bereits der Arztbesuch; Sch. ist die Grundlage des Vertrauens zwischen Patienten u. Arzt; sie gilt auch gegenüber selbst Schweigepflichtigen u. nach dem Tod des Geheimnisträgers; sie kann durchbrochen werden bei Vorliegen einer gesetzl. Offenbarungspflicht*, eines gesetzl. Anzeigerechts*, eines rechtfertigenden Notstands gemäß § 34 StGB, ferner bei Entbindung des Arztes von der Sch. durch den Patienten. Nach § 203 StGB gilt die Sch. für den Arzt, Zahnarzt, Apotheker od. Angehörigen eines anderen Heilberufs, der eine staatl. geregelte Ausbildung erfordert, also z. B. auch für Psychotherapeuten, Krankenschwestern u. -pfleger, Hebammen u. Entbindungpfleger, Masseure, Physiotherapeuten, Angehörige med.-technischer Assistenzberufe, med. Dokumentare u. Informatiker; nicht erfasst werden die Heilpraktiker. Eine Verletzung der Sch. u. die unbefugte Verwertung von Geheimnissen werden mit Freiheits- od. Geldstrafe bedroht.

Schwell|körper: (engl.) *spongy body*; (anat.) Sammelbez. für Corpus cavernosum penis u. Corpus spongiosum penis bzw. Corpus* cavernosum clitoridis u. Bulbus* vestibuli.

Scirrhus (gr. σκίρρος harte Schwellung, Tumor) *m*: derber, kleinknotiger Umbau von Gewebe inf. einer chron. Infektion, z. B. Leberzirrhose bei Hepatitis, od. beim szirrhösen Karzinom*, z. B. in Mamma od. Magen.

Sclerema adiposum neo|natorum *n*: (engl.) *neonatal oedema*; syn. Fettsklerem des Neugeborenen; sehr seltene, in den ersten 10 Lebenstagen v. a. bei Frühgeborenen* u. Kindern mit schwerer Erkr. auftretende, meist von Oberschenkel u. Gesäß ausgehende reversible Verhärtung von Haut u. Unterhaut unklarer Pathogenese ohne Entzündungs- od. Nekrosezeichen.

Sclerema oedematosum neo|natorum *n*: (engl.) *oedema neonatorum*; Sklerödem des Neugeborenen; seltene, meist in ersten Lebenstagen sich entwickelnde, teigig-ödematöse, kaum eindrückbare pralle Schwellung (durch Kapillarleck bedingt) der Haut; **Vork.:** v. a. hypotrophe Frühgeborenen i. R. schwerer Grunderkrankung.

SCMC-Test *m*: Abk. für (engl.) ***s****perm-****c****ervical* ***mu****cus* ***c****ontact;* Sperma-Zervikal-Mukus-Kontakttest (Abk. SZMK-Test); In-vitro-Penetrationstest zum Nachw. einer Spermaimmunität bei Sterilität von Paaren; **Formen: 1.** einfach: Zervikalschleim u. Sperma (des Paares) werden auf einem Objektträger zusammengebracht, das Eindringen der Spermien wird bewertet; **2.** gekreuzt: Zervikalschleim wird mit dem Sperma eines gesichert zeugungsfähigen Mannes, das Sperma mit dem Zervikalschleim einer gesichert fertilen Frau zusammengebracht, das Eindringen der Spermien wird verglichen; **3.** Kapillar-Sperma-Penetrationstest (auch Kremer-Test): statt Objektträger werden Glaskapillaren verwendet, um den zeitl. Verlauf der Penetration genauer zu beurteilen.

Score (engl. Rechnung, Punktzahl): Scale; Bewertungsziffer, Maßzahl, Wertpunkt, klin. Punktebewertungssystem; z. B. Bishop*-Score, CPIS.

Secale|alkaloide (lat. secale Roggen) *n pl*: Ergotalkaloide*.

Secale cornutum *n*: s. Mutterkorn.

Second-look-Laparo|skopie (engl. second look zweiter Blick; gr. λαπάρη Flanke, Weiche) *f*: Bez. für laparoskop. Zweiteingriff zur Kontrolle des Therapieerfolgs u. ggf. Ther. von Restbefunden od. frühzeitige Adhäsiolyse; **Anw.:** v. a. nach Endometriosetherapie, Tubenchirurgie, Tubargravidität u. Adnexitis.

Second-look-Operation (engl. second look zweiter Blick) *f*: (engl.) *second-look operation*; op. Zweiteingriff in der Revisionschirurgie u. i. R. von damage control; meist als geplante Zweitoperation nach 24–48 Std., z. B. zum Nach-Débridement von Nekrosen, Entfernung von Bauchtüchern, zur Befundkontrolle; **Anw.:** v. a. in der Unfallchirurgie (z. B. bei stumpfem Abdominaltrauma, Leberruptur, ausgedehnten Knochen- u. Weichteildefekten) u. Viszeralchirurgie (z. B. Mesenterialgefäßverschluss, nekrotisierende Pankreatitis) bei krit. Befunden an Organen od. Weichteilgeweben, eingeschränkter Operationsradikalität od. instabilen Patienten.

Sectio (lat. das Zerschneiden) *f*: Schnitt.

Sectio caesarea *f*: s. Schnittentbindung.

Sectio parva ab|dominalis *f*: sehr selten angewendetes Verf. der abdominalen Hysterotomie*; **Ind.:** intrauteriner Fruchttod od. Schwangerschaftsabbruch im 2. Trimenon; akute mütterliche Ind. (bei Unmöglichkeit vaginaler Entbindung).

Seifen|abort *m*: (engl.) *soap abortion*; Abort*, bei dem Seife als Abortivum benutzt wird; kann zu schwersten allg. Krankheitserscheinungen mit Todesfolge führen; nach Neuregelung des § 218 StGB (s. Schwangerschaftsabbruch) absolute Rarität.

Se|kretions|phase *f*: (engl.) *secretory phase*; (gyn.) zweite Phase des Menstruationszyklus*.

Sektion (lat. sectio Einteilung, Zerschneiden) *f*: **1.** (engl.) *autopsy*; syn. Autopsie, Obduktion, innere Leichenschau, Nekropsie; **gerichtliche S.:** gesetzl. vorgesehen zur Feststellung der Todesursache bei Verdacht auf eine Straftat nach richterl. Anordnung im Beisein der Staatsanwaltschaft, ggf. auch des Richters (§§ 87 ff. StPO; Durchführung durch 2 Ärzte, von denen einer Rechtsmediziner sein muss), zur Feststellung infektiöser Krankheiten aus hygienischen Gründen (Infektionsschutzgesetz) u. zur Erteilung der Genehmigung zur Feuerbestattung (§ 3 Absatz 2 FeuerbestG); vgl. Sektion, forensische; **2. klinische S.** (gesetzl. geregelt u. a. in Berlin u. Hamburg) zur Feststellung von Todesursachen u. Krankheitszusammenhängen, zur Qualitätssicherung von med. Behandlungspfaden, zur Überprüfung der ärztl. Behandlung, i. R. der Unfallversicherung zur Klärung des Zus. zwischen Tod u. Unfallereignis od. zu Forschungszwecken; **3. anatomische S.** i. R. von Lehre u. Ausbildung. Soweit eine S. nicht gesetzl. vorgesehen ist, darf die Leichenöffnung grundsätzl. nur mit zu Lebzeiten gegebener Einwilligung* des Verstorbenen bzw. bei fehlender Willensäußerung mit Zustimmung der nächsten Angehörigen durchgeführt werden; eine zu Lebzeiten getroffene Entscheidung des Verstorbenen geht dem Willen der Angehörigen grundsätzlich vor. Bei fehlender, vom Verstorbenen nicht ausdrückl. versagter Einwilligung kommt u. U. rechtfertigender Notstand nach § 34 StGB in Betracht; die eigenmächtige S. kann bei Verletzung von Gewahrsamsrechten nach § 168 StGB strafbar sein (s. Leiche).

Sekundär|follikel *m*: **1.** (engl.) *secondary follicle*; (gyn.) s. Follikelreifung; **2.** (immun.) inf. eines primären Antigenkontakts mit Reaktionszentrum ausgestatteter Lymphfollikel, z. B. in Lymphknoten u. Milz.

Selbst|bestimmungs|recht: (engl.) *right of self-determination*; im Grundgesetz (Artikel 1 u. 2) fundiertes Recht, das im Arzt-Patient-Verhältnis insbes. das Recht auf freie Arzt- u. Therapiewahl u. das Recht, zu diagn. od. therap. Eingriffen, zu Transplantatentnahmen (s. Organspender) u. ggf. zu nicht gesetzl. angeordneter Sektion* seine Einwilligung* zu geben od. zu verweigern, umfasst; bildet Rechtsgrund u. Maßstab der ärztl. Aufklärungspflicht*; ärztl. Schweigepflicht*, Einsichtsrecht* u. datenschutzrechtl. Auskunftsanspruch* sichern informationelles S. Vgl. Patientenverfügung; Organspendeausweis; Zwangsbehandlung.

Selbst|entwicklung: (engl.) *spontaneous evolution*; (gebh.) selten vorkommende Spontangeburt bei Querlage* mit bes. günstigen Raumverhältnissen, sehr kräftigen Wehen u. unreifem Kind, indem sich Teile des abnorm verformten u. stark abgeknickten Kindskörpers an anderen, schon im kleinen Becken befindl. Teilen vorbeischieben.

Sellick-Hand|griff (Brian S., Anästh., London, 1918–1996): (engl.) *Sellick's maneuver*; Druckausübung (ca. 20–30 N) mit Daumen u. Zeigefinger einer Hand auf den Ringknorpel des Pat. (Krikoiddruck) zur Aspirationsprophylaxe* durch manuellen Verschluss des Ösophagus; **Ind.:** laryngoskop. Intubation mit schwierigen Atemwegen od. erhöhtem Risiko für Aspiration* (s. Blitzeinleitung); **NW:** u. a. ösophageale Verletzung bei Regurgitation bzw. Erbrechen.

Semen (lat.) *n*: Samen; Sperma*.

Semi-: Wortteil mit der Bedeutung halb; von lat. semis.

Semi|kastration *f*: (engl.) *semicastration*; einseitige op. Entfernung der Gonaden*; vgl. Orchiektomie; Ovarektomie.

Semi|malignität (lat. malignitas Bösartigkeit) *f*: s. Tumoreinteilung.

Seminom (lat. semen Samen) *n*: (engl.) *seminoma*; vom Keimgewebe ausgehender maligner Hodentumor (Germinom); vgl. Keimzelltumoren.

Semmelweis-Verfahren (Ignaz P. S., Arzt, Wien, Budapest, 1818–1865): (engl.) *Semmelweis method*; Händedesinfektion (ursprüngl. mit Chlorkalk) vor Untersuchung der Gebärenden zur Verhinderung des Puerperalfiebers.

Senium (lat. Hinschwinden) *n*: (engl.) *senium*; Senilitas, Greisenalter; das höhere Alter mit erhebl. körperlichem u. geistigem Abbau u. Einschränkung der Aktivitäten des täglichen Lebens; Beginn des S. in den Industrienationen jenseits des 70.–80. Lj. Vgl. Altern; Lebensabschnitte.

Senk|wehen: (engl.) *false labour*; (Vor-)Wehen*, die das Kind in den Beckeneingang verlagern (Tiefertreten des Fundus uteri), meist nach der vollendeten 36. SSW; vgl. Fundusstand.

Seno|logie (franz. sein Mamma) *f*: (engl.) *senology*; Lehre von den Erkr. der weibl. Brust.

Sentinel-Lymph|knoten (engl. sentinel wachend): (engl.) *sentinel lymph node*; sog. Wächterlymphknoten; erster abführender Lymphknoten des primären lymphat. Abflussgebiets eines malignen Tumors, der bei Lymphknotenmetastasierung vor weiterer Ausbreitung befallen wird; **klin. Bedeutung:** s. Sentinel-Lymphknoten-Entfernung.

Sentinel-Lymph|knoten-Entfernung: (engl.) *sentinel lymph node biopsy (SLNB)*; Abk. SLNE; op. Entfernung des Sentinel*-Lymphknoten zur histopathol. Diagnostik; ermöglicht Verzicht auf mit erhöhter Operationsmorbidität u. Komplikationsrate einhergehende systematische Lymphadenektomie*; **Prinzip:** visuelle od. sondengesteuerte Ermittlung des Sentinel-Lymphknoten mit direkt präoperativer peritumoraler od. subdermaler Injektion von Farbstoff (z. B. Isosulfan-Blau) od. ^{99m}Technetium-markiertem Kolloid; gezielte op. Entnahme u. histol. Begutachtung; bei histol. negativem Sentinel-Lymphknoten in 95 % der Fälle keine Lymphknotenmetastasierung; **Ind.:** z. B. Mammakarzinom* u. malignes Melanom.

Septum|dis|sektion, trans|zervikale (lat. dissecare, dissectum zerschneiden) *f*: (engl.) *transcervical septal dissection*; Spaltung eines Uterusseptums bei Sterilität od. Infertilität (z. B. habitueller Abort) mit Dissektionsnadel i. R. der operativen Hysteroskopie*; Nachbehandlung bei ausgeprägtem Septum: postoperativ Intrauterinpessar, Östrogene für 3 Monate.

Septum recto|vaginale *n*: (engl.) *rectovaginal septum*; Bindegewebeplatte zwischen Rektum u. hinterer Scheidenwand.

Septum vesico|vaginale *n*: (engl.) *vesicovaginal septum*; Bindegewebeschicht zwischen Harnblase u. vorderer Scheidenwand.

Sequential|methode (lat. sequentia Folge) *f*: (engl.) *sequential contraceptive*; Einsatz von Kontrazeptiva mit unterschiedl. zusammengesetztem Hormongehalt in zeitl. Abfolge; s. Kontrazeption, hormonale.

Sequenz (lat. sequentia Folge) *f*: **1.** (engl.) *sequence*; Aufeinanderfolge; z. B. Aminosäurensequenz, DNA-Sequenz; **2.** bei Krankheitsbildern Bez. für ein Syndrom mit bekannter Pathogenese u. definiertem Phänotyp, z. B. Potter*-Sequenz.

Sero-: auch Serum-; Wortteil mit der Bedeutung Molke, Blutwasser; von lat. serum.

Sero|metra (gr. μήτρα Gebärmutter) *f*: (engl.) *serometra*; Ansammlung serösen Sekrets in der Cavitas uteri; s. Abb.; **Urs.:** Verödung od. Verklebung des Zervikalkanals, z. B. nach Zervizitis od. intrakavitärer Strahlenbehandlung. Vgl. Pyometra.

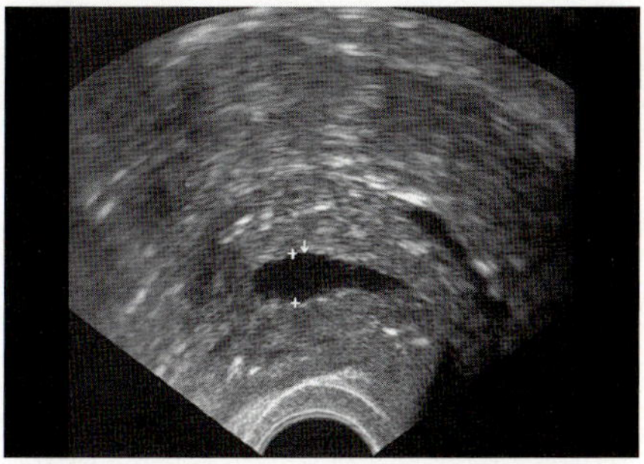

Serometra: durch seröse Flüssigkeit auf 6,9 mm dilatierte Cavitas uteri, nur schemenhafte Andeutung des Endometriums, zahlreiche Kalkinseln im Myometrium; Uterus-Längsschnitt (postmenopausal); Vaginalsonographie [35]

Sertoli-cell-only-Syn|drom (Enrico S., Physiol., Histol., Mailand, 1842–1910) *n*: (engl.) *Sertoli-cell-only-syndrome*; veraltet Castillo-Syndrom; syn. Germinalzellaplasie; Azoospermie inf. Fehlens des Keimepithels des Hodens; **Klin.:** Infertilität; z. T. auch Störung der testikulären u. hypophysären Hormone; **Urs.:** unklar; embryonale Entwicklungsstörung od. exogene postnatale Schädigung (z. B. durch ionisierende Strahlung, Zytostatika) werden angenommen; z. T Mikrodeletionen auf dem langen Arm des Y-Chromosoms nachweisbar (Y-linked Sertoli Cell Syndrome, Genlocus 3q21); **Diagn.:** Hodenbiopsie* (Fehlen des Keimepithels mit mäßiger Sklerose der Tubuli seminiferi).

Sertoli-Leydig-Zell|tumor (Enrico S., Physiol., Histol., Mailand, 1842–1910; Franz v. L., deutscher Anat., 1821–1908; lat. cella Kammer, Raum, Speisekammer) *m*: s. Androblastom.

Serum|gruppen: (engl.) *serum groups*; Serumproteine mit genet. Polymorphismus; die Varianten (Allotypen) unterscheiden sich hinsichtl. Molekularmasse, Konfiguration, elektr. Ladung u. antigenen Eigenschaften u. werden in gruppenspezif. Systemen zusammengefasst. Der Erbgang bei ca. 20 S. ist bekannt. **Bestimmung:** mit immun. Techniken, durch Elektrophorese od. Elektrofokussierung (ggf. in Komb.); **klin. Bedeutung:** (früher) für Blutgruppengutachten u. HLA-Typisierung i. R. der Abstammungsbegutachtung* u. bei anthrop. Untersuchungen (durch biostatist. Auswertung von STR-Systemen mit DNA*-Fingerprint-Methode weitgehend ersetzt).

SET: Abk. für **S**ingle-**E**mbryo-**T**ransfer; s. Embryotransfer.

Sex|chromatin (lat. sexus Geschlecht) *n*: s. Geschlechtschromatin.

Sexual-: Wortteil mit der Bedeutung das Geschlecht betreffend; von lat. sexualis.

Sexual|hormone *n pl*: (engl.) *sex hormones*; syn. Geschlechtshormone; Steroidhormone*, welche die Fortpflanzung regulieren u. die Ausbildung männl. u. weibl. Geschlechtsmerkmale* bewirken; **Einteilung: 1.** weibliche S.: Östrogene* u. Progesteron (s. Gestagene), gebildet v. a. in Ovar u. Plazenta, in geringer Menge in Nebennierenrinde, Hoden u. von der fetoplazentaren Einheit; **2.** männliche S.: Androgene* (bes. Testosteron), gebildet in Leydig-Zwischenzellen (Hoden), in geringer Menge auch in Ovar u. Nebennierenrinde; **3.** S. i. w. S.: Gonadotropine* u. Releasing*-Hormone; **Regulation:** Steuerung von Biosynthese u. Ausschüttung durch Rückkopplung* im Hypothalamus*-Hypophysen-System (s. Abb.). Vgl. Hormon-Rezeptoren.

Sexualität *f*: (engl.) *sexuality*; Bez. für sehr allgemeine u. grundlegende Äußerung des Lebens mit 3 **Grundfunktionen: 1.** Fortpflanzung (reproduktiv): bei allen Lebewesen mit geschlechtl. Vermehrung; **2.** Beziehung u. Kommunikation (sozialisierend): bei Menschen, allen Primaten u. wohl der Mehrzahl der höheren Tierarten; **3.** Lustgewinn u. Befriedigung (rekreativ): bei Menschen, Men-

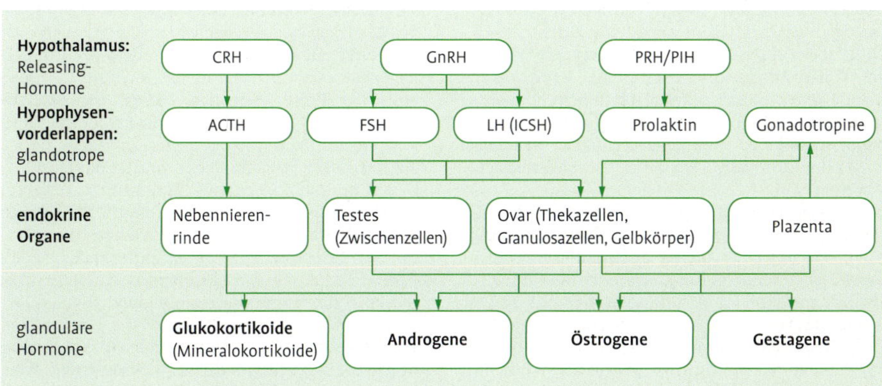

Sexualhormone: hormonale Steuerung ihrer Synthese [7]

schenaffen u. anderen Primaten, bei den übrigen Tieren fraglich; beim Menschen: hohe Unabhängigkeit zwischen den Grundfunktionen; Kriterien zur Beschreibung versch. Ausprägungsformen der S.: Aspekte der Körperlichkeit (Genitale*, sexueller Reaktionszyklus* u. a.), der Persönlichkeit u. des Erlebens (Befriedigung u. a.), der sexuellen Bedürfnisse (sexuelle Phantasie, sexuelle Orientierung* u. a.), des sexuellen Handelns (Sexualverhalten*), der biograph. Integration (sexuelle Partnerwahl u. a.), der sozialen Integration (sexuelle Rituale, Feste u. a.), der kulturellen Integration (Sexualkultur, erotische Kunst u. a.); **klin. Bedeutung:** Störungen können alle Funktionen betreffen; s. Fertilitätsstörung; Paraphilie; Funktionsstörungen, sexuelle.

Sexual|kontakt *m*: (engl.) *sexual contact*; Sammelbez. für alle Formen soziosexueller Kommunikation unter Einbeziehung (einer od. mehrerer) weiterer Personen; **Einteilung: 1.** S. mit Berührungen anderer Personen, z. B. Necking, Petting*, Koitus*, Orogenitalkontakt (orale Stimulation der Genitalien, z. B. Cunnilingus*, Fellatio*), Oroanalkontakt (orale Stimulation von Anus u. Analregion); **2.** S. ohne direkte Berührung, z. B. Exhibitionismus*, gemeinsame Masturbation*, Voyeurismus*. Vgl. Sexualverhalten.

Sexual|psycho|therapie *f*: (engl.) *sexual psychotherapy*; Oberbegriff für Therapieformen, die sich auf W. Masters u. V. Johnson u. weitere symptomzentrierte u. erfahrungsorientierte psychotherapeutische Verfahren zur Behandlung sexueller Funktionsstörungen gründen; **Methoden:** u. a. Sensatefocus-Übungen (Übungen zur Förderung der Körperwahrnehmung u. systematischen Desensibilisierung in vivo), Teasing-Methode (bei Erektionsstörung: wiederholte Stimulation des Penis bis zur Erektion, anschließende Relaxation u. erneute Stimulation); zusätzl. psychotherap. Bearbeitung zugrunde liegender Konflikte u. Beziehungsstörungen, häufig i. R. einer Paarpsychotherapie*; **Ind.:** sexuelle Funktionsstörungen* u. sexuelle Appetenzstörungen* (wenn von Betroffenen od. Partnern als behandlungsbedürftig erlebt), Paraphilie (bei Leidensdruck, Zeichen sexueller Sucht od. Gefährdung von Beteiligten); **Kontraind.:** akute Drogen- u./od. Alkoholabhängigkeit, schwere psych. Störung.

Sexual|störung: s. Appetenzstörungen, sexuelle; Funktionsstörungen, sexuelle; Sexualverhalten, abweichendes.

Sexual|straf|tat: (engl.) *sexual offence*; Bez. für alle Verstöße gegen die sexuelle Selbstbestimmung nach Abschnitt 13 StGB; **Formen:** Vergewaltigung*, sexuelle Nötigung, sexueller Missbrauch*, Förderung sexueller Handlungen. **Gesetzl. Regelungen** schützen das Recht auf Freiheit vor sexueller Fremdbestimmung. Wegen Vergewaltigung od. sexueller Nötigung wird bestraft (§ 177 StGB), wer eine andere Person mit Gewalt, durch Drohung mit gegenwärtiger Gefahr für Leib od. Leben od. unter Ausnutzen einer Lage, in der das Opfer der Einwirkung des Täters schutzlos ausgeliefert ist, nötigt, sexuelle Handlungen des Täters od. eines Dritten an sich zu dulden od. an diesen vorzunehmen; § 177 erstreckt sich auch auf den ehelichen Verkehr. Regelungen für **Personenkreise**, die wegen ihres Alters od. anderer Umstände gefährdet erscheinen: **1.** Kinder (§§ 176, 176 a, 176 b StGB), d. h. Personen unter 14 Jahren: auch Handlungen ohne direkten Körperkontakt (s. Sexualkontakt) sowie ein Einwirken auf das Opfer durch Anbieten pornograph. Schriften sind verboten; **2.** Jugendliche (§ 182 StGB), d. h. Personen unter 18 Jahren: sexuelle Handlungen werden nur dann als missbräuchlich betrachtet, wenn sie unter Ausnutzung einer Zwangslage od. gegen Entgelt erreicht werden od. dadurch, dass eine Person über 21 Jahre die fehlende Fähigkeit eines Jugendlichen unter 16 Jahren zur sexuellen Selbstbestimmung ausnutzt; **3.** Schutzbefohlene (§ 174 StGB), d. h. leibliche Kinder od. Adoptivkinder unter 18 Jahren od. Personen unter 16 Jahren (im Falle eines Missbrauchs des Abhängigkeitsverhältnisses auch unter 18 Jahren), die dem Täter zur Erziehung, Ausbildung od. Betreuung anvertraut sind; **4.** Gefangene, Verwahrte, Kranke od. Hilfsbedürftige in Einrichtungen (§ 174 a StGB), d. h. Personen jeden Alters, die sich in Vollzugs- od. Behandlungseinrichtungen (auch Tageskliniken, Werkstätten für Behinderte) befinden u. sich inf. eines Obhutsverhältnisses gegenüber dem Täter möglicherweise nicht ausreichend zur Wehr setzen können; **5.** widerstandsunfähige Personen (§ 179 StGB), d. h. Personen jeden Alters, die wegen Krankheit, Behinderung od. vorübergehender Beeinträchtigung des Bewusstseins nicht in der Lage sind, sich sexuellen Handlungen zu widersetzen; **6.** Personen jeden Alters, die wegen einer geistigen, seelischen od. körperlichen Krankheit od. Behinderung zur Beratung, Betreuung od. Behandlung anvertraut sind (§ 174c StGB). Außerdem können sexuelle Handlungen als Missbrauch strafbar sein, sofern sie unter Ausnutzung einer Amtsstellung (§ 174 b StGB) gegenüber Personen stattfinden, gegen die ein Verfahren eröffnet wurde, in dem der Täter eine Entscheidungsfunktion hat (Richter, Polizeibeamte, beteiligte Ärzte u. a.). **Ther. von Sexualstraftätern:** Einzel- u. Gruppen(psycho)therapie, v. a. multimodal mit kognitiv-verhaltenstherap. Schwerpunkt; von bes. Bedeutung ist das Durcharbeiten des Deliktszenarios; ggf. additiv Anaphrodisiaka, insbes. bei sog. Hands-on-Taten (Taten mit direktem körperl. Kontakt); Hauptrisikofaktoren für Rezidive: Paraphilie, antisoziale Persönlichkeit; Senkung der Rezidivquote durch Psychotherapie um ca. 30 % gegenüber Nichtbehandelten.

Sexual|therapie *f*: (engl.) *sexual therapy, sex therapy*; ungenaue Bez. für pharmak. u. (paar-)psychotherapeutische Behandlungmethoden sowie Sexualberatung bei sexuellen Funktionsstörungen* u.

Paraphilie; meist i. S. von Sexualpsychotherapie* verwendet.

Sexual|trieb: (engl.) *sex drive*; Libido sexualis; auf sexuelle Befriedigung gerichteter Trieb; zunehmend ersetzt durch sexuelle Motivation u. sexuelle Appetenz.

Sexual|verhalten: (engl.) *sexual behavior*; Bez. zur Beschreibung der sexuellen Aktivität; **Formen:** nach Ausrichtung: **1.** am Objekt des sexuellen Interesses: z. B. Heterosexualität*, Homosexualität*, Fetischismus*; **2.** an Art der gewählten Aktivität: Geschlechtsverkehr*, Masturbation*, Exhibitionismus*, Voyeurismus*; **3.** am Prozess der sexuellen Einzelhandlung: s. Reaktionszyklus, sexueller; Funktionsstörungen, sexuelle; **4.** am Auftreten sexueller Aktivität: Frequenz u. kumulatives Vork. in der sexuellen Biographie; vgl. Promiskuität; **5.** an der Intensität sexueller Bedürfnisse: z. B. Hypersexualität*; **6.** am Grad der erreichten sexuellen Befriedigung; **klin. Bedeutung:** psychopathol. relevant: best. Abweichungen von (statist. definierter) Norm des S. (s. Sexualverhalten, abweichendes).

Sexual|verhalten, ab|weichendes: (engl.) *sexually deviant behavior*; Sammelbez. für alle Formen des Sexualverhaltens*, die von den in einer Gesellschaft mehr od. weniger klar definierten, sehr versch. u. stetem Wandel unterliegenden Normen hinsichtl. Art der Handlung, Partnerwahl u. Durchführung abweichen; **Formen:** (klin.) s. Paraphilie.

Sexual|zentrum *n*: (engl.) *sex-behavior center*; im Hypothalamus* gelegenes, für die Steuerung der Sexualfunktionen wichtiges hypophysennahes Gebiet des Tuber cinereum; seine Nervenendigungen haben Kontakt mit dem Pfortadersystem der Hypophyse u. erhalten steuernde Signale u. a. aus dem übergeordneten limbischen System; Bildungsort von Releasing*-Hormonen, die die Gonadotropine* steuern. Vgl. Genitalzentren.

SGA: Abk. für (engl.) ***s****mall for* ***g****estational* ***a****ge*; s. Neugeborenes, hypotrophes.

SHBG *n*: Abk. für (engl.) ***s****ex* ***h****ormone* ***b****inding* ***g****lobuline*; syn. SP-2; sexualhormonbindendes Globulin; vorwiegend in der Leber, aber auch in Gehirn, Plazenta (Schwangerschaftsprotein*), Uterus u. Hoden synthetisiertes Plasmaprotein der Betaglobulinfraktion (M_r 52 000), das ca. 70–80 % der im Blut zirkulierenden Sexualhormone* bindet; **klin. Bedeutung:** (diagn.) **1.** in der gyn. Endokrinologie bei hyperandrogenämischer Ovarialinsuffizienz* u. Androgensierung*; **2.** Berechnung der Konz. freien Testosterons* aus SHBG u. Gesamt-Testosteron im Serum; beim alternden Mann SHBG-Konz. i. d. R. zunehmend u. damit freies, biol. aktives Testosteron abnehmend.

Sheehan-Syn|drom (Harold L. Sh., amerikan. Pathol., 1900–1988) *n*: (engl.) *Sheehan's syndrome*; postpartale Hypophysenvorderlappen*-Insuffizienz inf. starken Blutverlusts mit hypovolämischem Schock u. konsekutiver anämischer Hypoxie i. R. geburtshilflicher Kompl., z. B. Uterusatonie*; **Sympt.:** u. a. Agalaktie*, postpartale Amenorrhö*.

Shirodkar-Operation (Vithalrao N. Sh., Gebh., Gyn., Indien, 1899–1971) *f*: s. Cerclage.

Shute-Zange (Wallace B. S., Gyn., Kanada, 1911–2001): (engl.) *Shute's forceps*; Geburtszange* (Parallelzange), die sich durch leichte Anpassung an jede Form u. Größe des Kopfs sowie durch verminderten biparietalen Druck auszeichnet.

SIDS: Abk. für (engl.) ***s****udden* ***i****nfant* ***d****eath* ***s****yndrome*; s. Kindstod, plötzlicher.

Sieb|haut: s. Dezidua.

Siegel|ring|zellen (lat. cella Kammer, Raum, Speisekammer): (engl.) *signet-ring cells*; (histol.) große schleimbildende Zellen mit randständigem, sichelförmigem Kern u. Vakuolen im Zytoplasma; charakterist. für spez. Form des Adenokarzinoms*. Vgl. Magenkarzinom; Krukenberg-Tumor.

SIH: **1.** Abk. für (engl.) ***s****omatotropin release* ***i****nhibiting* ***h****ormone*; s. Somatostatin; **2.** Abk. für **s**chwangerschafts**i**nduzierte **H**ypertension; s. Schwangerschaftserkrankung, hypertensive.

Silber|nitrat *n*: (engl.) *silver nitrate*; Argentum nitricum, Lapis infernalis, sog. Höllenstein; $AgNO_3$; als leicht lösl. Kristalle od. in Stiftform (sog. Höllensteinstift) gegossen zur Anw. als Antiseptikum; vgl. Credé-Prophylaxe.

Sildenafil (INN) *n*: (engl.) *sildenafil*; selektiver Phosphodiesterase-Hemmer zur p. o. (od. ggf. i. v.) Anw.; **Wirkungsmechanismus:** Hemmung der cGMP-spezif. Phosphodiesterase Typ 5 (Abk. PDE5); **Ind.:** **1.** (p. o.) Erektionsstörung*; **2.** (p. o.; ggf. i. v.) pulmonale Hypertonie der Gruppe 1 (PAH) WHO-Klasse II–III; **Kontraind.:** gleichzeitige Einnahme org. Nitrate od. anderer NO-Donatoren, schwere Herz-Kreislauf-Erkrankung (z. B. instabile Angina pectoris, schwere Herzinsuffizienz, kürzl. erlittener Herzinfarkt od. Schlaganfall), schwere Leberinsuffizienz, art. Hypotonie, bekannte erbl. bedingte degenerative Retinopathie; **UAW:** Kopfschmerz, Dyspepsie, Schwindel, Flush, verstopfte Nase, Farbsehstörungen (selten u. reversibel). Vgl. Tadalafil.

Silvestrini-Corda-Syn|drom (R. S., Arzt, Italien; L. C., Arzt, Italien) *n*: (engl.) *Silvestrini-Corda syndrome*; Oberbegriff für beeinträchtigte endokrine u. geschlechtsspezif. Funktionen inf. Stoffwechselstörung der Sexualhormone* (v. a. verminderte Inaktivierung der Östrogene i. R. der Biotransformation) bei Leberzirrhose, die bei der Frau zum hepatoovariellen Syndrom* u. beim Mann zum hepatotestikulären Syndrom führen. Vgl. Gynäkomastie.

Simmonds-Krankheit (Morris S., Pathol., Hamburg, 1855–1925): Hypophysenvorderlappen*-Insuffizienz.

Simonart-Bänder (Pierre J. S., Gyn., Brüssel, 1817–1874): amniotische Stränge*.

Sims-Huhner-Test (Harry M. S., Gyn., Boston; Max H., Urol., New York, 1873–1947) *m*: (engl.) *Sims-*

Huhner test; syn. Postkoitaltest; Form des Penetrationstests* zur orientierenden Beurteilung der männl. Zeugungsfähigkeit; **Prinzip:** nach Kohabitation in der präovulator. Phase Untersuchung von Zervixschleim hinsichtl. Quantität u. Qualität der Spermien; bei reichl. vorhandenen normalen, bewegl. Spermien ist das Sperma des Mannes als wahrscheinl. fertil anzusehen (Test positiv); bei mehrfach negativem Ausfall kann sog. Unverträglichkeit der Sekrete (bei unauffälligem Spermiogramm u. normaler Ovarialfunktion) vorliegen; weitere Klärung mit Hilfe des gekreuzten SCMC*-Tests.

Sims-Spekulum (James M. S., Gyn., New York, 1813–1883) *n*: (engl.) *Sims' speculum*; Doppelspekulum für die vaginale Untersuchung.

Sims-Uterus|sonde (Harry M. S., Gyn., Boston) *f*: (engl.) *Sims' uterine probe*; Sonde mit Graduierung zur Messung der Länge des Uterus.

Sinistro|versio (lat. vertere, versus drehen, wenden) *f*: s. Versio uteri.

Sinus lacti|feri *m pl*: s. Ductus lactiferi.

Sinus|tumor, endo|dermaler *m*: (engl.) *endodermal sinus tumor*; syn. Dottersacktumor; sehr maligner Keimzelltumor*; **Vork.:** v. a. im Kindes- u. Jugendalter; **Lok.:** meist im Ovar (s. Ovarialtumoren), seltener extragonadal (Retroperitoneum, kleines Becken, Mediastinum, Gehirn, Leber); **Pathol.:** makroskop. solider bis kleinzystischer, oft gallertiger Tumor; histol. mikrozystisch, myxomatös, solidzellig, alveolär-drüsig od. polyvesikulär-vitellin; metastasiert frühzeitig lympho- u. hämatogen u. bildet Alphafetoprotein*; **Ther.:** chir. Entfernung, meist in Komb. mit Zytostatika; **Progn.:** meist rel. gut; in 20 % der Fälle rascher letaler Verlauf.

Sinus uro|genitalis *m*: vorderer Abschnitt der embryonalen Kloake (durch das Septum urorectale unterteilt); Weiterentwicklung zur Harnblase, Urethra u. (bei der Frau) zum Vestibulum vaginae.

Skene-Gänge (Alexander J. S., Gyn., Brooklyn, 1838–1900): (engl.) *Skene's ducts*; Ductus paraurethrales, Paraurethraldrüsen, Skene-Drüsen; bei der Frau neben der Urethra* liegende, drüsige Ausstülpungen (entsprechen der Prostata beim Mann); vgl. Gräfenberg-Zone.

skin expander (engl. skin Haut; expander Ausbreiter, Strecker): Hautexpander; s. Mammaimplantat.

Skinning-Vulv|ek|tomie (engl. skinning das Schälen; lat. vulva Scheide, Gebärmutter) *f*: s. Vulvektomie.

Skirrhus (gr. σκίρρος harte Schwellung, Tumor) *m*: Scirrhus*.

Skler-: auch Scler-; Wortteil mit der Bedeutung hart, trocken; von gr. σκληρός.

Sklerose, tuberöse *f*: (engl.) *tuberous sclerosis*; syn. Bourneville-Pringle-Syndrom; veraltet Epiloia; zu den Phakomatosen gehörendes autosomal-dominant erbl. Fehlbildungssyndrom mit Mutation im TSC1-Gen (Genlocus 9q34, mit Hamartin als Genprodukt) od. TSC2-Gen (Genlocus 16p13.3, mit Tuberin als Genprodukt), bei denen es sich um Tumorsuppressorgene* handelt; ca. 50 % sind Neumutationen; sehr variable Ausprägungen mögl.; **Häufigkeit:** 1 : 20 000–40 000; **Sympt.:** charakterist. Trias aus fazialen Adenofibromen* (s. Abb. 1), Epilepsie u. progressiver Intelligenzminderung; multiple Angiofibrome auch subungual (Koenen-Tumoren; s. Abb. 2), Hypopigmentierungen der Haut (sog. white spots), Bindegewebenävi; epileptiforme Anfälle bereits in den 1. Lebensjahren (West-Syndrom); Hamartome des Herzens (Rhabdomyom), der Niere, Lunge, Leber u. Milz; Netzhauttumoren, Hirnventrikeltumoren, kortikale Dysplasien (Tuber; maligne Entartung mögl.), Knochenzysten; **Diagn.:** (pränatal) Rhabdomyome evtl. durch Ultraschalldiagnostik i. R. der Pränataldiagnostik* nachweisbar; **Ther.:** symptomat. mit Antiepileptika u. Antiarrhythmika, Dermabrasion od. Laserabtragung der Angiofibrome; **Progn.:** progredienter Verlauf, bei ausgeprägten Sympt. verkürzte Lebenserwartung.

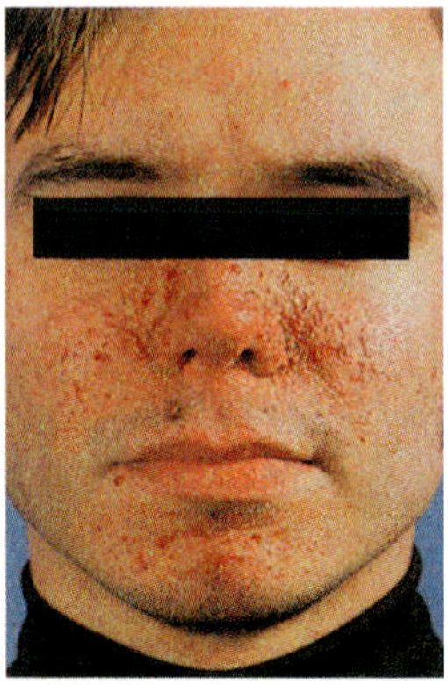

Sklerose, tuberöse Abb. 1: Adenofibrome des Gesichts [1]

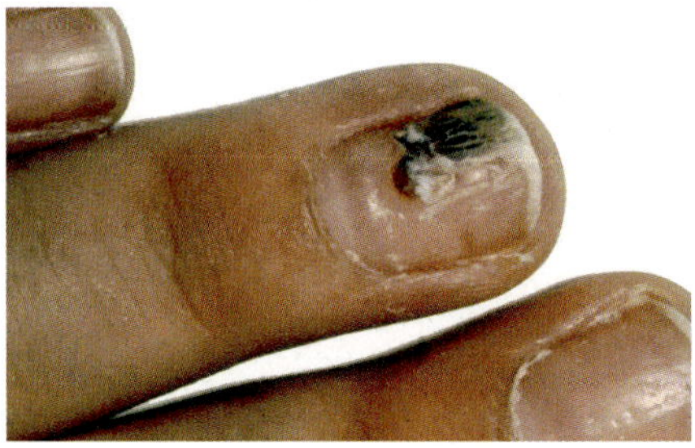

Sklerose, tuberöse Abb. 2: Koenen-Tumor [37]

-skopie: Wortteil mit der Bedeutung Umschau, Spähen; von gr. σκοπία.

SLNB: Abk. für (engl.) ***s**entinel **l**ymph **n**ode **b**iopsy*; s. Sentinel-Lymphknoten-Entfernung.

SLNE: Abk. für (engl.) *Sentinel lymph node biopsy (Entfernung)*; s. Sentinel-Lymphknoten-Entfernung.

slow starter (engl. primäre Wehenschwäche): Form der primären Wehenschwäche (s. Wehendystokie); regelmäßige spontane Wehentätigkeit im Wechsel mit Perioden uteriner Inaktivität ohne deutl. Geburtsfortschritt über 24 Std.; **Häufigkeit:** ca. 2–3 % aller Geburten.

Smear (engl. to smear schmieren): s. Vaginalsmear.

Smegma (gr. σμῆγμα Salbe, Seife) *n*: (engl.) *smegma*; weißl. gelbe, talgige Substanz aus Sekret genitaler Talgdrüsen, abgestorbenen Hautzellen sowie Urin- u. Spermarückständen; sammelt sich beim Mann zwischen innerem Vorhautblatt u. Glans penis (sog. Smegma praeputii), bei der Frau in den Hautfalten zwischen äußeren u. inneren Schamlippen sowie Klitoris (sog. Smegma clitoridis) an; **klin. Bedeutung:** kann bei mangelnder Genitalhygiene zu bakterieller Entz. u. Verbreitung von STD* führen u. durch chron. Entzündungsprozesse evtl. die Entstehung von Peniskarzinomen begünstigen; S. selbst ist nicht kanzerogen. Vgl. Zirkumzision.

Sofort|abnabelung: s. Abnabelung.

Soma (gr. σῶμα) *n*: Körper.

Somiten *n pl*: Ursegmente*.

Sonnen|untergangs|phänomen *n*: (engl.) *sunset phenomenon*; (päd.) teilweises Verschwinden unterer Korneaanteile hinter das Unterlid bei geöffnetem Auge; **Vork.:** **1.** physiol. bei Frühgeborenen mit Megazephalus od. als Normvariante; **2.** pathol. Frühzeichen bei kindl. Hydrozephalus* (s. Abb.) als Ausdruck der Hirndrucksteigerung.

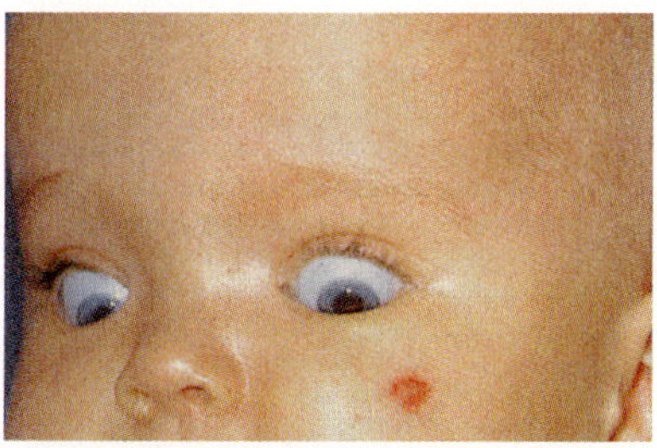

Sonnenuntergangsphänomen: Befund bei Hydrozephalus (auf der linken Wange ein Hämangiom) [32]

Sono|graphie (lat. sonare tönen) *f*: s. Ultraschalldiagnostik.

Soor|kolpitis *f*: s. Vulvovaginalcandidose.

Soor|vulvitis (lat. vulva Gebärmutter, Scheide) *f*: s. Vulvovaginalcandidose.

Sorgius-Lymph|knoten|gruppe: (engl.) *Sorgius' lymph nodes*; Achsellymphknoten* am freien Rand des M. pectoralis major; nehmen v. a. die Lymphe der Brustdrüse auf; bei Mammakarzinom frühe Metastasierung in diese Lymphknoten.

SP-1: **1.** Abk. für **S**chwangerschafts**p**rotein*-**1**; Plasmaprotein (Glykoprotein, M_r ca. 90 000), das elektrophoret. mit der Beta-1-Globulinfraktion wandert u. in Synzytiotrophoblasten der Plazenta gebildet wird; **Bestimmung:** Immunoassay; **Referenzbereich:** im Serum (nicht schwanger): <1 µg/l; **Anw.:** (diagn.) als Tumormarker* bei Tumoren mit trophoblast. Zellanteilen (z. B. Hodentumoren, Mammakarzinom*, Blasenmole*, Chorionkarzinom*). Vgl. HCG; Alphafetoprotein. **2.** Transkriptionsfaktor, der an DNA-Abschnitte der Sequenz 5′-GGGCGGG-3′ bindet u. die Transkription steigert.

SP-2: Abk. für **S**chwangerschafts**p**rotein*-**2**; s. SHBG.

SP-3: Abk. für **S**chwangerschafts**p**rotein*-**3**; syn. PAG, PZP; Plasmaprotein (Glykoprotein) der Alpha-2-Globulinfraktion mit möglicher immunsuppressiver Wirkung, das bei Schwangerschaft, Östrogenzufuhr u. chron. Erkr. im Blut nachweisbar ist.

Spät|abnabelung: s. Abnabelung.

Spät|abort *m*: s. Abort.

Spät|de|zeleration (lat. celer schnell) *f*: s. Dezeleration.

Spät|gestose (lat. gestare tragen) *f*: s. Gestose.

Spät|mortalität, neo|natale *f*: s. Säuglingssterblichkeit (Tab. dort).

Spät|sterblichkeit: s. Säuglingssterblichkeit (Tab. dort).

Spät|tief: s. Dezeleration.

Spalt|blase: s. Blasenekstrophie.

Spas-: auch Spasm-, Spastik-; Wortteil mit der Bedeutung Krampf, Zuckung; von gr. σπασμός.

Spatium retro|pubicum *n*: syn. Cavum Retzii; mit lockerem Bindegewebe angefüllter extraperitonealer Verschiebespalt zwischen Harnblase u. vorderer Bauchwand, durch den bei der klassischen Sectio alta die Harnblase extraperitoneal eröffnet werden kann.

Speculum (lat. speculum Handspiegel) *n*: s. Spekulum.

Spekulum *n*: (engl.) *speculum*; Spiegel; trichter-, rinnen-, spatel- od. röhrenförmiges Instrument zur Einführung in natürl. Körperöffnungen für med. Untersuchungen, z. B. Scheidenspekulum, Rektum-, Ohren-, Mund-, Nasenspekulum.

Sperm-: auch Spermato-, Spermio-, Spermati-; Wortteil mit der Bedeutung Samen; von gr. σπέρμα.

Sperma *n*: (engl.) *sperm*; Samen, Samenflüssigkeit, Semen; Ejakulat des Mannes, bestehend aus Spermien* u. Sekreten von Bläschendrüse, Prostata u. Nebenhoden (s. Tab.); weißlich opaleszierende Flüssigkeit (2–6 ml) mit klebriger Konsistenz u. charakterist. Geruch; Dichte 1,027–1,045 g/cm^3, pH 7–7,8; vgl. Spermauntersuchung.

Sperma|anti|gene *n pl*: s. Spermienantigene.

Sperma|anti|körper: s. Spermienantigene.

Sperma|konservierung: (engl.) *sperm conservation*; Einfrieren u. Aufbewahren von Sperma in flüssi-

S

Sperma
Zusammensetzung

Bestandteil	Charakteristika
Spermien	etwa 3–5 % des Gesamtvolumens; durchschnittlich 40 Mio. pro Ejakulat oder 20 Mio./ml Ejakulat mit über 50 % Beweglichkeit, im Akrosom Hyaluronidase und Akrosin; einzelne Spermatogonien, Spermatozyten
Sekret von	
Bläschendrüse	60–70 % des Gesamtvolumens; enthält Fruktose (1,2–6,5 mg/ml), Phosphorylcholin, Ergothionin, Ascorbinsäure, Prostaglandine, Proteine (z. B. Seminogelin I)
Prostata	15–30 % des Gesamtvolumens; enthält Spermin, saure Phosphatase, Zitronensäure, Cholesterol, Phospholipide, Fibrinolysin, Glutaminsäure, Zink, PSA
Nebenhoden	Carnitin, Lecithin

gem Stickstoff (−196 °C) zum Zweck einer späteren Insemination*; Höchstdauer der Konservierung gesetzlich geregelt, z. B. 1 Jahr (Österreich), 5 Jahre (Deutschland, Schweiz, Spanien) od. bis zu 10 Jahre (Großbritannien).

Spẹrma|plasma *n*: (engl.) *sperm plasma*; zellfreier Anteil von Sperma*.

Spermatiden *fpl*: (engl.) *spermatids*; syn. Spermiden; Spermienvorstufe in der Spermatogenese*.

Spermato|genese *f*: (engl.) *spermatogenesis*; Entw. der Spermien*; **Einteilung: 1.** während der Embryogenese* u. bis zur Pubertät Umwandlung der Urkeimzellen (s. Gametogenese) durch mitotische Teilung in Spermatogonien (diploider Chromosomensatz), aus denen sich danach lebenslang im Keimepithel der Tubuli seminiferi contorti der Hoden primäre Spermatozyten entwickeln; **2.** erste Reifeteilung zu sekundären Spermatozyten (Präspermatiden); **3.** zweite Reifeteilung zu 2 Spermatiden mit haploidem Chromosomensatz; **4.** Differenzierung zu reifen Spermien (Sp.); **klin. Bedeutung:** Sterilität* bei gestörter Sp.; Unterdrückung z. B. durch Zytostatika*, Nitrofurane, Schwermetalle, Hitze, ionisierende Strahlung.

Spermato|genese|hemmung: (engl.) *spermatogenesis inhibition*; Unterdrückung der Spermatogenese* mit Hormonen (sog. Pille für den Mann), z. B. durch Langzeitanwendung von Östrogenen* u. Gestagenen*; **NW:** ggf. Beeinträchtigung von Potenz u. Libido, durch Steroidhormone bedingte UAW. Vgl. Cyproteron; Kontrazeption.

Spermato|gonien (gr. γονή Keim, Spross) *fpl*: (engl.) *spermatogonia*; Ursamenzellen; s. Spermatogenese.

Spermato|zele, allo|plạstische *f*: (engl.) *spermatocele implant*; dem Nebenhoden op. aufgenähtes Kunststoffreservoir, in dem sich Sperma sammelt, das durch Abpunktion zur homologen Insemination* verwendet wird; Anw. bei männlicher Infertilität* heute nicht mehr gebräuchlich; ersetzt durch TESE* u. MESA*.

Spermato|zoon (gr. ζῷον Lebewesen) *n*: Spermium, Samenfaden; s. Spermien.

Spermato|zyten *m pl*: (engl.) *spermatocytes*; syn. Spermiozyten; Reifungsstadium der Spermien während der Spermatogenese*.

Spermat|urie *f*: (engl.) *spermaturia*; Seminurie; Vorhandensein von Spermien im Harn inf. retrograder Ejakulation*.

Spẹrma|untersuchung: (engl.) *sperm analysis*; Untersuchung des nach 3–5-tägiger sexueller Karenz durch Masturbation gewonnenen Ejakulats, z. B. für ein Fertilitätsgutachten; Bestimmung von Farbe (gelblich grau), Transparenz (trüb), Geruch (kastanienblütenartig), pH-Wert (7,0–7,8; abweichend z. B. bei Prostatitis), Spermaverflüssigungszeit (15–30 Min.), Volumen, Spermiendichte (Anzahl/ml), -fehlformenrate u. -beweglichkeit (s. Tab.; als Oligoasthenoteratozoospermie, Abk. OAT, wird die Komb. von Defekten in Bezug auf Spermiendichte, Spermienmotilität u. Fehlformenrate bezeichnet; die Komb. von 2 Defekten wird durch entsprechende Wortkombinationen

Spermauntersuchung
Befunde und Terminologie (WHO-Klassifikation)

Parameter	normal	nicht vorhanden	vermindert	erhöht
Ejakulatvolumen	Normosemie 2–6 ml	Aspermie (Asemie)	Parvisemie <2 ml	Multisemie >6 ml
Spermiendichte	Normozoospermie ≥20 Mio./ml	Azoospermie	Oligozoospermie <20 Mio./ml	
Spermienmotilität			Asthenozoospermie <50 %	
Fehlformenrate				Teratozoospermie ≥70 %

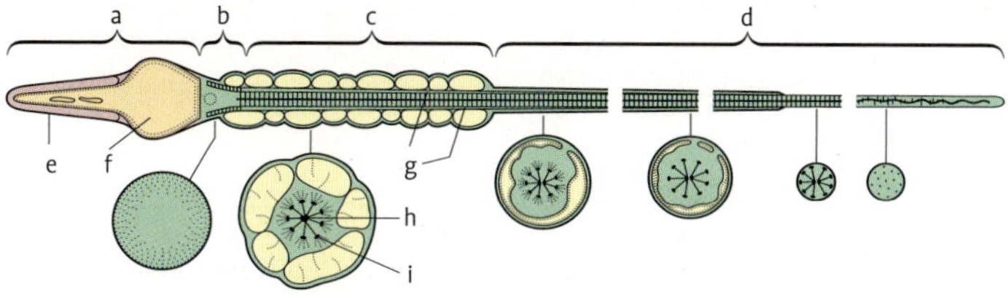

Spermien Abb. 1: Morphologie des menschlichen Samenfadens: a: Kopf; b: Hals; c: Mittelstück mit Mitochondrien; d: Schwanz: e: Akrosom; f: Zellkern; g: Achsenfaden: vom Hals bis zum Schwanzende längs verlaufendes Fibrillensystem, das aus 2 Zentralfibrillen (h) besteht, die von einem Mantel aus 9 Doppelfibrillen (i) umgeben sind [2]

beschrieben) 30 u. 120 Min. nach Ejakulation (anfangs sind >50 % sehr gut beweglich, nach 2 Std. soll der Beweglichkeitsverlust gering, d. h. <15 % sein); Messung der Eosinfärberate (abgestorbene Spermien färben sich, im Gegensatz zu lebenden, rot an) u. der Konz. von Fruktose (<1,2 mg/ml bei Insuffizienz der Bläschendrüsen), Citrat (<2,5 mg/ml bei verminderter sekretor. Prostatafunktion, z. B. bei chron. Prostatitis), Carnitin (<0,04 mg/ml bei Samenwegsverschluss u. Funktionseinschränkung des Nebenhodens) u. neutrale Alphaglukosidase (<20 mU/ml bei Verschlussazoospermie); bakteriol. Ejakulatuntersuchung bei Verdacht auf Entz. des Genitales; Nachw. von Spermienantikörpern bei Verdacht auf immun. u. autoimmun. bedingte Infertilität (vgl. Penetrationstest); Hodenbiopsie* (stets beidseits) bei Azoospermie u. Oligozoospermie, ggf. zus. mit endokrin. u. genet. Untersuchung.

Sperma-Zervikal-Mukus-Kon|takt|test *m*: s. SCMC-Test.

Spermidin *n*: (engl.) *spermidine*; Vorstufe von Spermin*.

Spermien *n pl*: (engl.) *spermia*; Spermatozoen; reife Samenfäden; im keimbildenden Epithel der Hodenkanälchen entstehenden männl. Samenzellen (s. Abb. 1); Länge ca. 60 µm; 20 % der Sp. eines normalen Ejakulats sind unreif u. unbeweglich; weisen mehr als ein Viertel der Sp. Veränderungen am Kopfteil auf, ist die Spermatogenese* gestört (s. Abb. 2). **Referenzbereiche** für die qual. u. quant. Beurteilung des Ejakulats: s. Spermauntersuchung (Tab. dort).

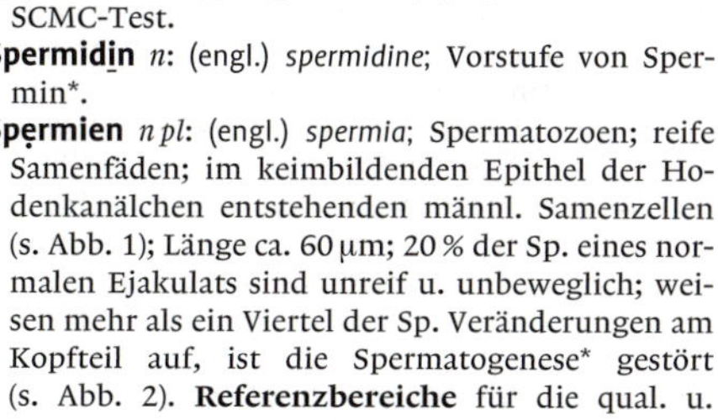

Spermien Abb. 2: 1: normales ovales Spermatozoon; 2–5: abnorme Spermatozoen; 2: spitz zulaufende Form; 3: Doppelform; 4: Riesenform; 5: amorphe Form

Spermien|ana|lyse, computer|assistierte (gr. ἀναλύειν auflösen) *f*: (engl.) *computer-assisted sperm motion analysis*; Abk. CASA; computergestützte Bestimmung der Konz. u. Motilität von Spermien; dazu wird das mikroskop. Bild aus der Zählkammer mit einer Videokamera übertragen u. anhand definierter Parameter, d. h. Größe, Form u. (progressiver) Beweglichkeit, durch den Computer ausgewertet.

Spermien|anti|gene *n pl*: (engl.) *sperm antigens*; Antigene auf menschl. Spermien, v. a. auf Kopf- u. Schwanzteil; dagegen gebildete Antikörper (nachweisbar im Serum infertiler Männer u. Frauen bzw. im Zervixschleim) können bei Sterilität* eine Rolle spielen, indem sie Spermien verklumpen od. direkt immobilisieren. Vgl. Sperma; Sims-Huhner-Test.

Spermien|anti|körper: s. Spermienantigene.

Spermien|färbung: (engl.) *sperm stain*; Eosin-Nigrosin-Färbung; Färbetechnik, welche die Differenzierung zwischen lebenden (keine Anfärbung) u. abgestorbenen (rote Färbung) Spermien ermöglicht; vgl. Spermauntersuchung.

Spermien|in|jektion, intra|zyto|plasmatische (lat. inicere, iniectus hineintun, einflößen) *f*: s. ICSI.

Spermien|in|vasions|test (lat. invasio Angriff, Eindringen) *m*: Penetrationstest*.

Spermien|motilität (lat. motio Bewegung) *f*: (engl.) *sperm motility*; Bewegungsfähigkeit der Spermien*; Dauer der Sp. u. Anteil bewegl. Spermien sind Hauptkriterien für die Befruchtungsfähigkeit des Spermas*. Vgl. Spermauntersuchung.

Spermin *n*: (engl.) *spermine*; Diaminopropylputrescin; in allen Geweben (in Sperma bes. reichlich) enthaltenes Polyamin mit charakterist. Geruch, das an der Regulierung der Zellproliferation, Stimulation der DNA- u. RNA-Synthese u. Hemmung von Proteinkinasen beteiligt ist.

Spermio|genese *f*: s. Spermatogenese.

Spermio|gramm *n*: (engl.) *spermiogram*; Auflistung der bei der Spermauntersuchung* erhobenen Befunde.

Spermio|zyten *m pl*: Spermatozyten*.

Spermium *n*: Samenfaden; s. Spermien.

Spermi|zide *n pl*: (engl.) *spermicides*; Spermien abtötende Substanzen zur Kontrazeption*; enthalten v.a. Nonoxinol* 9; allein (s. Schaumovulum) od. zus. mit mechan. Mitteln (s. Scheidendiaphragma) anwendbar; **Zuverlässigkeit:** s. Pearl-Index (Tab. dort).

Sphinkter, arti|fizieller *m*: (engl.) *artificial sphincter*; implantierbares System aus Harnröhrenmanschette, Pumpe u. druckregulierendem Ballon (s. Abb.); Implantation der Manschette beim Mann im Bereich der bulbären od. membranösen Urethra od. am Blasenhals (abhängig von der Art der Sphinkterläsion), bei der Frau ausschließlich am Blasenhals; **Ind.:** Harninkontinenz* inf. myogener od. neurogener Sphinkterinsuffizienz, z.B. Belastungsinkontinenz nach radikaler Prostatektomie.

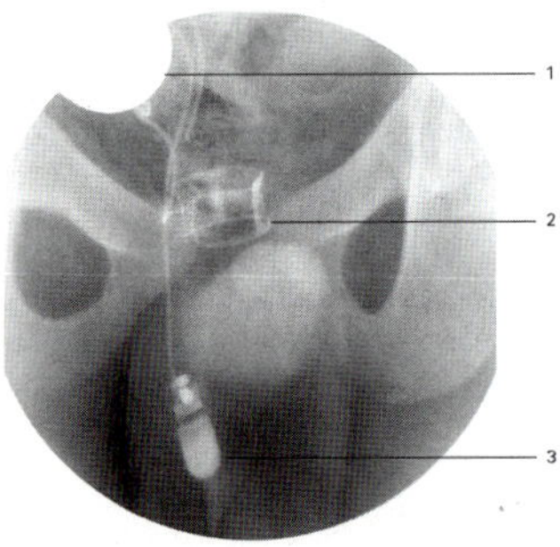

Sphinkter, artifizieller: 1: druckregulierender Ballon; 2: Manschette; 3: Pumpe [62]

Sphinktero|metrie *f*: (engl.) *sphincterometry, cystosphincterometry*; veraltete Methode zur Messung des Öffnungsdrucks des inneren u. äußeren Harnröhrensphinkters; vgl. Urethradruckprofil.

Spina (lat.) *f*: **1.** (engl.) *spine*; (anat.) Dorn, Stachel; Sp. iliaca anterior inferior, superior: vorderer unterer bzw. oberer Darmbeinstachel; Sp. iliaca posterior inf., sup.: hinterer unterer bzw. oberer Darmbeinstachel; Sp. ischiadica: Sitzbeinstachel, am hinteren Rand des Sitzbeins nach innen gerichteter Knochendorn; gebh. von großer Bedeutung; Sp. scapulae: Schulterblattgräte; Knochenkamm an der Hinterfläche der Scapula, läuft lateral in das Acromion aus. Vgl. Interspinallinie. **2.** (pathol.) Wirbelsäule, Rückenmark, z.B. Spina* bifida.

S

Spina bi|fida *f*: (engl.) *spina bifida, hydrocele spinalis, cleft spine*; Dysrhaphiesyndrom* mit unvollständigem Schluss der knöchernen Wirbelsäule; **Path.:** unvollständiger Verschluss der Medullarrinne bzw. des Neuroporus caudalis (21.–28. Tag); **Ätiol.:** vermutl. multifaktoriell (genet. Disposition u. mechan., infektiöse, alimentäre od. tox. intrauterine Schädigung); **Häufigkeit:** Inzidenz ca. 1:1000; **Einteilung: 1.** nach Lok.; **a)** Sp.b. posterior: Spaltbildung im hinteren Teil der Wirbelsäule; häufigste Lok.; **b)** Sp.b. anterior: Spaltbildung im vorderen Teil der Wirbelsäule; **2.** nach Ausdehnung; **a)** Sp.b. totalis: vollständige Spaltung der Wirbelsäule (Rhachischisis) einschließl. des Rückenmarks (Myeloschisis); **b)** Sp.b. partialis: Teilspaltung best. Abschnitte der knöchernen Wirbelsäule (meist dorsal im Lumbal- od. Sakralbereich) u. evtl. entspr. Rückenmarkanteile; s. Abb.; **3.** in offene u. geschlossene Formen; **a)** Sp.b. aperta: offene Form mit Freiliegen u. Vorwölbung von Inhalten des Spinalkanals als Meningozele, Meningomyelozele* (Abb. dort) od. Myelozystozele; **b)** Sp.b. cystica: geschlossene Form mit intakter Haut über dem Defekt u. sicht- bzw. tastbarer Vorwölbung; **c)** Sp.b. occulta: geschlossene Form mit äußerl. nicht sichtbarer Spaltung der Neuralbögen der Wirbel, oft mit weitgehend normaler Anlage u. Funktion des Rückenmarks u. der Weichteile über dem Knochendefekt (z.B. als Zufallsbefund bei Röntgenaufnahme der Wirbelsäule); gelegentlich mit abnormer Behaarung, Pigmentierung bzw. Grübchenbildung im betroffenen Bereich, Sinus dermalis od. okkulter Meningo(myelo)zele einhergehend; **Klin.:** bei Sp.b. occulta oft keine Sympt.; bei Sp.b. aperta meist neurol. Sympt., z.B. Sensibilitätsstörung, neurogene Blasenentleerungsstörung, Lähmung od. troph. Störung, Fußdeformitäten; **Diagn.:** Inspektion u. bildgebende Untersuchung der Wirbelsäule, v.a. Röntgen, MRT, CT; **Ther.:** bei asymptomatischer Sp.b. occulta ohne weitere Fehlbildungen nicht erforder-

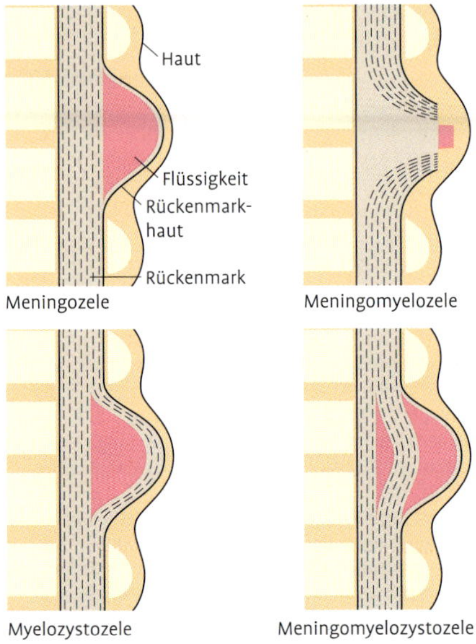

Spina bifida: Sp.b. partialis mit unterschiedlichen Formen von Meningozele u. Meningomyelozele

lich; bei offenen Formen neurochir. Primärversorgung mit Verschluss des Defekts; orthop. Ther. zur Korrektur von Fußdeformitäten, Proph. von Kontrakturen u. Fehlstellungen; **Prävention:** **1.** primär: perikonzeptionelle Folsäuresubstitution (mind. 4 Wo. präkonzeptionell u. mind. in den ersten 12 SSW); **2.** sekundär: Pränataldiagnostik* (Ultraschalldiagnostik, Alphafetoprotein*); **3.** tertiär: primäre Schnittentbindung*.

Spinal|an|ästhesie (gr. ἀναισθησία Unempfindlichkeit) *f*: (engl.) *spinal anesthesia*; häufig durchgeführte Form der zentralen Leitungsanästhesie*, bei der nach Lumbalpunktion ein Lokalanästhetikum in den spinalen Subarachnoidalraum injiziert wird; **Wirkung:** temporäre segmentale Blockade (sympathisch, sensorisch, motorisch) an den Wurzeln der Spinalnerven; vgl. Sympathikusblockade; **Formen:** **1.** (i. d. R.) Single-shot-Verfahren; **2.** zur besseren Steuerbarkeit der Anästhesie: **a)** CSE: Komb. mit Periduralanästhesie (Abk. PDA); s. Leitungsanästhesie; **b)** (selten) fraktionierte od. kontinuierl. Sp. (Abk. CSA für engl. continuous spinal anesthesia) über (subarachnoidalen) Katheter; Vergleich zwischen Sp. u. PDA: s. Periduralanästhesie (Tab. dort), Periduralanästhesie (Abb. dort); **Einteilung:** nach sensor. Blockadehöhe (je nach Operationsareal) in Sattelblock* (bis S 1), tiefe (bis L 1), mittelhohe (bis Th 10), hohe (bis Th 6) Sp.; s. Dermatom; **Prinzip:** Blockadehöhe steigt mit Dosierung (individuell anzupassen, z. B. an Duralsacklänge u. Body-mass-Index; vgl. Liquor cerebrospinalis), Punktionshöhe u. bei Barbotage. Bei Verw. einer (meist) hyperbaren (selten hypobaren) Lokalanästhetika-Lösung (Barizität: s. Lokalanästhetika) zusätzl. Beeinflussung der Blockadeausbreitung durch spez. Lagerung: z. B. Limitierung der kranialwärtigen Ausbreitung hyperbarer Lokalanästhetika-Lösungen durch Schräglagerung (Oberkörper hoch) bzw. Hemispinalanästhesie durch Seitenlagerung; **Ind.:** Op. unterh. des Nabels, z. B. abdominal od. an der unteren Extremität; **Kontraind.:** Inf. an der Punktionsstelle; hämorrhag. Diathese z. B. durch ASS (cave: Wirkungsdauer) mit Heparin; Schock; Sepsis; Erkr. des ZNS; anat. u. neurol. spinale Veränderungen u. a.; **Kompl.:** u. a. **1.** kardiovaskulär (art. Hypotonie u. Bradykardie; cave: bes. bei Hypovolämie, Vagotonie) mit zunehmender Blockadehöhe inf. Sympathikolyse; Ther.: Sympathomimetika, z. B. Cafedrin u. Theodrenalin in Komb. i. v.; cave: keine Kopftieflagerung bei Sp. mit hyperbar gelöstem Lokalanästhetikum; **2.** neurogener Harnverhalt (inf. sakraler Parasympathikolyse); **3.** postspinaler Kopfschmerz inf. transduralen Liquorverlusts: seltener bei Punktion mit dünner u. atraumat. (Pencilpoint-)Kanüle (z. B. Sprotte-Kanüle); vgl. Liquorunterdrucksyndrom; Blutpatch, epiduraler; **4.** nervale Schädigung (Parästhesie während Punktion), spinale Blutung, Inf. od. totale Sp. (komplette Blockade mit Atemlähmung). Vgl. PONV.

Spinnbarkeits|test *m*: s. Zervixschleim.

Spinnen|nävus (lat. naevus Mal, Muttermal) *m*: Naevus* araneus.

Spiral|arterien (gr. σπεῖρα Windung) *fpl*: (engl.) *spiral arteries*; Bez. für die in der Sekretionsphase des Menstruationszyklus* stark erweiterten u. gefüllten Gefäße des Endometriums.

Spirale *f*: s. Intrauterinpessar.

Spirono|lacton (INN) *n*: (engl.) *spironolactone*; synthet. Aldosteron*-Antagonist (Diuretikum) mit steroidaler Struktur u. Canrenon als wirksamem Metaboliten; **Ind.:** Hyperaldosteronismus; **UAW:** u. a. Hyperkaliämie, gastrointestinale Störung, Exanthem, Exsikkose, hyperchloräm. Azidose; Gynäkomastie, Impotenz, (irreversible) Stimmveränderung, eingeschränktes Reaktionsvermögen, Zyklusstörung.

Spontan|ab|ort *m*: (engl.) *spontaneous abortion*; Abortus spontaneus; Abort* ohne äußere Einwirkung; **Urs.:** **1.** genet. Anomalien der Embryonalanlage (häufig Tri- od. Monosomie) od. der Eltern (z. B. balancierte Translokation*); **2.** lokale bzw. generalisierte Infektion (z. B. mit Chlamydia* trachomatis, Toxoplasma* gondii, Zytomegalie*-Virus); **3.** endokrin. Erkr. der Mutter (z. B. Hyper- od. Hypothyreose, Corpus-luteum-Insuffizienz, Diabetes* mellitus); **4.** morphol. (z. B. Uterusfehlbildung*, Myoma uteri, Synechien); **5.** immun. (z. B. Antiphospholipid*-Syndrom, Lupus erythematodes); **6.** Thrombophilie; **7.** exogene Noxen (z. B. radioaktive Strahlung, Pflanzenschutzgift, Arzneimittel); **8.** psychosoziale Faktoren (z. B. Krieg, Flucht, Trennung); **Ther.:** nur bei wiederholtem Sp. erforderl. (s. Abort, habitueller).

Spotting (engl. to spot mit Flecken versehen): s. Schmierblutung.

Squeeze-Technik (engl. to squeeze quetschen) *f*: (engl.) *squeeze method*; Meth. zur Unterdrückung des Ejakulationsreflexes durch manuellen Druck auf den Penis am Übergang vom Schaft zur Glans penis; **Ind.:** Ejaculatio* praecox. Vgl. Stopp-Start-Therapie; Reaktionszyklus, sexueller.

SSL: Abk. für **S**cheitel-**S**teiß-**L**änge; s. Fetometrie.

SSM: **1.** Abk. für **S**chwanger**s**chafts**m**onat; s. Schwangerschaftsdauer; **2.** Abk. für (engl.) ***s**uperficial **s**preading **m**elanoma*; s. Melanom, malignes.

SSSS: Abk. für (engl.) ***s**taphylococcal **s**calded **s**kin **s**yndrome*; Staphylokokken-Schälsyndrom; staphylogenes Lyell*-Syndrom mit generalisierter Ablösung des Stratum corneum, verursacht durch das Toxin Exfoliatin von Staphylokokken der Phagengruppe II (bes. Typ 71) aus dem Nasen-Rachen-Raum; **Vork.:** bei Neugeborenen (Dermatitis exfoliativa neonatorum, Ritter-Krankheit) u. Kleinkindern, Pat. unter Immunsuppression od. mit hochgradiger Niereninsuffizienz; **Klin.:** prodromal scarlatiformes Exanthem, Abgeschlagenheit; Std. bis Tage später exfoliatives Stadium mit ausgedehnten Erosionen u. großen schlaffen, sterilen Blasen auf geröteter Haut (auch auf nicht befallener Haut Nikolski-Phänomen positiv), Fieber; narbenfreie Rückbildung; **Ther.:** penicillinasefeste Penicilline (hochdosiert); Substitution von Flüssigkeit, Lokaltherapie der Blasen wie bei Verbrennung; **Progn.:** Letalität <5 % (bei schneller Therapieeinleitung). Vgl. Impetigo contagiosa.

SSW: Abk. für **S**chwanger**s**chafts**w**oche; s. Schwangerschaftsdauer.

Stab|kranz: s. Corona radiata.

Staging (engl. stage Stadium, Stufe) *n*: Bestimmung der Ausdehnung eines malignen Tumors durch operative Exploration bzw. Biopsie u. Zuordnung zu Stadien der TNM*-Klassifikation, die für diesen Zweck als **pTNM-Stadien** (pathol. bzw. postoperative Stadien) notiert werden; vgl. Grading.

STAN: Abk. für subpartale **ST**-Strecken-**An**alyse; direkt abgeleitetes fetales EKG* (ab 37. SSW) mit computerbasierter Auswertung; **Ind.:** Früherfassung fetaler Hypoxämie* unter der Geburt: Anstieg der Amplitude der T-Welle bei metabolischer Azidose, Anstieg des T/QRS-Quotienten mit zunehmender fetaler Hypoxie; bei pathol. ST-Strecken-Hebung (sog. ST-Event, s. Abb.) Geburtsbeendigung ggf. operativ erforderlich.

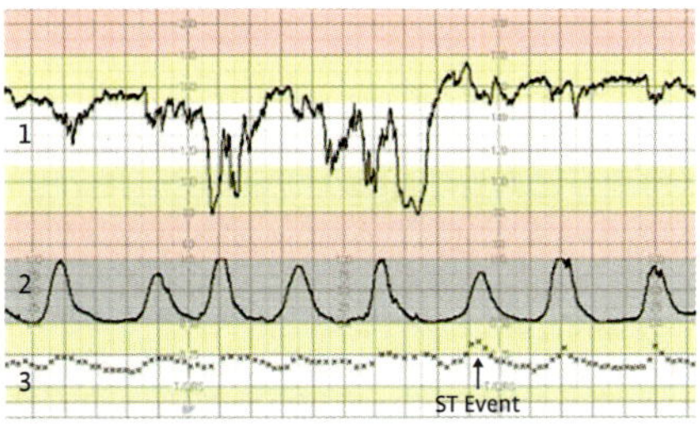

STAN: 1: fetale Herzfrequenz; 2: Tokographie; 3: T/QRS-Quotient [61]

Stanz|bi|opsie *f*: (engl.) *punch biopsy*; Biopsie* mit Entnahme eines Gewebezylinders unter Anw. einer Hohlnadelstanze; **Anw.:** z. B. Mammabiopsie*, Prostatabiopsie, Knochenmarkbiopsie.

staphylococcal scalded skin syndrome (engl.): s. SSSS.

-stase: auch -stasie; Wortteil mit der Bedeutung Stillstand, Stauung; von gr. στάσις.

Statine *n pl*: **1.** (engl.) *statines*; Release-inhibiting-Hormone; s. Releasing-Hormone; s. Hypothalamus-Hypophysen-System (Abb. dort); **2.** (pharmak.) HMG-CoA-Reduktase-Hemmer; s. Lipidsenker.

STD: Abk. für (engl.) ***s****exually* ***t****ransmitted* ***d****iseases*; STI (Abk. für engl. sexually transmitted infections); von der WHO eingeführte Bez. für alle durch Sexualkontakt* übertragene Krankheiten, verursacht von Bakterien, Viren, Protozoen u. Arthropoden; **Klin.:** typ. Krankheitsbilder: **1.** HIV*-Erkrankung/AIDS*; **2.** Genitalulzera: Ulcus* molle, Granuloma inguinale, Lymphogranuloma* venereum, Syphilis*, Herpes genitalis (s. Herpes simplex); **3.** Urethritis* u. Zervizitis*: Gonorrhö*, genitale Chlamydiose durch Chlamydia* trachomatis; **4.** Kolpitis*; bakterielle Vaginose*, Trichomoniasis*, vulvovaginale Candidose; **5.** pelvic* inflammatory disease: Entz. des oberen weibl. Genitaltrakts durch z. B. Gardnerella* vaginalis, Haemophilus influenzae, Streptococcus* agalactiae, Zytomegalie*-Virus, Mycoplasma*; **6.** Epididymitis*: akut/chron. durch Neisseria gonorrhoeae, Chlamydia trachomatis u. Darmbakterien; **7.** Infektion mit Humanpapillomavirus (Abk. HPV): genital, Condylomata* acuminata, intraepitheliale zervikale od. vaginale Neoplasie; **8.** Virushepatitis: Hepatitis A, B u. C; **9.** Proktitis, Proktocolitis: u. a. durch Campylobacter, Shigella, Entamoeba histolytica, Zytomegalie*-Virus; **10.** Enteritis: durch Giardia lamblia; **11.** ektoparasitäre Infektion: Scabies*, Pedikulose* (Pediculosis pubis u. Pediculosis corporis).

Steato|nekrose *f*: Fettgewebenekrose*.

Steh|feld|bestrahlung: (engl.) *fixed field radiation*; Form der Strahlentherapie* mit konstantem Bestrahlungsfeld u. -winkel bei unbewegter Strahlenquelle; **Formen:** Einzel- od. Mehrfeldbestrahlung, z. B. sog. Gegenfeldbestrahlung von 2 gegenüberliegenden Feldern (homogenere Dosisverteilung im Tumorgebiet); **Anw.:** z. B. bei Röntgenreizbestrahlung. Vgl. Bewegungsbestrahlung.

Stein-Leventhal-Syn|drom (Irving F. St., Gyn., Chicago, 1887–1976; Michael L. L., amerikan. Gyn., Gebh., 1901–1971) *n*: s. Ovarialsyndrom, polyzystisches.

Stein|schnitt|lage: (engl.) *lithotomy position*; Rückenlage des Pat. mit gespreizten u. im Hüft- u. Kniegelenk gebeugten Beinen (Hervorziehen des Gesäßes bis an den Rand der Unterlage) für diagn. u. therap. Eingriffe im Urogenital- u. Anorektalbereich (s. Abb.).

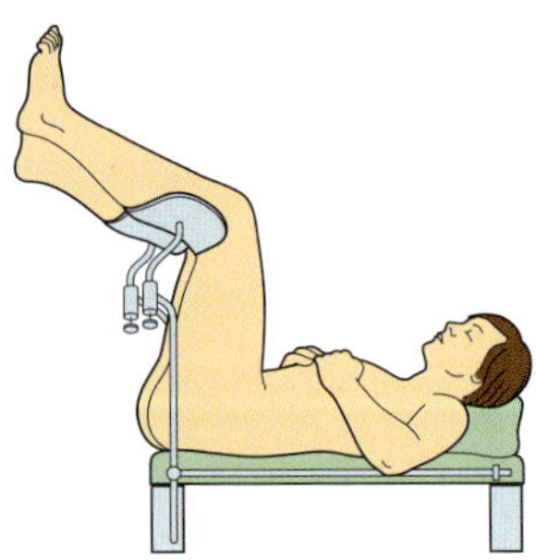

Steinschnittlage

Steiß|bein: (anat.) Os* coccygis.

Steiß|bein|teratom (gr. τέρας, τέρατος Ungeheuer) *n*: Steißteratom*.

Steiß-Fuß-Lage: s. Beckenendlage.

Steiß|lage: s. Beckenendlage.

Steiß|schmerz: s. Kokzygodynie.

Steiß|teratom (gr. τέρας, τέρατος Ungeheuer) *n*: (engl.) *coccygeal teratoma*; syn. Kokzygealteratom, Steißbeinteratom; am Beckenende lokalisiertes Teratom*;

häufigster, meist benigner solider Tumor im 1. Lebensjahr.

Diagn.: pränatal sonograph.; **Kompl.:** Geburtshindernis (großes angeb. St.); bei großem Shuntvolumen u. U. fetale Kreislaufdekompensation; **Ther.:** op. Resektion.

Stell|re|flexe *m pl*: (engl.) *statotonic reflexes*; v. a. auf Ebene des Hirnstamms integrierte Reflexe bzw. Reflexketten, die der Aufrechterhaltung bzw. Wiederherstellung einer balancierten Körper- u. Kopfhaltung u. koordinierten Augenstellung dienen; Afferenzen aus Vestibularapparat, von Sensoren (v. a. Druck-Sensoren der Körperoberfläche u. Propriosensoren) u. aus Sehorgan mit Integration in Großhirnrinde; **Vork.:** physiol. als frühkindlicher Reflex*; pathol. Steigerung als sog. Streckkrämpfe v. a. bei apallischem Syndrom. Vgl. Haltungsreflexe.

Stell|wehen: (engl.) *early labour*; (Vor-)Wehen*, die den vorliegenden Kindsteil zur Einstellung bringen.

Steno-: Wortteil mit der Bedeutung eng, schmal; von gr. στενός.

Sterilisation (lat. sterilis unfruchtbar) *f*: **1.** (engl.) *sterilization*; (chir.) Herbeiführung der Unfruchtbarkeit eines Menschen (Sterilität*) durch chir. Eingriff, bei dem Ei- bzw. Samenleiter unterbrochen od. funktionsunfähig gemacht werden; im Unterschied zur Kastration* mit Erhalt von Gonaden u. damit Libido u. Fähigkeit zum Geschlechtsverkehr; Zeugungsfähigkeit erlischt erst nach Wochen; **Formen:** **a)** St. der Frau: Tubensterilisation*; **b)** St. des Mannes: Vasoresektion*; der Eingriff beim Mann ist wesentl. einfacher u. ungefährlicher als die St. der Frau. **Gesetzliche Vorschriften:** Zwangssterilisation ist nach Artikel 1 u. 2 des Grundgesetzes unzulässig u. strafbar als schwere Körperverletzung* gemäß § 226 StGB; freiwillige St. ist nach Ansicht des Bundesgerichtshofs in Deutschland nicht strafbar. Lediglich die wegen Krankheit erforderliche St. fällt nach § 24 b SGB V unter die Leistungspflicht der gesetzlichen Krankenversicherung. Das deutsche Zivilrecht verbietet die St. Minderjähriger vollständig (§ 1631 c BGB) u. schließt für volljährige einwilligungsunfähige Betreute Zwangsmaßnahmen aus (§ 1905 BGB; mit engen, den Erforderlichkeitsgrundsatz bes. betonenden Voraussetzungen zur St. u. strengen Verfahrensanforderungen). **2.** (hygienisch) Maßnahme zur vollständigen Keimfreiheit (Sterilität) durch vollständige Abtötung, irreversible Inaktivierung od. Entfernung aller Mikroorganismen; **Formen:** **a)** therm.: s. Dampfsterilisation; **b)** St. durch energiereiche Strahlung (Kathodenstrahlen, Gammastrahlen): Anw. fast ausschließl. industriell für keimdicht verpackte Einwegartikel (z. B. Katheter, Kunststoffspritze, Infusionsbesteck, Nahtmaterial); **c)** Niedertemperaturverfahren für thermolabile Materialien (Kunststoffkombination, Gefäßprothese, künstl. Herzklappe, Herzschrittmacher, Schläuche der Herz-Lungen-Maschine u. a.) durch Ethylenoxid, Formaldehyd-Wasserdampf-Sterilisation, Plasmasterilisation. Vgl. Resistenzstufe; Autoklav; Gassterilisation; Sterilisationskinetik; Entkeimung.

Sterilität *f*: **1.** (engl.) *sterility*; (mikrobiol.) Keimfreiheit; vgl. Sterilisation; **2.** (klin.) Zustand der Unfruchtbarkeit bei Frauen bzw. der Zeugungsunfähigkeit bei Männern; klin. relevant als ungewollte Kinderlosigkeit von Paaren trotz regelmäßigem ungeschütztem Koitus während 1–2 Jahren; ursächl. zu ca. 45 % St. der Frau, zu ca. 40 % St. des Mannes, ca. 15 % ungeklärt; **Einteilung:** (bei Frauen) **a)** primäre St. ohne bisherige Konzeption*; **b)** sekundäre (erworbene) St. nach bereits vorangegangener Schwangerschaft (vgl. Infertilität); zu berücksichtigen ist die mit dem Alter abnehmende Fertilität (s. Fertilitätsrate). **Ätiol.:** **A.** bei **Frauen:** **I.** funktionell od. org.: **a)** ovariell bedingt (primäre od. sekundäre Ovarialinsuffizienz*); **b)** tubar bedingt (Tubenverschluss* z. B. nach Salpingitis* od. Tubenverwachsungen, bei Endometriose*, Motilitätsstörungen); **c)** uterin bedingt (Uterusfehlbildung*, Myoma* uteri, intrauterine Adhäsionen*, hormonal bedingte Nidationsstörung); **d)** zervikal bedingt (pathol. Zervixfaktor*, Zervizitis*, anat. Veränderungen, z. B. Konisation, Emmet-Riss, Spermienantikörper im Zervixschleim); **e)** vaginal bedingt (vaginale Fehlbildungen*, Kolpitis*); **II.** extragenital: Diabetes* mellitus, Störungen der Schilddrüsenfunktion, Adipositas, Anorexia* nervosa, hypophysäre Störungen, Genussgifte (z. B. Alkohol, Nicotin) u. a.; **III.** i. w. S. auch sexuelle Funktionsstörungen*; **B.** bei **Männern:** gestörte Spermatogenese* durch Maldescensus* testis, Hodenhypoplasie, Zustand nach Hodenverletzung od. -infektion, Varikozele*, hormonale Störungen (Hypothyreose*, hormonaktive NNR-Tumoren, Hypophysenvorderlappen*-Insuffizienz); Verlegung der Samenwege, meist entzündl. bedingt inf. Epididymitis*, Prostatitis, Urethritis*, evtl. Hypospadie* od. nach Vasoresektion*; i. w. S. auch sexuelle Funktionsstörungen*. In etwa einem Fünftel der ungeklärten Fälle spielen wahrscheinl. (Auto-)Antikörper eine ursächl. Rolle (vgl. Spermienantigene). **Diagn.:** **a)** bei **Frauen:** Sexualanamnese, gyn. Untersuchung, zytol. Abstrich, Kolposkopie*, bakteriol. Abstrich; zur Prüfung der Ovarialfunktion Messung der Basaltemperatur*, Kolpozytologie*, Bestimmung von Zervixfaktor* u. Reinheitsgrad der Scheidenflora*, laborchem. Hormonuntersuchung (z. B. Anti*-Müller-Hormon), Penetrations*-, Gestagen*- u. Östrogentest, evtl. Endometriumbiopsie (Strichkürettage*), Pelviskopie* mit Chromopertubation sowie Gonadotropinbestimmung (DD zwischen primär ovariellen u. primär zentralen Störungen). Bei Frauen sollte keine invasive Untersuchung ausgeführt werden, bevor nicht die Zeugungsfähigkeit ihrer Partner festgestellt wurde. **b)** bei **Männern:** Spermauntersuchung*, Bestimmung von FSH*, LH*, Testosteron* zur Unterscheidung einer primären u. sekundären Hodenschädigung, evtl. Hodenbiopsie*. **Maßnahmen:** Nach Ausschluss nicht beeinflussbarer Ursachen (z. B. gonadal bedingt beim Turner*- od. Klinefelter*-Syndrom) sollte eine Beratung über das Konzeptionsoptimum* erfolgen sowie evtl. eine Insemination* bzw. In*-vitro-Fertilisation od. eine Adoption zur Erfüllung des Kinderwunsches in Erwägung gezogen werden. Vgl. Kinderwunschbehandlung.

Sterilitäts|operation *f*: (engl.) *infertility operation*; sog. Refertilisierung; (mikrochir.) op. Wiederherstellung der Fertilität nach erkrankungsbedingter od. op. erzielter Sterilität*; **Methode: 1.** bei der Frau: Wiederherstellung der Eileiterdurchgängigkeit z. B. durch Ovariolyse*, Fimbriolyse* u. Salpingolyse*, Salpingotomie*, Fimbrioplastik, Salpingostomatoplastik (s. Tubenchirurgie), End-zu-End-Anastomose, Tubenimplantation*; deutl. erhöhtes Risiko für Extrauteringravidität*; **2.** beim Mann: Vasovasostomie* od. Epididymovasostomie.

Stern|nävus (lat. naevus Mal, Muttermal) *m*: Naevus* araneus.

Steroide *n pl*: (engl.) *steroids*; org. Verbindungen aus 18–30 C-Atomen mit dem Grundgerüst des Cyclopentanoperhydrophenanthrens (Trivialname Gonan, früher Steran); die C-Atome 10 u. 13 tragen je eine Methylgruppe, welche die Aromatisierung des Ringsystems verhindern. Mehr als 20 000 St. sind bekannt, ca. 2 % davon haben med. Bedeutung. Ihre sehr versch. biol. Eigenschaften beruhen auf Länge u. Art der Seitenketten, funkt. Gruppen u./od. Doppelbindungen im Grundgerüst. **1. natürliche St.** sind Terpenoide, deren Biosynthese vom Isopren ausgeht: Sterole, Gallensäuren, Steroidhormone*, Calciferole, Digitalisglykoside, Pheromone*, Steroidalkaloide, Herzglykoside; **2. synthetische St.:** Anabolika* u. modifizierte Steroidhormone (z. B. zur hormonalen Kontrazeption). **Einteilung:** (chem.) z. B. nach Anzahl der C-Atome: C_{17}- (Gonan: Grundkörper), C_{18}- (Estran; natürl. Östrogene*), C_{19}- (Androstan; alle natürl. Androgene*), C_{21}- (Pregnan; Glukokortikoide*, Mineralokortikoide, Progesteron*), C_{24}- (Cholan; Gallensäuren), C_{27}- (Cholestan; viele Sterole). H-Atome od. OH-Gruppen oberhalb der Molekülebene werden als cis-(β-), unterhalb stehende als trans-(α-)konfiguriert bezeichnet.

Steroid|hormone *n pl*: (engl.) *steroid hormones*; als Hormone* wirkende Steroide*; Wirkungsvermittlung an Zielzellen über intrazelluläre Hormon*-Rezeptoren; **Einteilung: 1.** Mineralokortikoide; **2.** Glukokortikoide*; **3.** Sexualhormone*; **Abbau:** hepatische Inaktivierung u. Biotransformation in wasserlösl. Form; Ausscheidung renal (30–60 %), intestinal (10 %) u. über enterohepat. Kreislauf. Vgl. Kortikoide.

Stewart-Treves-Syn|drom (Fred W. St., amerikan. Pathol., 1894–1991; Norman T., amerikan. Chir., 1894–1964) *n*: (engl.) *Stewart-Treves syndrome*; sehr seltenes, hochmalignes kutanes angioplast. Sarkom inf. eines chron. Lymphödems* der Extremitäten; **Vork.:** v. a. nach Mastektomie u. Strahlentherapie bei Mammakarzinom* (sog. Postmastektomie-Hämangiosarkom); **Klin.:** ca. 5–20 Jahre nach Op. Auftreten von rasch wachsenden (∅ bis 5 cm), lividroten Knötchen, die geschwürig zerfallen u. aus denen sich blutig-seröse Flüssigkeit entleert; petechiale Blutungen, Teleangiektasien; **Diagn.:** immunhistochemischer Nachweis von Laminin, CD 31, Kollagen IV u. Vimentin; Röntgenthoraxaufnahme, CT, MRT; Feinnadelbiopsie, Histologie (proliferierende Gefäßkanäle mit markanten Hyperchromatismus u. Pleomorphismus des Endothels); **DD:** u. a. Angioödem (erworben, hereditär), angiolymphoide Hyperplasie, Kaposi-Sarkom, Lymphangiektasie, Lymphangiom, malignes Melanom; **Ther.:** v. a. op. (ausgedehnte lokale Exzision od. Amputation der Extremität), Strahlentherapie; bei inoperablen Pat. ggf. systemische Chemotherapie; evtl. Mitoxandron u. Paclitaxel intraarteriell od. (palliativ) Immuntherapie; **Progn.:** frühe Metastasierung (v. a. in Lunge, Brustwand, Leber u. Knochen); hohe Rezidivrate; Fünf-Jahres-Überlebensrate ca. 15 %. Vgl. Elephantiasis.

Stick|oxidul *n*: s. Lachgas.

Stiel|drehung: (engl.) *torsion*; Torsion eines Gefäßstiels, die u. U. zur Drosselung des venösen Rückflusses, Blutüberfüllung (Stauung) u. Nekrose führen kann; **Vork.:** z. B. Adnextorsion, Hodentorsion; häufigste Kompl. bei gestielten Tumoren (z. B. subseröses Myoma uteri od. Ovarialtumor*) mit Gefahr einer sekundären Infektion des Tumors (Akutes* Abdomen, Lebensgefahr); op. Revision erforderlich.

Stilbene *n pl*: (engl.) *stilbenes*; Derivate des trans-α,α'-Diphenylethylens; nichtsteroidale org. Verbindungen (Polyketide), die wie Östrogene* wirken; am bekanntesten ist das synthet. Stilben Diethylstilbestrol*.

Stilb|estrol-Syn|drom *n*: (engl.) *stilbestrol syndrome*; v. a. in den USA beobachtetes gleichzeitiges Vork. von Endometriose* u. sog. Clear-cell-Adenokarzinom der Scheide bei Mädchen, deren Mütter Diethylstilbestrol* eingenommen hatten; wegen der Strukturähnlichkeit könnte auch versehentl. in der Schwangerschaft eingenommenes Tamoxifen* zum St.-S. führen.

Stillen: (engl.) *breast feeding*; natürl. Säuglingsernährung* mit Muttermilch* an der Brust der Mutter; voll St.: ausschließl. Ernährung mit Muttermilch (WHO-Empfehlung zur Dauer: 6 Mon. p. p.); **klin. Bedeutung: 1.** Stillhindernisse; **a)** kindl.: z. B. unzureichende frühkindliche Reflexe* der Nahrungsaufnahme (v. a. Frühgeborene), best. Fehlbildungen* (z. B. Lippen*-Kiefer-Gaumenspalte, Ankyloglossum) u. Stoffwechselanomalien (z. B. Galaktosämie*); **b)** maternal (sehr selten): z. B. HIV*-Erkrankung; **2.** Störung der Milchsekretion; s. Agalaktie, Hypogalaktie. Vgl. Laktation; Abstillen; feeding on demand.

Still|wehen: Wehen*, die während des Stillens* inf. durch Saugreiz bedingter Ausschüttung von Oxytocin* auftreten; fördern Involutio* uteri.

Stirn|lage: (engl.) *brow presentation*; sehr seltene Deflexionslage*, bei der die Stirn in Führung bleibt, bis der Kopf geboren ist; **Häufigkeit:** 1 : 2000–3000 Geburten; erschwerte vaginale Geburt inf. des dabei größten Umfangs des Durchtrittsplanums (35–36 cm) u. des für einen Anpassungsvorgang (Asynklitismus*) wenig geeigneten Kopfabschnitts; mentoposteriore St.: geburtsunmögliche Lage. Vgl. Kindslage (Abb. 2 dort).

Stirn|naht: Sutura* frontalis persistens.

Stoeckel-Syn|drom (Walter St., Gyn., Gebh., Berlin, 1871–1961) *n*: (engl.) *Stoeckel's syndrome*; Erweiterung glattmuskulärer Hohlorgane (z. B. Uterus, Darm, Ureteren) in der Schwangerschaft inf. Wirkung von Progesteron*; vgl. Pyelonephritis gravidarum; Ureteratonie.

Stomato|plastik *f*: **1.** (gyn.) Salpingostomatoplastik; s. Tubenchirurgie; **2.** (engl.) *stomatoplasty*; (chir.) op. Erweiterung einer verengten Mundspalte.

-stomie: Wortteil mit der Bedeutung Öffnung, operative Bildung einer Einmündung; von gr. στόμα.

Storchen|biss: s. Nävus Unna-Politzer.

Stränge, amniotische: (engl.) *amniotic bands*; syn. Simonart-Bänder; Verwachsungen des Amnions* mit der Haut des Fetus; können zu Deformation u. intrauteriner Amputation von Gliedmaßen sowie Einschnürungen führen (s. Schnürfurchen, amniotische, Abb. dort).

Strahlen|meno|lyse (gr. μήν Monat) *f*: (engl.) *radiation menolysis*; syn. Radiomenolyse; Ausschaltung der ovariellen Hormonproduktion durch Bestrahlung; s. Menolyse.

Strahlen|schaden: (engl.) *radiation damage*; pathol. Folgeerscheinung nach Einwirkung ionisierender Strahlung auf menschl. Organismus; **Einteilung:** **1.** nach Schädigungsmechanismus; **a)** nichtstochastischer St. (dosisabhängige strahlungsbedingte Potenzierung der Apoptose mit organspezif. Schädigung ab Überschreiten eines Grenzwerts; vgl. Toleranzdosis; Prozesse, nichtstochastische): proportional zur Dosis; klin. genutzt für Strahlentherapie*; **b)** stochastischer St. (Transformationen betroffener Zellen, z. B. onkogene u. mutagene Strahlenwirkung): Häufigkeit des Eintretens abhängig von Strahlendosis (vgl. Strahlenrisiko; Prozesse, stochastische), Auftreten auch bei kleinster Dosis mögl. (kein Grenzwert); **2.** nach Manifestationszeitpunkt; **a)** Frühschaden: unmittelbar nach Strahleninsult (sub-)akut auftretend; v. a. Strahlensyndrom, akute Strahlendermatitis, radiogene Mukositis (Mundhöhle, Harnblase), akute Strahlenpneumonitis; **b)** Spätschaden: mit unterschiedl. Latenzzeit (Monate bis Jahre) auftretender chron. St.; v. a. maligne Erkr. (sog. Strahlenkrebs; biol. Mechanismen u. genaue Dosis/Wirkungsbeziehungen für Menschen nicht ausreichend bekannt; vgl. Kanzerogene); außerdem Strahlenfibrose, Degeneration, Atrophie od. Nekrose (z. B. Röntgenoderm, Strahlenulkus, Radioosteonekrose*, Strahlenkaries).

Strahlen|therapie *f*: **1.** (engl.) *radiotherapy*; syn. Radiotherapie; i. e. S. therap. Anwendung ionisierender Strahlung (elektromagnet. Wellen bzw. Teilchenstrahlung); **Prinzip:** max. Schädigung des Tumorgewebes bei gleichzeitig max. Schonung des umgebenden gesunden Gewebes; Voraussetzung: höhere Strahlensensibilität des Tumorgewebes (v. a. bei schnell wachsenden, entdifferenzierten Tumoren gegeben) od. selektive Erhöhung der Strahlendosis im Tumor durch Wahl einer geeigneten Bestrahlungsgeometrie, z. B. interne od. externe Bestrahlung, Verwendung von Strahlung unterschiedl. Reichweite, Gewebe-Eindringtiefe u. Strahlenqualität sowie von fixen od. bewegl. Strahlenquellen, Wahl der zeitl. Dosisverteilung (z. B. Fraktionierung, Protrahierung); präzise Bestrahlungsplanung (z. B. computergestützt erstellter Isodosenplan); **Formen:** **a)** perkutane St.; als sog. Stehfeldbestrahlung* mit unverändertem Einstrahlfeld od. als Bewegungsbestrahlung*; meist mit hochenerget. (>1 MeV) Photonen- od. Elektronenstrahlung (sog. Hochenergie-, Hochvolt- od. Megavolt-St.); **b)** interstitielle St. mit Implantation von radionuklidhaltigen Nadeln od. Körnern (z. B. Gold Seeds) in das Gewebe (sog. Spickmethode); **c)** intrakavitäre St. durch in Körperhöhlen eingebrachte Radionuklide (s. Afterloading-Verfahren); **Ind.:** (kurative od. palliative) Behandlung maligner (selten auch benigner) Neoplasien, allein od. kombiniert mit chir. (z. B. neoadjuvante Strahlentherapie*) od. chemotherap. Maßnahmen (Radiochemotherapie); **NW:** s. Strahlenschaden. Vgl. Telegammatherapie; Brachytherapie; Kontaktbestrahlung; Tiefendosis; Gamma Knife; Boost; IMRT; Röntgenreizbestrahlung; Radiochirurgie; **2.** i. w. S. jede Anw. elektromagnetischer Wellen zu therap. Zwecken (z. B. Mikrowellen, Infrarotstrahlung, sichtbares Licht); vgl. Lichttherapie.

Strahlen|therapie, neo|adjuvante: (engl.) *neoadjuvant radiotherapy*; präoperative Strahlentherapie*, die einer geplanten Op. von malignen Tumoren vorausgeht; **Ind.:** **1.** Verkleinerung des Tumors, u. U. dadurch erst Erreichen einer Operationsindikation (Down-Staging); auch notfallmäßige Bestrahlung eines Bronchialkarzinoms bei Vena-cava-superior-Syndrom; **2.** Devitalisierung der Tumorzellen zur Minderung des Risikos intraoperativer Verschleppung von Tumorzellen. Vgl. Pancoast-Tumor.

Strassmann-Operation (Paul F. St., Gyn., Berlin, 1866–1938) *f*: (engl.) *Strassmann operation*; Variante der Metroplastik*; **Anw.:** v. a. bei Uterus duplex od. Uterus bicornis (s. Uterusfehlbildung, Abb. 1 dort).

Strassmann-Zeichen (Paul F. St., Gyn., Berlin, 1866–1938): (engl.) *Strassmann's phenomenon*; sog. Telegraphenzeichen; Nabelschnurzeichen* zur Beurteilung der Plazentalösung*; **Prinzip:** Übertragung leichter Klopfbewegungen im Bereich des Uterusfundus auf die Nabelschnur bei noch festsitzender Plazenta.

Streifen|tamponade *f*: s. Uterustamponade.

Strepto|coccus a|galactiae *m*: betahämolysierender Streptococcus der Gruppe B; bei Besiedlung des Genitaltrakts der Frau subpartale Übertragung (bei vaginaler Geburt) u. kindliche Besiedlung möglich, neonatale Infektion in ersten 7 postnatalen Lebenstagen als frühe Form (early-onset) meist Neugeborenensepsis* od. Pneumonie mit foudroyantem Verlauf, in 2.–12. Lebenswoche als Spätform (late-onset) häufig Meningitis; bei >65. Lj. u. Immunsuppression häufiger Err. von Sepsis u. Arthritis; sensitiv gegenüber Benzylpenicillin od. Ampicillin; **Nachw.:** kulturell in Blut, Liquor od. Gelenkpunktat, Abstrichmaterial von Introitus vaginae u. Anorektum (Screening bei Schwangeren zur Prophylaxe einer neonatalen Infektion: s. Neugeborenensepsis; bei Nachweis Antibiotikaprophylaxe sub partu u. neonatale Überwachung in den ersten 48 Std.).

Stress (engl. stress Druck, Belastung, Spannung) *m*: (engl.) *stress*; unpräzise klin. Bez., die sich entweder auf Stressor od. Stressreaktion bezieht.

Stress|in|kontinenz *f*: Belastungsinkontinenz*.

Striae cutis a|trophicae (lat. stria Streifen) *fpl*: (engl.) *striae atrophicae*; syn. Striae distensae; sog. Hautdehnungsstreifen; zunächst blaurötl., später gelblich weiße Streifen bes. an Bauch, Hüften, Mammae; **Urs.:** Schädigung der elast. Fasern, meist unter dem Einfluss von Glukokortikoiden* (s. Abb.); **Vork.:** nach Kortikoidbehandlung, bei Cushing-Syndrom, Infektionskrankheiten, Op., Adipositas, in der Pubertät u. Schwangerschaft (Striae gravidarum, Schwangerschaftsstreifen); **Ther.:** nicht möglich.

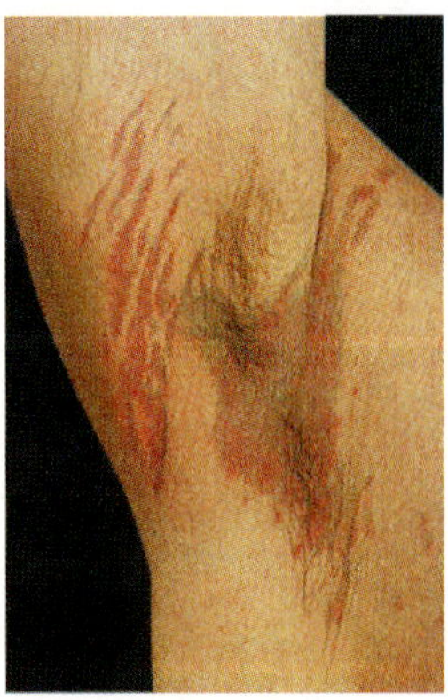

Striae cutis atrophicae: typische Streifen nach Glukokortikoidbehandlung [1]

Striae gravidarum *fpl*: s. Striae cutis atrophicae.

Strich|ab|rasio (lat. abrasio Ausscheren, Auskratzen) *f*: Strichkürettage*.

Strich|kürettage *f*: (engl.) *streak curettage*; syn. Strichabrasio; Entnahme je einer Gewebeprobe von Schleimhaut der Vorder- u. Hinterwand des Uterus mit spez. Kürette zur histol. Beurteilung von Östrogen- u. Gestagenwirkung im Endometrium; vgl. Kürettage, fraktionierte; Aspirationskürettage.

Strictura urethrae *f*: Harnröhrenstriktur*.

Stroma (gr. στρῶμα das Ausgebreitete, Decke, Lager) *n*: (engl.) *stroma*; bindegewebiges Gerüstgewebe eines Organs od. Tumors; vgl. Parenchym.

Stroma|hyper|plasie *f*: **1.** (engl.) *stromal hyperplasia*; selten vorkommende, einseitige Zunahme der Stromazellen des Endometriums mit Auseinanderdrängen der endometrialen Drüsen; vgl. Endometriumhyperplasie; **2.** diffuse Verteilung von Thekazellen im hyperplast. Ovarialstroma; Vork.: in der Postmenopause*.

Stroma|sarkom, endo|metriales *n*: s. Uterussarkom.

Stromatose *f*: **1.** (engl.) *stromatosis*; syn. Stromaadenomyose; Herde von Endometriumstroma ohne Drüsenanteile im Myometrium, u. U. mit Übergreifen auf die Serosa; sehr selten (DD: Stromasarkom); **2.** verdichtetes Ovarialstroma bei polyzystischen Ovarien*.

Strophulus (gr. στρόφος Strick, Band) *m*: s. Prurigo simplex acuta; Prurigo simplex subacuta.

Struma con|nata *f*: Struma* neonatorum.

Struma neo|natorum (lat. Drüsenschwellung am Hals, Geschwulst) *f*: (engl.) *congenital goiter*; syn. Struma connata; sog. Neugeborenenstruma; Struma beim Neugeborenen*; bei ca. 50 % hypothyreot; **Vork.:** **1. endemisch** in Iodmangelgebieten (s. Kretinismus); **2. nicht endemisch** inf. erhöhter Iodaufnahme während der Schwangerschaft (z. B. Arzneimittel, Röntgenkontrastmittel); selten inf. Hypothyreose* bzw. thyreostat. Behandlung der Mutter od. bei neonataler Hyperthyreose* bzw. Hypothyreose; **Ther.:** Iodid bei Iodmangel, sonst L-Thyroxin; ggf. Iodid-Prophylaxe in der Schwangerschaft, bei Hyperthyreose Thyreostatika.

Struma ovarii *f*: (engl.) *struma ovarii*; einkeimblättriges Teratom* aus Schilddrüsengewebe im Ovar, evtl. thyroxinproduzierend mit thyreotox. Symptomen; s. Hyperthyreose.

Sturmdorf-Bonney-Plastik (Arnold St., amerikan. Gyn., 1861–1934; William F. B., Gyn., London, 1872–1953) *f*: (engl.) *Sturmdorf's operation*; Operationstechnik zur Zervixrekonstruktion mit Hilfe einer Spezialnaht; **Ind.:** z. B. nach Konisation* bzw. Portioamputation; heute zugunsten einer Elektro- bzw. Laserkoagulation des Wundkraters seltener durchgeführt, da durch die unphysiol. Einstülpung der Wundränder kolposkopische u. zytol. Kontrollen der Cervix uteri erschwert werden.

Sturz|geburt: (engl.) *precipitate labor*; Bez. für Geburt* (unabhängig von der Geburtsdauer*), bei der das Kind inf. ungünstiger Stellung der Mutter aus dem Geburtskanal heraus zu Boden stürzt; forensisch relevant, da häufig Schutzbehauptung bei Kindstötung*. Vgl. Geburt, überstürzte.

Sub-: Wortteil mit der Bedeutung unter, unterhalb, nahe bei; von lat. sub.

Sub|in|volutio uteri (lat. involutio Windung) *f*: (engl.) *subinvolution of uterus*; mangelhafte Involutio* uteri im Puerperium*; **Urs.:** v. a. Überdehnung des Uterus (z. B. Mehrlinge, Hydramnion), schlaffe Uterusmuskulatur (Pluri- bzw. Multipara), nach manueller Plazentalösung; Plazentareste*; ungenügende Hormonstimulation (kein Stillen*), Endomyometritis.

sub partu (lat.): syn. intra partum; unter (während) der Geburt*.

Such|re|flex *m*: (engl.) *rooting reflex*; syn. Rooting-Reflex, oraler Einstellreflex, Brustsuchreflex; frühkindlicher Reflex*: Verziehen des Mundes u. suchende Kopfbewegung in Richtung auf den Reiz bei Bestreichen der Wange (s. Abb.).

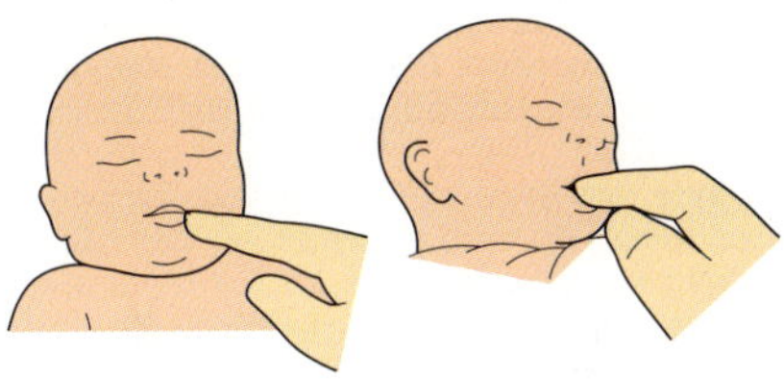

Suchreflex

Sucht, sexuelle: (engl.) *non-paraphilic sexual addiction (Abk. NPSA)*; Sucht-ähnliches zwanghaftes sexuelles Handeln u. Erleben von Sexualität mit gesteigertem sexuellem Verlangen u. i. d. R. nichtparaphilen Inhalten; psychopathol. Ähnlichkeit zu Abhängigkeit, Zwangsstörungen, Impulskontrollstörungen u. zu progredienter Verlaufsform der Paraphilie; Komorbidität: Alkohol- u. Drogenabhängigkeit; **Ther.:** bei Leidensdruck; v. a. kognitive Verhaltenstherapie mit dem Ziel wirksamer Eigenkontrolle, ggf. zusätzlich Psychopharmaka (selektiver Serotonin-Wiederaufnahme-Hemmer, Anaphrodisiaka).

sudden infant death syndrome (engl.): s. Kindstod, plötzlicher.

Sul|proston (INN) *n*: (engl.) *sulprostone*; Prostaglandin*-E_2-Derivat; **Ind.:** Aborteinleitung, Geburtseinleitung bei intrauterinem Fruchttod, peripartale Blutung* durch Uterusatonie.

Super-: Wortteil mit der Bedeutung über (hinaus), oben; von lat. super.

Super|fecundatio (lat. fecundare befruchten) *f*: (engl.) *superfecundation*; Befruchtung einer zweiten Eizelle im gleichen Menstruationszyklus inf. mehrerer Koitus, die zu zweieiigen Zwillingen* führt. Vgl. Superfetatio.

super female syndrome (engl. female Frau): Trisomie* X.

Super|fetatio (lat. fetare befruchten) *f*: (engl.) *superfetation*; Überbefruchtung; Befruchtung einer zweiten Eizelle nach Follikelsprung bei bereits bestehender Schwangerschaft; beim Menschen äußerst selten aufgrund der Undurchdringlichkeit des Zervixschleims* in der Schwangerschaft. Vgl. Superfecundatio.

Super|in|volution (lat. involvere, involutus einhüllen) *f*: (engl.) *superinvolution*; syn. Hyperinvolution; im Vergleich zur physiol. Involution übermäßige Zurückbildung eines Organs, z. B. Superinvolutio uteri.

Super|ovulation *f*: (engl.) *superovulation*; Reifen mehrerer Tertiärfollikel innerh. eines Ovarialzyklus*; z. B. durch hormonale Ovulationsinduktion* zur In*-vitro-Fertilisation; vgl. Überstimulationssyndrom.

Sup|positorium (lat. etwas, das von unten eingeschoben wird) *n*: (engl.) *suppository*; Abk. Supp.; Zäpfchen; kegel-, walzen- od. torpedoförmige Arzneiform aus bei Körpertemperatur schmelzenden Substanzen (z. B. Glycerolgelatine); als Arzneiträger zur rektalen Applikation, z. B. bei proktol. Erkr., als Vaginalsuppositorium u. Stuhlzäpfchen.

Surfactant *n*: Kurzbez. für (engl.) ***surf**ace **act**ive **agent***; veraltet Antiatelektasefaktor; oberflächenaktives Gemisch aus Lipiden (ca. 90 %, v. a. das Lecithin Dipalmitoylphosphatidylcholin) u. Protein (hydropob: Surfactantproteine SP-B u. SP-C); natürl. Bildung (pränatal induzierbar durch Glukokortikoid; s. Lungenreifeinduktion) i. R. der fetalen Lungenreifung* ab 35. SSW in Pneumozyten II (s. Alveole) mit Sekretion in u. Wiederaufnahme aus Alveolarraum; intrazelluläre Speicherung in Lamellenkörperchen; filmartige Ausbreitung u. Bildung großer Surfactant-Aggregate auf Alveolaroberfläche; nachweisbar auch im Bronchialsekret u. Fruchtwasser; **Wirkung:** Eröffnung u. Stabilisierung kollabierter Alveolen (Erleichterung der inspirator. Alveolardehnung, Verhinderung des exspirator. Kollapses von Alveolen u. terminalen Bronchiolen sowie Homogenisierung der Alveolarbelüftung durch Minderung der Oberflächenspannung u. Schutz vor Austrocknung); Immunmodulation: Aktivitätssteigerung von pulmonalen Makrophagen (durch Surfactantproteine) u. Erleichterung der Phagozytose (SP-D agglutiniert Bakt.) u. a.; **Ind.:** als natürl. (bovines, porcines) S. zur intratrachealen od. intrabronchialen Instillation bei Surfactantmangel*-Syndrom, ggf. prohylakt. bei sehr Frühgeborenen* (<27 SSW). Vgl. ARDS; Detergenzien.

Surfactant/Albumin-Quotient *m*: s. Lungenreifediagnostik, pränatale.

S

Surfactant|mangel-Syn|drom *n*: (engl.) *surfactant deficiency syndrome*; früher Membransyndrom, Krankheit der hyalinen Membranen; respiratorische Insuffizienz (Globalinsuffizienz) des Neugeborenen* inf. Mangels an (Wirkung von) Surfactant*; **Einteilung:** (nach Ätiol.) **1.** primärer Surfactantmangel der strukturell unreifen neonatalen Lunge (S.-S. i. e. S.; vgl. Lungenreifung, fetale): RDS (Abk. für engl. respiratory distress syndrome) des Frühgeborenen* bzw. (selten) des reifen Neugeborenen mit pulmonaler Unreife (z. B. bei diabetischer Fetopathie*); **2.** (sehr selten) sekundärer Surfactantmangel bei pulmonaler Zellschädigung (z. B. Pneumonie, ischäm. bei Hypoxie u. Azidose) od. Inaktivierung der Surfactantwirksamkeit durch Mekoniumaspiration (s. Fruchtwasseraspiration) od. Fehlbildung (z. B. Zwerchfellhernie*, Lungenhypoplasie); **Pathol.:** Entfaltungsstörung der Mehrzahl von Alveolen (Atelektasen) mit intraalveolären hyalinen Membranen (Mukopolysaccharide u. Muko- bzw. Glykoproteine aus dem Blutplasma); **Pathophysiol.:** u. a. herabgesetzte pulmonale Compliance u. funktionelle Residualkapazität; **Sympt.:** s. Atemnotsyndrom des Neugeborenen; zunehmende Dyspnoe mit Atemnot, Tachypnoe, Einziehungen u. exspirator. Stöhnen; bei S.-S. i. e. S. unmittelbar postnatal (od. innerhalb der ersten Std. nach der Geburt) beginnend, bei sehr unreifen Frühgeborenen u. U. auch sehr unspezif. Sympt.; **Diagn.:** **1.** klin. Sympt.; **2.** radiol. mit Einteilung in 4 Schweregrade: **a)** Stadium I: feingranuläre Zeichnung; **b)** Stadium II: feingranuläre Zeichnung, Aerobronchogramm über die Herzkontur hinausgehend; **c)** Stadium III: feingranuläre Zeichnung, Aerobronchogramm über die Herzkontur hinausgehend, partielle Auslöschung der Herz- u. Zwerchfellkontur; **d)** Stadium IV: homogene Verschattung beider Lungen (sog. weiße Lunge); **Ther.:** Minimierung der neonatalen Belastung; Atemtherapie mit Sauerstoffgabe über CPAP*, ggf. Intubation u. maschinelle Beatmung mit PEEP sowie (frühzeitig) Bolusapplikation von Surfactant* in Bronchialbaum (cave: pulmonales Barotrauma durch abrupte FRC-Erhöhung nach Surfactant-Applikation, daher Beatmungsdruck, PEEP, Atemphasenzeit-Verhältnis u. a. Beatmungsparameter anpassen) in spez. Zentren; Ansprechen auf Ther. bei sekundärem S.-S. geringer als bei primärem S.-S.; **Prävention:** (primäres S.-S.) Lungenreifeinduktion* u. Intensivüberwachung des Fetus in Schwangerschaft u. unter der Geburt (s. Pränataldiagnostik; Fetalblutuntersuchung). Vgl. Dysplasie, bronchopulmonale.

Sutura (lat.) *f*: (engl.) *suture*; Naht; unbewegl. Knochenverbindung, wobei 2 nahe Knochenränder durch schmale Bindegewebeplatten während des Wachstums miteinander verbunden sind; bes. an den Knochen des Schädeldachs.

Sutura coronalis *f*: (engl.) *coronal suture*; Kranznaht zwischen Stirn- u. beiden Scheitelbeinen.

Sutura frontalis persistens *f*: (engl.) *frontal suture*; Stirnnaht zwischen beiden Stirnbeinhälften, verwächst meist frühzeitig.

Sutura lambdoidea *f*: (engl.) *lambdoid suture*; Lambdanaht zwischen Hinterhauptbein u. beiden Scheitelbeinen.

Sutura sagittalis *f*: (engl.) *sagittal suture*; Pfeilnaht zwischen re. u. li. Scheitelbein.

SUZI: Abk. für **su**b**z**onale **I**nsemination; (engl.) *subzonal insemination, subzonal injection*; Sonderform der ICSI* als Injektion eines Spermiums od. mehrerer Spermien* hinter die Zona pellucida in den perivitellinen Spalt, um die Fertilisation der Eizelle zu erleichtern.

Swyer-Syn|drom (Gerald I. MacDonald S., engl. Endokrin., geb. 1917) *n*: (engl.) *Swyer syndrome*; syn. XY-Gonadendysgenesie; Gonadendysgenesie* bei phänotyp. weibl. Pat. mit männl. Karyotyp (46,XY); **Ätiol:** meist Mutation im SRY-Gen (codiert Testes determinierenden Faktor TDT); **Klin.:** Manifestation in der Pubertät mit Ausbleiben der Sexualentwicklung (genitaler Infantilismus), primärer Amenorrhö u. Sterilität; meist Normwuchs, im Einzelfall eunuchoidaler Hochwuchs; erhöhtes Risiko für maligne Entartung (Gonadoblastom, Dysgerminom) der dysgenet. Gonaden; **Diagn.:** laborchem. (hypergonadotroper Hypogonadismus*), molekulargenet.; **Ther.:** Östrogen-Gestagen-Substitution als Sequenztherapie; frühzeitige op. Entfernung der dysgenet. Gonaden wegen Malignomrisiko. Vgl. Intersexualität; Differenzierungsstörung, sexuelle.

Sym|physe (gr. συμφύεσθαι zusammenwachsen) *f*: (engl.) *symphysis*; auch Knorpelfuge; Knochenverbindung durch Faserknorpel, i. e. S. Symphysis pubica, Scham(bein)fuge. Vgl. Synarthrose.

Sym|physen|sprengung: (engl.) *fracture-separation of the symphysis pubis*; Symphysenruptur; unter der Geburt* od. bei Beckenfrakturen (Beckenringbruch Typ B od. C) vorkommende Zerreißung der Schambeinfuge (s. Abb.), die zur Instabilität des Beckens führt.

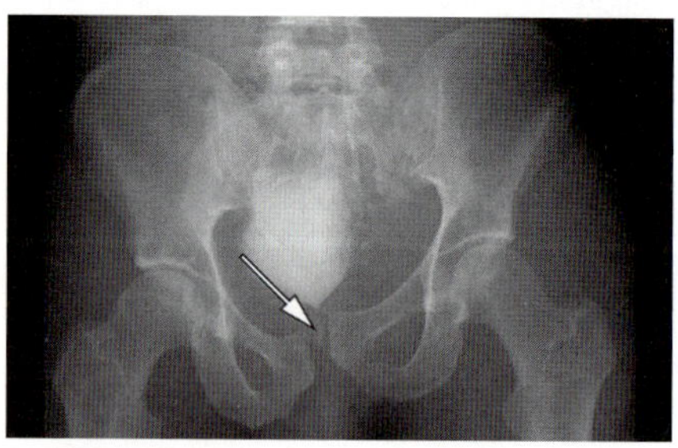

Symphysensprengung: bei Beckenverletzung [39]

Sym|physis pubica *f*: s. Symphyse; Discus interpubicus.

Sym|ptomen|kom|plex *m*: (engl.) *symptom complex*; (genet.) nach Spranger u. Opitz Aggregate von Phänomenen ohne Bezug auf ihre Kausalität u. Zusammengehörigkeit; vgl. Syndrom; Fehlbildungsassoziation.

Syn-: auch Sym-; Wortteil mit der Bedeutung mit, zusammen, zugleich; von gr. σύν.

Syn|daktylie *f*: (engl.) *syndactyly*; angeb. Entwicklungsstörung mit partieller od. totaler Nichttrennung von Finger- u. Zehenanlagen u. kutaner bzw. ossärer Verwachsung; meist mit Fehlen der entsprechenden Beuge- od. Streckfurche; **Formen:** **1.** einfache S. von 2 normalen Fingern od. Zehen; **2.** komplexe S. von 2 od. mehr fehlgebildeten Fingern od. Zehen; **3.** Löffelhand bzw. Löffelfuß als schwerster Grad der Verwachsung: Fusion aller Finger bzw. Zehen (s. Apert-Syndrom, Abb. dort); **Diagn.:** klin. Bild; gelegentlich i. R. der Pränataldiagnostik* (Ultraschalldiagnostik) nachweisbar, insbes. bei Fehlbildungssyndromen; **Ther.:** op. Trennung (meist vor dem 3. Lj.).

Syn|drom, ad|reno|genitales *n*: (engl.) *adrenogenital syndrome*; Abk. AGS; syn. kongenitale adrenale Hyperplasie; Debré-Fibiger-Syndrom; autosomal-rezessiv erbl. Erkr. inf. Enzymopathie mit gestörter Synthese von Steroidhormonen*; **Urs.:** verschiedene Enzymdefekte; **1.** virilisierende AGS-Formen: **a)** 21β-Monooxygenasemangel: >90 % aller AGS; Häufigkeit ca. 1 : 10 000; Genlocus 6p21.3; **b)** 11β-Monooxygenasemangel; **c)** 3β-Steroiddehydrogenase-Defekt; **2.** nichtvirilisierende AGS-Form: 17α-Monooxygenasemangel; **Path.:** durch gestörte Cortisolbildung kompensator. vermehrte ACTH-Ausschüttung mit nachfolgender NNR-Hyperplasie u. vermehrter Bildung von Cortisolvorstufen sowie (bei virilisierenden Formen) Androgenen mit konsekutiv verminderter Gonadotropinbildung; je nach betroffenem Enzym z. T. zusätzl. Störung der Mineralokortikoidbiosynthese; **Klin.:** **1.** AGS mit Salzverlust (bei gestörter Mineralokortikoidsynthese, sog. kompliziertes AGS): in der Neugeborenenperiode lebensbedrohl. Trinkschwäche, Erbrechen, Exsikkose, Hyponatriämie u. Hyperkaliämie (Gefahr von Herzrhythmusstörung; vgl. Addison-Krankheit); **2.** virilisierendes AGS: bei Mädchen pränatale Virilisierung* des äußeren Genitales mit variablem Schweregrad u. primäre Amenorrhö, bei Jungen Pseudopubertas* praecox, später Hodenatrophie mit Azoospermie; schnelles Wachstum mit verminderter Körperendlänge inf. beschleunigter Knochenreifung; **3.** late-onset AGS (später Symptombeginn durch Enzymrestaktivität): bei Frauen unterschiedl. ausgeprägt Hirsutismus u. Zyklusstörung (Amenorrhö, anovulator. Zyklen), bei Männern Oligo- bis Azoospermie; **4.** bei Akkumulation blutdrucksteigernder Cortisol-Vorstufen art. Hypertonie (11β- u. 17α-Monooxygenasemangel); **5.** kryptisches AGS (klin. asymptomat. Genträger mit nachweisbaren biochem. Veränderungen bei hoher Enzymrestaktivität); **Diagn.:** Steroid(metabolite) im Serum (durch ACTH-Erhöhung i. d. R. auf Normwerte kompensierter Cortisolmangel); bei 21β-Monooxygenasemangel erhöhte Konz. von 17α-Hydroxyprogesteron (Bestimmung auch i. R. des Neugeborenen*-Screenings); ACTH*-Stimulationstest; molekulargenet. Mutationsnachweis (ggf. auch pränatal); **Ther.:** Dauersubstitution mit Hydrocortison, bei Erwachsenen Prednison od. Dexamethason (zur Normalisierung der ACTH-Ausschüttung u. somit Reduzierung der Androgenüberproduktion der NNR), bei Salzverlustsyndrom Mineralokortikoide; bei pränatal diagn. AGS Dexamethason-Substitution in der Frühschwangerschaft (6.–9. SSW) zur Verhinderung der Virilisierung; **DD:** androgenbildender NNR- od. Gonadentumor (vgl. Dexamethason-Hemmtest).

Syn|drom, auro|uro|genitales *n*: Winter*-Kohn-Mellmann-Wagner-Syndrom.

Syn|drom, de|pressives *n*: (engl.) *depressive syndrome*; Bez. für Symptomenkomplex, bei dem die Sympt. deprimierte Stimmung, Antriebsarmut, Interessenverlust, Verlust des Selbstvertrauens, Erschöpfung, Schuldgefühle, Denk-, Konzentrations- u. Schlafstörungen, Adynamie, seltener psychomotor. Agitiertheit gehäuft gemeinsam vorkommen; **Vork.:** u. a. häufiges Begleitsyndrom bei versch. somat. Störungen, z. B. neurol. u. maligne Erkrankung, Herz-Kreislauf-Erkrankungen. Vgl. Depression; Syndrom, manisches.

Syn|drom der eingedickten Galle *n*: Gallepfropfsyndrom*.

Syn|drom der kaudalen Re|gression *n*: s. Regression, kaudale.

Syn|drom der mammo|renalen Über|zahl *n*: s. Syndrom, mammorenales.

Syn|drom, hepato|genitales *n*: (engl.) *hepatogenital syndrome*; Pseudopubertas* praecox im Kindesalter bei primärem Leberzellkarzinom inf. Bildung von Gonadotropinen od. ähnl. Peptiden; vgl. Syndrom, paraneoplastisches.

Syn|drom, hepato|ovarielles *n*: (engl.) *hepato-ovarian syndrome*; Sammelbez. für Menstruationsstörungen inf. Hyperöstrogenismus bei Leberfunktionsstörung; **Path.:** gestörter Metabolismus der Östrogene* in der Leber; **Sympt.:** Manifestation im (Prä-)Klimakterium* mit Dysmenorrhö od. Hypermenorrhö, verspäteter Menopause*, Endometriumhyperplasie*, manifesten od. latenten Leberfunktionsstörungen. Vgl. Silvestrini-Corda-Syndrom.

Syn|drom, hypo|thalamisches *n*: Fröhlich*-Syndrom.

Syn|drom, klimakterisches *n*: (engl.) *climacteric syndrome*; auch vegetativ-klimakterisches Syndrom; meist während des Klimakteriums* vorkommende typische Trias aus Hitzewallungen, Schwindel u. Schweißausbrüchen; daneben auch psychonervöse (Reizbarkeit, Lustlosigkeit, Leistungsabfall, Schlafstörungen) u. somatische (Atrophie von Genitale u. Mammae, Adipositas, Osteoporose*) Störungen (s. Abb.); Auftreten evtl. bereits in der Prä-

S

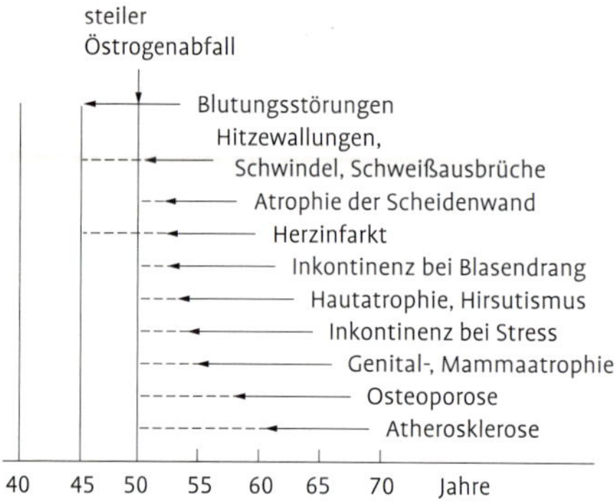

Syndrom, klimakterisches: typ. Beschwerden in Abhängigkeit vom Alter [22]

menopause od. bei op. Kastration* jüngerer Frauen. Vgl. Hormontherapie im Klimakterium.

Syn|drom, mammo|renales *n*: (engl.) *mammorenal syndrome*; Sammelbez. für versch. kongenitale Syndrome mit Anomalien von Mamma, Mamille u. Niere (Nierendysplasie); die überzufällige Komb. deutet auf eine gemeinsame Entwicklungsstörung hin, deren Genese jedoch nicht näher bekannt ist; **Formen:** nach der Anzahl der Mamillen (medial od. im Bereich der Medioklavikularlinie lokalisiert) u. deren Abstand voneinander: **1.** ein- od. beidseitige Polythelie* od. akzessorische Mamma* mit homo- od. bilateralen Doppelnieren (Syndrom der mammorenalen Überzahl); **2.** Poland*-Symptomenkomplex; **3.** Fleischer*-Syndrom; **4.** mammorenale Dysplasie bei versch. Chromosomenaberrationen (z. B. Komb. von überweitem Mamillenabstand u. Hufeisennieren bei Turner*-Syndrom). Vgl. Mammaanomalie.

Syn|drom, olfakto|genitales *n*: Kallmann*-Syndrom.

Syn|drom, para|neo|plastisches *n*: (engl.) *paraneoplastic syndrome*; syn. Paraneoplasie; Sammelbez. für Funktionsstörungen u. Sympt. als Epiphänomen maligner Neoplasien, die weder durch den Primärtumor selbst noch durch dessen Metastasen durch eine Gewebeinteraktion od. mechanische u. infiltrative Prozesse zustande kommen; kann parallel zur Tumorerkrankung od. davor (Wochen, Monate, in Einzelfällen auch länger) auftreten; **Path.:** Bildung von Signalstoffen durch den Tumor, z. B. ektop produzierte Hormone od. als Hormone wirkende Substanzen (paraendokrine Syndrome; z. B. ACTH, parathyroid hormone-related protein), Antigene (z. B. Alphafetoprotein*, CEA*), Autoantikörper; vgl. Tumormarker; **Formen:** z. B. **1.** paraneoplastisches neurol. Syndrom (Abk. PNS): Lambert-Eaton-Rooke-Syndrom, Myopathien, degenerative Störung; **2.** dermatologisches p. S.: z. B. Dermatomyositis, Acanthosis nigricans, Hypertrichosis lanuginosa acquisita, Erythema necrolyticum migrans, Erythema gyratum repens; **3.** endokrinologisches p. S.: Syndrom der inadäquaten ADH-Sekretion; **4.** hämatologisches p. S.: aplast. Anämie, Betaglobulin-Synthesestörung; **5.** kardiovaskuläres p. S.: Thrombophlebitis, abakterielle Endokarditis.

Syn|drom, prä|menstruelles *n*: (engl.) *premenstrual syndrome*; Abk. PMS; charakterist., zykl. wiederkehrendes, komplexes Beschwerdebild, das 4–14 Tage vor der Menstruation* beginnt u. bis zum Einsetzen der Blutung andauert; **Häufigkeit:** 30–70 % aller menstruierenden Frauen; **Ätiol.:** multifaktoriell bedingte psychoendoneurokrine Dysfunktion, evtl. Sensitivitätssteigerung auf normale Hormonspiegel; **Klin.:** s. Tab. 1; **1.** (gyn.) u. a. schmerzhafte Spannungen u. Schwellungen der Brust, Völlegefühl, Kreuzschmerzen, Dyspareunie, Vulvaödem mit Pruritus; **2.** (vegetativ bzw. allg.) u. a. Kopfschmerzen, vegetative Labilität, Gewichtszunahme durch Flüssigkeitseinlagerung, Ödembildung; **3.** (psych.) u. a. Stimmungslabilität,

Syndrom, prämenstruelles Tab. 1
Symptome

gynäkologisch
Anschwellen und Spannung der Mammae
Spannung, Völlegefühl und Schmerzen im Unterbauch
Kreuzschmerzen
Vulvaödem mit Pruritus
genitaler Herpes
Dyspareunie
allgemein/vegetativ
Kopfschmerz, Migräne
vegetative Labilität
Tachykardie
leichte Ermüdbarkeit
Schwindelgefühl
Nausea
Dysurie
Obstipation
Gewichtszunahme, Heißhunger
Ödeme
psychisch
nervöse Spannung
Reizbarkeit, Agressivität
Stimmungslabilität
depressive Verstimmung
Ruhelosigkeit
Antriebslosigkeit
Angst
Kontrollverlust

Syndrom, prämenstruelles Therapie nach dominierender Symptomatik	Tab. 2
Symptomatik	Therapieoptionen
Depression, Konfusion, Vergesslichkeit, Affektlabilität	Vitamin B_6, L-Tryptophan, Serotonin; Ausdauersport; evtl. Melatonin
Angst, Irritation, Weinerlichkeit, Kontrollverlust, Agressivität	Progesteron, Alprazolam, Ausdauersport; Reduktion von Alkohol, Kaffee, Salz
Heißhunger (z. B. Kohlenhydrate, Schokolade, Milchprodukte, Alkohol)	Naltrexon, Ernährung (Reduktion von Kohlenhydraten), Stressverarbeitungstechniken
sog. Heaviness (Kopfschmerz, Wasserretention, Spannen der Brust)	Drospirenon, Progesteron, Dienogest

Ruhelosigkeit, Antriebslosigkeit, Angst; **Ther.:** s. Tab. 2; u. a. Entspannungs- u. Psychotherapie, drospirenonhaltige, orale hormonale Kontrazeptiva, Diuretika, Pyridoxin.

Syn|echie (gr. συνέχεια das Zusammenhängen) *f*: (engl.) *synechia*; Verwachsung; **Formen: 1.** (gyn.) **a)** S. der Cavitas uteri: Verklebung der Uteruswände u. Verwachsung bis hin zum kompletten Verschluss; s. Adhäsionen, intrauterine; **b)** S. der Labien mit Verlegung des Introitus vaginae bei Hormonmangelatrophie in Adoleszenz u. Senium od. bei Vulvitis*; **2.** (ophth.) Verwachsung der Iris mit der Hornhauthinterfläche (vordere S.), z. B. nach perforierender Verletzung od. perforiertem Hornhautulkus, bzw. mit der Linse (hintere S.) inf. Iritis; führt bei Pupillenerweiterung zur Entrundung; pharmak. Sprengung meist nur kurzzeitig möglich.

Syn|klitismus (gr. συγκλίνεσθαι gleichermaßen beugen, sich neigen) *m*: (engl.) *synclitism*; (gebh.) achsengerechte Einstellung (s. Kindslage) des kindl. Kopfs; quer verlaufende Pfeilnaht in der Führungslinie des Beckens bei im Beckeneingang stehendem od. schon mit kleinem Segment eingetretenem Kopf. Vgl. Asynklitismus; Einstellungsanomalie.

Syn|zytio|tropho|blast *m*: s. Trophoblast.

Syn|zytium *n*: (engl.) *syncytium*; mehrkerniger Zellverband, der durch Verschmelzen von Einzelzellen od. durch Endomitose* entstanden ist u. keine Zellgrenzen aufweist; im menschl. Organismus z. B. in Form des Synzytiotrophoblasten der Plazenta.

Syphilid *n*: (engl.) *syphilid*; Bez. für flache, braunrote, gruppierte, plattenartige od. knotige Herde (s. Abb. 1 u. 2) mit Neigung zu Ulzerationen, Narbenbildungen u. Mutilationen an Haut- u. Schleimhäuten in der Frühsyphilis (s. Syphilis).

Syphilis *f*: (engl.) *syphilis*; syn. Lues (venerea); veraltet Schaudinn-Krankheit; durch Treponema* pallidum hervorgerufene meldepflichtige Geschlechtskrankheit*; **Häufigkeit:** Deutschland (2011): ca. 3700 gemeldete akute bzw. neu aufgetretene Infektionen (nach Referenzdefinition des RKI), Inzi-

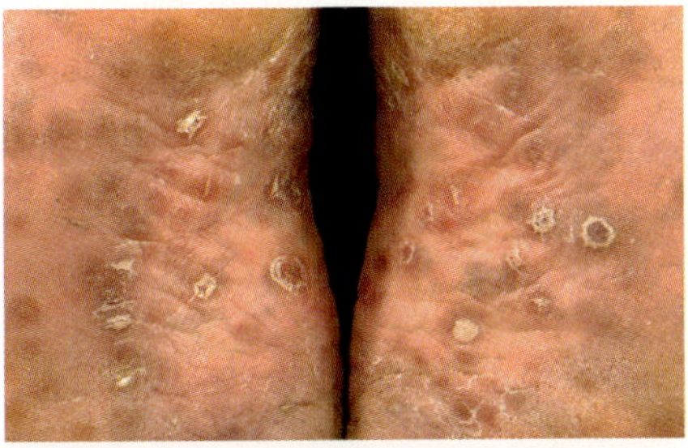

Syphilid Abb. 1: Plantarsyphilid [67]

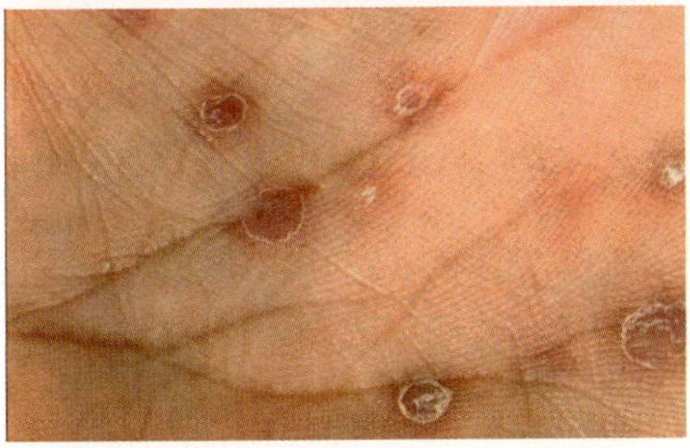

Syphilid Abb. 2: Palmarsyphilid [67]

denz ca. 4,5 : 100 000; m : w = 16 : 1; **Formen: 1.** S. acquisita (erworbene S.); i. d. R. beim Geschlechtsverkehr (nur ausnahmsweise indirekt) übertragen; Einteilung in Früh- u. Spätsyphilis (s. Tab.); **2.** Syphilis* connata; **Klin.: I. Frühsyphilis; 1.** syphilit. Primäraffekt (Abk. PA): etwa münzengroßes, derb induriertes (sog. harter Schanker), meist schmerzloses Primärulkus mit nichtunterminiertem Rand (Ulzeration kann auch fehlen); Vork. mit od. ohne Begleitödem; entwickelt sich nach ca. 3 Wo. Inkub. (Vork. von Err. im Blut schon wenige Std. p. i.) an der Eintrittstelle aus einer schnell zerfallenden Papel; Lok. meist (90 %) genital, seltener oral od. perianal (an jeder Körperstelle mögl., sel-

S

Syphilis
Klassischer Verlauf der Syphilis acquisita

Zeitraum	Klinik	Einteilung	
1. Inkubationszeit			
Woche 0	Syphilisinfektion	seronegative	Frühsyphilis
1			
2	FTA-ABS-Test positiv		
2. Inkubationszeit			
Woche 3	Primäraffekt, TPHA-Test positiv	seropositive	
4			
5	örtliche Lymphknotenschwellung		
6	VDRL-Test positiv		
7	Eruptionsstadium		
8	allgemeine Lymphknotenschwellung		
9	Generalisation		
Wochen bis Monate	Rezidive, Frühlatenz, späte Frühsyphilis		
Monate bis Jahre	frühe Spätsyphilis, Spätlatenz		Spätsyphilis
Jahre bis Jahrzehnte	Tabes dorsalis, progressive Paralyse		

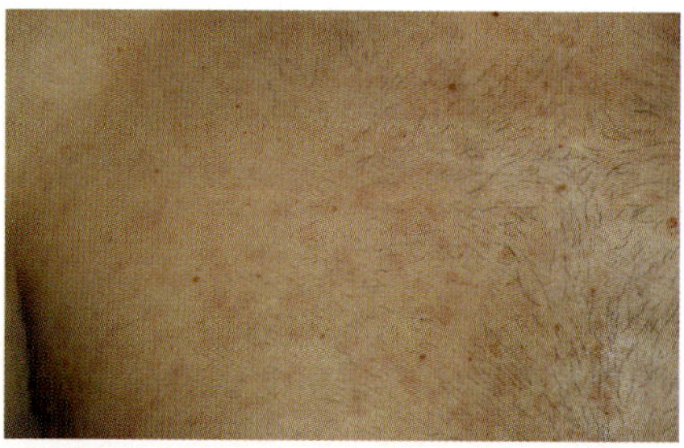

Syphilis Abb. 1: Roseola syphilitica [67]

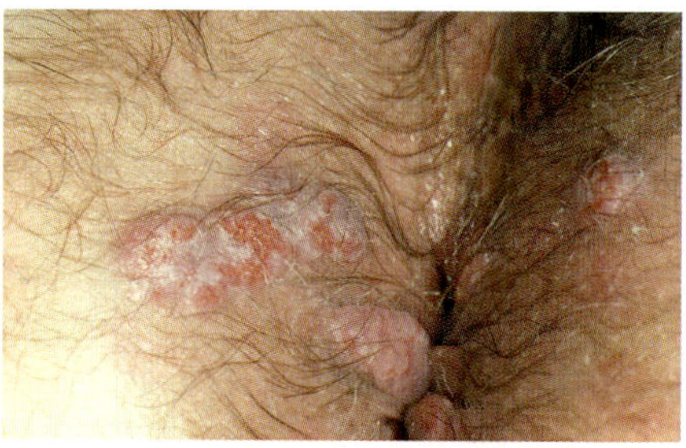

Syphilis Abb. 2: Analtrichter mit Condylomata lata [67]

S

ten multipel); bei 40–60 % der Pat. in späteren Stadien anamnest. od. klinisch (Narbe) nicht detektiert; DD: Trauma, Herpes genitalis, Aphthen, Ulcus molle, Lichen ruber, Karzinom; **2.** syphilit. Primärkomplex (innerhalb von 6 Wo. p. i.): Anschwellen regionaler Lymphknoten (derb, schmerzlos, bewegl., deutl. voneinander abgrenzbar); **3.** ab der 8.–12. Wo. p. i. Allgemeinerscheinungen (Kopf- u. Gliederschmerzen, BSG-Beschleunigung, Fieber, allg. Krankheitsgefühl); generalisierte Lymphknotenschwellung (Polyskleradenitis); stammbetontes Exanthem (Roseola syphilitica; s. Abb. 1); seltener Arteriitis, Meningoenzephalitis (dem Sekundärstadium zugehörige Form der Lues cerebrospinalis), Periostitis, Iritis u. a. Augenerscheinungen, Icterus syphiliticus praecox; **4.** späte Frühsyphilis (bis ca. 2 Jahre p. i.): anfangs generalisierte, später eher umschriebene, makulo-papulöse, seltener makulo-squamöse (Rupia syphilitica) od. makulo-vesikopustulöse (Varicella syphilitica) Hautausschläge; Palmoplantarsyphilid (fleckenförmiger psoriasiformer Ausschlag an Handtellern u. Fußsohlen); perianal u. -genital (hochkontagiöse) Condylomata* lata (s. Abb. 2), Schleimhauteffloreszenzen (Plaques muqueuses; s. Abb. 3); Angina syphilitica, Alopecia specifica, syphilit. Leukoderm (v. a. am Hals: sog. collier de Vénus); Sonderformen: **a)** S. decapitata od. S. d'emblée, z. B. bei gleichzeitiger HIV-Infektion, bei durch Bluttransfusion übertragener S. ohne PA; **b)** S. latens (seropositiva): i. d. R. folgenloses Abklingen aller klin. Erscheinungen ca. 2 Jahre p. i. mit serol. noch nachweisbarer S.; Rezidive der klin. Sympt. mögl. (meist spärl. Hauterscheinungen, dabei aber große Einzelherde, Ringformen u. a.); Vork. bei ca. 30 % der Pat.; **II. Spätsyphilis:**

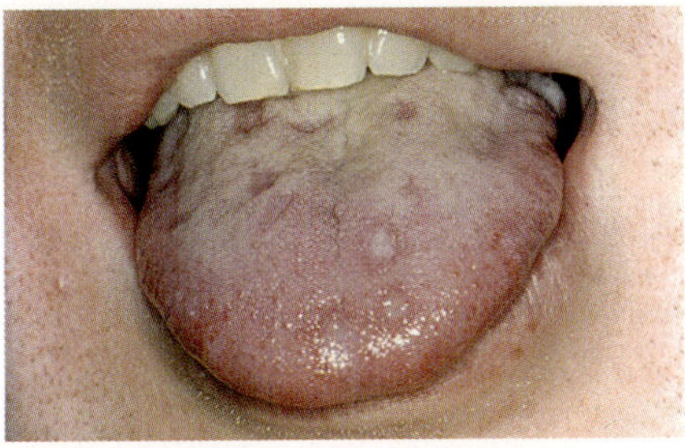

Syphilis Abb. 3: Plaques muqueuses [67]

Beginn ca. 5 Jahre p. i.; sehr selten (Zufallsbefund); i. d. R. stark positive serol. Reaktionen (Hyperergie); obwohl Treponemen z. T. in den granulomatösen Veränderungen nachweisbar bleiben, sind die Pat. nicht kontagiös. **1.** Haut-, Schleimhaut- u. Organsymptome: Knotensyphilide an Haut, seltener Schleimhäuten (kutane bzw. subkutane Syphilide) mit Tendenz zu Ulzeration u. narbiger Abheilung, können als sog. Gummen (zu Einschmelzung u. Defektbildung neigende Granulome) prinzipiell jedes innere Organ, v. a. Knochen (Periostitis gummosa), Nasenseptum, harten u. weichen Gaumen, befallen (DD: Tuberculosis cutis); interstitielle fibröse Entz. (Glossitis, Orchitis u. a.); **2.** Neurosyphilis*: Lues cerebrospinalis mit positiver Liquorserologie (mit neuropsychiatr. Symptomat. od. asymptomat. als sog. latente Neurosyphilis), im späten Verlauf (Jahre od. Jahrzehnte p. i.) Befall des Rückenmarks (Tabes dorsalis) od. Untergang grauer Hirnsubstanz (progressive Paralyse); **3.** Mesaortitis luica: Spätkomplikation ca. 30 Jahre p. i. mit sich allmähl. ausbildender Aortenektasie (Aneurysma) u. Rupturgefahr; Lok. v. a. Aorta ascendens; histol. Wandnekrosen im Bereich von Adventitia u. Media mit Zerstörung der glatten Muskel- u. der elast. Fasern; **Diagn.: 1.** mikroskop. Direktnachweis von Treponema pallidum im Reizserum des PA bzw. im Lymphknotenpunktat mit Dunkelfelduntersuchung (cave: falsch positive Resultate durch saprophytäre Spirochäten in Mund- u. Genitalbereich u. pathol. Treponemen in endem. Gebieten); **2.** serol.; **a)** Erkrankungsnachweis durch TPHA*-Test (v. a. zum Screening; wird ca. 3 Wo. p. i. reaktiv; im Allg. zur Routinediagnostik ausreichend) u. FTA*-ABS-Test (wird 2 Wo. p. i. reaktiv); hohe Spezifität; bleiben auch nach Ausheilung oft lebenslang reaktiv (nur zum Nachweis von Treponematosen u. nicht zur Beurteilung des Therapieerfolgs geeignet); cave: falsch negative Ergebnisse bei gleichzeitiger HIV-Infektion u. Immunsuppression; falsch positive Ergebnisse (ca. 0,1–0,2 %) u. a. bei Autoimmunkrankheiten (Lupus erythematodes, rheumatoider Arthritis), Mononucleosis infectiosa, Leberzirrhose, Diabetes mellitus u. Schwangerschaft; **b)** Beurteilung der Krankheitsaktivität (Behandlungsbedürftigkeit) mit VDRL*-Test u. FTA*-ABS-19S-IgM-Test; **3.** bei atypischem Verlauf od. Verdacht auf Neurosyphilis Serologie mit Liquor cerebrospinalis, außerdem klin.-neurol., HNO-ärztliche u. ophth. Untersuchung; zusätzlich Nachw. u. Bewertung lokaler Antikörperproduktion im ZNS mit TPHA-Index (Verhältnis aus Liquor-Serum-Quotient der Treponema-pallidum-Hämagglutination u. Liquor-Serum-Quotient von Albumin) sowie ggf. MRT; **4.** bei Verdacht auf S. connata serol. Untersuchung von Venenblut (nicht Nabelschnurblut) u. Liquor sowie Rö. zum Nachw. von Knochenveränderungen (bei 50–90 % der Kinder); **Ther.:** antibiotisch (Penicillin); **1. Frühsyphilis:** tägl. i. m. Injektionen eines Mittelzeitdepotpräparats (z. B. Benzylpenicillin-Clemizol) über 14 Tage od. ausreichend hoch dosierte einzeitige i. m. Injektion eines Langzeitdepotpräparats (z. B. Benzylpenicillin-Benzathin); Kompl.: Jarisch*-Herxheimer-Reaktion od. Hoigné-Syndrom; **2. S. latens u. Spätsyphilis:** Verlängerung der Behandlung auf 3–4 Wo. (bzw. 3-malige i. m. Injektion eines Langzeitdepotpräparats in wöchentl. Abstand); **3. Neurosyphilis:** hochdosierte Benzylpenicillin-Infusionen über ca. 10 Tage, anschl. Injektionsbehandlung mit Benzathin-Penicillin über 3 Wochen; alternative Antibiotika (u. a. bei Penicillinallergie): Cephalosporine, Tetracycline (z. B. Doxycyclin i. v. über 30 Tage), Erythromycin (wegen geringerer Wirksamkeit Verlängerung der Behandlungsdauer auf 3–4 Wo.); Kontrolle des Therapieerfolgs: serol. (VDRL-Test). **4.** s. Syphilis connata.

Syphilis con|nata *f*: (engl.) *congenital syphilis*; syn. Lues connata; angeborene Syphilis; bei Passage der Geburtswege od. intrauterin ab 5. Schwangerschaftsmonat erworbene, d. h. diaplazentar auf den Fetus durch die erkrankte od. unzureichend behandelte Mutter übertragene Syphilis*; **Klin.:** 50–70 % der infizierten Kinder bei Geburt unauffällig; **1. Säuglingssyphilis:** unmittelbar postnatal selten Sympt. (v. a. bei Frühgeborenen; z. B. Hepatosplenomegalie, Atemnotsyndrom* des Neugeborenen, Ödeme, Hydrops, Hauteffloreszenzen, Anämie, Ikterus, Thrombozytopenie; vgl. Bednar-Parrot-Pseudoparalyse); in folgenden 4–5 Mon. (auch bei postnatal fehlenden Sympt.): Fieber, makulopapulöse od. vesikuläre Effloreszenzen (meist an Handinnenflächen u. Fußsohlen, selten als Pemphigus palmoplantaris syphiliticus mit bullösem u. ulzerösem Exanthem), oberflächl. weiße Narben (Parrot-Narben; syn. Parrot-Furchen, Fournier-Zeichen) durch narbige Abheilung krustöser Papeln u. radiäre Einrisse perioral, Blässe, Ikterus, Ödeme, Hepatosplenomegalie, Petechien, Rhinitis (Coryza syphilitica; eitriger, blutiger, sog. schnarchender Schnupfen durch Nasenschleimhautbefall), nachlassende Trinkleistung, Schleimhautulzera, Pseudoparalyse (durch schmerzhafte Periostitis), syphilitische Osteochondritis*, Lymphknotenschwellung, Condylomata* lata, interstitielle Pneumonie, Enteritis (therapieresistent, z. T. hämorrhagisch), Laryngitis (Heiserkeit), Meningitis, Hydrozephalus*, Hirnnervenausfälle, epilept. Anfälle; **2. S. c. tarda** (sehr selten; klin. Sympt. erst im Kleinkindesalter od. später): Uveitis, Hutchinson-Trias mit Innenohrschwerhörigkeit (Folge einer syphilit. Neurolabyrinthitis), Keratitis parenchymatosa (häufigstes Sympt., 30 %) u. Hutchinson*-Zähnen; Schwellung der Kniegelenke, Säbelscheidentibia, Sattelnase*, Caput quadratum, Perforation von Nasenseptum u. Gaumen durch Knochenbeteiligung, Verdickung der medialen Enden der Schlüsselbeine (Igoumenakis-Zeichen); Rhagaden (perioral, perinasal, perianal); selten Mesaortitis luica od. Spätmanifestation einer Neurosyphilis (Hydrozephalus, Hirnnervenausfälle, epilept. Anfälle); **Diagn.:** **1.** serol.: vergleichende Untersuchung der kindl. u. maternalen Serumproben mit quantitativen Tests (z. B. TPHA/TPPA-Test, VDRL*-Test, 19S-IgM-FTA-ABS-Test; s. Syphilis); TPHA/TPPA-Test bei sehr kurzem Zeitabstand zwischen Infektion u. Entbindung u. U. noch negativ, daher Test ggf. nach 2–4 Wo. wiederholen; Nachweis spezif. IgM-Antikörper (da keine diaplazentare Übertragung mögl.; Elimination diaplazentar übertragener IgG-Antikörper mit Halbwertzeit von 21 Tagen); kindl. Antikörpertiter höher als maternale; positiver IgM-Blot (neben PCR) Hinweis auf beginnende ZNS-Beteiligung; Liquordiagnostik (zum Ausschluss einer Neurosyphilis) gleichzeitig mit Untersuchung einer Serumprobe durchzuführen; **2.** Erregernachweis: histol. bzw. mikroskop., ggf. PCR; **3.** Röntgendiagnostik unspezif.; in 50–90 % der Fälle Knochenveränderungen (metaphysäre Osteochondritis, diaphysäre Periostitis, seltener Osteomyelitis); **4.** außerdem erhöhtes CRP, Anämie, erhöhte Transaminasen-Werte, Thrombozytopenie, Hyperbilirubinämie, gelegentl. Verbrauchskoagulopathie*; negativer Antiglobulintest* bei hydrop. Neugeborenen mit hämolyt. Anämie Hinweis auf S. c.; **Ther.:** neonatal Benzylpenicillin i. v. über 14 Tage (Jarisch*-Herxheimer-Reaktion bei Neugeborenen seltener als bei Säuglingen u. Kleinkindern); ggf. intensivmedizin. Behandlung; Therapiekontrolle: VDRL-Test (bei effektiver Ther. Absinken der Antikörper-Titer um mind. 4 Stufen, nach 3, 6 u. 12 Mon. keine Antikörper mehr nachweisbar), bei pathol. Liquorbefund auch Kontrolle des Liquors; **Progn.:** bei intrauteriner Infektion u. ausbleibender Ther. der Mutter in 30–40 % der Fälle Abort, Totgeburt, Tod kurz nach Geburt od. Frühgeburt; **Proph.:** bei Schwangeren mit erhöhtem Risiko Serotests auch zu Beginn des 7. Schwangerschaftsmonats u. bei Entbindung.

System, trans|dermales therapeutisches *n:* s. TTS.

Szinti-: Wortteil mit der Bedeutung funkeln, glimmen; von lat. scintillare.

Szirrhus (gr. σκίρρος harte Schwellung, Tumor) *m:* s. Scirrhus.

S

T

Taches bleues (franz. bleu blau): (engl.) *taches bleuâtres*; syn. Maculae caeruleae; blaue Flecken an Stichstellen von Filzläusen; entstehen durch enzymat. Umwandlung des Hämoglobins in blaugrünen Farbstoff; s. Pedikulose.

Tachy|kardie, fetale *f*: (engl.) *fetal tachycardia*; (durch CTG* nachweisbar) erhöhte fetale Herzfrequenz (Basalfrequenz* >150/min >10 Min. andauernd); bei Persistenz Ind. zur Fetalblutuntersuchung*, ggf. sofortige operative Entbindung*; **Einteilung: 1.** leichte f. T. (suspekt): Basalfrequenz ≤170/min; **2.** schwere f. T. (pathol.): Basalfrequenz >170/min; >200/min meist bei fetaler Herzrhythmusstörung (z. B. supraventrikuläre Tachykardie; ggf. therap. pränatal Digoxin od. Flecainid transplazentar); **Vork.:** z. B. Amnioninfektionssyndrom*, mütterl. Fieber, fetale Hypoxämie* (f. T. mit Einschränkung der Bandbreite der Herzfrequenzvariation u. Akzelerationsverlust), fetale Hyperaktivität, fetomaternale Transfusion*. Vgl. Bradykardie, fetale.

Tage, fruchtbare: s. Konzeptionsoptimum.

Tamoxifen (INN) *n*: (engl.) *tamoxifen*; synthet., nichtsteroidales Antiöstrogen* mit östrogenen Partialwirkungen zur Anw. als Zytostatikum*; **Ind.:** Hormon-Rezeptor-positives Mammakarzinom*; **Wechselwirkung:** reduzierte Wirksamkeit durch Inhibitoren des Zytochrom-P-450-Isoenzyms CYP2D6 (bzw. Genvarianten); **UAW:** Ödeme, Übelkeit, Erbrechen, Endometriumhyperplasie, Thrombozytopenie; **cave:** erhöhtes Risiko für Endometriumkarzinom*. Vgl. SERM.

Tampon (franz. Stöpsel) *m*: (engl.) *tampon*; Bausch aus Watte, Gaze u. ä. zur Menstruationshygiene der Frau, auch zur vaginalen od. analen Applikation von Arzneimitteln; vgl. Schocksyndrom, toxisches.

Tanner-Stadien (James Mourilyan T., brit. Päd., 1920–2010) *n pl*: (engl.) *Tanner's stages*; Stadieneinteilung der Brustentwicklung u. Pubesbehaarung des heranwachsenden Mädchens (s. Tab.); vgl. Thelarche; Pubarche.

Tanner-Stadien
Stadien der Brustentwicklung
und der Pubesbehaarung

Brustentwicklung	
B1	keine palpable Drüse
B2	Brustknospe; Areola mammae vergrößert, Drüse im Bereich der Areola mammae vorgewölbt
B3	Drüse größer als Areola mammae
B4	Knospenbrust; Drüse im Mamillenbereich hebt sich gesondert von der übrigen Drüse ab
B5	reife Brust; Zurückweichen der Vorwölbung der Areola mammae in die allgemeine Brustkontur (wird nicht immer erreicht)
Pubesbehaarung	
P1	keine Behaarung
P2	wenige Schamhaare an Labia majora
P3	kräftigere Behaarung von umschriebener Ausdehnung
P4	kräftige Haare wie beim Erwachsenen
P5	ausgedehnte kräftige Behaarung, nach oben horizontal begrenzt, seitlich auf Oberschenkel übergreifend
P6	dreieckige Ausweitung gegen den Nabel

TAR-Syn|drom *n*: Abk. für (engl.) ***t**hrombocytopenia-**a**bsent **r**adius*; (engl.) *TAR syndrome*; syn. Radiusaplasie-Thrombozytopenie-Syndrom; autosomal-rezessiv erbl. Fehlbildungssyndrom (Genlocus 1q21.1); **Häufigkeit:** mehr als 100 Fälle bekannt; **Sympt.:** bilaterale Radiusaplasie (Daumen vorhanden), Ulna- u. Humerusfehlbildungen, Thrombozytopenie inf. verminderter Megakaryozytenproduktion mit starker Blutungsneigung in den ersten Lebensmonaten, leukämoide Reaktionen u. Eosinophilie, Kuhmilchunverträglichkeit im Kleinkindesalter; fakultativ Fehlbildungen der unteren Extremitäten (in über 50 %) u. angeb. Herzfehler (in ca. 30 %); **Progn.:** 40 % Letalität in der Neugeborenenperiode.

Tast|untersucherin, medizinische: (engl.) *medical tactile investigator*; Abk. MTU; speziell ausgebildetes, weibliches, blindes Fachpersonal für die i. R. der Früherkennung des Mammakarzinoms* durchgeführte Tastuntersuchung der Brust;

Grundlage ist eine erhöhte Sensitivität der Untersuchung aufgrund des bei blinden Menschen bes. intensiv ausgebildeten Tastsinns; zu den Aufgaben der MTU gehören auch Anamneseerhebung u. elektronische Befunddokumentation.

Taxane *n pl*: (engl.) *taxanes*; Taxoide; Stoffgruppe aus Diterpenen der Eibe mit zytostatischer Wirkung; s. Paclitaxel; Docetaxel; Cabazitaxel.

TcB: Abk. für (engl.) ***t**rans**c**utaneous **b**ilirubin*; s. Hyperbilirubinämie des Neugeborenen.

Teer|zyste *f*: Schokoladenzyste*.

Tele-: auch Tel-; Wortteil mit der Bedeutung Ende, Ziel; von gr. τέλος.

Tele|graphen|zeichen: s. Strassmann-Zeichen.

Tele|metrie *f*: (engl.) *telemetry*; Fernübertragung von Messgrößen; **Formen:** (kardiol.) telemetr. EKG-Überwachung (Langzeit-EKG); (gebh.) T. der fetalen Herzfrequenzkurve od. der mütterl. Wehentätigkeit (s. CTG). Vgl. Telemedizin.

Temperatur|methode *f*: (engl.) *temperature method*; Meth. der natürl. Kontrazeption* durch Eigenbeobachtung der Basaltemperatur* der Frau zur Bestimmung der fruchtbaren u. unfruchtbaren Tage innerh. des Menstruationszyklus*; Zuverlässigkeit: s. Pearl-Index (Tab. dort).

Tentorium|riss: (engl.) *tentorial tear*; Einriss des Tentorium cerebelli od. der Falx cerebri durch Verschiebung der Schädelknochen unter der Geburt* als (progn. ungünstiges) Geburtstrauma*; **Vork.:** v. a. Frühgeborene* (s. Blutung, intrakranielle geburtstraumatische).

Terato|genese (gr. τέρας, τέρατος Ungeheuer) *f*: (engl.) *teratogenesis*; Entstehungsvorgang für Fehlbildungen.

Terato|genität *f*: (engl.) *teratogenicity*; Fähigkeit eines Agens bzw. einer Noxe, eine strukturelle (aber auch funkt.) Abnormität auszulösen, wobei der Schweregrad der induzierten Anomalie vom Zeitpunkt der Einwirkung auf das Entwicklungsfeld abhängt, nicht von der Dosis; s. Embryotoxizität; Fehlbildung.

Terato|karzinom *n*: (engl.) *teratocarcinoma*; syn. Carcinoma embryonale; malignes, entdifferenziertes Teratom v. a. des Hodens; vgl. Keimzelltumoren; Hodentumoren.

Teratom *n*: (engl.) *teratoma*; aus Derivaten eines (monodermales T.) od. mehrerer (bi- od. triphasisches T.) Keimblätter* bestehender Tumor, der in der Blastogenese* entsteht; kann Bestandteil gemischter Keimzelltumoren* sein u. maligne Anteile (T. mit maligner Transformation) enthalten; **Vork.:** v. a. bei Jugendlichen (13.–21. Lj.); **Formen: 1.** reifes T. aus ausdifferenzierten Geweben; **2.** unreifes T. aus wenig differenzierten embryonalen, häufig neuroektodermalen Strukturen; **Lok.: 1.** gonadal: Hoden u. Ovar (s. Ovarialtumoren; Struma ovarii); **2.** extragonadal, z. B. Retroperitoneum, Mediastinum, Nasopharynx, Palatum durum, Orbita, sakrokokzygeal (s. Steißteratom), zerebral (Lok. v. a. Epiphyse u. 3. Ventrikel; z. T. invasives Wachstum u. leptomeningeale, spinale od. hämatogene Metastasierung; vgl. Hirntumoren).

Terato|zoo|spermie (gr. ζῷον Lebewesen) *f*: (engl.) *teratozoospermia*; Bez. für erhöhte Fehlformenrate der Spermien (≥70 %): <30 % Spermatozoen mit normaler Morphologie; s. Spermauntersuchung (Tab. dort).

Termin|überschreitung: (engl.) *prolonged pregnancy*; (gebh.) Schwangerschaftsdauer* bis Geburtstermin von 40 + 1 bis 41 + 6 SSW p. m. (281–293 Tage; darüber hinaus gehend verlängerte Schwangerschaftsdauer: Übertragung*); **Häufigkeit:** in Deutschland ca. 10 % aller Schwangerschaften; **Kompl.: 1.** (mütterl.) erhöhtes Risiko für op. Entbindung*, peripartale Infektion, portrahierten Geburtsverlauf, Weichteilverletzung (s. Dammriss); **2.** (kindl.) erhöhtes Risiko für Fruchtwasseraspiration*, Nabelschnurkomplikation*, Asphyxie*, Pneumonie, Sepsis, Schulterdystokie; mit zunehmender Überschreitung des Geburtstermins signifikanter Anstieg der perinatalen Mortalität (v. a. bei bestehendem Diabetes mellitus, Makrosomie, Oligohydramnion mit intrauteriner Zwangshaltung); **Maßnahmen:** Ausschluss intrauteriner Wachstumsretardierung od. Makrosomie, Bestimmung der Fruchtwassermenge (Amniotic*-fluid-Index), pränatale Überwachung (v. a. CTG*, Doppler*-Sonographie); ggf. Geburtseinleitung od. Schnittentbindung (s. Tab.).

Terminüberschreitung
Maßnahmen

Zeitpunkt (SSW)	Maßnahme
40 + 0 bis 40 + 6	alle 3 Tage Kontrolle von Fruchtwassermenge und CTG; Geburtseinleitung* ab Bishop*-Score >6 auf Wunsch der Schwangeren oder bei Gefährdungshinweis (z. B. späte oder variable Dezelerationen im CTG, Oligo- oder Anhydramnion)
41 + 0 bis 41 + 6	Empfehlung für Geburtseinleitung oder Schnittentbindung
ab 42 + 0	Indikation für Geburtseinleitung oder Schnittentbindung

Tertiär|follikel *m*: s. Follikelreifung.

TESE: Abk. für **te**stikuläre **S**permien**e**xtraktion; Spermiengewinnung durch Hodenbiopsie* i. R eines Verf. der assistierten Reproduktion* (z. B. ICSI*).

Testo|steron (INN) *n*: (engl.) *testosterone*; stärkstes der natürl. männl. Sexualhormone* (Androgene*); im Blut zu ca. 98–99 % gebunden vorliegend (v. a. SHBG*); nur freies (d. h. ungebundenes) T. ist biol. aktiv; **Ind.:** Substitutionstherapie bei männl. Hypogonadismus* (primär od. sekundär); Oligozoospermie*, Pubertas* tarda; therap. Applikation systemisch (p. o., i. m.) od. topisch; häufig auch missbräuchlich zur Leistungssteigerung im Sport eingesetzt (s. Doping, Blutdoping).

Test|ovar (lat. testis Hoden; ovarium Eierstock) *n*: Ovotestis*.

TET: Abk. für **T**riple-**E**mbryo-**T**ransfer; s. Embryotransfer.

Tetanus uteri *m*: s. Wehen.

Thali|domid-Embryo|pathie *f*: (engl.) *thalidomide embryopathy*; syn. Wiedemann-Dysmeliesyndrom, Wiedemann-Lenz-Syndrom, Contergan-Syndrom; embryopathisches Fehlbildungssyndrom mit schweren Extremitätenanomalien nach Einnahme von Thalidomid in der Frühschwangerschaft; **Path.:** teratogene Wirkung von Thalidomid in der 4.–6. Embryonalwoche insbes. auf die Extremitätenknospen; führt durch Transkriptionsstörung der für die Angiogenese zuständigen Gene zur Embryopathie; Entdeckung des antiangiogenet. Wirkungsmechanismus führte zur klin. Prüfung von Thalidomid als Angiogenese-Hemmer in der Ther. maligner Erkr. (z. B. multiples Myelom). **Sympt.:** Dysmelie* insbes. im Bereich der oberen Extremitäten unterschiedl. Lokalisation u. Ausprägung (isolierte minimale Hypoplasie bis Amelie); Fehlbildungen im Kopfbereich: Dysotie bis Anotie (häufig mit Taubheit), Mikrophthalmie*, Kolobom, multiple Hirnnervenstörungen (III., IV., VI., VII.); Naevus flammeus im Mittelgesicht; Fehlbildungen innerer Organe; geistige Entwicklung i. d. R. unbeeinträchtigt; **Progn.:** hohe Letalität in der frühen Kindheit. Vgl. Roberts-Syndrom.

Theca folliculi (gr. θήκη Behälter, Kiste) *f*: (engl.) *follicular theca*; Bindegewebe, welches das Follikelepithel der Sekundärfollikel umgibt; beim reifen Follikel (s. Follikelreifung) unterteilt in innere, zellreiche, östrogenproduzierende Schicht (Theca interna) u. äußere, in das Ovarialstroma übergehende, fibröse Schicht (Theca externa).

Theka|zell|tumor *m*: (engl.) *theca cell tumor*; syn. Thekom; seltener, östrogenbildender, häufig sehr großer Keimstrang-Stromatumor des Ovars; **Pathol.:** Proliferation oft lipoidreicher Thekazellen u. Fibroblasten (bei Überwiegen der Fibroblasten Thekofibrom, bei Komb. mit proliferierten Granulosazellen Granulosa-T.); selten maligne Entartung; **Vork.:** überwiegend in der Postmenopause* (>80 % der T.), nie vor der Pubertät; **Klin.:** inf. gesteigerter Östrogenstimulation häufig postmenopausale Blutungsstörungen, Myomwachstum od. (bei ca. 20 %) Entw. eines Endometriumkarzinoms*; **DD:** Hyperthecosis* ovarii. Vgl. Ovarialtumoren; Granulosazelltumor; Luteom.

Thekom *n*: Thekazelltumor*.

Theko|matose *f*: Hyperthecosis* ovarii.

Thel|algie (gr. θηλή Brustwarze) *f*: (engl.) *thelalgia*; Schmerzen in der Mamille.

Thel|arche (gr. ἀρχή Beginn) *f*: (engl.) *thelarche*; Entwicklung der weibl. Brustknospen um das 11. Lj. in der Pubertät* unter zunehmender Östrogeneinwirkung; vgl. Pubarche; Menarche; Tanner-Stadien.

Thelor|rhagie (gr. ῥαγάς Riss) *f*: (engl.) *thelorrhagia*; (tropfenweise) Entleerung von Blut bzw. bluthaltiger Flüssigkeit aus der Mamille; **Urs.:** v. a. zystische Mastopathie* od. Milchgangpapillom*; Mammakarzinom* (bes. Komedokarzinom*); **Diagn.:** dd Abklärung durch Palpation, Mammazytologie*, Mammasonographie*, Mammographie*, Galaktographie*, Milchgangexstirpation. Vgl. Mamille, sezernierende.

Therapie, anti|hormonale *f*: (engl.) *contrahormonal therapy*; paradoxe Hormontherapie; Behandlung von Frauen mit Androgenen* od. Antiöstrogenen* bzw. von Männern mit Östrogenen*, Gestagenen* od. Antiandrogenen*; **Ind.:** **1.** (meist) als zusätzl. od. palliative Ther. bei hormonsensiblen malignen Tumoren (Wachstumshemmung von Sexualhormon*-Rezeptor-positiven Tumoren, z. B. Mamma- od. Prostatakarzinom einschließl. Metastasen, durch Antiöstrogene* bzw. Antiandrogene*; vgl. Zytostatika); **2.** Transsexualität*; **3.** sog. hormonale Kastration* von Sexualstraftätern. Vgl. Hormon-Rezeptoren.

Therapie, intra|uterine *f*: Pränataltherapie*.

Therm-: auch Thermo-; Wortteil mit der Bedeutung Wärme, Hitze; von gr. θερμός.

Thermo|graphie *f*: (engl.) *thermography*; Wärmebild; bildgebendes Verfahren, das die Wärmestrahlung von Körpern sichtbar macht; **Prinzip:** Absoluttemperatur u. Temperaturverteilung auf der Hautoberfläche werden bis zu geringsten Differenzen (von ca. 0,08 °C) erfasst u. registriert. Bei der **Telethermographie** wird die von der Körperoberfläche emittierte Infrarotstrahlung mit einer spez. Infrarotkamera aufgezeichnet, was insbes.

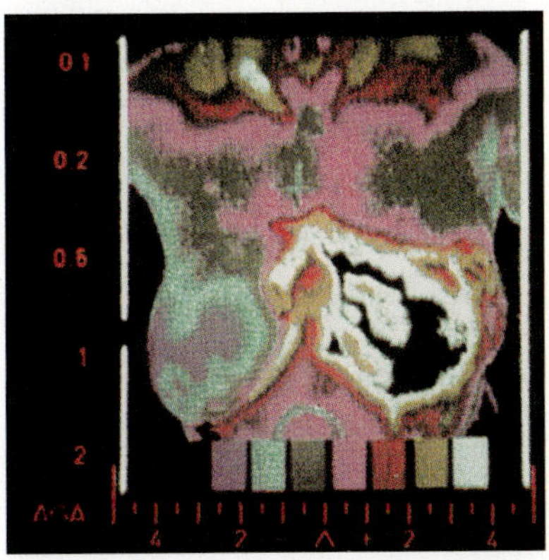

Thermographie: Farb-Infrarot-Thermographie bei Entzündung u. Abszessbildung der linken Mamma. Die Skalierung der Farben ist im Bild unten angegeben. Zwei benachbarte Farben bilden jeweils eine Temperaturdifferenz von ca. 1 °C ab. [74]

die Erkennung von Temperaturdifferenzen u. sog. hot spots (heiße Flecken) im Rechts-Links-Vergleich bei axialsymmetrischen Objekten ermöglicht (s. Abb.). Die **Plattenthermographie** (Kontaktthermographie) beruht darauf, dass best. Flüssigkristalle (z. B. Cholesterolkristalle) innerh. eines engen Bereichs bei versch. Temperaturen unterschiedl. Farben annehmen. Eine mit Flüssigkristallen gefüllte Platte bzw. Folie wird auf die betreffende Körperregion aufgelegt u. zur Dokumentation abphotographiert. Zur Darstellung kommen v. a. pathol. Gefäßmuster sowie hot spots. Die Temperaturunterschiede kommen durch unterschiedl. Gefäßdurchblutung, z. B. inf. arterieller Durchblutungsstörungen, entzündl. Knochenprozesse od. maligner Tumoren zustande.

Thorako|schịsis (gr. σχίσις Spaltung) *f*: (engl.) *thoracoschisis*; angeb. Spaltbildung im medialen Bereich der vorderen Thoraxwand; vgl. Ektopia cordis.

Thromb-: auch Thrombo-; Wortteil mit der Bedeutung dicker Tropfen, Blutpfropf; von gr. θρόμβος.

Thrombọse *f*: (engl.) *thrombosis*; vollständiger od. partieller Verschluss von Arterien, Venen od. Herzhöhlen (Herzthrombose) durch intravasale Blutgerinnung mit Bildung von Blutkoageln aus Thrombozytenaggregaten u. Fibrin; **Path.:** 3 wesentl. Faktoren (Virchow-Trias); **1.** Gefäßwandschaden (durch Entz., Arteriosklerose, Trauma); **2.** herabgesetzte Blutströmungsgeschwindigkeit (Stase u. verminderte Zirkulation z. B. bei Varizen, Op., Herzinsuffizienz); **3.** veränderte Blutzusammensetzung (Hyperkoagulabilität, verstärkte Thrombozytenaggregation); vgl. Pfropfthrombose; Atherothrombose; **Lok.:** **1.** meist: im Bereich der unteren Extremitäten (Beinvenenthrombose; vgl. Beckenvenenthrombose; Phlegmasia coerulea dolens); **2.** kardial: s. Herzthrombose; **3.** Th. der Armvenen: s. Paget-von-Schrötter-Syndrom; **4.** perianal: s. Analthrombose; **5.** zerebral: s. Arteria-basilaris-Thrombose; Sinusthrombose; **6.** viszeral: s. Mesenterialgefäßverschluss; Nierenvenenthrombose; Pfortaderthrombose; **7.** s. Ovarialvenenthrombose; **Formen:** **1. arterielle Th.:** akuter Arterienverschluss bei vorbestehender Arteriosklerose meist im Bereich der unteren Extremitäten; **Sympt.:** subakut einsetzende Schmerzen mit Blässe, Abkühlung u. Marmorierung distal der Stenose bzw. des Verschlusses; häufig inkomplettes Ischämiesyndrom; **Ther.:** Heparinisierung, evtl. Fibrinolyse* od. interventionelle Rotationsthrombektomie, elektive Thrombendarteriektomie od. Bypass-Operation; bei kompletter Ischämie sofortige Op.; **2. venöse Th.:** Thromboseentstehung im oberflächl. (Thrombophlebitis) bzw. tiefen (Phlebothrombose) Venensystem; **Risikofaktoren:** Thrombophilie, Frauen >40. Lj., Immobilisierung (z. B. als Economy-class-Syndrom), bestehende Varikose, Adipositas, hormonale Veränderung (Kontrazeptiva, Schwangerschaft, Cushing*-Syndrom), Diabetes mellitus, Vena-cava-inferior-Syndrom, Polytrauma, längere Op. od. (paraneoplast.) bei Neoplasie; **Klin.:** Allgemeinsymptome wie Fieber, BSG-Anstieg, Leukozytose, Tachykardie; lokale Sympt.: bei Thrombophlebitis im Bereich des verhärtet tastbaren Venenstrangs Entzündungszeichen, kein Ödem; bei Phlebothrombose (Verlauf:

Thrombose Tab. 1
Verlauf bei Phlebothrombose

Zeitraum	Klinik
1.–3. (5.) Tag	Thrombosebeginn; Stadium der größten Emboliegefahr, höchste Thrombusmobilität
3. (5.)–14. Tag	erste klinische Symptome; geringe Emboliegefahr, herabgesetzte Thrombusmobilität
ab 14. Tag	vollständige Thrombusorganisation; keine Emboliegefahr

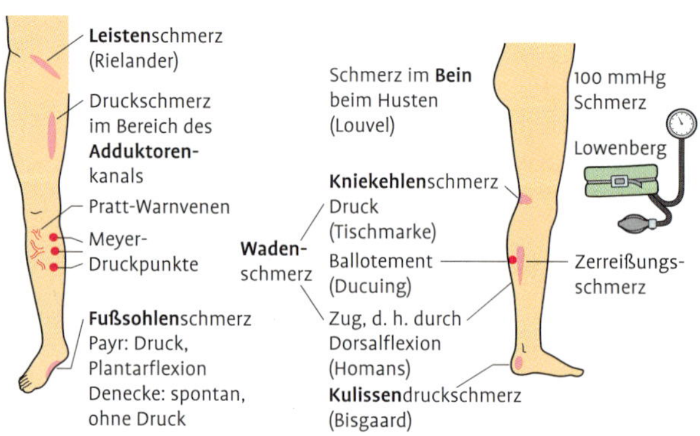

Thrombose: Schmerzpunkte u. Früherkennungszeichen bei Phlebothrombose der unteren Extremität

s. Tab. 1) Überwärmung, Schwellung (bei Phlebothrombose des Beins: Umfangsdifferenz >1,5 cm), livide Verfärbung (des herabhängenden betroffenen Beins), oberflächl. Kollateralvenen (sog. Warnvenen), bei Husten zunehmende, lagerungsabhängige, u. U. spontane Schmerzen im Bereich des Venenverlaufs; **Kompl.:** Lungenembolie (bzw. ggf. auch paradoxe Embolie), Defektheilung (chronisch-venöse Insuffizienz); **Diagn.:** Anamnese u. klin. Untersuchung einschließl. der Druckschmerzpunkte (s. Abb.), Ermittlung der klin. Wahrscheinlichkeit für Phlebothrombose (Wells-Score; s. Tab. 2), Nachw. von D-Dimeren, Ultraschalldiagnostik (Kompressionsultraschall, FKDS), Phlebographie bei nicht eindeutigem sonograph. Befund, selten Radiofibrinogentest; **Ther.:** bei Thrombophlebitis kühlende Umschläge mit Alkohol u. niedermolekulares Heparin, bei Phlebothrombose sofortige Antikoagulation (initial Heparin* od. Fondaparinux od. Off-Label-Use von Rivaroxaban, dann Cumarinderivat mit Ziel-INR 2,0–3,0) u. Kompressionsbehandlung; u. U. Thrombolyse od. Thrombektomie, ggf. Cavafilter; **Prävention:** s. Thromboseprophylaxe. Vgl. Thrombus.

Thrombose Tab. 2
Wells-Score zur Ermittlung der klinischen Wahrscheinlichkeit für Phlebothrombose (tiefe Venenthrombose)

Kriterien	Bewertung (Punkte)
aktive maligne Erkrankung	1
Lähmung oder Immobilisierung (untere Extremität)	1
Bettruhe (>3 Tage) oder große Operation innerhalb der letzten 12 Wochen	1
Schmerz oder Verhärtung entlang tiefer Venen	1
Beinschwellung (auf ganzer Länge)	1
Unterschenkelschwellung (Umfangsdifferenz >3 cm)	1
Ödem (eindrückbar mit Dellenbildung)	1
Kollateralvenen	1
anamnestisch Phlebothrombose	1
Wahrscheinlichkeit für andere Diagnose mindestens so groß wie für Phlebothrombose	−2

Wells-Score (Punktsumme):
<2: keine hohe Wahrscheinlichkeit für Phlebothrombose;
≥2: hohe Wahrscheinlichkeit für Phlebothrombose;
ursprüngliche Einteilung:
0: niedrige Wahrscheinlichkeit für Phlebothrombose;
1–2: mittelhohe Wahrscheinlichkeit für Phlebothrombose;
≥3: hohe Wahrscheinlichkeit für Phlebothrombose

Thrombose|pro|phylaxe (gr. φυλάττειν behüten, beschützen) *f*: (engl.) *thrombosis prevention*; präventive Maßnahmen zur Verhinderung einer (im Allg. venösen) Thrombose*; **Ind.:** erhöhtes Thromboserisiko, häufig perioperativ, nach Geburt, Trauma, bei Immobilisierung (z. B. bettlägerige Pat.), chronisch-venöser Insuffizienz; **Formen:** **1.** (physik.) u. a. Kompressionsbehandlung (med. Thromboseprophylaxestrümpfe, intermittierende pneumatische Kompression), Hochlagerung der Beine, frühe Mobilisation, aktive Atem- u. Beingymnastik; **2.** (pharmak.) Antikoagulanzien (z. B. Heparinisierung*), Hämodilution; Thrombozytenaggregations-Hemmer; **3.** (allgemein) Gewichtsreduktion u. Vermeidung anderer beeinflussbarer Risikofaktoren (u. a. Hypovolämie, koagulator. Arzneimittel; vgl. Hyperkoagulabilität; Thrombophilie). Vgl. Embolieprophylaxe.

Thrombo|zyten|anti|gene *n pl*: (engl.) *platelet antigens*; auf Thrombozyten sowie z. T. auch auf anderen Zellen vorkommende antigene Determinanten (z. B. HPA-System, HLA*-System, Merkmale des ABNull-Systems), die autosomal-kodominant vererbt werden; **klin. Bedeutung:** **1.** erheblich verkürzte Lebensdauer transfundierter Thrombozyten durch Antikörper gegen Th. (sog. Transfusionsrefraktärität); **2.** s. Purpura, posttransfusionelle; **3.** s. Alloimmunthrombozytopenie, neonatale und fetale. Vgl. Blutgruppenantigene; Leukozytenantigene.

Thrombo|zyto|pathie, makro|thrombo|zytäre *f*: (engl.) *giant platelet syndrome*; syn. Bernard-Soulier-Syndrom; sehr seltene hereditäre Thrombozytopathie mit großen Thrombozyten (∅ >4,3 μm bei 80 % aller Thrombozyten) bei gleichzeitig bestehender Thrombozytopenie sowie bei Homozygotie Neigung zu petechialen Blutungen; **Ätiol.:** autosomal-rezessiv erbl. Defekt des thrombozytären Glykoprotein-Ib-V-IX-Komplexes (bindet von-Willebrand-Faktor) inf. Mutationen in den Genen GP1BA (Genlocus 17pter–p12; codiert für Alpha-Untereinheit von Glykoprotein Ib), GP1BB (Genlocus 22q11.2; codiert für Beta-Untereinheit von Glykoprotein Ib) od. GP9 (Genlocus 3q21; codiert für Glykoprotein IX); **Path.:** Beeinträchtigung der Bindung des von-Willebrand-Faktors an Thrombozytenoberfläche; **Ther.:** Thrombozytenkonzentrat; Desmopressin od. lokal Fibrinolyse-Inhibitoren. Vgl. von-Willebrand-Jürgens-Syndrom; Makrothrombozytopenie, MYH9-assoziierte.

Thrombo|zytopenie, heparin|in|duzierte *f*: (engl.) *Heparin-induced thrombocytopenia*; Abk. HIT; früher Heparin-assoziierte Thrombozytopenie (Abk.

HAT); Verminderung der Thrombozytenzahl unter Gabe von Heparin*; **Formen: Typ I:** 1–5 Tage nach Beginn der Gabe von Heparin* mäßige Thrombozytopenie (selten <100 000/μl), die sich innerh. weniger Tage nach Absetzen von Heparin wieder zurückbildet; Inzidenz: 5–30 %; Urs.: Hemmung der Adenylatcyclase der Thrombozyten mit nachfolgender Konzentrationssenkung des cyclischen Adenosinmonophosphats (Abk. cAMP) u. in der Folge leicht aktivierbare Thrombozyten (ohne Krankheitserscheinung); **Typ II:** 5–21 Tage nach Beginn der Heparingabe (bei Reexposition innerhalb der letzten 120 Tage auch sofort) Abfall der Thrombozytenkonzentration im Blut um mehr als 50 % (auf häufig <100 000/μl); Inzidenz: 1 % bei operativen Pat., <0,1 % bei Schwangeren u. int. Pat.; bis 10-mal häufiger unter Standardheparin als unter niedermolekularem Heparin, cave: Heparin in PPSB; Urs.: Antikörper-vermittelte Thrombozytenaktivierung; Kompl.: thromboembol. Gefäßverschlüsse; **Diagn.:** Bestimmung der Thrombozytenkonzentration im Blut; Antikörpernachweis durch funkt. Tests (v. a. HIPA-Test, Serotoninfreisetzungstest; auch Plättchenaggregationstest); Immunoassay (ELISA) zum Nachweis von Antikörpern im Patientenserum gegen Plättchenfaktor 4 als Antigen; **Ther.:** Heparin absetzen, ggf. Ersatz durch Lepirudin, Danaparoid od. Argatroban.

Thyreo-: Wortteil mit der Bedeutung Schild, Schilddrüse; von gr. θυρεός.

Tibolon (INN) *n*: (engl.) *tibolone*; 19-Nortestosteronderivat; synthet. Steroid mit schwach östrogener, gestagener u. androgener Partialwirkung; **Ind.:** postmenopausale Beschwerden; Add*-back-Therapie bei langjähriger Einnahme von GnRH-Analoga; **UAW:** uterine Blutungen, Bauchschmerzen, Spannungsgefühl in der Brust; erhöhtes Schlaganfallrisiko; cave: kein erhöhtes Mammakarzinomrisiko, aber erhöhtes Rezidivrisiko bei Zustand nach Mammakarzinom.

Time-motion-Verfahren (engl. time-motion Zeit-Bewegung): syn. TM-Scan, M-Scan; s. Ultraschalldiagnostik.

Tj^a: mit dem P-Blutgruppensystem in Beziehung stehendes Blutgruppenantigen; Individuen mit Anti-Tj^a-Antikörpern besitzen keine P-Antigene (Anti-Tj^a entspricht Anti-P, Anti-P_1 u. Anti-P^k); Anti-Tj^a gilt als mögl. Urs. für habituelle Aborte* (vgl. Spontanabort).

TMMR: Abk. für **t**otale **meso**metriale **R**esektion; op. Verf. bei Zervixkarzinom* auf entwicklungsbiologischer Grundlage; **Prinzip:** En-bloc-Resektion von Uterus, oberem Vaginaanteil u. Mesometrium (entwicklungsgeschichtliche Einheit, entlang derer sich der Tumor lokal ausbreitet), mit Entfernung des subperitonealen rektouterinen Bindegewebes u. ausgedehnter pelviner paraaortaler Lymphadenektomie unter Schonung des Plexus hypogastricus superior; Vorteil: gegenüber konventioneller erweiterter Hysterektomie* (z. B. Wertheim-Meigs-Operation) niedrigere Rate postoperativer Kompl. wie Nervenläsionen u. Harninkontinenz.

TNF: Abk. für **T**umor-**N**ekrose-**F**aktor; körpereigenes od. gentechn. produziertes Zytokin; **Formen: 1. TNF-α** (veraltet Kachektin): von Makrophagen/Monozyten, Lymphozyten u. Mastzellen gebildetes proinflammator. Zytokin mit Einfluss auf Entz., Sepsis, Lipid-, Kohlenhydrat- u. Proteinstoffwechsel, Hämatopoese, Angiogenese, Wundheilung u. Immunabwehr sowie zytolyt. bzw. zytostat. Wirkung auf Tumorzellen; vgl. TNF-Blocker; **2. TNF-β** (syn. Lymphotoxin): zytolyt. antigenunabhängiges Lymphokin, M_r ca. 80 000; wichtig in der Lymphfollikelreaktion, wirkt zytotox. auf einige Tumorzelllinien. Vgl. Wachstumsfaktoren.

TNM-Klassifikation *f*: (engl.) *TNM staging*; von der Union Internationale Contre le Cancer (Abk. UICC) festgelegte Stadieneinteilung maligner Tumoren; **Prinzip:** Kategorie **T** (Tumor) beschreibt Ausdehnung des Primärtumors, **N** (Nodulus) Fehlen bzw. Vorhandensein regionärer Lymphknotenmetastasen u. **M** (Metastase) das von Fernmetastasen; Angabe der anat. Ausdehnung des malignen Prozesses durch Hinzufügen von Zahlen (z. B. T1, T2 ..., N0, N1 ..., M0, M1; s. Tab. 1); fakultative Anw. weiterer Kategorien od. Symbole (s. Tab. 2); **Formen: 1. prätherap. klin. TNM-K.** (TNM-Klassifikation; auch cTNM für engl. clinical) unter Zugrundelegung der Ergebnisse klinischer, radiol., endoskop. u. a. relevanter Untersuchungen, ggf. einer chir. Exploration; **2. postoperative histopathol. TNM-K.** (pTNM-Klassifikation) unter Ergänzung od. Abänderung der prätherap. TNM-K. durch die bei einem definitiven chir. Eingriff u. bei der histopathol. Untersuchung des Resektionspräparats gewonnenen Erkenntnisse; **Beispiel** für TNM-K. eines >2–5 cm großen Mammakarzinoms* mit bewegl. ipsilateralen axillären Lymphknoten- u. Fernmetastasen: T2 N1 M1; Definition auf gyn. Tumor anzuwendender TNM-Kategorien entsprechen den von der FIGO* anerkannten Stadien. Vgl. Tumoreinteilung; Duke-Klassifikation; Grading; Staging.

Tod, plötzlicher im Kindes|alter: s. Kindstod, plötzlicher.

Toko-: auch Toco-; Wortteil mit der Bedeutung das Gebären, Geburt; von gr. τόκος.

Toko|graphie *f*: (engl.) *tocometry*; Verf. zur Darstellung des Ablaufs von Wehen* durch Registrierung der Tonusänderungen des Uterus, meist i. R. einer CTG*; **Formen: 1.** externe T.: von der mütterl. Bauchdecke (relative Druckwertänderung); **2.** interne T.: aus dem Uterusinnenraum (absolute Druckwerte).

Toko|lyse *f*: (engl.) *tocolysis*; Wehenhemmung; pharmak. Hemmung von Wehen*; angewendet werden: **1.** Beta-2-Sympathomimetika (u. a. Fenoterol*, Ritodrin, Terbutamol) per infusionem (kontinuierlich) od. im Bolus; **2.** Oxytocin-Antagonisten

TNM-Klassifikation Tab. 1
Grundsätzlich angewendete Kategorien

Kategorie	Bedeutung
TNM-Klassifikation	
T	**Primärtumor**
T0	keine Evidenz für einen Primärtumor
Tis	präinvasives Karzinom (Carcinoma in situ)
T1, T2, T3, T4	Evidenz zunehmender Größe und/oder lokaler Ausdehnung des Primärtumors
TX	Die Minimalerfordernisse zur Bestimmung des Sitzes oder Ausbreitungsgrades des Primärtumors liegen nicht vor.
N	**regionäre Lymphknoten**[1]
N0	keine Evidenz für einen Befall regionärer Lymphknoten
N1, N2, N3	Evidenz zunehmenden Befalls regionärer Lymphknoten
NX	Die Minimalerfordernisse zur Beurteilung der regionären Lymphknoten liegen nicht vor.
M	**Fernmetastasen**
M0	keine Evidenz für Fernmetastasen
M1	Evidenz für Fernmetastasen[2]
pTNM-Klassifikation	
pT	Beurteilung des Primärtumors nach histologischer Untersuchung (pTis, pT0–pT4, pTX analog TNM-Klassifikation)
pN	Beurteilung regionärer Lymphknoten[3] nach histologischer Untersuchung (pN0, pN1–pN3, pNX analog TNM-Klassifikation)
pM	Beurteilung von Fernmetastasen nach histologischer Untersuchung (pM0[4], pM1 analog TNM-Klassifikation)

[1] Die direkte Ausbreitung des Tumors in einen Lymphknoten wird als Lymphknotenmetastase, die Ausbreitung in einen anderen als den regionären Lypmphknoten als Fernmetastase klassifiziert.
[2] mögliche Spezifizierung nach Lokalisation der Metastase:

Lunge:	PUL	Pleura:	PLE
Knochen:	OSS	Peritoneum:	PER
Leber:	HEP	Haut:	SKI
Hirn:	BRA	Nebenniere:	ADR
Lymphknoten:	LYM	andere:	OTH
Knochenmark:	MAR		

[3] mögliche zusätzliche Angaben:
(mi) für Mikrometastasen ≤0,2 cm
(sn) für Sentinel-Lymphknoten: pNX(sn), pN0(sn), pN1(sn)
[4] Angabe nur zulässig nach Autopsie

(Atosiban*) i. v.; **3.** Calcium-Antagonisten (z. B. Nifedipin) oral; Off-Label-Use; **4.** Prostaglandinsynthese-Hemmer (Indometacin) oral od. rektal; cave: nur vor 32. SSW; Off-Label-Use; **5.** NO-Donoren transdermal (Nitroglycerin-Pflaster) od. als Spray; Off-Label-Use; **Ind.:** **1.** während der Schwangerschaft (24+0 SSW bis 34+0 SSW): v. a. vorzeitige zervixwirksame Wehen; Op. am Uterus (z. B. Cerclage*, fetale Bluttransfusion*); **2.** Akut-T. während der Geburt: v. a. bei Wehendystokie* u. intrauteriner Reanimation* (mit Fenoterol od. Nitroglycerin-Spray); **Kontraind.:** Amnioninfektionssyndrom u. fetale Hypoxämie*; spez. Kontraind. der jeweiligen Arzneimittel, bei Beta-2-Sympathomimetika z. B. Herzkrankheiten (EKG obligat), Hyperthyreose, Pneumonie; **Kompl.:** UAW der angewendeten Arzneimittel, z. B. Kopfschmerz; bei Beta-2-Sympathomimetika u. a. Tachykardie, Arrhythmie, Blutdruckabfall, Hyperglykämie, myokardiale Ischämie. Cave: bei Anw. von Beta-2-Sympathomimetika in Kombination mit Glukokortikoiden Gefahr des Lungenödems.

Toko|lytika *n pl*: (engl.) *tocolytics*; wehenhemmend wirkende Arzneimittel, z. B. Beta-2-Sympathomimetika, Oxytocin-Antagonisten; s. Tokolyse. Vgl. Wehen.

Tolonium|chlorid (INN) *n*: (engl.) *tolonium chloride*; syn. Toluidinblau; Phenothiazinfarbstoff; **Ind.:** (therap.) als Antidot bei Intoxikationen durch Methämoglobinbildner; (diagn.) zur intraoperativen Vitalfärbung, z. B. als Toluidinblau*-Probe.

TNM-Klassifikation Tab. 2
Fakultative zusätzliche Kategorien und Symbole

Kategorie	Bedeutung
TNM-Klassifikation	
C	Befundsicherung[1] (Certainty)
C1	Evidenz aufgrund diagnostischer Standardmethoden
C2	Evidenz unter Zuhilfenahme spezieller diagnostischer Maßnahmen
C3	Evidenz allein aufgrund chirurgischer Exploration (einschließlich Biopsie)
C4	Evidenz der Krankheitsausdehnung nach definitiver chirurgischer Behandlung und pathologischer Untersuchung des Resektionspräparats
C5	Evidenz aufgrund der Autopsie
pTNM-Klassifikation	
G	histopathologischer Malignitätsgrad (G1–G4, s. Grading)
L	Lymphgefäßinvasion
L0	keine Lymphgefäßinvasion
L1	Lymphgefäßinvasion
LX	Lymphgefäßinvasion kann nicht beurteilt werden
V	Veneninvasion
V0	keine Veneninvasion
V1	mikroskopische Veneninvasion
V2	makroskopische Veneninvasion
VX	Veneninvasion kann nicht beurteilt werden
Pn	Invasion der Perineuralscheiden
Pn0	keine perineurale Invasion
Pn1	perineurale Invasion
PnX	perineurale Invasion kann nicht beurteilt werden
R-Klassifikation (Residualtumor)	
RX	Vorhandensein eines Residualtumors kann nicht beurteilt werden
R0	kein Residualtumor
R1	mikroskopischer Residualtumor
R2	makroskopischer Residualtumor
sonstige zusätzliche Kennzeichen	
m-Symbol	multiple Tumoren[2]
r-Symbol (rTNM, rpTNM)	Rezidivtumor nach krankheitsfreiem Intervall
y-Symbol (yTNM, ypTNM)	Klassifikation nach initialer multimodaler Therapie
a-Symbol	Klassifikation bei Autopsie

[1] anwendbar mit der klinischen TNM-Klassifikation; kann hinter Kategorien T, N und M gesetzt werden; C4 entspricht der pTNM-Klassifikation.
[2] Anwendung für Kategorie T, z. B. T2(m); bei Lungentumoren auch für Kategorie M

Toluidin|blau-Probe: (engl.) *toluidine blue test*; syn. Collins-Test; (gyn.) Nativfärbemethode zur klin. Lok. von Veränderungen der Vulvaoberfläche für die nachfolgende Probeexzision u. histol. Untersuchung sowie zur Verlaufskontrolle; **Prinzip:** Auftragen einer 2 %igen Toluidinblau-Lösung u. Abwaschen der Lösung nach 2–3 Min. Einwirkungszeit mit verdünnter Essigsäure; positive Reaktion (Blaufärbung) als unspezif. Hinweis auf Dyskeratose u. a. Atypien des Epithels.

-tom: auch -tomie, Tomo-; Wortteil mit der Bedeutung Schnitt, Abschnitt; von gr. τομή.

Ton-: auch Tono-; Wortteil mit der Bedeutung Spannung, von gr. τόνος.

Tonnen|karzinom *n*: s. Zervixhöhlenkarzinom.

Topo|tecan (INN) *n*: (engl.) *topotecan*; Zytostatikum* (Topoisomerase-I-Hemmer); **Ind.:** **1.** metastasierendes Ovarialkarzinom* nach Versagen einer Primär- od. Folgetherapie; **2.** rezidiviertes kleinzelliges Lungenkarzinom (wenn Behandlungsschema der Primärtherapie nicht wieder angewendet werden kann); **3.** in Komb. mit Cisplatin bei Zervixkarzinom* (im Rezidiv nach Strahlentherapie u. im Stadium IV b); **Kontraind.:** u. a. Schwangerschaft, Stillzeit; **UAW:** u. a. schwere Knochenmarkdepression, Leber- od. Nierenfunktionsstörung, Übelkeit, Erbrechen.

TORCH-Kom|plex *m*: (engl.) *TORCH complex*; Kurzbez. für wichtigste Pränatalinfektionen* des Menschen: **1. T**oxoplasmose*; **2. o**ther (andere, z. B. Syphilis* connata, Listeriose*); **3. R**öteln*; **4. C**ytomegalie (Zytomegalie*); **5. H**erpes* simplex. Vgl. Perinatalinfektion.

Torti|collis (lat. tortus gedreht, gekrümmt; collum Hals) *m*: (engl.) *torticollis*; syn. muskulärer Schiefhals; veraltet Caput obstipum; fixierte Fehlstellung des Kopfs in Seitenneigung zur kranken Seite mit leichter Drehung zur Gegenseite, häufig mit Gesichtsskoliose; **Vork.:** bei 0,5 % der Neugeborenen, oft zus. mit Pes equinovarus od. Hüftdysplasie; **Urs.:** einseitig verkürzter M. sternocleidomastoideus inf. intrauteriner Fehlhaltung, Steißlage,

Zangengeburt, Einblutung sub partu, evtl. genet. bedingte Anlagestörung des Muskels; **Ther.:** konservativ im 1. Lj.; später op. mit proximaler u. distaler Tenotomie, evtl. Totalexstirpation des M. sternocleidomastoideus; bei akutem T. nichtsteroidale Antiphlogistika, Muskelrelaxanzien, evtl. Infiltration von Lokalanästhetika. Vgl. Akzessoriuslähmung; Torticollis spasmodicus; Trochlearislähmung.

TOT: Abk. für (engl.) *trans-obturator tape*; transobturatorisches Verf. der Schlingenoperation*.

Total|pro|laps *m*: s. Prolapsus uteri et vaginae.

Tot|geburt: (engl.) *stillbirth*; nach § 31 Personenstandsverordnung (Abk. PStV) Leibesfrucht mit Körpergewicht ≥500 g, bei der sich nach Trennung vom Mutterleib keines der in § 31 Absatz 1 PStV genannten Merkmale des Lebens (s. Lebendgeburt) gezeigt hat; für Totgeborene besteht standesamtl. Meldepflicht. Vgl. Abort.

Tox-: auch Toxo-, Toxiko-; Wortteil mit der Bedeutung Gift (eigentl. Pfeilgift); von gr. τοξικὸν φάρμακον.

Toxikose (gr. τοξικόν φάρμακον Gift) *f*: (engl.) *toxicosis*; durch exogene od. endogen gebildete tox. Substanzen verursachte Erkr. i. S. einer Intoxikation bzw. Autointoxikation, z. B. Neurotoxikose, Thyreotoxikose (s. Hyperthyreose).

Toxo|plasma gondii *n*: (engl.) *Toxoplasma gondii*; längl. ovale, sichelförmige Sporozoen mit meist exzentr. gelegenem Kern; Err. der Toxoplasmose*; Größe 3 × 5 μm; Vermehrung durch Endodyogenie od. Endopolygenie; **Vork.:** weltweit bei homoiothermen Vertebraten; intrazellulärer Err., neben Einzelparasiten auch Parasitenanhäufungen in parasitophoren Vakuolen (Pseudozysten); Affinität zum ZNS (zerebrale Form), bes. während Fetogenese u. im Kindesalter; **Entw.:** **1. zyklisch:** mit Schizogonie (Agamogonie) u. Gamogonie im Dünndarmepithel des Hauptwirts (nur Katzen); Ausscheidung von Oozysten mit dem Kot, Sporogonie (Reduktionsteilung) im Freien; **2. azyklisch:** mit proliferativer Phase (Tachyzoiten: Pseudozysten od. Gewebezysten) u. Zystenphase (Bradyzoiten) im Zwischenwirt (Mensch, Hund, omni- u. herbivore Säuger u. Vögel); **Übertragung:** Inf. des Menschen durch: **1.** Aufnahme von Gewebezysten mit Nahrungsmitteln (rohes od. ungenügend erhitztes Fleisch); **2.** Oozysteninfektion mit Katzenkot; **3.** pränatal (diaplazentar) bei Erstinfektion während der Schwangerschaft; **4.** Organtransplantation (Herzmuskel); selten; **Nachw.:** Antikörpernachweis mit indirektem Immunfluoreszenztest, ELISA; Nachw. von IgM od. IgG mit niedriger Avidität zur Feststellung einer akut erworbenen Inf.; Erregernachweis in Liquorsediment, Sternalpunktat od. Lymphknotenbiopsie selten mögl. (mikroskop. Ausstrichpräparat); sensitiver ist die PCR; Tierversuch (weiße Mäuse, Hamster) kaum noch gebräuchl.; histol. Nachw. in Sektionsmaterial (z. B. bei Totgeburt) von Gehirn, Augen, Leber, Milz, Lunge; direkter od. indirekter Nachweis (nur bei konnataler Inf.) meldepflichtig nach § 7 IfSG.

Toxo|plasmose *f*: (engl.) *toxoplasmosis*; durch Infektion mit Toxoplasma* gondii verursachte Zoonose; hochgradige Durchseuchung der Bevölkerung mit starken regionalen Schwankungen serol. nachgewiesen; **Inkub.:** ca. 2–3 Wo.; **Klin.:** **1.** bei Immunkompetenz: meist asymptomat. Verlauf; bei akutem u. subakutem Verlauf Lymphknotenschwellung u. Lymphadenitis, bes. am Hals; uncharakterist. Fieber, Tonsillitis, grippeähnl. Symptome; ggf. Kopfschmerz, Meningismus u. Meningoenzephalitis; bei chron. Verlauf (sehr selten) Fieber (schubweise), evtl. mit Gelenkbeschwerden u. Kopfschmerz; psych. Alteration, Organmanifestation in Lymphknoten, Leber, Milz, Auge (Iridozyklitis, Chororetinitis, s. Abb. 1), ZNS (s. Abb. 2); **2.** bei Immunsuppression: ggf. Reaktivierung einer latenten T., meist als Enzephalitis, seltener als generalisierte T. mit Erregernachweis in Leber, Lunge, Nebenniere u. a. Organen; **3.** bei Schwangerschaft: diaplazentarer Erregerübertritt nur bei Erstinfektion während der Schwangerschaft, vor-

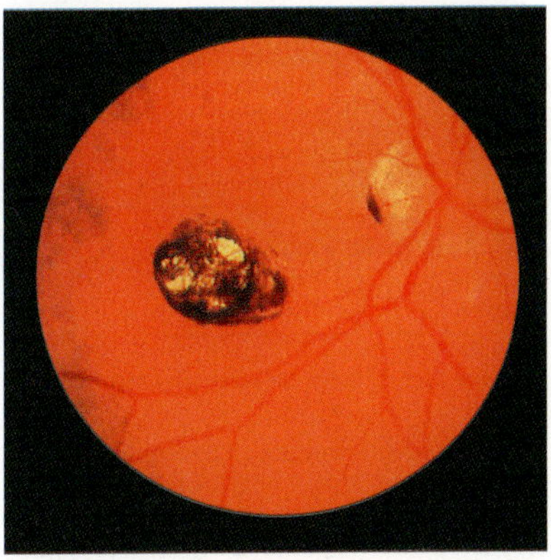

Toxoplasmose Abb. 1: parazentraler chororetinaler Narbenherd [44]

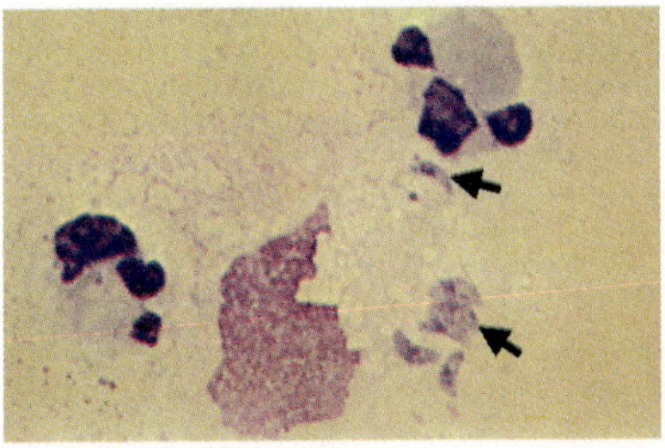

Toxoplasmose Abb. 2: Tachyzoiten von Toxoplasma gondii (Pfeile) in einem Sedimentpräparat des Liquor cerebrospinalis; May-Grünwald-Giemsa-Färbung [16]

T

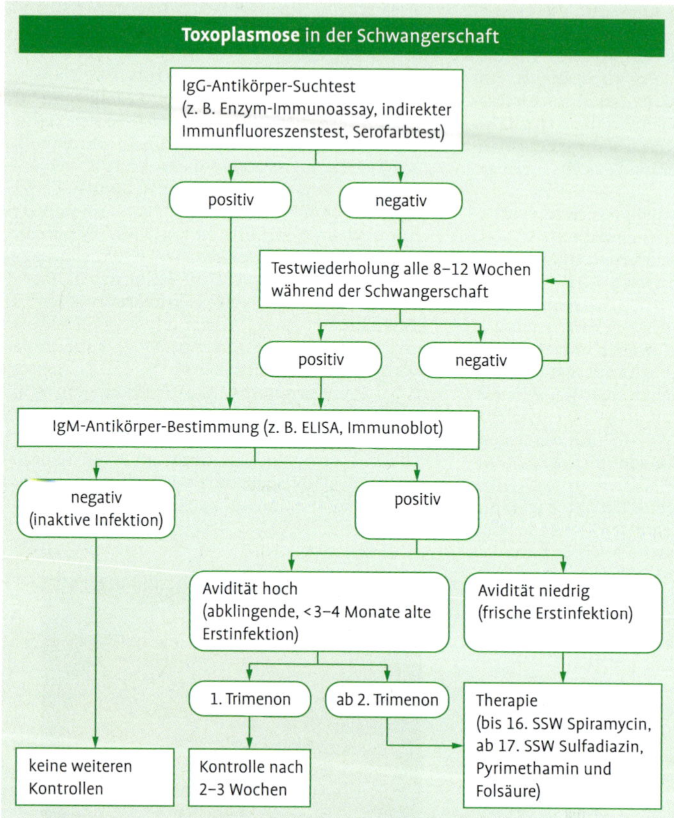

Toxoplasmose Abb. 3: Diagnostik bei Infektion in der Schwangerschaft

wiegend im 2. u. 3. Trimenon, kann zu Fetopathia toxoplasmotica (mit Früh- od. Totgeburt) führen; Sympt.: **a)** konnatale T.: Hydrozephalus*, Chororetinitis, zerebrale Verkalkungen, Ikterus, Hepato- u. Splenomegalie; Häufigkeit: Deutschland (2011): 15 gemeldete Inf. (nach Referenzdefinition des RKI); **b)** sog. latente konnatale T.: anhaltend hoher serol. Titer über längere Zeit ohne Sympt. bei der Geburt; Auftreten typ. Sympt. erst nach Wochen u. Monaten: Chororetinitis, leichter Hydrozephalus, epilept. Anfälle, Nystagmus, Rigidität der Extremitäten, Athetosen, Trinkfaulheit u. Retardierung; **Diagn.:** Antikörpernachweis od. direkter Nachweis von Erreger od. Erreger-DNA; s. Toxoplasma gondii; ggf. Rö., CCT (bei Enzephalitis bei Immunsuppression: ringförmige Kontrastmittelanreicherungen, DD: Lymphom; bei konnataler T.: ggf. zerebrale Verkalkungen inf. ausgeheilter fetaler Gehirnläsionen); Erstinfektion in der Schwangerschaft: Serokonversion od. spezif. IgM- od. IgG-Antikörper mit niedriger Avidität (diagn. Stufenplan: s. Abb. 3); Meldepflicht für Erregernachweis i. R. konnataler T.; **Ther.:** **1.** bei Immunsuppression: Pyrimethamin in Komb. mit Sulfadiazin od. Clindamycin, evtl. Atovaquon; zusätzl. Dexamethason (beschleunigt Symptomregression); nach Abheilung Dauerbehandlung mit Pyrimethamin (evtl. in Komb. mit Clindamycin), um erneutes Auftreten der Läsionen zu verhindern; **2.** bei Schwangerschaft: zur Vermeidung einer fetalen Infektion bis Ende der 15. SSW Spiramycin, ab der 16. SSW Sulfadiazin in Kombination mit Pyrimethamin (zus. mit Calciumfolinat) über 4 Wochen; danach PCR-Test des Fruchtwassers auf Toxoplasma gondii; **3.** bei Nachweis fetaler Infektion: Fortsetzung der Ther. bis zum Ende der Schwangerschaft: Zyklen von 4 Wo. (Kombination von Sulfadiazin mit Pyrimethamin u. Calciumfolinat) mit Unterbrechung durch Intervalle von 4 Wo. ohne Ther. od. mit Monotherapie (Spiramycin); **4.** bei Neugeborenen mit gesicherter Infektion: Komb. von Pyrimethamin, Sulfadiazin u. Calciumfolinat; **Proph.:** Aufnahme von rohem od. ungenügend gekochtem Fleisch (Vorsicht auch bei der Zubereitung) u. Umgang mit v. a. Katzenkot vermeiden.

TPHA-Test *m*: Kurzbez. für **T**reponema-**p**allidum-**H**ämagglutinationstest; Testverfahren zum Nachw. von Syphilis*; wird ca. 3 Wo. p. i. reaktiv; **Prinzip:** im positiven Fall makroskopisch sichtbare Agglutination der mit Patientenserum (bzw. -liquor) zusammengebrachten Testerythrozyten (angelagerte Treponemen).

Trachel|ek|tomie (gr. τράχηλος Hals, Nacken) *f*: (engl.) *trachelectomy*; partielle Hysterektomie* mit Erhalt des Corpus uteri; **Prinzip:** Entfernung von zwei Dritteln der Cervix uteri u. ca. der Hälfte der Parametrien über vaginalen Zugang; zusätzlich laparoskop. Lymphadenektomie; Erhalt der Gebärfähigkeit durch Belassen eines Drittels der Cervix uteri u. des gesamten Corpus uteri; **Ind.:** Zervixkarzinom* FIGO-Stadium I A2 u. I B1 (Plattenepithelkarzinom, Tumordurchmesser <2 cm); **Kompl.:** bei Schwangerschaft nach T. erhöhtes Risiko für aufsteigende Infektion od. Zervixinsuffizienz* aufgrund der verkürzten Cervix uteri, daher prophylaktisch totaler Muttermundverschluss* u. Schnittentbindung.

Traktions|zysto|zele *f*: s. Zystozele.

TRAM-Lappen: Kurzbez. für **T**ransversus-**r**ectus-**a**bdominis-**M**uskellappen; s. Mammaplastik.

Trans-: Wortteil mit der Bedeutung hinüber, hindurch; von lat. trans.

Trans|fer (lat. transferre hinübertragen) *m*: **1.** (engl.) *transfer*; Übertragung, z. B. Embryotransfer*; **2.** (genet.) s. Transformation; **3.** (genet.) s. tRNA.

Trans|formation (lat. transformatio Umbildung, Verwandlung) *f*: **1.** (engl.) *transformation*; (genet.) natürl. od. künstl. Übertragung von DNA auf Bakt.; vgl. Gentechnologie; **2.** (pathol.) maligne Entartung von eukaryot. Zellen (in vitro u. in vivo) mit unkontrolliertem Wachstum, Entdifferenzierung, Ablösen aus dem Zellverband bzw. Untergrund u. Eindringen in andere Gewebe durch Kanzerogene*; **3.** (gyn.) Umwandlung des durch Östrogene* proliferierten Endometriums in der Sekretionsphase (s. Menstruationszyklus) durch Gestagenwirkung; **4.** (immun.) s. Lymphozytentransformationstest.

Trans|formations|dosis (gr. δόσις Gabe) *f*: (engl.) *transformation dose*; zur Transformation* mit nachfolgender menstruationsähnl. Entzugsblutung eines vollständig proliferierten Endometriums* erforderl. Menge an Gestagenen* (s. Tab.); **Anw.:** z. B. nach Kastration* zur Auslösung künstl. Menstruationszyklen*. Vgl. Proliferationsdosis.

Trans|formations|zone (gr. ζώνη Gürtel, Streifen): s. Umwandlungszone.

Trans|fusion, feto|maternale *f*: (engl.) *fetomaternal transfusion*; auf Plazentadefekt beruhender Übertritt von kindl. Blut in mütterl. Kreislauf während

Transformationsdosis
Transformationsdosen und Partialwirkungen ausgewählter Gestagene

Gestagen	Transformationsdosis/Menstruationszyklus (mg/14 Tage)	Partialwirkung gestagen	östrogen	antiöstrogen	androgen	antiandrogen	antimineralokortikoid
C21-Steroide							
Progesteron (mikronisiert)	2000	+	–	+	–	–	+
Dydrogesteron	150	+	–	+	–	–	(+)
Medrogeston	60	+	–	+	–	–	–
Medroxyprogesteronacetat	50	+	–	+	(+)	–/+	–
Chlormadinonacetat	25	+	–	+	–	+	–
Cyproteronacetat	20	+	–	+	–	+	–
Nomegestrolacetat	100	+	–	+	–	(+)	–
C19-Steroide							
Norethisteronacetat	50	+	(+)	+	+	–	–
Levonorgestrel	6	+	–	+	+	–	–
Norgestimat	8	+	–	+	+	–	–
Desogestrel	2	+	–	+	+	–	–
Gestoden	3	+	–	+	+	–	+
Dienogest	6	+	–	+	–	+	–
Drospirenon	50	+	–	–	–	+	+

T

Schwangerschaft od. Geburt*; **Kompl.:** lebensgefährl. Anämie u. hypovoläm. Schock des Kindes; ggf. Sensibilisierung der Mutter gegen fetale Blutgruppenantigene (s. Anti-D-Prophylaxe; Morbus haemolyticus fetalis; Morbus haemolyticus neonatorum). Vgl. Mikrotransfusion.

Trans|fusion, intra|uterine *f*: s. Bluttransfusion, fetale.

Trans|fusions|syn|drom, feto|fetales *n*: (engl.) *feto-fetal transfusion syndrome*; Abk. FFTS; syn. Zwillingstransfusionssyndrom; intrauteriner Blutaustausch von einem Zwilling* (Donor) zum anderen (Akzeptor); **Vork.:** seltene Kompl. bei monochorialer Zwillingsschwangerschaft*; **Path.:** in 80 % der Fälle pathol. Gefäßanastomosen (venovenös, arterioarteriell, arteriovenös); in 20 % diskordante Plazentation (ungleiche Verteilung der Plazentaanteile zwischen den Feten) mit exzentrischer od. velamentöser Nabelschnurinsertion (s. Insertio); **Formen: 1.** chronisch; **a)** frühembryonal: s. TRAP-Sequenz; **b)** spätembryonal od. frühfetal: beim Donor Ausbildung eines Fetus* papyraceus bzw. einer intrauterinen Wachstumsretardierung*, beim Akzeptor Herzinsuffizienz; **2.** subchronisch: beim Donor Anämie* u. Oligohydramnion* od. Anhydramnion, beim Akzeptor Polyglobulie u. Hydramnion*; **3.** akut: beim Donor (u. U. letaler) Blutungsschock, beim Akzeptor art. Hypertonie; **Diagn.:** Ultraschalldiagnostik (ab. 1. Trimenon: Poly-/Oligohydramnion-Sequenz; Donor: Wachstumsretardierung, fehlende Blasenfüllung, fetale Anämiezeichen, z. B. hohe Flussgeschwindigkeit in der Arteria cerebri media; Akzeptor: häufig hydropisch, gefüllte Blase, dopplersonographisch Herzinsuffizienzzeichen; s. TRAP-Sequenz); **Ther.:** fetoskopische Laserkoagulation der Gefäßanastomosen (vor der 24. SSW; vgl. Fetalchirurgie); serielle Amniozentesen* (Entlastungspunktion).

Trans|fusion, trans|abdominale *f*: s. Bluttransfusion, fetale.

Trans|ition (lat. transitio Übergang) *f*: s. Mutation.

Trans|lokation (lat. locare stellen, setzen, legen) *f*: **1.** (engl.) *translocation*; (genet.) strukturelle Chromosomenaberration* mit Umlagerung eines Bruchstücks eines Chromosoms an ein anderes Chromosom; i. d. R. ohne Veränderung der Gesamtmenge genet. Materials (sog. balancierte T.); **Formen: a)** reziproke T. (Austausch zwischen 2 Chromosomen durch 2 Bruchereignisse); klin. Bedeutung: z. B. Entstehung des Philadelphia*-Chromosoms durch reziproke T. zwischen Chromosomen 9 u. 22; **b)** nichtreziproke Translokation (Entstehung eines verkürzten u. eines verlängerten Chromosoms; s. Abb.); **c)** Robertson-Translokation (Verschmelzung zweier akrozentrischer Chromosomen am Zentromer od. in dessen unmittelbarer Nähe); **2.** (biochem.) s. Proteinbiosynthese; **3.** Wechsel der Lok.; **a)** von Darmflora (cave: Sepsis), z. B. bei Ileus; **b)** von GLUT-4 (s. Glukosetransporter) nach Aktivierung des Insulin-Rezeptors.

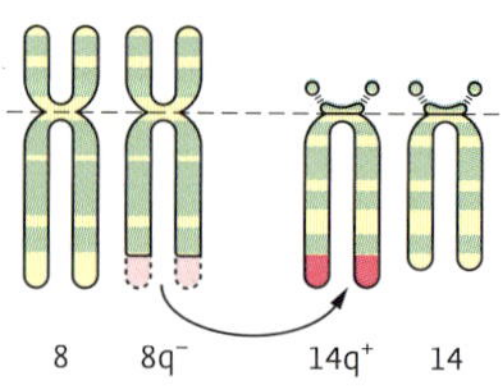

Translokation: schematische Darstellung der T. eines Stücks des langen Arms (q) eines Chromosoms 8 an das Ende des langen Arms eines Chromosoms 14 u. daraus resultierende Marker-Chromosomen $8q^-$ u. $14q^+$

Trans|lokations|tri|somie 21 *f*: (engl.) *translocation trisomy 21*; pathogenetische Sonderform des Down*-Syndroms (wenige, fam. auftretende Fälle), bei der das überzählige Chromosom 21 od. ein wesentl. Stück davon mit einem anderen (meist Chromosom 14, aber auch 21 od. 22) verbunden ist; vgl. Translokation.

Trans|mamillar|schnitt: s. Schnittführung (Abb. dort).

trans|plazentar: diaplazentar*.

Trans|sexualität *f*: (engl.) *transsexualism*; auch Transidentität; Form der Geschlechtsidentitätsstörung*, bei der Menschen mit somat. eindeutig männlichem bzw. weiblichem Geschlecht (keine Intersexualität*) psych. in jeder Hinsicht sich dem anderen Geschlecht zugehörig fühlen, ihr somat. Geschlecht ablehnen u. Leidensdruck besteht; Transsexuelle empfinden i. d. R. (aus Sicht ihrer eigenen Geschlechtsidentität) heterosexuell, seltener homosexuell od. asexuell; **Häufigkeit:** 1 : 40 000 Mann-zu-Frau-Transsexuelle (biol. Männer, die sich als Frauen erleben), 1 : 100 000 Frau-zu-Mann-Transsexuelle (biol. Frauen, die sich als Mann erleben); **Ätiol.:** unklar; **Kriterien:** (diagn.) **1.** konstante, lebenslang anhaltende u. vollständige Identifikation mit dem Gegengeschlecht; **2.** konstantes u. starkes Unbehagen gegenüber den eigenen geschlechtsspezif. biol. Merkmalen; **3.** drängender Wunsch nach Geschlechtswechsel; **4.** nicht sexuell motiviertes Tragen der Kleidung des anderen Geschlechts (engl. cross dressing); **Ther.: 1.** kontinuierlich begleitende Psychotherapie durch spezialisierte Psychotherapeuten (Ziel: psychische Stabilität), Klärung der Indikation geschlechtsangleichender Maßnahmen (mind. 1 Jahr); **2.** bei Fortbestehen des Wunsches nach chir. Geschlechtsangleichung sog. Alltagstest: Auftreten in der angestrebten Geschlechtsrolle erproben (mind. 1 Jahr); **3.** gegengeschlechtl. Hormonbehandlung (mind. 6 Mon.); **4.** Transformationsoperation, op. Geschlechtsangleichung*; **5.** Nachsorge: med.-chir. u. psychotherap. (psych. Stabilisierung, Lösung interpersoneller Konflikte); Erfolgsrate 75 %; i. R. des Transsexuellengesetzes* Namens- u. Personenstandsänderung in Deutschland für deutsche Staatsbürger möglich. **DD:** u. a.

Homosexualität mit transvestitischen Zügen, Transvestismus, (passagere) transsexuelle Sympt. bei Psychosen, Persönlichkeitsstörungen.

Trans|sexuellen|gesetz: (engl.) *Transsexual Law*; Abk. TSG; „Gesetz über die Änderung der Vornamen u. die Feststellung der Geschlechtszugehörigkeit in besonderen Fällen" vom 10.9.1980 (BGBl. I S. 1654), zuletzt geändert am 17.7.2009 (BGBl. I S. 1978); bei Vorliegen best. Voraussetzungen kann ein Transsexueller (s. Transsexualität), ohne dass bereits eine op. Geschlechtsangleichung* erfolgt ist u. trotz einer ggf. bestehenden Ehe, den Vornamen ändern (§ 1); nach einer Operation kann eine Personenstandsänderung u. damit eine Geschlechtsänderung im Geburtenbuch beantragt werden (§ 8).

Trans|version (lat. transvertere, transversus umwandeln) *f*: s. Mutation.

Trans|vestismus (lat. vestis Kleidungsstück) *m*: (engl.) *transvestism*; auch Transvestitismus; Form der Paraphilie mit sexuell erregenden Phantasien, sexuell dranghaften Bedürfnissen u./od. sexuellen Verhaltensweisen, die sich auf das Tragen von Kleidung des Gegengeschlechts beziehen; **Vork.**: wahrscheinlich nur bei (i. d. R. heterosexuell orientierten) Männern. Vgl. Transsexualität.

TRAP-Sequenz *f*: Abk. für (engl.) ***t**win **r**eversed **a**rterial **p**erfusion*; (engl.) *TRAP sequence*; frühembryonale, schwerste Form des fetofetalen Transfusionssyndroms*; **Häufigkeit:** 1 : 35 000 Geburten; ca. 1 % aller Zwillingsschwangerschaften; **Pathophysiol.**: durch arterio-arterielle u. venovenöse plazentare Shunts fließt Blut mit erhöhtem Perfusionsdruck vom Donor zum Akzeptor; beim Akzeptor Entstehung eines reversen Blutflusses, der v. a. Iliakalgefäße erreicht u. v. a. untere Körperhälfte versorgt, rudimentäre Entwicklung der oberen Körperhälfte (häufig Acardius*, Akranie*); Donor mit Zeichen kardialer Dekompensation bis zum Hydrops* fetalis; **Ther.**: fetoskopische Laserkoagulation der Gefäßanastomosen; **Progn.**: Mortalität des Donors ohne Ther. 50–75 %, des Akzeptors fast 100 %.

Trastuzumab (INN) *n*: (engl.) *trastuzumab*; humanisierter monoklonaler Antikörper (IgG_1) gegen menschl. HER2*; **Ind.**: HER2-überexprimierendes Mammakarzinom* im Frühstadium nach Op., Chemo- (neoadjuvant od. adjuvant) od. Strahlentherapie u. metastasiertes Mammakarzinom (als Monotherapie od. in Komb. mit Paclitaxel* od. mit Docetaxel); (in Komb. mit Capecitabin od. Fluorouracil u. Cisplatin) HER2-positives metastasiertes Adenokarzinom des Magens (s. Magenkarzinom) od. des gastroösophagealen Übergangs; **UAW:** kardiotox. Wirkung, Schüttelfrost, Fieber, lokale Reizungen; **Kontraind.**: manifeste Herzinsuffizienz.

Trepo|nema pallidum *n*: (engl.) *Treponema pallidum*; sog. Syphilisspirochäte; T. p. subspec. pallidum; Err. der Syphilis*; sehr lange Generationszeit (ca. 30 Std.); nicht kultivierbar; toxisch wirken Sauerstoff, Eintrocknung, Hitze, Kälte, Desinfizienzien,

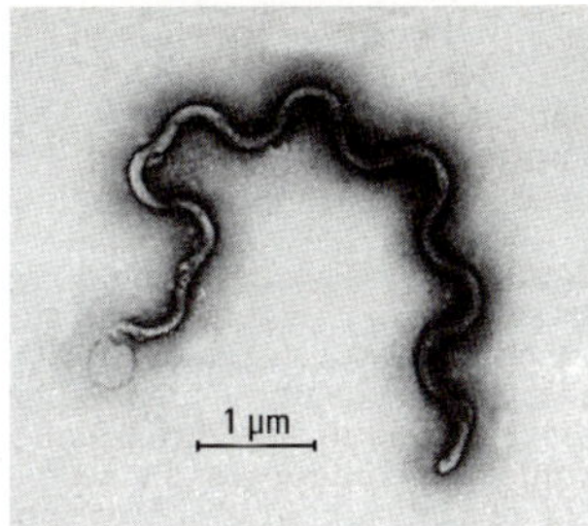

Treponema pallidum: elektronenmikroskopische Aufnahme mit Darstellung des Proteinkerns, des Penicillin-empfindlichen Stützskeletts u. der axialen Filamente [33]

Detergenzien, Seifen; **Morphol.**: s. Abb.; 7–15 × 0,25 µm messender Keim mit 6–24 regelmäßigen, steilen Windungen (wie Zähne einer Säge), typ. um die Längsachse rotierende u. abknickende Bewegungen; **Nachw.**: im Reizserum* durch mikroskop. Dunkelfelduntersuchung; histol. mit Versilberungsmethoden; Nachw. treponemaler DNA aus klin. Proben mit PCR; direkte Immunfluoreszenz; serol.: s. Syphilis; direkter od. indirekter Nachw. meldepflichtig nach § 7 IfSG; **Epidemiol.**: Mensch ist Infektionsquelle, Übertragung überwiegend durch Geschlechtsverkehr. Vgl. Treponema pertenue.

TRH-Test *m*: Abk. für (engl.) ***t**hyrotropin **r**eleasing **h**ormone*; Bestimmung der TSH- u. ggf. Prolaktinkonzentration im Blut mit Immunoassay vor u. 30 Min. nach i. v. Applikation von TRH; selten nach oraler od. nasaler Gabe; **Auswertung:** TRH-Test positiv (normal): Anstieg der TSH-Konz. um mind. 2,5 mU/l auf max. 25 mU/l; TRH-Test negativ (pathol.): TSH-Anstieg <2,5 mU/l, bei supprimierter Hypophyse i. R. einer klin. manifesten od. latenten Hyperthyreose* od. bei Hypophysenvorderlappen*-Insuffizienz. Bei Hypothyreose* ist der basale TSH-Wert erhöht u. die TRH-Antwort überschießend (>25 mU/l). Vgl. Schilddrüsendiagnostik.

Tri-: Wortteil mit der Bedeutung drei; von gr. τρεῖς, τρία.

Trich-: auch Tricho-, -thrix; Wortteil mit der Bedeutung Haar; von gr. θρίξ, θριχός.

Tricho|monas vaginalis *f*: (engl.) *Trichomonas vaginalis*; syn. Trichomonas urogenitalis; 8–12 × 15–30 µm großer Flagellat (s. Protozoen); Err. der Trichomoniasis*; **Übertragung:** v. a. beim Geschlechtsverkehr; **Nachw.**: **1.** mikroskop. Untersuchung von Vaginal- u. Urethralabstrichen (nativ od. nach Giemsa-Färbung); **2.** serol.: Komplementbindungsreaktion, Immunfluoreszenztest; **3.** kulturell.

Tricho|moniasis *f*: (engl.) *trichomoniasis*; urogenitale Erkr. durch Infektion v. a. von Harnblase u. Vagina mit Trichomonas* vaginalis; Übertragung v. a.

T

durch Geschlechtsverkehr, auch durch Badewasser, Schwämme u. a.; **Inkub.:** 4 Tage bis 3 Wochen; **Sympt.:** beim Mann Zystitis*, Urethritis*, Prostatitis (häufig blander Verlauf), bei der Frau v. a. Kolpitis* mit eitrigem, schaumigem, süßl. übelriechendem Fluor* genitalis u. quälendem Juckreiz od. Brennen der Scheide, Dyspareunie*; **Diagn.:** direkter Erregernachweis od. kulturell; **Ther.:** Imidazolderivate (v. a. Metronidazol); Partnerbehandlung. Vgl. STD.

Trichter|becken: (engl.) *funnel pelvis*; hohes Becken, querer Durchmesser des Beckenausgangs stark verkürzt (ähnlich dem männl. Becken); vgl. Beckenanomalie.

Tri|menon (gr. μήν Monat) *n*: (engl.) *trimester*; Zeitraum von 3 Monaten; vgl. Schwangerschaftsdauer.

Triple-Test (engl. triple dreifach) *m*: Bestimmung von Alphafetoprotein* zusammen mit HCG* u. Estriol* im Serum der Schwangeren zwischen 16. u. 20. SSW; **Anw.:** i. R. der Pränataldiagnostik* zur Risikoabschätzung bezügl. fetaler Chromosomenaberrationen* (v. a. Down*-Syndrom; Trisomie 21: Alpha-1-Fetoprotein u. Estriol vermindert, β-HCG erhöht; Trisomie 18: Alphafetoprotein, HCG u. Estriol vermindert) u. Spina* bifida; zunehmend durch Ersttrimester*-Screening ersetzt.

Triple-X-Syn|drom (lat. triplex dreifach) *n*: s. Trisomie X.

Tripper (niederdeutsch trippen tropfen): s. Gonorrhö.

Tri|somie *f*: (engl.) *trisomy*; Genommutation, bei der im normalen diploiden Chromosomensatz ein (einfache T.) od. mehrere (doppelte T. usw.) Chromosomen dreifach vorhanden sind; **Ätiol.:** fehlerhafte Reifeteilung der Eizelle od. des Spermiums (Non*-disjunction); **klin. Bedeutung: 1.** autosomale T.: i. d. R. Letalfaktor*, nur in Einzelfällen mit dem Leben vereinbar; z. B. Pätau-Syndrom (Trisomie* 13), Edwards-Syndrom (Trisomie* 18) u. Down*-Syndrom (Trisomie 21); **2.** gonosomale T.: z. B. Klinefelter*-Syndrom (Trisomie XXY), Trisomie* X u. XYY*-Syndrom. Vgl. Translokationstrisomie 21.

Tri|somie 13 *f*: (engl.) *trisomy 13*; syn. Pätau-Syndrom; komplexes Fehlbildungssyndrom inf. einer numerischen Aberration des Chromosoms 13 durch Teilungsfehler in der Meiose; **Häufigkeit:** ca. 1 : 10 000 Lebendgeborene; **Sympt.:** multiple Hirnfehlbildungen (Arhinenzephalie), Zyklopie, Gesichtsdysmorphien, Lippen-Kiefer-Gaumenspalte, Mikrophthalmie, Iriskolobom, Ohrmuscheldeformitäten, postaxiale Hexadaktylie, Herzfehler, Zystenniere; **Progn.:** bis zum 5. Lj. sterben alle Jungen, Mädchen überleben zu 30 %, mit 10 Jahren leben noch 10 %.

Tri|somie 18 *f*: (engl.) *trisomy 18*; syn. Edwards-Syndrom; komplexes Fehlbildungssyndrom inf. autosomaler Trisomie* des Chromosoms 18 (Chromosomengruppe F; s. Denver-Klassifikation); **Häufigkeit:** ca. 1 : 5000 Lebendgeborene; **Sympt.:** außerordentl. große Variabilität u. Komplexität (daher keine konstanten diagn. Kriterien); häufig primordialer Kleinwuchs, typ. Gesichtsdysmorphie, charakterist. Fingerhaltung mit Beugekontrakturen der Fingergelenke, wobei Daumen u. Kleinfinger die anderen Finger kreuzen; schwere psychomotor. Retardierung; **Progn.:** infaust; Letalität im 1. Lj. ca. 90 % der Jungen u. ca. 45 % der Mädchen, mit 5 Jahren leben noch 15 % der Mädchen. Vgl. Syndrom, oto-palato-digitales.

Tri|somie 21 (gr. τρεῖς, τρία drei; σῶμα Körper) *f*: Down*-Syndrom.

Trisomie X *n*: (engl.) *triple-X syndrome*; syn. Triple-X-Syndrom, Triplo-X-Syndrom; numerische Chromosomenaberration mit Trisomie des X-Chromosoms inf. mütterlicher meiotischer Non*-disjunction; **Sympt.:** Frauen mit weibl. Phänotyp (oft fertil, aber auch mit Hypogonadismus u. Hypogenitalismus) u. meist normaler bis grenzwertiger Intelligenz im Vergleich zu den Geschwistern; relativer Hochwuchs zur Familie; geringfügig erhöhtes Risiko für Kinder mit gonosomalen Aneuploidien (<1 %).

-trop: auch -tropic; Wortteil mit der Bedeutung auf etwas gerichtet, auf etwas wirkend, bevorzugt auftretend; von gr. τρέπειν.

Troph-: auch -troph, -trophie; Wortteil mit der Bedeutung das Ernähren, Nahrung; von gr. τροφή.

Tropho|blast *m*: (engl.) *trophoblast*; Blastoderm; (embryol.) zellige Außenwand der Blastozyste*, die bei der Nidation* in das Endometrium eindringt; **Einteilung: 1.** Synzytiotrophoblast: äußere vielkernige Schicht; Funktion: **a)** aktive u. passive Aufnahme von Nährstoffen, Mineralien, Vitaminen u. a. aus mütterl. Blut u. Transport in fetale Zirkulation; **b)** Produktion der Plazentahormone*; **2.** Zytotrophoblast*: innere Schicht einkerniger Zellen; dient der Regeneration des Synzytiotrophoblasten; **3.** extravillöser Trophoblast (Abk. EVS): invasiv in die Dezidua* hineinwachsende Trophoblastzellen, welche die mütterlichen Spiralarterien zur Etablierung der uteroplazentaren Perfusion umbauen (sog. remodeling); gestörte Invasion führt zu Präeklampsie od. intrauteriner Wachstumsretardierung*. Vgl. Langhans-Zellen.

Tropho|blasten|antigen, in|vasives *n*: Abk. ITA; s. HCG.

Tropho|blast|tumoren *m pl*: (engl.) *trophoblast tumors*; Sammelbez. für aus Zellen des Synzytio- od. Zytotrophoblasten (s. Trophoblast) der Plazenta hervorgehende Tumoren u. Tumoren mit trophoblastärer Differenzierung; **Epidemiol.:** selten; gestationsbedingte T. häufiger als nicht gestationsbedingte; Häufigkeit regional stark unterschiedl. (in Asien z. B. deutl. häufiger als in den USA od. Europa), Inzidenz bei Frauen >40 Lj. erhöht; **Formen: I.** gestationsbedingte T.: zytogenetisch u. klin. heterogene Erkr. mit Fehldifferenzierung od. Proliferation des Trophoblastepithels; FIGO-Stadien u. TNM-Klassifikation, s. Tab.; **1.** villös: durch Befruchtungsstörung entstandene, von villösem Trophoblasten abgeleitete T. mit charakterist.

T

Trophoblasttumoren
FIGO-Stadien und TNM-Klassifikation (Kurzfassung) gestationsbedingter Trophoblasttumoren

Kategorie (TNM)[1]	FIGO-Stadium	Bedeutung
T1	I	Tumor auf Uterus beschränkt
T2	II	Tumor infiltriert andere Genitalstrukturen (Vagina, Ovar, Ligamentum latum uteri, Eileiter)
M1		Fernmetastasen
M1 a	III	Lungenmetastasen
M1 b	IV	andere

T: Primärtumor; M: Fernmetastasen;
[1] für alle Tumoren einheitlich definierte Kategorien: s. TNM-Klassifikation; N-Kategorie entfällt

chromosomalen Anomalien; **a)** partielle Blasenmole*; **b)** komplette Blasenmole; **c)** Chorioadenoma* destruens; **2.** nichtvillös: **a)** Chorionkarzinom*; **b)** Plazentabetttumor* (Abk. PSTT für engl. placental site trophoblastic tumor); **c)** epitheloider Trophoblasttumor*; **d)** Plazentabettknoten* (Abk. PSN für engl. placental site nodule); **e)** hyperplastische Implantationsstelle* des Plazentabettes (Abk. EPS für engl. exaggerated placental site); **II.** nicht gestationsbedingte T. (gyn. Tumoren mit trophoblastärer Differenzierung): **1.** Chorionkarzinom des Ovars (seltene Variante reiner od. mischdifferenzierter Keimzelltumoren); **2.** Adenokarzinom u. maligner Müller*-Mischtumor des Endometriums mit trophoblastärer Differenzierung in Form eines Chorionkarzinoms od. PSTT (selten); **3.** primär trophoblastär differenzierte Tumoren anderer Lokalisation (sehr selten). Vgl. Ki-67-Labeling-Index.

Tropho|blast|tumor, epitheloider *m*: (engl.) *epitheloid trophoblastic tumor (Abk. ETT)*; v. a. im Reproduktionsalter auftretender, vom intermediären Trophoblasten ausgehender epitheloider Trophoblasttumor*; **Pathol.:** solid-zystischer Tumor mit Kalzifizierungen u. Einblutungen; histol. am Rand scharf begrenzt, relativ uniforme intermediäre Trophoblastzellen mit breitem eosinophilem Zytoplasma; in 25 % der Fälle maligne; fokale Exprimierung der Immunmarker Beta-HCG, HPL u. CD146; geringe Proliferationsrate; **Klin.:** dysfunktionelle Blutung; **Diagn.:** i. d. R. geringe (<2500 IU/l) Beta-HCG-Erhöhung im Serum (auch als Tumormarker* zur Verlaufskontrolle); **Ther.:** Hysterektomie, bei Metastasen Polychemotherapie.

TSH: Abk. für **T**hyroidea **s**timulierendes **H**ormon; (engl.) *thyroid-stimulating hormone*; syn. Thyr(e)otropin; von den basophilen Betazellen des Hypophysenvorderlappens sezerniertes Glykoproteinhormon; **Regulation:** negative Rückkopplung durch freie Schilddrüsenhormone*; vermehrte Sekretion durch TRH; **Wirkung:** Stimulation der Biosynthese von Schilddrüsenhormonen* (mit Erhöhung von Iodaufnahme, Iodoxidation u. Iodeinbau in Thyreoglobulin sowie Hormonsekretion u. damit der Konz. von Schilddrüsenhormonen* im Blut) u. Follikelwachstum in der Schilddrüse* (thyreotroph); **Bestimmung:** Radio-, Enzym-, Fluoreszenz- od. Lumineszenz-Immunoassay i. R. der funkt. Schilddrüsendiagnostik (auch i. R. des Neugeborenen*-Screenings); **Referenzbereich:** 0,3–3,5 mU/l; **klin. Bedeutung:** erhöhte Konz. im Blut bei primärer (thyreogener) Hypothyreose*, erniedrigte Konz. bei Hyperthyreose*, Hypophysenvorderlappen-Insuffizienz, Medikation (z. B. Dopamin, Kortikoide, Acetylsalicylsäure); vgl. TRH-Test; **Ind.:** rekombinantes humanes TSH (Abk. rhTSH) i. R. der Radioiodtherapie (erhöht die Aufnahme von ^{131}I in Schilddrüsenkarzinomgewebe). Vgl. Schilddrüsenantikörper; Schilddrüsendiagnostik.

TT_3: Abk. für (engl.) ***t****otal* ***t****riiodothyronine* ***3****;* Gesamttriiodthyronin; s. Schilddrüsenhormone; Schilddrüsendiagnostik.

TT_4: Abk. für (engl.) ***t****otal* ***t****hyroxine* ***4****;* Gesamtthyroxin; s. Schilddrüsenhormone; Schilddrüsendiagnostik.

TTS: Abk. für **t**ransdermales **t**herapeutisches **S**ystem; selbstklebendes Pflaster, das ein (lipidlösl.) Arzneimittel (z. B. Nitroglycerol, Nicotin*, Östrogene*, Gestagene, Androgen) in einer Speichermatrix enthält u. kontinuierl. (über 24 Std. od. länger) über die Haut in den Körper abgibt.

T_3/T_4-Test *m*: (engl.) *T_3/T_4 test;* nicht mehr gebräuchl. Verf. zur Messung des Iodstoffwechsels der Schilddrüse (Bindung von Triiodthyronin bzw. Thyroxin an das thyroxinbindende Globulin); vgl. Schilddrüsendiagnostik.

Tubar|ab|ort *m*: s. Tubargravidität.

Tubar|gravidität (lat. graviditas Schwangerschaft) *f*: (engl.) *tubal pregnancy*; Eileiterschwangerschaft, auch Tubenschwangerschaft; Extrauteringravidität* (Abb. 3 dort) im Eileiter*; **Einteilung:** ampulläre, isthmische, interstitielle T.; **Ätiol.:** tubare Funktions- od. Strukturstörung meist inf. Salpingitis*, Endometriose* od. chir. Eingriffs im Bauchraum; **Klin.:** plötzl. Schmerzen (peritoneale Reizung), hämorrhag. Schock, Akutes* Abdomen; Verlauf: **1.** bei Nidation* im ampullären Teil nach wenigen Wo. Tubarabort mit Ausstoßung der Frucht in die Bauchhöhle (Hämatozele peritubar u. im Douglas*-Raum, meist schwache Blutung nach außen); **2.** bei der selteneren Nidation im isthmischen od. intramuralen Teil (Graviditas interstitialis, interstitielle Schwangerschaft) Tubarruptur mit Perforation des Eileiters u. starker (u. U. lebensbedrohlicher) Blutung in die Bauchhöhle inf. proteolyt. Andauung der Tubenwand mit Arrosion von Ästen der A. ovarica u. A. uterina; **Ther.:** möglichst tubenerhaltende laparoskop.

Op.; systemisch od. lokal (i. R. von Hysteroskopie* bzw. Laparoskopie*) Gabe von Methotrexat; bei Schock Laparotomie, Salpingektomie; **Progn.:** 40 % der Frauen bleiben nach T. steril; 30 % haben erneut eine Extrauteringravidität od. einen Spontanabort, 30 % eine Lebendgeburt.

Tubar|ruptur (lat. ruptura Brechen, Reißen) *f*: s. Tubargravidität.

Tuba uterina *f*: Eileiter*.

Tube (lat. tuba Trompete) *f*: Kurzform für **1.** Tuba uterina, Eileiter*; **2.** Ohrtrompete.

Tuben|chirurgie (gr. χειρουργία Handtätigkeit, Wundarzneikunst) *f*: (engl.) *tubal surgery*; mikrochir. Rekonstruktion der Tubendurchgängigkeit zur Behandlung tubarer Sterilität* od. Tubargravidität* od. zur Refertilisierung nach Tubensterilisation; **Formen: 1.** Adhäsiolyse (Ovariolyse, Salpingolyse): Durchtrennung bindegewebiger Verwachsungen; **2.** Fimbrioplastik (Rekonstruktion des Fimbrientrichters bei partiell verschlossenem Tubenende); **3.** Salpingostomatoplastik (syn. Salpingostomie): meist pelviskopisch durchführbare Entfernung des verschlossenen Tubenendes u. Rekonstruktion eines neuen durch auskrempelnde Nähte; **4.** Tubenanastomose nach Resektion des verschlossenen Tubenabschnitts od. Tubenimplantation; **5.** bei Tubargravidität laparoskop. Zugang zum Entfernen des Trophoblasten. Vgl. Tubenimplantation.

Tuben|durch|spülung: s. Pertubation.

Tuben|entzündung: s. Salpingitis.

Tuben|faktor *m*: (engl.) *tubal factor*; Sammelbez. für versch. Störungen der Tubenfunktion, z. B. proximaler od. distaler Tubenverschluss*, Mukosaschäden, Einziehung der Fimbrien, Hydro- u. Saktosalpinx (s. Salpingitis), Adhäsionen u. Fixierungen des Genitales (sog. frozen pelvis); vgl. Sterilität.

Tuben|im|plantation (lat. plantatus gepflanzt) *f*: (engl.) *tubal implantation*; Wiedereinpflanzung des Eileiters in das Cavitas uteri nach Resektion eines verschlossenen od. verengten Tubenanteils; vgl. Sterilitätsoperation; Tubenchirurgie.

Tuben|sterilisation (lat. sterilis unfruchtbar) *f*: (engl.) *tubal sterilization*; Sterilisation* durch op. Unterbrechung der Eileiter; v. a. unter Laparoskopie* od. Pelviskopie* durch Ligatur, Anbringen von Metall- (z. B. Filshie-Clip aus Titan) od. Plastikklemmen, Elektrokoagulation*, Teilexzision od. Totalexstirpation der Eileiter (Salpingektomie).

Tuben|verschluss: **1.** (engl.) *uterine tube occlusion*; (gyn.) Verschluss des Eileiters*; **Urs.: I.** angeboren: s. Gynatresie; **II.** erworben: **a)** distal (den Fimbrientrichter betreffend) v. a. nach entzündl. Erkr. des Beckens, z. B. Adnexitis, Parametritis, Appendizitis, Colitis; **b)** proximal (uterusnah), v. a. postoperativ od. nach isthmischer Tubargravidität, bei Verwendung von Intrauterinpessaren, durch aszendierende Infektionen (v. a. Chlamydien, Staphylokokken, Gonokokken), Salpingitis isthmica nodosa; **c)** iatrogen: s. Tubensterilisation; **Diagn.:** Chromopertubation; **Ther.:** s. Tubenchirurgie; **2.** (HNO) Verschluss der Tuba auditiva; s. Aerootitis; vgl. Tubenkatarrh.

Tubercula Montgomery (lat. tuberculum kleiner Höcker; William Fetherstone M., Gebh., Irland, 1797–1859) *n pl*: s. Areola mammae.

Tuberculosis uro|genitalis *f*: s. Genitaltuberkulose; Nierentuberkulose.

Tubo|ovarial|ab|szess (lat. ovarium Eierstock) *m*: (engl.) *tubo-ovarian abscess*; (gyn.) kombinierter Abszess von Ovar u. Eileiter (s. Abb.); **Ätiol.:** entsteht inf. Einbeziehung der trennenden Wandschichten in den Abszess bzw. deren Zerstörung bei chron. Ovarialabszess* u. bei unzureichender Therapie einer Infektion des unteren weibl. Genitaltrakts; **Ther.:** chir. (auch minimal-invasiv).

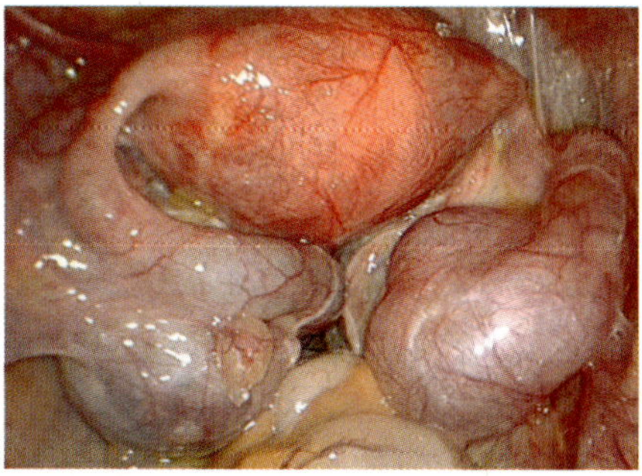

Tuboovarialabszess: typische posthornförmige Auftreibung der Eileiter (Laparoskopie) [14]

Tubo|ovarial|zyste *f*: (engl.) *tubo-ovarian cyst*; Verschmelzung einer Ovarialzyste* mit entzündetem u. meist verschlossenem Eileiter unter Bildung eines gemeinsamen zyst. Hohlraums; **Urs.:** meist chron. Adnexitis*.

Tumor (lat.) *m*: (engl.) *tumor*; Geschwulst; örtlich umschriebene Zunahme des Gewebevolumens; i. w. S. jede lokalisierte Raumforderung, z. B. Schwellung durch Ödem bzw. Entz. (auch eines gesamten Organs, z. B. als sog. Milztumor palpable Splenitis) od. aneurysmat. Erweiterung (pulsierender T.); i. e. S. gewebl. Neubildung (Gewächs, Blastom*, Neoplasma) in Form eines spontanen, verschiedengradig enthemmten, autonomen u. irreversiblen Überschusswachstums von körpereigenem Gewebe, das i. d. R. mit unterschiedl. ausgeprägtem Verlust spezif. Zell- u. Gewebefunktionen verbunden ist. Vgl. Tumoreinteilung.

Tumor|anti|gene *n pl*: (engl.) *tumor antigens*; Tumorassoziierte od. tumorspezifische Antigene; Antigene*, die im Zellkern, Zytoplasma od. auf der Oberfläche von Tumorzellen* neu auftreten u. häufig auch im Serum von Tumorpatienten nachweisbar sind; können von onkogenen Viren* (z. B. Epstein-Barr-Virus bei Burkitt-Lymphom u. Nasopharynx-

T

karzinom) induziert od. vom Zellgenom codiert werden (als sog. onkofetale Antigene, die während der Embryonal- u. Fetalperiode, normalerweise jedoch nicht im Erwachsenenorganismus exprimiert werden, z. B. CEA*, CALLA bei akuter lymphoblast. Leukämie), z. T. ist ihre genet. Entstehung unklar (sog. individuell distinkte T., u. a. auf chem. od. physik. induzierten Tumoren). **Nachw.:** v. a. mit Immunoassay, z. T. mit monoklonalen Antikörpern; **klin. Bedeutung: 1.** (therap.) zellmembranständige T. als Angriffsort der Immuntherapie bei Tumoren (Steuerung u. Verstärkung immun. Reaktionen, die durch das Auftreten von T. an der Oberfläche von Tumorzellen hervorgerufen werden); **2.** (diagn.) im Serum auftretende T. als Tumormarker*.

Tumor|einteilung: (engl.) *tumor classification*; Klassifikation von Tumoren; **I. nach biol. Verhalten: 1.** benigne Tumoren mit differenzierten Zellen u. langsamem, lokal verdrängendem Wachstum; **2.** maligne Tumoren mit Zellkernpolymorphie, Zelldysplasie u. infiltrierendem, meist raschem, destruierendem Wachstum u. Metastasierung; **3.** semimaligne Tumoren mit histol. Kennzeichen maligner Tumoren u. lokal infiltrierendem Wachstum, jedoch i. d. R. ohne Metastasierung (z. B. Basalzellkarzinom); **II. histogenet. Systematik** mit Bez. der Tumoren nach dem Gewebe, aus dem sie entwicklungsgeschichtl. hervorgegangen sind: **1.** epitheliale Tumoren aus Ektoderm* u. Entoderm*; **a)** benigne: z. B. Adenom*, Papillom*, Polypen*; **b)** maligne: Karzinom*; **2.** mesenchymale Tumoren aus dem Mesoderm*; **a)** benigne: z. B. Lipom, Fibrom, Osteom, Myom*, Leiomyom, Rhabdomyom, Chondrom; **b)** maligne: Sarkom*; **3.** embryonale Tumoren aus undifferenziertem Gewebe: z. B. Nephroblastom, Neuroblastom, Medulloblastom, Retinoblastom, embryonales Rhabdomyosarkom, Teratom*; **4.** neurogene Tumoren; **a)** benigne: Astrozytom Grad I; **b)** maligne: Glioblastom; **5.** melanozytäre Tumoren; **a)** benigne: melanozytärer Nävus; **b)** maligne: Melanom; **III. nach klin. u. pathol. Befund:** u. a. TNM*-Klassifikation, Grading*, Laurén-Klassifikation (s. Magenkarzinom), Dukes-Klassifikation, REAL-Klassifikation. Vgl. Malignitätsgrad; Neoplasie; Zytohistologie.

Tumor|im|muno|logie (lat. immunis frei, verschont, unberührt, rein) *f*: (engl.) *tumor immunology*; Teilgebiet der Immunologie, das sich mit den immun. Vorgängen befasst, die an Entstehung (z. B. primäre od. sekundäre Immundefekte), Verlauf (z. B. paraneoplast. Syndrome) u. Abwehr bzw. Bekämpfung von malignen Erkr. (Tumoren) beteiligt sind; klin. als Immundiagnostik (Erfassung des sog. Immunstatus von Tumorpatienten), Immunprophylaxe u. Immuntherapie (v. a. unter Anw. spezif. Antikörper gegen Tumorantigene* sowie Immunstimulanzien).

Tumor|klassi|fikation, inter|nationale *f*: s. TNM-Klassifikation.

Tumor|marker (engl. to mark kennzeichnen) *m pl*: (engl.) *tumor markers*; Bez. für Substanzen u. zelluläre Veränderungen, deren qualitative od. quantitative Analyse eine Aussage über Vorliegen, Verlauf od. Progn. von malignen Erkr. ermöglichen kann; **Anw.:** in der Gyn. diagn. bei klin. Tumorverdacht, zur Therapiekontrolle u. Rezidivfrüherkennung (s. Tab.).

Tumor-Nekrose-Faktor *m*: s. TNF.

Tumor|sup|pressor|gen *n*: (engl.) *tumor suppressor gene*; Gen, dessen Genprodukt bei DNA-Schädigung eine Hemmung des Zellzyklus bewirkt od. Apoptose induziert u. damit Entstehung unkontrolliert wachsender Tumorzellen verhindert; **Wirkungsmechanismus:** z. B. Hemmung des Übertritts von G_1-Phase (in der DNA-Reparaturen mögl. sind) in S-Phase durch p16-Gen; **klin. Bedeutung:** maligne Transformation* der betroffenen Zellen bei Verlust, Mutation od. Beeinträchtigung der Expression der T. (i. d. R. beide Allele involviert); ausgeprägte Disposition für Tumoren bei vererbtem Gendefekt; z. B. p53-Gen (Genlocus 17p13.1; Mutation z. B. bei Li*-Fraumeni-Syndrom); erhöhtes Mamma- u. Ovarialkarzinomrisiko bei Mutation der BRCA*-Gene. Vgl. Onkogene; Kanzerogenese.

Tumor|volumen-Verdoppelungs|zeit (lat. Rolle, Buchrolle, Buchband): (engl.) *tumor volume doubling time*; Zeitraum, in dem sich das Tumorvolumen verdoppelt; ein Tumor, der klin. nachweisbar ist, hat i. d. R. bereits zwei Drittel seiner Gesamtwachstumszeit erreicht; für das Mammakarzinom* wird z. B. eine durchschnittl. T.-V. von 200 Tagen angenommen, ein tastbarer Knoten (sog. Frühdiagnose) benötigt für seine Entw. daher u. U. >10 Jahre.

Tumor|zell|assay, klonaler (lat. cella Kammer, Raum, Speisekammer; engl. to assay prüfen, analysieren) *m*: (engl.) *cloned tumor-cell assay*; syn. Antionkogramm; Anzüchtung von Tumoreinzelzellen in der Gewebekultur mit Bildung von Zellkolonien zur prätherap. Sensibilitätstestung von Zytostatika*; **Anw.:** v. a. Voraussage eines zytostatikaresistenten Mamma- od. Mundhöhlenkarzinoms.

Tumor|zellen: (engl.) *tumor cells*; durch maligne Entartung körpereigener, normaler Zellen entstehende Zellen maligner Tumoren; zytodiagn. **Merkmale: 1.** Zellpolymorphie* u. Anisozytose*; **2.** Kernpolymorphie* od. Kernatypie*; **3.** Polychromasie* od. Hyperchromasie*; **4.** gestörte Kern*-Plasma-Relation; **5.** Aneuploidie*. Vgl. Atypie; Entdifferenzierung; Kanzerogenese; Zytodiagnostik.

Tumor|zentrum *n*: (engl.) *oncologic center*; regionaler Zusammenschluss klin. u. forschender Einrichtungen des universitären u. nichtuniversitären Bereichs zur Koordinierung von Krebsforschung u. -bekämpfung; vgl. Krebsregister.

Tunica albuginea *f*: (engl.) *tunica albuginea*; Albuginea; derbe, weißl., kaum dehnbare Hülle aus straffem kollagenem Bindegewebe; **Vork.:** Hoden, Cor-

T

Tumormarker
Anwendung in der Gynäkologie

Tumormarker	Anwendung	DD erhöhter Werte
CA 15-3	Mammakarzinom: diagnostisch bei klinischem Verdacht auf metastasiertes Mammakarzinom; Therapiekontrolle und Rezidivfrüherkennung	
CEA	Mammakarzinom: diagnostisch bei klinischem Verdacht auf metastasiertes Mammakarzinom; Therapiekontrolle und Rezidivfrüherkennung Zervixkarzinom: Therapiekontrolle und Rezidivfrüherkennung[1]	entzündliche oder maligne Erkrankungen des Gastrointestinaltrakts und der Lunge; Blasen- und Schilddrüsenkarzinom; Leberzirrhose; erhöhte Werte auch bei Rauchern
CA 125	Ovarialkarzinom: diagnostisch bei klinischem Krankheitsverdacht; Therapiekontrolle und Rezidivfrüherkennung Endometriumkarzinom[1]	gastrointestinale Tumoren, Lungenkarzinom, benigne gynäkologische Tumoren
CA 19-9	Ovarialkarzinom: diagnostisch bei klinischem Krankheitsverdacht (wenn CA 125 negativ); Therapiekontrolle und Rezidivfrüherkennung Endometriumkarzinom[1]	Pankreas-, Gallengang- und kolorektale Karzinome; Ösophagus- und Magentumoren
CA 72-4	Ovarialkarzinom: diagnostisch bei klinischem Krankheitsverdacht (wenn CA125 negativ); Therapiekontrolle und Rezidivfrüherkennung	Magenkarzinom
Alphafetoprotein*	Ovarialtumor: diagnostisch bei Verdacht auf Keimzelltumor	Lebererkrankungen (Hepatitis, Leberzellkarzinom)
Beta*-HCG	Ovarialtumor: diagnostisch bei Verdacht auf Keimzelltumor oder Trophoblasttumor	Schwangerschaft, Blasenmole, Chorionepitheliom
SCC	Zervixkarzinom[1]	Plattenepithelkarzinom der Lunge und im HNO-Bereich

CA: cancer antigen; CEA: carcinoembryonales Antigen; SCC: squamous cell carcinoma antigen;
[1] klinische Anwendung umstritten

pora cavernosa, schwach ausgebildet bei Ovar* u. Corpus spongiosum.

Tuohy-Kanüle (franz. canule Röhrchen) *f*: (engl.) *Tuohy's needle*; spez. Periduralkanüle mit leicht gebogener Spitze; durch die Kanüle lässt sich ein dünner Kunststoffkatheter zur kontinuierl. Periduralanästhesie* einführen, Anw. auch zur lumboperitonealen Liquordrainage (s. Ventrikeldrainage).

TUR: Abk. für **t**rans**u**rethrale **R**esektion*.

Turner-Syn|drom (Henry H. T., Endokrin., Oklahoma City, 1892–1970) *n*: (engl.) *Turner syndrome*; syn. Ullrich-Turner-Syndrom; Gonadendysgenesie* mit hypergonadotropem Hypogonadismus*; **Formen:** **1.** typ. T.-S. mit weibl. Phänotyp; Urs.: meist gonosomale Monosomie* (45,X0), Chromosomenmosaik (45,X0/46,XX) od. andere Chromosomenaberration; **2.** T.-S. mit männl. Phänotyp; sehr selten bei entspr. Chromosomenmosaiken (45,X0/46,XY od. 45,X0/47,XYY), da das Y-Chromosom für männl. Geschlechtsmerkmale prägend ist (weitgehend normale Penisentwicklung bei leerem Skrotum), 95 % der 45,X0-Feten sterben intrauterin; **Häufigkeit:** 1:2500–2700 Geburten; **Sympt.:** frühzeitig auftretende Lymphödeme (Hand- u. Fußrücken), Kleinwuchs mit primärer Amenorrhö, Pterygium colli, Schildthorax mit weit auseinander liegenden Mamillen u. a. fakultativen Fehlbildungen (z. B. angeb. Herzfehler, bes. Aortenisthmusstenose); bei Vorhandensein von Ovarien fortschreitende Involution, meist jedoch nur als bindegewebige Stränge ausgebildet (engl. gonadal streaks); **Diagn.:** Chromosomenanalyse* (Karyogramm*); das X*-Chromatin ist nur bei X0-Pat. negativ; **Ther.:** Substitution der Sexualhormone sowie symptomat. Ther. durch STH (Kleinwuchs), op. Korrektur des Pterygium colli u. a. spez. Maßnahmen je nach klin. Manifestation (z. B. Herzfehler). Vgl. Noonan-Syndrom.

TUR-Syn|drom *n*: hypotone Hyperhydratation mit Herz-Kreislauf-Belastung bis zu akuter Rechtsherzinsuffizienz inf. Einschwemmung hypotoner

Spülflüssigkeit in das Venensystem als Kompl. bei **t**ransu**r**ethraler **R**esektion*; Vork. auch bei operativer Hysteroskopie möglich.

Turtle-Phänomen (engl. turtle Schildkröte; gr. φαίνεσθαι sich zeigen, erscheinen) *n*: s. Schulterdystokie.

TVT: Abk. für (engl.) ***t**ensionfree **v**aginal **t**ape*; retropubisches Verf. der Schlingenoperation*.

Tyl|ek|tomie (gr. τύλος Wulst, Schwiele, Knoten) *f*: Lumpektomie*.

U

U: **1.** (biochem.) Abk. für **U**nit; Einheit der Enzymaktivität: 1 U (auch IU) ist diejenige Enzymmenge, die unter definierten Bedingungen 1 µmol Substrat pro Min. umsetzt; vgl. Katal; **2.** (biochem.) Abk. für **U**racil, **U**ridin; **3.** (physik.) Formelzeichen für elektrische Spannung; **4.** (chem.) Symbol für Uran; **5.** (gyn.) Abk. für **U**mwandlungszone*; **6.** (päd.) Abk. für Kinderfrüherkennungs**u**ntersuchungen*.

UAW: Abk. für **u**nerwünschte **A**rzneimittel**w**irkung.

Über|befruchtung: s. Superfetatio.

Über|lauf|in|kontinenz *f*: **1.** (engl.) *overflow incontinence*; Harnverlust, bei dem der Blasendruck den Harnröhrenverschlussdruck (ohne Kontraktion des M. detrusor vesicae) übersteigt; **Vork.:** bei A- od. Hypokontraktilität des M. detrusor vesicae u./od. Verlegung der Harnröhre (Ischuria* paradoxa); **2.** unwillkürl. Kotentleerung bei hartnäckiger Obstipation; vgl. Stuhlinkontinenz.

Über|stimulations|syn|drom (lat. stimulare anstacheln, antreiben) *n*: (engl.) *ovarian hyperstimulation syndrome*; i. R. assistierter Reproduktion* durch HCG* induzierte Kompl. der ovariellen Stimulation; **Klin.:** u. a Pleuraerguss, Thromboembolie u. Ausbildung zyst. Ovarialtumoren* (s. Tab.).

Über|tragung: **1.** (engl.) *prolonged gestation*; (gebh.) Schwangerschaftsdauer* bis Geburtstermin ≥42 abgeschlossene Wochen (≥294 Tage) p. m. durch mangelhafte Reifung der geburtsauslösenden Regulation (sog. echte Ü.; selten); eine in Bezug auf vorzeitig eingeschränkte Plazentafunktion zu lange Schwangerschaftsdauer wird als relative Ü. bezeichnet; **Häufigkeit:** in Deutschland ca. 1 % aller Schwangerschaften; **Kompl:** erhöhtes Risiko für intrauterinen Fruchttod, Mekoniumaspiration, Atemnotsyndrom des Neugeborenen, perinatale Asphyxie, fetale Makrosomie u. Schulterdystokie (dreifach erhöhte perinatale Mortalität); erhöhte maternale Morbitität; **Maßnahmen:** Geburtseinleitung* od. Schnittentbindung; vgl. Clifford-Syndrom; Terminüberschreitung; **2.** (engl.) *transference*; (psychoanalyt./psychol.) i. R. einer Psychoanalyse od. Psychotherapie vom Pat. ausgehende Ü. unbewusster, positiver od. negativer Wünsche, die ursprüngl. an andere Objekte gebunden sind, auf den Analytiker bzw. Therapeuten; als **Gegenübertragung** werden (komplementäre) emotiona-

Überstimulationssyndrom

Schweregrad	Diagnostik/Klinik	Maßnahmen/Therapie
I (leichte Überstimulation)	Serumestradiol >1500 pg/ml Östrogenausscheidung (Sammelurin) >150 µg/24 Std. Vergrößerung der Ovarien ≤5 cm	Stimulation abbrechen, engmaschige Kontrolluntersuchungen (Ultraschall, laborchemisch); körperliche Schonung; Spasmolytika, Analgetika
II (mäßige Überstimulation)	Vergrößerung der Ovarien >5 cm gespannte Bauchdecke, Unterleibschmerzen, Übelkeit, Erbrechen, Flatulenz, Diarrhö	symptomatische Therapie, evtl. stationäre Aufnahme
III (schwere Überstimulation)	große (bis zum oder über den Nabel reichende) Ovarialzysten, Aszites, Hydrothorax; Hämokonzentration, Blutgerinnungsstörung, Störung des Elektrolyt- und Wasserhaushalts	stationäre Aufnahme; Korrektur von Elektrolyt- und Wasserhaushalt; Kontrolle der Gerinnungsparameter; Heparinisierung, Analgetika, ggf. Aszites- oder Pleurapunktion; Schwangerschaftsausschluss, Beta-HCG-Bestimmung; bei Akutem Abdomen infolge Ovarialruptur oder Stieldrehung operativ

le Reaktion u. Einfluss unbewusster Konflikte u. Wünsche des Analytikers bzw. Therapeuten auf den Pat. bezeichnet.

Über|tragungs|zeichen: s. Runge-Zeichen.

UICC: Abk. für **U**nion **I**nternationale **C**ontre le **C**ancer; s. TNM-Klassifikation.

Ulcus durum *n*: (engl.) *chancre, hard chancre*; sog. harter Schanker; Primäraffekt der Syphilis*.

Ulcus mixtum *n*: (engl.) *mixed chancre, mixed sore*; Ulcus* molle bei gleichzeitig bestehendem Primäraffekt der Syphilis*.

Ulcus molle *n*: (engl.) *chancroid, soft chancre*; sog. weicher Schanker; durch Haemophilus* ducreyi hervorgerufene, fast ausschließl. durch Geschlechtsverkehr übertragene Erkr.; Frauen meist nur symptomlose Träger; **Vork.:** v.a. in Afrika, Südostasien u. Lateinamerika; **Inkub.:** 1–5 (selten bis 30) Tage; **Klin.:** nach Inkub. Entstehung von mehreren (selten einzelnen) rundl.-ovalen, schmerzhaften, weichen bis 2 cm großen Geschwüren mit gezackten, unterminierten Rändern an der Eintrittstelle (bes. große u. kleine Labien bzw. Glans, Frenulum, Preputium clitoridis, penis); heilen spontan (manchmal inkomplett) ab; in ca. 50 % nach Tagen bis Wochen p.i. schmerzhafte Schwellung mit Abszedierung der Leistenlymphknoten, die durch die gerötete Haut brechen (Bubo); cave: Reinfektion od. Schmierinfektion, da keine Immunität ensteht; **Kompl.:** Phimose, Paraphimose, Urethralfisteln; **Diagn.:** Abstrich aus dem unterminierten Geschwürrand, Färbung nach Gram od. Giemsa, im mikroskop. Präparat fischzugartige Anordnung der Erreger; Kultur (selten verlässlich); **Ther.:** Einmalgabe von Ceftriaxon i.m. od. Azithromycin p.o.; alternativ z.B. Erythromycin p.o. über 7 Tage; Resistenzen bestehen gegen Sulfonamide, Penicilline, Tetracycline; **DD:** Syphilis*, Herpes genitalis, bei Frauen Ulcus* vulvae acutum Lipschütz.

Ulcus vulvae acutum Lipschütz (Benjamin L., Dermat., Wien, 1878–1931) *n*: (engl.) *Lipschütz's disease*; solitär od. multipel, meist vor dem 25. Lj. auftretendes, sehr schmerzhaftes Geschwür v.a. an der Innenseite der kleinen Labien, oft mit Schüttelfrost u. Fieber; rezidiv. Verlauf; **Ätiol.:** ungeklärt, evtl. Form einer Aphthenkrankheit od. Herpesinfektion.

Ulipristal (INN) *n*: (engl.) *ulipristal*; synthet. selektiver Progesteron-Rezeptor-Modulator mit antagonist. u. partiell agonist. Eigenschaften; **Wirkung:** Hemmung od. Verzögerung der Ovulation, Beeinflussung des Endometriums, Apoptosestimulation in Myomen; **Ind.:** Notfallkontrazeption innerhalb von 120 Std. (5 Tage) nach ungeschütztem Geschlechtsverkehr bzw. Versagen der Kontrazeption*; präop. Ther. bei Myoma uteri (über 3 Monate; bewirkt Amenorrhö in 90 % der Fälle innerhalb von 7 Tagen u. Volumenreduktion um ca. 50 %); **UAW:** Bauchschmerzen, Menstruationsstörungen, Übelkeit, Kopfschmerz. Vgl. Interzeption.

Ullrich-Turner-Syn|drom (Otto U., Päd., Bonn, 1894–1957; Henry H. T., Endokrin., Oklahoma City, 1892–1970) *n*: Turner*-Syndrom.

Ultra-: Wortteil mit der Bedeutung **1.** jenseits, das Normale überschreitend **2.** länger, weiterhin, dahinterliegend; von lat. ultra.

Ultra|schall|dia|gnostik *f*: (engl.) *ultrasound diagnostics*; Sonographie; diagn. Verfahren mit Anw. von Ultraschall; **Prinzip: 1.** Impulsechoverfahren: piezoelektr. Quarzkristall (Schallkopf, Transducer) wird mit elektr. Hochfrequenzspannung zum Aussenden mechan. gleichfrequenter Schwingungen angeregt (Sendefunktion) bzw. erzeugt selbst elektr. Wechselspannung, wenn er von einer (reflektierten) Schallwelle getroffen wird (Aufnahmefunktion); Zeitdifferenz zwischen ausgesandtem Impuls u. empfangenen reflektierten Schallwellen (Echos) ist proportional zur Tiefenlage der reflektierenden Schicht; Darstellung der Echoimpulse (verstärkt) auf Bildschirm: **a)** bei A-Bild-Methode (A-Scan, Amplituden-Scan, A-Mode) eindimensional als Kurve (oszillograph.; Amplitude in Abhängigkeit von Tiefe der reflektierenden Flächen); Anw.: z.B. Orbitadiagnostik (s. Echoophthalmographie); **b)** bei B-Bild-Methode (B-Scan, Brightness-Scan, Helligkeits-Scan, B-Mode, Ultraschalltomographie) durch Bewegen des ausgesandten Schallstrahls entlang einer Linie (Abtasten einer Schnittfläche) zweidimensional als Schnittbild aus Bildpunkte in Grauwert-Skala (um so heller, je stärker das Echo ist); Bewegungsabläufe sichtbar bei period. Abtasten mit Frequenz oberh. der Flimmergrenze des Auges (schnelles B-Bild; s. Real-time-Verfahren); **c)** bei Time-Motion-Verfahren (M-Scan, M-Mode) durch Registrierung von Echos sich bewegender Grenzflächen im Körper durch einen ortsfesten Schallkopf (Sende- u. Aufnahmefunktion) als Bildpunkte in Grauwert-Skala in Form von Wellenlinien (Abstandsänderung der Grenzflächen in Abhängigkeit von der Zeit, x-Achse); Anw.: v.a. zur Darstellung der Beweglichkeit von Herzwandabschnitten u. Herzklappen i.R. der Echokardiographie; **2.** s. Doppler-Sonographie. Vgl. IVUS; 3D-Rekonstruktion; Endosonographie; Hüftgelenksonographie.

Umbilicus (lat. Nabel) *m*: Nabel*.

Umklammerungs|re|flex *m*: s. Moro-Reflex.

Umwandlungs|zone (gr. ζώνη Gürtel, Streifen) *f*: (engl.) *transformation zone*; Abk. U; Transformationszone; Bereich der Portio, in dem eine ständige Umwandlung von Zylinderepithel der ektropionierten Zervixschleimhaut in nicht verhornendes Plattenepithel stattfindet; als offene od. bei Überwachsen mit Plattenepithel u. Verschluss der Ausführungsgänge der Zervixdrüsen geschlossene U. mit Ausbildung von Retentionszysten (Ovula* Nabothi); **klin. Bedeutung:** bei atypischer U. mit iodnegativen Arealen, Epithelverdickung, verschlossenen Drüsenausführungsgängen u. unregelmäßigen Kapillarsprossen in der Kolposkopie*

V. a. Plattenepithelkarzinom. Vgl. Epithelgrenze; Ektopia cervicis.

Unfruchtbarkeit: s. Sterilität; Infertilität.

Unter|bauch|schmerz, chronischer: (engl.) *chronic pelvic pain (Abk. CPP)*; (gyn.) Bez. für chron. Schmerzsyndrom bei der Frau im Bereich des unteren Abdomens, evtl. zyklisch od. situationsgebunden auftretend; häufig verbunden mit Dyspareunie, Dysmenorrhö, Rückenschmerzen, spast. Obstipation, Blasenentleerungsstörungen u. -schmerzen (sog. Bladder-Pain-Syndrom), evtl. Vulvodynie u. a.; **Urs.:** Kombination aus somat. (z. B. Endometriose) u. psychosozialen (z. B. anhaltende somatoforme Schmerzstörung, Somatisierungsstörung) Faktoren; s. Tab.; **Diagn.:** Anamnese (Schmerzlokalisation, -intensität, -dauer, -qualität, -zeitpunkt; Bezug zur Menstruation, auslösende Faktoren; Beeinträchtigung von Aktivitäten u. Lebensqualität); laborchem. Entzündungsparameter (Leukozyten, CRP), Urinstatus; evtl. diagn. Laparoskopie, Zystoskopie, Vaginalsonographie; selten CT, MRT; **Ther.:** individuell unter Einschluss psychosomatischer Ansätze; evtl. Analgetika, Antidepressiva (z. B. Amitriptylin, Gabapentin); ggf. Ther. der Grunderkrankung, Adhäsiolyse, Hysterektomie. Vgl. Pelvipathia vegetativa; Schmerzsyndrome, genitale.

Unterbauchschmerz, chronischer Mögliche Ursachen (Auswahl)
gynäkologische Erkrankung
Endometriose
Uterustumor, Ovarialtumor
pelvic inflammatory disease
intrauterine oder abdominale Adhäsionen
Hämatometra
Ovulationsschmerz
genitale Fehlbildung (z. B. akzessorisches Ovar, Uterus duplex)
urologische Erkrankung
interstitielle Zystitis
Urethralsyndrom
Harnblasen-, Ureter- oder Urethratumor
chronische Harnwegsinfektion
Urolithiasis
gastrointestinale Erkrankung
Reizdarmsyndrom
chronische Obstipation
chronisch-entzündliche Darmerkrankung
gastrointestinaler Tumor
Dünndarm- oder Dickdarmstenose
chronische intestinale Pseudoobstruktion
Muskel-Skelett-System
Fibromyalgiesyndrom, myofasziales Schmerzsyndrom
Inguinal- oder Femoralhernie
psychische Störungen
somatoforme Störung
Anpassungsstörung
affektive Störung
schizotypische oder schizophrene Persönlichkeitsstörung

Untersuchung, bi|manuelle: (engl.) *bimanual examination*; kombinierte manuelle Untersuchung zur Beurteilung des weibl. Genitales bzw. des Urogenitalbereichs; **Prinzip:** Palpation gleichzeitig mit innerer (erst vaginal, anschl. rektal) u. äußerer Hand (auf der Bauchdecke); s. Abb.; vgl. Untersuchung, digitale rektale.

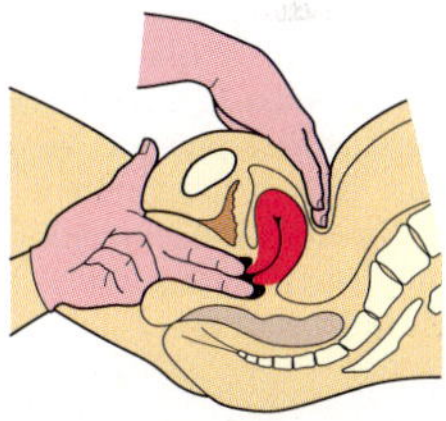

Untersuchung, bimanuelle [2]

Untersuchung, digitale rektale: (engl.) *digital rectal examination*; Abk. DRU; palpator. Untersuchung des Rektums u. angrenzender Organe durch Einführen des Fingers; durchgeführt am liegenden (Seiten- od. Steinschnittlage), stehenden od. in Knie-Ellenbogen-Lage befindl. Pat. unter Verw. von Gleitmittel; **Prinzip:** äußerl. Veränderungen im Analbereich (z. B. Analekzem*, Hämorrhoiden*) prüfen; Beurteilung von Sphinktertonus, Wandbeschaffenheit u. Lumen des Rektums (vgl. Karzinom, kolorektales); bei der Frau Palpation von Douglas-Raum u. (bimanuelle Untersuchung*) Ovarien u. Uterus, beim Mann Palpation der Prostata (Größe, Oberfläche, Konsistenz, evtl. Dolenz u. lokale pathol. Veränderung einschließl. Verschieblichkeit u. Abgrenzbarkeit zur Umgebung); **Ind.:** (gyn.) z. B. Ertasten retrovaginaler Endometrioseherde od. Ausdehnung eines Zervixkarzinoms; Früherkennungsuntersuchung des Prostatakarzinoms u. a.

Ur-: auch Uro-, -urie; Wortteil mit der Bedeutung Harn, Harnausscheidung; von lat. urina bzw. gr. οὖρον.

Ur|achus (gr. οὐραχός) *m*: (engl.) *urachus*; Urharngang; leitet sich vom embryonalen Allantoisgang ab, der die Allantois* mit der Kloake verbindet; reicht vom Scheitel der späteren Harnblase bis zum Nabel; verödet ab der 8. Embryonalwoche zum Ligamentum* umbilicale medianum.

Ur|ạchus|fistel *f*: s. Vesikoumbilikalfistel.

Urano|schịsis (gr. σχίσις Spaltung) *f*: s. Gaumenspalte.

Urea|plạsma *n*: s. Mycoplasma.

Ureter (gr. οὐρητήρ Uringang) *m*: (engl.) *ureter*; Harnleiter; ca. 4 mm dicker u. ca. 30 cm langer muskulöser Schlauch zwischen Nierenbecken u. Harnblase; **Anat.:** geht unter konischer Verjüngung aus dem Nierenbecken hervor (erste physiol. Enge; s. Abb.); **Einteilung: 1.** Pars abdominalis: retroperitoneal im Relief der hinteren Bauchwand auf dem M. psoas gelegen; der re. U. liegt weiter lateral, überkreuzt die A. iliaca externa u. unterläuft die Radix mesenterii, der li. U. läuft unter dem Ursprung des Mesocolon sigmoideum u. über die A. iliaca communis hinweg (diese bzw. die A. iliaca externa verursachen die zweite Enge); **2.** Pars pelvica: von der Linea terminalis (s. Becken) an entlang der seitl. Beckenwand, beim Mann den Ductus deferens, bei der Frau in ca. 2 cm Entfernung vom Uterus die Arteria* uterina unterkreuzend; mündet in die Harnblase mit dem Ostium* ureteris (dritte physiol. Enge); **klin. Bedeutung:** weist häufig Varianten u. Fehlbildungen auf (s. Ureterfehlbildungen); Uretersteine (können an den physiol. Engstellen hängen bleiben; vgl. Nephrolithiasis).

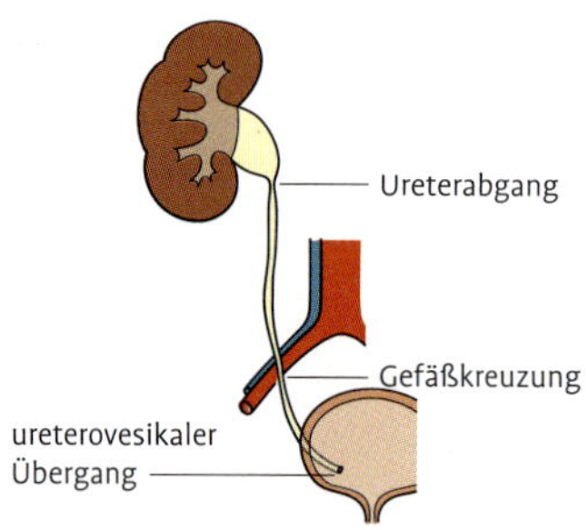

Ureter: physiol. Engen

Ureter|a|tonie *f*: (engl.) *atony of the ureter*; nachlassende Ureterperistaltik u. Weitstellung eines Teils od. des gesamten Harnleiters; **Urs.: 1.** infektiös: meist beidseitig mit Beteiligung des Nierenbeckenkelchsystems; **2.** neurogen bzw. myogen: z. B. Megaureter bei kongenitalem Defekt der Ureterwand; vgl. Prune-belly-Syndrom; **3.** hormonal: s. Stoeckel-Syndrom; **4.** mechanisch: Überdehnung inf. chron. Ureterobstruktion.

Ureter|ek|tasie *f*: (engl.) *ureterectasia*; Erweiterung des Harnleiters inf. distaler Harnabflussbehinderung*.

Ureteren|katheterisierung (gr. καθετήρ Sonde): (engl.) *catheterisation of the ureter*; Einführen eines Ureterkatheters in einen od. beide Harnleiter i. R. einer retrograden Pyelographie od. zur temporären künstlichen Harnableitung*; vgl. Ureterschiene.

Ureter|fehl|bildungen: (engl.) *malformations of the ureter*; angeb. Fehlbildungen der Harnleiter; oft in Komb. mit Uterusfehlbildung*; **Formen: 1.** Agenesie od. inkompletter (blinder) Ureter; **2.** Doppelung; komplett (Ureter duplex) mit 2 Ureterostien auf der betroffenen Seite od. (häufiger) inkomplett, auf den oberen Teil des Ureters beschränkt (Ureter fissus, syn. Ureter bifidus) mit nur einem Ostium; **3.** Ektopie der Mündung mit zahlreichen Varianten; beim Mann Mündung in Blasenhals (s. Abb.), hintere Urethra, Bläschendrüse, Vas deferens, Ductus ejaculatorius, bei der Frau in Vestibulum, Urethra, Vagina, Uterus mit mögl. Obliteration od. Stenose; zugehörige Niere meist pathol. verändert; **4.** Ureterzyste (auch Ureterphimose) inf. Persistenz der fetalen Verschlussmembran (s. Ureterozele); erworben durch Entz.; **5.** Megaureter; **6.** retrokavaler Ureter; **Ther.:** op. Vorgehen bei Harnabflussbehinderung* mit Folgen für die oberen Harnwege od. extravesikaler Mündung mit Harninkontinenz*. Vgl. Megazystis-Megaureter-Syndrom.

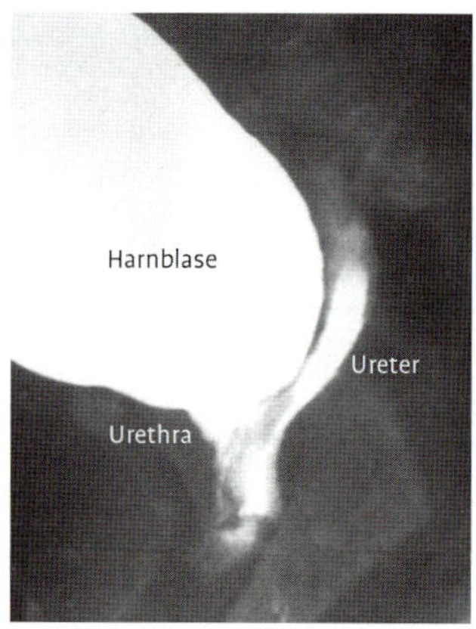

Ureterfehlbildungen: ektop in den Blasenhals mündender Ureter mit Reflux; Miktionszystourethrographie [17]

Ureter|fistel *f*: s. Urogenitalfistel.

Ureterịtis *f*: (engl.) *ureteritis*; infektiöse (z. B. bei Zystitis* od. Pyelonephritis*) od. reaktive Harnleiterentzündung; umschriebene U. nach Manipulation im Harnleiter (z. B. Steinextraktion) klingt meist spontan wieder ab.

Ureter|stenose *f*: (engl.) *ureteral stenosis*; Verengung eines Harnleiters, **Urs.:** v. a. Entz., Tumor, Strahlentherapie, Retroperitonealfibrose, instrumentelle Manipulation od. Op. im kleinen Becken; **Ther.:** endoskop. od. offene Ureteotomie, Ureterschiene,

Ballondilatation. Vgl. Harnleiterabgangstenose; Harnabflussbehinderung.

Ureter|verletzung: (engl.) *ureteral injury*; iatrogene od. traumat. Verletzung der Ureteren, z. B. Durchtrennung, Ligatur, Quetschung od. ischäm. Spätnekrose nach Zerstörung der Gefäßversorgung; **Vork.:** seltene, aber typ. Kompl. bei gyn. Op. durch enge anat. Nachbarschaft der Ureteren mit dem inneren weibl. Genitale; Prädilektionsstellen: s. Abb.; **Diagn.:** Urographie, Ultraschalldiagnostik, retrograde Ureterdarstellung, intraoperative Ureterdarstellung, ggf. mit Farbstofflösung.

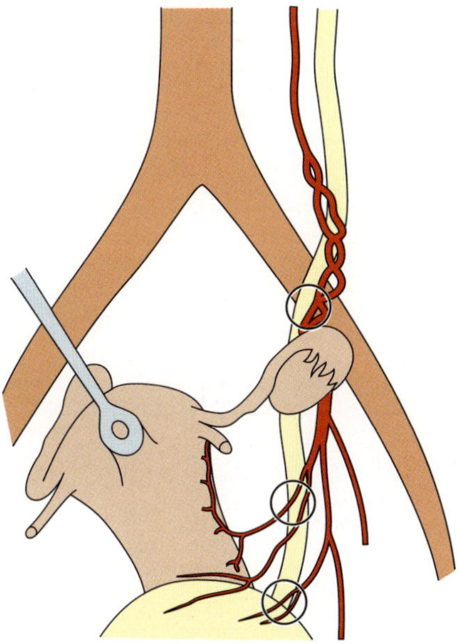

Ureterverletzung: Prädilektionsstellen iatrogener Läsionen bei abdominaler Hysterektomie; 1: Kreuzung mit Ovarialgefäßen; 2: Kreuzung mit A. uterina im Lig. latum uteri; 3: direkt prävesikal beim Absetzen des Uterus bzw. Versorgung des Vaginalstumpfs;

Urethra (gr. οὐρήθρα Harnröhre) *f*: (engl.) *urethra*; Harnröhre; Ausscheidungsweg bei der Entleerung der Harnblase; **Anat.:** beginnt in beiden Geschlechtern mit dem Ostium urethrae int., das in gefülltem Zustand in der Blasenwandebene liegt (Ostium urethrae int. accipiens), bei der Entleerung jedoch trichterförmig aufgeweitet wird, so dass der Harnröhrenbeginn (Ostium urethrae int. evacuans) in dieser Funktionsphase bei der Frau ca. 20 % näher der äußeren Öffnung, beim Mann an der Basis der Prostata zu liegen kommt. **1. U. masculina:** die ca. 24 cm lange männl. Harnröhre dient ab der Einmündung der Ductus ejaculatorii gleichzeitig als Samenweg; Abschnitte: Pars intramuralis in der Blasenwand, Pars prostatica in der Vorsteherdrüse, Pars intermedia (auch: Pars membranacea) beim Durchtritt durch die Ebene des M. transversus perinei prof., Pars spongiosa im gleichnamigen Penisschwellkörper mit dem Ostium urethrae externum an der Glans penis; **2. U. feminina:** die 2,5–5 cm lange weibl. Harnröhre verläuft vor der Scheidenvorderwand, wird von den M. compressor urethrae u. M. sphincter urethrovaginalis umgeben u. mündet 2–3 cm hinter der Glans clitoridis u. vor dem Ostium vaginae in das Vestibulum vaginae. **Klin. Bedeutung:** z. B. Urethritis*, Harnröhrenfehlbildungen*, Urethralklappe, Harnröhrenstriktur*, Urethralkarzinom*.

Urethra|druck|profil *n*: (engl.) *urethral pressure profile*; Bestimmung des Urethraverschlussdrucks (Differenz aus Urethra- u. Blasendruck) unter Ruhe- u. Stressbedingungen (Ruheprofil u. Stressprofil) durch simultane Messung von Blasen- u. Harnröhrendruck mit Mehrkanalkathetern, die mit Flüssigkeit perfundiert, langsam durch die Urethra gezogen werden; **Anw.:** v. a. bei Belastungsinkontinenz* der Frau.

Urethral|karzinom *n*: (engl.) *urethral carcinoma*; Karzinom* der Harnröhre; oft Entw. in Divertikeln; **Vork.:** selten, meist nach 50. Lj., v. a. bei Frauen; **Pathol.:** v. a. Plattenepithelkarzinom; **Sympt.:** Harnröhrenstriktur, Urethritis, Hämaturie; im fortgeschrittenen Stadium u. U. Prolaps des Tumors durch das Ostium urethrae externum; **Diagn.:** Urethroskopie, Urin- u. Lavagezytologie; **Ther.:** bei Frauen partielle od. komplette Urethektomie, evtl. zusammen mit Strahlen- u. Chemotherapie; bei Männern ggf. Penisteilamputation.

Urethral|polyp (gr. πώλυπους Vielfüßler, Tintenfisch) *m*: Harnröhrenpolyp*.

Urethral|syn|drom *n*: (engl.) *urethral syndrome*; auch Urethrasyndrom; Krankheitsbild unklarer Ätiol. mit Harndrang, Pollakisurie, Dysurie u. retropubischen Schmerzen ohne Erregernachweis; **Vork.:** v. a. bei Frauen; **DD:** Urethritis, Zystitis, interstitielle Zystitis.

Urethritis *f*: (engl.) *urethritis, inflammation of the urethra*; Entz. der Harnröhrenschleimhaut, ggf. auch der tieferen Schichten (Periurethritis, Kavernitis); **Einteilung: 1.** nach Erreger; **a)** nichtgonorrhoische Urethritis* (sog. unspezif. U.); **b)** gonorrhoische (sog. spezif.) U.: s. Gonorrhö; **2.** nach betroffenem Harnröhrenabschnitt; **a)** U. anterior (auf die vorderen Abschnitte begrenzt) mit Dysurie u. meist unkompliziertem Verlauf; **b)** U. posterior (v. a. die hinteren Abschnitte betreffend) mit urethraler Blutung (v. a. bei Kindern u. Jugendlichen) u. evtl. Harnverhalt, Vork. z. B. bei Prostatitis, Gonorrhö*.

Urethritis gonor|rhoica *f*: s. Gonorrhö.

Urethritis, nichtgonorrhoische *f*: (engl.) *nongonococcal urethritis (Abk. NGU)*; Urethritis non gonorrhoica; sog. unspezif. Urethritis; nicht durch Gonokokken verursachte Entz. der Harnröhre;

häufigste sexuell übertragbare Erkr. in Industrieländern

Err.: überwiegend Chlamydien (Chlamydia* trachomatis), Chlamydia hominis u. Ureaplasma urealyticum (s. Mycoplasma), auch Trichomonas, Pilze (z. B. Candidose), Viren, Streptokokken (Serogruppe A u. B) u. gramnegative Bakt. (z. B. Enterobacteriaceae, Mimeae); auch i. R. von Allgemeinerkrankungen (Diabetes mellitus, Reiter-Krankheit, Typhus abdominalis u. a.) u. bei Allergie gegen best. Nahrungs- od. Genussmittel auftretend; **Sympt.:** Dysurie, Pollakisurie, gesteigerte Urethralsekretion; **Diagn.:** Erregernachweis, Antigennachweis od. PCR; **Ther.:** Chemotherapeutika entspr. der Erregerbestimmung.

Urethro|graphie *f*: (engl.) *urethrography*; Röntgenkontrastuntersuchung der Harnröhre; **Prinzip:** retrograde od. antegrade (meist über suprapubischen Katheter) Injektion eines wasserlösl. Röntgenkontrastmittels in die Harnröhre (cave: leichter Übertritt in die Venen od. das Corpus spongiosum penis) u. anschließende Miktion unter Röntgendurchleuchtung; vorher Röntgen-Leeraufnahme in 2 Ebenen zur Darstellung von Steinen u. Fremdkörpern; **Ind.:** Abklärung von Harnröhrenstriktur (s. Abb.), -verletzungen, -fehlbildungen, -tumoren, Blasenentleerungsstörungen, bei der Frau bei Verdacht auf Descensus uteri et vaginae bei Harninkontinenz als Doppelballonurethrographie. Vgl. Urographie; Miktionszystourethrographie; Zystographie.

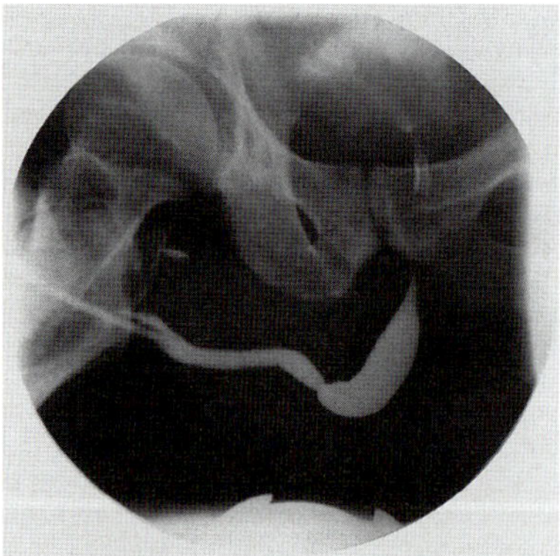

Urethrographie: retrograde U. bei einem Mann mit Harnröhrenstriktur [62]

Urethro|plastik *f*: (engl.) *urethroplasty*; chir.-plast. Wiederherstellung od. Verbesserung der Harnröhrenform od. -funktion; **Prinzip:** u. a. verschiedene Lappenplastiken u. Verw. von Spalthaut- od. Mundschleimhauttransplantaten; **Ind.:** z. B. Harnröhrenfehlbildung*, -striktur, -fistel, -divertikel.

Urethro|skopie *f*: (engl.) *urethroscopy*; Endoskopie der Harnröhre; **Ind.:** v. a. zur Diagnosesicherung bei Entz., mechan. Obstruktion u. Biopsie bei Harnröhrentumor; vgl. Zystoskopie.

Urethro|zysto|graphie *f*: (engl.) *urethrocystography*; Röntgenkontrastuntersuchung von Harnblase u. Harnröhre; s. Miktionszystourethrographie; Urethrographie; Zystographie.

Urethro|zysto|skopie *f*: s. Zystoskopie.

Urethro|zysto|zele *f*: s. Descensus uteri et vaginae.

Urge-In|kontinenz (engl. urge Drang) *f*: Dranginkontinenz*.

Ur|keim|zellen (lat. cella Kammer, Raum, Speisekammer): s. Gametogenese.

Ur|niere: (engl.) *middle kidney*; Mesonephros; während der Embryogenese* (4.–5. Wo.) gebildete Nierenanlage, die gegen Ende des 2. Mon. mit Ausnahme des Urnierengangs (Wolff*-Gang) durch die Nachniere ersetzt wird.

Ur|nieren|gang: s. Wolff-Gang.

Uro|flow|metrie (engl. flow Fluss) *f*: (engl.) *uroflowmetry*; Screening zur Objektivierung u. DD von Blasenentleerungsstörungen; **Prinzip:** Erfassung des Harnfluss (Q in ml/s) mit einem Uroflowmeter während der Miktion (Miktionsvolumen >150 ml) u. graphische Darstellung der Flusskurve (s. Abb.) einschließl. mittlerer u. max. Harnflussrate, Harnfluss- u. Miktionszeit; Referenzbereich für max. Harnfluss (Q_{max}) des Erwachsenen: 15–50 ml/s.

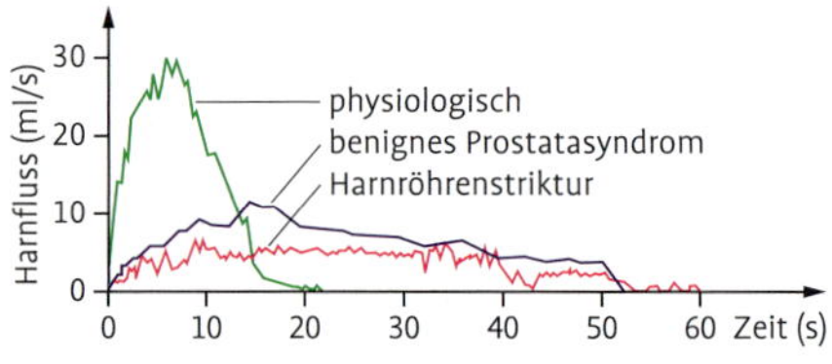

Uroflowmetrie: typische Kurven

Uro|folli|tropin (INN) *n*: (engl.) *urofollitropine*; syn. humanes Menopausengonadotropin (Abk. HMG); aus dem Urin postmenopausaler Frauen extrahiertes FSH-ähnl. wirkendes Gemisch aus FSH* u. LH*; **Ind.:** Oligomenorrhö od. Amenorrhö zur Stimulation der Follikelentwicklung; Infertilität inf. Follikelreifungsstörung; Männer mit hypogonadotropem Hypogonadismus zur Stimulation der Spermatogenese.

uro|genital: (engl.) *urogenital*; Harnorgane u. Genitale betreffend.

Uro|genital|fistel *f*: (engl.) *urogenital fistula*; (meist erworbene) Verbindung zwischen Harn- u. Genitaltrakt bei Frauen; **Formen:** s. Abb.; **1.** vesikozervikale od. -uterine Fistel (häufigste Form); s. Youssef-Syndrom; **2.** vesikovaginale Fistel; **3.** urethrovaginale Fistel; mit (transsphinktär) od. ohne (Fis-

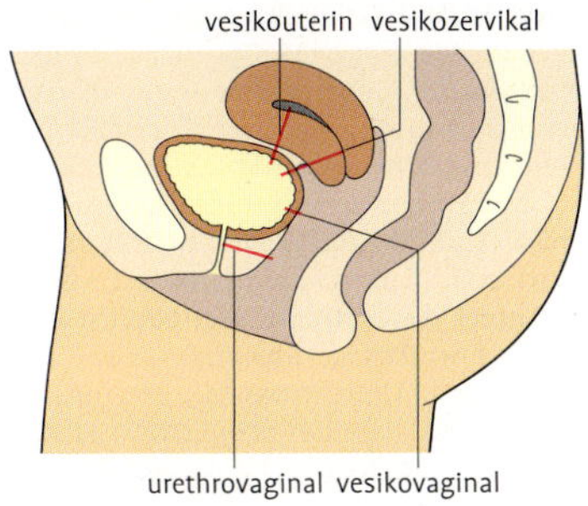

Urogenitalfistel: Formen

tel distal des Sphincter externus urethrae) Harninkontinenz*; **4.** ureterovaginale Fistel; **Urs.:** meist (75 %) postoperativ, v. a. nach (vaginaler od. abdominaler) Hysterektomie*; traumatisch (z. B. Beckenfrakturen, Pfählungsverletzung*); Perforation bei Tumor, Abszess, Harnröhrendivertikel od. nach (intrakavitärer) Strahlentherapie; entzündl. (z. B. bei Tuberkulose, Schistosomiasis); Drucknekrose durch Scheidendiaphragma*; selten Geburtsverletzung; **Klin.:** bei vesiko-, urethro- od. ureterovaginaler Fistel Harninkontinenz od. ständiges Harnträufeln; **Diagn.:** klin. Untersuchung, Sonographie, i. v. Pyelographie, Zystoskopie, retrograde Ureterographie; **Ther.:** oft Spontanheilung (bei postoperativer Fistel innerhalb von ca. 8–12 Wo., bei U. nach Strahlentherapie >12 Wo.); ggf. op. Verschluss. Vgl. Darmfistel; Blasenfistel.

Uro|genital|tuberkulose (lat. tuberculum kleiner Höcker, kleine Schwellung) *f*: s. Genitaltuberkulose; Nierentuberkulose.

Uro|gonado|tropin *n*: s. HMG.

Uro|graphie *f*: (engl.) *urography*; Röntgenkontrastuntersuchung der Nierenkelche, des Nierenbeckens, der Ureteren* u. der Harnblase* nach Abdomenübersichtsaufnahme (Leeraufnahme); **Formen: 1. Ausscheidungsurographie** (intravenöse U.): röntg. Darstellung der Harnwege nach i. v. Injektion von (wasserlöslichem, nichtionischem) iodhaltigem Röntgenkontrastmittel, das von Nieren ausgeschieden wird u. Harnwege füllt; bei genügend konzentrierter Ausscheidung des Kontrastmittels kann Aussage über Konfiguration des Nierenhohlraumsystems, Abflussverhältnisse über Ureteren in Harnblase u. über in Harnblase zurückbleibenden Restharn erfolgen; Steine od. Tumoren als Kontrastmittelaussparung sichtbar; erste sichtbare Ausscheidung des Kontrastharns ca. 3 Min. nach Injektion; anschließend mehrere Aufnahmen in versch. Zeitabständen (i. d. R. 5, 10 u. 20 Min. nach Injektionsbeginn); Untersuchung mit Kompression der Ureteren (Kompressionsurographie) in Höhe der Sakroiliakalgelenke bewirkt Rückstauung des Kontrastharns zur besseren Beurteilung der anat. Details des Nierenbeckenkelchsystems; Spätkontrollen (Späturographie, Aufnahmen bis 24 Std. nach Injektion) bei verzögerter Kontrastmittelausscheidung u. bei Abflusshindernis erforderlich; seitengetrennte Beurteilung der Ausscheidung erfolgt durch Radioisotopennephrographie; **2. retrograde U.:** röntg. Darstellung der Harnleiter u. des Nierenbeckenkelchsystems von der Harnblase aus; Auffüllung des Ureters über ein Endoskop mit wasserlöslichem Kontrastmittel unter Durchleuchtungskontrolle; Gefahr der iatrogenen Infektion, Ausführung stets unter asept. Bedingungen; retrograde U. ist nur indiziert, wenn mit der Ausscheidungsurographie od. deren Modifikation keine diagn. verwertbaren Ergebnisse zu erhalten sind; **3. anterograde U.:** röntg. Darstellung von Nierenbeckenkelchsystem, Harnleiter u. Harnblase über eine Nephrostomie, meist nach rekonstruktiven Eingriffen angewendet (s. Abb.); **4. MR-Urographie:** Darstellung der Harnwege in koronarer Orientierung nach Kontrastmittelgabe (Gadolinium) mit MRT: **a)** T2-gewichtete statische MR-Urographie (ohne i. v. Kontrastmittel); **b)** T1-gewichtete MR-Ausscheidungsurographie (mit i. v. Kontrastmittel).

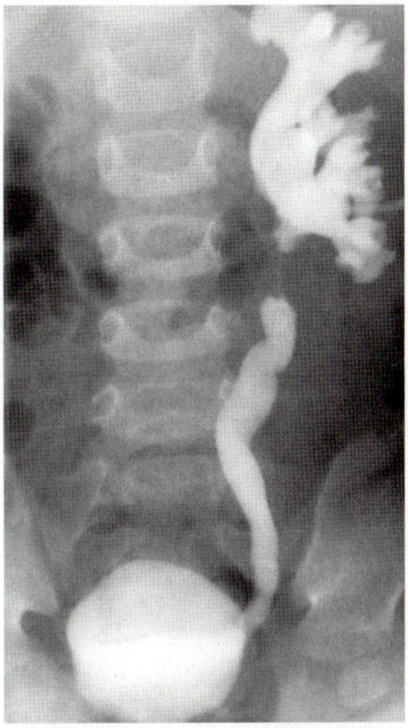

Urographie: anterograde U. über die Nephrostomie nach Nierenbeckenplastik; postop. Ödem bedingt subpelvine Harnleiterengstellung [62]

Ur|segmente (lat. segmentum Abschnitt, Schnitt) *n pl*: (engl.) *somites*; syn. Somiten; Gliederungen des embryonalen paraxialen Mesoderms, die sich ab dem 20. Tag der Embryonalentwicklung paarig um das Neuralrohr lagern (42–44 Paare); differenzieren sich in Sklerotome (Weiterentwicklung zu Wirbeln), Dermatome (Anlagen von Dermis u. Subkutis) u. Myotome (Anlagen der segmentalen

Rumpfmuskulatur) sowie in embryonales pluripotentes Bindegewebe (s. Mesenchym).

Ur|segment|stiele: (engl.) *gononephrotomes*; Gononephrotome; verbinden die Ursegmente* des paraxialen Mesoderms mit dem lateralen unsegmentierten Mesoderm (Seitenplatten) u. sind an der Bildung von Harnapparat u. Keimdrüsen beteiligt.

Uter-: auch Utero-; Wortteil mit der Bedeutung Gebärmutter, Unterleib; von lat. uterus.

Uterin|geräusch: (engl.) *uterine souffle*; in den weiten Uterusgefäßen entstehendes sausendes Geräusch in der Frequenz des mütterl. Pulses; ab 4.–5. Schwangerschaftsmonat hörbar.

Uterin|segment, unteres (lat. segmentum Abschnitt, Schnitt) *n*: s. Uterus.

Utero|tomie *f*: s. Hysterotomie.

Utero|tonika (gr. τονικός dehnbar, dehnend) *n pl*: Wehenmittel*.

Utero|vesikal|fistel (lat. vesica Harnblase) *f*: (engl.) *uterovesical fistula*; Fistel zwischen Uterus u. Harnblase; vgl. Youssef-Syndrom; Urogenitalfistel.

Uterus (lat. Leib, Unterleib) *m*: (engl.) *uterus*; Gebärmutter; zum inneren weibl. Genitale gehörendes, muskelstarkes, birnenförmiges Organ zwischen Harnblase u. Rektum; **Anat.:** Länge in nicht gravidem Zustand max. 7–9 cm; Aufbau aus Corpus uteri (mit die beidseitigen Eileiterabgänge überragendem Fundus uteri) u. Cervix* uteri (ragt mit Portio vaginalis zapfenartig in die Vagina* hinein); Isthmus uteri (0,6–1 cm lang) scheint anat. der Zervix zuzugehören, trägt jedoch Korpusschleimhaut u. wird ab 3. Schwangerschaftsmonat in das sog. untere Uterinsegment einbezogen; i. d. R. ventrales Abknicken des Corpus uteri gegenüber der Cervix uteri (Anteflexio; s. Flexio uteri) u. ebenfalls ventrale Neigung der Cervix uteri gegen die Achse der Vagina (Anteversio; s. Versio uteri); flaches, dreieckiges Lumen (Cavitas uteri), über die Eileiter mit der Bauchhöhle kommunizierend, geht unter Verengung mit dem inneren Muttermund (Ostium histologicum uteri internum) in den Canalis isthmi über u. mündet in sich anschl. Canalis cervicis mit dem bei Nullipara* grübchenförmigen äußeren Muttermund (Ostium uteri) auf der Portio vaginalis; Bauchfellüberzug (Perimetrium) an der auf der Harnblase ruhenden Facies vesicalis abwärts bis zum Isthmus uteri u. von diesem unter Bildung der Excavatio vesicouterina auf die Harnblase umschlagend sowie auf der Facies intestinalis uteri zur Zervix hinabziehend u. von dieser auf das hintere Scheidengewölbe reichend (s. Douglas-Raum); **Histol.: 1.** Uterusschleimhaut: Endometrium*; **2.** Uterusmuskulatur: Myometrium*; **klin. Bedeutung:** Aplasia* uteri, Uterusfehlbildung* (z. B. U. arcuatus, U. bicornis, U. septus), Senkungszustände (z. B. Descensus* uteri et vaginae), benigne (z. B. Myoma* uteri) u. maligne Uterustumoren*.

Uterus|a|genesie *f*: s. Aplasia uteri.

Uterus|a|plasie *f*: Aplasia* uteri.

Uterus|apo|plexie *f*: s. Apoplexia uteri.

Uterus|atonie (gr. ἀτονία Abspannung, Schlaffheit) *f*: (engl.) *uterine atony*; Atonia uteri; mangelhafte Kontraktion der Gebärmutter unter u. nach der Geburt mit dadurch bedingter atonischer peripartaler Blutung*; **Vork.:** (Risikofaktoren) Mehrgebärende, Mehrlingsschwangerschaft, protrahierter Geburtsverlauf, vorzeitige Plazentalösung, Placenta percreta od. Placenta accreta; **Klin.:** Anstieg des Fundus uteri; weicher, schlaffer Uterus; intermittierende, schwallartige Blutung; **Ther.: 1.** Harnblase entleeren, Uterusmassage, bimanuelle Uteruskompression (Credé*-Handgriff, Hamilton*-Handgriff); **2.** (pharmak.) Wehenmittel* i. v. (Oxytocin) od. lokal; Prostaglandin: Sulproston i. v., Misoprostol rektal (Off-Label-Use); **3.** Tamponade der Cavitas uteri mit Tüchern od. Ballonkatheter; s. Uterustamponade; **4.** Uteruskompressionsnaht; z. B. B*-Lynch-Naht od. Pereira*-Naht; **5.** chir. Ligatur der A. iliaca interna; **6.** therap. Embolisation der A. uterina; **7.** Ultima Ratio: Hysterektomie*; **Proph.:** aktive Leitung der Plazentarperiode, Eisblase auf Uterus auflegen, Oxytocininjektion.

Uterus|ex|stirpation *f*: Hysterektomie*.

Uterus|fehl|bildung: (engl.) *malformation of the uterus*; z. B. durch mangelhafte Aneinanderlagerung der Müller*-Gänge entstandene Doppelbildungen u. Septierung des Uterus; gelegentl. mit vaginaler

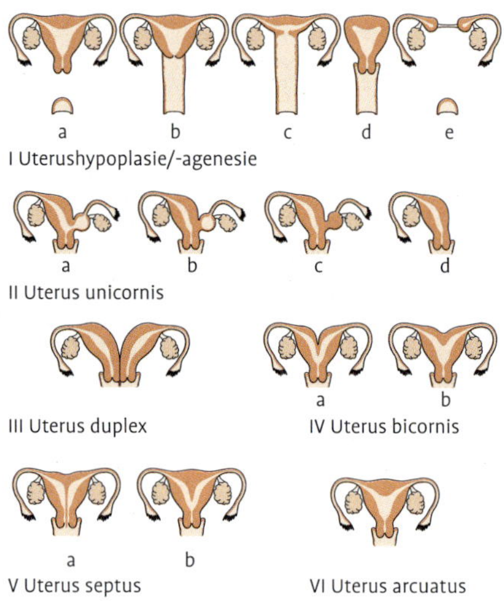

Uterusfehlbildung Abb. 1: Formen (nach American Fertility Association, Abk. AFS); I: Uterushypoplasie/-agenesie; a) vaginal; b) zervikal; c) fundal; d) tubal; e) kombiniert; II: Uterus unicornis; a) kommunizierendes Horn; b) nicht kommunizierendes Horn mit Endometrium; c) nicht kommunizierendes Horn ohne Endometrium; d) ohne rudimentäres Horn; III: Uterus duplex; IV: Uterus bicornis; a) komplett; b) partiell; V: Uterus septus; a) komplett; b) partiell; VI: Uterus arcuatus

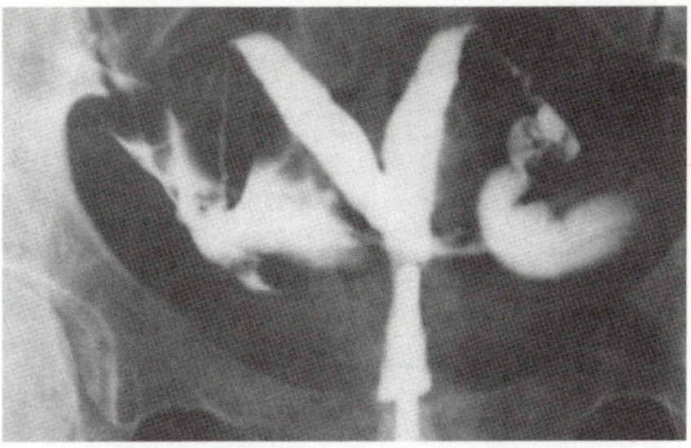

Uterusfehlbildung Abb. 2: Uterus bicornis (röntg. Hysterosalpingographie) [56]

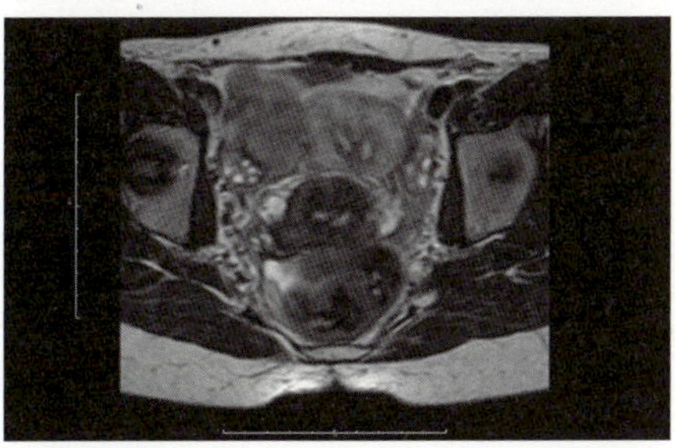

Uterusfehlbildung Abb. 3: Uterus septus completus (MRT) [56]

Fehlbildung* u. a. Anomalien (z. B. von Harnorganen) kombiniert; **Formen:** s. Abb. 1; **Urs.: 1.** Uterushypoplasie*, Uterusagenesie (s. Aplasia uteri): fehlende Entwicklung beider Müller-Gänge; **2.** Uterus unicornis: fehlende Entwicklung eines Müller-Gangs; **3.** Uterus duplex (syn. Uterus didelphys): ausbleibende Fusion der Müller-Gänge; **4.** Uterus bicornis (s. Abb. 2): gestörte Fusion der Müller-Gänge; **5.** Uterus septus (s. Abb. 3): gestörte Resorption des uterinen Septums; **6.** Uterus arcuatus: partiell gestörte Resorption des uterinen Septums; **7.** durch exogene Faktoren bedingt, z. B. durch Diethylstilbestrol induzierte Obliteration der Cavitas uteri; **Diagn.:** Sonographie (s. Abb. 4), Hysterosalpingographie, Hysteroskopie (s. Abb. 5), MRT.

Uterus|hypo|plasie *f*: (engl.) *uterus hypoplasia*; unterentwickelter kleiner, derber, hyperanteflektierter Uterus mit langer Zervix; auffälligster Tastbefund bei kongenitaler Ovarialinsuffizienz* u. Hypogenitalismus*. Vgl. Chiari-Frommel-Syndrom.

Uterus|karzinom *n*: (engl.) *uterus carcinoma*; Carcinoma uteri; Gebärmutterkrebs epithelialer Herkunft; **Formen:** Zervixkarzinom*, Endometriumkarzinom*. Vgl. Uterussarkom.

Uterus|lagen: (engl.) *positions of the uterus*; (gyn.) Lagebeschreibung des Uterus nach: **1.** Stellung des Uterus im Becken (Positio* uteri); **2.** Kippung des Uterus (Versio* uteri); **3.** Abknickung des Korpus

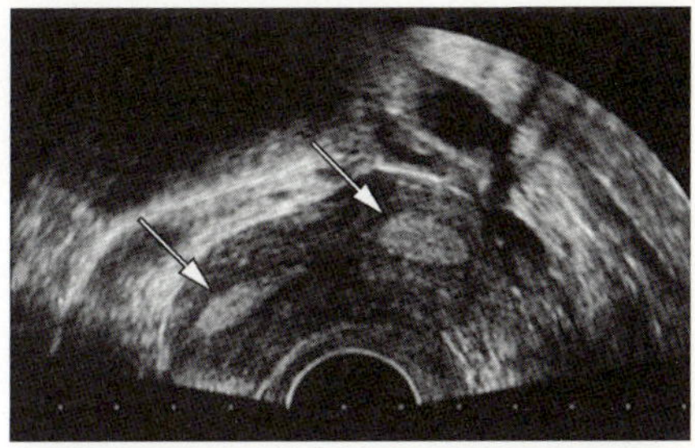

Uterusfehlbildung Abb. 4: Uterus septus mit typischem Zweihöhlenphänomen (prämenstruelle Vaginalsonographie) [56]

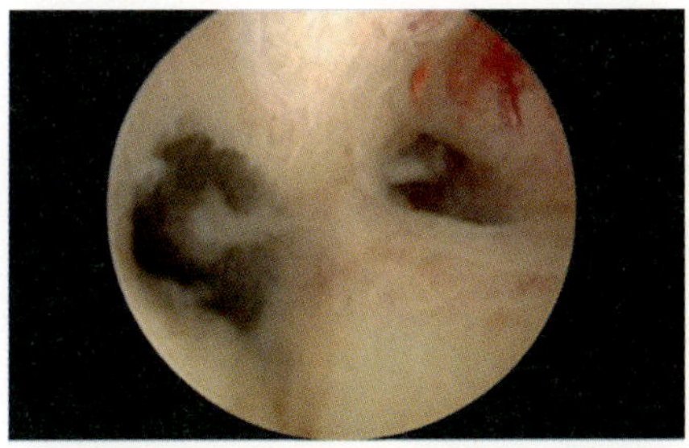

Uterusfehlbildung Abb. 5: Uterus septus (Hysteroskopie) [56]

gegenüber der Zervix (Flexio* uteri); physiol. besteht eine Anteversio u. Anteflexio, als Normvariante bei 10–20 % aller Frauen jedoch eine Retroflexio od. Retroversio uteri.

Uterus|myom *n*: s. Myoma uteri.

Uterus myomatosus *m*: s. Myoma uteri.

Uterus|polyp (gr. πώλυπους Vielfüßler, Tintenfisch) *m*: s. Korpuspolyp; Zervixpolyp.

Uterus|ruptur (lat. ruptura Brechen, Reißen) *f*: (engl.) *uterus rupture*; Zerreißung der Gebärmutter; meist im Bereich des unteren Uterinsegments, sehr selten im Bereich des hinteren Scheidengewölbes (Kolpaporrhexis uteri); **Formen: 1.** komplette U.: Zerreißung von Uterus u. Peritoneum; **2.** inkomplette U.: U. mit intakt bleibendem Peritoneum; **Häufigkeit:** 0,035 % aller Geburten; bei Geburt nach früherer Schnittentbindung 6-fach erhöhtes Risiko; **Ätiol.: 1.** spontane U. während der Geburt ohne äußere Gewaltanwendung durch enges Becken, geburtsunmögliche Kindslage (s. Geburtshindernis), abnorme Größe des vorangehenden Teils (z. B. Hydrozephalus*), Uterusfehlbildung u. a.; **2.** violente U. durch gebh. od. gyn. Op., z. B. Narbenruptur nach vorausgegangener Hysterotomie*, z. B. zur Schnittentbindung* od. Myomenukleation; **Klin.: 1.** drohende U.: Emporsteigen des Bandl*-Kontraktionsrings, Spannung u. Druckschmerz am unteren Uterinsegment, fetale Hypoxämie; **2.** manifeste U.: i. d. R. starke Blutung u. ggf. hämorrhagischer Schock; selten sog. stille U. mit schleichendem Verlauf ohne typ. Sympt.; **Ther.:** Laparotomie, Rupturnaht, evtl. Hysterektomie; **Proph.:** Tokolyse* u. Schnittentbindung* bei drohender Ruptur. Vgl. Zervixriss.

Ụterus|sarkom *n pl*: (engl.) *uterine sarcoma*; v. a. von mesenchymalem Gewebe ausgehender maligner Uterustumor* (Tab. dort); **Epidemiol.:** selten (<1 % aller gyn. Malignome); 8 % aller malignen Uterustumoren; **Pathol.:** reine Sarkome u. Mischtumoren (benigne od. maligne epitheliale sowie

Uterussarkom Tab. 1
Einteilung nach Ursprungsgewebe

Typ	homolog	heterolog
rein (Sarkomgewebe)	endometriales Stromasarkom (syn. Endometriumsarkom), Leiomyosarkom, Hämangiosarkom, Fibrosarkom	Rhabdomyosarkom, Chondrosarkom, Osteosarkom, Liposarkom
gemischt (Sarkom- und Karzinomgewebe)	Adenosarkom, Karzinosarkom (MMMT)	Adenosarkom, gemischtes mesodermales Sarkom (MMMT)

MMMT: maligner Müller-Mischtumor

Uterussarkom Tab. 2
Stadieneinteilung (FIGO, 2009)

FIGO-Stadium	TNM-Klassifikation	Klassifikation (2009)
I	T1	Tumor auf Uterus begrenzt
I A		auf Endometrium/Endozervix begrenzt, ohne Myometriuminvasion
I B		auf innere Hälfte des Myometriums begrenzt
I C		invadiert äußere Myometriumhälfte
II	T2	Tumor auf Becken begrenzt
II A		Befall der Adnexe
II B		Befall extrauteriner Organe des Beckens
III	T3	intraabdominale Metastasen
III A	T3 a	ein befallenes Organ
III B	T3 b	mehr als ein befallenes Organ
III C	N1	positive pelvine und/oder paraaortale Lymphknoten
IV		Tumorbefall Harnblase und/oder Rektum und/oder Fernmetastasen
IV A	T4	Tumorbefall Harnblase und/oder Rektum
IV B	M1	Fernmetastasen

U

Uterussarkom Tab. 3
Vergleich der aktuellen und bisherigen FIGO-Klassifikation

FIGO-Stadium	Klassifikation 2009	bisherige Klassifikation
I	Tumor auf Uterus begrenzt	Tumor auf Corpus uteri beschränkt
II	Tumor auf Becken begrenzt	Corpus uteri und Cervix uteri befallen
III	intraabdominale Metastasen	Grenzen des Uterus, aber nicht des kleinen Beckens überschritten
IV	Tumorbefall Harnblase und/oder Rektum und/oder Fernmetastasen	Grenzen des kleinen Beckens überschritten oder Harnblasen- bzw. Rektumschleimhaut erfasst

sarkomatöse Anteile) aus homologem (physiol. im Uterus vorkommendem) od. heterologem (uterusfremden) Gewebe, s. Tab. 1; **Einteilung:** klin. Stadien, s. Tab. 2; Vergleich der aktuellen u. bisherigen FIGO-KLassifikation s. Tab. 3; **Lok.:** hauptsächl. Corpus uteri (80 %), sehr selten Zervixsarkom (Variante im Kindesalter: Sarcoma* botryoides); **Sympt.:** in 95 % abnorme vaginale Blutungen; **Diagn.:** Ultraschalldiagnostik (unilokuläre Raumforderung der Uteruswand); histopathol. (Malignitätbeurteilung); Beurteilungskriterien: **1.** Differenzierung von Leiomyom u. Leiomyosarkom durch mikroskop. ausgezählte Mitoserate (<5 Mitosen pro 10 Gesichtsfelder: benignes Leiomyom; 5–10 Mitosen: unklares malignes Potential; >10 Mitosen: Leiomyosarkom) u. Stanford-Kriterien (Grad der zellulären Atypie u. Vorhandensein von Koagulationsnekrosen); **2.** Differenzierung der Malignität endometrialer Stromatumoren (low grade u. high grade) nach Ausmaß zytologischer Atypien; **Ther.:** i. d. R. operativ (Hysterektomie; ggf. Adnexektomie; pelvine u. paraaortale Lymphadenektomie entspr. operativem Staging); ggf. Strahlen-, Chemo- od. Hormontherapie, abhängig vom histol. Tumortyp: **1.** Strahlentherapie: adjuvant beim endometrialem Stromasarkom (high grade); **2.** Hormontherapie: bei niedriggradig malignem Leiomyosarkom in der Prämenopause (Hormonentzug durch Ovarektomie od. Aromatasehemmer); **3.** Chemotherapie: Therapiestandard bei fortgeschrittenem U. (Gemcitabin, Docetaxel); evtl. adjuvant in FIGO-Stadium I od. II; **Progn.:** abhängig v. a. von Tumorstadium; Fünf-Jahres-Gesamtüberleben bei FIGO-Stadium I ca. 75 %, bei Stadium IV ca. 30 %; hohe Rezidivneigung (v. a. in den ersten 2 Jahren, im Median nach 14 Mon.; bei endometrialem Stromasarkom auch häufig Spätrezidive nach vielen Jahren). Vgl. Leiomyosarkom, uterines; vgl. Endometriumkarzinom.

Uterus|tamponade *f*: (engl.) *uterus tamponade*; Tamponade des Cavum uteri zur temporären Blutstillung bei peripartaler Blutung; **Formen: 1.** Ballontamponade (mit Ballonkatheter, z. B. Bakri-Ballon); Prinzip: Ballon unter Ultraschallkontrolle einführen, auffüllen u. leichten Zug applizieren; Deblockade nach 12–24 Std.; **2.** Streifentamponade; Einlage von mit thrombogenen Substanzen bestücktem sterilem Mull von kranial nach kaudal auffüllend bis zum Introitus vaginae; anwendbar für 12-24 Std.; **Kompl.:** behindert physiol. Uteruskontraktion; Risiko von Infektion u. versteckter Blutungen; Druck auf Myometrium.

Uterus|tumoren *m pl*: Neoplasien der Gebärmutter; **Formen:** mesenchymale (s. Tab.) u. epitheliale U.; maligne z. B. Uteruskarzinom (Zervixkarzinom*, Endometriumkarzinom*) u. Uterussarkom*, benigne v. a. Myoma* uteri.

Uterustumoren
WHO-Klassifikation mesenchymaler Tumoren

reine mesenchymale Tumoren

- endometriale Stromatumoren und verwandte Tumoren
  - endometriales Stromasarkom (low grade)
  - endometrialer Stromaknoten
  - undifferenziertes endometriales Sarkom (high grade)
- Tumoren der glatten Muskulatur
  - Leiomyosarkom (epitheloide und myxoide Variante)
  - glattmuskulärer Tumor mit unklarem malignem Potential (Abk. STUMP für engl. smooth muscle tumor of uncertain malignant potential)
  - Leiomyom
    - histologische Varianten: mitotisch aktive Variante, zellreiche Variante, hämorrhagische zellreiche Variante, epitheloide Variante, myxoide Variante, atypische Variante, Lipoleiomyomvariante
    - Varianten im Wachstumsmuster: diffuse Leiomyomatose, intravenöse Leiomyomatose, metastasierendes Leiomyom
- Mischtumoren
  - gemischter endometrialer stromaler und glattmuskulärer Tumor
  - perivaskulärer epitheloidzelliger Tumor
  - Adenomatoidtumor
  - andere maligne mesenchymale Tumoren
  - andere benigne mesenchymale Tumoren

gemischte epithelial-mesenchymale Tumoren

- maligner Müller-Mischtumor (Karzinosarkom, metaplastisches Karzinom)
- Adenosarkom
- Karzinofibrom
- Adenofibrom
- Adenomyom
- atypische polypoide Varianten

U

Uterus|vorfall: s. Prolapsus uteri et vaginae.

Utriculus pro|staticus *m*: (engl.) *prostatic utricle*; im Colliculus seminalis zwischen den Einmündungen der Ductus ejaculatorii in die männl. Harnröhre gelegener Blindsack; Rudiment des Müller*-Gangs, Homolog der weibl. Scheide.

V

V.: (anat.) Abk. für **V**ena.

VACTERL-Assoziation *f*: Abk. für (engl.) ***v**ertebral defects, **a**nal atresia, **c**ardiac anomalies, **t**racheo**e**sophageal fistula and atresia, **r**enal anomalies and upper **l**imb anomalies;* komplexe schwere Fehlbildungsassoziation* mit Wirbelsäulendefekt (z. B. Spina* bifida), Analatresie (s. Fehlbildung, anorektale), Herzfehler, Ösophagotrachealfistel u. Ösophagusatresie, Fehlbildungen der Niere u. der oberen Extremiät; **Vork.: 1.** sporadisch; **2.** genetisch; Ätiol.: Mutation im PTEN-Gen (Genlocus 10q23.31); zusätzl. mit ZNS-Beteiligung (Hydrozephalus); **Diagn.:** pränatal durch Ultraschalldiagnostik; postnatal bei neonatologischer Erstuntersuchung (Vorliegen von mind. 3 der oben angegebenen Symptomgruppen). Vgl. VATER-Assoziation.

Vagina (lat. vagina Scheide, Hülle) *f*: (engl.) *vagina*; syn. Scheide; i. e. S. Teil des inneren weibl. Genitales; 8–10 cm langer, ventrodorsal abgeplatteter, dehnbarer muskulös-bindegewebiger Schlauch; **Anat.:** beginnt mit dem nach außen in das Vestibulum* vaginae mündenden Ostium* vaginae; das obere Ende umfasst die Portio vaginalis cervicis des Uterus*, so dass ein größeres hinteres, kleineres seitl. u. ein vorderes Scheidengewölbe (Fornix vaginae) entstehen. Die Vorderwand der V. ist fest mit Harnblase u. Urethra*, die Hinterwand durch das Septum rectovaginale mit dem Rektum verbunden. Das hintere Scheidengewölbe reicht an den Douglas*-Raum heran. **Funktion:** Schutzorgan für die höher gelegenen Genitalorgane, Begattungsorgan, Geburtskanal; **klin. Bedeutung:** Infektionen (Kolpitis*), Senkungszustände (s. Descensus uteri et vaginae), Vaginalkarzinom*, vaginale Fehlbildung*. Vgl. Vaginalepithel; Paracolpium; Müller-Epithelzyste.

Vagina, künstliche *f*: s. Kolpopoese.

vaginal: (engl.) *vaginal*; die Scheide (Vagina) betreffend, im Bereich der Scheide gelegen.

Vaginal|abstrich *f*: s. Vaginalsmear.

Vaginal|a|tresie (gr. ἄτρητος ohne Öffnung) *f*: s. Fehlbildung, vaginale.

Vaginal|epi|thel (gr. ἐπί darauf, daran, dazu) *n*: (engl.) *vaginal epithelium*; mehrschichtiges, unverhorntes, glykogenreiches Plattenepithel, unterlagert von einer aus elast. Fasern u. venösen Blutgefäßen bestehenden Lamina propria; Reifung des V. unter Einfluss von Sexualhormonen (s. Kolpozytologie); Veränderung des Zellbilds altersabhängig (s. Abb.) u. im Verlauf des Menstruationszyklus*

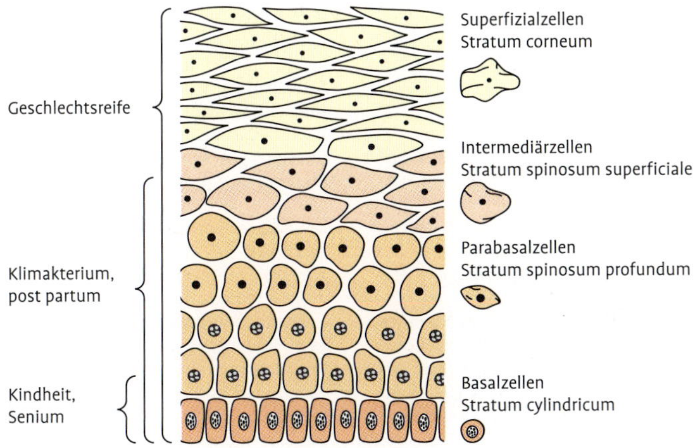

Vaginalepithel: Aufbau u. Dicke in verschiedenen Lebensabschnitten

Vaginalepithel
Zellbild in Abhängigkeit vom Menstruationszyklus
Tab. 1

Phase des Menstruationszyklus	Tag	Zellbild
Menstruationsphase	1–4	Erythrozyten, Granulozyten, Intermediärzellen, Superfizialzellen, Endometriumzellen
frühe Proliferationsphase	5–8	v. a. Intermediärzellen; wenig Superfizialzellen, Histiozyten, Granulozyten, Endometriumzellen
mittlere Proliferationsphase	9–11	Superfizialzellen, Intermediärzellen; wenig Histiozyten, Granulozyten, Endometriumzellen
späte Proliferationsphase	12–14	Superfizialzellen, keine Granulozyten
Ovulationstermin	14–15	Superfizialzellen (flach ausgebreitet, eosinophil)
Sekretionsphase	15–28	Intermediärzellen (mit Haufenbildung und Längsfalten), Granulozyten; außerdem Döderlein-Vaginalstäbchen

Vaginalepithel
Proliferationsgrad (nach Schmitt)
Tab. 2

Grad	Zellbild
1	ausschließlich Basalzellen
1–2	vorwiegend Basalzellen, vereinzelt Parabasalzellen
2–1	vorwiegend Parabasalzellen, vereinzelt Basalzellen
2	ausschließlich Parabasalzellen
2–3	vorwiegend kleine, vereinzelt große Intermediärzellen
3–2	vorwiegend große, vereinzelt kleine Intermediärzellen
3	ausschließlich große Intermediärzellen
3–4	vorwiegend große Intermediärzellen, vereinzelt Superfizialzellen
4–3	vorwiegend Superfizialzellen, vereinzelt große Intermediärzellen
4	ausschließlich Superfizialzellen

(s. Tab. 1); Abschätzung des Hormonstatus anhand des Proliferationsgrads (s. Tab. 2). Vgl. Vagina.

Vaginal|fistel *f*: s. Urogenitalfistel; Rektovaginalfistel.

Vaginal|karzinom *n*: (engl.) *vaginal carcinoma*; Scheidenkarzinom; meist vom Vaginalepithel od. darunterliegenden Gewebeschichten ausgehendes Karzinom; abzugrenzen von häufiger vorkommendem sekundärem Befall der Vagina (sog. sekundäres V.) bei Zervix-, Vulva-, Ovarial-, Rektum-, Harnblasen- od. Ureterkarzinom; Vaginaltumoren mit gleichzeitigem Befall von Portio u. Muttermund gelten als Zervixkarzinom, mit Befall der Vulva als Vulvakarzinom; **Ätiol.:** v. a. Infektion mit HPV 16 (s. Papillomavirus); Präkanzerose: VAIN*; **Epidemiol.:** ca. 1–2 % aller weibl. Genitalkarzinome; jährliche Inzidenz in Deutschland: 0,4 pro 100 000 Frauen; Altersgipfel zwischen 70. u. 80. Lj.; mittleres Alter zw. 60. u. 65. Lj.; **Lok.:** meist im oberen Vaginadrittel; **Path.:** 90 % Plattenepithelkarzinom*; selten Adenokarzinom*; **Einteilung:** TNM-Klassifikation u. FIGO-Stadien (s. Tab.); **Klin.:** blutiger Fluor* genitalis, irreguläre vaginale Blutungen; **Diagn.:** gynäkologische bimanuelle Untersuchung, Kolposkopie mit gezielter Biopsie u. histopathol. Untersuchung; ggf. Diagn. bezüglich anderem Primärkarzinom (z. B. fraktionierte Kürettage, Urethrozystoskopie, Prokto- u. Rektoskopie, Ultraschalldiagnostik von Leber u. innerem Genitale, MRT od. CT der Iliakal- u. Paraaortalregion); **Ther.:** stadienadaptiert v. a. op. (lokale Resektion, Kolpektomie, Hysterektomie u. a.) od. Strahlentherapie (primär od. adjuvant); Kompl. der Strahlentherapie: Strahlenschäden an Darm u. Harnblase, trockene Vagina, selten Urogenital- od. Darmfisteln; bei Kolpektomie häufig lokale Rezidive; **therapeutischer Stufenplan: 1.** FIGO-Stadium I: nach Möglichkeit lokale Resektion im Gesunden, ggf. modifiziert nach Lokalisation: **a)** oberes u. mittleres Scheidendrittel: Kolpektomie* mit Parakolpien bis 2 cm im Gesunden, ggf. mit erweiterter Hysterektomie, iliakaler u. evtl. paraaortaler Lymphadenektomie; **b)** unteres Scheidendrittel: Kolpektomie mit Parakolpien bis 2 cm im Gesunden, ggf. Hysterektomie, inguinal-femorale Lymphadenektomie; **2.** FIGO-Stadium II u. III: **a)** vulvo-vaginale Lok.: operativ (Vulvektomie mit inguino-femoraler Lymphadenektomie) u. Strahlentherapie (pelvine Perkutanbestrahlung, adaptierte intravaginale Brachytherapie, ggf. bei introitusnaher Lok. transperineale Spickung mit Iridium^{192} od. Caesium^{137}); **b)** andere Lok.: kombinierte (Brachytherapie u. perkutan) Strahlentherapie; bei Lok. im dis-

Vaginalkarzinom TNM-Klassifikation und FIGO-Stadien (Kurzfassung)		
Kategorie (TNM)[1]	FIGO-Stadium	Bedeutung
T1	I	Begrenzung auf die Vagina
T2	II	Infiltration paravaginalen Gewebes (nicht bis zur Beckenwand)
	II A	Parametrien frei
	II B	Parametrien befallen
T3	III	Infiltration paravaginalen Gewebes bis zur Beckenwand
T4	IV A	Infiltration der Mukosa der Harnblase und/oder des Rektums und/oder Überschreitung der Grenze des kleinen Beckens
M1	IV B	Fernmetastasen
N1		regionäre Lymphknotenmetastasen (bei Tumor in oberen zwei Dritteln der Vagina: Becken-Lymphknoten; bei Tumor im unteren Drittel: inguinale und femorale Lymphknoten)

T: Primärtumor; N: regionäre Lymphknoten; M: Fernmetastasen
[1] für alle Tumoren einheitlich definierte Kategorien (z. B. N0: keine Evidenz für Befall regionärer Lymphknoten; NX: regionäre Lymphknoten nicht beurteilbar): s. TNM-Klassifikation

talen Vaginaldrittel einschließl. Bestrahlung der Leisten; bei gutem AZ des Pat. evtl. kombiniert mit Chemotherapie aus Cisplatin u. ggf. Taxanen; **3.** FIGO-Stadium IV: Exenteration* des Beckens; evtl. neoadjuvante Radiochemotherapie; **Nachsorge:** lokale Untersuchung mit Vulvoskopie u. zytol. Untersuchung, evtl. CT od. MRT; Untersuchungsintervall: in den ersten 3 Jahren alle 3 Mon., im 4.–5. Jahr halbjährlich, ab 6. Jahr jährlich; **Progn.:** Fünf-Jahres-Heilungsrate im FIGO-Stadium I ca. 63–90 %. Vgl. Vaginaltumoren.

Vaginal|konus (lat. vagina Scheide, Hülle; gr. κῶνος Kegel) *m*: (engl.) *vaginal cone*; konusförmiges Gewicht zum Einführen in die Scheide; **Anw.:** Training der Beckenbodenmuskulatur (unwillkürliche Kontraktionen, um das Gewicht intravaginal zu halten), z. B. zur Ther. od. Proph. der Belastungsinkontinenz*.

Vaginal|polyp (gr. πώλυπους Vielfüßler, Tintenfisch) *m*: (engl.) *vaginal polyp*; von geschichtetem Vaginalepithel überzogener benigner Polyp mit ödematös aufgelockertem od. faserreichem Stroma; **Vork.:** z. B. am Vaginalstumpf nach Hysterektomie.

Vaginal|smear (engl. to smear auftragen, beschmieren): (engl.) *vaginal smear*; Abstrich von der Seitenwand des hinteren Drittels der Scheide zur Beurteilung von Form u. Färbbarkeit der Epithelzellen u. zur Bestimmung von Zyklusphase u. hormonaler Aktivität; s. Kolpozytologie; Vaginalepithel.

Vaginal|sono|graphie (lat. sonare tönen) *f*: (engl.) *vaginal sonography*; Endosonographie des kleinen Beckens der Frau mit spez. Transvaginalsonde; **Ind.:** u. a. dd Abklärung von Unterbauchbeschwerden od. auffälligem Palpationsbefund, Lagekontrolle des Intrauterinpessars*, Zyklusstörungen (z. B. bei polyzystischem Ovarialsyndrom*, Abb. dort), Schwangerschaftsdiagnostik im 1. Trimenon (z. B. Extrauteringravidität*, Abb. 3 dort), Tumordiagnostik (z. B. Myoma* uteri, Abb. 4 dort), Fehlbildungsdiagnostik (s. Uterusfehlbildung); Zyklusmonitoring (s. Ovulationstest, Abb. dort), z. B. bei Kinderwunschbehandlung*.

Vaginal|sup|positorium *n*: (engl.) *vaginal suppository*; Globulus vaginalis; Scheidenzäpfchen, Vaginalkugel; einzeln dosierte, feste Arzneizubereitung zur lokalen Anw. durch Einführen in die Vagina*; Grundmasse meist Glycerolgelatine (u. U. mit schaumbildenden Zusätzen; vgl. Schaumovulum); enthaltene Wirkstoffe z. B. Spermizide*, antiphlogist. Substanzen od. Antibiotika. Vgl. Vaginaltablette.

Vaginal|tablette *f*: (engl.) *vagonal tablet*; gepresste, einzeln dosierte Arzneizubereitung zur lokalen Anw. durch Einführen in die Vagina*; Füll- u. Bindemittel meist Laktose, evtl. aufbrausende (Prinzip der Brausetablette) od. schaumbildende Zusätze (Tenside) zur beschleunigten Wirkstofffreigabe; enthaltene Wirkstoffe v. a. Spermizide*, Hormone (z. B. Prostaglandine* zur Geburtseinleitung) od. Antibiotika. Vgl. Vaginalsuppositorium.

Vaginal|tumoren *m pl*: (engl.) *vaginal tumors*; von der Vagina* ausgehende Tumoren; **Vork.:** selten; **Formen: 1. benigne** V.; meist viral bedingt; **a)** epithelial: Condylomata* acuminata, seltener Papillom; **b)** bindegewebig: Fibrom, Fibromyom; **2. maligne** V.: **a)** Vaginalkarzinom*; **b)** maligne mesenchymale V. (Sarkome); Sonderform: v. a. im Kindesalter auftretendes embryonales Rhabdomyosarkom (s. Sarcoma botryoides); Ther.: möglichst radikale Resektion (meist Strahlen- u. Chemotherapie resistent); **c)** malignes Melanom der Scheidenhaut (selten); vorwiegend im unteren Drittel lokalisiert; schlechte Progn. aufgrund frühzeitiger lymphogener u. hämatogener Metastasierung; **d)** endodermaler Sinustumor* der Vagina (sehr selten); Ther.: Tumorexzision, Kolpektomie, Chemotherapie (Cisplatin, Etoposid, Bleomycin).

Vaginal|zyto|logie *f*: s. Kolpozytologie.

Vaginismus *m*: (engl.) *vaginism*; Scheidenkrampf; sexuelle Funktionsstörung*, bei der starke Empfindlichkeit des Scheideneingangs gegenüber Berüh-

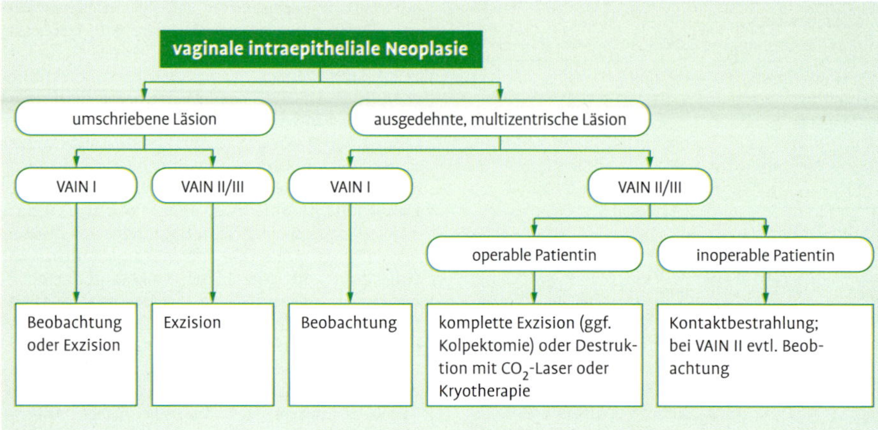

VAIN

rung od. Einführen des Fingers, des Penis beim Koitus, des Spekulums u./od. eines Tampons besteht; reflektorisch-muskulärer Abwehrvorgang mit Kontraktion des M. bulbocavernosus u. des M. levator ani sowie Innenrotation der Oberschenkel; **Ätiol.:** i. d. R. psychogen; selten org. (sog. vaginistische Sympt., z. B. bei akuter Kolpitis); **Ther.:** Sexualpsychotherapie* mit körperl. Übungen (z. B. Hegar-Stift-Training i. S. systemat. Desensibilisierung in vivo: unter Anw. von Entspannungsmethoden Einführen von Hegar*-Stiften mit ansteigendem Durchmesser in die Vagina durch die Frau).

Vaginitis *f*: Kolpitis*.

Vaginose, bakterielle *f*: (engl.) *bacterial vaginosis*; mikrobiol. Störung des Scheidenmilieus bei Frauen während der Geschlechtsreife durch einen dem Vaginalepithel anhaftenden Biofilm, bestehend v. a. aus Gardnerella* vaginalis (60–95 %); **Epidemiol.:** Prävalenz ca. 5 %; **Urs.:** v. a. Geschlechtsverkehr; **Path.:** mikrobiol. Dysbalance mit Zunahme anaerober Mikroorganismen u. Abnahme der fakultativ anaeroben Flora (insbes. Lactobacillus*-Arten); **Sympt.:** grau-weißl. Fluor* genitalis; fischig, süßl., übelriechend aufgrund Aminfreisetzung, insbes. nach Zusatz von 10 %iger Kalilauge (sog. Aminkolpitis); **Diagn.:** pH des Sekrets >4,5; fluoreszenzmikroskop. Nachweis von Schlüsselzellen* (Nativpräparat od. nach Gram-Färbung); **Kompl.:** aszendierende Infektion (Endometritis*, Salpingitis*, Tuboovarialabszess*), insbes. bei gleichzeitiger Anwendung eines Intrauterinpessars*; erhöhtes Infektionsrisiko nach Hysterektomie; in der Schwangerschaft vorzeitiger Blasensprung, Frühgeburt; **Ther.:** antibiotisch, z. B. Metronidazol (oral, intravaginal) u. Clindamycin; Partnerbehandlung nicht erforderl.; evtl. additiv intravaginal Antiseptika, Laktobazillus- od. Milchsäurepräparate od. orale Probiotika; **Proph.:** evtl. Gynatren*-Schutzimpfung; **Progn.:** Heilung in 60–70 %; hohe Rezidivquote wegen Persistenz des Biofilms. Vgl. Kolpitis.

Vagitus uterinus (lat. vagitus Kindergeschrei) *m*: (engl.) *vagitus uterinus*; i. d. R. auf hörbare Blut- od. Fruchtwasseraspiration* zurückzuführendes Geräusch (sog. Schreien des Kindes innerh. der Geburtswege); sehr seltenes klin. Phänomen inf. Eindringens von Luft bei langer Geburtsdauer.

VAIN *f*: Abk. für **v**aginale **i**ntraepitheliale **N**eoplasie; epitheliale Dysplasie* der Vagina; Präkanzerose des Vaginalkarzinoms*; **Einteilung:** analog CIN* in VAIN I (geringgradige Dysplasie), VAIN II (mäßiggradige Dysplasie), VAIN III (hochgradige Dysplasie, Carcinoma in situ); **Diagn.:** Biopsie; bei ausgedehnter od. multizentrischer Läsion multiple Entnahmestellen; **Ther.:** abhängig von Stadium u. Ausdehnung Exzision (ggf. Kolpektomie) od. Destruktion (mit CO_2-Laser od. Kryochirugie); evtl. Kontaktbestrahlung; therapeutischer Stufenplan: s. Abb.; cave: bei Destruktion keine histol. Kontrolle auf invasives Wachstum möglich.

Vakuum|ex|traktion (lat. extrahere, extractus entziehen, herausziehen) *f*: (engl.) *vacuum extraction*; Abk. VE; Form der op. Entbindung* zur Entw. des kindl. Kopfs mit Saugglocke, die auf kindl. Schädel gesetzt wird u. durch Erzeugung eines Unterdrucks fest haftet; verursacht beim Kind i. d. R. entsprechend geformte Geburtsgeschwulst*; **Ind.:** **1.** (fetal) pathol. CTG, pathol. Fetalblutuntersuchung; **2.** (maternal) Erschöpfung, maternale Erkr., welche die Abkürzung der Austreibungsperiode erfordert (z. B. kardiopulmonale od. ophthalmologische Erkr.); protrahierte Austreibungsperiode (Muttermund >2–3 Std. vollständig eröffnet); **Voraussetzung:** vollständig eröffneter Muttermund, Leitstelle* in Beckenmitte 2 cm tiefer als Interspinalebene, kooperationsfähige Gebärende, lebendes Kind; **Kompl.:** **1.** (kindl.) intrakranielle geburtstraumatische Blutung*, Retinablutung; **2.** (maternal) ausgedehnte vaginale Verletzung (s. Scheidenriss, Dammriss), Beckenbodeninsuffizienz (Spätfolge). Vgl. Zangenextraktion.

Vakuum|kürettage *f*: Saugkürettage*.

Valvula spiralis *f*: **1.** (engl.) *Eustachian valve*; auch Plica spiralis, Valva Eustachii; (embryol.) Klappe, die das Blut im fetalen Blutkreislauf von der V. cava inf. über das offene Foramen ovale in den li. Vorhof leitet; **2.** (anat.) s. Heister-Klappe.

Varicella-Zoster-Virus (gr. ζωστήρ Gürtel, Streifen; lat. virus Schleim, Gift) *n*: (engl.) *varicella-zoster virus*; veraltet Zoster-Virus; DNA-Virus aus der Alphasubfamilie der Herpesviridae; Err. der Varizellen* (Erstinfektion nicht immuner Personen) u. des Zosters (endogene Reaktivierung des in Ganglienzellen persistierenden Virus bei Resistenzminderung); **Übertragung:** Tröpfchen- u. Schmierinfektion; **Nachw.:** elektronenmikroskop. im Negativkontrast aus Gewebe der Basis frischer Bläschen; serol.; **Infektionsprophylaxe:** Lebendimpfstoff aus attenuierten Viren, v. a. für an Leukämie erkrankte Kinder; passive Schutzimpfung in der Perinatalperiode.

Variko|zele (lat. varix Krampfader) *f*: (engl.) *varicocele*; Krampfaderbruch; variköse Veränderungen (s. Varizen) der den Plexus pampiniformis bildenden Vv. testiculares; **Vork.:** häufigstes Auftreten zwischen 15. u. 25. Lj., meist links (s. Abb.) wegen rechtwinkliger Einmündung der V. testicularis in die V. renalis (rechte V. testicularis mündet spitzwinklig in die V. cava inf.); **Ätiol.:** hypothet. Faktoren: langer, freier Verlauf im retroperitonealen Raum ohne Muskelpumpe, ungünstige Einstrombahn in die linke V. renalis, erhöhter hydrostatischer Druck (besonders links), angeborene Gefäßwandschwäche, Insuffizienz od. Fehlen von Venenklappen, Kremasterschwäche, Atonie des Skrotums, Kompression der V. testicularis; bei Kindern vor der Pubertät u. älteren Männern muss dd an eine **symptomatische V.** inf. einer Einflussstauung durch einen retroperitonealen Tumor (Nephroblastom bzw. Nierenzellkarzinom) gedacht werden. **Ther.:** operativ; Ind. zur Op.: Oligozoospermie od. OAT*-Syndrom bei Infertilität (Kinderwunsch), Reduktion des Hodenvolumens, Schmerzen; Meth.: Unterbindung der V. testicularis nach Pararektal-, Inguinal- od. Lumbalschnitt od. retrograde bzw. anterograde Sondierung der V. testicularis u. anschl. Sklerosierung; mikrochir. Resektion des Plexus pampiniformis od. laparoskop. Klippung der Hodengefäße; antegrade Sklerosierung (Verfahren nach Tauber) bei V. testis.

Varizellen (Dim. von lat. varus Gesichtsausschlag) *fpl*: (engl.) *varicella, chicken pox*; Windpocken; exanthematische Infektionskrankheit durch Erstinfektion nichtimmuner Personen mit Varicella*-Zoster-Virus; **Vork.:** bei Kindern, selten auch Erstinfektion im Erwachsenenalter (Varicellae adultorum); **Übertragung:** durch Nasen- u. Rachensekret Varizellen- od. (seltener) Zoster-Erkrankter; Tröpfchen- u. Schmierinfektion; **Epidemiol.:** Erkrankungsgipfel bereits im Kleinkindesalter; saisonal gehäuftes Auftreten im Winter u. Frühjahr; Kontagionsindex nahe 1,0; Erkr. hinterlässt i. d. R. lebenslange Immunität; vgl. Zoster; **Inkub.:** 14–16(–28) Tage; hohe Kontagiosität 1–2 Tage vor bis 5–7 Tage nach Auftreten des Exanthems; **Klin.:** Prodromi fehlen meist; mäßiges Fieber u. schubweise auftretendes juckendes Exanthem mit zentripetaler Verbreitung im Gesicht (s. Abb.), an Kopfhaut u. Rumpf; Schleimhäute regelmäßig beteiligt, Hände u. Füße nicht betroffen; polymorphes Bild (sog. Heubner-Sternenkarte): stecknadelkopfgroße Flecken, innerh. von Std. Papeln u. Bläschen, später Pusteln mit gelb-bräunl., fest an der Haut haftenden u. nach 2–3 Wo. abfallenden Krusten; **Kompl.:** Narbenbildung bei Impetiginisierung; Otitis media, nekrotisierende Fasziitis, toxisches Schocksyndrom*, atypische Pneumonie,

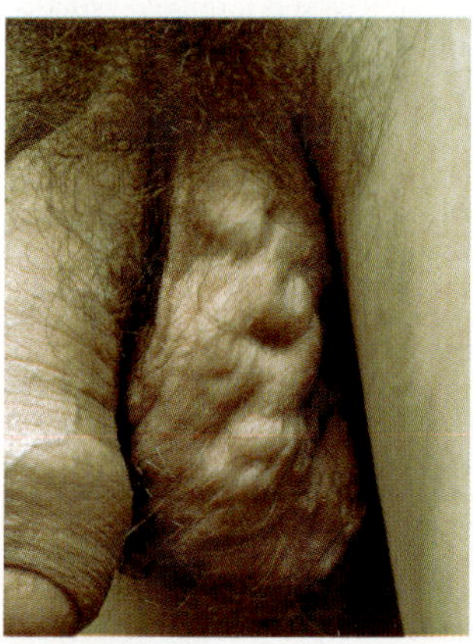

Varikozele: linksseitig [38]

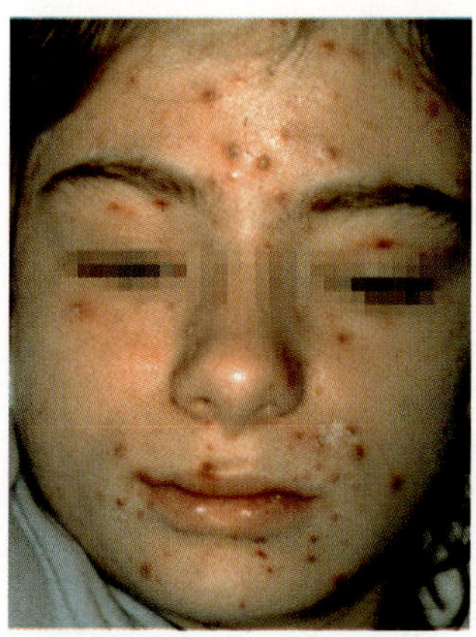

Varizellen: Exanthem [70]

V

Meningoenzephalitis, akute Myelitis, Myositis, Nephritis; bei Erkr. v.a. zwischen 8. u. 21. SSW selten (ca. 1 %) Fehlbildungen des ungeborenen Kindes (z. B. Hautnarben, Gliedmaßenhypoplasie, Muskelatrophie, Katarakt, Chororetinitis), bei mütterl. Erkr. 5 Tage vor bis 2 Tage nach der Geburt bei Neugeborenen schwere Verläufe mit hoher Letalität; **Diagn.:** klin., Virus- u. Antikörpernachweis; **Ther.:** symptomat., Juckreizlinderung; bei Impetiginisierung lokal Antibiotika; bei Immunsupprimierten Aciclovir*, Valaciclovir, Famciclovir; **Progn.:** im Allg. günstig; narbenfreie Abheilung; **Proph.:** **1.** aktive Immunisierung mit parenteral angewendetem Lebendimpfstoff aus abgeschwächten u. vermehrungsfähigen Impfviren Stamm OKA des Varizella-Zoster-Virus; Impfung: Standardimpfung entsprechend Impfkalender, Grundimmunisierung ab 11 Lebensmonaten in 2 Teilimpfungen (ggf. mit Masern-Mumps-Röteln-Varizellen-Kombinationsimpfstoff); Impfschutz: mind. 10 Jahre; Indikationsimpfung u. a. bei Seronegativität (s. Schutzimpfung); **2.** passive Immunisierung bei Schwangeren u. abwehrgeschwächten Pat. mit Exposition zu Varizellen-Erkrankten mit Varizella-Zoster-Immunglobulin (s. Schutzimpfung), bei gefährdeten Neugeborenen zusätzl. Aciclovir; **DD:** Prurigo simplex acuta, Herpangina, Zoster generalisatus, pustulöses Syphilid*.

Vas|ek|tomie *f*: Vasoresektion*.

Vaso|re|sektion (lat. vas Gefäß; resecare weg-, zurückschneiden) *f*: (engl.) *vasoresection*; syn. Vasektomie; Resektion eines 2–3 cm langen Stücks des Ductus deferens zur Sterilisation* (s. Abb.); **cave:** völlige Abwesenheit von Spermien im Ejakulat nach bis zu 9 Mon.; Spermiennachweis nach längerer Zeit bei Spermagranulom mit spontaner Rekanalisierung.

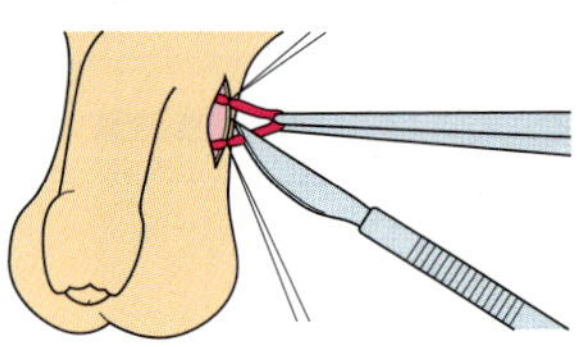

Vasoresektion: Ligatur u. Resektion des Ductus deferens

V

Vaso|vaso|stomie *f*: (engl.) *vasovasostomy*; op. Refertilisierung nach Vasoresektion* durch Zusammennähen beider Ductus-deferens-Stümpfe, meist in mikrochir. Technik; die Chance zur Rekanalisation ist rel. gut, u. U. wirken gegen Spermien gerichtete Autoantikörper fertilitätseinschränkend. Vgl. Epididymovasostomie.

Vaso|vesikulo|graphie (lat. vesicula Bläschen) *f*: (engl.) *vasovesiculography*; nicht mehr gebräuchl. Verf. zur röntg. Darstellung der ableitenden Samenwege (Ductus deferens, Ampulla ductus deferentis, Vesicula seminalis, Ductus ejaculatorius); wegen Kontrastmittel bedingter Reizung des Samenleiters mit mögl. späterem Verschluss durch Ultraschalldiagnostik ersetzt; **Anw.:** (früher) i. R. von Fertilitätsuntersuchungen zum Nachw. eines Samenwegsverschlusses u. bei Erektionsstörung.

VATER-Assoziation *f*: Abk. für (engl.) ***v**ertebral defects, **a**nal atresia, **t**racheo**e**sophageal fistula and atresia, **r**enal and radial defects;* komplexe schwere Fehlbildungsassoziation mit Wirbelsäulendefekten, Analatresie, Ösophagotrachealfistel u. Ösophagusatresie, Fehlbildungen der Niere; evtl. zusätzl. Fehlbildungen des Herzens, der Gefäße u. Extremitäten (vgl. VACTERL-Assoziation); Intelligenz normal; **Ätiol.:** bislang keine Hinweise auf Heredität des Gesamtkomplexes, obwohl für Einzelanomalien dominante Erbgänge bekannt; **Diagn.:** pränatal durch Ultraschalldiagnostik; postnatal bei neonatologischer Erstuntersuchung (Vorliegen von mind. 3 der oben angegebenen Symptomgruppen).

Vaterschafts|bestimmung: (engl.) *filiation*; Bestimmung des Vaters eines Kindes nach § 1592 BGB; **Kriterien:** **1.** Zum Zeitpunkt der Geburt ist der Mann mit der Mutter des Kindes verheiratet. **2.** Die Vaterschaft wird anerkannt. Wenn nach 1. u. 2. keine Vaterschaft besteht, wird sie nach § 1600d BGB gerichtl. festgestellt (s. Vaterschaftsfeststellung).

Vaterschafts|feststellung: (engl.) *determination of paternity, paternity testing*; Feststellung bzw. Ausschluss der biol. Vaterschaft durch Abstammungsbegutachtung* mit Ermittlung der Vaterschaftswahrscheinlichkeit; bei Nichtanerkennung nichtehelicher Kinder durch den vermuteten Vater kann das Kind bzw. sein Vormund nach § 1600 BGB auf V. klagen.

VDRL-Test *m*: Kurzbez. für (engl.) ***V**enereal **D**iseases **R**esearch **L**aboratories Test;* unspezif. Syphilis-Test zum Nachw. von Antikörpern gegen Kardiolipin; wird etwa ab der 6. Woche p. i. reaktiv; **Prinzip:** Mikroflockungsreaktion gegen aus Rinderherz gewonnene Antigene (Phospholipide der Mitochondrienmembran), das sog. Reagine, unspezif. Antikörper, erfasst; **Anw.:** in Diagn. u. Beurteilung der Ther. von Syphilis*; cave: falsch positive Ergebnisse v. a. bei Erkr., die mit starken Veränderungen der Plasmaproteine einhergehen u. bei Schwangerschaft.

VE: Abk. für **V**akuum**e**xtraktion*.

Veit-Smellie-Hand|griff (Gustav von V., Gyn., Bonn, 1824–1903; William S., Gyn., London, 1697–1763): (engl.) *Veit-Smellie-Mauriceau maneuver*; (gebh.) Handgriff zur Entw. des Kopfs i. R. der Manualhilfe* bei Beckenendlage*; eine Hand greift über die Schultern des Kindes (cave: Armplexuslähmung*); Einführen des Zeigefingers der anderen Hand in den Mund des Kindes, wobei der Rumpf bäuchlings auf dem Unterarm liegt (s. Abb.).

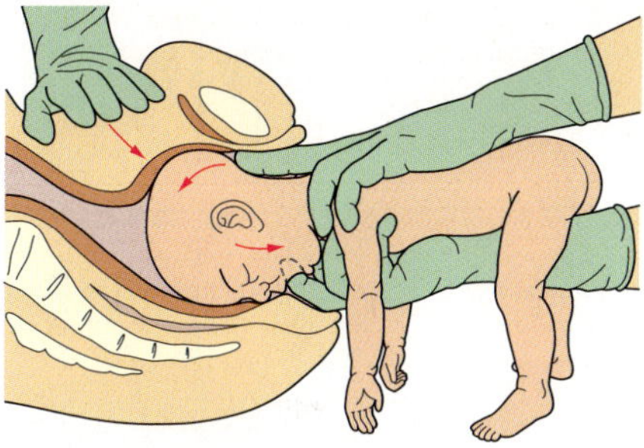

Veit-Smellie-Handgriff

Vellus|haar (lat. vellus Fließ, geschorene Wolle): (engl.) *vellus*; Wollhaar; die Lanugo* ersetzende Körperbehaarung; vgl. Haare.

Velum|spalte: s. Gaumenspalte.

Vena-cava-inferior-Syn|drom *n*: **1.** (engl.) *inferior vena cava syndrome*; Vena-cava-Kompressionssyndrom, Cava-inferior-Syndrom, sog. Rückenlage-Schock-Syndrom; (gebh.) Schocksymptomatik (u. a. Blässe, Schwitzen, Atemnot) in der Schwangerschaft inf. Kompression der V. cava inferior durch den Uterus (bes. in Rückenlage) mit Reduzierung des venösen Blutrückstroms zum Herzen u. des Herzminutenvolumens; dabei Abnahme u. a. der Uterusdurchblutung, bei Unterschreiten krit. Grenzwerte auch der Sauerstoffversorgung des Fetus (Abnahme der fetalen Herzfrequenz); **Häufigkeit:** (leichte Form) 30–40 % der Schwangeren im letzten Trimenon; **Ther.:** linke Seitenlage; **2.** (angiol.) Thrombose* der V. cava inferior als Kompl. bei beidseitiger Becken- u. Beinvenenthrombose; **Sympt.:** in Abhängigkeit von Ausdehnung u. a. Schmerzen in der Lendengegend, Ödem* der unteren Körperhälfte, Anurie*, Ausbildung von Umgehungskreisläufen.

Vena-cava-Kom|pressions|syn|drom (lat. comprimere, compressus zusammendrücken) *n*: s. Vena-cava-inferior-Syndrom.

Vena umbilicalis *f*: (engl.) *umbilical vein*; Nabelvene; verödet nach der Geburt zum Lig. teres hepatis; Verlauf: im freien Rand des Lig. falciforme hepatis vom Nabel zur Leberpforte; verbindet Ramus sin. der V. portae hepatis mit der V. cava inf.; Sammelgebiet: das in der Plazenta arterialisierte Blut zum Fetus unter teilweiser Umgehung der Leber (s. Ductus venosus Arantii).

Venus|hügel (lat. Venus röm. Liebesgöttin): Mons* pubis.

Verbrauchs|ko|agulo|pathie *f*: (engl.) *disseminated intravascular coagulation (Abk. DIC)*; syn. disseminierte intravasale Gerinnung (Abk. DIG); ätiol. heterogene erworbene dynam. (zunehmende) vital bedrohl. Gerinnungsstörung;

klinischer Notfall

Ätiol.: pathol. Aktivierung der Hämostase, z. B. bei thrombot. Mikroangiopathie, vaskulärer Anomalie, Fruchtwasserembolie*, Dead*-fetus-Syndrom, starker Blutung (z. B. Massivblutung i. R. eines Polytraumas od. gebh. z. B. bei vorzeitiger Plazentalösung* od. retroplazentarem Hämatom*), Sepsis (v. a. gramnegative Erreger) o. a. Urs. für Schock; auch i. R. best. Grunderkrankungen: z. B. bei Infektionskrankheiten (fulminante Purpura anaphylactoides, Waterhouse-Friderichsen-Syndrom), Kasabach-Merritt-Syndrom, Malignom (Lunge, Prostata, akute Leukämie), akuter Pankreatitis, dekompensierter Leberzirrhose, iatrogen (hämolyt. Transfusionszwischenfall, Kompl. einer Thrombolyse); **Path.:** (Reihenfolge entspr. zeitl. Abfolge) **1.** gesteigerte Aktivierung der Blutgerinnung; s. Hyperkoagulabilität; **2.** disseminierte intravasale Bildung von Mikrothromben (Mikrozirkulationsstörung); **3.** Umsatzsteigerung u. Missverhältnis zwischen Verbrauch u. Produktion von Thrombozyten u. Faktoren der Blutgerinnung; **4.** Hypokoagulabilität: plasmatisch-thrombozytär bedingte hämorrhagische Diathese u. sekundäre Hyperfibrinolyse* mit Freisetzung von Fibrinspaltprodukten (Perpetuierung der V.); **Klin.:** progrediente Blutungsneigung u. (hypoxämisch bedingte) multiple org. Dysfunktionen (vgl. Multiorganversagen); **Diagn.:** typische dynam. labordiagn. Befunde (Quantifizierung der manifes-

Verbrauchskoagulopathie
Modifizierter DIC-Score der International Society for Thrombosis and Haemostasis

Kriterien	Punkte[1] 0	1	2
Thrombozyten (/µl Blut)	>100 000	50 000–100 000	<50 000
Fibrinspaltprodukte (v. a. D-Dimere; mg/l Blut)	normal (D-Dimere: <0,5)	leicht erhöht (D-Dimere: 0,5–2)	stark erhöht (D-Dimere: >2)
Thromboplastinzeit (INR)	<1,25	1,25–1,7	>1,7
Fibrinogen (g/l)	>1	<1	

[1] Punktsumme (DIC-Score): <5: kompensierte Verbrauchskoagulopathie; ≥5: fulminante Verbrauchskoagulopathie

V

ten V. bei entspr. Grunderkrankung bzw. Ätiol. durch DIC-Score: s. Tab.); **1.** vermehrte Konz. u. a. von D-Dimeren, Thrombin, Faktor XIII der Blutgerinnung im Blut; **2.** verminderte Konz. u. a. von Fibrinogen u. Thrombozyten im Blut (rasch auftretende schwere Thrombozytopenie); **3.** funkt. Tests: **a)** verlängerte Thromboplastinzeit (INR erhöht) u. aPTT, bei sekundärer Hyperfibrinolyse Verlängerung der Thrombinzeit u. Reptilasezeit; **b)** Spindelform bei Thrombelastographie; **Ther.: 1.** (kausal) Beseitigung der auslösenden Urs.; **2.** (symptomat.) intensivmed.; **a)** Sicherung der Vitalfunktionen; **b)** stadienabhängige Pharmakotherapie (Antithrombin III, Heparin, Protein C) u. ggf. Bluttransfusion mit Substitution von Thrombozyten (Thrombozytenkonzentrat) u. Gerinnungsfaktor (insbes. gefrorenes Frischplasma, PPSB); bei Hypokalzämie <0,9 mmol/l Kalziumsubstitution.

Vererbung: (engl.) *heredity*; bei allen Lebewesen ablaufende genet. Vorgänge, die eine Weitergabe der genet. Information* ihrer Art (Species) u. ihres Typus (s. Varietas) an alle od. einen Teil der Nachkommen ermöglichen (Chromosomentheorie der Vererbung); **Formen: 1.** somatogene vegetative V.: ungeschlechtl. durch Zellteilung bzw. Knospung; **2.** generative V. durch geschlechtl. Fortpflanzung: Keimzellen (Gameten*) bilden das Bindeglied zwischen den Generationen; **3.** extrachromosomale V.: mitochondrial (s. Erbgang, mitochondrialer) od. über Plasmide; **klin. Bedeutung:** s. Krankheitsanlage; Krankheiten, genetische. Vgl. Gen; Genetik; Heredität; Mendel-Gesetze.

Vererbung, geschlechts|gebundene: (engl.) *sex-linked heredity*; rezessiver bzw. dominanter Erbgang eines Merkmals, dessen bestimmende Gene auf den Gonosomen* lokalisiert sind; als X-chromosomaler Erbgang (Abb. dort; weibl. Individuen homozygot bzw. heterozygot, männl. Individuen hemizygot; z. B. Hämophilie) od. Y-chromosomaler Erbgang*.

Veres-Nadel (János V., Int., Budapest, 1903–1979): (engl.) *Veres' needle*; Spezialkanüle zur Insufflation von Gas od. Flüssigkeit in die Bauchhöhle (z. B. bei Laparoskopie*); nach Durchstoßen der Bauchdecken schiebt sich automatisch ein stumpfer Mandrin aus der spitzen Kanüle vor, um Verletzungen der Bauchorgane zu vermeiden. Vgl. Trokar.

Vergewaltigung: (engl.) *rape*; erzwungene Durchführung von Geschlechtsverkehr bzw. sexuellen Handlungen, die mit Eindringen in den Körper verbunden sind; **Häufigkeit:** ca. 14 500 angezeigte Fälle pro Jahr (einschließl. sexueller Nötigung) mit hoher Dunkelziffer; selten Genitalverletzungen; bei Untersuchung der Geschädigten auf Begleitverletzungen achten (Bissverletzungen, Griffspuren, Hautverletzungen durch gewaltsames Entkleiden, Widerlagerverletzungen; s. Abb.); in jedem Fall Durchführung einer Ganzkörperuntersuchung mit ausführlicher Verletzungsdokumentation; evtl. psychotherap. Behandlung einleiten; Spurensicherung (Abstriche) getrocknet lagerbar; ggf. Asservierung von Blut u. Harn bei Verdacht auf Gabe sog. K. o.-Tropfen; keine Meldepflicht; rechtliche Situation: s. Sexualstraftat.

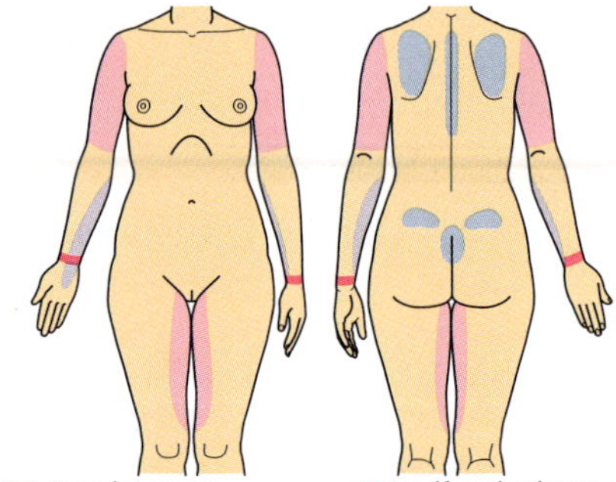

Vergewaltigung: typische Lokalisationen äußerl. sichtbarer phys. Verletzungen

Verhornungs|störungen: (engl.) *cornification disorders*; angeb. od. erworbene Veränderungen der Keratinisation der Epidermis mit ihren Anhangsgebilden; s. Hyperkeratose; Parakeratose; Ichthyose.

Vermännlichung: s. Virilisierung.

Vẹrnix caseọsa (franz. vernis Lack, Glasur; lat. caseus Käse) *f*: (engl.) *vernix caseosa*; sog. Fruchtschmiere, Käseschmiere; Schmiere auf der Haut des Neugeborenen* aus Talgdrüsensekret, Epithelzellen, Vellushaaren u. Cholesterol; **Funktion:** erleichtert das Gleiten unter der Geburt*, schützt vor Wärmeverlust.

Verschluss|a|zoo|spermie (gr. ζῷον Lebewesen) *f*: (engl.) *occlusive azoospermia*; vollständiges Fehlen reifer Spermien u. Zellen der Spermatogenese im Ejakulat bei angeb. Samenwegsverschlüssen od. entzündl. Vernarbungen der Nebenhodengänge od. Samenleiter; **Diagn.:** Spermauntersuchung*, Hodenbiopsie* (Nachweis einer normalen Spermatogenese); **Ther.:** Vasovasostomie* bzw. bei zentralem Samenwegsverschluss evtl. transurethrale Elektroresektion des Ductus ejaculatorius (Abk. TUR-ED), alloplastische Spermatozele*.

Vẹrsio ụteri *f*: (engl.) *uterine version*; Neigung des Uterus, definiert durch den Winkel zwischen Uterus- u. Scheidenachse od. (bei flektiertem Uterus) zwischen Zervix- u. Scheidenachse; physiol. Neigung nach vorn (Anteversio), selten nach hinten (Retroversio) od. zur Seite (Lateroversio, Dextro- bzw. Sinistroversio). Vgl. Uteruslagen.

Verstümmelung, genitạle: (engl.) *genital mutilation*; syn. Genitalverstümmelung; Sammelbez. für Eingriffe am Genitale, die deren Unversehrtheit beeinträchtigen u. nicht zur Abwehr gesundheitl. Risiken od. zur Korrektur von Fehlbildungen dienen; **Formen: 1.** bei **Frauen:** Entfernen des Preputium clitoridis, Klitoridektomie*, Infibulation*, Beschädigung von Klitoris, Labien u. Scheidenwand durch oberflächl. Schnitte, Stiche, Verbrennungen u. a.; selten Erweiterungen des Scheideneingangs, sehr selten Entfernen der Brüste bzw. Mamillen; 2. bei **Männern:** u. a. Einschneiden des Preputium penis, Infibulation*, Frenulotomie, Verbrennen od. teilweises Abschnüren des Preputium penis, selten auch Entfernen eines od. beider Hoden od. (sehr selten) der Mamillen; **Häufigkeit:** weltweit: 130–150 Mio. Frauen u. Mädchen (v. a. in Afrika u. Asien), jährliche Inzidenz: ca. 2 Mio. Mädchen; Deutschland: vermutl. 20 000 Frauen (v. a. Migrantinnen); **Folgen:** schwerste Schmerzzustände, Frakturen inf. Gegenwehr des Opfers, Wundinfektionen u. Sepsis, Infektionen (insbes. HIV-Infektion, Hepatitis C); Schwierigkeiten beim Urinieren od. Harninkontinenz, Keloidbildung, Dysmenorrhö, Hämatokolpos, Neurinombildung, Urethritis, Zystitis, Ureteritis, Nephritis, Kolpitis, Myometritis, Salpingitis, Oophoritis, Peritonitis.

Ärzte, die von einer drohenden genitalen Verstümmelung Kenntnis erhalten, sind nach dem Grundsatz des rechtfertigenden Notstands ggf. zur Erstattung einer Anzeige bei der Polizei berechtigt.

Gesetzl. Regelungen: g. V. erfüllt Grundtatbestand der Körperverletzung gemäß § 223 StGB, regelmäßig auch den Qualifikationstatbestand der gefährl. Körperverletzung i. S. von § 224 StGB, soweit sie mit einem sog. anderen gefährlichen Werkzeug (z. B. Skalpell, Messer) verübt wird; nur selten schwere Körperverletzung i. S. von § 226 StGB (g. V. muss zum Verlust od. zur dauerhaften Gebrauchsunfähigkeit eines wichtigen Körpergliedes geführt haben; Voraussetzung: Fortpflanzungsfähigkeit durch g. V. vollständig verlorengegangen); bei fahrlässiger Verursachung des Todes des Opfers zusätzl. Strafbarkeit nach § 227 StGB; wenn die Eltern die Tat an ihrem minderjährigen Kind begehen, ist Strafbarkeit wegen Misshandlung Schutzbefohlener nach § 225 StGB möglich. International gelten heute alle Formen der g. V. als Maßnahmen zur Unterdrückung von Sexualität, in Europa bestehen entspr. Verbote (in Belgien seit 2001, in Dänemark seit 2003, in Großbritannien seit 1985, in Italien seit 2005, in Norwegen seit 1995, in Österreich seit 2002, in Schweden seit 1998 u. in Spanien seit 2005); in allen übrigen europäischen Ländern sind g. V. als Körperverletzung strafbar. In Deutschland ist drohende g. V. als Asylgrund anerkannt (Abschiebungsverbot bei konkreter Gefahr einer g. V.); staatl. Stellen (Jugendämter, Polizei u. a.) sind gegenüber entspr. gefährdeten Mädchen (z. B. aus Migrantenfamilien) zur Hilfe verpflichtet. Vgl. Zirkumzision.

Vesica urinaria *f*: Harnblase*.

Vesiko|fixation (lat. vesica Blase; figere, fixus befestigen) *f*: (engl.) *vesicofixation*; syn. Vesikoantefixation des Uterus; nicht mehr gebräuchliches Verf. zur Korrektur einer Retroflexio uteri mobilis (s. Flexio uteri); **Prinzip:** Verödung der Excavatio vesicouterina durch Vernähung des Harnblasenperitoneums mit der Uterusvorderwand u. dem Fundus* uteri; **Ind.:** Retroflexio uteri mobilis mit subjektiven Beschwerden (Hypermenorrhö* od. Dysmenorrhö*, Dyspareunie*, Rückenschmerzen, Druck auf den Darm). Vgl. Webster-Baldy-Franke-Operation.

Vesiko|rektal|fistel *f*: Harnblasenmastdarmfistel; s. Darmfistel.

Vesiko|umbilikal|fistel (lat. umbilicus Nabel) *f*: (engl.) *vesicoumbilical fistula*; Blasennabelfistel, Urachusfistel; angeb. Offenbleiben des Urachus bei gestörtem Deszensus der Harnblase; evtl. Urs. hartnäckiger Nabelentzündung* im Säuglingsalter.

Vesiko|vaginal|fistel *f*: Blasenscheidenfistel; s. Urogenitalfistel.

Vestibulo|rektal|fistel *f*: (engl.) *vestibulorectal fistula*; durch unvollständige Ausbildung des Kloakenseptums angeborene Verbindung zwischen Vestibulum vaginae u. Rektum; vgl. Urogenitalfistel.

Vestibulum vaginae *n*: (engl.) *vestibule of vagina*; Scheidenvorhof; von den kleinen Schamlippen umfasster Raum.

Vier|finger|furche: (engl.) *four-finger crease, simian crease*; durchgehende Querfurche der Handinnenfläche, gebildet aus der distalen (Linea mensalis) u. mittleren (Linea cephalica) Querfalte der Palma manus (s. Abb.); **Vork.:** einseitig bei ca. 4 %, beidseitig bei ca. 1 % der gesunden (weißen) Bevölkerung (in den USA bei 3–9 %, in China bei bis zu 13 %) ohne pathol. Bedeutung; bei Down*-Syndrom findet sich die V. in 40–75 % der Fälle; eine Komb. der V. mit einer Einzelfurche des 5. Fingers (sog. single crease) deutet in hohem Maß auf eine Chromosomenaberration* hin.

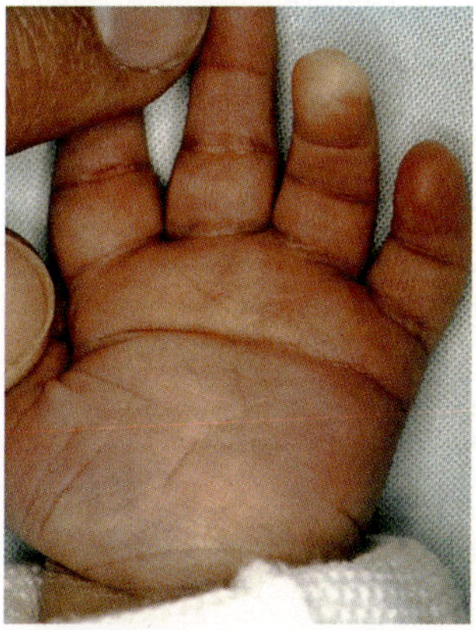

Vierfingerfurche [37]

V

Vier|füßler|stand: (gebh.) Geburtsposition* in Knie-Ellenbogen-Lage, die inf. Erweiterung des Beckenausgangs durch Stellungsänderung der Symphyse geburtsmechanischen Vorteil bietet; **Anw.:** u. a. bei Schulterdystokie (Gaskin*-Manöver) u. vaginaler Geburt aus Beckenendlage*.

Vierlinge: s. Mehrlinge.

VIN: Abk. für **v**ulväre **i**ntraepitheliale **N**eoplasie; epitheliale Dysplasie* der Vulva; Präkanzerose* des Vulvakarzinoms*; **Häufigkeit:** häufigste präinvasive Erkrankung der Vulva, Inzidenz: 7 pro 100 000 Frauen pro Jahr, Häufigkeit zunehmend; **Formen:** **1.** klassische VIN (90–98 %): assoziiert mit HPV-Infektion (v. a. HPV 6, 11, 16 u. 18; s. Papillomavirus); flaches od. exophytisches Wachstum; bei Übergang in invasives Karzinom i. d. R. nichtverhornendes Plattenepithelkarzinom; Vork. v. a. bei jungen Frauen; **2.** differenzierte VIN (2–10 %): assoziiert mit Mutation des p53-Gens (s. Tumorsuppressorgen) u. Lichen* sclerosus; umfasst frühere Bez. bowenoide Papulose, Erythroplasia Queyrat u. Carcinoma simplex vulvae; selten multifokales Auftreten; bei Übergang in invasives Karzinom i. d. R. verhornendes Plattenepithelkarzinom; Vork. v. a. postmenopausal (mittleres Erkrankungsalter: ca. 65 Jahre); Sonderform: vulväre Paget*-Krankheit (<1 %; Pathogenese unklar); **Einteilung:** analog CIN* in VIN I (geringgradige Dysplasie), VIN II (mäßiggradige Dysplasie), VIN III (hochgradige Dysplasie, Carcinoma in situ); **Diagn.:** Biopsie; **Ther.:** bei VIN I Beobachtung, ggf. Laservaporisation; bei VIN II u. III befundadaptiert lokale Exzision im Gesunden, Destruktion mit CO_2-Laser, großflächige Hautentfernung (sog. Skinning-Vulvektomie); evtl. Imiquimod* (Off-Label-Use).

Viren, onko|gene *n pl*: (engl.) *oncogenic viruses*; Viren mit der Fähigkeit, in vivo od. in vitro menschl. u. tier. Zellen neoplastisch zu transformieren; Neoplasien durch Viren entstehen häufig bei immuninkompetenten Organismen; Transformation erfolgt möglicherweise durch Dysregulation zellulärer Onkogene* od. durch Einschleusung fremder Onkogene in die Zelle; **Formen:** bisher über 100 versch. o. V. bekannt; alle zugehörig zu Virusfamilien mit doppelsträngiger DNA od. zu Retroviridae (s. Virusklassifikation); **klin. Bedeutung:** i. R. der humanen Tumorpathogenese: u. a. humane Papillomaviren* (Zervixkarzinom), Hepatitis-B- u. Hepatitis-C-Virus (primäres Leberzellkarzinom), Retroviren (HTLV 1 u. 2; humane T-Zell-Lymphome), Epstein-Barr-Virus (Burkitt-Lymphom, Nasopharyngealkarzinom), Adenoviren (s. Adenoviridae); eine onkogene Wirkung von Herpes*-simplex-Virus u. Zytomegalie*-Virus ist nicht sicher erwiesen.

Virginität (lat. virginitas Jungfräulichkeit) *f*: (engl.) *virginity*; koitale Unerfahrenheit bei Frauen (sog. anatomische V.), i. w. S. auch Zustand nach nichtkoitaler Defloration* (sog. technische Virginität).

Virgo (lat.) *f*: Jungfrau.

Virilisierung (lat. virilis männlich): (engl.) *virilisation*; Bez. für das nicht physiol. Auftreten männl. sekundärer Geschlechtsmerkmale inf. von Androgenisierung*; **Vork.:** z. B. bei adrenogenitalem Syndrom*, Arzneimittelwirkung, Gonadendysgenesie*, Androblastom*, polyzystischem Ovarialsyndrom*; **Klin.:** bei weibl. Neugeborenen Störung der Geschlechtsentwicklung (z. B. Klitorishypertrophie*), später Hirsutismus*, Seborrhö, Akne, androgenbedingte Alopezie*, Muskelhypertrophie, männl. Klangfarbe in der Sprech- u. Singstimme, männl. Gesichtszüge, männl. Habitus; bei Männern als prämature V. bei Pubertas* praecox.

Viscum album (lat.) *n*: s. Mistel.

Vit|amin-K-Pro|phylaxe (gr. φυλάττειν behüten, beschützen) *f*: s. Morbus haemorrhagicus neonatorum.

Vitex agnus-castus *m*: s. Mönchspfeffer.

VITI: Abk. für **v**aginale **i**ntra**t**ubare **I**nsemination*.

VL: Abk. für **v**orzeitige Plazenta**l**ösung*.

VLBW: Abk. für (engl.) ***v**ery **l**ow **b**irth**w**eight*; s. Neugeborenes.

Vomitus matutinus *m*: s. Emesis gravidarum.

von-Hippel-Lindau-Syn|drom (Eugen von H., Ophth., Göttingen, 1867–1939; Arvid L., Pathol., Lund, 1892–1958) *n*: (engl.) *von Hippel-Lindau disease*; Abk. VHL-Syndrom; syn. Angiomatosis cerebelli et retinae, Netzhautangiomatose; zu den Phakomatosen zählende, autosomal-dominant erbl. Erkr. (Genlocus 3p25–26, Mutationen im VHL-Tumorsuppressorgen) mit multiplen kapillären Angiomen der Netzhaut (s. Abb.) u. des Kleinhirns, evtl. des Rückenmarks sowie Zystenbildung in Pankreas, Nieren u. Leber (Leberkavernome), Phäochromozytomen u. Nierenzellkarzinomen (als häufigste Todesursache); **Häufigkeit:** 1 : 35 000; **Sympt.:** je nach Lok. der Angiome z. B. Sehstörungen, Hinterkopfschmerz, Schwindel, Erbrechen, Gangstörungen; **Kompl.:** Blutungen, Erblindung

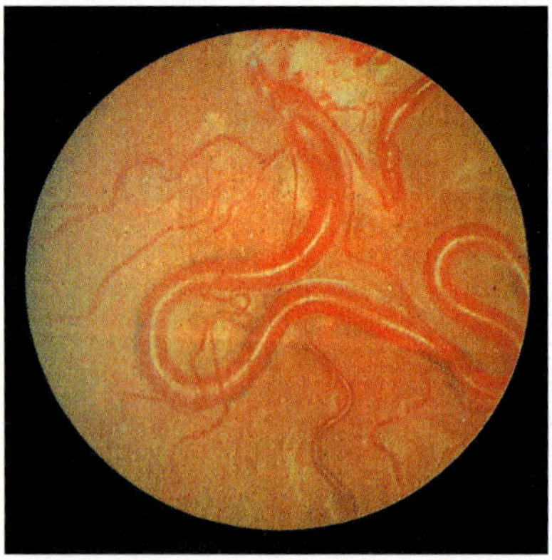

von-Hippel-Lindau-Syndrom: zystischer Gefäßtumor der Netzhaut bei 12–1 Uhr am Bildrand mit extrem erweiterten Gefäßen, daneben normale Gefäßkaliber [44]

V

durch Netzhautablösung; **Diagn.**: sorgfältige präventive Untersuchung des Augenhintergrunds; MRT des ZNS mit Kontrastmittel, abdominale Ultraschalldiagnostik; Bestimmung der Katecholamine; **Ther.**: op. Entfernung, lokale Bestrahlung. Vgl. Polyadenomatose-Syndrome.

Vorder|haupt|lage: (engl.) *brow presentation*; Deflexionslage*, bei der das Vorderhaupt die Führung übernimmt (Leitstelle: große Fontanelle); verläuft fast immer als dorsoposteriore Geburt (Rücken nach hinten gerichtet); **Kompl.**: verzögerter Geburtsverlauf, hohes Risiko für Dammriss*; evtl. Hinterhauptlage* erreichbar durch Seitenlagerung. Vgl. Kindslage (Abb. 2 dort).

Vorder|scheitel|bein|einstellung: s. Asynklitismus.

Vor|milch: s. Kolostrum.

Vor|sorge|untersuchungen: (engl.) *preventive examinations*; der Verhütung u. Früherkennung von Krankheiten dienende Untersuchungen, die Maßnahmen gegen Krankheitserreger u. -ursachen, Erkr. u. Krankheitsverschlimmerungen einleiten; **Einteilung: 1.** V. der gesetzl. Krankenversicherung: Schwangerenvorsorge* nach § 196 RVO (s. Mutterschafts-Richtlinien), Leistungen nach §§ 25, 26 SGB V (s. Früherkennungsuntersuchungen); **2.** arbeitsmed. V.: geregelt in „Verordnung zur arbeitsmedizinischen Vorsorge" (Abk. ArbMedVV) vom 18.12.2008 (BGBl. I S. 2768), zuletzt geändert am 26.11.2010 (BGBl. I S. 1643). Nach § 11 des Arbeitsschutzgesetzes sind Arbeitgeber grundsätzl. zur Ermöglichung verpflichtet; daneben sind für best. berufliche Risikogruppen (nach Gefahrstoffverordnung, Druckluftverordnung, Strahlenschutzverordnung, Arbeitszeitgesetz u. a.) arbeitsmed. u. für jugendl. Arbeitnehmer (Jugendarbeitsschutzgesetz) ärztl. V. gesetzlich vorgeschrieben. Vgl. Arbeitssicherheitsgesetz; Pränataldiagnostik; Screening.

Vor|wasser: (engl.) *forewaters*; Teil des Fruchtwassers*, das während der Wehen* in den unteren Eipol gedrückt wird u. bei Blasensprung* getrennt abfließt, während dem größten Teil des Fruchtwassers durch engen Kontakt des kindl. Kopfs mit der Uteruswand der Abfluss versperrt ist.

Vor|wehen: s. Wehen.

Vorzugs|haltung, kon|natale *f*: konnatale Prädilektionhaltung*.

Voyeurismus (lat. videre sehen) *m*: (engl.) *voyeurism*; Form der Paraphilie mit sexuell erregenden Phantasien, sexuell dranghaften Bedürfnissen u./od. sexuellen Verhaltensweisen, die das heimliche Beobachten anderer Menschen bei sexuellen Aktivitäten u./od. bei Intimitäten wie z. B. dem Entkleiden betreffen; Motiv u. Quelle der erreichten sexuellen Erregung kann Komb. von Anonymität u. Fremdheit des sexuellen Objekts sowie Gefahr einer Entdeckung sein. Vgl. Exhibitionismus.

Vulva (lat. volva Scheide, Gebärmutter) *f*: die äußeren weibl. Geschlechtsteile; s. Genitale.

Vulva|dys|trophie *f*: (engl.) *vulvar dystrophy*; syn. Craurosis vulvae; veraltete Sammelbez. für verschiedene Erkr. der Übergangsschleimhaut der Vulva; ersetzt durch spezifische Bez., z. B. Lichen* sclerosus, intraepitheliale Neoplasie (VIN*).

Vulva|karzinom *n*: (engl.) *vulvar carcinoma*; Karzinom* der Vulva*; **Häufigkeit:** vierthäufigstes Genitalkarzinom der Frau, jährliche Inzidenz ca. 12 pro 100 000 Frauen; in Deutschland jährlich ca. 1600 Erkrankungen u. ca. 600 Todesfälle; **Epidemiol.**: Auftreten v. a. bei Pat. >70 Jahre, zweiter Altersgipfel um 50. Lj.; **Ätiol.**: Risikofaktoren: persistierende HPV-Infektion u. damit assoziierte VIN* (Präkanzerose*), andere anogenitale intraepitheliale Neoplasien od. Karzinome, Herpes genitalis, Syphilis, Immundefekte (z. B. HIV-Erkrankung); Progressionszeit einer VIN zu invasivem V. vermutl. 10–12 Jahre; **Lok.**: meist Labia maiora (s. Abb. 1), ferner Klitoris, Labia minora, Perineum, Periurethralregion, Bartholin-Drüse; **Pathol.**: ca. 95 % Plattenepithelkarzinome (meist verhornend), ca. 5 % Basalzellkarzinome; aufgrund reicher Versorgung der Vulva mit Lymphgefäßen frühzeitig lymphogene Metastasierung, bes. in inguinale Lymphknoten; Sonderform Condylomata* gigantea mit geringem Metastasierungspotential; **Einteilung:** s. Tab.; **Klin.**: Frühsymptome unspezifisch, z. B. anhaltender schmerzhafter vulvärer Juckreiz, vaginale Blutung, Ausfluss, Dysurie; vulväre Läsion (Knoten, Plaque, Ulzeration); **Diagn.**: **1.** klin. Untersuchung, (Inspektion, Palpation, einschl. der Leisten), ggf. Vulvoskopie (unter Applikation von 3–5 %iger Essigsäure); **2.** Biopsie u. histol. Untersuchung; Stanzbiopsie (ggf. multipel), bei umschriebener Läsion Exzisionsbiopsie; **3.** ggf. Urethrozystoskopie, Rektoskopie, Ultraschalldiagnostik (Vagina, Leistenlymphknoten u. Beckenorgane), selten Röntgen, CT u. MRT; **Ther.**: Op. (lokale Exzision, ggf. Vulvektomie); ggf. primäre od. neoadjuvante Strahlen-, Chemo- od. Radiochemotherapie; **1.** Stadium T1 u. T2 (unifokal): lokale Exzision mit 10 mm gesundem Randsaum; ab Stadium pT1b Lymphadenektomie (mind. 6 Lymphknoten pro Seite) od. Sentinel*-Lymphknoten-Entfernung (bei Tumordurchmesser <4 cm

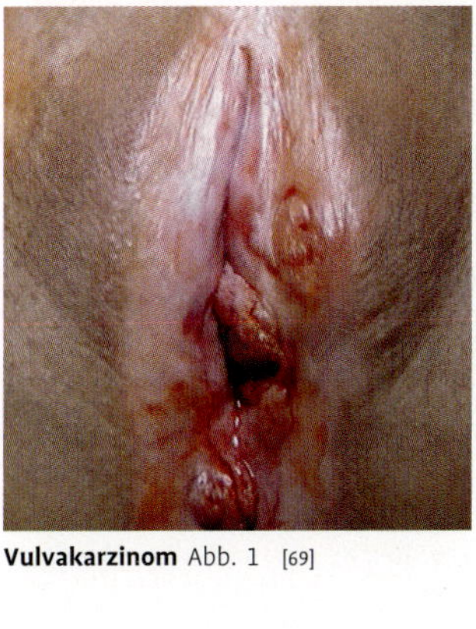

Vulvakarzinom Abb. 1 [69]

Vulvakarzinom
TNM-Klassifikation (Kurzfassung) und entsprechende FIGO-Stadien

Kategorie (TNM)[1]	Bedeutung	FIGO-Stadium
Tis	Carcinoma in situ; VIN* Grad III	0
T1	begrenzt auf Vulva und Perineum	I
T1 a	Tumor ≤2 cm, Stroma-invasion ≤1 mm	I A
T1 b	Tumor >2 cm oder Stroma-invasion >1 mm	I B
T2	Infiltration des Anus oder des unteren Drittels von Urethra oder Vagina	II
T3[2]	Infiltration von Harnblasen- oder Rektumschleimhaut oder der oberen zwei Drittel von Urethra oder Vagina oder an Beckenknochen fixierter Tumor	IV A
N1	ein solitärer regionärer Lymphknoten mit klinischem Tumorverdacht oder 2 Lymphknoten <5 mm	III A
N1 a	1 oder 2 Lymphknoten <5 mm	
N1 b	1 Lymphknoten ≥5 mm	
N2	≥3 regionäre Lymphknoten <5 mm oder ≥2 Lymphknoten ≥5 mm	III B
N2 a	≥3 Lymphknoten <5 mm	
N2 b	≥2 Lymphknoten ≥5 mm	
N2 c	extrakapsuläre Ausbreitung	III C
N3	fixiert oder ulzeriert	IV A
M1	Fernmetastasen (einschließlich palpabler tiefer Beckenlymphknoten)	IV B

T: Primärtumor; N: regionäre Lymphknoten; M: Fernmetastasen;
[1] für alle Tumoren einheitlich definierte Kategorien (z. B. N0: keine Evidenz für Befall regionärer Lymphknoten; NX: regionäre Lymphknoten nicht beurteilbar): s. TNM-Klassifikation;
[2] T3-Kriterien werden in der FIGO-Klassifikation nicht genutzt; sie werden dort als T4 bezeichnet.

u. sonographisch unauffälligen Leistenlymphknoten); Ausnahme: bei Basalzellkarzinom u. Condylomata gigantea Lymphadenektomie nicht erforderl.; **2.** Stadium III u. IV: Radiochemotherapie (primär od. neoadjuvant mit nachfolgender Vulvektomie u. Lymphadenektomie); bei Vulvektomie sog. Drei-Schnitt-Technik (Vulvektomie u. Lymphadenektomie von separaten Schnitten aus) der Enbloc-Technik (schmetterlingsförmige Umschneidung von Vulva, inguinalen u. femoralen Lymphknoten) vorzuziehen; therapeutischer Stufenplan: s. Abb. 2; **Nachsorge:** Anamnese (u. a. zu Miktionsanomalien, sexuellen Funktionsstörungen, selbst palpiertem Tumor, Pruritus, Fluor, Blutung, Beinödemen) u. klin. Untersuchung (obligat: Inspektion u. Palpation des äußeren u. inneren Genitales einschließl. der inguinalen Lymphabflussgebiete u. des Rektums, Spekulumuntersuchung, ggf. mit Papanicolaou-Abstrich; fakultativ: Kolposkopie, ggf. mit Biopsien) in den ersten 3 Jahren in 3-monatigem Intervall, im 4.–5. Jahr halbjährlich, ab 6. Jahr jährlich; **Progn.:** abhängig v. a. von Tumorstadium (Fünf-Jahres-Überlebensrate bei T1 ca. 80 %, T2 50 %, T3 45 %, T4 15 %) u. Lymphknotenmetastasierung (Fünf-Jahres-Überlebensrate ohne Metastasierung ca. 80 %, bei >2 Lymphknotenmetastasen ≤30 %); Inzidenz von Lokalrezidiven >30 %; Wachstumsform (ungünstiger bei multifokalem Tumorwachstum), Resttumor nach Resektion (bei inkompletter Resektion signifikant höhere Lokalrezidivrate), histol. Typ (Basalzellkarzinom günstiger als Plattenepithelkarzinom); höhere Rezidivrate bei assoziierter VIN; **Prävention: 1.** Primärprävention: v. a. Verhinderung der HPV-Infektion, z. B. durch Schutzimpfung (s. Papillomavirus); **2.** Sekundärprävention: Krebsfrüherkennungsuntersuchung* zur frühzeitigen Diagn. u. Ther. einer VIN.

Vulv|ek|tomie *f*: (engl.) *vulvectomy*; op. Entfernung der großen u. kleinen Schamlippen; **Formen:** s. Tab.; **Anw.:** v. a. bei Vulvakarzinom* (meist erweiterte V. mit Entfernung der inguinalen Lymphknoten); evtl. auch bei älteren Pat. mit VIN* Grad III.

Vulvitis *f*: (engl.) *vulvitis*; entzündl. Veränderungen der Vulva* unterschiedl. Ätiol.; **Formen: 1. primäre** (exogene) V.: allergisch (Seifen u. Waschmittel, synthet. Fasern, Arzneimittel u. a.) od. infektiös (Herpes genitalis, Condylomata* acuminata u. a.) bedingt; selten; **2.** häufiger **sekundäre** (fortgeleitete od. endogene) V.: Folge einer mit Fluor* genitalis einhergehenden genitalen Erkr. (v. a. Kolpitis*) od. Teilmanifestation hormonaler Veränderungen (z. B. aufgrund Östrogenmangels in der Postmenopause) sowie dermat. (z. B. Psoriasis), infektiöser (Syphilis*, bei Mädchen evtl. Enterobiasis) od. stoffwechselbedingter Allgemeinerkrankungen (z. B. Diabetes* mellitus); **Sympt.:** Rötung, Schwellung, Pruritus vulvae, brennende Schmerzen; u. U. Schwellung der inguinalen Lymphknoten. Vgl. Vulvovaginitis; Bartholinitis; Ulcus vulvae acutum Lipschütz.

Vulvo|vaginal|candidose *f*: (engl.) *candidal vulvovaginitis*; Candidose (v. a. Candida* albicans) von Vulva u. Vagina; Infektion v. a. der östrogenisierten Vagina u. des Vestibulums, Ausdehnung auf Außen-

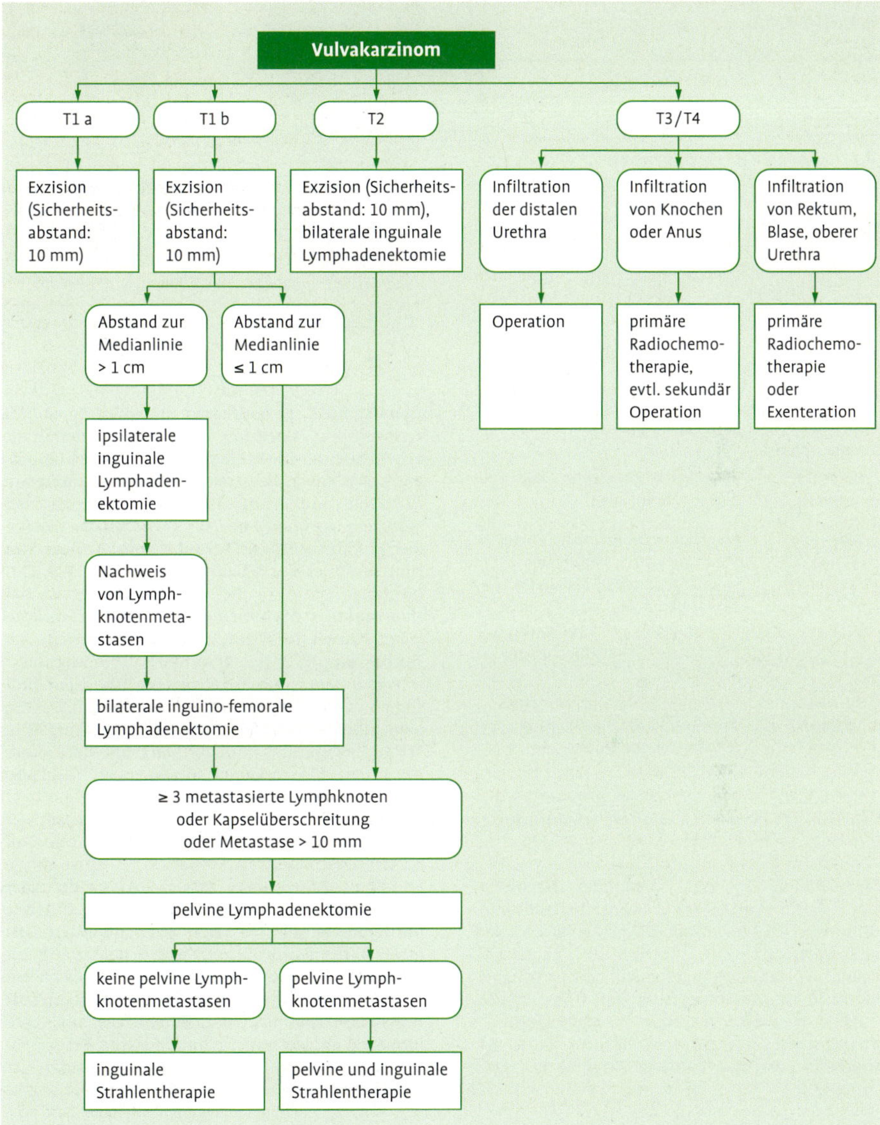

Vulvakarzinom Abb. 2: therap. Stufenplan

seite der kleinen Labien, große Labien, Interkrural- u. Perianalregion mögl.; **Vork.:** gehäuft im Säuglingsalter, bei Schwangeren, bei Pat. mit Diabetes* mellitus od. Immunsuppression, nach Anw. von Antibiotika od. Hormonpräparaten (hormonale Kontrazeption*) u. a.; **Klin.:** prämenstrueller Juckreiz, Brennen; Rötung u. i. d. R. rasenartige grauweißl. Beläge im Bereich von Vulva u. Vaginalwand einschließlich Portio, bei deren Entfernung Blutungen auftreten können (s. Abb.); Fluor* genitalis; **Kompl.:** bei V. in der Schwangerschaft konnatale fetale Candidose u. Candida-Amnionitis mögl. (selten); **Diagn.:** mikroskop. Erregernachweis in Vaginalflüssigkeit (Nativpräparat; Phasen-

Vulvektomie
Formen

Form	Operationsumfang
einfache Vulvektomie	Resektion von Labia majora und minora beidseits, Klitoris und hinterer Kommissur
Skinning-Vulvektomie	Entfernung der Vulvahaut ohne Subkutis und Deckung durch Spalthautlappen
partielle Vulvektomie	teilweise Resektion von Labia majora und minora
vordere partielle Vulvektomie	Resektion von vorderem Vulvaanteil und Klitoris
hintere partielle Vulvektomie	Resektion von hinterem Vulvaanteil und hinterer Kommissur
Hemivulvektomie	einseitige Resektion von Labia majora und minora
erweiterte (radikale) Vulvektomie	Resektion von Labia majora und minora beidseits, Klitoris und hinterer Kommissur bis lateral der labiokruralen Falte; inguinale und femorale Lymphadenektomie; ggf Resektion angrenzender Strukturen
En-bloc-Technik	schmetterlingsförmige Umschneidung von Vulva, inguinalen und femoralen Lymphknoten mit einem Schnitt
Drei-Schnitt-Technik	Vulvektomie und Lymphadenektomie von separaten Schnitten aus

kontrastverfahren); evtl. kultureller Nachweis; **Ther.:** Antimykotika (ggf. Partnerbehandlung), z.B. systemisch Fluconazol (Einmalgabe) od. lokal Imidazolderivate (z.B. Clotrimazol*, Econazol*, Miconazol*); bei Schwangeren frühzeitige Behandlung auch bei asymptomat. V., um Infektion des Neugeborenen i.R. der Geburt zu vermeiden.

Vulvo|vaginitis *f*: (engl.) *vulvovaginitis*; akute od. chronische Entz. von Vulva (s. Vulvitis) u. Vagina (s. Kolpitis).

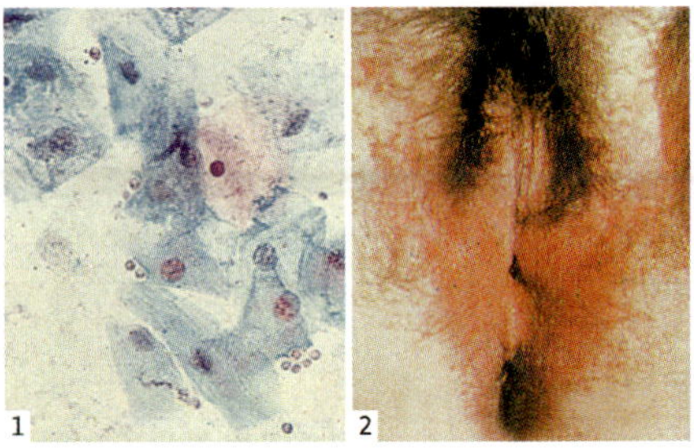

Vulvovaginalcandidose: 1: kolpozytologischer Befund mit kleinen, rundlichen, scharf berandeten Sprosszellen; 2: klinischer Befund einer Candida-Vulvitis, die auf Leistenbeugen u. Perianalregion übergreift [63] [4]

Vulvo|vaginitis gonor|rhoica *f*: (engl.) *gonorrheal vulvovaginitis*; Infektion der Vaginalschleimhaut mit Neisseria* gonorrhoeae u. sekundärer Beteiligung der Vulva; begünstigt durch noch fehlende Östrogenstimulierung des Vaginalepithels bei Mädchen vor der Pubertät (V.g. infantum) od. durch altersbedingte Atrophie mit Verlust des Säureschutzes der Scheide (V.g. senilis). Vgl. Gonorrhö.

Vulvo|vaginitis herpetica *f*: (engl.) *herpetic vulvovaginitis*; durch Infektion mit Herpes genitalis (s. Herpes simplex) hervorgerufene Vulvovaginitis* mit gruppenförmig angeordneten Bläschen, Erosionen u. Ulzerationen an Vulva, Vagina u. Portio; häufig rezidivierend; bei Schwangeren mit V.h. Schnittentbindung* indiziert aufgrund der Gefahr der Infektion des Kindes sub partu. Vgl. Herpessepsis des Neugeborenen.

Vulvo|vaginitis infantum *f*: (engl.) *vulvovaginitis of childhood*; Vulvovaginitis* bei Mädchen vor der Pubertät; **Urs.:** meist bakteriell, aber auch durch Candida, Enterobius, evtl. eingebracht über Fremdkörper; begünstigt durch noch fehlende Östrogenstimulierung des Vaginalepithels bei gleichzeitig neutralem od. alkal. Scheidenmilieu.

Vulvo|vaginitis neo|natorum *f*: (engl.) *neonatal vulvovaginitis*; auf dem Boden des Fluor* neonatalis durch Infektion mit Bakt., seltener durch Trichomonaden od. Hefen der Candidagruppe verursachte Vulvovaginitis* bei weibl. Neugeborenen.

Vv.: Abk. für Venae; s. Venen.

V

W

Wachstum, in|filtri̲erendes: (engl.) *infiltrative growth*; auch invasives Wachstum; Wachstum eines Neoplasmas (meist eines malignen Tumors*) über Gewebe- u. Organgrenzen hinaus in Interzellulärräume u. Gewebespalten, i. e. S. Durchtritt von Tumorzellen* in Blut- u. Lymphgefäße; führt häufig zur Destruktion lokalen Gewebes. Vgl. Metastasierung.

Wachstum, in|vasi̲ves: s. Wachstum, infiltrierendes.

Wachstums|beschleunigung: **1.** (engl.) *growth acceleration*; individuell verstärktes Wachstum während best. Wachstumsperioden (z. B. in der Pubertät) od. als Folge therap. Maßnahmen; **2.** kollektive W.: s. Akzeleration.

Wachstums|retardierung, intra|uteri̲ne: (engl.) *intrauterine growth retardation (Abk. IUGR)*; Abk. IUWR; syn. intrauterine Wachstumsrestriktion, pränatale Dystrophie, fetale Hypotrophie; verzögerte pränatale Entw.; erhöhte Spätmorbidität (neurol. Entwicklungsverzögerung); **Formen:** **1.** symmetr. Hypotrophie: Körpergewicht u. Körperlänge <10. Perzentil; **2.** asymmetr. Hypotrophie: Körpergewicht <10. Perzentil, Körperlänge (u. häufig auch Kopfumfang) normal; **Urs.:** **1.** intrauterine Ernährungsstörung od. Sauerstoffmangel, z. B. bei Plazentainsuffizienz* (i. d. R. asymmetr. IUWR), hypertensiver Schwangerschaftserkrankung*, Mehrlingen, Drogen- od. Nicotinkonsum; **2.** Pränatalerkrankung*, z. B. Pränatalinfektion*; **3.** genet. (meist symmetr. IUWR) od. konstitutionell bedingt; **Diagn.:** **1.** Fetometrie*; ab 2. Trimenon (frühe IUWR, häufig symmetrisch), Kontrollen der Wachstumsdynamik durch Verlaufskontrollen alle 2 Wochen; **2.** Doppler-Sonographie der uteroplazentaren u. umbilikalen Arterien zur Einschätzung der fetalen Versorgung; **Ther.:** bisher keine Therapiemöglichkeit; körperliche Schonung od. Bettruhe empfohlen; **Proph.:** in Risikopopulation (z. B. Schwangere mit Z. n. IUWR bei vorhergehender Schwangerschaft) Gabe von Acetylsalicylsäure (Risikoreduktion bei Beginn vor der 16. SSW ca. 40 %, vor 20. SSW ca. 10 %). Vgl. Neugeborenes, hypotrophes.

Walthard-Zell|inseln (Max W., Gyn., Frankfurt, Zürich, 1867–1933; lat. ce̲lla Kammer, Raum, Speisekammer): (engl.) *Walthard's islets*; versprengte Epithelnester im Bereich des Mesovars, der Mesosalpinx od. unter der Tubenserosa, die aus Resten des Wolff*- od. Müller*-Gangs entstehen; meist klin. bedeutungsloser Nebenbefund, evtl. Ausgangspunkt des Brenner*-Tumors.

Wangen|spalte: s. Gesichtsspalten.

Warfari̲n-Em|bryo|pathi̲e *f*: (engl.) *warfarin embryopathy*; Vork. von Skelettdeformitäten u. evtl. geistiger Retardierung bei Kindern, deren Mütter in der Frühschwangerschaft (6.–9. SSW) Cumarinderivat eingenommen haben; mind. 4 versch. Gene werden beeinflusst: CYP2A6, CYP2C9, CYP4F2 u. VKORC1. Bei Schwangeren mit mechan. Herzklappen erhöhtes Risiko bei oraler Antikoagulation.

Warzen|virus (lat. vi̲rus Schleim, Gift) *n*: Papillomavirus*.

Wasch|frauen|hände: s. Waschhaut.

Wasch|haut: **1.** (dermat.) inf. Entfettung od. Alkalisierung (z. B. durch übermäßiges Waschen) aufgequollene, weiße, gewellte Epidermis an Händen u. Füßen; **2.** (gebh.) trockene u. faltige Haut als Zeichen für Übertragung* bei Neugeborenen; s. Runge-Zeichen; **3.** (forens.) faltige u. gequollene Haut bei einer Wasserleiche.

Wasser|geburt: (engl.) *water birth*; Geburt* unter Wasser in spez. Gebärwanne; erleichtert Entspannung u. Beweglichkeit der Gebärenden; Ziel: schmerzarme, rasche Geburt ohne Dammriss; **Kompl.:** Risiko der fetalen Hypoxämie bei unzureichender Überwachung des Fetus mit CTG*; **Kontraind.:** vaginale Infektion der Mutter, Risikogeburt, Mehrlinge, Zustand nach Uterusoperation.

Wasser|kopf: s. Hydrozephalus.

Webster-Baldy-Franke-Operatio̲n (John M. B., Gyn., Philadelphia, 1860–1934) *f*: Baldy-Franke-Operation; nicht mehr gebräuchl. Verf. zur Korrektur einer Retroflexio uteri (s. Flexio uteri) durch Verkürzung der Ligg. teretia uteri u. Fixation an der Uterushinterwand; vgl. Vesikofixation.

Wechsel|jahre: s. Klimakterium.

Wehen: (engl.) *labour, contractions*; schmerzhafte Kontraktionen der Gebärmuttermuskulatur von 20–60 Sek. Dauer; **Einteilung:** **I.** nach zeitl. Auftreten, Stärke, Dauer u. Frequenz (s. Abb. 1); **1.** Schwangerschaftswehen*; **2.** Vorwehen: unre-

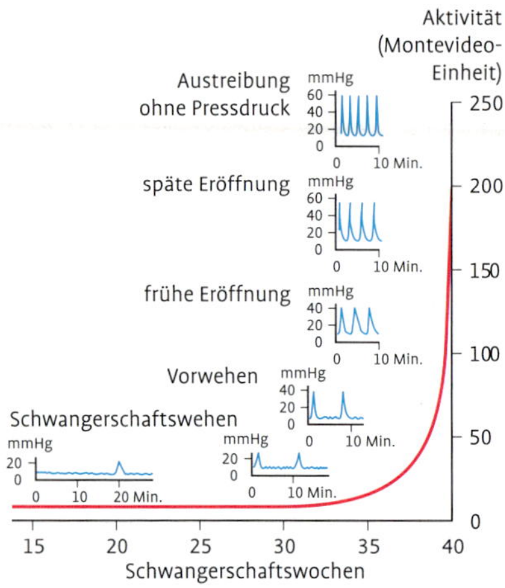

Wehen Abb. 1: Schema physiologischer Wehen

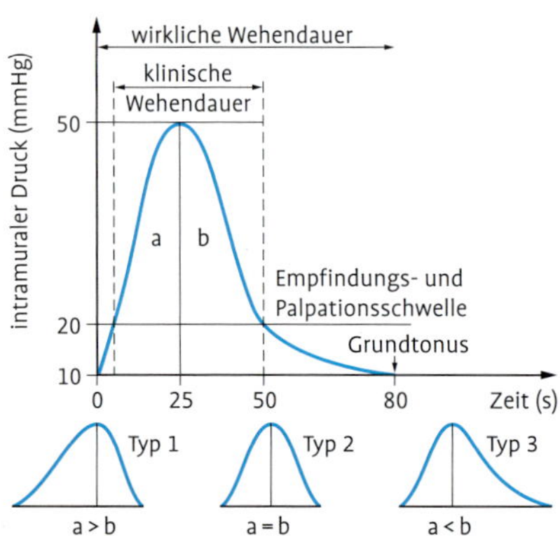

Wehen Abb. 2: Verlauf einer Eröffnungswehe u. Wehentypen

gelmäßige W. in den letzten Wochen u. Tagen der Schwangerschaft bis kurz vor Beginn der Geburt; Einteilung nach Funktion: Senkwehen*, Stellwehen*; 3. Geburtswehen: a) Eröffnungswehen: rhythmische W. (Verlauf: s. Abb. 2) in der Eröffnungsperiode; b) Austreibungswehen: W. in der Austreibungsperiode mit Presswehen*; c) Nachgeburtswehen zur Austreibung der Plazenta*; 4. Nachwehen*; 5. Stillwehen*; **II.** nach Druckanstieg u. Abfall (s. Abb. 2): Typ I: allmählicher Druckanstieg u. steiler Druckabfall (v. a. bei Eröffnungswehen); Typ II: gleichförmiger Druckanstieg u. -abfall (in Eröffnungs- u. Austreibungsperiode); Typ III: steiler Druckanstieg u. langsamer Druckabfall (v. a. in Austreibungsperiode); **Nachweis:** palpatorisch od. mit externer od. interner Tokographie* (vgl. CTG); **klin. Bedeutung:** 1. s. Wehendystokie; 2. Gefahr der fetalen Hypoxämie bei Dauerkontraktionen (Tetanus uteri) bzw. sehr rasch aufeinander folgenden Einzelkontraktionen (Clonus uteri).

Wehen|dys|tokie *f*: (engl.) *contraction anomalies*; sog. Wehenanomalien; Dystokie* inf. pathol. Wehen*; **Formen:** 1. **Wehenschwäche:** zu schwache, zu kurze od. zu seltene Wehen; a) primär: von der Eröffnungsperiode an z. B. inf. Hypoplasia uteri, Adipositas, Diabetes* mellitus, Überdehnung des Uterus; auch als slow* starter; b) sekundär (sog. Ermüdungswehen): z. B. bei engem Becken*, Zervixdystokie*; cave: Gefahr der Uterusatonie*; 2. hyperaktive Wehen: zu starke (intraamnialer Druck >80–90 mmHg) od. zu häufige (>4 Wehen pro Min., Tachysystolie) Wehen, z. B. bei Zervixdystokie*; cave: Gefahr der Uterusruptur*; 3. hypertone Wehen: intrauteriner Druck in Wehenpause >12 mmHg, z. B. bei passiver Überdehnung, bei muskulärem uterinem Hypertonus sowie bei sekundärem uterinem Hypertonus inf. Tachysystolie; 4. unkoordinierte Wehentätigkeit: Wehen unterschiedlicher Stärke u. Rhythmik inf. dystoper Erregungsbildung mit uneffektivem Wehenablauf; **Ther.:** 1. bei Wehenschwäche Wehenmittel* (Oxytocin); ggf. Schnittentbindung; 2. bei hyperaktiven, hypertonen od. unkoordinierten Wehen Akut-Tokolyse* mit Beta-2-Sympathomimetika; ggf. Schnittentbindung.

Wehen|hemmung: s. Tokolyse.

Wehen|mittel: (engl.) *oxytocics*; syn. Uterotonika; Arzneimittel, die das Myometrium zu Kontraktionen anregen; **Einteilung:** 1. Arzneimittel, welche die rhythm. Kontraktionen fördern u. deren Frequenz steigern, z. B. Oxytocin*, Prostaglandine*; Ind.: u. a. Geburtseinleitung*, primäre u. sekundäre Wehenschwäche; Anw.: i. v. (Oxytocin, Sulproston*), intrazervikal od. intravaginal als Gel od. Vaginaltablette (z. B. Gemeprost*), oral od. rektal (Misoprostol*; Off-Label-Use); 2. Arzneimittel, die eine Dauerkontraktion des Myometriums bewirken (z. B. Ergotalkaloide*, v. a. Methylergometrin*); Ind.: peripartale Blutung bei Uterusatonie*; Anw. (Methylergometrin) p. o. od. parenteral (i. v., i. m.); cave: bei lebendem Kind nicht vor dessen Geburt anwenden; Ind., UAW u. Kontraind.: s. Tab.; vgl. Wehen.

Wehen|schwäche: Inertia uteri; s. Wehendystokie.

Weiß|schwielen|krankheit: s. Leukoplakie.

Wendung: (engl.) *version*; (gebh.) künstl. Veränderung der Kindslage*; **Formen:** 1. äußere W.: Handgriffe von den Bauchdecken aus bei Schwangerschaftsdauer ≥36 + 0 SSW, fehlender Wehenbereitschaft, unter i. v. Tokolyse*, sonograph. Lagekontrolle u. in Bereitschaft für Schnittentbindung*; nach Wendeversuch bei Rh-negativer Mutter Anti*-D-Prophylaxe; 2. innere W. sub partu mit in die Gebärmutter eingeführter Hand bei geöffnetem Muttermund, insbes. bei zweitem Zwilling u. nur bei lebensbedrohl. Zustand des Fetus; 3. kombinierte W.; **Ind.:** Ermöglichung od. Er-

W

Wehenmittel			
Wirkstoff	Indikation	UAW	Kontraindikation
Prostaglandine	präoperative Zervixdilatation vor Schwangerschaftsbeendigung im 1. Trimenon; Abortinduktion im 2. Trimenon bei vitaler (Schwangerschaftsabbruch aus medizinischer Indikation) oder gestörter Schwangerschaft (Blasenmole, missed abortion); Zervixreifung und Weheninduktion bei Geburtseinleitung; Uterustonisierung post partum (Prophylaxe und Therapie postpartaler Atonie)	Übelkeit, kolikartige Schmerzen, Diarrhö, Kopfschmerz, Tachykardie	u. a. Prostaglandinallergie, mechanisches Geburtshindernis, fetale Lageanomalie, drohende Uterusruptur, vorzeitige Plazentalösung, hypertone Wehen, fieberhafte Infektion, vaginale und uterine Infektion
Oxytocin	Geburtseinleitung; primäre oder sekundäre Wehenschwäche sub partu; Anregung der Uteruskontraktion bei Schnittentbindung oder Uterusatonie	Erbrechen und Übelkeit (bei hohen Dosen), arterielle Hypertonie (gelegentlich); bei sehr forcierter Wehentätigkeit u. U. kindliche retinale Blutungen; bei Überdosierung oder zu schneller Applikation Uterusruptur und kindliche Asphyxie möglich	starke Überdehnung des Uterus, Hydramnion; Präeklampsie, fetale Lageanomalie, Neigung zu uteriner Tetanie, drohende Uterusruptur, vorzeitige Plazentalösung, drohende kindliche Asphyxie, Placenta praevia
Ergotalkaloide	uterine Blutstillung postpartal, aktive Leitung der Plazentarperiode, Subinvolutio uteri, starke Wochenbettblutungen, Uterusblutungen nach Abort und Kürettage	periphere Mangeldurchblutung (Gefäßspasmus, Parästhesie, Stenokardie), Übelkeit und Erbrechen, Hemmung der Laktation	ischämische Gefäßerkrankungen, arterielle Hypertonie, schwere Leber- und Nierenschäden, Sepsis, schwere Koronarinsuffizienz, Überempfindlichkeit gegen Ergotalkaloide; cave: bei lebendem Kind nicht vor dessen Geburt anwenden

leichterung der vaginalen Geburt* v. a. bei Querlage* u. Beckenendlage*; **Kontraind.:** path. CTG*. Vgl. Extraktion, manuelle.

Wertheim-Meigs-Operation (Ernst W., Gyn., Wien, 1864–1920; Joe V. M., Gyn., Boston, 1892–1963) *f*: (engl.) *Wertheim's operation*; erweiterte Hysterektomie* mit Entfernung des parametranen u. paravaginalen Gewebes, der Ligg. sacrouterina, einer größeren Scheidenmanschette u. des pelvinen u. ggf. paraaortalen Lymphknotenfettgewebes; konventionell über abdominalen Operationszugang, aber auch laparoskop. od. laparoskop.-vaginal kombiniert durchgeführt; **Ind.:** Zervixkarzinom*; **Durchführung:** (bei abdominalem Operationszugang) **1.** abdominaler Längsschnitt (paraaortale Lymphadenektomie), ggf. mit Verlängerung links um den Nabel herum; Eröffnung des Retroperitonealraums bei paraaortaler Lymphadenektomie; möglichst ausgedehnte pelvine Lymphadenektomie; **2.** Darstellung u. Mobilisierung der Ureteren; Absetzen der Sakrouterinligamente der Parametrien u. des Parakolpiums; **3.** Harnblase u. Rektum von Vagina frei präparieren; Abtrennung des Uterus zusammen mit einer Scheidenmanschette; **4.** Peritonealisierung des Scheidenstumpfs u. ggf. Bildung einer peritonealen Neovagina. Vgl. Schauta-Stoeckel-Operation.

Wet-lung-Syn|drom (engl. wet lung feuchte Lunge) *n*: **1.** (engl.) *wet lung sydnrome*; (päd.) durch intraalveoläre Flüssigkeitsretention verursachtes Atemnotsyndrom* des Neugeborenen; **Path.:** Verzögerung des Abtransports der physiol. plasmaähnl. intrapulmonalen Flüssigkeit (fetal 30 ml/kg KG; Abtransport physiol. durch Auspressen während Spontangeburt, v. a. aus Schädellage, mit nachfolgender Resorption der verbleibenden Flüssigkeit, wenn kolloidosmot. Druck in Kapillaren den hydrostat. Druck übersteigt); vgl. Adaptation, postnatale; **Vork.:** v. a. hypotrophe Neugeborene*, Frühgeborene* od. nach Schnittentbindung*; **Ther.:** ggf. CPAP, selten Intubation; **Progn.:** meist spontane Besserung innerhalb 48 Std.; **2.** (intensivmed.) s. fluid lung.

Wharton-Sulze (Thomas W., Anat., London, 1614–1673): (engl.) *Wharton's jelly*; gallertiges, aus wenigen mesenchymalen Zellen u. vielen Glykosaminoglykanen bestehendes Grundgewebe der Nabelschnur*; umgibt die Nabelgefäße als prall-elast. Schutzschicht.

White-Schema (Priscilla W., Diabetologin, Boston, 1900–1989) *n*: (engl.) *White's classification*; nur noch selten angewendetes Schema zur Klassifikation diabet. Stoffwechselstörungen bei Schwangeren (Klasse A–F) u. Einschätzung der fetalen Überlebenserwartung; Kriterien: Ergebnis des Glukose-Toleranztests, Beginn u. Dauer eines vorbestehenden Diabetes* mellitus u. ggf. resultierende org. Schäden (u. a. diabet. Angio-, Nephro- u. Retinopathie). Vgl. Gestationsdiabetes.

Wiedemann-Beckwith-Syn|drom (Hans-Rudolf W., Päd., Kiel, 1915–2006; J. Bruce B., Päd., Pathol., Seattle, geb. 1933) *n*: (engl.) *Beckwith-Wiedemann syndrome*; syn. Exomphalos-Makroglossie-Gigantismus-Syndrom (Abk. EMG-Syndrom); metabolisches Dysplasiesyndrom aufgrund versch. genet. Anomalien am Genlocus 11p15.5 od. 5q35; in 15 % der Fälle autosomal-dominant erbl.; **Häufigkeit:** ca. 1 : 15 000; **Ätiol.:** z. T. Chromosomenaberration mit Bruchpunkt in 11p15.5 (Translokationen, maternale Inversionen od. paternale Duplikationen): Mutationen in den Genen CDKN1C (syn. p57; Genlocus 11p15.5) od. NSD1 (Genlocus 5q35) sowie Mikrodeletionen in den Genen H19 (Genlocus 11p15.5) mit IGF2-Verlust od. LIT1 (Genlocus 11p15.5); uniparentale Disomien mit erhöhtem Tumorrisiko; **Sympt.:** konnatale od. postnatale Makrosomie bei ausgeprägter Wachstums-, Knochenreifungs- u. Dentitionsbeschleunigung sowie Splanchnomegalie (Nieren, Leber, Pankreas), die sich im weiteren Verlauf zurückbilden (normale Körperendlänge); Omphalozele*, ggf. mit Herniation der Baucheingeweide; Makroglossie; Ohrmuscheldysplasie mit auffälliger Y-förmiger Kerbung der Ohrmuscheln (s. Abb.); Störungen des Kohlenhydratstoffwechsels mit Hypoglykämie im Neugeborenen- u. Säuglingsalter u. später prädiabetischer Stoffwechsellage; erhöhte Malignomdisposition (insbes. Nephroblastom, Nebennierenrindenkarzinom); häufige sonographische Verlaufsuntersuchungen im Kindesalter wegen des erhöhten Malignomrisikos erforderlich; **Diagn.:** i. R. der Pränataldiagnostik* (Ultraschalldiagnostik) Hinweis durch fetale Makrosomie, Hydramnion, Makroglossie, Hepatomegalie; **DD:** diabetische Fetopathie*, konnatale Hypothyreose*, Sotos-Syndrom.

Wiedemann-Dys|melie|syn|drom (Hans-Rudolf W., Päd., Kiel, 1915–2006) *n*: Thalidomid*-Embryopathie.

Wiedemann-Lenz-Syn|drom (Hans-Rudolf W., Päd., Kiel, 1915–2006; Widukind D. L., Humangenet., Münster, 1919–1996) *n*: Thalidomid*-Embryopathie.

Wigand-Martin-Winckel-Hand|griff (J. H. W., Gebh., Mannheim, 1769–1817; August E. M., Gyn., Berlin, 1847–1933; Franz v. W., Gyn., München, 1837–1911): (engl.) *Wigand's maneuver*; sog. Dreimännerhandgriff; (gebh.) nicht mehr gebräuchlicher Handgriff bei Beckenendlage* u. halb geborenem Kind zur Verlagerung des nachfolgenden (großen) Kopfs in das (enge) Becken; **Prinzip:** seitl. Einführen der Hand des Geburtshelfers in die Vagina an der Bauch-Brustseite des Kindes, Einführen des Mittelfingers in den Mund; Drehung des über Beckeneingang stehenden kindl. Kopfes in den queren Durchmesser (s. Abb.); max. Beugung des kindl. Kopfes (unter Druck des 2. u. 4. Fingers auf die Jochbeine) bei allgemein verengtem Becken od. Streckung des kindl. Kopfes bei geradverengtem Becken (od. normalem Becken u. großem Kopf) soweit, dass er im bitemporalen Durchmesser die Beckenenge überwinden kann.

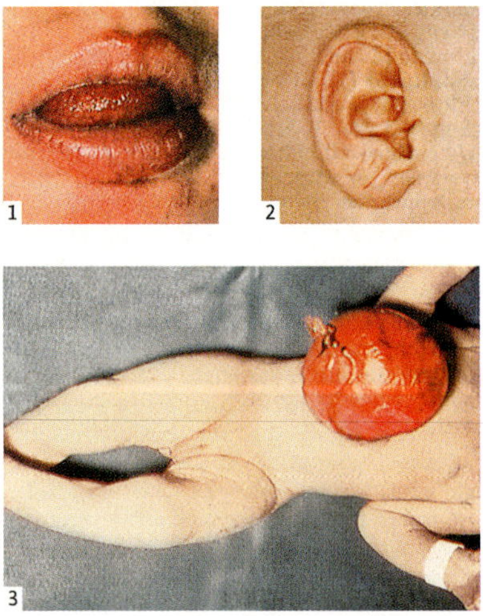

Wiedemann-Beckwith-Syndrom: 1: Makroglossie; 2: typische Furchenbildung an der Ohrmuschel; 3: Exomphalos [37]

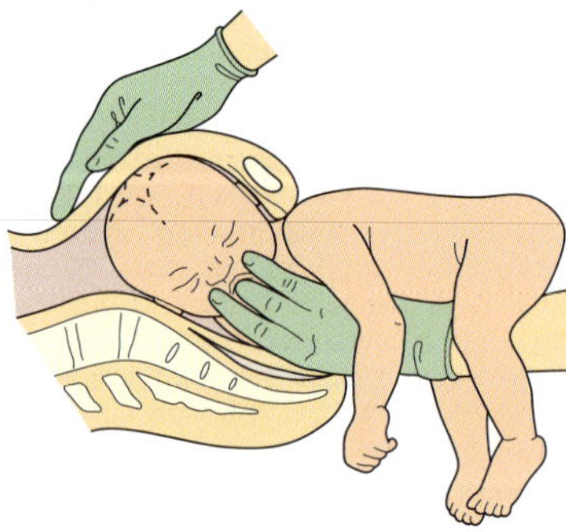

Wigand-Martin-Winckel-Handgriff [12]

Wilson-Mikity-Syn|drom (Miriam Geisendorfer W., Päd., Los Angeles, geb. 1922; Viktor G. M., Radiol., Los Angeles, geb. 1919) *n*: (engl.) *Wilson-Mikity syndrome*; syn. Mikity-Wilson-Syndrom, Blasenlungensyndrom, interstitielle, mononukleäre, herdförmig fibrosierende Pneumonie; sehr seltene, in ersten Lebenswochen auftretende chron. pulmonale Erkr. unklarer Ätiol. (u. fragl. Abgrenzung zur bronchopulmonale Dysplasie*); **Vork.:** v. a. Frühgeborene*, insbes. bei maternalem Amnioninfektionssyndrom*; gelegentl. auch reife Neugeborene*; **Pathol.:** Septenfibrose durch Vermehrung des interstitiellen Bindegewebes, Schrumpfung, Verdickung u. Aufsplitterung elast. Fasern, manchmal monozytäre Infiltration; keine hyalinen Membranen; **Klin.:** Atemstörung (Atemnotsyndrom* des Neugeborenen) in 2.–4. postnataler Lebenswoche bei primär lungengesunden Neugeborenen; **Diagn.:** negativer od. nur geringfügiger Auskultationsbefund (leichtes Rasselgeräusch); röntg. (wie bei bronchopulmonaler Dysplasie) hilifugale, netzförmig verstärkte Lungenzeichnung, Lungenemphysem v. a. basal u. retrosternal; (hämat.) passagere Eosinophilie; **Ther.:** symptomat., ggf. Sauerstoffgabe; **Progn.:** bei Überleben der Neugeborenenperiode häufig zunächst progrediente Ateminsuffizienz mit schwerer Tachypnoe (60–100/min).

Wind|ei: Windmole*.

Wind|mole (lat. mola verunstalteter Embryo) *f*: (engl.) *blighted ovum*; syn. Windei; Abortiv*-Ei mit fehlender Embryonalanlage (leere Chorionhöhle ohne Nachweis embryonaler Strukturen).

Wind|pocken: s. Varizellen.

Winter-Kohn-Mellmann-Wagner-Syn|drom (Jeremy D. S. W., Päd., Winnipeg; Gertrude K., Ärztin, Philadelphia; William J. M., Arzt, Philadelphia; Seymour W., Arzt, Philadelphia) *n*: syn. aurourogenitales Syndrom; sehr seltenes, komplexes, vermutl. hereditäres Fehlbildungssyndrom mit Gynäkotropie*; **Klin.:** Anomalien des Mittelohrs (hochgradige Schallleitungsschwerhörigkeit), des Harntrakts (Hypo- od. Aplasie der Nieren u. der Ureteren) u. der Genitalorgane (Hypo- bzw. Aplasie der Vagina, des Uterus, der Tuben u. der Gonaden); primäre Amenorrhö*.

Wirbel|säulen|spalt|bildungen: **1.** (engl.) *rachischises*; fehlender Zusammenschluss der Wirbelkörperanlage als Hemmungsfehlbildung, z. B. Halb-, Schalt-, Block-, Schmetterlingswirbel; bei Beteiligung mehrerer Wirbelkörper evtl. funkt. Störungen; s. Klippel-Feil-Syndrom; **2.** fehlender Zusammenschluss von Wirbelbogenabschnitten: s. Spina bifida; bei Mitbeteiligung des Myelons: Meningozele, Meningomyelozele*; bei seitl. Bogenschlussstörungen, bes. im Zwischengelenk: Spondylolyse.

Wirbel|spalt: s. Wirbelsäulenspaltbildungen.

Wochen|bett: s. Puerperium.

Wochen|bett|de|pression *f*: (engl.) *postpartum depression*; syn. Puerperaldepression, postpartale Depression; Form der Depression*, die meist innerh. der ersten Monate p. p. auftritt; Prodrome bereits während postpartaler Dysphorie* möglich; **Häufigkeit:** 10–15 % der Wöchnerinnen (innerhalb 4–6 Wochen p. p.); **Ätiol.:** u. a. als traumat. erlebte Geburt, hormonale Umstellung (s. Dysphorie, postpartale), Erschöpfung, Schlafdefizit; **Klin.:** verstärkte Sympt. der postpartalen Dysphorie* mit ausgeprägtem depressivem Syndrom (schwere Schlafstörungen, Angst, Panikanfälle, Zwangsgedanken, exzessive Schuldgefühle, Unruhe od. Apathie, Appetitmangel, Kopfschmerz, eingeschränkte Funktionstüchtigkeit); ggf. psychot. Sympt. mit manischen od. schizophreniformen Zuständen (Übergang in Wochenbettpsychose* möglich); **Ther.:** Antidepressiva u./od. Psychotherapie (v. a. kognitive Verhaltenstherapie od. interpersonelle Psychotherapie), ggf. Schlafentzug, Lichttherapie; **Proph.:** Aufklärung in der Schwangerschaft, Überforderung nach Geburt vorbeugen, ggf. Pharmakotherapie; **Progn.:** meist Vollremission; häufig erste Episode einer später rezidivierenden affektiven Störung. Vgl. Schwangerschaftsdepression.

Wochen|bett|fieber: s. Puerperalfieber.

Wochen|bett|psychose *f*: (engl.) *postpartum psychosis*; syn. Puerperalpsychose, postpartale Psychose; nicht einheitl. verwendete Bez. für psychot. Störungen, die im Puerperium* auftreten; meist den akuten organischen Psychosen zugeordnet; Entw. direkt od. aus Wochenbettdepression*; **Häufigkeit:** ca. 0,1–0,2 % der Wöchnerinnen; Wiederholungsrisiko bei künftiger Schwangerschaft: 20–30 %; **Ätiol.:** wahrscheinl. Komb. aus Disposition, hormonaler Umstellung u. psych. Belastung; evtl. östrogenvermittelte Modulation dopaminerger u. serotonerger Transmission; **Klin.:** Beginn i. d. R. bis 4 Wo. postpartal (meist innerh. der ersten 2 Wo.); häufig rascher Wechsel der Sympt.: Wahn, Halluzinationen, desorganisierte Sprache, katatonische Bewegungen, starke Unruhe, Verwirrtheit, Schlafstörungen, Angst; cave: Suizidgefahr, Kindstötung im Wahn (selten); **Ther.:** atypische Neuroleptika, ggf. Antidepressiva od. Stimmungsstabilisatoren; i. d. R. Abstillen erforderl.; stützende Psycho- u. Soziotherapie; **Progn.:** kurzfristig gut; evtl. unabhängig vom Wochenbett auftretende Rezidive. Vgl. Schwangerschaftspsychose.

Wochen|fluss: s. Lochien.

Wolff-Gang (Caspar F. W., Anat., Embryol., Physiol., Berlin, St. Petersburg, 1733–1794): (engl.) *wolffian duct*; Ductus mesonephricus; Urnierengang; entsteht aus der Vereinigung der Vornierenkanälchen (Vornierengang, primitiver Harnleiter) u. wächst dann selbständig bis zur Kloake vor; nach Verschwinden der Vorniere wird er zum Urnierengang. Beim männl. Geschlecht entwickelt sich der W.-G. zu Nebenhodengang, Samenleiter u. Bläschendrüse; beim weibl. Geschlecht bleibt der Anfangsteil als Längsgang des Epoophoron erhalten, der Rest wird zum rudimentären Gartner*-Gang zurückgebildet.

Wolf-Hirschhorn-Syn|drom (Ulrich W., Humangenet., Freiburg i. B., geb. 1933; Kurt H., Arzt, Hamburg, New York, geb. 1926) *n*: (engl.) *Wolf-Hirschhorn syndrome*; syn. Chromosom-4p$^-$-Syndrom; Fehlbildungskomplex aufgrund einer partiellen Deletion des kurzen Arms eines Chromosoms 4 (hemizygote 4p16.3-Deletion); **Klin.:** multiple Dysmorphien im Bereich des Gesichts (Hypertelorismus, Exophthalmus, Epikanthus, Lippen- u. Gaumenspalte) u. der Ohren; Fehlbildungen der Augen, Genitalien, Nieren; Herzfehler, Mikrozephalie u. a.; ein Drittel der Betroffenen sterben im 1. Lj., zwei Drittel der Überlebenden sind Mädchen; **Diagn.:** Fluoreszenz*-in-situ-Hybridisierung.

Woll|haar: s. Lanugo.

Wood-Manöver: (engl.) *Wood's maneuvre*; (gebh.) Maßnahme zur Behandlung der Schulterdystokie* durch innere Rotation der Schultern des Kindes; **Prinzip:** mit 2 Fingern Druck auf hinten stehende Schulter des Kindes ausüben (s. Abb.). Vgl. McRobert-Manöver.

Wr: (serol.) Symbol für Wright*-Blutgruppen.

Wright-Blut|gruppen: (engl.) *Wright blood groups*; Symbol Wr; seit 1953 bekanntes Blutgruppensystem; die Vererbung der Allele Wr^a u. Wr^b erfolgt autosomal-kodominant; das Wr^a-Antigen ist selten (0,03–0,1 %), Wr^b-Ag ein hochfrequentes Antigen; Anti-Wr^b kann häufig während Schwangerschaften passager nachgewiesen werden; **klin. Bedeutung:** Wr-Antikörper können Transfusionszwischenfälle u. Morbus* haemolyticus neonatorum verursachen, Wr^b-Autoantikörper wurden bei erworbenen hämolytischen Anämien beschrieben. Vgl. Blutgruppen.

WSA: Abk. für **w**iederholter **S**pontan**a**bort; s. Abort, habitueller.

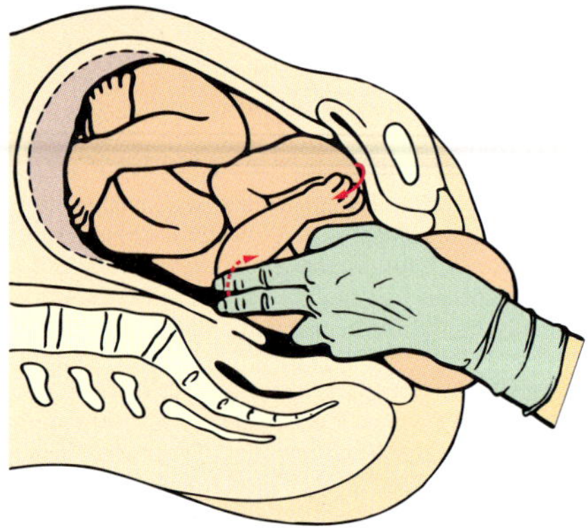

Wood-Manöver: Aufsuchen des ventralen Anteils der hinteren Schulter mit 2 Fingern; Druck ausüben (bei 1. Geburtstellung im Uhrzeigersinn, bei 2. Stellung entgegengesetzt), bis die Schulterbreite im queren Durchmesser steht

Wund|in|fektion *f*: (engl.) *wound infection*; bakt. Infektion einer Wunde mit klassischen Zeichen einer lokalen Entzündung; bei phlegmonöser Ausbreitung evtl. Allgemeininfektion (Sepsis) mit hohem Fieber u. Schüttelfrost; **Diagn.:** Abstrich zur mikrobiol. Untersuchung; **Ther.:** Wundrevision, Wundreinigung mit Entfernung von Nekrosen, Fremdkörpern usw., Spülung u. Wunddrainage (Abfluss von Eiter u. Wundsekret), tägl. Wechsel antisept. Verbände (s. Wundmanagement); bei phlegmonöser W. Antibiotika (systemisch); Ruhigstellung; **Sonderformen:** Puerperalfieber*, Gangrän, nekrotisierende Fasziitis.

Wurm-Hefner-Operation *f*: s. Cerclage.

X

X-Chromatin *n*: (engl.) *X chromatin*; syn. Barr-Körper; aus einem funktionell weitgehend inaktiven X-Chromosom bestehendes Geschlechtschromatin; **Vork.:** nur bei (weibl.) Individuen mit 2 X-Chromosomen (männl. Karyotyp XY physiol. X-Chromatin-negativ); in 40–80 % der somat. Zellkerne im Ruhezustand (s. Abb. 1); auch als sog. Drumstick (trommelschlägelförmiges Gebilde an Kernen der segmentkernigen Leukozyten, s. Abb. 2; Vork. bei ca. 3 % der Individuen mit 2 X-Chromosomen); **klin. Bedeutung: 1.** fehlendes X-Ch. bei Karyotyp X0, z. B. Turner*-Syndrom; **2.** doppeltes X-Ch. bei Vorhandensein von 3 X-Chromosomen (z. B. Klinefelter*-Syndrom).

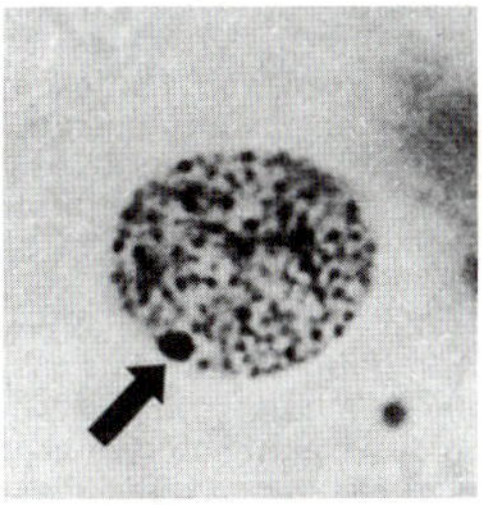

X-Chromatin Abb. 1: Mundepithelzellkern mit X-Chromatin

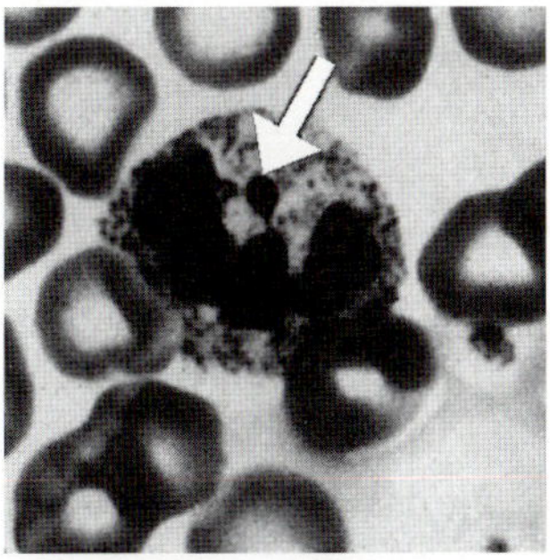

X-Chromatin Abb. 2: segmentkerniger neutrophiler Granulozyt mit Drumstick (Pfeil)

X-Chromo|som *n*: s. Gonosomen.

Xg-Blut|gruppen|system *n*: (engl.) *Xg blood group system*; Blutgruppensystem, das im Gegensatz zu den anderen bekannten Blutgruppen* X-chromosomal vererbt wird (Genlocus Xpter–p22.32); **Bedeutung:** v. a. in der Abstammungsbegutachtung*, für genet. Untersuchungen (u. a. zur Klärung gonosomaler Chromosomenaberration) sowie als sog. Chromosomenmarker (Kopplung bzw. enge Nachbarschaft des Gens Xg^a mit den Genen für die X-chromosomal bedingte Ichthyose* u. den okularen Albinismus*).

XX-Gonadendysgenesie: (engl.) *pure gonadal dysgenesis*; Bez. für Gonadendysgenesie* bei normalem weibl. Karyotyp (46,XX); **Ätiol.:** u. a. autosomal-rezessiv erbl. Mutation im FSH*-Rezeptor-Gen mit (inkompletter) Ovarialinsuffizienz* inf. FSH-Resistenz; **Klin.:** Ausbleiben der Pubertätsentwicklung bei normal- od. hochwüchsigen Mädchen (Leitsymptom); inneres u. äußeres Genitale hypoplastisch; keine extragenitalen Anomalien, kein erhöhtes Malignomrisiko; **Ther.:** Östrogen-Gestagen-Substitution als Sequenztherapie.

XX-Männer: (engl.) *double-X men*; Personen mit 46,XX-Karyotyp, aber männl. Phänotyp, psychosexuell männl.; **Ätiol.:** Translokation eines Y-chromosomalen Segments in den kurzen Arm des X-Chromosoms; damit Vorhandensein des die Testes determinierenden Faktors; **Sympt.:** hypergonadotroper Hypogonadismus* (kleine Testes, Aspermie, Gynäkomastie), normale Intelligenz.

XXY-Syn|drom *n*: s. Klinefelter-Syndrom.

XYY-Syn|drom *n*: (engl.) *XYY syndrome*; häufige (1 : 1000 männl. Neugeborene) Chromosomenaberration* mit Hochwuchs, grenzwertig verminderter bis normaler Intelligenz, psycholabiler Persönlichkeit, normaler bis gering reduzierter Fertilität; Neigung zu Varikose u. Ulcera crurum; **Ätiol.:** Non*-disjunction der Chromatiden des Y-Chromosoms in der Meiose (2. Reifeteilung).

Y

Y-Chromatin *n*: (engl.) *Y chromatin*; Y-Körper, auch F-Körper; in 30–70 % der Ruhekerne (s. Zellzyklus) von (männl.) Individuen mit einem Y-Chromosom nachweisbares Geschlechtschromatin*; morphol. Substrat des Y-Chromosoms; Darstellung fluoreszenzmikroskop. (hell aufleuchtender Fleck; s. Abb.). Vgl. Kerngeschlecht.

Y-Chromo|som *n*: s. Gonosomen.

Youssef-Syn|drom (Abdel Fattah Y., Gyn., Kairo) *n*: (engl.) *Youssef's syndrome*; vesikouterine Urogenitalfistel* inf. Schädigung der supraisthmischen Uteruswand bei Schnittentbindung*; **Sympt.:** Manifestation nach einigen Wo. mit periodisch-zyklischer Hämaturie ohne sonstige Beschwerden (scheinbare Amenorrhö); i. d. R. keine Harninkontinenz; **Diagn.:** (röntg.) Darstellung der Fistel durch Kontrastmittelinstillation in Cavitas uteri; **Ther.:** Fistelexzision u. op. Rekonstruktion.

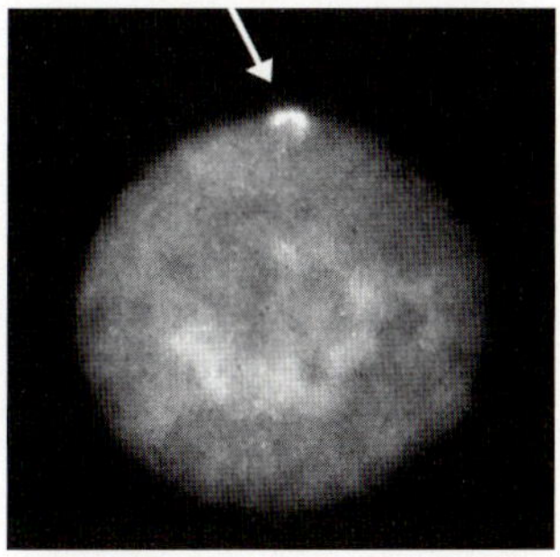

Y-Chromatin: Lymphozyt mit Y-Chromatin (Pfeil); Fluoreszenzmikroskopie

Z

Zange: s. Geburtszange.

Zangemeister-Hand|griff (Wilhelm Z., Gyn., Königsberg, Marburg, 1871–1930): (engl.) *Zangemeister's maneuver*; (gebh.) Handgriff als Ergänzung der Leopold*-Handgriffe (sog. 5. Leopold-Handgriff); **Prinzip:** Platzierung einer Hand auf Symphyse, der anderen Hand auf Bereich des oberh. der Symphyse stehenden kindl. Kopfs (s. Abb.); Verdacht auf fetomaternales Missverhältnis* bei gleich hoher Lage der Hände od. Überragen der proximalen Hand; sichere Aussage erst nach Beginn regelmäßiger Wehentätigkeit möglich.

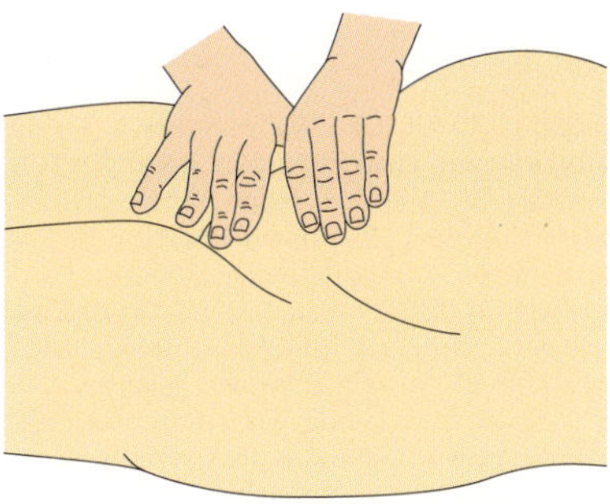

Zangemeister-Handgriff: beide Hände liegen gleich hoch, Hinweis für ein evtl. Missverhältnis zwischen Kopf u. Becken

Zangen|ex|traktion (lat. extrahere, extractus herausziehen) *f*: (engl.) *forceps extraction*; vaginale op. Entbindung*, bei der das Kind mit einer an den Kopf gelegten Geburtszange* extrahiert wird; Anw. alternativ zur Vakuumextraktion*; **Prinzip:** s. Abb.; **Einteilung: 1.** Z. aus Beckenmitte; **2.** Z. von Beckenboden (Beckenausgangs-Z.); **3.** (obsolet) Z. aus Beckeneingang (hohe Z.); durch Schnittentbindung* ersetzt; **Ind.:** s. Vakuumextraktion; **Kompl.:** maternale (z. B. hoher Scheidenriss*) od. fetale (z. B. Kephalhämatom*) Verletzung.

Zeichnen: (gebh.) s. Geburt.

Zell|poly|morphie *f*: (engl.) *polymorphism of cells*; (histol.) ausgeprägte Variation von Zellgröße u. Zellform in einem Gewebe; **Vork.:** insbes. bei Tumorzellen*.

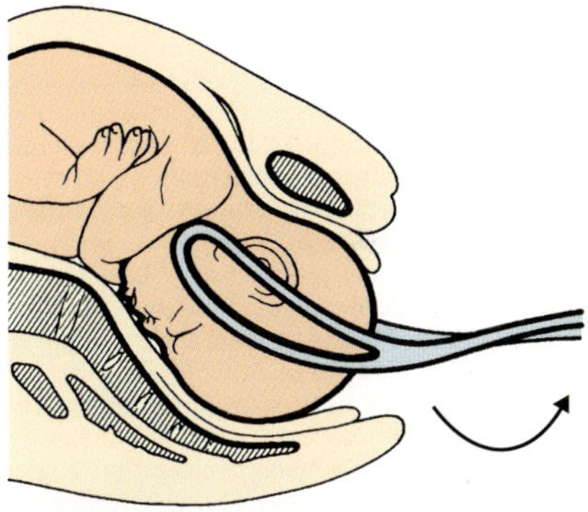

Zangenextraktion [12]

Zell|teilungs|in|dex *m*: Mitoseindex*.

Zell|tod, pro|grammierter: s. Apoptose.

Zellulitis (dim von lat. cella Kammer, Raum, Speisekammer) *f*: (engl.) *cellulitis*; akute bakt. (meist Haemophilus influenzae od. betahämolysierende Streptokokken), nicht eitrige Entz. des Unterhautzellgewebes, bes. im Gesicht; **Ther.:** Antibiotika, z. B. Ampicillin od. Cefotaxim. Vgl. Cellulite.

Zerebral|parese, infantile (lat. cerebrum Gehirn; gr. πάρεσις Erschlaffung) *f*: (engl.) *infantile cerebral palsy*; syn. zerebrale Kinderlähmung; Sammelbez. für durch eine nicht progrediente Läsion des sich entwickelnden Gehirns (frühkindlicher Hirnschaden*) verursachte Krankheitsbilder mit Störung von Bewegung, Haltung u. motorischer Funktion; **Pathol.:** in Abhängigkeit von der Schädigung Narbenbildung durch Gliawucherung, Porenzephalie, Hypoplasie od. Aplasie, evtl. Mikrozephalie; **Klin.:** nicht progrediente spast. Hemi- od. Paraparese, pathol. Mitbewegungen, Synergien, Athetose (nach Kernikterus evtl. Athétose double), Ataxie; evtl. einhergehend mit Intelligenzstörung, Sprachentwicklungsverzögerung, Seh- u. Sensibilitätsstörungen, Erethismus, Epilepsie (sog. Residualepilepsie) u. a.; **Diagn.:** klin.; Nachw. zerebraler Schäden durch MRT; **Ther.:** symptomat., z. B. Physiotherapie, Ergotherapie, Logopädie, pharmak. (lokale Injektion von Botulinumtoxin; Baclofen oral od. intrathekal), orthop. Hilfsmittel.

Zerklage (franz. cerclage Umreifung, Fassbinden) *f*: s. Cerclage.

Zertation (lat. certatio Wettkampf) *f*: (engl.) *certation*; Bez. für die nach erfolgter Ejakulation stattfindende Bewegung der Spermien* im weibl. Genitaltrakt, bei der die kleineren, Y-Chromosomen enthaltenden Spermien aufgrund ihrer besseren Beweglichkeit die Eizelle schneller erreichen. Vgl. Befruchtung.

Zervikal|a|tresie (gr. ἄτρητος ohne Öffnung) *f*: s. Gynatresie.

Zẹrvix (lat. cẹrvix Hals, Nacken) *f*: (engl.) *cervix*; (anat.) Hals(teil), i. e. S. der Gebärmutterhals (Cervix* uteri).

Zẹrvix|dys|tokie *f*: (engl.) *cervical dystocia*; Dystokie* inf. ungenügender u. verzögerter Dilatation der Zervix; **Urs.: 1.** funktionell (Muttermundspasmus, z. B. bei hyperaktiver Wehentätigkeit); **2.** organisch (z. B. narbige Veränderungen des Muttermunds nach Konisation*).

Zẹrvix|faktor *m*: (engl.) *cervical factor*; Bez. für die Gesamtheit der funkt. zykl. Veränderungen an Zervix u. Zervixschleim*; **pathol.** Z.: **1.** endokrine bzw. immun. Störungen (z. B. fehlende Kapazitation*, Bildung von Spermaantikörpern), welche die Konzeption bei Sterilität* erschweren; **2.** morphol.-pathol. Veränderungen, welche die Austragung (der Schwangerschaft) bei Infertilität* erschweren. Vgl. Cervix-Score.

Zẹrvix|gravidität *f*: s. Extrauteringravidität.

Zẹrvix|höhlen|karzinom *n*: (engl.) *endocervical carcinoma*; Sonderform des Zervixkarzinoms*, das inf. der intrazervikalen Entw. im Frühstadium häufig nicht diagnostiziert werden kann (Portio makroskop. unauffällig, kein pathol. Portioabstrich); in fortgeschrittenem Stadium evtl. tonnenförmige Auftreibung der Cervix (sog. Tonnenkarzinom); histol. häufig Adenokarzinom*; **Vork.:** meist in höherem Lebensalter.

Zẹrvix|in|suf|fizienz (sufficiens hinreichend, genügend) *f*: (engl.) *incompetent cervix*; auch isthmozervikale Insuffizienz; Verkürzung (<3 cm), Verbreiterung (>3 cm) u. Erweichung der Cervix uteri, häufig mit Vorwölbung der Fruchtblase in den inneren Muttermund u. klaffendem äußerem Muttermund; s. Abb.; ggf. Urs. von (Spät-)Abort* bzw. Frühgeburt* (Risikoschwangerschaft*); **Ätiol.:** v. a. lokale Infektion (Zervizitis, Kolpitis; meist Streptokokken- od. Enterokokkeninfektion), Uterusüberdehnung, Zervixoperation; **Diagn.: 1.** klin. (Palpation u. Klassifikation nach Bishop*-Score); **2.** Vaginalsonographie* (Zervixlängenmessung); **Ther.:** ggf. Antibiotika; Cerclage* bzw. Muttermundverschluss*, körperl. Schonung der Schwangeren.

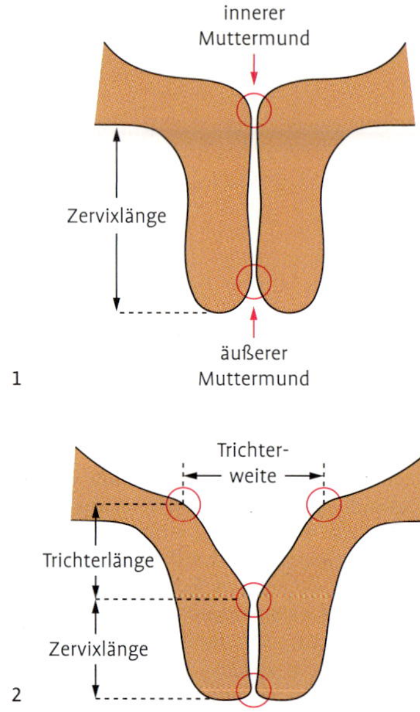

Zervixinsuffizienz: 1.: unauffälliger Zervixbefund; 2: Zervixinsuffizienz mit innerer Trichterbildung u. verkürzter Zervixlänge

Zẹrvix|karzinom *n*: (engl.) *cervical carcinoma*; syn. Kollumkarzinom; auch Gebärmutterhalskrebs; Karzinom* der Cervix* uteri; **Ätiol.:** v. a. Infektion mit best. Typen des Papillomavirus* (Tab. dort), Übertragung durch Geschlechtsverkehr; **Epidemiol.:** Inzidenz in Deutschland ca. 6500 pro Jahr, Mortalität ca. 30 %; zweigipfelige Altersverteilung (35.–54. Lj. u. >65. Lj.); **Einteilung:** klin. in Portiokarzinom u. Zervixhöhlenkarzinom*; TNM-Klassifikation u. FIGO-Stadien: s. Tab. 1; **Pathol.:** meist Plattenepithelkarzinom* (ca. 90 %), selten Adenokarzinom* (ca. 5 %), Mischformen u. vom Gartner*-Gang ausgehende Karzinome (ca. 5 %); Tumorwachstum v. a. entlang der Gewebestrukturen, aus denen Tumor embryonal hervorgegangen ist; **Klin.:** nach asymptomat. Vorstadium (zervikale intraepitheliale Neoplasie*) größenabhängig u. v. a. bei Ulzeration des Primärtumors: unregelmäßige vaginale Blutung, fleischwasserfarben-blutiger Fluor* genitalis, Kontaktblutung; Schmerzen i. d. R. erst bei Überschreiten der Organgrenzen u. Einbruch in Nachbarorgane (Harnblase, Rektum, Ureteren, Beckengefäße u. -nerven); rel. frühzeitige lymphogene Metastasierung (Parametrium, Beckenlymphknoten), oft mit Ummauerung u. Stenosierung der Ureteren, Hydronephrose*, chron. Niereninsuffizienz u. Urämie (häufige Todesursache); hämatogene Metastasen (Leber, Lungen, Becken, Wirbelsäule) rel. spät u. selten; **Diagn.: 1.** bei asymptomat. Pat. jährliche Krebsfrüherkennungsuntersuchung* ab 20. Lj. mit Inspektion von Vagina u. Portio uteri durch Spiegeleinstellung u. möglichst Kolposkopie*, bimanuelle vaginale u. rektovaginale Untersuchung,

Zervixkarzinom Tab. 1
TNM-Klassifikation und FIGO-Stadien (Kurzfassung)

Kategorie (TNM)[1]	FIGO-Stadium	Bedeutung
Tis	—	Carcinoma in situ
T1	I	begrenzt auf Cervix uteri (ohne Berücksichtigung der Ausdehnung auf Corpus uteri)
T1 a	I A	Diagnose nur durch Mikroskopie
T1 a1	I A1	minimale Stromainvasion (Tiefe ≤3 mm, horizontale Ausbreitung ≤7 mm)
T1 a2	I A2	Tiefe >3 bis <5 mm, horizontale Ausbreitung ≤7 mm
T1 b	I B	Läsionen größer als T1 a2
T1 b1	I B1	horizontale Ausbreitung ≤4 cm
T1 b2	I B2	horizontale Ausbreitung >4 cm
T2	II	Ausdehnung jenseits Uterus, aber nicht zur Beckenwand und nicht zur Vagina (unteres Drittel)
T2 a	II A	Parametrium frei
T2 a1	II A1	horizontale Ausbreitung ≤4 cm
T2 a2	II A2	horizontale Ausbreitung >4 cm
T2 b	II B	Parametrium befallen
T3	III	Ausdehnung zur Vagina (unteres Drittel) oder Beckenwand, Hydronephrose, stumme Niere
T3 a	III A	Vagina (unteres Drittel), keine Ausdehnung zur Beckenwand
T3 b	III B	Beckenwand, Hydronephrose, stumme Niere
T4	IV A	Schleimhaut von Harnblase, Rektum, jenseits kleines Becken
M1	IV B	Fernmetastasen

T: Primärtumor; N: regionäre Lymphknoten; M: Fernmetastasen
[1] für alle Tumoren einheitlich definierte Kategorien (z. B. N0: keine Evidenz für Befall regionärer Lymphknoten; NX: regionäre Lymphknoten nicht beurteilbar): s. TNM-Klassifikation

zytol. Abstrichentnahme (Papanicolaou*-Abstrich) getrennt von Portiooberfläche u. Zervikalkanal, möglichst unter kolposkopischer Kontrolle; **2.** bei symptomat. Pat. zusätzlich ggf. fraktionierte Kürettage* des Uterus (bei endozervikalem Prozess), bei pathol. verändertem Gewebe kolposkopisch gezielte Biopsie u. histol. Beurteilung; ab FIGO-Stadium I B2 MRT zur Beurteilung von Tumorgröße, Beziehung zu Nachbarorganen u. Infiltrationstiefe; **Ther.:** stadienadaptiert; **1.** operativ; i. d. R. Hysterektomie*, ggf. mit pelviner u. paraaortaler Lymphadenektomie (z. B. Wertheim*-Meigs- od. Schauta*-Stoeckel-Operation; TMMR*); in frühen Stadien fertilitätserhaltende Op. mögl. (Konisation, Trachelektomie); bei Diagnosestellung in der Schwangerschaft bei Stadium I A1 Konisation (vaginale Entbindung mögl., danach Kontrollen), bei Stadium I B bis II A in der Frühschwangerschaft Schwangerschaftsabbruch u. stadienentsprechende op. Therapie, bei fortgeschrittener Schwangerschaft baldige Schnittentbindung u. radikale Hysterektomie; **2.** ggf. Radiochemotherapie (adjuvant od. neoadjuvant); Indikation zur Strahlentherapie: **a)** postoperativ adjuvant: Standard bei Lymphknotenmetastasen, großem Tumor, inkompletter Resektion od. ausgedehntem Befall der Parametrien; **b)** neoadjuvant: zur Verbesserung bzw. Herstellung der Operabilität; bei Chemotherapie angewendete Zytostatika: v. a. Cisplatin, auch Ifosfamid, Topotecan; ggf. in Komb. mit Anthrazyklinen, Mitomycin, Bleomycin, Taxanen; cave: keine Anw. von Carboplatin wegen

Zervixkarzinom Tab. 2
Therapeutischer Stufenplan

FIGO	Therapie
I A1	Konisation **oder** Hysterektomie bei Lymphbahneinbruch: wie I A2 bei allgemeiner Inoperabilität: Afterloading-Kontaktstrahlentherapie
I A2	Hysterektomie + pelvine Lymphadenektomie **oder** erweiterte (abdominale) Hysterektomie + pelvine (paraaortale) Lymphadenektomie bei Kinderwunsch: Trachelektomie mit Lymphadenektomie bei allgemeiner Inoperabilität: Afterloading-Kontaktstrahlentherapie + perkutane Hochvolttherapie

Fortsetzung nächste Seite

Fortsetzung v. S. 467

FIGO	Therapie
I B/II A/B	erweiterte abdominale Hysterektomie + pelvine (paraaortale) Lymphadenektomie + Scheidenmanschette **oder** totale mesometriale Resektion (TMMR*) I B1 <2 cm, bei Kinderwunsch: Trachelektomie mit Lymphadenektomie bei allgemeiner Inoperabilität: Afterloading-Kontaktstrahlentherapie + perkutane Hochvolttherapie + Cisplatin
III A	Afterloading-Kontaktstrahlentherapie + perkutane Hochvolttherapie + Cisplatin **oder** erweiterte abdominale Hysterektomie + pelvine (paraaortale) Lymphadenektomie + (partielle) Kolpektomie
II B bulky, III B	Afterloading-Kontaktstrahlentherapie + perkutane Hochvolttherapie + Cisplatin **oder** neoadjuvante Radiochemotherapie + nachfolgende (erweiterte) abdominale Hysterektomie + pelvine (paraaortale) Lymphadenektomie
IV A	perkutane Hochvolttherapie + Cisplatin **oder** vordere bzw. hintere Exenteration **oder** totale Exenteration
IV B	Afterloading-Kontaktstrahlentherapie + perkutane Hochvolttherapie (auch der Fernmetastasen) + Cisplatin **oder** palliative abdominale Hysterektomie + Chemotherapie und/oder perkutane Hochvolttherapie der Fernmetastasen

schlechterer klinischer Ergebnisse u. höherer Myelotoxizität; **therapeutischer Stufenplan:** s. Tab. 2; **Nachsorge:** klin. Untersuchung hinsichtlich vulvärer od. vaginaler Atrophie, Lymphödem der unteren Extremitäten, Strahlenspätschäden von Ureter, Harnblase u. Darm sowie Hormonausfallerscheinungen; in den ersten 2–3 Jahren nach Primärtherapie 3-monatiges Nachsorgeintervall mit Spekulumeinstellung, vaginaler u. rektaler Untersuchung, ggf. Ultraschalldiagnostik; **Progn.:** Fünf-Jahres-Überlebensrate von fast 100 % (Stadium I) bis 8 % (Stadium IV); **Proph.:** Vermeidung der HPV-Infektion duch Schutzimpfung (s. Papillomavirus; cave: Krebsfrüherkennungsuntersuchung auch nach Impfung erforderl., da nicht alle HPV-Typen erfasst werden), Zirkumzision bei Partnern u. Verw. von Präservativen.

Zervix|konisation (gr. κῶνος Kegel) *f*: Konisation*.

Zervix|polyp (gr. πώλυπους Vielfüßler, Tintenfisch) *m*: (engl.) *cervical polyp*; meist benigne Hyperplasie der Zervixschleimhaut, die in Aufbau u. Entstehung dem Korpuspolyp* entspricht; s. Abb.; bei Lok. im unteren Zervikalkanal od. im Bereich ektropionierter Zervixschleimhaut gelangt der Z. teilweise od. ganz auf die Portiooberfläche, wird sekundär von geschichtetem Plattenepithel überhäutet u. dann als **Portiopolyp** bezeichnet; **Sympt.:** schleimiger, evtl. eitriger Fluor* genitalis, Schmierblutungen; **Ther.:** Abtragung u. histol. Untersuchung, ab der Postmenopause (oft Koinzidenz mit Korpuspolyp) zusätzl. Hysteroskopie* u. ggf. fraktionierte Kürettage*. Vgl. Polyp.

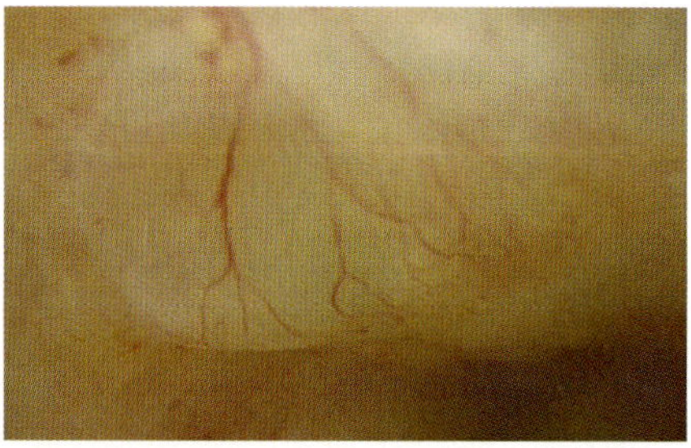

Zervixpolyp: kleiner Polyp rechts u. fokale Endometriumhyperplasie (Hysteroskopie) [54]

Zervix|reifung: (engl.) *cervical maturation*; Wehenbereitschaft signalisierende Veränderungen der Zervix in den letzten SSW; umfasst Veränderungen von Stellung (zentral), Länge (Verkürzung), Konsistenz (weicher, dehnbarer) u. Muttermundweite (vgl. Bishop-Score); **klin. Bedeutung:** Frühgeburtsrisiko bei vorzeitiger Z. mit Zervixinsuffizienz*.

Zervix|riss: (engl.) *cervical laceration*; Einreißen der Cervix* uteri; **Urs.:** meist sub partu, z. B. durch aktives Mitpressen bei noch nicht vollständig eröffnetem Muttermund od. zu schnelle Erweiterung des Zervikalkanals durch Wehenmittel*; selten bei Pfählungs- od. als Kohabitationsverletzung. Vgl. Emmet-Riss.

Zervix|sarkom *n*: s. Uterussarkom.

Zervix|schleim: (engl.) *cervical mucus*; Zervixsekret; von Drüsen der Cervix* uteri abgesondertes, leicht alkal. Sekret, dessen Konsistenz u. Menge sich entsprechend der hormonalen Veränderungen während des Menstruationszyklus* verändert; enthält u. a. Glykoproteid Muzin, Aminosäuren, Zucker, Enzyme u. Elektrolyte; hoher Wassergehalt (bis zu 90 %); **Wirkung:** Barriere gegen das Eindringen von Keimen u. Spermien in den Uterus (v. a. als hochvisköser Z.), verschließt als Schleimpropf* den Zervikalkanal; **Regulation: 1.** Einfluss von Östrogen in 1. Phase des Menstruationszyklus*: Z. wird dünnflüssig, lässt sich zu Faden ausziehen u. wird spinnbar (Spinnbarkeitstest), größte Spinnbarkeit in präovulatorischer Phase*: 6–15 cm Fadenlänge u. maximale Durchgängigkeit für Spermien, Farnkrautphänomen* positiv; **2.** Einfluss von Gestagen in 2. Zyklusphase: verminderte Bildung von nicht fadenziehendem Sekret (Farnkrautphänomen negativ), Penetrationsfähigkeit der Spermien stark herabgesetzt bzw. aufgehoben; **klin. Bedeutung:** funkt. Diagnostik: s. Cervix-Score. Vgl. Konzeptionsoptimum; Methode, symptothermale.

Zervix|schleim|methode *f*: Billings*-Ovulationsmethode.

Zervix|sekret (lat. secretus abgesondert) *n*: s. Zervixschleim.

Zervix|umschlingung: s. Cerclage.

Zervizitis *f*: (engl.) *cervicitis*; Endometritis cervicis uteri; mit zervikalem Fluor* genitalis einhergehende Entz. der Schleimhaut des Zervikalkanals; **Vork.:** bei Gonorrhö*, Chlamydieninfektion, als aszendierte Kolpitis*, nach Entbindung, Abort* od. durch Intrauterinpessare* verursacht; häufig Ausgangspunkt aszendierender Infektion u. Keimreservoir für rezidiv. Infektionen, mögliche Ursache für Zervixinsuffizienz* u. vorzeitige Wehentätigkeit in der Schwangerschaft. Vgl. Endometritis.

Zeugungs|fähigkeit: s. Potentia generandi.

Zeugungs|unfähigkeit: s. Impotentia generandi; Sterilität.

-zid: Wortteil mit der Bedeutung tötend; von lat. caedere.

ZIFT: Abk. für (engl.) ***z****ygote* ***i****ntra****f****allopian (tube)* ***t****ransfer*; nur noch selten angewendetes Verf. der assistierten Reproduktion* zum Einbringen der Zygote* in den Eileiter*; vgl. GIFT; In-vitro-Fertilisation.

Zirkum|zision (lat. circumcidere beschneiden) *f*: **1.** (engl.) *circumcision*; auch Beschneidung; (chir.) Abtrennung der Penisvorhaut durch einen zirkulären Schnitt; z. T. auch aus kulturellen od. hygienischen Gründen durchgeführt; **Ind.:** Phimose* mit Miktionsbehinderung; schwere u. chron.-rezidiv. Entzündung des Preputium penis (Balanoposthitis), nach Paraphimose; präputialer Tumor (Peniskarzinom); **Prinzip:** s. Abb.; **Kompl.:** (selten) Nachblutung bzw. Hämatom, Wundinfektion, Meatusstriktur, Harnröhrenfistel, kosmet. Beeinträchtigung, Rezidivphimose (bei inkompletter

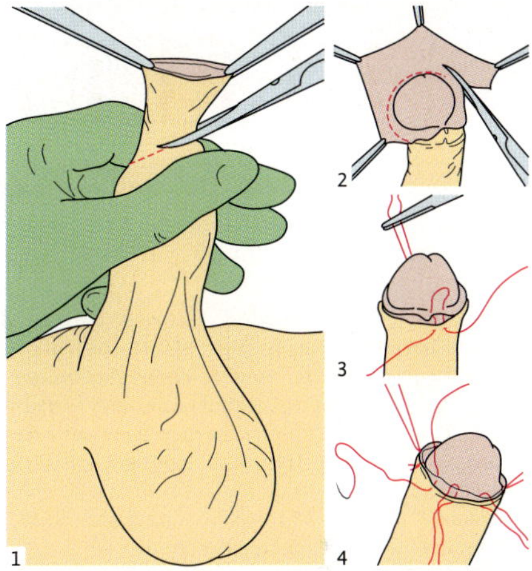

Zirkumzision: 1: zirkuläre Umschneidung des äußeren Vorhautblatts; 2: semizirkuläre Durchtrennung des inneren Vorhautblatts; 3: primäre Readaptation der Haut bei 12 u. 6 Uhr, jeweils mit U-Naht (damit keine Verschiebungen auftreten können u. die Raphe auf der Unterseite im Bereich des ehemaligen Frenulums zu liegen kommt); 4: Readaptation der Penisschafthaut im Bereich des Sulcus coronarius

Z.). Vgl. Plastibell-Technik. **2.** i. w. S. nicht korrekte Bez. für genitale Verstümmelung* von Frauen; vgl. Klitoridektomie.

Zona pellucida *f*: syn. Oolemma; auch Membrana pellucida, Eihülle; Membran aus extrazellulären Glykoproteinen, die von Follikelzellen des Ovars gebildet wird u. die Eizelle* umgibt; kleine fingerartige Fortsätze der Follikelepithelzellen ziehen durch die Z. o. u. schieben sich in das Zytoplasma der Eizelle vor; erhält sich bis zur Nidation der Blastozyste. Vgl. Follikelreifung.

Zonen, ero|gene: (engl.) *erogenous zones*; lokalisierte Bereiche des Körpers, deren Reizung zu sexueller Erregung führen kann u. deren Ansprechbarkeit individuell unterschiedl. ausgeprägt ist; insbes. Genital- u. Analregion, Mamma u. Mamillen, Gesäß, Oberschenkelinnenseiten, Rücken, Hals, Mund, Lippen, Ohren, Zunge. Vgl. Reaktionszyklus, sexueller.

Zotten: **1.** (engl.) *villi*; Ausstülpungen; (gastroenterol.) s. Villi intestinales; **2.** (gebh.) s. Plazenta.

Zotten|haut: s. Chorion.

Zucker|krankheit: s. Diabetes mellitus.

Zusatz|blutungen: (engl.) *intermenstrual bleedings*; Bez. für alle Blutungen, die im Verlauf eines Zyklus außerhalb der Menstruation* auftreten; **Formen:** prämenstruelle Blutung*, postmenstruelle Blutung*, Zwischenblutung* (s. Abb.).

Zustands|dia|gnostik des Neu|geborenen: (engl.) *neonatal assessment*; Erfassung des klin. Zustands des Neugeborenen* unmittelbar nach der Geburt*;

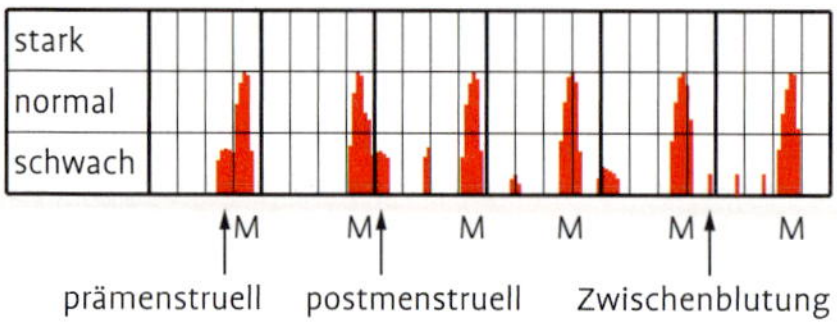

Zusatzblutungen: Formen (Kaltenbach-Schema); M: Menstruation

umfasst v.a. Apgar*-Schema, Säure-Basen-Status in Nabelarterie u. -vene (vgl. Nabelarterien-pH-Wert), Beurteilung der Reifezeichen* des Neugeborenen, Inspektion auf Geburtstrauma* u. Fehlbildung* i.R. der Kinderfrüherkennungsuntersuchung* (Tab. dort) U1, evtl. Körpertemperatur (rektal); zusätzl. je nach Risikofaktor (z.B. Pulsoxymetrie*, CRIB*). Vgl. Risikoneugeborenes; Depressionszustand des Neugeborenen.

Zweifel-Hand|griff (Paul Z., Gyn., Gebh., Leipzig, Erlangen, 1848–1927): (engl.) *Zweifel's maneuver*; (gebh.) Handgriff zur Stillung einer peripartalen Blutung* bei Uterusatonie*; **Prinzip:** beidhändiges Zusammen- u. Gegeneinanderdrücken des Corpus u. der Cervix uteri (durch die Bauchdecken von oben).

Zwei|phasen|präparate (lat. praeparare zubereiten) *n pl*: s. Kontrazeption, hormonale.

Zwerch|fell|hernie (lat. hernia Bruch) *f*: (engl.) *diaphragmatic hernia*; Hernia diaphragmatica; angeb. od. erworbene Hernie mit Verlagerung von Baucheingeweiden in den Thorax;

häufigste Erkr. des Zwerchfells

als sog. falsche Z. (Hernia spuria) im Gegensatz zu Z. i.e.S. ohne Ausstülpung des Peritoneums; **Urs.:** echter diaphragmaler Defekt od. muskuläre bzw.

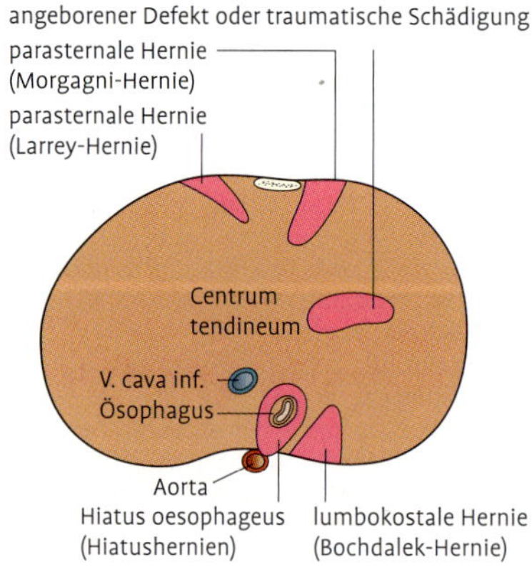

Zwerchfellhernie: mögliche Bruchpforten; Ansicht von kaudal

bindegewebige Schwachstelle des Zwerchfells als Bruchpforte (s. Abb.); **Vork.:** **1.** bei Kindern meist durch pleuroperitonealen Defekt (Aplasie des Zwerchfells, 65%), als Bochdalek*-Hernie (25%), Larrey*-Hernie od. Morgagni-Hernie (zus. 5%); angeborene Z.: 3–4:10000 Geburten; 90% linksseitig, Prognose in Abhängigkeit von der Verlagerung von Leber, Darm u. Magen in den Thorax; Klin., Diagn. u. Ther.: s. Bochdalek-Hernie; **2.** bei Erwachsenen v.a. als Hiatushernie, auch als traumat. Z. (meist inf. linksseitiger Zwerchfellruptur i.R. eines Polytraumas).

Zwillinge: (engl.) *twins*; Gemini, Gemelli; 2 gleichzeitig intrauterin entwickelte u. kurz nacheinander geborene Kinder; **Einteilung:** s. Abb.; **1.** nach Anzahl befruchteter Eizellen; **a)** eineiige Z. (Abk. EZ): erbgleiche (monozygote) Z., entstehen durch Teilung einer befruchteten Eizelle in 2 gleiche Embryonalanlagen, immer gleichgeschlechtl.; **b)** (häufiger) zweieiige Z. (Abk. ZZ): erbungleiche Z., d.h. aus der Befruchtung zweier Eizellen hervorgegangene Z., gleich- od. verschiedengeschlechtl.; **2.** nach Chorion-, Amnion- u. Plazentaverhältnissen; gebh. relevant wegen mögl. Schwangerschafts- u. Geburtskomplikationen (s. Zwillingsschwangerschaft); **a)** monochorial: Z. mit gemeinsamem Chorion* u. Gefäßverbindungen der Plazenta; stets eineiig; können monochorial-diamniotisch (2 Amnionhöhlen; ca. 26% aller Zwillingsschwangerschaften) od. monochorial-monamniotisch (beide Zwillinge in einer Amnionhöhle; ca. 1%) sein; **b)** dichorial (ca. 72% aller Zwillingsschwangerschaften): Z. mit 2 Chorion- u. 2 Amnionhöhlen; mit gleichem Geschlecht (ein- od. zweieiig) od. ungleichem Geschlecht (zweieiig); **Häufigkeit:** natürl. Vork. (nach Hellin*-Regel) ca. 1:85 Geburten; deutliche Zunahme durch Verfahren der assistierten Reproduktion* (Hormonstimulation, IVF, ICSI); **Nachweis:** Ultraschalldiagnostik*; Identifizierung von Monozygotie molekulargenet. möglich (DNA*-Fingerprint-Methode); **klin. Bedeutung:** s. Mehrlinge; Zwillingsschwangerschaft.

Zwillinge, siamesische: s. Doppelfehlbildung.

Zwillings|dis|ruptions|sequenz (lat. disrumpere zerreißen) *f*: (engl.) *twin disruption sequence*; i.R. einer eineiigen Zwillingsschwangerschaft* mit gemeinsamer Plazenta auftretende Embolien in das Kreislaufsystem eines Fetus nach intrauterinem Fruchttod* des Zwillingpartners; **Klin.:** Verschluss einzelner Arterien mit Nekrose abhängiger Körperteile, Mikrozephalie (ggf. Porenzephalie*) mit Tetraplegien u. meist schwerer Intelligenzminderung, Dünndarmatresie, Nieren-, Leber- u. Milzzysten.

Zwillings|methode *f*: (engl.) *twin research*; (humangenet.) Verf. zur Klärung der Frage, ob u. in welchem Grad ein Merkmal durch Erbanlagen festgelegt bzw. durch Umweltfaktoren modifiziert ist; **Prinzip:** beruht auf Vergleich der Ähnlichkeit bzw. Konkordanz- u. Diskordanzhäufigkeit des

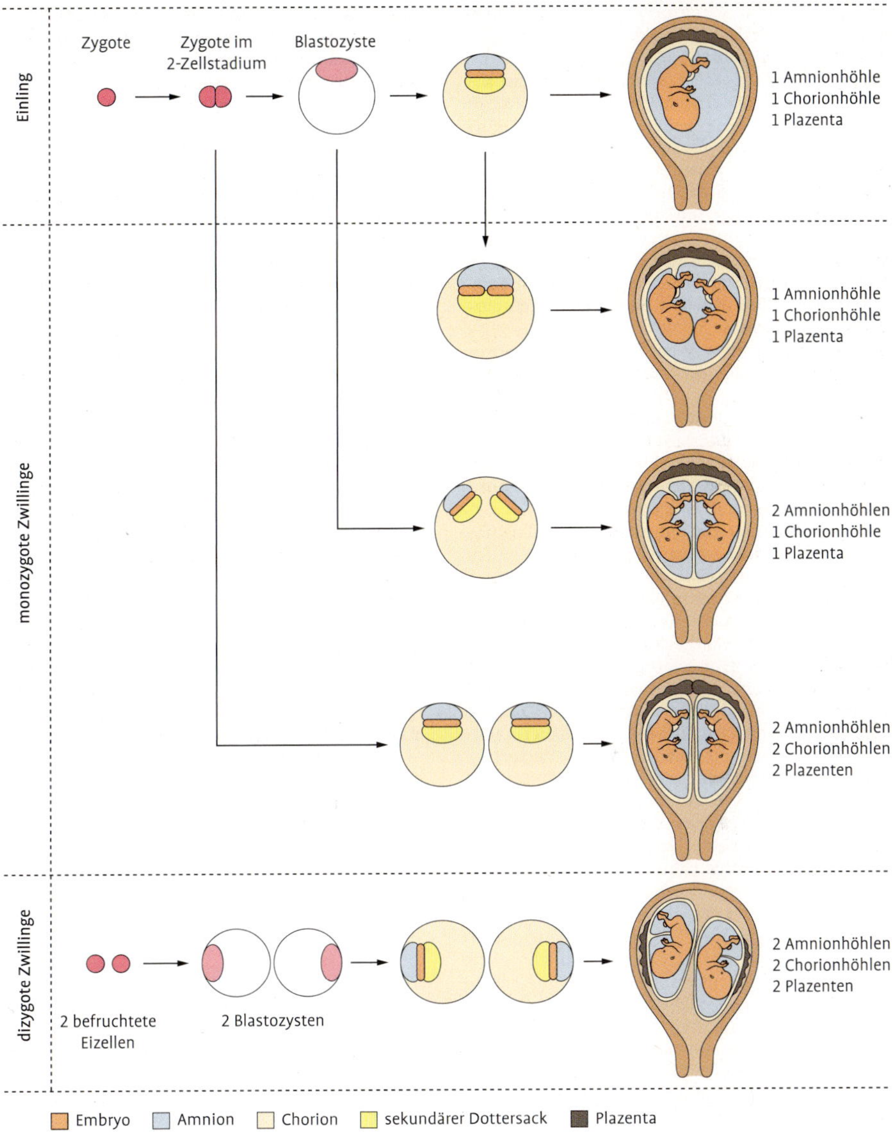

Zwillinge: Einteilung

Merkmals bei (erbgleichen) eineiigen Zwillingen* gegenüber (z. T. erbverschiedenen) zweieiigen Zwillingen; hohe Konkordanz u. große Ähnlichkeit eines Merkmals bei eineiigen Zwillingen gegenüber großer Variationsbreite bei zweieiigen Zwillingen u. in Gesamtbevölkerung spricht für genet. Determinierung dieses Merkmals.

Zwillings|schwangerschaft: (engl.) *twin pregnancy*; Schwangerschaft mit Zwillingen* (Risikoschwangerschaft*); **klin. Bedeutung: 1.** (kindl.) perinatale Mortalität (s. Säuglingssterblichkeit) insgesamt auf 10–15 % erhöht; charakteristische Risiken: intrauterine Wachstumsretardierung* (vorzeitige Verlangsamung des intrauterinen Wachstums ab

Z

34./35. SSW), diskordantes Wachstum der Zwillinge; Frühgeburt* (Häufigkeit 40–65 %; Schwangerschaftsdauer im Mittel 36 SSW); bei monochorialen Zwillingen außerdem fetofetales Transfusionssyndrom*, bei dichorialen Zwillingen vorzeitige Plazentalösung* des zweiten Zwillings; **2.** (mütterl.) erhöhtes Risiko für hypertensive Schwangerschaftserkrankung* (Häufigkeit ca. 30 %) u. peripartale Blutung* durch Uterusatonie inf. starker Uterusüberdehnung; **Entbindung:** möglichst in Perinatalzentrum; Spontangeburt möglich bei Schwangerschaftsdauer >35 SSW, Schädellage des führenden Zwillings u. <500 g Gewichtsunterschied bei beiden Kindern, sonst Schnittentbindung. Vgl. Mehrlinge.

Zwillings|trans|fusions|syn|drom (lat. transfusio das Hinübergießen) *n*: fetofetales Transfusionssyndrom*.

Zwischen|blutung: (engl.) *intermenstrual bleeding*; azyklische Blutung inf. relativen Östrogenmangels (meist in der Follikelphase); Darstellung im Kaltenbach-Schema; s. Zusatzblutungen; Sonderform: Ovulationsblutung*. Vgl. Zyklusstörungen.

Zwitter|bildung: s. Hermaphroditismus; vgl. Differenzierungsstörung, sexuelle.

Zyan-: auch Cyan-; Wortteil mit der Bedeutung schwarzblau, schwärzlich; von gr. κυάνεος.

Zyanose *f*: (engl.) *cyanosis*; Cyanosis; sog. Blausucht; Bez. für blau-rote Färbung von Haut (bes. gut sichtbar an Lippen) u. Schleimhäuten, i. e. S. inf. Zunahme der Konz. von desoxygeniertem Hämoglobin (Abk. Hb) im Blut (auf >30–50 g/l Kapillarblut; s. Sauerstoffsättigung); cave: daher keine Z. bei Hypoxämie mit schwerer Anämie*, dagegen deutl. Z. bei Hypoxämie mit Polyglobulie; **Einteilung: I.** nach **Lok.: 1.** generalisierte Z.; z. B. hochgradig (Morbus caeruleus; sog. blue baby) bei angeborenem Herzfehler*; **2.** Akrozyanose (beschränkt auf Hände, Füße, Nase u. Ohren); **II.** nach **Ätiol.: 1.** periphere Z.: Vergrößerung der peripheren Sauerstoffutilisation mit konsekutiv erhöhter arteriovenöser Sauerstoffdifferenz (bei normaler art. Sauerstoffsättigung u. Zunahme der Konz. von desoxygeniertem Hb in kapillärem u. venösem Blut) durch erhöhten peripheren O_2-Verbrauch od. verlangsamte Zirkulation, z. B. bei Herzklappenstenose mit verringertem Schlagvolumen, Herzinsuffizienz, Schock, Kälte; **2.** zentrale Z.: Zunahme der Konz. von desoxygeniertem Hb auch in art. Blut (auf >15 g/l) u. sichtbare Z. auch an Wangenschleimhaut u. Zunge; **a)** kardiovaskulär: (zyanot.) angeborener Herzfehler* mit primärem od. sekundärem Rechts-Links-Shunt, persistierende fetale Kreislaufverhältnisse bei Neugeborenen; vgl. Mischungszyanose; **b)** pulmonal: Behinderung des alveolären Gasaustauschs durch Lungenkrankheit od. Hypoventilation (bei zentralnervöser Schädigung); bei Veränderungen des Hb, die zu einem Verlust der O_2-Übertragungsfähigkeit führen (z. B. Methämoglobinämie, Sulfhämoglobinämie), kommt es zur Z. unabhängig von der Konz. des desoxygenierten Hb im Blut (Zyanose i. w. S.). Vgl. Trommelschlägelfinger.

Zyg-: auch Zygo-; Wortteil mit der Bedeutung Joch, Paar, Glied; von gr. ζυγόν.

Zygote (gr. ζυγωτός zweispännig) *f*: Keim; befruchtete Eizelle* mit diploidem Chromosomensatz, die sich durch Furchung* weiterentwickelt; s. Blastogenese; Embryogenese.

Zygoten|trans|fer, intra|tubarer *m*: s. ZIFT.

Zykl-: auch Cycl-; Wortteil mit der Bedeutung Kreis, Ring, Zeit; von gr. κύκλος.

Zykl|opie (gr. Κύκλωψ Rundäugiger) *f*: (engl.) *cyclopia*; Zyklozephalie; Gesichtsfehlbildung, gekennzeichnet durch eine gemeinsame Orbita mit 2 nahe beieinanderliegenden, verwachsenen Augäpfeln (Synophthalmus), verbunden mit Fehlbildung des Siebbeins u. Fehlen des Rhinencephalons, Proboskis (rüsselartigem Fortsatz) bzw. Arhinie od. Nase mit nur einer Öffnung; vgl. Holoprosenzephalie.

Zyklus, an|ovulatorischer *m*: (engl.) *anovulatory cycle*; syn. monophasischer Zyklus; Menstruationszyklus* ohne Ovulation u. Gelbkörperbildung mit Ausbleiben der zweiten Zyklusphase u. Auftreten period. Abbruchblutung* bei kurz dauernder Follikelpersistenz (Pseudomenstruation); **Vork.:** bei Sterilität*, in den ersten Jahren nach der Menarche*, beim ersten Menstruationszyklus post partum u. den letzten Menstruationszyklen im Klimakterium*; **Diagn.:** monophasisch verlaufende Basaltemperaturkurve (s. Abb.), Progesteronspiegel im Plasma <15 nmol/l, keine Progesteronwirkung im Vaginalabstrich nachweisbar. Vgl. Ovulationstest.

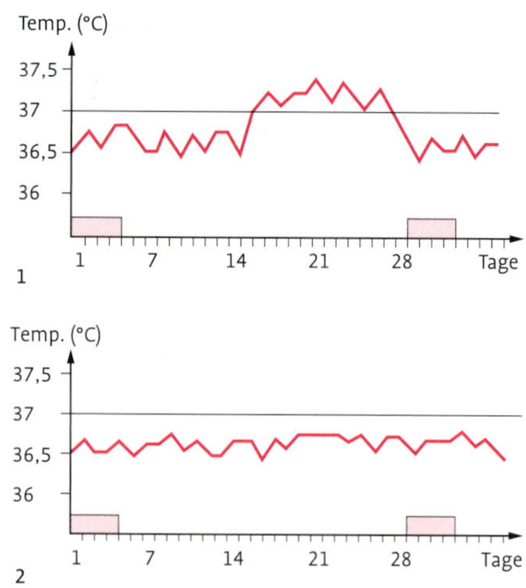

Zyklus, anovulatorischer: Basaltemperaturkurve; 1: normaler Verlauf; 2: Verlauf bei anovulatorischem Zyklus

Zyklus, bi|phasischer *m*: (engl.) *biphasic cycle*; normaler, ovulatorischer Menstruationszyklus*.

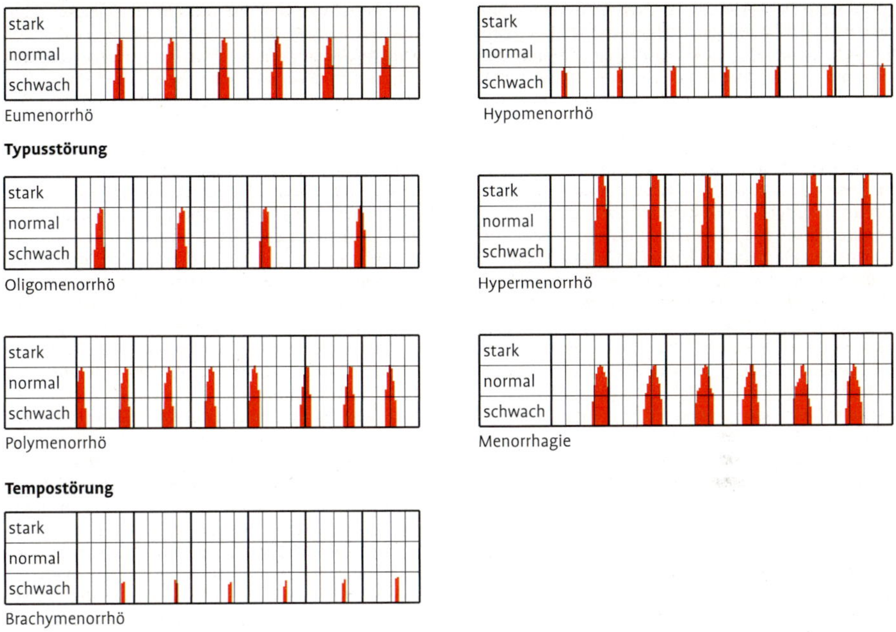

Zyklusstörungen: Formen (Kaltenbach-Schemata) [23]

Zyklus, mono|phasischer *m*: anovulatorischer Zyklus*.

Zyklus|störungen: (engl.) *menstruation disorders*; Anomalien des Menstruationszyklus*; **Formen: 1.** Typusstörungen (Anomalien der Blutungshäufigkeit): Oligomenorrhö*, Polymenorrhö*; meist hormonal bedingt; **2.** Tempostörung; Veränderungen der Blutungsdauer: Menorrhagie*, Brachymenorrhö*; Anomalien der Blutungsstärke: Hypomenorrhö*, Hypermenorrhö*; meist org. bedingt; **3.** Zusatzblutungen im biphasischen Zyklus: prämenstruelle Blutung*, postmenstruelle Blutung*, Zwischenblutung* (Sonderform: Ovulationsblutung*); hormonal od. organisch bedingt; **4.** Aufhebung des zyklischen Auftretens, evtl. mit Dauerblutung, z. B. bei Follikelpersistenz*; **5.** Amenorrhö*; graph. Darstellung im Kaltenbach-Schema (s. Abb.).

Zyklus, stummer *m*: s. Kryptomenorrhö.

Zysten|mamma *f*: **1.** (engl.) *cystic breast*; seltene kongenitale Fehlbildung; **2.** Bez. für eine zyst. Mastopathie*.

Zystitis *f*: (engl.) *cystitis*; Cystitis, Harnblasenentzündung; Entz. der Blasenschleimhaut od. der ganzen Blasenwand; **Urs.: 1.** infektiös; **a)** unspezif. Z.: prädisponierende Faktoren: weibl. Geschlecht (Keimaszension durch kurze Harnröhre; bei älteren Pat. postmenopausal sinkende Östrogenkonzentration u. Urethraostiuminsuffizienz), Schwangerschaft (vgl. Pyelonephritis gravidarum), Diabetes mellitus, Katheterisierung, Geschlechtsverkehr (sog. Honeymoon-Z.); meist aszendierende Infektion, v. a. gramnegative Stäbchen (E. coli in 80 % der Fälle), auch grampositive Kokken, Mykoplasmen, Ureaplasmen, Hefen, Chlamydien, Viren (meist i. R. systemischer Infektion), seltener deszendierend von Nieren u. oberen ableitenden Harnwegen (z. B. bei Pyelonephritis*); **b)** spezif. Z.: bei Tuberkulose (i. R. einer Nierentuberkulose), Schistosomiasis, Syphilis, Gonorrhö u. Mykosen; **2.** radioaktive Strahlung (sog. Strahlenzystitis); **3.** Zytostatika (z. B. Cyclophosphamid); **4.** chron. Fremdkörperreiz (Katheter); **5.** unklare Genese bei interstitieller Zystitis (wahrscheinlich Autoimmunerkrankung); **Path.: 1.** unspezif. Z.; **a)** akut: nach Zusammensetzung des Exsudats als eitrige, fibrinöse u. hämorrhagische Form; **b)** chronisch: z. B. mit Bildung kleiner Schleimhautknötchen aus hyperplastischem Epithel u. neugebildeten Kapillaren (Cystitis polyposa; z. B. bei chron. Fremdkörperreiz) sowie bei überwiegender Kollagenfaserneubildung narbige Retraktion mit Atrophie (Extremform Schrumpfblase); **2.** spezif. Z.: z. B. tuberkulöse Z. (weißl. Knötchen an der Schleimhaut, Reduzierung der Blasenkapazität); Sonderformen: Cystitis cystica mit bläschenförmigen intraepithelialen Zysten, Cystitis follicularis mit Lymphfollikeln in der Schleimhaut, Cystitis glandularis mit Becherzellmetaplasie, Cystitis emphysematosa mit Gasblasen in der Blasenwand (durch Infektion mit gasbildenden Bakterien), interstitielle Z., Malakoplakie; **Sympt.:** Pollakisurie, Dysurie, Nykturie, Strangurie, Harninkontinenz, retropubischer Druckschmerz; evtl. Fieber, Makrohämaturie (hämorrhagische Z.); klin. Einteilung in komplizierte u. unkomplizierte Z. (s. Harnwegsinfektion); **Diagn.:** klin. Bild, Leukozyturie, signifikante Bakteriurie; bei rezidiv. Z. bildgebende Verf. (Ausscheidungsurographie, Miktionszystourethrographie), Harnstrahlmessung, Restharnbestimmung, ggf. Zystoskopie; **Ther.:** vermehrte Flüssigkeitszufuhr, bei bakterieller Z. Antibiotika (Cotrimoxazol, Amoxicillin, Chinolone); bei rezidiv. Z. (≥4 pro Jahr) pharmak. Langzeitprophylaxe (z. B. mit Nitrofurantoin) od. Immunkonditionierung mit abgetöteten, standardisierten E.-coli-Fragmenten; **DD:** Vulvovaginitis*, Urethralsyndrom*; bei chron. Verlauf überaktive Blase, Blasenkarzinom (Zystoskopie). Vgl. Harnwegsinfektion.

Zysto|graphie *f*: (engl.) *cystography*; Röntgenkontrastuntersuchung der zuvor entleerten Harnblase; **Ind.:** Tumoren, Divertikel, Schrumpfblase u. a.; vgl. Miktionszystourethrographie; Urethrographie; Urographie.

Zysto|mano|metrie (gr. μανός gasförmig) *f*: (engl.) *cystomanometry*; auch Zystometrie, Zystotonometrie; simultane Messung von Blasendruck* u. Abdominaldruck während der Blasenfüllung (Füllungszystometrie) u. beim Urinieren (Miktiometrie, Druck-Fluss-Messung) zur Beurteilung der Reservoir- u. Entleerungsfunktion der Harnblase; Differenz zwischen Blasen- u. Abdominaldruck entspricht dem Detrusordruck; Anw. auch in Komb. mit Beckenboden-EMG u. Miktionszystourethrographie* (Videourodynamik); **Ind.:** Klassifizierung u. Verlaufskontrolle neurogener Blasenfunktionsstörungen, Differenzierung versch. Inkontinenzformen, Unterscheidung obstruktiver u. funktioneller Blasenentleerungsstörungen (s. Detrusor-Sphinkter-Dyssynergie; Belastungsinkontinenz; Dranginkontinenz; Detrusorhyperaktivität; Detrusorhypokontraktilität).

Zysto|pyelo|nephritis *f*: (engl.) *cystopyelonephritis*; Entz. der Harnblase, des Nierenbeckens u. der Niere; vgl. Zystitis; Pyelonephritis.

Zysto|skopie *f*: (engl.) *cystoscopy*; sog. Blasenspiegelung; endoskop. Untersuchung der mit steriler Flüssigkeit gefüllten Harnblase mit einem starren od. flexiblen Endoskop (Zystoskop); Anw. meist als Urethrozystoskopie (unterschiedl. Optik mit versch. Blickwinkeln); **Ind.:** **1.** (diagn.) bei Erkr. der Harnblase (z. B. DD entzündl. Veränderung, Blasentumor), ggf. mit Biopsie*; Katheterisierung der Ureteren unter Sichtkontrolle (z. B. zur Gewinnung von Nierenbeckenurin, zum Einbringen von Röntgenkontrastmittel); **2.** (therap.) unter Verw. von sog. Operationszystoskopen größeren Durchmessers endovesikale Koagulation von Tumoren, Lithotripsie von Blasensteinen, transurethrale Resektion* von Blasen- u. Prostatatumoren. Vgl. Endoskopie.

Zysto|stomie *f*: **1.** (engl.) *cystostomy*; (urol.) op. Anlage einer suprapub. Blasenfistel zur künstlichen Harnableitung*; **2.** (zahnmed.) Eröffnung einer Kieferzyste zur Mundhöhle; Eingang zum Zystenhohlraum wird mit Obturator offengehalten bis durch Knochenregeneration eine Verkleinerung u. Abflachung der Zyste eingetreten ist.

Zysto|tono|metrie *f*: s. Zystomanometrie.

Zysto|urethro|graphie *f*: s. Miktionszystourethrographie.

Zysto|zele *f*: (engl.) *cystocele*; Senkung des durch perivesikales Gewebe mit dem Scheidengewölbe verbundenen Blasenbodens bei Descensus vaginae; Zeichen allg. Bindegewebeschwäche; **Formen:** **1. Pulsionszystozele:** Tiefertreten der vorderen Scheidenwand durch zentrale Ruptur der Fascia endopelvina; Aufhängung am Arcus tendineus intakt, Rugae vaginales verstrichen; **2. Traktionszystozele** (sog. Lateraldefekt): Tiefertreten der vorderen Scheidenwand durch Ruptur der Fascia endopelvina am Arcus tendineus; Rugae vaginales sind erhalten; **Ätiol.:** meist kombinierte Insuffizienz des Beckenbodens u. des Haltesystems, verursacht durch Schwangerschaft u. Geburt, körperl. Arbeit, Adipositas, Hormonmangel sowie Prädisposition; **Ther.:** s. Descensus uteri et vaginae.

Zyt-: auch Cyt-; Wortteil mit der Bedeutung Zelle, Höhlung; von gr. κύτος.

Zyto|blastom *n*: (engl.) *cytoblastoma*; syn. Meristom; maligner Tumor aus unreifen Zellen, der histol. weder den Sarkomen* noch den Karzinomen* zugeordnet werden kann; vgl. Tumoreinteilung.

Zyto|dia|gnostik *f*: (engl.) *cytodiagnosis*; Herstellung gefärbter Ausstriche u. mikroskop. Untersuchung von aus dem Gewebeverband gelösten Einzelzellen zur Früherkennung von Krankheiten, insbes. Tumor (Dysplasie* bereits im Vor- bzw. Frühstadium der Karzinomentstehung) od. Entzündung; **Einteilung:** (nach Materialgewinnung) **1.** Feinnadelbiopsie* z. B. bei Raumforderung in Speicheldrüse, Schilddrüse, Lunge, Mediastinum; **2.** Exfoliativzytologie* spontan entleerter Sekrete (Sputumzytologie, Harnzytologie u. a.), Körperhöhlenflüssigkeit (z. B. Liquor cerebrospinalis, Synovialflüssigkeit), durch direkte Abstrichentnahme einer Schleimhautoberfläche, z. B. Zervix, Portio (Papanicolaou*-Abstrich), Vagina (Kolpozytologie*), oberer Respirationstrakt u. a.; auch durch Bürstenbiopsie* (sog. Abrasionszytologie) od. durch Spülflüssigkeit (Lavagezytologie*), evtl. nach Zellanreicherung (Zentrifugation, Mikrofilterung). Vgl. Zytogenetik; Methoden, zytochemische.

Zyto|genetik *f*: (engl.) *cytogenetics*; Teilgebiet der Humangenetik u. Genetik*, das die Erkennung u. Analyse von (mikroskop. sichtbaren) Veränderungen des genet. Materials beinhaltet; Untersuchungsmaterial: z. B. peripheres Blut, Knochenmarkpunktat, Tumorbiopsat (Tumorzytogenetik); **Prinzip:** **1.** klassische (konventionelle) Z.: Chromosomenanfärbung der (z. B. durch Colchicin) in der Metaphase der Mitose* arretierten Zellen zur Sortierung (s. Karyogramm) u. Beurteilung (Analyse) der Chromosomen* nach Größe, Anfärbbarkeit (Bandenmuster; s. Genlocus, Abb. dort) u. Lage des Zentromers entspr. Denver*-Klassifikation u. definierter Nomenklatur (Karyotypisierung); **2.** molekulare Z. (syn. molekularzytogenet. Chromosomenanalyse*): v. a. Fluoreszenz*-in-situ-Hybridisierung einschließl. molekularer Karyotypisierung z. B. durch Array-CGH; fließender Übergang zur Molekulargenetik (DNA-Sequenzierung, PCR).

Zyto|histo|logie *f*: (engl.) *cytohistology*; mikroskop. Untersuchung von Zellen nach den Methoden der Histologie; nach Entnahme des Untersuchungsmaterials wird das zentrifugierte Zellsediment mit Formalin fixiert, eingebettet u. wie bei Geweben geschnitten u. gefärbt.

Zyto|megalie *f*: (engl.) *cytomegaly*; CMV-Infektion, veraltet Einschlusskörperchenkrankheit; Infektion mit Zytomegalie*-Virus;

häufigste prä- u. perinatale Virusinfektion

Inkub.: 20–60 Tage (Primärinfektion); **Klin.:** Verlauf bei Immunkompetenz i. d. R. inapparent, selten mit lokalisierter Sympt.; bei Neugeborenen u. abwehrgeschwächten Personen z. T. schwere (auch letale) generalisierte Krankheitsverläufe (v. a. Pneumonie, Hepatitis, Enterokolitis, Retinitis, Beteiligung des ZNS; s. Tab.); Verlauf der Primärinfektion klin. eher schwerer als reaktivierte Infektion; **1.** pränatale Infektion bei 0,1–0,5 % aller Neugeborenen, davon ca. 10–20 % bei Geburt od. Jahre danach mit Manifestation eines **Zytomegalie-Virus-Syndroms** (Innenohrschwerhörigkeit, Sprachstörungen, neurol. Zeichen eines frühkindlichen Hirnschadens* u. a. mit geistiger Retardierung); Nachw. von IgM-Antikörpern auch bei schwerer Sympt. nur in 50 %; **2.** postnatale Infektion bei ca. 10 % aller Neugeborenen, v. a. durch Muttermilch u. Speichel; in der Folge (auch bei perinataler Infektion) sehr selten Auftreten von Sympt. (meist lokalisiert); bei Erstuntersuchung nach 4. Lebenswoche Abgrenzung zu pränataler Infektion schwierig; **3.** bei abwehrgeschwächten Personen (bei malignen Tumoren, Immundefizienz, z. B. HIV*-Erkrankung, Immunsuppression sowie Empfängern von Transfusionen u. Transplantaten) inapparente, leichte, aber auch schwere Verläufe (v. a. mit Beteiligung von Leber, Lunge u. ZNS); bei infizierten Organempfängern nach 1–2 Mon. ggf. Entwicklung von generalisierten, häufig letalen Sympt. (Transplantatabstoßung, Pneumonie); **Diagn.:** **1.** Nachw. viraler Antigene (pp65) im Blut mit monoklonalen Antikörpern sowie viraler Nukleinsäure mit PCR; **2.** serol. Antikörpernachweis mit Aviditätsbestimmung; **3.** Virusanzucht in Gewebekulturen (Kurzzeitkultur z. B. aus Harn); **4.** ophth. Beurteilung der Retina (s. Zytomegalie-Retinitis); **5.** Hörtest, ggf. akustisch evozierte Potentiale bei Neugeborenen u. Säuglingen; **Proph. u. Ther.:** bei seronegativen Pat. nur Verw. von Blut u. Organen seronegativer Spender, sonst antivirale Proph. notwendig; ggf. Abschwächung des klin. Verlaufs u. Reduzierung der Mor-

Zytomegalie
Symptomatik in Abhängigkeit von Infektionszeitpunkt und Immunstatus des Infizierten

pränatale Infektion	peri- und postnatale Infektion	Infektion bei Störung der Immunabwehr	Infektion bei Immunkompetenz
Mangelgeburt, Unreife, Muskelhypotonie	mononukleoseähnliche Symptome, Fieber	Fieber, Myalgie, Arthralgie, Allgemeinsymptome	mononukleoseähnliche Symptome
Pneumonie	selten Pneumonie	Pneumonie, Ösophagitis	selten Pneumonie
Hepatitis, Ikterus, Splenomegalie	Hepatitis	Hepatitis, selten Pankreatitis, Enterokolitis	selten Hepatitis
(Choro-)Retinitis		Retinitis	
Mikrozephalie, Hydrozephalus, Enzephalitis mit zerebralen Verkalkungen, Labyrinthitis (Taubheit), permanente ZNS-Schädigung ohne strukturelle Defekte, geistige Retardierung		Enzephalitis, neurologische Symptome	
		Immunkomplex-Glomerulonephritis	

talität durch hochdosierte spezif. Immunglobuline*; bei Knochenmarktransplantation prophylakt. Gabe von Ganciclovir; bei Retinitis od. gastrointestinaler Manifestation Ganciclovir, Cidofovir od. Foscarnet-Natrium; Resistenztestung bei Langzeittherapie mit Virostatika; für sehr unreife Frühgeborene CMV-seropositiver Mütter nur pasteurisierte Muttermilch; bei konnatal infizierten Neugeborenen ggf. Ganciclovir od. Valganciclovir; **DD:** bei Embryopathie: Toxoplasmose*, Röteln*, Listeriose*, Morbus* haemolyticus neonatorum, Syphilis*; peri- u. postnatal: Mononucleosis infectiosa; Posttransfusionssyndrom, akute Hepatitis.

Zyto|megalie-Virus (lat. virus Schleim, Gift) *n*: (engl.) *cytomegalovirus*; Abk. CMV; syn. Cytomegalovirus; human- u. tierpathogenes DNA-Virus aus der Betasubfamilie der Herpesviridae; **Vork.:** weltweit verbreitet, sehr wirtsspezif.; in den Industrieländern ist Antikörpernachweis bei ca. 60 %, in Entwicklungsländern bei fast 100 % aller Erwachsenen positiv; **Übertragung:** meist durch Speichel, seltener durch Muttermilch od. Schmierkontamination (v. a. peri- u. postnatal); diaplazentar; durch Geschlechtsverkehr; iatrogen (Transplantation, Bluttransfusion); **klin. Bedeutung:** Virusvermehrung verursacht in fast allen Organen lymphozytäre-plasmazelluläre interstitielle Entz. mit Riesenzellbildung in Kern u. Zytoplasma; Aktivierung der humoralen Immunität mit Antikörperbildung bei gleichzeitiger Depression der zellulären Immunität, die sich in der Rekonvaleszenz zurückbildet. Virus persistiert lebenslang in den Zellen des Monozyten-Makrophagen-Systems u. kann bei Resistenzminderung reaktiviert werden. **Nachw.:** Virusnachweis in Körpersekreten durch Zellkultur, Zytologie, viraler Nukleinsäurenachweis, serol. Antikörpernachweis; **Infektionsprophylaxe:** Immunglobuline bei Verdacht auf perinatale Infektion; zurzeit verfügbare Lebendimpfstoffe konnten sich bisher nicht für den klin. Gebrauch durchsetzen.

Zyto|statika (gr. στατικός stehend, zum Stehen bringend) *n pl*: (engl.) *cytostatic agents*; chem. heterogene Gruppe zytotox. Substanzen, die das Zellwachstum, insbes. die Zellteilung verhindern od. verzögern; Z. wirken nur auf proliferierende Zellen, d. h. in den Phasen des Zellzyklus u. nicht in der G_0-Phase (Ruhephase). Z. werden in der **Tumortherapie** eingesetzt, da Tumorzellen nicht der physiol. Wachstumsregulation unterliegen u. eine höhere Zellteilungsrate aufweisen als normale Körperzellen. Die unspezifisch wirkenden Z. sollen in kombinierter bzw. sequentieller Anw. (Polychemotherapie) den Zellzyklus in versch. Phasen stoppen u. dabei bessere Ergebnisse erzielen u. weniger UAW haben als bei Monotherapie. **Einteilung:** nach dem Wirkungsmechanismus: **1.** Alkylanzien: Cisplatin, Cyclophosphamid, Dacarbazin, Mitomycin, Procarbazin u. a.; **2.** Antimetaboliten: z. B. Folsäure-Antagonisten (Methotrexat u. a.), Pyrimidinanaloga (Fluoruracil u. a.), Purinanaloga (Azathioprin, Mercaptopurin u. a.); **3.** Mitosehemmstoffe: Taxoide, Vinca-Alkaloide; **4.** Antibiotika mit hemmender Wirkung auf die DNA-abhängige RNA-Polymerase: Anthrazykline* (Bleomycin, Daunorubicin, Doxorubicin, Mitomycin u. a.); **5.** Enzyme: z. B. Asparaginase; **6.** Topoisomerase-I-Hemmer: Irinotecan, Topotecan; **7.** Aromatase*-Hemmer; **8.** andere Z.: u. a. Hydroxycarbamid; Hormone zur Tumortherapie, z. B. Antiöstrogene* (Tamoxifen u. a.), Androgene*; GnRH*-Rezeptor-Agonisten (Leuprorelin u. a.); Inhibitoren von Wachstumsfaktoren (z. B. Tyrosinkinase-Inhibitoren) bzw. Angiogenese-Hemmer; nach dem emetogenen Potential: s. Emetogenität; **Ind.:** **1.** zur primären Behandlung insbes. generalisierter maligner Erkr. (Hämoblastosen); **2.** zur adjuvanten Ther. bei radikal operierten soliden Malignomen ohne Metastasen; **3.** zur palliativen Ther. bei Metastasen, inoperablem Tumor, Tumorrezidiv; **4.** zur Immunsuppression bei chronischen, nicht malignen Krankheiten (z. B. rheumatoide Arthritis; strenge Indikation); **5.** zur Unterdrückung von Abstoßungsreaktionen nach Transplantation von Organen; **Kontraind.:** u. a. Schwangerschaft u. Stillzeit; **UAW:** Schäden an rasch proliferierenden Geweben, so dass insbes. die Gewebe der Erythro-, Leuko- u. Thrombopoese, die Epithelien der Schleimhäute (v. a. gastrointestinale Störungen mit schwerer Übelkeit u. Erbrechen; Proph. u. Ther. durch hochwirksame Antiemetika, z. B. Serotonin-5-HT_3-Antagonisten od. Neurokinin-NK_1-Rezeptor-Antagonist), Gonaden (u. U. irreversible Störung der Spermatogenese bzw. Anovulation, teratogene Wirkung) sowie Haut u. Hautanhangsgebilde (Haarausfall) betroffen sind; häufig Hyperurikämie (u. U. akutes Nierenversagen) u. toxische, rel. substanzspezifische Wirkung v. a. auf Herz, Lungen, Leber, Nervensystem; selten Überempfindlichkeitsreaktionen; inf. immunsuppressiver Wirkung häufig Infekte. Z. sind mutagen u. damit potentiell kanzerogen u. teratogen. Engmaschige Therapiekontrolle (körperl. Untersuchung, Organfunktionen, Blutbild) ist unerlässlich. Vgl. Instillationszytostatikatherapie; Hormon-Rezeptoren; Tumorzellassay, klonaler; Antikörper, monoklonale; Tumorlyse-Syndrom.

zyto|toxisch: zellschädigend.

Zyto|tropho|blast *m*: (engl.) *cytotrophoblast*; teilungsaktive Zellschicht des Trophoblasten*, die am 9. Tag nach Befruchtung eine innere Schicht flacher Zellen (Heuser-Membran) bildet, die sich mit dem Ektoderm der zweiblättrigen Keimscheibe* verbindet; bildet die Auskleidung des primären Dottersacks*.

zyto|zid: (engl.) *cytocide*; zelltötend; z. B. versch. Antibiotika u. Chemotherapeutika (bakterizide, fungizide, viruzide Verbindungen) od. allg. Zellgifte (z. B. Schwermetalle); vgl. Zytostatika.

Quellen der Abbildungen

[1] Albrecht, G.; Berlin
[2] nach Anderhuber, F.; Pera, F.; Streicher, J.: Waldeyer Anatomie des Menschen. 19. Aufl. Berlin/Boston: de Gruyter, 2012
[3] Baier, M.; Institut für Medzinische Mikrobiologie, FSU-Jena
[4] Bayer HealthCare AG; Leverkusen
[5] Bitterlich, R.; Berlin
[6] Bloom, A.; Ireland, J.: Farbatlas Diabetes. Berlin: de Gruyter, 1984
[7] Buddecke, E.: Grundriß der Biochemie. 9. Aufl. Berlin: de Gruyter, 1994
[8] Dallenbach-Hellweg, G.; Mannheim
[9] Dancygier, H.; Offenbach
[10] Diermann, J.; Hattingen
[11] Dietel, M.; Berlin
[12] nach Dudenhausen, J. W.: Praktische Geburtshilfe mit geburtshilflichen Operationen. 21. Aufl. Berlin/Boston: de Gruyter, 2011
[13] Dudenhausen, J. W.; Schneider, H. P. G.; Bastert, G. (Hrsg.): Frauenheilkunde und Geburtshilfe. 2. Aufl. Berlin/New York: de Gruyter, 2003
[14] Ebert, A. D.; Berlin
[15] Kinderkrankenhaus auf der Bult; Hannover
[16] Engelhardt, A.; Oldenburg
[17] Fisch, M.; Hamburg
[18] Fitzsche, J.; Freiburg
[19] Fröber, R.; Anatomische Sammlung Jena
[20] Gaab, M.; Hannover
[21] Golan, I.; Müßig, D; Regensburg
[22] nach Göretzlehner, G.; Lauritzen, C.; Römer, T.; Rossmanith, W.: Praktische Hormontherapie in der Gynäkologie. 6. Aufl. Berlin/Boston: de Gruyter 2012
[23] Göretzlehner, G.; Römer, T.; Göretzlehner, U.: Blutungsstörungen. Berlin/New York: de Gruyter, 2010
[24] Gossrau, R. und Merker, J.; Berlin
[25] Grüters, A.; Berlin
[26] Haupt, St.; Dresden
[27] Hautklinik der Medizinischen Universität; Lübeck
[28] Henz, B. M.; Berlin
[29] Horneff, G.; Sankt Augustin
[30] Engelcke, G.; Kinderkrankenhaus auf der Bult; Hannover
[31] Kessel, L.; Boundy, U.: Farbatlas Klinische Orthopädie. Berlin: de Gruyter, 1984
[32] Kinderklinik und Poliklinik Kaiserin-Auguste-Victoria-Haus; Berlin
[33] Klingmüller, G.; Bonn
[34] Knobloch, J.; Tübingen
[35] Krause, B.; Grabow, D.: Vaginalsonographie in der Gynäkologie. Berlin: de Gruyter, 1999
[36] Krause, B.; Münster
[37] Kunze, J.; Berlin
[38] Leiber, Ch.; Freiburg
[39] Lülsdorf, P.; Koblenz
[40] Maier, W.; Bonn
[41] Miernik, A.; Freiburg
[42] Mönch, E.; Berlin
[43] Nikol, S.; Hamburg
[44] Oppel, O.; Wuppertal
[45] Paetsch, I.; Berlin
[46] Parlowski, A. und Straube, W.; Rostock
[47] Pesch, H.-J.; Erlangen
[48] Plauth, M.; Dessau
[49] Prager, M.; Berlin
[50] Pschyrembel, W.; Strauß, G.: Praktische Gynäkologie. 5. Aufl. Berlin: de Gruyter, 1990
[51] Radke, M.; Potsdam
[52] Rechtsmedizin Universitätsklinikum Köln
[53] Reicheneder, C.; Regensburg
[54] Römer, Th.: Hysteroskopischer Wegweiser für Gynäkologen. 2. Aufl. Berlin/New York: de Gruyter 2008
[55] Römer, Th.: Operative Hysteroskopie. 2. Aufl. Berlin/New York: de Gruyter 2009
[56] Römer, Th.: Uterusfehlbildungen. Berlin/Boston: de Gruyter, 2011
[57] Römer, Th.; Köln
[58] Römer, Th.; Mallmann, P.; Straube, W.: Pschyrembel Wörterbuch Therapie in Gynäkologie und Geburtshilfe. Berlin: de Gruyter, 2001
[59] Römer, Th.; Straube, W. (Hrsg.): Pschyrembel Wörterbuch Gynäkologie und Geburtshilfe. 2. Aufl. Berlin: de Gruyter, 1999
[60] Schild, R.; Henriettenstiftung; Hannover
[61] Schleußner, E.; Jena
[62] Schönberger, B.; Berlin
[63] Schrage, R.; Tübingen
[64] Schwenzer, N.; Tübingen
[65] Spona, J.; Wien
[66] Stein, F.; Berlin
[67] Sterry, W.; Berlin
[68] Straube, E.; Jena
[69] Straube, W.; Greifswald
[70] Stück, B.; Berlin
[71] Ulrichs, T.; Berlin
[72] Weyers, H.
[73] Winkler, H.; Photographie Albus, J.; Tübingen
[74] Witt, H. und Mitarbeiter; Berlin